普通高等教育中医药类"十三五"规划教材
全国普通高等教育中医药类精编教材

内 科 学

（第 2 版）

（供中医学、中西医临床医学等专业用）

主 编

王肖龙

副主编

丁　雷　丁治国　马春林
吕　宾　张　泉　潘　涛

上海科学技术出版社

图书在版编目（ＣＩＰ）数据

内科学 / 王肖龙主编. -- 2版. -- 上海 ： 上海科
学技术出版社，2020.8（2024.1重印）
普通高等教育中医药类"十三五"规划教材　全国普
通高等教育中医药类精编教材
ISBN 978-7-5478-4862-3

Ⅰ．①内… Ⅱ．①王… Ⅲ．①内科学－中医学院－教
材　Ⅳ．①R5

中国版本图书馆CIP数据核字(2020)第045445号

内科学（第2版）
主编　王肖龙

上海世纪出版（集团）有限公司
上海科学技术出版社　出版、发行
（上海市闵行区号景路 159 弄 A 座 9F–10F）
邮政编码 201101　　www.sstp.cn

上海锦佳印刷有限公司印刷
开本 787×1092　1/16　印张 50.5
字数 1 250 千字
2006 年 8 月第 1 版
2020 年 8 月第 2 版　2024 年 1 月第 11 次印刷
ISBN 978 - 7 - 5478 - 4862 - 3/R·2051
定价：98.00 元

本书如有缺页、错装或坏损等严重质量问题，请向工厂联系调换

普通高等教育中医药类"十三五"规划教材
全国普通高等教育中医药类精编教材

普通高等教育中医药类"十三五"规划教材
全国普通高等教育中医药类精编教材

普通高等教育中医药类"十三五"规划教材
全国普通高等教育中医药类精编教材

　　新中国高等中医药教育开创至今历六十年。一甲子朝花夕拾,六十年砥砺前行,实现了长足发展,不仅健全了中医药高等教育体系,创新了中医药高等教育模式,也培养了一大批中医药人才,履行了人才培养、科技创新、社会服务、文化传承的职能和使命。高等中医药院校的教材作为中医药知识传播的重要载体,也伴随着中医药高等教育改革发展的进程,从少到多,从粗到精,一纲多本,形式多样,始终发挥着至关重要的作用。

　　上海科学技术出版社于1964年受国家卫生部委托出版全国中医院校试用教材迄今,肩负了半个多世纪的中医院校教材建设和出版的重任,产生了一大批学术深厚、内涵丰富、文辞隽永、具有重要影响力的优秀教材。尤其是1985年出版的全国统编高等医学院校中医教材(第五版),至今仍被誉为中医教材之经典而蜚声海内外。

　　2006年,上海科学技术出版社在全国中医药高等教育学会教学管理研究会的精心指导下,在全国各中医药院校的积极参与下,组织出版了供中医药院校本科生使用的"全国普通高等教育中医药类精编教材"(以下简称"精编教材"),并于2011年进行了修订和完善。这套教材融汇了历版优秀教材之精华,遵循"三基""五性""三特定"的教材编写原则,同时高度契合国家执业医师考核制度改革和国家创新型人才培养战略的要求,在组织策划、编写和出版过程中,反复论证,层层把关,使"精编教材"在内容编写、版式设计和质量控制等方面均达到了预期的要求,凸显了"精炼、创新、适用"的编写初衷,获得了全国中医药院校师生的一致好评。

　　2016年8月,党中央、国务院召开了21世纪以来第一次全国卫生与健康大会,印发实施《"健康中国2030"规划纲要》,并颁布了《中医药法》和《〈中国的中医药〉白皮书》,把发展中医药事业作为打造健康中国的重要内容。实施创新驱动发展、文化强国、"走出去"战略以及"一带一路"倡议,推动经济转型升级,都需要中医药发挥资源优势和核心作用。面对新时期中医药"创造性转化,创新性发展"的总体要求,中医药高等教育必须牢牢把握经济社会发展的大势,更加主动地服务和融入国家发展战略。为此,精编教材的编写将继续秉持"为院校提供服务、为行业打造精品"的工作要旨,在全国中医院校中广泛征求意见,多方听取要求,全面汲取经验,经过近一年的精心准备工作,在"十三五"开局之年启动了第三版的修订工作。

本次修订和完善将在保持"精编教材"原有特色和优势的基础上,进一步突出"经典、精炼、新颖、实用"的特点,并将贯彻习近平总书记在全国卫生与健康大会、全国高校思想政治工作会议等系列讲话精神,以及《国家中长期教育改革和发展规划纲要(2010—2020)》《中医药发展战略规划纲要(2016—2030年)》和《关于医教协同深化中医药教育改革与发展的指导意见》等文件要求,坚持高等教育立德树人这一根本任务,立足中医药教育改革发展要求,遵循我国中医药事业发展规律和中医药教育规律,深化中医药特色的人文素养和思想情操教育,从而达到以文化人、以文育人的效果。

同时,全国中医药高等教育学会教学管理研究会和上海科学技术出版社将不断深化高等中医药教材研究,在新版精编教材的编写组织中,努力将教材的编写出版工作与中医药发展的现实目标及未来方向紧密联系在一起,促进中医药人才培养与"健康中国"战略紧密结合起来,实现全程育人、全方位育人,不断完善高等中医药教材体系和丰富教材品种,创新、拓展相关课程教材,以更好地适应"十三五"时期及今后高等中医药院校的教学实践要求,从而进一步地提高我国高等中医药人才的培养能力,为建设健康中国贡献力量!

教材的编写出版需要在实践检验中不断完善,诚恳地希望广大中医药院校师生和读者在教学实践或使用中对本套教材提出宝贵意见,以敦促我们不断提高。

全国中医药高等教育学会常务理事、教学管理研究会理事长

2016 年 12 月

中医教材是培养中医人才和传授医学知识的重要工具，高质量的教材是提高中医药院校教学质量的关键之一。根据教育部《关于普通高等教育教材建设与改革的意见》的精神，为了进一步提高中医教材的质量，更好地把握新世纪中医药教学内容和课程体系的改革方向，让高等中医药院校有足够的、高质量的教材可供选用，以促进中医药教育事业的发展，上海科学技术出版社依据多年组织教材编写、出版的经验，组织编写了此套供中医药院校学生使用的"全国普通高等教育中医药类精编教材"。

内科学是临床医学的主干课程，占有极其重要的地位。本教材是以教育部新版的教学大纲和国家中医、中西医类别执业医师资格考试大纲及住院医师规范化培训要求为依据，紧扣教育部、卫生部《关于实施临床医学教育综合改革的若干意见》提出的优化临床医学人才培养结构的要求及卓越医生教育培养计划，对第1版教材内容的广度、深度及编写方式进行了调整，使之更侧重于学生临床决策思维的养成，适合各中医院校以"5+3"为主体的临床医学人才培养，尤其适合长学制中医拔尖创新人才培养。

在本教材编写过程中，各中医药院校积极参与，各相关单位给予了大力支持，在此表示衷心感谢。本教材为主编负责制，各参编人员编写分工如下。

杨继兵编写支气管哮喘、慢性阻塞性肺疾病及慢性肺源性心脏病、弥漫性间质性肺疾病、胸膜疾病、呼吸衰竭。加孜娜·托哈依编写急性上呼吸道感染及急性气管-支气管炎、支气管扩张症、肺炎、肺结核。潘涛编写循环系统疾病部分章节的概述、病因及发病机制、病理及病理生理、临床表现（心力衰竭、心律失常、原发性高血压、心脏瓣膜病、心肌炎与心肌病、心包疾病、感染性心内膜炎、肺栓塞）。王肖龙编写冠状动脉粥样硬化性心脏病及循环系统疾病部分章节的辅助检查、诊断策略、治疗策略部分（心力衰竭、心律失常、心肌炎与心肌病）。金涛编写心脏骤停与心脏性猝死、循环系统疾病部分章节的辅助检查、诊断策略、治疗策略部分（心脏瓣膜病、感染性心内膜炎）。吴斌、罗雪挺编写循环系统疾病部分章节的辅助检查、诊断策略、治疗策略部分（原发性高血压、心包疾病、肺栓塞）。吕宾编写胃食管反流病、胃炎、消化性溃疡，李蒙、陈姗姗、徐丽参与编写。范一宏编写炎症性肠病，戴金锋、龚姗姗参与编写。

武西芳编写功能性胃肠病、病毒性肝炎、肝硬化、胰腺炎。张海波编写原发性支气管肺癌、食管癌、胃癌、结直肠癌、原发性肝癌、胰腺癌，朱燕娟参与编写。茅燕萍编写急性肾小球肾炎、慢性肾小球肾炎、IgA肾病、急性肾损伤。张泉、李雪英编写继发性肾小球疾病、尿路感染。王立范编写肾病综合征、慢性肾脏病，刘娜参与编写。沈建平编写缺铁性贫血、再生障碍性贫血、溶血性贫血、白血病、骨髓增生异常综合征、白细胞减少症和粒细胞缺乏症，项静静、邓姝、朱妮参与编写。钱文斌编写免疫性血小板减少性紫癜、过敏性紫癜、淋巴瘤、多发性骨髓瘤、弥散性血管内凝血、骨髓增殖性肿瘤，尤良顺、黄显博、杨敏、韦菊英、江锦红、吴功强、杨春梅参与编写。丁治国编写甲状腺功能亢进症、甲状腺功能减退症、甲状腺炎、甲状腺结节，陈晓珩、李哲、李会龙参与编写。丁雷编写腺垂体功能减退症、糖尿病、低血糖、血脂异常、肥胖与代谢综合征、骨质疏松征，吴吉萍、付梦佳、杨天平、汪忠霞、王萍参与编写。李挺编写风湿性疾病概述、系统性红斑狼疮、系统性硬化病、系统性血管炎、多发性肌炎和皮肌炎、骨关节炎，郑玥琪参与编写。吴沅皞编写类风湿关节炎、干燥综合征、强直性脊柱炎、痛风与高尿酸血症。马春林、谢娟娟编写脑血管疾病、休克、窒息。张晋岳编写癫痫。孟新玲编写神经系统变性疾病。纪孝伟编写脊髓亚急性联合变性、重症肌无力。荣春书编写精神性疾病。文爱珍编写急性中毒、中暑、电击、淹溺。

由于传染病有专门的教材，故在这一版中仅保留肺结核与病毒性肝炎章节，其他疾病不再赘述。心律失常及精神性疾病章节，因其疾病的特点，未专门阐述该疾病的病理及病理生理。部分疾病的诊断策略尚未形成统一的共识，故诊断思路图暂略。在此，对本教材上一版的主编熊旭东教授及所有参编专家对本教材的前期积累工作致以崇高敬意。殷切希望各中医药院校师生和广大读者在使用中进行检验，并提出宝贵意见，使本教材更臻完善。

《内科学》编委会
2020 年 3 月

第四篇 泌尿系统疾病

第六篇　内分泌系统与营养代谢疾病

第七篇　风湿性疾病

第八篇　神经-精神疾病

第九篇　危急重症及理化因素致病

第一篇

呼吸系统疾病

第一章　急性上呼吸道感染及急性气管-支气管炎

第一节　急性上呼吸道感染

急性上呼吸道感染(acute upper respiratory tract infection, AURTI)，简称上感，是一组由病原微生物引起的鼻腔、咽部或喉部急性炎症性疾病的总称，包括普通感冒、急性病毒性咽炎、急性病毒性喉炎、疱疹性咽峡炎、急性咽结膜炎、急性咽部-扁桃体炎等。常见的病原微生物以病毒为主，仅少数由细菌引起。流行性感冒是流感病毒引起的急性上呼吸道传染病，广义上亦包含在急性上呼吸道感染中，其特点为全身中毒症状重，呼吸道卡他症状轻，本节另作附篇将其单独叙述。

急性上呼吸道感染主要通过含有病毒的飞沫传播，也可以通过被污染的手和用具传染。多数为散发性，在气候突然发生变化时可引起局部或大范围的流行。

【病因及发病机制】

(一)病因

1. **病原菌**　70%~80%的急性上呼吸道感染由病毒引起。已经确定超过200种病毒能导致呼吸道感染，其中鼻病毒占30%~50%，流感病毒占30%~50%，副流感病毒约占5%，呼吸道合胞病毒约占5%。另有20%~30%的急性上呼吸道感染由细菌引起，其中以溶血性链球菌最为多见，其次为流感嗜血杆菌、肺炎链球菌和葡萄球菌等，偶见革兰阴性杆菌。细菌感染可以是原发的，也可以继发于病毒感染。肺炎支原体和肺炎衣原体引起的急性上呼吸道感染少见。

2. **诱发及易感因素**　各种可导致全身或呼吸道局部防御功能下降的原因，如受凉、淋雨、过度紧张或疲劳等均可诱发本病。年老体弱、营养不良、免疫功能低下或有慢性疾病(特别是慢性呼吸道疾病者如鼻窦炎、扁桃体炎、慢性阻塞性肺疾病者)更易患。

(二) 发病机制

当机体或呼吸道局部防御功能降低时,病毒或细菌等病原体进入人体呼吸道细胞中,与气道上皮细胞特异性结合。病毒在上呼吸道上皮细胞及局部淋巴组织中复制引起细胞病变及炎症反应,释放各种炎症物质导致疾病发生。由于病毒的类型较多,并且病毒表面的抗原容易发生变异,产生新的亚型,不同亚型之间无交叉免疫,因此个体可多次感染而发病,成人平均每年患本病2~4次,健康人群中亦有病毒携带者,并可在人群中间隔数年出现大范围的流行。

【病理及病理生理】

本病可无明显的病理改变,也可出现上呼吸道上皮细胞破坏和少量单核细胞浸润。鼻腔和咽部黏膜充血、水肿、有较多的浆液性及黏液性炎症性渗出。继发细菌感染后,有中性粒细胞浸润和脓性分泌物。

【临床表现】

(一) 症状与体征

上呼吸道感染通常急性起病,常见鼻塞、流清鼻涕、打喷嚏、咽痛、咽干、轻微咳嗽等临床表现。常见下列几种临床类型。

1. **普通感冒** 普通感冒(common cold)俗称"伤风",因其以鼻咽部卡他症状为主要临床表现,故又称急性鼻炎或上呼吸道卡他。本病起病较急,初期有咽部干、痒或烧灼感,发病同时或数小时后,可有打喷嚏、鼻塞、流清鼻涕等症状。2~3 d后,鼻涕变稠,常伴有咽痛、流泪、听力减退、味觉迟钝、咳嗽、声音嘶哑和气喘等上呼吸道症状。通常无全身症状和发热,或有时出现低热、轻度畏寒和头痛。体检可见鼻黏膜充血、水肿、有分泌物,咽部充血等。普通感冒大多数为自限性疾病,一般5~7 d痊愈,有并发症者可能病程迁延。

2. **急性病毒性咽炎** 急性病毒性咽炎主要表现为咽部发痒和烧灼感,咳嗽较少见。当病原菌为流感病毒和腺病毒时,可有明显的发热和乏力症状,咽部充血、水肿,颌下淋巴结肿痛。

3. **急性病毒性喉炎** 急性病毒性喉炎常由鼻病毒、甲型流感病毒、副流感病毒或腺病毒等引起。临床特征为声音嘶哑、说话困难、咳嗽伴随咽喉痛及发热等。体检时可见喉部水肿、充血、局部淋巴结轻度肿大伴触痛,有时可闻及喘鸣音。

4. **疱疹性咽峡炎** 疱疹性咽峡炎主要由柯萨奇病毒引起,多见于儿童,偶见于成人,夏季多发。临床表现为明显的咽痛、发热,体检时可见咽部充血、软腭、悬雍垂、咽部和扁桃体表面可见灰白色疱疹和浅表溃疡,周围有红晕。病程多在1周左右。

5. **急性咽结膜炎** 急性咽结膜炎主要由腺病毒和柯萨奇病毒等引起,儿童多见,夏季多发,游泳者中易于传播。主要表现为发热、咽痛、畏光、流泪等。体检时可见咽部和结膜明显充血。病程4~6 d。

6. **急性咽部-扁桃体炎** 急性咽部-扁桃体炎主要由溶血性链球菌引起,也可以由流感嗜血杆菌、肺炎链球菌、葡萄球菌等致病菌引起。其特点是起病急、咽痛明显、畏寒、发热、体温呈高热等。体检时可见咽部充血明显,扁桃体肿大、充血、其表面有脓性分泌物,颌下淋巴结肿大、牙痛,肺部检查无明显阳性发现。

(二) 并发症

上感通常病情较轻、可以自愈,预后良好,有时可引起严重并发症。部分患者并发急性鼻窦炎、中耳炎、气管-支气管炎、肺炎、病毒性心肌炎。少数患者并发风湿病、肾小球肾炎等。

【辅助检查】

1. **血液常规检查**　病毒性感染时白细胞计数正常或偏低,淋巴细胞比例升高;细菌感染时,白细胞总数和中性粒细胞比例增多,可出现核左移现象。

2. **病原学检查**　因病毒种类繁多,且明确类型对治疗无明显帮助,一般情况无须病原学检查。必要时可用免疫荧光法、酶联免疫吸附检测法、血清学诊断法或病毒分离和鉴定方法确定病毒的类型。细菌培养和药物敏感试验有助于细菌感染的诊断和治疗。

3. **胸部X线**　一般无须做胸部X线检查,对有一种或多种基础疾病患者时,可追加检查做鉴别诊断用。多数病例无异常表现。

【诊断策略】

(一)诊断依据

1. **临床诊断**　具备一定的诱发因素,根据患者的病史、流行情况及患者鼻咽部的卡他症状,伴或不伴发热;体检时可见鼻黏膜充血、水肿、有分泌物,咽部充血或扁桃体肿大等;结合外周血象和正常的胸部X线结果,可以作出临床诊断。

2. **病原学诊断**　一般无须病原学诊断,特殊情况下可借助病毒分离、细菌培养,或病毒血清学检查等与初期表现为感冒样症状的其他疾病鉴别。

(二)鉴别诊断

1. **流行性感冒**　患者可有上呼吸道感染表现,但具有下列特点:① 传染性强,常常有较大范围的流行。② 起病急,全身症状较重,有发热、全身酸痛和眼结膜炎。③ 鼻咽部症状和体征较轻。④ 致病菌是流感病毒,检测呼吸道标本如咽拭子、鼻腔或支气管抽取物的流感核酸可以明确诊断。

2. **过敏性鼻炎**　过敏性鼻炎临床症状与本病相似,易于混淆。鉴别要点有:① 起病急骤,可在数分钟内突然发生,也可以在数分钟至2h内症状消失。② 鼻腔发痒、连续打喷嚏、流出多量清水样鼻涕。③ 发作与气温突变或与接触周围环境中的变应原有关。④ 鼻腔黏膜苍白、水肿,鼻腔分泌物涂片可见多量嗜酸粒细胞。

3. **急性支气管炎**　表现为咳嗽咳痰。鼻部症状较轻,血白细胞可升高,X线胸片常见肺纹理增多。

4. **急性传染病前驱症状**　许多急性传染病,如麻疹、脊髓灰质炎、脑炎等病毒感染早期常有上呼吸道症状,易与本病混淆,为了防止误诊和漏诊,对于在上述传染病流行季节和流行地区有上呼吸道症状的患者,应密切观察不同疾病所具有的临床特点,进行必要的实验室检查加以鉴别。

(三)病情评估

上呼吸道感染是自限性疾病,一般病程多在1周内好转。但极少数年老体弱、有严重并发症的患者预后不良。因此病情评估时,需注意患者是否合并如慢性支气管炎、慢性阻塞性肺疾病、心脏病等基础疾病。并特别关注患者是否存在严重全身性症状,如高热、乏力、厌食、呕吐,甚至脱水等;是否存在缺氧的症状与体征,如呼吸困难、气短、发绀、呼吸频率及心率增快。

(四)诊断思路

根据诱因、临床表现、体检特点可以作出急性上呼吸道感染的临床诊断。为进一步明确是否有细菌性感染,是否有使用抗菌药物的适应证,可做血常规检查。一般情况无须病原学检查。对于病程超过 1 周无好转趋向,或有一种或多种基础疾病,或出现高热的患者需要追加相关方面的检查,如快速流感抗原检测、痰涂片、痰培养等,根据相应临床特征考虑可能的其他疾病,加做胸部 X 线或胸部 CT 等检查进一步鉴别诊断(图 1-1)。

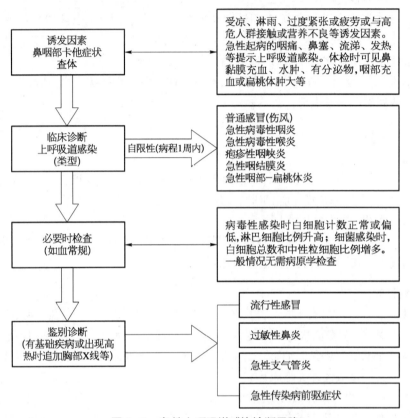

图 1-1　急性上呼吸道感染诊断思路

【治疗策略】

1. **一般治疗**　对发热、病情较重患者或老年体弱患者应卧床休息,多饮水,均衡膳食,保持充足的睡眠。保持室内空气流通,防止受寒,注意保暖。避免去人多拥挤的公共场所,最好外出时戴上口罩,保持鼻咽部卫生,避免将感冒传染给他人。戒烟,戒酒,尤其在服用抗感冒类药物期间。

2. **病因治疗**

(1) 抗病毒治疗:对于无发热、免疫功能正常的患者无须应用抗病毒药物;而对有免疫缺陷患者,应尽早酌情选用。利巴韦林或奥司他韦有较广的抗病毒谱,对流感病毒、副流感病毒和呼吸道合胞病毒等有较强的抑制作用,可缩短病程,减轻全身乏力酸痛症状。

(2) 抗细菌治疗:对于单纯病毒感染(如普通感冒)患者无须使用抗生素治疗;如果有细菌感染的证据,如白细胞和中性粒细胞比例增高、C 反应蛋白升高、咽部脓性分泌物、咳黄痰等,可考虑加用抗感染药物。可选用口服青霉素类、第一代头孢菌素类、大环内酯类或呼吸喹诺酮类。治疗疗程一般为 3~7 d,病情严重者可酌情延长至 14 d。

3. **对症治疗**

(1) 解热镇痛：对有头痛、发热、全身肌肉酸痛症状患者,可酌情应用解热镇痛药物如乙酰氨基酚、阿司匹林、布洛芬等。

(2) 抗鼻塞：对有鼻塞、鼻黏膜充血、水肿、咽痛等症状的患者,可给予盐酸伪麻黄碱等选择性收缩上呼吸道黏膜血管的药物滴鼻。

(3) 抗过敏：对有频繁喷嚏、多量流鼻涕等症状患者,可以酌情应用第一代抗组胺药物如马来酸苯那敏或苯海拉明,或选第二代抗组胺药物如氯雷他定等抗过敏药物。注意此类药物的嗜睡、头晕等副作用,高空作业、机动车驾驶人员慎用。

(4) 镇咳：对于咳嗽症状频繁剧烈患者,可给予右美沙芬或喷托维林等镇咳。

(5) 复方制剂：鉴于本病患者常常同时存在上述多种疾病,可用由上述数种药物组成的复方制剂。为了避免抗过敏药物引起的嗜睡作用对白天工作和学习的影响,有一些复方抗感冒制剂分为"白片"和"夜片",仅在"夜片"中加入抗过敏药物。对于无发热患者使用不含有解热镇痛成分的复方制剂。

4. **中医药治疗**　中医辨证施治对本病有较好的疗效。

第二节 | 急性气管-支气管炎

急性气管-支气管炎(acute tracheobronchitis)是由感染、物理、化学刺激或过敏因素引起的气管-支气管黏膜的急性炎症,也可以由急性上呼吸道感染迁延不愈所致。临床主要症状为咳嗽、咳痰,而胸片显示无明显异常。一般多发生于寒冷季节或气温突发变冷时。多为散发,无流行趋向,年老体弱者易感。急性支气管炎为一独立疾病,具有自限性,一般咳嗽咳痰不超过 3 周,与慢性支气管炎不存在内在联系,亦非病程上的区分,持续 3 周以上者则考虑其他疾病。

【病因及发病机制】

1. **病原微生物**　微生物病原体与上呼吸道感染类似。常见的病毒有：腺病毒、流感病毒、副流感病毒、鼻病毒、单纯疱疹病毒、呼吸道合胞病毒和副流感病毒。常见细菌有：流感嗜血杆菌、肺炎链球菌、卡他莫拉菌等。往往在病毒感染的基础上继发细菌感染的病例较为多见。近年来支原体、衣原体感染的病例有所增加。

2. **物理、化学刺激**　冷空气、粉尘、刺激性气体或烟雾吸入,可刺激气管-支气管黏膜引起急性损伤和炎症反应。

3. **过敏反应**　机体对吸入性致敏物原如花粉、有机粉尘、真菌孢子、动物毛皮及排泄物等过敏,或对于感染的细菌代谢产物过敏可产生急性炎症反应。另外,一些寄生虫肺部感染时也可以引起气管-支气管急性炎症反应。

【病理及病理生理】

气管、支气管黏膜充血、水肿,有淋巴细胞和中性粒细胞浸润;纤毛细胞损伤、脱落;黏液腺体增生、肥大,分泌物增多。病变一般仅限于气管及近端支气管。炎症消退后,气道黏膜结构和功能可恢复正常。合并细菌感染时,分泌物呈脓性。

【临床表现】

1. 症状 起病较急,常先有上呼吸道感染症状,继而出现干咳或伴有少量黏痰,痰量逐渐增多,咳嗽症状加剧,偶有痰中带血。全身症状较轻,可有低到中度发热,多在 3～5 d 后降至正常。部分患者伴有支气管痉挛时,可出现程度不同的胸闷、气喘。可伴有咳嗽时胸骨后剧烈疼痛感。咳嗽咳痰一般在 2～3 周才消失。

2. 体征 部分患者可无明显体征,部分患者可见两肺呼吸音粗糙,可闻及散在干、湿啰音,啰音位置常不固定,咳嗽后减少或消失。支气管痉挛时可闻及哮鸣音。

【辅助检查】

1. 血液常规检查 多数病例的白细胞计数和分类无明显改变,细菌感染时白细胞和中性粒细胞比例可增高。

2. 痰液检查 痰涂片和培养可发现致病菌。

3. 胸部 X 线检查 多数表现为肺纹理增粗,少数病例无异常表现。

【诊断策略】

(一) 诊断依据

根据上述病史,咳嗽和咳痰等临床症状,双肺可闻及散在干、湿性啰音,结合外周血象和胸部 X 线检查结果,可对本病作出临床诊断。痰涂片和细菌培养等检查有助于病因诊断。

(二) 鉴别诊断

1. 急性上呼吸道感染 鼻咽部症状明显;一般无显著的咳嗽、咳痰;肺部无异常体征;胸部 X 线正常。

2. 其他疾病产生的咳嗽 支气管肺炎、肺结核、支气管哮喘(包括咳嗽变异性哮喘)、肺脓肿、麻疹、百日咳等多种疾病,均可能出现类似急性气管-支气管炎的临床症状,应根据这些疾病的临床特点逐一加以鉴别明确。

(三) 病情评估

一般病情较轻,多在 3～4 周好转。如果咳嗽咳痰超过 6～8 周不见好转时要注意重新评估,做进一步检查明确病因。

(四) 诊断思路

根据由感染、物理、化学刺激或过敏因素引起的咳嗽、咳痰,两肺可闻及散在干、湿性啰音或无阳性体征。结合外周血象和胸部 X 线检查结果,可对本病作出临床诊断。并且做鉴别诊断除外其他疾病。病程一般≤3 周。痰涂片和细菌培养等检查有助于病因诊断(图 1-2)。

【治疗策略】

1. 一般治疗 适当休息、注意保暖、多饮水,避免吸入粉尘和刺激性气体。

2. 对症治疗

(1) 祛痰:可选用溴己新、N-乙酰-半胱氨酸(NAC)、盐酸氨溴索等祛痰药物。

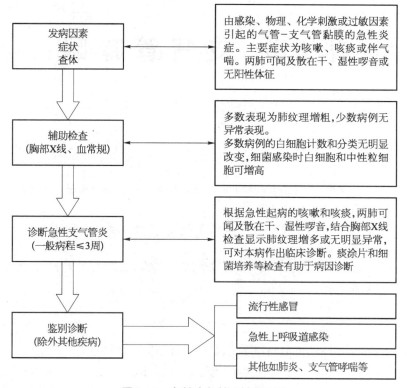

图 1-2　急性支气管炎诊断思路

（2）解痉、抗过敏：对出现支气管痉挛的患者，可给予解痉平喘和抗过敏药物，如支气管扩张剂氨茶碱、沙丁胺醇和马来酸氯苯那敏等。

（3）镇咳：可酌情应用右美沙芬、喷托维林等镇咳剂。但对于有痰的患者不宜给予可待因等强力镇咳药物。如果咳嗽剧烈持续不缓解，可考虑应用吸入糖皮质激素缓解症状。多数选用兼顾镇咳与祛痰的复方制剂。

3. 抗菌药治疗　仅在有细菌感染证据时加用。一般选用青霉素类、头孢菌素、大环内酯类或呼吸喹诺酮类抗菌药物。疗程 5～14 d，多数患者口服抗生素即可，症状较重者可经肌内注射或静脉滴注给药，少数患者需要病原体培养结果指导用药。

4. 预防　避免受凉、劳累、防治上呼吸道感染，避免接触吸入环境中的过敏源，参加适当的体育锻炼，增强体质，提高呼吸道的抵抗力。

[拓展阅读] 流行性感冒

参见二维码。

（加孜那·托哈依）

第二章 支气管哮喘

导学

1. 掌握：支气管哮喘的病因、临床表现与并发症、诊断依据与鉴别诊断要点、治疗原则。

2. 熟悉：支气管哮喘的发病机制、病理生理特点、辅助检查特点、病情评估、常用治疗药物种类。

3. 了解：支气管哮喘的流行病学、常用治疗药物用法、用量与不良反应、预后和预防。

支气管哮喘(bronchial asthma)简称哮喘,是由多种细胞包括气道炎性细胞(如嗜酸性粒细胞、肥大细胞、T淋巴细胞、中性粒细胞)和结构细胞(如平滑肌细胞、气道上皮细胞)以及细胞组分参与的气道慢性炎症性疾病。其主要特征为:气道慢性炎症、气道高反应性、广泛多变的可逆性气道受限及随着病程延长而产生的气道重构。主要临床表现为反复发作性的喘息、气急、胸闷或咳嗽等症状,常在夜间和(或)清晨发作、加剧。目前全世界约有3亿、我国约有3 000万哮喘患者,且哮喘发病率普遍呈逐年上升趋势。一般情况下,儿童患病率高于青壮年,发达国家高于发展中国家,城市高于农村。此病具有遗传倾向,约40%的患者有家族史。

【病因及发病机制】

(一) 病因

哮喘的病因尚不清楚,患者个体过敏体质及外界环境的影响是发病的危险因素。

1. **遗传因素** 哮喘是一种复杂的,多基因遗传倾向的疾病。多基因遗传特点使哮喘具有明显的遗传异质性,故通过基因来判定个体是否可能患有哮喘较为困难。

2. **环境因素**

(1) 变应原性因素:变应原性因素包括室内变应原,如螨、蟑螂、真菌等;室外变应原如花粉、草粉;职业性变应原如油漆、燃料;食入性变应原如鱼、虾;药物性变应原,如阿司匹林、普萘洛尔。

(2) 非变应原性因素:如空气污染、吸烟、感染、月经及妊娠、精神心理因素、运动等。有研究认为肥胖、微量元素缺乏也和哮喘相关。

(二) 发病机制

1. **气道免疫-炎症机制**

(1) 气道炎症的形成:当过敏原进入机体后,Th2细胞分泌白细胞介素-4(IL-4)调控B淋巴细胞生成IgE,后者结合到肥大细胞、嗜酸性粒细胞、中性粒细胞等表面,使其呈现致敏状态。当再次接触同种过敏原,就会使细胞释放多种介质及细胞因子,这些物质会引起气道平滑肌痉挛,黏膜微血管通透性增加,气道黏膜充血水肿,黏液分泌亢进,并诱发气道高反应性。同时,活化的 Th2 细胞分泌的细胞因子,如 IL-4、IL-5、IL-13 等可以直接激活炎症细胞,使其在气道浸润和募集,这些细胞相互作用可以分泌出许多炎症介质和细胞因子,如组胺、白三烯、前列腺素等,构成一个与炎症细胞相互作用的复杂网络,使气道收缩,黏液分泌增加,血管渗出增多。

(2) 气道高反应性:气道高反应性(airway hyper reactivity, AHR)是指气道对于多种刺激因素如过敏原、理化因素、运动、药物等呈现高度敏感状态,是哮喘的一个重要特征。导致 AHR 最重要的机制是气道炎症。另外,气道重构(尤其是气道周围平滑肌层的增厚)与异常的神经调节也在 AHR 中发挥重要作用。虽然 AHR 是哮喘的主要病理生理特征,然而出现 AHR 者并非都是哮喘,如长期吸烟、接触臭氧、上呼吸道病毒感染、慢性阻塞性肺疾病等也可出现 AHR。

(3) 气道重构:气道重构表现为气道上皮细胞黏液化生,平滑肌肥大增生,上皮下胶原沉积和纤维化,血管增生等。气道重构的发生主要与持续存在的气道炎症和反复的气道上皮损伤及修复有关。促纤维细胞生长因子-转化生长因子(TGF-β)刺激成纤维细胞分泌细胞外基质蛋白,同时又抑制细胞外基质降解酶的产生,从而促进细胞外基质的沉积。血管内皮生长因子(VEGF)不仅是血管重构的介质,也是血管外重构、气道炎症的介质。MMP-9 属细胞外金属蛋白酶家族,在组织重构过程中负责细胞外基质的降解。

(4) 免疫与变态反应:和哮喘发病相关的免疫-变态反应有两种类型,即哮喘速发反应和哮喘迟发反应。哮喘速发反应(early asthmatic response, EAR):患者几乎在接触抗原的同时发病,15~30 min 达高峰,持续 1.5~3 h 后缓解。哮喘迟发反应(late asthmatic response, LAR):患者接触抗原后 6 h 左右发病,8~12 h 达高峰,可持续数日或者数周,约半数以上患者出现迟发型反应。

2. 神经-受体调节机制　目前广泛认为,气道的炎症反应可影响神经和神经肽调节机制,而神经机制反过来又影响炎症反应。支气管的自主神经支配很复杂,包括:① 肾上腺素能神经系统:包括交感神经、循环儿茶酚胺、α 受体和 β 受体。β 受体功能低下、β 受体自身抗体的产生是哮喘发病的一个重要环节。② 胆碱能神经系统:胆碱能神经是引起人类支气管痉挛和黏液分泌的主要神经。当胆碱能神经受刺激时,其末梢释放乙酰胆碱(Ach),与 M 受体结合引起气道痉挛和黏液分泌增加。胆碱能神经张力增加是哮喘发病的一个因素。③ 非肾上腺素能非胆碱能(NANC)神经系统:NANC 能释放舒张支气管平滑肌的神经介质如血管活性肠肽(VIP)、一氧化氮(NO)及收缩支气管平滑肌的介质如 P 物质、神经激肽,两者平衡失调,则可引起支气管平滑肌收缩。

【病理及病理生理】

哮喘气道的基本病理改变为气道炎症和重塑。早期表现为支气管黏膜肿胀、充血、分泌物增多,气道内炎症细胞浸润(包括肥大细胞、肺巨噬细胞、嗜酸性粒细胞、淋巴细胞与中性粒细胞等)浸润,气道平滑肌痉挛等可逆的病理性改变。随着疾病发展和反复发作,病理变化逐渐加重。肉眼可见肺膨胀和肺气肿,支气管及细支气管内含有黏稠痰液及黏液栓,可发现肺不张。显微镜下可见支气管呈慢性炎症改变,表现为柱状上皮细胞纤毛倒伏、脱落,上皮细胞坏死,黏膜上皮层杯状细胞增多,黏液蛋白产生增多,支气管黏膜层大量炎症细胞浸润,黏液腺增生,基底膜增厚,支气管平滑肌增生,最终进入气道重塑阶段。气道黏膜下血管数目明显增多,在严重激素依赖型哮喘中更为明显。

【临床表现】

(一) 症状与体征

典型的支气管哮喘出现反复胸闷、喘息、呼吸困难、咳嗽等症状,在发作前常有鼻塞、喷嚏、咽痒等先兆症状。夜间或凌晨发作是哮喘特征之一。哮喘症状可在数分钟内出现,症状轻者可自行缓解,但大部分仍需积极处理。发作严重者可在短期内即出现严重呼吸困难和低氧血症。有时咳嗽、胸闷可为唯一症状(咳嗽变异型哮喘、胸闷变异型哮喘),也有些青少年,其哮喘症状仅表现为运动时出现胸闷、咳嗽和呼吸困难(运动性哮喘)。

哮喘发作时可见两肺散在、弥漫分布的呼气相哮鸣音,呼气相延长,有时呼气吸气均有干啰音。严重发作时可出现呼吸音低下,哮鸣音消失,临床上称为静止肺,预示病情危重,随时出现呼吸骤停。

哮喘患者处于缓解期可无任何症状和体征。

(二) 并发症

(1) 呼吸衰竭:严重哮喘发作时通气不足、合并感染、治疗不当、并发气胸、肺不张和肺水肿等,均是哮喘并发呼吸衰竭的常见诱因。一旦出现呼吸衰竭,由于严重缺氧、二氧化碳潴留和酸中毒,哮喘治疗更加困难。

(2) 气胸和纵隔气肿:慢性哮喘可并发肺气肿,哮喘发作时肺泡含气过度,肺内压明显增加,会导致肺大疱破裂,形成自发性气胸;应用机械通气时,气道和肺泡的峰压过高,也易引起肺泡破裂而形成气压伤,引起气胸甚至伴有纵隔气肿。

(3) 水电解质和酸碱失衡:哮喘急性发作期,患者由于缺氧、摄食不足、大汗等,常常并发水、电解质和酸碱平衡失调,这些均是影响哮喘疗效和预后的重要因素。

(4) 致命性心律失常:严重缺氧、水电解质和酸碱平衡失调、药物使用不当(如频繁使用β受体激动剂,茶碱制剂等)等因素可诱发致命性心律失常。

(5) 多脏器功能不全和多脏器衰竭:重症哮喘常由于严重缺氧、严重感染、酸碱失衡、消化道出血及药物的毒副作用,并发多脏器功能不全甚至功能衰竭。

【辅助检查】

1. **肺功能测定** 肺功能测定有助于确诊支气管哮喘,也是评估哮喘控制程度的重要依据之一。

(1) 常规肺通气及容量检测:哮喘发作时呈阻塞性通气改变,呼气流速指标显著下降。第1秒用力呼气容积(forced expiratory volume in one second,FEV_1)、FEV_1占用力肺活量(forced vital capacity,FVC)比值($FEV_1/FVC\%$)、最大呼气中段流速(MMEF)及最大呼气流量(PEF)均下降。

(2) 支气管舒张试验:吸入支气管扩张药(如沙丁胺醇、特布他林)后FEV_1较用药前增加≥12%,且绝对值增加200 ml,为支气管舒张试验阳性,有助于支气管哮喘诊断。对于已使用激素或支气管扩张剂的患者,舒张试验也有阴性的可能,此时应结合其他检查项目,如PEF昼夜变异率、过敏原试验等进一步判断。

(3) 支气管激发试验:适用于非哮喘发作期,肺功能正常(FEV_1在正常预计值70%以上)的患者。常用激发剂为醋甲胆碱、组胺,吸入激发后肺通气功能下降,气道阻力增加。在设定的激发剂量范围内,如果FEV_1下降≥20%,为支气管激发试验阳性。使FEV_1下降20%的累积剂量或者累积浓度,表示气道高反应的程度,可对气道反应性增高的程度做出定量判断。

（4）呼气峰流速（PEF）及其变异率测定：PEF 及其 24 h 变异率可反映通气功能的变化。哮喘发作时 PEF 下降，并且哮喘患者夜间或凌晨通气功能下降。昼夜 PEF 变异率≥20%，有助于哮喘的诊断，也可用于哮喘病情的监测。

2. **呼出气一氧化氮（FENO）**　FENO 可评估哮喘相关的气道嗜酸性粒细胞炎症程度，FENO 越高，气道炎症越重，吸入激素治疗后 FENO 可降低。目前，在哮喘管理中把监测该指标作为哮喘控制的指标之一，并作为降级治疗的参考依据。

3. **胸部 X 线检查**　哮喘发作时可见两肺透亮度增加，呈过度通气状态，缓解期胸部 X 线多无明显异常。哮喘严重发作者当常规行胸部 X 线检查，注意有无肺部感染、肺不张、气胸、纵隔气肿等并发症的存在。

4. **诱导痰**　患者诱导痰中嗜酸性粒细胞计数可作为非创伤性气道炎症指标，评估与哮喘相关的气道嗜酸性粒细胞炎症。

5. **其他**　血常规中嗜酸性粒细胞的比值及绝对值计数，变应原皮肤点刺试验适用于有典型过敏表现的患者，可明确患者的过敏状态，指导患者避免接触变应原及进行特异性免疫治疗。血清总 IgE 值可反映哮喘患者的过敏状态，特异性 IgE（针对某种变应原）的增高则更有意义，对于重症难治哮喘患者，可作为使用生物制剂的筛选条件。

【诊断策略】

（一）诊断依据

1. **可变的呼吸道症状和体征**

（1）反复发作的喘息、气急、胸闷或咳嗽，多与接触变应原、冷空气、物理、化学性刺激以及病毒性上呼吸道感染、运动等有关。

（2）发作时双肺可闻及散在或弥漫性、以呼气相为主的哮鸣音，呼气相延长。

（3）上述症状和体征可经治疗缓解或自行缓解。

2. **可变的呼气气流受限客观证据**　在随访过程中，至少有一次气流受限的证据，即 $FEV_1/FVC<0.75$，同时具备以下气流受限客观检查中的任一条：① 支气管舒张试验阳性（吸入支气管舒张剂后，FEV_1 增加＞12%，且 FEV_1 增加绝对值≥200 ml）。② 呼气流量峰值（peak expiratory flow，PEF）平均每日昼夜变异率＞10%（每日监测 PEF 2 次，至少 2 周）。③ 抗炎治疗 4 周后，肺功能显著改善（与基线值比较，FEV_1 增加＞12%，且绝对值增加＞200 ml）。④ 运动激发试验阳性（与基线值比较，FEV_1 降低＞10%，且绝对值降低＞200 ml）。⑤ 支气管激发试验阳性（使用标准剂量的乙酰甲胆碱或组胺，FEV_1 降低≥20%）。

符合上述①、②条，并除外其他疾病所引起的喘息、气急、胸闷和咳嗽，可以诊断为支气管哮喘。

（二）鉴别诊断

1. **左心衰竭**　左心衰竭引起的喘息样呼吸困难发作时的症状与哮喘相似，旧称"心源性哮喘"。患者多有基础心脏疾病的病史和体征。阵发性咳嗽，咯粉红色泡沫痰，两肺可闻及广泛湿啰音和哮鸣音，左心界扩大，心率增快，心尖部可闻及奔马律。X 线检查，可见心脏增大、肺淤血征，有助于鉴别。

2. **上气道阻塞**　可见于中央型支气管肺癌、气管支气管结核、上气道肿瘤、喉水肿和声带功能障碍或异物气管吸入导致支气管狭窄或伴有感染时，可出现喘鸣或类似哮喘样呼吸困难。但根据临床病史，特别是出现吸气性呼吸困难，以及痰液细胞学或细菌学检查，胸部影像学检查或纤维支气管镜检查等，常可明确诊断。

3. **慢性阻塞性肺疾病** 详见慢性阻塞性肺疾病章节。

4. **其他** 嗜酸粒细胞性肺炎、变态反应性支气管肺曲霉病、变态反应肉芽肿性血管炎、结节性多动脉炎等患者除了有喘息外,胸部影像学检查提示有肺内浸润阴影,并可自行消失或复发,血液或免疫学检查可发现异常。

(三) 病情评估

1. **病情严重程度的分级** 主要用于非急性发作期的患者治疗前或初始治疗时病情严重程度的判断(表2-1)。

表2-1 哮喘病情严重程度分级

分 级	临 床 特 点
间歇状态 (第1级)	症状<每周1次 短暂出现 夜间哮喘症状≤每月2次 FEV_1≥80%预计值或PEF≥80%个人最佳值 FEV_1或者PEF变异率<20%
轻度持续 (第2级)	症状≥每周1次,但<每日1次 可能影响活动和睡眠 夜间哮喘症状>每月2次,但<每周1次 FEV_1≥80%预计值或PEF≥80%个人最佳值 PEF或FEV_1变异率20%~30%
中度持续 (第3级)	每日有症状 影响活动和睡眠 夜间哮喘症状≥每周1次 FEV_1 60%~70%预计值或PEF 60%~79%个人最佳值 PEF或FEV_1变异率>30%
重度持续 (第4级)	每日有症状 频繁出现 经常出现夜间哮喘症状 体力活动受限 FEV_1<60%预计值或者PEF<60%个人最佳值 PEF或FEV_1变异率>30%

2. **哮喘控制水平** 对非急性发作患者,可用以下表格分级方法指导治疗,既要评估当前风险,也要评估未来风险(表2-2)。

表2-2 哮喘控制水平

A. 评估当前临床控制(评估最好超过4周)			
	控制(满足以下所有条件)	部分控制(在任何1周内出现以下任何一项表现)	未控制(在任何1周内出现1次哮喘急性发作)
白天症状	无(或≤2次/周)	>2次/周	出现≥3项未控制表现
活动受限	无	有	
夜间症状/憋醒	无	有	
需要使用缓解药的次数	无(或≤2次/周)	>2次/周	
肺功能(PEF或FEV1)	正常或≥正常预计值(或个人最佳值)的80%	<正常预计值(或个人最佳值)的80%	

续　表

B. 评估未来风险(急性发作风险、病情不稳定、肺功能迅速下降、药物毒副作用)
与未来风险增加的相关因素包括： 临床控制不佳,过去 1 年频繁急性发作,曾因严重哮喘住院治疗,FEV_1低,烟草暴露,高剂量药物治疗

3.**哮喘急性发作时的严重程度分级**　哮喘急性发作轻重程度不一,应对病情做出正确评估,给予积极治疗(表 2-3)。

表 2-3　哮喘急性发作时病情严重程度分级

临床特点	轻度	中度	重度	危重
气短	步行,上楼时	稍事行动	休息时	
体位	可平卧	喜坐位	端坐呼吸	
讲话方式	连续成字	单词	单字	不能讲话
精神状态	可有焦虑,尚安静	时有焦虑或烦躁	常有焦虑、烦躁	嗜睡或意识模糊
出汗	无	有	大汗淋漓	
呼吸频率	轻度增加	增加	常>30 次/min	
辅助呼吸机活动及三凹征	常无	可有	常有	胸腹矛盾运动
哮鸣音	散在、呼吸末期	响亮、弥漫	响亮、弥漫	减弱,乃至无
脉率(次/min)	<100	100~120	>120	脉率变慢不规则
最初支气管扩张药治疗后 PEF 占预计值或个人最佳值(%)	>80%	60%~80%	<60%或<100 L/min 或作用时间<2 h	
PaO_2(吸空气,mmHg)	正常	≥60	<60	<60
$PaCO_2$(mmHg)	<45	≤45	>45	>45
SaO_2(吸空气,%)	>95	91~95	≤90	≤90
pH				降低

(四)诊断思路

病史及临床表现对哮喘诊断具有重大意义,而对于症状体征不典型或正处于缓解期的患者,可行肺功能检测予以辅助诊断。哮喘诊断后进一步根据症状及肺功能进行严重程度分级。支气管哮喘诊断思路见下图(图 2-1)。

【治疗策略】

(一)确定并减少危险因素接触

许多危险因素可引起哮喘急性加重,被称为"触发因素",包括变应原、病毒感染、污染物、烟草烟雾、药物。减少患者对危险因素的接触,可改善哮喘控制并减少治疗药物需求量。

(二)哮喘常用治疗药物

哮喘的治疗药物根据其在哮喘长期治疗中的地位,分为控制药物和缓解药物。① 控制药物:指需要长期每日使用的药物,这些药物主要通过抗炎作用使哮喘达到并维持临床控制,主要包括吸入型糖皮质激素(ICS)、长效 $β_2$ 受体激动剂(LABA)、ICS 与 LABA 联合药物、缓释茶碱、白三烯

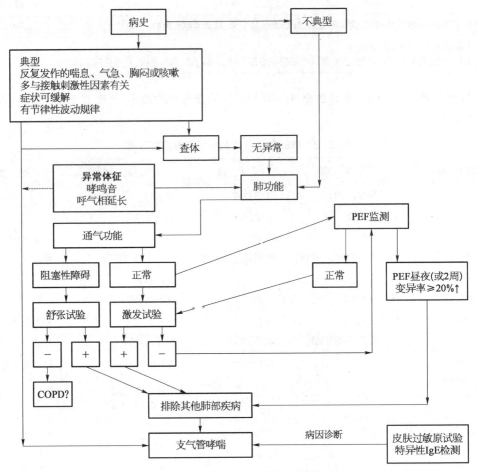

图 2-1 支气管哮喘诊断思路图

调节剂、色甘酸钠、抗 IgE 抗体及其他有助于减少全身激素剂量的药物。② 缓解药物：又称急救药物，是指按需使用的药物。这类药物通过迅速解除气道痉挛而缓解哮喘症状，主要包括速效吸入 β_2 受体激动剂(SAMA)、短效吸入及口服茶碱、全身用糖皮质激素等。

1. **糖皮质激素** 糖皮质激素是最有效控制气道炎症的药物，给药途径有吸入、口服、静脉三种。局部吸入激素为目前哮喘长期治疗的首选，全身使用激素(口服、静脉使用)适用于严重的急性哮喘发作，可以预防哮喘的恶化，减少因哮喘而急诊或者住院的机会。

(1) 吸入给药：吸入激素局部抗炎作用强，药物直接作用于呼吸道，所需剂量较小，并且通过消化道和呼吸道进入血液的药物大部分被肝脏灭活，因此全身性不良反应小。吸入激素在口咽部局部不良反应包括声音嘶哑、咽部不适和念珠菌感染。吸药后及时清水含漱口咽部，可减少上述不良反应。临床常用的吸入激素有 4 种，包括二丙酸倍氯米松、布地奈德、丙酸氟替卡松、环索奈德等。国际上推荐的每日吸入激素剂量见表 2-4。

(2) 口服给药：适用于① 中度哮喘发作。② 慢性持续哮喘吸入大剂量 ICS 联合治疗无效的患者。③ 静脉应用激素治疗后的序贯治疗。一般使用半衰期较短的激素(如泼尼松、泼尼松龙或甲泼尼龙等)。常用泼尼松龙 30～50 mg/d，疗程 5～10 d。具体使用视病情严重程度而定，症状改

表 2-4 常用吸入性糖皮质激素剂量与互换关系

药　　物	低剂量(μg)	中剂量(μg)	高剂量(μg)
二丙酸倍氯米松	200～500	500～1 000	>1 000～2 000
布地奈德	200～400	400～800	>800～1 600
丙酸氟替卡松	100～250	250～500	>500～1 000
环索奈德	80 ～160	160～320	>320～1 280

善可以考虑停药或减量。长期口服激素可引起骨质疏松症、高血压、糖尿病、肥胖症、青光眼、皮肤菲薄导致皮纹和瘀斑。对于伴有感染性疾病、骨质疏松、青光眼、糖尿病、严重忧郁或消化溃疡的哮喘患者,给予全身激素治疗时应慎重并密切随访。

（3）静脉给药:严重急性哮喘发作时,应经静脉及时给予琥珀酸氢化可的松(400～1 000 mg/d)或甲泼尼龙(80～160 mg/d)控制症状。无激素依赖倾向者,可在短期(3～5 d)内停药;有激素依赖倾向者应延长给药时间。控制哮喘症状后改为口服,并逐渐减少激素用量。

2. β₂受体激动剂　此类药物通过对气道平滑肌和肥大细胞等细胞膜表面的β₂受体的作用,舒张气道平滑肌、减少肥大细胞和嗜碱性粒细胞脱颗粒和介质的释放、降低微血管的通透性、增加气道上皮纤毛的摆动等,缓解哮喘症状。β₂受体激动剂按作用维持时间可分为短效(作用维持4～6 h)和长效(维持10～12 h)两类(表2-5)。

表 2-5 β₂受体激动剂

起 效 时 间	作 用 维 持 时 间	
	短　效	长　效
速　效	沙丁胺醇气雾剂 特布他林吸入剂 非诺特罗吸入剂	福莫特罗吸入剂
慢　效	沙丁胺醇口服剂 特布他林口服剂	沙美特罗吸入剂

（1）短效β₂受体激动剂(SABA):可通过吸入、口服和注射给药,但注射给药全身不良反应发生率较高,国内较少应用。

可供吸入的短效β₂受体激动剂如沙丁胺醇、特布他林等,有气雾剂、干粉剂和溶液等剂型。此类药物松弛气道平滑肌作用强,通常在数分钟内起效,疗效可维持数小时,是缓解轻至中度急性哮喘症状的首选药物,也可用于运动性哮喘。不宜长期、单一和过量应用,否则可引起骨骼肌震颤、低血钾、心律失常等不良反应。

口服短效β₂受体激动剂如沙丁胺醇、特布他林、丙卡特罗片等,通常在服药后15～30 min起效,疗效维持4～6 h。口服给药虽使用较为方便,但心悸、骨骼肌震颤等不良反应比吸入给药时明显。长期、单一应用β₂受体激动剂可造成细胞膜β₂受体向下调节,表现为临床耐药现象,故应予避免。

（2）长效β₂受体激动剂(LABA):此类药物舒张支气管平滑肌的作用可维持12 h以上。按起效时间可分为速效和缓慢起效两类。福莫特罗为速效制剂,吸入后数分钟起效,可按需用于哮喘急性发作的治疗;沙美特罗起效缓慢,药后 30 min 起效。LABA 不推荐单独使用。目前多采用吸入 ICS 和 LABA 的联合制剂作为维持和缓解治疗哮喘的药物,适用于中度至重度持续哮喘患者的长期治疗。

3. 抗胆碱能药物 此类药物可阻断节后迷走神经传出支,通过降低迷走神经张力,舒张支气管。抗胆碱药物可分为短效抗胆碱药(SAMA,维持 4~6 h)和长效抗胆碱药(LAMA,维持 24 h)。常用药物如溴化异丙托品为短效制剂,有气雾剂和雾化溶液两种剂型;噻托溴铵为长效干粉吸入剂。此类药物舒张支气管作用比 β_2 受体激动剂弱,起效也较慢,但长期应用不易产生耐药,对老年人疗效不低于年轻人,对有吸烟史的老年哮喘患者较为适宜,但对妊娠早期妇女和患有青光眼或前列腺肥大的患者慎用。

4. 茶碱类 茶碱类药物可舒张支气管平滑肌,并有强心、利尿、扩冠状动脉、兴奋呼吸中枢及呼吸机等作用。氨茶碱和控释型茶碱口服适用于轻度至中度哮喘发作和维持治疗。一般剂量为每日 6~10 mg/kg。口服控释型茶碱后昼夜血药浓度平稳,平喘作用可维持 12~24 h,尤其适用于夜间哮喘症状的控制。

氨茶碱加入葡萄糖溶液中,缓慢静脉注射或静脉滴注,适用于哮喘急性发作且近 24 h 内未使用过茶碱类药物的患者。负荷剂量为 4~6 mg/kg,维持剂量为 0.6~0.8 mg/(kg·h)。由于茶碱治疗窗窄,茶碱代谢存在较大个体差异,可引起心律失常、血压下降,甚至死亡,在有条件的情况下应监测其血药浓度,及时调整浓度及滴速。影响茶碱代谢的因素较多,如妊娠、抗结核治疗可降低茶碱血药浓度,而肝脏疾患、大环内酯类药物等可使茶碱代谢减慢,增减其毒性作用。多索茶碱作用与茶碱相同,但不良反应较轻。

5. 白三烯调节剂 包括半胱氨酰白三烯受体拮抗剂和 5-脂氧化酶抑制剂。半胱氨酰白三烯受体拮抗剂通过对气道平滑肌和其他细胞表面白三烯受体的拮抗,抑制肥大细胞和嗜酸性粒细胞释放的半胱氨酰除白三烯的致喘和致炎作用,可减轻症状,改善肺功能,减少哮喘的恶化。此类药物是除吸入激素外,唯一可单独应用的控制性药物,可作为轻度哮喘的替代治疗药物和中度哮喘的联合治疗药物。本品通常口服给药,服用方便,尤其适用于阿司匹林哮喘、运动性哮喘和伴有过敏性鼻炎哮喘患者的治疗,且使用较为安全。常用孟鲁斯特 10 mg,每日 1 次。

6. 抗组胺药物 口服第 2 代抗组胺药物如酮替芬、氯雷他定等具有抗变态反应作用,但在哮喘治疗中作用较弱。可用于伴有过敏性鼻炎的哮喘患者的治疗。这类药物的不良反应主要是嗜睡。其他抗变态反应药物如曲尼斯特、瑞吡斯特等可应用于轻至中度哮喘的治疗。其主要不良反应是嗜睡。

7. 色甘酸钠和尼多酸钠 此类药物能稳定肥大细胞的细胞膜,阻止肥大细胞脱颗粒,从而抑制组胺、5-羟色胺、慢反应物质等过敏反应介质的释放,预防变应原引起的速发和迟发反应,以及运动和过度通气引起的气道收缩,不仅对变态反应因素起主要作用的过敏性哮喘有效,对变态反应作用不明显的慢性哮喘也有效。

(三) 哮喘的其他治疗方法

1. 哮喘的免疫治疗

(1) 变应原特异性免疫疗法(SIT):通过给予常见吸入变应原提取液(尘螨、猫狗毛等),可减轻哮喘症状和降低气道高反应性,适用于变应原明确但难以避免的哮喘患者。目前已试用舌下给药的变应原免疫疗法,其远期疗效及安全性有待进一步研究与评价,变应原提取液制备的标准化也有待加强。

(2) 抗 IgE 治疗:奥马珠单抗是抗 IgE 单克隆抗体,具有阻断游离 IgE 与 IgE 效应细胞表面受体结合的作用,但不会诱导效应细胞的脱颗粒反应,可应用于血清 IgE 水平增高的哮喘患者。目前主要用于经过吸入糖皮质激素和 LABA 联合治疗后症状仍未控制的严重患者。使用方法为每 2 周皮下注射 1 次,至少 3~6 个月。从 2006 年起全球哮喘防治创议(GINA)推荐将本品作为治疗难治性哮喘的方法之一。其远期疗效及安全性有待进一步观察。

2. 生物标志物指导的治疗　FeNO 与嗜酸粒细胞气道炎症关系密切。根据诱导痰嗜酸粒细胞调整治疗能够降低哮喘急性发作的风险。

3. 支气管热成形术　经支气管镜射频消融气道平滑肌治疗哮喘的技术,可以减少哮喘患者的支气管平滑肌数量,降低支气管收缩能力和降低气道高反应性。

(四) 哮喘急性发作的处理

哮喘急性发作的治疗目的在于尽快缓解症状、解除气流受限和低氧血症。

(1) 轻度和部分中度急性发作:主要治疗为反复吸入速效 β_2 受体激动剂,在第 1 小时每 20 min 吸入 2~4 喷,随后根据治疗反应,调整用量。如果治疗反应不好,应尽早口服糖皮质激素,必要时及时到医院就诊。

(2) 部分中度和重度急性发作:予以氧疗以缓解低氧血症。通过雾化给药重复使用速效 β_2 受体激动剂。可静脉应用茶碱,尽可能监测茶碱血药浓度,防止发生不良反应。尽早给予口服或静脉糖皮质激素,疗程一般为 5~7 d,通常不需递减撤药。

(3) 危重哮喘的处理:对于危重哮喘,尽早入住 ICU,加强心肺功能监护,防止各种并发症的发生。如经过上述治疗,临床症状与肺功能无明显改善甚至出现继续恶化者,应该及时给予机械通气治疗。机械通气指征主要包括:神志改变、呼吸肌疲劳、动脉血气提示呼吸性酸中毒、二氧化碳潴留。激素使用应早期、足量、短程,同时可静脉用氨茶碱、雾化吸入 β_2 受体激动剂及抗胆碱能药物。对于顽固性哮喘,硫酸镁及钙拮抗剂也有一定疗效。

(五) 哮喘的长期分级治疗

哮喘的治疗应以患者病情严重程度为基础,根据其控制水平选择适当的治疗方案。为每个初诊患者制定哮喘治疗计划,定期随访、监测,改善患者依从性,并根据患者病情变化及时修订治疗方案。通常情况下,要求患者在初诊后 2~4 周回访,以后每 1~3 个月随访 1 次。出现哮喘发作时应及时就诊,哮喘发作后 2 周~1 个月内进行回访。哮喘患者长期治疗方案分 5 级(表 2-6),每一级包含推荐的(或其他可选)的控制药物以及用以迅速缓解哮喘症状的缓解药物。对以往未经规范治疗的初诊轻症患者可选择第 2 级治疗方案起始,如症状明显,可直接选择第 3 级治疗方案起始,直至升级至哮喘得以控制的级别为止。当哮喘控制并至少维持 3 个月后可考虑降级治疗方案。

表 2-6　哮喘治疗级别及治疗方案

	第 1 级	第 2 级	第 3 级	第 4 级	第 5 级
推荐选择的控制药物	不需使用药物	低剂量 ICS	低剂量 ICS+LABA	中高剂量 ICS+LABA	在第 4 级基础上＋其他治疗,如口服激素

	第1级	第2级	第3级	第4级	第5级
其他可选择的控制药物	低剂量 ICS	LTRA	中高剂量 ICS	中高剂量 ICS+LTRA+LAMA	在第4级基础上＋LAMA
		低剂量茶碱	低剂量 ICS+LTRA	高剂量 ICS+LTRA	在第4级基础上＋IgE 单克隆抗体
			低剂量 ICS+缓释茶碱	高剂量 ICS+缓释茶碱	
缓解药物	按需使用 SABA			按需使用 SABA,或低剂量 ICS+福莫特罗	

ICS:吸入糖皮质激素；LABA:长效 β_2 受体激动剂；SABA:短效 β_2 受体激动剂；LTRA:白三烯受体拮抗剂；LAMA:长效抗胆碱药。

(六) 哮喘的教育和管理

哮喘的教育和管理是哮喘防治工作的重要组成部分,现代治疗理念强调哮喘管理是哮喘控制的保障。哮喘管理的目标是:达到并维持症状的控制;维持正常活动;维持肺功能水平尽量接近正常;预防哮喘急性加重;避免因哮喘药物治疗导致的不良反应;预防哮喘导致的死亡。目前哮喘的管理模式是评估哮喘控制、治疗以达到控制,以及监测并维持控制的过程。

(杨继兵)

第三章　慢性阻塞性肺疾病及慢性肺源性心脏病

导学

1. 掌握：慢性阻塞性肺疾病及慢性肺源性心脏病的病因、临床表现与并发症、诊断依据与鉴别诊断要点、治疗原则。

2. 熟悉：慢性阻塞性肺疾病及慢性肺源性心脏病的发病机制、病理生理特点、辅助检查特点、病情评估、常用治疗药物种类。

3. 了解：慢性阻塞性肺疾病及慢性肺源性心脏病的流行病学、常用治疗药物用法、用量与不良反应、预后和预防。

第一节　慢性支气管炎

慢性支气管炎(chronic bronchitis)是由于感染或非感染因素引起气管、支气管黏膜及其周围组织的慢性非特异性炎症。临床多表现为慢性咳嗽、咳痰或伴有喘息等症状。早期症状轻微，多在冬季发作，春暖后缓解，晚期炎症加重，症状持续存在，不分季节。疾病进展可并发阻塞性肺气肿、慢性阻塞性肺疾病、肺源性心脏病。

【病因及发病机制】

本病的病因尚不完全清楚，主要有吸烟、大气污染、感染、过敏等因素，可能是多种因素长期相互作用的结果。

1. **吸烟**　目前公认吸烟为慢性支气管炎最主要的发病因素，吸烟能使支气管上皮纤毛变短，不规则，纤毛运动发生障碍，降低局部抵抗力，削弱肺泡吞噬细胞的吞噬、灭菌作用，又能引起支气管痉挛，增加气道阻力。

2. **大气污染**　化学气体如氯、氧化氮、二氧化硫等烟雾，对支气管黏膜有刺激和细胞毒性作用。如空气中的烟尘或二氧化硫超过 $1\,000\,\mu g/m^3$ 时，慢性支气管炎的急性发作就显著增多。其他粉尘如二氧化硅、煤尘、棉屑等也可刺激支气管黏膜，并引起肺纤维组织增生，使肺清除功能遭受损害，为细菌入侵创造条件。

3. **感染**　呼吸道感染是慢性支气管炎发病和加剧的另一个重要因素。肺炎链球菌、流感嗜血杆菌和莫拉卡他菌可能为本病急性发作的最主要病原菌。病毒对本病的发生和发展起重要作用,可造成呼吸道上皮损害,导致细菌感染,进而引起本病的发生和反复发作。在慢性支气管炎急性发作期分离出的病毒有鼻病毒、乙型流感病毒、副流感病毒、黏液病毒、腺病毒、呼吸道合胞病毒等。

4.过敏因素 过敏因素与慢性支气管炎的发病有一定关系,过敏反应使支气管收缩或痉挛、组织损害和炎症反应,继而发生慢性支气管炎。细菌致敏是引起慢性支气管炎速发型和迟发型变态反应的一个原因。尤其是喘息型慢性支气管炎患者,有过敏史的较多,对多种抗原激发的皮肤试验阳性率高于对照组,痰内组胺和嗜酸粒细胞有增高倾向;另一些患者血清中类风湿因子高于正常组,并发现重症慢性支气管炎患者肺组织内免疫球蛋白 G 含量增加,提示与Ⅲ型变态反应也有一定关系。

5.其他因素 除上述因素外,年龄、气候、营养等因素均与慢性支气管炎有关。寒冷空气可以刺激腺体增加黏液分泌,纤毛运动减弱,黏膜血管收缩,局部血循环障碍,易于继发感染。老年人肾上腺皮质功能减退,细胞免疫功能下降,溶菌酶活性降低,从而容易造成呼吸道的反复感染。维生素 C 缺乏,机体对感染的抵抗力降低,血管通透性增加。维生素 A 缺乏,可使支气管黏膜的柱状上皮细胞及黏膜的修复功能减弱,溶菌酶活力降低,易罹患慢性支气管炎。

【病理及病理生理】

慢性支气管炎的病理特点是支气管腺体增生、黏液分泌增多。支气管黏膜上皮细胞变性、坏死、脱落,后期出现鳞状上皮化生,纤毛变短、粘连、倒伏、脱失。支气管壁伴有炎性细胞浸润、充血、水肿和纤维增生,支气管黏膜可发生溃疡,肉芽组织增生,严重者支气管平滑肌和弹性纤维也遭破坏以致机化,引起管腔狭窄。少数可见支气管的软骨萎缩变性,部分被结缔组织所取代。管腔内可发现黏液栓,因黏膜肿胀或黏液潴留而阻塞,局部管壁易塌陷、扭曲变形或扩张。

【临床表现】

(一)症状

缓慢起病,病程长,主要症状为咳嗽、咳痰,或伴有喘息。常反复急性发作,表现为咳嗽、咳痰、喘息等症状突然加重。急性加重的主要原因是呼吸道感染,病原体可以是病毒、细菌、支原体和衣原体等。

(1)咳嗽:初期晨间咳嗽较重,白天较轻,晚期夜间亦明显,睡前常有阵咳发作,并伴咳痰。

(2)咳痰:以晨间排痰尤多,痰液一般为白色黏液性或浆液泡沫性,偶可带血。

(3)气短与喘息:病程初期多不明显,当病程进展合并阻塞性肺气肿时则逐渐出现轻重程度不同的气短,以活动后尤甚。慢性支气管炎合并哮喘患者,特别在急性发作时,常出现喘息的症状,并常伴有哮鸣音。

(二)体征

早期可无异常体征或仅有呼吸音粗糙,随病情发展肺部可闻及干、湿啰音。急性发作期干、湿啰音明显增多,咳嗽咯痰后啰音减少,如合并哮喘可闻及广泛哮鸣音并伴呼气期延长。

【辅助检查】

1.X线检查 早期可无异常。晚期可见两肺纹理增粗、紊乱,呈网状或条索状、斑点状阴影,以下肺野较明显。

2. **呼吸功能检查**　早期常无异常。发展到气道狭窄或有阻塞时,就有阻塞性通气功能障碍的肺功能表现。

3. **血液检查**　慢支急性发作期或并发肺部感染时,可见白细胞计数及中性粒细胞增多。缓解期多无变化。

4. **痰液检查**　痰液一般性状检查有助于呼吸系统疾病的初步分类诊断。痰培养有助于抗感染药物的选择。

【诊断策略】

(一) 诊断依据

慢性支气管炎的诊断主要依靠症状和病史。在排除其他心、肺疾患(如肺结核、尘肺、支气管哮喘、支气管扩张、肺癌、心脏病、心功能不全等)后,临床上凡有慢性或反复的咳嗽,咯痰或伴喘息,每年发病至少持续3个月,并连续2年或以上者,诊断即可成立。如每年发病持续不足3个月,而有明确的客观检查依据(如X线、肺功能等)亦可诊断。根据临床表现,将慢性支气管炎分为单纯型与喘息型两型。前者主要表现为反复咳嗽、咯痰;后者除咳嗽、咯痰外尚有喘息症状,并伴有哮鸣音。根据病程经过可分为3期,以使治疗有所侧重。

(1) 急性发作期:指在1周内出现脓性或黏液脓性痰,痰量明显增加,或伴有发热等炎症表现,或1周内"咳""痰"或"喘"任何一项症状显著加剧,或重症患者明显加重者。

(2) 慢性迁延期:指有不同程度的"咳""痰""喘"症状,迁延到1个月以上者。

(3) 临床缓解期:经治疗或自然缓解,症状基本消失或偶有轻微咳嗽和少量痰液,保持2个月以上者。

(二) 鉴别诊断

1. **咳嗽变异型哮喘**　以刺激性咳嗽,尤以夜间咳嗽为特征,灰尘、油烟、冷空气等容易诱发咳嗽,常有家庭或个人过敏疾病史。对抗生素治疗无效,支气管激发试验阳性可鉴别。

2. **嗜酸细胞性支气管炎**　临床症状类似,X线检查无明显改变或肺纹理增加,支气管激发试验阴性,临床上容易误诊。诱导痰检查嗜酸细胞比例增加(≥3%)可以诊断。

3. **肺结核**　常有发热、乏力、盗汗及消瘦等症状。痰液找抗酸杆菌及胸部X线检查可以鉴别。

4. **支气管肺癌**　多数有数年吸烟史,顽固性刺激性咳嗽或过去有咳嗽史,近期咳嗽性质发生改变,常有痰中带血。有时表现为反复同一部位的阻塞性肺炎,经抗菌药物治疗未能完全消退。痰脱落细胞学、胸部CT及纤维支气管镜等检查,可明确诊断。

5. **肺间质纤维化**　临床经过缓慢,开始仅有咳嗽、咳痰,偶有气短感。仔细听诊在胸部下后侧可闻爆裂音(Velcro啰音)。血气分析示动脉血氧分压降低,而二氧化碳分压可不升高。

6. **支气管扩张**　典型者表现为反复大量咯脓痰,或反复咯血。X线胸部拍片常见肺野纹理粗乱或呈卷发状。高分辨螺旋CT检查有助诊断。

(三) 诊断思路

对于慢性咳嗽咯痰的患者,当结合患者病史、症状、生命体征和体检发现、全胸片或胸部CT和实验室检查,作出初始诊断(图3-1)。

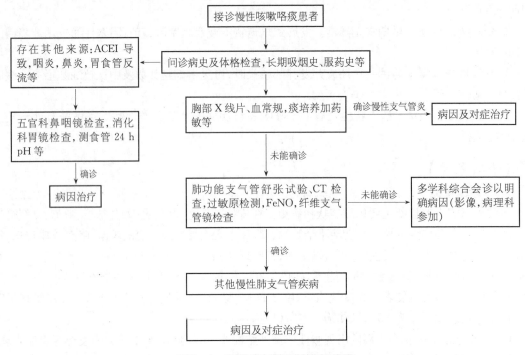

图 3-1　慢性支气管炎诊断思路图

【治疗策略】

针对慢性支气管炎的病因、病期和反复发作的特点,采取防治结合的综合措施。在急性发作期和慢性迁延期应以控制感染和祛痰、镇咳为主。伴发喘息时,应予解痉平喘的治疗。对临床缓解期宜加强锻炼,增强体质,提高机体抵抗力,预防复发为主。应宣传、教育患者自觉戒烟,避免和减少各种诱发因素。部分患者症状可控制,部分患者可发展成阻塞性肺疾病,甚至肺源性心脏病,预后不良。

1. **急性加重期的治疗**

(1)控制感染:轻者可口服,较重患者用肌内注射或静脉滴注抗生素。常用的有青霉素 G、红霉素、氨基苷类、喹诺酮类、头孢菌素类抗生素等。如果能培养出致病菌,可按药敏试验选用抗生素。

(2)镇咳祛痰:对急性发作期患者在抗感染治疗的同时,应用祛痰、镇咳药物,以改善症状。迁延期患者尤应坚持用药,以求消除症状。常用药物有氯化铵合剂、溴己新、标准桃金娘油、桉柠蒎(切诺)、氨溴索(沐舒坦)、N-乙酰半胱氨酸(富露施)等。中成药止咳也有一定效果。对老年体弱无力咳痰者或痰量较多者,应以祛痰为主,协助排痰,畅通呼吸道。气雾湿化吸入或加复方安息香酊,可稀释气管内的分泌物,有利排痰。目前超声雾化吸入对痰液黏稠不易咳出者有一定帮助,亦可加入抗生素及痰液稀释剂(如 N-乙酰半胱氨酸、氨溴索等)应避免应用强的镇咳剂(如可待因等)以免抑制中枢及加重呼吸道阻塞和炎症,导致病情恶化。

(3)平喘:有气喘者可加用解痉平喘药,如茶碱类制剂或长效 β_2 激动剂加糖皮质激素吸入。

2. **缓解期的治疗**　加强锻炼,增强体质,提高免疫功能。加强个人卫生,避免各种诱发因素的接触和吸入。耐寒锻炼能预防感冒。反复呼吸道感染者,可试用免疫调节剂或中医中药,如细菌溶解产物、卡介菌多糖核酸、胸腺肽等,部分患者可见效。

第二节　慢性阻塞性肺气肿

慢性阻塞性肺气肿(chronic obstructive pulmonary emphysema)是指终末细支气管远端气囊腔(包括呼吸性细支气管、肺泡管、肺泡囊和肺泡)的持久性膨胀、扩大,伴气腔壁结构破坏而无明显纤维化为病理特征的一种疾病。本病为慢性病变,病程长,常与慢性支气管炎并存,影响健康和劳动力。

【病因及发病机制】

引起慢性支气管炎的各种因素均引起阻塞性肺气肿,阻塞性肺气肿实际上属于慢性支气管炎的并发症。阻塞性肺气肿的发病机制至今亦未完全阐明,一般认为是多种因素协同作用引起的,包括:① 各种因素引起的支气管慢性炎症,使管腔狭窄或阻塞。吸气时管腔扩张,气体进入肺泡。呼气时管腔闭塞,气体滞留,肺泡内压增高,肺泡过度膨胀甚则破裂。② 慢性炎症破坏小支气管壁软骨,使之失去正常的支架作用。吸气时管腔扩张。呼气时管腔过度收缩、狭窄,阻碍气体排出。③ 由于肺泡内压增高,使肺泡壁毛细血管受压,肺泡壁供血减少,肺组织营养障碍,肺泡壁弹性减退。④ 吸烟、大气污染、感染等使蛋白酶抗蛋白酶平衡失调,也可导致肺损伤,引起肺气肿。

【病理及病理生理】

1. 肺脏大体标本和镜检的变化　肺脏的容积增大,可达正常的 2 倍。肺脏缺血,外观呈灰白或苍白,表面可有大小不等的大疱。肺弹性减弱,剖胸后肺脏并不萎缩,仍保持膨胀状态。镜下可见终末细支气管远端气腔膨胀,间隔变窄,弹力纤维变细或断裂。肺泡孔扩大,肺泡壁破坏。根据肺气肿发生的部位可分为以下 3 型。

(1) 小叶中央型肺气肿:多见于肺上部。阻塞性肺气肿以小叶中央型为多见。小叶中央型是由于终末细支气管或一级呼吸性细支气管因炎症而致管腔狭窄,其远端的二级呼吸性细支气管呈囊状扩张,其特点是囊状扩张的呼吸性细支气管位于二级小叶的中央区(图 3-2)。

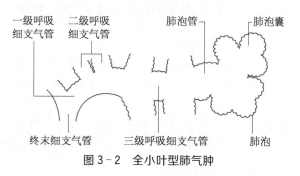

图 3-2　全小叶型肺气肿

(2) 全小叶型肺气肿:可侵犯全肺,呈弥漫性,但多见于肺脏的前部和下部。α_1抗胰蛋白酶缺乏症引起者即属此型。病变累及整个肺小叶,即呼吸性细支气管、肺泡管、肺泡囊和肺泡均有扩张,气肿囊腔较小(图 3-3)。

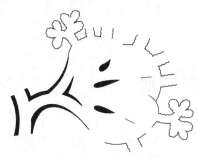

图3-3 小叶中央型肺气肿

（3）混合型肺气肿：同一肺内存在上述两种病理变化。

2. 细支气管的变化 管壁充血、水肿和炎性细胞浸润，纤毛脱落、稀疏，黏液腺和杯状细胞增生、肥大。Reid指数（即腺体与支气管壁的比值）正常为0.3，慢性支气管炎可高达0.6。管腔内分泌物潴留。细支气管壁软骨变性或破坏，弹性减退。

3. 血管和心脏的变化 与细支气管伴行的肺小血管有炎性改变，中膜平滑肌水肿、变性和坏死，管腔狭窄及至完全闭塞。由于肺泡破裂和炎症的侵蚀，肺毛细血管床数量及横断面积皆减少。尸检资料证实，阻塞性肺气肿患者约有40%并发右心肥大。

【临床表现】

（一）症状与体征

1. 症状 本病起病隐匿。常在原有疾病症状的基础上出现逐渐加重的呼吸困难。早期多在活动后（如劳动、登山、上楼、爬坡或快步行走时）有气急。随着病情发展，出现在平地行走时气急，继而更低的活动耐量（如说话、穿衣、洗脸）甚则静息时可发生气急。此外，可有疲乏、食欲减退和体重减轻等全身症状。如在急性发作期并发呼吸衰竭和右心衰竭时可有相应症状。

2. 体征 早期体征不明显。随着病情发展，可出现桶状胸、肋间隙饱满、呼吸运动减弱、触诊语颤减弱或消失。叩诊呈过清音，心浊音界缩小或不易叩出，肺下界和肝浊音界下移。听诊呼吸音和语音减弱，呼气延长，并发感染时两肺可闻及干、湿啰音，心音遥远。

（二）并发症

1. 自发性气胸 阻塞性肺气肿并发自发性气胸并不少见。患者如果出现突然加剧的呼吸困难，并伴有明显的胸痛、发绀，触诊语颤减弱，肺部叩诊呈鼓音，听诊呼吸音减弱或消失，要考虑气胸的存在，通过X线检查可明确诊断。

2. 慢性肺源性心脏病 低氧血症、二氧化碳潴留及肺泡毛细血管床破坏可引起肺动脉高压。当病变进一步加重，肺动脉压持续升高，易导致右心负荷加重，出现右心室肥厚，导致右心衰竭。

3. 继发性红细胞增多症 低氧血症可使红细胞数量代偿性增多，全血容量相应增加，血液黏稠度增高，可引起头痛、头晕、耳鸣、乏力、出汗等症状，并易发生血管栓塞。

【辅助检查】

1. 胸部CT 高分辨率CT（HRCT）可辨别小叶中央型或全小叶型肺气肿，确定肺大疱的大小和数量，估计肺大疱区域肺气肿的程度，有助于鉴别诊断，对预计肺大疱切除或外科减容手术有一定价值。

2. 肺功能检查 主张早期测定肺功能，并进行动态观察。肺气肿患者可表现为TLC、RV增加，RV/TLC常>40%，FEV_1、FEV_1/FVC降低，MVV低于预计值的80%，静态肺顺应性增加，动态肺顺应性降低，肺一氧化碳弥散量（DLCO）降低。

3. 血常规检查 部分患者可出现红细胞增多，特别是当PaO_2<55 mmHg时明显。白细胞多正常，继发感染时可见白细胞总数和中性粒细胞增多。

4. 胸部X线检查 X线检查示肺野透光度增加，但在早期这一征象不明显；重度肺气肿时胸廓饱满,肋间隙增宽,肋骨走向变平。侧位胸片示胸廓前后径增宽,胸骨后间隙增宽。膈肌位置下移,膈穹窿变平;有时可见局限性透光度增高的局限性肺气肿或肺大疱;肺叶外带肺血管纹理纤细、稀疏、变直,内带纹理增粗、紊乱;心脏呈垂直位,心影狭长。

5. 血气分析　血气异常首先表现为低氧血症。随着病情发展,逐渐加重,并可同时出现高碳酸血症。

6. 心电图　一般无异常,有时可有低电压表现。

【诊断策略】

(一) 诊断依据

本病诊断,尤其是早期诊断较困难,应结合病史、体征、胸部 X 线检查、肺功能来综合判断。诊断主要依据为:逐渐加重的气急或呼吸困难史,肺气肿或肺过度充气体征;X 线表现,肺功能检查示通气和换气功能障碍,经支气管扩张剂治疗后肺功能没有明显改善。胸部 CT 检查对肺气肿与其他原因所致肺部疾病的鉴别有较大意义。阻塞性肺气肿可分为两种类型:

(1) 肺气肿型(pink puffer, PP 型):又称红喘型,肺气肿较严重,但支气管病变相对较轻。多见于老年、体质消瘦的患者,呼吸困难严重而发绀不明显。患者两肩高耸、双手扶床,呼气时双颊高鼓并缩唇。胸片见双肺透光度增加。通气功能障碍不如支气管炎型严重,气体分布相对均匀,功能残气量与肺总量比值增大,肺泡通气量正常或有通气过度,故 PaO_2 降低不明显, $PaCO_2$ 正常或降低。

(2) 支气管炎型(blue bloater, BB 型):又称紫肿型,支气管病变较重,黏膜肿胀和黏液腺增生明显,而肺气肿相对较轻。患者常有多年咳嗽、咳痰史。体质肥胖、发绀、颈静脉怒张、下肢水肿,两肺底闻及湿啰音。胸片见肺纹理增粗,肺气肿征不明显。通气功能明显损害,气体分布不匀,功能残气量与肺总量增加,弥散功能正常, PaO_2 降低, $PaCO_2$ 升高。血细胞比容增高,易发展为右心衰竭。

(二) 鉴别诊断

慢性支气管炎和支气管哮喘均可并发阻塞性肺气肿。慢性支气管炎在并发肺气肿前病变主要限于支气管,可有阻塞性通气障碍,但程度较轻,弥散功能一般正常。支气管哮喘发作期表现为阻塞性通气障碍和肺过度充气,气体分布可严重不均,但上述变化可逆性较大,对吸入支气管扩张剂反应较好,弥散功能障碍也不明显。并且支气管哮喘的特点还包括气道反应性明显增高,肺功能昼夜波动也大。

1. 其他原因所致呼吸气腔扩大　肺气肿是一病理诊断名词,呼吸气腔均匀规则扩大而不伴有肺泡壁的破坏时,虽不符合肺气肿的严格定义,但临床上也常习惯称为肺气肿,如肺不张、胸廓畸形或肺叶切除术后,健康肺组织代偿性膨胀而发生的代偿性肺气肿;老年肺组织生理性退行性变引起的老年性肺气肿;唐氏综合征中的先天性肺气肿等。

2. 其他原因所致的劳力性呼吸困难　各种基础心脏疾病导致的慢性左心衰时可表现为劳力性呼吸困难,需加以鉴别。病史症状、体征、心脏超声等可作鉴别。注意有时两者会合并存在。

(三) 诊断思路

对于慢性气喘患者,当结合患者病史、症状、生命体征和体检发现、全胸片或胸部 CT 和实验室检查,作出初始诊断(图 3 - 4)。

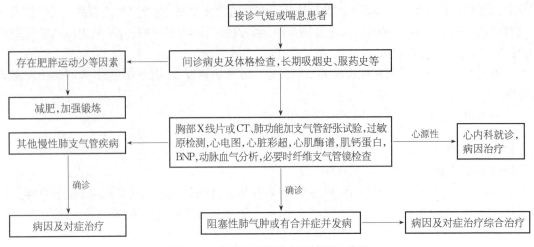

图 3-4 慢性阻塞性肺气肿诊断思路图

【治疗策略】

阻塞性肺气肿是一种不可逆的慢性进展性疾病,治疗目的是延缓病情进展、控制症状、减少并发症、改善活动能力、提高生活质量、延长生存时间。

1. **氧疗** 急性加重期氧疗的目的是使动脉血氧饱和度(SaO_2)上升至 90% 以上和(或)$PaO_2 \geq$ 60 mmHg,而不使 $PaCO_2 > 50$ mmHg 或 pH<7.25。给氧应从低流量开始。长期家庭氧疗可改善机体缺氧所出现的症状,提高生存率。

2. **药物治疗**

(1) 抗生素:对缓解期不主张预防性用药,但如果发生感染,应早期、足量应用抗生素,可选用青霉素类、头孢菌素类、喹诺酮类、大环内酯类等。

(2) 祛痰剂:常用棕色合剂、溴己新、氨溴索、乙酰半胱氨酸等。

(3) 支气管扩张剂:参考"慢性支气管炎"治疗部分。

(4) 糖皮质激素:应慎重,目前主张在支气管扩张剂治疗效果欠佳时加用糖皮质激素。

3. **营养支持** 本病患者由于呼吸负荷加重,呼吸作功增加,能量消耗过多,但摄入减少,常合并营养不良,故应重视营养的摄入,改善营养状况。

4. **康复治疗** 主要目的是减轻症状、提高日常生活能力、改善身体状况、延长生存期。治疗方法包括心理治疗、体育锻炼、肺功能锻炼(呼吸瑜伽、呼吸操、深慢腹式阻力呼吸、唱歌、吹口哨、吹笛子等)等。

5. **手术治疗** 包括肺减容术、肺移植术等。

6. **预防** 加强卫生宣教,宣传吸烟有害健康,减免或减少接触有害物质,预防呼吸道感染,改善生活水平,避免环境污染,改善工作条件和卫生习惯,加强营养。

第三节 慢性阻塞性肺疾病

慢性阻塞性肺疾病(chronic obstructive pulmonary disease,COPD)是一种常见的进行性发展

的、以持续气流受限不完全可逆为特征的疾病。其发生发展与气道和肺脏对有毒颗粒或气体的慢性炎性反应增强有关,可进一步发展为肺源性心脏病和呼吸衰竭。慢性阻塞性肺疾病与慢性支气管炎和(或)肺气肿关系密切,多数患者是由慢性支气管炎和肺气肿发展而来的。当慢性支气管炎、肺气肿患者肺功能检查出现气流受限,并且不能完全可逆时,则诊断为 COPD。如患者只有"慢性支气管炎"和(或)"肺气肿",而无气流受限,则不能诊断为 COPD。可将具有咳嗽、咯痰症状的慢性支气管炎患者视为 COPD 的高危者。全球 40 岁以上发病率已高达 9%～10%,致残率和病死率很高。

【病因及发病机制】

慢性阻塞性肺疾病的确切病因还不完全清楚,一般认为与慢性支气管炎和阻塞性肺气肿发生有关的因素都可能参与慢性阻塞性肺病的发病。COPD 与机体对有害气体及有害颗粒的异常炎症反应有关,是环境因素与个体易患因素共同作用的结果。

1. 环境因素

(1) 吸烟:吸烟为 COPD 重要发病因素。吸烟者肺功能的异常率较高,FEV_1 的年下降率较快,吸烟者死于 COPD 的人数较非吸烟者为多。被动吸烟也可能导致呼吸道症状以及 COPD 的发生。因此,戒烟对吸烟的 COPD 患者是最重要的干预措施。

(2) 空气污染:化学气体如氯、氧化氮、二氧化硫等,对支气管黏膜有刺激和细胞毒性作用。空气中的烟尘或二氧化硫明显增加时,COPD 急性发作显著增多。其他粉尘如二氧化硅、煤尘、棉尘、蔗尘等也刺激支气管黏膜,使气道清除功能遭受损害,为细菌入侵创造条件。烹调时产生的大量油烟、生物燃料产生的烟尘与室内空气污染与 COPD 发病也有关。

(3) 职业性粉尘和化学物质:当职业性粉尘及化学物质(烟雾、过敏原、工业废气及室内空气污染等)的浓度过大或接触时间过久,均可导致与吸烟无关的 COPD 发生。接触某些特殊的物质、刺激性物质、有机粉尘及过敏原也可使气道反应性增加。

(4) 社会经济状况:COPD 的发病与患者社会经济状况相关。这也许与室内外空气污染的程度不同、营养状况或其他如社会经济地位等差异有一定内在的联系。

2. 个体易感因素

(1) 遗传因素:某些遗传因素可增加 COPD 发病的危险性。已知的遗传因素为 α_1 抗胰蛋白酶缺乏。重度 α_1 抗胰蛋白酶缺乏与非吸烟者的肺气肿形成有关。在我国 α_1 抗胰蛋白酶缺乏引起的肺气肿迄今尚未见正式报道。

(2) 支气管哮喘和气道高反应性:是 COPD 的危险因素,气道高反应性可能与机体某些基因和环境因素有关。

(3) 感染:呼吸道感染是 COPD 发病和加剧的另一个重要因素,肺炎链球菌和流感嗜血杆菌可能为 COPD 急性发作的主要病原菌。病毒也对 COPD 的发生和发展起作用。儿童期重度下呼吸道感染和成年时的肺功能降低及呼吸系统症状发生有关。

目前普遍认为,COPD 以气道、肺实质和肺血管的慢性炎症为特征,在肺的不同部位肺泡巨噬细胞、T 淋巴细胞(尤其是 $CD8^+$)和中性粒细胞增加,部分患者有嗜酸性粒细胞增多。激活的炎症细胞释放多种介质,包括白三烯 B4(LTB4)、白细胞介素 8(IL-8)、肿瘤坏死因子 α(TNF-α)和其他介质。这些介质能破坏肺的结构和(或)促进中性粒细胞炎症反应。除炎症外,肺部的蛋白酶和抗蛋白酶失衡、氧化与抗氧化失衡以及自主神经系统功能紊乱(如胆碱能神经受体分布异常)等也在 COPD 发病中起重要作用。

【病理及病理生理】

(一) 病理

COPD 特征性的病理学改变存在于中央气道、外周气道、肺实质和肺的血管系统。

(1) 中央气道：在气管、支气管以及内径大于 2~4 mm 的细支气管中，表层上皮炎症细胞浸润，黏液分泌腺增大和杯状细胞增多使黏液分泌增加。

(2) 外周气道：在内径小于 2 mm 的小支气管和细支气管内，慢性炎症导致气道壁损伤和修复过程反复循环发生。修复过程导致气道壁结构重构，胶原含量增加及瘢痕组织形成，这些病理改变造成气道狭窄。固定性气道阻塞加之小气道炎症、管腔黏液栓，使小气道阻力明显升高。

(3) 肺实质损害：COPD 患者典型的肺实质破坏表现为小叶中央型肺气肿(详见肺气肿章节)。肺泡对小气道的正常牵拉力减小，小气道容易塌陷，同时肺泡弹性回缩力明显降低。肺泡过度充气，大量肺泡壁断裂导致肺泡毛细血管破坏，剩余的毛细血管受肺泡膨胀的挤压进一步减少。

(4) 肺血管改变：COPD 肺血管的改变以血管壁的增厚为特征，这种增厚始于疾病的早期。内膜增厚是最早的结构改变，后续出现平滑肌增加和血管壁炎症细胞浸润。COPD 加重时，平滑肌、蛋白多糖和胶原的增多进一步使血管壁增厚。COPD 晚期继发肺源性心脏病时，部分患者可见多发性肺细小动脉原位血栓形成。

(二) 病理生理

1. 黏液高分泌和纤毛功能失调　这是导致慢性咳嗽及多痰的主要原因。

2. 肺通气和换气功能障碍　由于气道固定性阻塞及随之发生的气道阻力增加可致呼气气流受限，引起阻塞性通气功能障碍，是 COPD 病理生理改变的标志，也是疾病诊断的关键。疾病早期，首先表现为小气道功能异常，随着 COPD 进展，病变累及大气道。小气道炎症程度、纤维化和腔内渗出物与 FEV_1、FEV_1/FVC 降低有关。患者还可有肺总量、残气容积和功能残气量增多等肺气肿的病理生理改变。在疾病早期即可出现过度充气，是引起劳力呼吸困难的主要原因。肺泡和毛细血管的大量丧失造成弥散面积减少及通气与血流比例失调，产生肺换气功能障碍。肺通气和换气功能的障碍引起缺氧和二氧化碳潴留，发生不同程度的低氧血症和高碳酸血症，最终出现呼吸功能衰竭。

3. 肺外不良效应　COPD 晚期出现的肺动脉高压，是 COPD 重要的心血管并发症，并进而产生慢性肺源性心脏病及右心衰竭，提示预后不良。COPD 的炎症反应不只局限于肺，也可以导致全身不良效应。全身炎症表现为全身氧化负荷异常增高，循环血液中细胞因子浓度异常增高以及炎症细胞异常活化等。患者骨质疏松、抑郁、慢性贫血及心血管事件风险增加。COPD 的全身不良效应具有重要的临床意义，它可加剧患者的活动能力受限，使生活质量下降，预后差。

【临床表现】

COPD 多有如下病史特点：长期较大量吸烟史、职业性或环境有害物质接触史(如较长期接触粉尘、烟雾、有害颗粒或有害气体)；多有家族聚集倾向。多于中年以后发病，起病缓慢、病程较长,症状好发于秋冬寒季节,常有反复呼吸道感染及急性加重史,随病情进展,急性加重更加频繁。COPD后期出现低氧血症和(或)高碳酸血症,可并发慢性肺源性心脏病和右心衰竭。

(一) 症状

(1) 慢性咳嗽:随病程发展可终身不愈。常晨间咳嗽明显,夜间有阵咳或排痰。

(2) 咳痰:一般为白色黏液或浆液性泡沫性痰,偶可带血丝,清晨排痰较多。急性发作期痰量增多,可有脓性痰。

(3) 气短或呼吸困难:是COPD的标志性症状。早期在劳力时出现,后逐渐加重,在日常活动甚至休息时也感到气短。

(4) 喘息和胸闷:部分患者特别是重度患者可有喘息,COPD急性加重时也可出现喘息。

(5) 其他:晚期患者有体重下降,食欲减退等。

(二) 体征

早期体征可不明显,随疾病进展出现以下体征。

(1) 视诊:胸廓前后径增大,肋间隙增宽,剑突下胸骨下角增宽,称为桶状胸。部分患者呼吸变浅,频率增快,严重者可有缩唇呼吸等。

(2) 触诊:双侧语颤减弱。

(3) 叩诊:肺部过清音,心浊音界缩小,肺下界和肝浊音界下降。

(4) 听诊:两肺呼吸音减弱,呼气延长,部分患者可闻及湿性啰音和(或)干性啰音。

(三) 并发症

1. 慢性呼吸衰竭 常在COPD急性加重时发生,其症状明显加重,发生低氧血症和(或)高碳酸血症,可具有缺氧和二氧化碳潴留的临床表现。

2. 自发性气胸 突然胸痛、呼吸困难加重,并伴有明显的发绀,患侧肺部叩诊为鼓音,听诊呼吸音减弱或消失,通过X线检查可以确诊。

3. 慢性肺源性心脏病 由于COPD肺病变引起肺血管床减少及缺氧致肺动脉痉挛,血管重塑,导致肺动脉高压,右心室肥厚扩大,最终发生右心功能不全。

4. 其他 COPD患者还易于并发睡眠呼吸障碍、继发性红细胞增多症、焦虑抑郁等。

【辅助检查】

1. 肺功能检查 肺功能检查是判断气流受限的主要客观指标。FEV_1/FVC是评价气流受限的一项敏感指标。一秒钟用力呼气容积占预计值百分比(FEV_1%预计值)变异性较小,易于操作。吸入支气管扩张剂后$FEV_1/FVC<70$%者,可确定为不能完全可逆的气流受限。COPD患者肺总量(TLC)、功能残气量(FRC)和残气量(RV)增高,肺活量(VC)降低,深吸气量(IC)降低,IC/TLC下降,一氧化碳弥散量(DLCO)及DLCO与肺泡通气量(VA)比值(DL-CO/VA)下降。

2. 胸部X线检查 COPD早期胸片可无变化,以后可出现肺纹理增粗,紊乱等非特异性改变,也可出现肺气肿改变。X线胸片改变对COPD诊断意义不大,主要作为确定肺部并发症及与其他肺疾病鉴别之用。

3. 胸部CT检查 CT检查不应作为COPD的常规检查。高分辨率CT,对有疑问病例的鉴别诊断有一定意义。

4.血气检查　确定发生低氧血症、高碳酸血症及酸碱平衡紊乱,并有助提示当前病情的严重程度。

5.其他　慢性阻塞性肺疾病的急性加重常因微生物感染诱发,当合并细菌感染时,血白细胞计数增高,中性粒细胞核左移;痰细菌培养可能检出病原菌;常见病原菌为肺炎链球菌、流感嗜血杆菌、卡他莫拉菌等,病程较长,而且出现肺结构损伤者,易合并铜绿假单胞菌感染,长期吸入糖皮质激素者易合并真菌感染。

【诊断策略】

(一)诊断依据

主要根据吸烟等高危因素史、临床症状、体征及肺功能检查等综合分析确定。不完全可逆的气流受限是 COPD 诊断的必备条件。吸入支气管舒张药后 $FEV_1/FVC<70\%$ 及 $FEV_1<80\%$ 预计值可确定为不完全可逆性气流受限。

有少数患者并无咳嗽、咳痰症状,仅在肺功能检查时 $FEV_1/FVC<70\%$,而 $FEV_1\geqslant80\%$ 预计值,在除外其他疾病后,亦可诊断为 COPD。

COPD 病程可分为急性加重期与稳定期。急性加重期是指患者出现超越日常状况的持续恶化,并需改变基础用药者,通常在疾病过程中,患者短期内出现咳嗽、咯痰、气短和(或)喘息加重,痰量增多,呈脓性或黏脓性,可伴发热等炎症明显加重的表现。稳定期则指患者咳嗽、咯痰、气短等症状稳定或轻微。

(二)鉴别诊断

1.支气管哮喘　支气管哮喘多在儿童或青少年期起病,以发作性喘息为特征,发作时两肺布满哮鸣音,缓解后症状消失,常有家庭或个人过敏史;而慢性阻塞性肺疾病多见于中老年人,多有长期吸烟或接触有害气体的病史。有慢性咳嗽、喘息长期存在,时有加重。检体可见肺气肿体征,两肺可闻及湿啰音及哮鸣音。X 线胸片可表现为过度充气。肺功能检查及支气管激发试验或舒张试验有助于鉴别。前者气流受限多为可逆性,支气管舒张试验阳性。而后者表现为持续性气流受限,吸入支气管舒张剂后,仍表现为 $FEV_1/FVC<70\%$。但临床上严格将 COPD 和哮喘区分有时十分困难,有时往往两者相重叠,即所谓哮喘慢阻肺重叠综合征。此病既有哮喘又有 COPD 的临床特点,肺功能检查表现为吸入支气管舒张剂后 $FEV_1/FVC<70\%$,同时伴有可逆性或显著可逆性气流受限。

2.其他原因所致的慢性咳嗽咯痰及其他原因所致呼吸气腔扩大　参见慢性支气管炎、慢性阻塞性肺疾病章节。

(三)病情评估

在全球慢性阻塞性肺疾病诊治指南(GOLD)2011 版到 2017 版中,均从症状、肺功能、急性加重风险及合并症等四个方面对 COPD 患者的疾病严重程度进行评估,可为制定个性化治疗方案提供依据,并有助于评估 COPD 患者长期治疗及康复的效果、评估 COPD 患者的预后。所以 COPD 患者建议第 1 次就诊或住院时就应该进行病情评估。

1.症状评估　可采用 COPD 患者生活质量评估问卷(CAT 评分)或呼吸困难指数评分(mMRC 评分)对患者的症状进行评价(表 3-1、表 3-2)。

2.肺功能评估　FEV_1/FVC、$FEV_1\%$ 预计值和症状可对 COPD 的严重程度做出分级(表 3-3)。

表 3-1　CAT 评分问卷

症　状	评　分	症　状
我从不咳嗽	□1　□2　□3　□4　□5	我一直咳嗽
我一点痰也没有	□1　□2　□3　□4　□5	我有很多很多痰
我一点也没有胸闷的感觉	□1　□2　□3　□4　□5	我有很重的胸闷的感觉
当我爬坡或爬一层楼时,我并不感到喘不过气来	□1　□2　□3　□4　□5	当我爬坡或爬一层楼时,我感觉非常喘不过气来
我在家里的任何劳动都不受 COPD 的影响	□1　□2　□3　□4　□5	我在家里的任何劳动都很受 COPD 的影响
每当我外出时就外出	□1　□2　□3　□4　□5	因为我有 COPD,所以我从来没有外出过
我睡眠非常好	□1　□2　□3　□4　□5	因为我有 COPD,我的睡眠非常不好
我精力旺盛	□1　□2　□3　□4　□5	我一点精力都没有

注:疾病状态分级,1~10 分,轻微;11~20 分,中等;21~30 分,严重;31~40 分,非常严重。

表 3-2　mMRC 评分

mMRC 分级	呼吸困难症状
0 级	剧烈活动时出现呼吸困难
1 级	平地快步行走或爬缓坡时出现呼吸困难
2 级	由于呼吸困难,平地行走时比同龄人慢或需要停下来休息
3 级	平地行走 100 m 左右或数分钟后即需要停下来喘气
4 级	因严重呼吸困难而不能离开家,或在穿脱衣时即出现呼吸困难

表 3-3　COPD 患者气流受限严重程度的肺功能分级

分　级	分 级 标 准
GOLD 1 级:轻度	$FEV_1/FVC<70\%$,$FEV_1\geqslant80\%$预计值
GOLD 2 级:轻度	$FEV_1/FVC<70\%$,$50\%\leqslant FEV_1\leqslant80\%$预计值
GOLD 3 级:重度	$FEV_1/FVC<70\%$,$30\%\leqslant FEV_1\leqslant50\%$预计值
GOLD 4 级:极重度	$FEV_1/FVC<70\%$,$FEV_1<30\%$预计值

3. 急性加重风险评估　COPD 患者急性加重是指:呼吸困难加重,变化超过正常的每日变异率,需要调整药物治疗的急性发作。急性加重的风险随气流受限严重程度的升高而增加,需要入院治疗的患者预后不良,每年出现≥1 次的需住院治疗的 COPD 急性加重被视为高风险。每年≥2次的急性加重,定义为频繁急性加重,为高风险。

4. 合并症评估　心血管疾病、骨质疏松、抑郁和焦虑、骨骼肌功能下降、代谢综合征和肺癌常见于 COPD 患者,并影响 COPD 的入院率及死亡率。

按照上述 4 点进行联合评估,将患者分为 A、B、C、D 四级(表 3-4、表 3-5)。

(四) 诊断思路

对于慢性咳嗽咯痰气喘或单纯气短患者或有明确慢性支气管炎、肺气肿病史者,当结合患者病史、症状、生命体征和体检发现、全胸片或胸部 CT、心电图、心脏彩超和实验室检查等,作出初始诊断(图 3-5)。

表 3-4　应用联合评估模式评估 COPD

风险 (气流受限 GOLD 分级)		症状(mMRC 或 CAT 评分)			风险 (急性加重发作史)
		CAT<10 mMRC 0~1	CAT≥10 mMRC≥2		
	GOLD 4 级	C	D	≥2 次因急性加重或≥1 次因急性加重住院	
	GOLD 3 级				
	GOLD 2 级	A	B	≤1 次急性加重且未因急 性加重住院	
	GOLD 1 级				

注:进行风险评估时,依据 GOLD 分级或急性加重病史选择最高级别风险。

表 3-5　COPD 综合评估

患者	特　征	肺功能分级	每年急性加重次数	mMRC	CAT
A	低风险,症状少	GOLD1~2	≤1	0~1	<10
B	低风险,症状多	GOLD1~2	≤1	≥2	≥10
C	高风险,症状少	GOLD3~4	≥2	0~1	<10
D	高风险,症状多	GOLD3·4	≥2	≥2	≥10

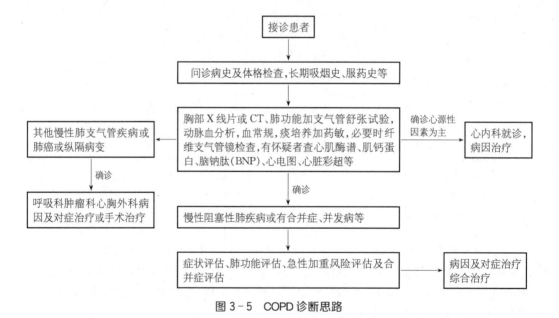

图 3-5　COPD 诊断思路

【治疗策略】

(一) 稳定期治疗

稳定期治疗的目的在于减轻患者的症状,减少急性加重的频率和严重程度,并改善患者健康状态和运动耐量,延长生存时间。

1. **药物治疗**　根据疾病综合评估等级确立相应的药物治疗方案(图 3-6)。

(1) 支气管舒张药:该类药物是 COPD 患者症状管理的核心,可短期按需应用以暂时缓解症状及长期规则应用以减轻症状。主要药物类型有 β_2 肾上腺素受体激动剂、抗胆碱能药物、茶碱类

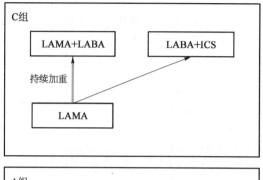
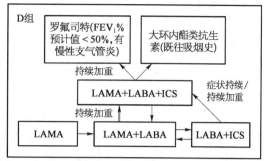
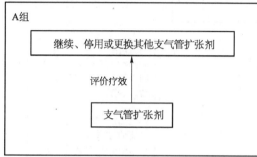
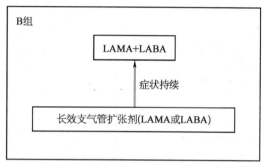

图 3-6　COPD 患者分级用药推荐

药物或者联合制剂等。优先选用吸入制剂,且联合使用不同类型的支气管舒张剂比单药加量药效更高而副作用较小。具体药物的选择参见支气管哮喘章节。

(2) 吸入糖皮质激素:对于重度和极重度患者(3 级和 4 级)及反复加重的患者,在吸入长效支气管舒张药的基础上联合吸入糖皮质激素,可增加运动耐量、减少急性加重发作频率、提高生活质量,甚至改善部分患者的肺功能,但使用时需注意患者肺炎及骨质疏松的风险。不建议单独使用糖皮质激素治疗。具体药物的选择参见支气管哮喘章节。

(3) 磷酸二酯酶 4 抑制剂:适用于重度和极重度患者(3 级和 4 级)及反复加重的患者,可在使用支气管舒张剂的基础上联合使用该类药物,如罗氟司特。

(4) 其他药物:祛痰药适用于痰不易咳出者,常用药物有盐酸氨溴索、羧甲司坦等。可接种流感或肺炎疫苗减少 COPD 患者出现急性加重的概率。

2. 氧疗与机械通气支持　长期家庭氧疗(每日 $\geqslant$ 15 h)可提高 COPD 慢性呼吸衰竭者生活质量和生存率,对血液动力学、运动能力、肺生理和精神状态均会产生有益的影响。LTOT 指征:① $PaO_2 \leqslant 55$ mmHg 或 $SaO_2 \leqslant 88\%$,有或没有高碳酸血症。② PaO_2 55~60 mmHg,或 $SaO_2 <$ 89%,并有肺动脉高压、心力衰竭水肿或红细胞增多症(血细胞比容 >0.55)。一般用鼻导管吸氧,氧流量为 1.0~2.0 L/min,吸氧时间 10~15 h/d。目的是使患者在静息状态下,达到 $PaO_2 \geqslant$ 60 mmHg 和(或)使 SaO_2 升至 90%。对于白天高碳酸血症患者,可联合使用无创通气。持续气道内正压通气(CPAP)可改善生存率和减少住院风险。

3. COPD 的管理与康复治疗　教育和劝导患者戒烟,可使用尼古丁替代疗法。因职业或环境粉尘、刺激性气体所致者,应脱离污染环境;改善室内外环境;防治呼吸道感染,鼓励患者保持一定量的体育活动,并进行呼吸功能锻炼、耐寒能力锻炼等。对于进展期的 COPD 患者,当做好姑息治疗、终末护理和临终关怀工作。

(二) 急性加重期治疗

确定急性加重期的原因及病情严重程度,根据症状、动脉血气、X线胸片等评估病情的严重度,决定门诊或住院治疗(图3-7)。

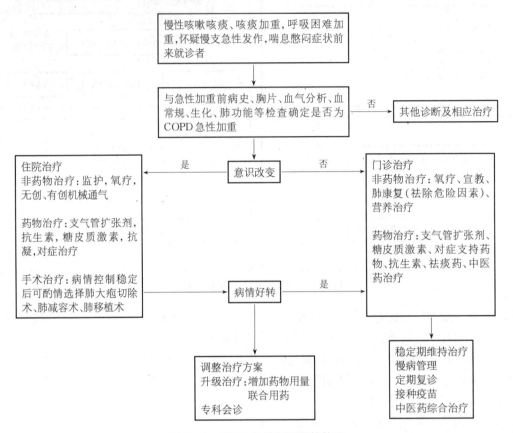

图3-7 COPD急性加重期的处理

1. **控制性氧疗** 氧疗是COPD急性加重住院患者的基础治疗,一般吸入氧浓度为28%~33%,需注意潜在的CO_2潴留及呼吸性酸中毒,注意复查动脉血气以确认氧合是否满意,且未引起CO_2潴留及呼吸性酸中毒。如并发较严重的呼吸衰竭,当使用机械通气治疗。

2. **抗生素选用** COPD最多见的急性加重原因是细菌或病毒感染,且常以细菌感染多见,故抗生素治疗在COPD急性加重期治疗中有重要的地位。宜尽快经验性选用敏感抗生素,如β内酰胺类、大环内酯类、喹诺酮类,如对初始方案反应欠佳,应及时根据痰细菌培养及药敏试验结果调整抗生素。抗生素使用应尽可能把细菌负荷降到最低水平,以延长急性加重期的间隔时间。疗程一般3~7 d,根据病情可适当延长。

3. **支气管舒张药** 药物同稳定期。有严重喘息症状者可给予较大剂量雾化吸入治疗,如应用沙丁胺醇500 μg或异丙托溴铵500 μg,或沙丁胺醇1 000 μg加异丙托溴铵250~500 μg,通过小型雾化器给患者吸入治疗以缓解症状。

4. **糖皮质激素** 对需住院治疗的急性加重期患者可考虑口服泼尼松龙30~40 mg/d,有效后逐渐减量,一般疗程为10~14 d,也可静脉给予甲泼尼龙40~80 mg每日1次。连续5~7 d。

5. **其他措施** 酌情选用祛痰剂。保持水电解质平衡,保证热量及营养摄入。积极处理伴随疾病及并发症,具体治疗方法可参阅有关章节治疗内容。

第四节　慢性肺源性心脏病

慢性肺源性心脏病(chronic corpulmonale)简称肺心病,是因肺、胸廓及肺动脉,或呼吸调节功能的病变引起肺循环阻力增高,导致肺动脉高压和以右心室肥厚、扩张或发生右心室衰竭的一类疾病。通常情况下,在吸烟人群广泛,空气污染严重,慢性支气管炎和肺气肿发病率较高的地区,肺心病患病率也相应较高。男多于女,这可能和吸烟者中男性比例较高和男性相对更长时间暴露于空气污染中有关。另外肺心病按疾病发生缓急,可分为急性肺心病与慢性肺心病,急性肺心病(acute corpulmonale)指各种原因,特别是肺动脉栓塞引起突发性肺循环阻力急剧增加而导致急性右心功能障碍,甚至心衰,主要心脏变化是急性右心室扩张。限于篇幅,本节仅介绍慢性肺源性心脏病。

【病因及发病机制】

肺心病病因主要有支气管或肺疾患、胸廓疾病与神经肌肉疾病、通气驱动动力失常与肺血管疾病导致,按原发病的不同部位发病机制如下。

1. **支气管、肺疾病**　以 COPD 最为多见,占 80%～90%,其次为支气管哮喘、支气管扩张、重症肺结核、尘肺、结节病、间质性肺炎、过敏性肺泡炎、嗜酸性肉芽肿、药物相关性肺疾病等。

2. **胸廓运动障碍性疾病**　为较少见的原因,严重的脊椎后凸、侧凸、脊椎结核、类风湿关节炎、胸膜广泛粘连及胸廓成形术后造成的严重胸廓或脊椎畸形,以及神经肌肉疾患如脊髓灰质炎,均可引起胸廓活动受限、肺受压、支气管扭曲或变形,导致肺功能受损。气道引流不畅,肺部反复感染,并发肺气肿或纤维化。

3. **肺血管疾病**　慢性血栓栓塞性肺动脉高压、肺小动脉炎、累及肺动脉的过敏性肉芽肿病(allergic granulomatosis),以及原因不明的原发性肺动脉高压,均可使肺动脉狭窄、阻塞,引起肺血管阻力增加、肺动脉高压和右心室负荷加重,发展成慢性肺心病。

4. **通气驱动力失常**　睡眠呼吸暂停综合征,口咽畸形,肥胖-低通气综合征,原发性肺泡通气不足引起低氧血症,导致肺动脉收缩而发展为慢性肺心病。

【病理及病理生理】

(一) 肺动脉高压的形成

反复的气道感染和低氧血症,导致一系列体液因子和肺血管的变化,使肺血管阻力增加,肺动脉血管的结构重塑,产生肺动脉高压,是导致肺心病的病理生学基础。在早期肺动脉高压为功能性,经治疗可缓解,随着病情的逐渐发展,肺动脉高压为持续性,肺功能和结构的不可逆性改变,在此基础上右心负荷增加,导致右心室肥大和肺心病。因此肺动脉高压是肺心病发病的中心环节及先决条件。

1. **肺血管阻力增加的功能性因素**　缺氧、高碳酸血症和呼吸性酸中毒可使肺血管收缩、痉挛,其中缺氧是肺动脉高压形成最重要的因素。缺氧时收缩血管的活性物质增多,使肺血管收缩,血管阻力增加,特别是花生四烯酸环氧化酶产物前列腺素和脂氧化酶产物白三烯。白三烯、5-羟色胺(5-HT)、血管紧张素Ⅱ、血小板活化因子(PAF)等起收缩血管的作用。内皮源性舒张因子(EDRF)如一氧化氮和降钙素释放和产生减少,内皮源性收缩因子(EDCF)如内皮素-1合成增加,造成两者的平衡失调,在缺氧性肺血管收缩中也起一定作用。缺氧使平滑肌细胞膜对Ca^{2+}的通透性增加,细胞内Ca^{2+}含量增高,肌肉兴奋-收缩偶联效应增强,直接使肺血管平滑肌收缩。高碳酸血症时,由于H^+产生过多,使血管对缺氧的收缩敏感性增强,致肺动脉压增高。

2. **肺血管阻力增加的解剖学因素** 解剖学因素系指肺血管解剖结构的变化,形成肺循环血液动力学障碍。主要原因是:

(1) 长期反复发作的COPD及支气管周围炎,可累及邻近肺小动脉,引起血管炎,管壁增厚、管腔狭窄或纤维化,甚至完全闭塞,使肺血管阻力增加,产生肺动脉高压。

(2) 随肺气肿的加重,肺泡内压增高,压迫肺泡毛细血管,造成毛细血管管腔狭窄或闭塞。肺泡壁破裂造成毛细血管网的毁损,肺泡毛细血管床减损超过70%时肺循环阻力增大。

(3) 肺血管重塑:慢性缺氧使肺血管收缩,管壁张力增高,同时缺氧时肺内产生多种生长因子(如多肽生长因子),可直接刺激管壁平滑肌细胞、内膜弹力纤维及胶原纤维增生。

(4) 血栓形成:尸检发现,部分慢性肺心病急性发作期患者存在多发性肺微小动脉原位血栓形成,引起肺血管阻力增加,加重肺动脉高压。

此外,肺血管性疾病、肺间质疾病、神经肌肉疾病等皆可引起肺血管的病理改变,使血管腔狭窄、闭塞,肺血管阻力增加,发展成肺动脉高压。

在慢性肺心病肺动脉高压的发生机制中,功能性因素较解剖学因素更为重要。在急性加重期经过治疗,缺氧和高碳酸血症得到纠正后,肺动脉压可明显降低,部分患者甚至可恢复到正常范围。

3. **血液黏稠度增加和血容量增多** 慢性缺氧产生继发性红细胞增多,血液黏稠度增加。缺氧可使醛固酮增加,使水、钠潴留;缺氧使肾小动脉收缩,肾血流减少也加重水、钠潴留,血容量增多。血液黏稠度增加和血容量增多,更使肺动脉压升高。

(二) 心脏病变和心力衰竭

肺循环阻力增加时,右心发挥其代偿功能,以克服肺动脉压升高的阻力而发生右心室肥厚。肺动脉高压早期,右心室尚能代偿,舒张末期压仍正常。随着病情的进展,特别是急性加重期,肺动脉压持续升高,超过右心室的代偿能力,右心失代偿,右心排出量下降,右心室收缩末期残留血量增加,舒张末压增高,促使右心室扩大和右心室功能衰竭。

慢性肺心病除发现右心室改变外,也有少数可见左心室肥厚。由于缺氧、高碳酸血症、酸中毒、相对血流量增多等因素,使左心负荷加重。如病情进展,则可发生左心室肥厚,甚至导致左心衰竭。左心功能不全引起肺静脉压升高,肺动脉压力升高,进一步加重右心功能不全。

(三) 其他重要器官的损害

缺氧和高碳酸血症除影响心脏外,尚导致其他重要器官如脑、肝、肾、胃肠及内分泌系统、血液系统等发生病理改变,引起多器官的功能损害,最后导致多脏器功能衰竭。详见本篇第十章。

【临床表现】

临床上除原有支气管、肺及胸廓等疾病的各种症状和体征外,主要是逐步出现肺、心功能障碍和其他脏器功能损害的症状及体征。按其功能可分为代偿期与失代偿期。

（一）肺心功能代偿期

1. **症状**　咳嗽、咳痰、气促、活动后呼吸困难、心悸、乏力等。感染与原有疾病急性加重可使上述症状加重。

2. **体征**　发绀，原发肺系疾病的体征，如果 $P_2 > A_2$，三尖瓣收缩期杂音或剑突下心脏搏动增强，提示右心室肥厚。部分患者因肺气肿时胸内压力升高，静脉回流障碍，可出现颈静脉怒张，或使横膈下移致肝浊音界下移。

（二）肺心功能失代偿期

本期临床主要表现以呼吸衰竭为主，有或无心力衰竭。

1. **呼吸衰竭**

（1）症状：呼吸困难加重，夜间为甚，常有头痛、失眠、食欲下降，白天嗜睡，甚至出现表情淡漠、神志恍惚、谵妄等肺性脑病表现。

（2）体征：发绀，球结膜充血、水肿。腱反射减弱，出现病理性反射。高碳酸血症可出现皮肤潮红、多汗等周围血管扩张的表现。

2. **右心衰竭**

（1）症状：心悸、气促、食欲不振、腹胀、恶心等。

（2）体征：发绀、颈静脉怒张、心率增快、心律失常，三尖瓣及剑突下闻及收缩期杂音。肝大伴压痛，肝颈静脉回流征阳性，下肢水肿，严重者伴有腹水。少数患者可出现全心衰及肺水肿体征。

（三）并发症

1. **肺性脑病**　因呼吸衰竭所致缺氧、CO_2 潴留所致的神经精神障碍综合征，常继发于 COPD。诊断肺性脑病需排除脑血管疾病，感染中毒性脑病，电解质紊乱重症患者等。

2. **酸碱失衡及电解质紊乱**　肺心病失代偿常合并各种类型的酸碱失衡及电解质紊乱。呼吸性酸中毒常合并低钠、低钾、低氯等电解质紊乱。呼吸性酸中毒以通畅气道，纠正缺氧和解除 CO_2 潴留为主。呼吸性酸中毒合并代谢性酸中毒需要适当补碱。

3. **心律失常**　多表现为房性期前收缩及阵发性室上性心动过速，其中以紊乱性房性心动过速最具有特征。少数病例由于急性严重性心肌缺氧，可出现心室颤动以致心脏骤停。同时失代偿使用洋地黄类药物时，应注意与洋地黄中毒引起的心律失常相鉴别。

4. **休克**　慢性肺心病休克不多见，常见原因有重度感染、失血性休克、心衰及心律失常所致，多预后不良。

5. **消化道出血**　由于感染、缺氧、CO_2 潴留、胃肠道淤血、使用糖皮质激素等，多并发消化道出血。

【辅助检查】

1. **超声心动图检查**　通过测定右心室流出道内径（$\geqslant 30$ mm），右心室内径（$\geqslant 20$ mm），右心室前壁的厚度，左、右心室内径的比值（<2），右肺动脉内径或肺动脉干及右心房增大等指标，以诊断肺心病。

2. **心电图检查**　主要表现有右心室肥大的改变，如电轴右偏，额面平均电轴 $\geqslant +90°$，重度顺钟向转位，$Rv_1 + Sv_5 \geqslant 1.05$ mV 及肺型 P 波。也可见右束支传导阻滞及低电压图形，可作为诊断肺心病的参考条件。在 V_1、V_2，甚至延至 V_3，可出现酷似陈旧性心肌梗死图形的 QS 波。

3. X 线检查　除肺、胸基础疾病及急性肺部感染的特征外，尚可有肺动脉高压症，如右下肺动脉干扩张，其横径≥15 mm；其横径与气管横径之比值≥1.07；肺动脉段明显突出或其高度≥3 mm；右心室增大征，皆为诊断肺心病的主要依据。

4. 血气分析　肺心病肺功能失代偿期可出现低氧血症或合并高碳酸血症，当 PaO_2＜8.0 kPa(60 mmHg)、$PaCO_2$＞6.6 kPa(50 mmHg)，表示有呼吸衰竭。

5. 血液检查　红细胞及血红蛋白可升高。全血黏度及血浆黏度可增加，合并感染时，白细胞总数增高、中性粒细胞增加。部分患者血清学检查可有肾功能或肝功能改变；血清钾、钠、氯、钙、镁均可有变化。除钾以外，其他多低于正常。

6. 其他　肺功能检查对早期或缓解期肺心病患者有意义。痰细菌学检查对急性加重期肺心病可以指导抗生素的选用。

【诊断策略】

(一) 诊断依据

(1) 根据患者 COPD 或慢性支气管炎、慢性阻塞性肺气肿病史，或其他胸肺疾病病史，合并肺动脉压升高，右心室增大或右心功能不全征象。

(2) 右心功能不全表现，如颈静脉怒张，肝大伴压痛，肝颈静脉回流征阳性，下肢水肿等。

(3) 结合心电图、X 线、超声心动图可以做出诊断。

(二) 鉴别诊断

1. 冠状动脉粥样硬化性心脏病（简称冠心病）　冠心病与肺心病常同时存在，冠心病有高血压、糖尿病、高脂血症及左心衰发作史，有典型的心绞痛、心肌梗死病史或心电图表现，查体、X 线、心电图、超声心动图呈左心室肥厚征象，冠状动脉造影提示狭窄可鉴别。

2. 风湿性心脏病（简称风心病）　有风湿活动史，心尖区可闻及病理性杂音，向左腋下传导。X 线示左心房扩大。心电图示Ⅱ、Ⅲ、aVF 导联上出现肺型 P 波，超声心动图有瓣膜病变。

3. 原发性心肌病　无慢性呼吸道疾病史，有咳嗽、咳痰、呼吸困难等症状，伴有发绀、颈静脉怒张、肝大伴压痛、肝颈静脉回流征阳性、下肢水肿、腹水等体征。X 线无肺动脉高压表现，但全心增大。超声心动图提示各腔明显增大，室间隔和左心室后壁运动减弱。

(三) 诊断思路

对于存在慢性支气管炎、肺气肿、COPD 或其他慢性呼吸系统疾病病史基础上，经常反复加重出现心悸、胸闷、双下肢水肿、尿少者，当结合患者病史、症状、生命体征和体检发现、全胸片或胸部 CT、心电图、心脏彩超和实验室检查等，作出初始诊断(图 3-8)。

【治疗策略】

(一) 肺心病代偿期治疗

可采用中西医结合的综合治疗措施，延缓基础支气管、肺部疾病的进展，增强患者免疫功能，减少和避免急性加重次数，加强康复锻炼和营养，提高运动耐力，同时需要家庭氧疗及无创呼吸机的治疗，改善患者生活质量。继发于 COPD 者治疗方法参照本章第三节。

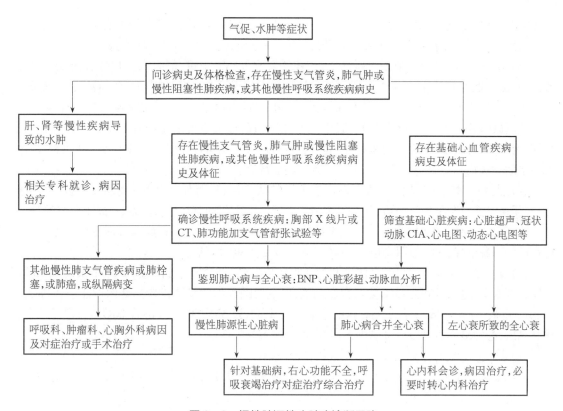

图 3-8　慢性肺源性心脏病诊断思路

（二）肺心病失代偿期治疗

肺心病治疗需要达到的目标：经过药物治疗后能够缓解患者的右心室心力衰竭以及与之相关的左心室心力衰竭；改善患者的活动能力并延长生存率。同时患者基础性肺部疾病的本质和严重程度将决定肺心病患者的预后结果。治疗原则为积极控制感染，通畅呼吸道，改善呼吸功能，纠正缺氧和 CO_2 潴留，控制呼吸衰竭和心力衰竭，防治并发症。

1. 控制感染　依据年龄、既往病史，感染方式、种类、范围及有无合并症，感染的严重程度，治疗情况、已经经过哪些治疗选择抗生素的使用。同时参考痰涂片革兰染色、痰菌培养和药敏试验选择抗生素。

2. 控制呼吸衰竭

(1) 支气管舒张剂：β_2 受体激动剂，沙丁胺醇和特布他林，短效定量雾化吸入剂，数分钟内起效，15～30 min 达到峰值，疗效持续 4～5 h，每次剂量 100～200 μg（每喷 100 μg）。主要用于缓解症状，按需使用。福莫特罗，长效定量吸入剂，作用持续 12 h 以上，较短效受体激动剂更有效且使用方便，吸入福莫特罗后 1～3 min 起效，常用剂量为 4.5～9 μg，每日 2 次。茚达特罗是一种新型长效 β_2 受体激动剂，该药起效快，支气管舒张作用长达 24 h，每日 1 次吸入 150 μg 或 300 μg 可以明显改善肺功能和呼吸困难症状，提高生命质量，减少慢阻肺急性加重。

(2) 抗胆碱药：异丙托溴铵气雾剂，阻断 M 胆碱受体，定量吸入时开始作用时间较沙丁胺醇等短效 β_2 受体激动剂慢，但其持续时间长，30～90 min 达最大效果，可维持 6～8 h，使用剂量为 40～80 μg（每喷 20 μg），每日 3～4 次，该药不良反应小，长期吸入可改善肺功能。噻托溴铵，长效抗胆碱药，可以选择性

作用丁 M_3 和 M_1 受体,作用长达 24 h 以上,吸入剂量为 18 μg,每日 1 次,长期使用可增加深吸气量,减低呼气末肺容积,进而改善呼吸困难,提高运动耐力和生命质量,也可减少急性加重频率。

(3) 碱类药物:解除气道平滑肌痉挛,该药还有改善心搏出量、舒张全身和肺血管、增加水盐排出、兴奋中枢神经系统、改善呼吸肌功能及某些抗炎作用。在一般治疗剂量的血浓度下,茶碱的其他多方面作用不是很突出。缓释型或控释型茶碱每日口服 1~2 次可以达到稳定的血浆浓度。同时监测血中茶碱浓度。吸烟、饮酒、服用抗惊厥药和利福平等可引起肝脏酶受损并缩短茶碱半衰期,老年人、持续发热、心力衰竭和肝功能损害较重者,以及同时应用西咪替丁、大环内酯类药物、氟喹诺酮类药物和口服避孕药等均可增加茶碱的血浓度。

(4) 祛痰药(黏液溶解剂):气道内产生大量黏液分泌物,可促使其继发感染,并影响气道通畅,应用祛痰药有利于气道引流通畅,改善通气功能。常用药物有盐酸氨溴索、乙酰半胱氨酸等。

(5) 抗氧化剂:慢阻肺患者的气道炎症导致氧化负荷加重,促使其病理生理变化。应用抗氧化剂(N-乙酰半胱氨酸、羧甲司坦等)可降低疾病反复加重的频率。

(6) 氧疗:长期氧疗的目的是使患者在海平面水平静息状态下达到 $PaO_2 \geqslant 60$ mmHg 和(或)使 SaO_2 升至 90%,这样才可维持重要器官的功能,保证周围组织的氧气供应。具体指征:① $PaO_2 \leqslant$ 55 mmHg 或 $SaO_2 \leqslant 88\%$,有或无高碳酸血症。② PaO_2 为 55~60 mmHg 或 $SaO_2 < 89\%$,并有肺动脉高压、心力衰竭水肿或红细胞增多症(血细胞比容 >0.55)。

(7) 其他:必要时予以呼吸兴奋剂或机械通气治疗。

3. **控制心力衰竭**　肺心病心力衰竭与其他心脏病心力衰竭治疗原则不同。肺心病经抗感染、通畅气道治疗后,多数患者肺动脉高压显著减轻,心功能改善,尿量增多,水肿消退。但对治疗后无效的患者可适当使用利尿,正性肌力药或血管扩张药。

(1) 利尿剂:原则是剂量宜小、疗程要短、作用缓和,排钾与保钾利尿剂合用,减少血容量,减轻右心负荷。应用利尿剂可使电解质紊乱、血液浓缩、呼吸道黏膜脱水,痰液黏稠不易排痰、代谢性碱中毒、离曲线左移等,应注意预防。常用利尿剂有氢氯噻嗪、氨苯蝶啶、螺内酯。注意调节电解质平衡。

(2) 正性肌力药物:肺心病缺氧、酸中毒及感染,对洋地黄类药物耐受性低、疗效较差,此类药物易诱发心律失常。肺心病应用洋地黄指标:① 无应用洋地黄的禁忌证。② 感染已控制、呼吸功能已改善、利尿治疗后右心功能仍未改善。③ 合并室上性快速心律失常。④ 以右心衰为主,无明显急性感染。⑤ 合并急性左心衰。应用原则:选用快速型洋地黄制剂,为常规量 1/2~1/3。用药前应纠正缺氧和低钾血症,以免发生毒性反应。同时不应以心率作为洋地黄类药物应用和疗效评估的指征。

(3) 血管扩张药物:能减轻心脏前后负荷,降低心肌耗氧量,增加心脏(肌)收缩力,对部分顽固性心力衰竭有一定疗效。副作用:扩张肺动脉同时扩张体动脉,血压下降反射性心律增快,所以应限制血管扩张药物的使用。药物:酚妥拉明(α受体阻滞剂)、硝普钠等。① 缓解平滑肌痉挛。② 扩张肺动脉,降低右心室舒张末期压,减轻心脏前后负荷。目前不推荐肺动脉平均压 < 40 mmHg 的 COPD 或间质性肺疾病所致肺心病者使用血管扩张靶向治疗,因为这类药物也会抑制低氧引起的肺血管收缩,这可能会损害气体交换。且长期使用后并无效果。

4. **防治并发症**　如肺性脑病、酸碱失衡及电解质紊乱、心律失常、休克、弥散性血管内凝血(DIC)等,具体参见相关章节。

5. **外科及介入治疗**　肺动脉内膜剥脱术,经皮房间隔造口术,心肺移植术等。

(杨继兵)

第四章　支气管扩张症

1. 掌握：支气管扩张症的病因、临床表现、诊断依据与鉴别诊断要点、治疗原则。

2. 熟悉：支气管扩张症的发病机制、病理生理特点、辅助检查特点、病情评估、常用治疗药物种类。

3. 了解：支气管扩张症流行病学、常用治疗药物用法、用量与不良反应、预后和预防。

支气管扩张症(bronchiectasis)简称支扩,是一种由多种原因引起的支气管树的病理性永久性扩张的慢性呼吸道结构性疾病。临床表现为持续或反复性咳嗽,咳大量脓性痰和(或)反复咯血,可导致呼吸功能障碍及肺源性心脏病。

支气管扩张是一种常见的慢性呼吸道疾病,病程长,病变不可逆,严重影响患者的生活质量,造成沉重的社会经济负担。支气管扩张的患病率随年龄增加而增高。亚裔人群较其他人群更易患支扩。近年来其他疾病合并支扩问题日益受到关注,如COPD的患者中,15%～30%做胸部HRCT检查的患者存在支气管扩张病变。肺结核感染是导致支扩的一个重要因素,支扩引起的肺部结构破坏也易继发结核菌感染,两者可互为因果。据文献报告56%～90%肺结核患者可并发支扩,晚期肺结核患者几乎100%存在支扩。另外,支扩合并真菌、非结核分枝杆菌、病毒等感染问题已成为威胁人类健康的重大疾病之一。

【病因及发病机制】

支气管扩张的主要病因是支气管-肺组织感染和支气管阻塞。两者相互影响,促进支气管扩张的发生和发展。支气管扩张也可能是先天发育障碍及遗传因素引起,但较少见。另有约30%支气管扩张患者病因未明,可能与全身疾病和机体免疫功能失调等因素有关。

1. **支气管-肺组织感染**　约有1/3的支气管扩张发生于支气管-肺部感染后。常见于婴幼儿期严重的病毒(如麻疹病毒)或细菌(如百日咳杆菌)感染后引起支气管炎和支气管肺炎,或成人慢性支气管炎-肺感染后,导致支气管管壁破坏并黏液高分泌与黏液纤毛清除能力下降,黏液栓形成与气道阻塞,后者又进一步诱发感染,导致恶性循环,最终导致支气管管壁破坏和支气管扩张,甚至肺实质破坏。继发于支气管肺组织感染性病变的支气管扩张多见于下叶。

2. **支气管阻塞**　支气管因肿瘤、异物或淋巴结肿大压迫等造成部分阻塞形成肺不张,阻塞部位以下的支气管内压逐渐增高,导致管腔扩张。由于失去肺泡弹性组织的缓冲,胸腔负压直接牵拉支气管管壁,致使支气管扩张。左下叶支气管细长,与主气管的夹角大,且受心脏血管压迫而引流不畅,容易发生感染,故左下叶比右下叶多见。左舌叶支气管开口接近下叶背段支气管,易被下叶感染所累及,故常见左下叶与舌叶支气管同时扩张。右肺中叶支气管细长,周围有内、外、前三组淋巴结围绕,常因非特异性或结核性淋巴结炎而肿大压迫支气管,引起右中叶不张和反复感染,称中叶综合征,其反复发生感染也可发生支气管扩张。

3. **支气管外部的牵拉作用** 肺组织的慢性感染或结核病灶愈合后的纤维组织牵拉,也可以形成支气管扩张。肺结核纤维组织增生和收缩牵引,也可导致支气管变形扩张,由于多发生在上叶,引流较好,痰量不多或无痰或咯血,故称为"干性"支气管扩张。结核病引起的支气管扩张多分布于上叶尖后段及下叶背段。

4. **支气管先天发育障碍和遗传因素** 如支气管软骨发育不全(Williams‐Campbell 综合征)、卡特金纳综合征(Kartagener syndrome)、肺囊性纤维化、遗传性 α_1 抗胰蛋白酶缺乏症等。

5. **全身性疾病** 目前已发现类风湿关节炎、克罗恩病、溃疡性结肠炎、系统性红斑狼疮、人免疫缺陷病毒(HIV)感染、黄甲综合征(yellow nail syndrome)等疾病可同时伴有支气管扩张。有些不明原因的支气管扩张患者体液免疫和(或)细胞免疫功能有不同程度的异常,提示支气管扩张可能与机体免疫功能失调有关。

6. **其他** 先天性或获得性免疫缺陷、慢性吸入及其他慢性呼吸道疾病等都可以因宿主免疫功能低下和肺脏防御机制受损导致反复支气管-肺部感染,进而发生支气管扩张。免疫介导的炎症反应可能涉及自身免疫相关的支气管扩张。变应性支气管肺曲菌病(allergic bronchopulmonary aspergillosis,ABPA)可因免疫反应性炎症和黏液痰栓导致中心性支气管扩张。

【病理及病理生理】

支气管扩张发生在有软骨的支气管近端分支,发生扩张的主要原因是炎症,由中性粒细胞、巨噬细胞和气道上皮细胞释放的弹性酶、胶原酶和细胞因子如 IL‐8 和白三烯 B4 等物质所介导。支气管扩张可呈双肺弥漫性分布,也可以局限性病灶,其发生部位与病因相关。

1. **形态学改变** 根据支气管镜和病理解剖形态不同,支气管扩张可分为 3 种类型:① 柱状支气管扩张:支气管管壁增厚,管腔均匀平滑扩张,并延伸至肺周边。② 囊柱型支气管扩张:柱状支气管扩张基础上存在局限性缩窄,支气管外观不规则,类似曲张的静脉。③ 囊状支气管扩张:支气管扩张形成气球形结构,末端为盲端,表现为成串或成簇囊样病变,可含有气液面。

2. **病理** 典型的病理改变为支气管的弹性组织、肌层和软骨等的破坏所致的管腔变形扩大,腔内含有多量分泌物。支气管扩张发生反复感染,炎症可蔓延到邻近肺实质,引起肺炎、小脓肿和肺小叶不张,常伴有慢性支气管炎的病理改变。

3. **病理生理** 因气道炎症和管腔内的黏液阻塞,多数支气管扩张肺功能表现为阻塞性通气功能障碍,也可有限制性通气功能障碍,伴有弥散功能减低。支气管扩张区域的肺泡通气量减少,而血流正常,使通气血流比率降低,形成肺内动-静脉分流,以及肺泡弥散功能障碍导致低氧血症。当病变进一步发展,肺泡毛细血管广泛破坏,肺循环阻力增加;低氧血症也可引起肺小动脉痉挛,出现肺动脉高压,右心负荷进一步加重,最后发展为肺源性心脏病和右心衰竭。

支气管扩张症患者存在阻塞性动脉内膜炎,造成肺动脉血流减少,在支气管动脉和肺动脉之间存在着广泛的血管吻合,有的毛细血管形成血管瘤,支气管循环血流量增加。压力较高的小支气管动脉破裂可造成咯血,多数为少量咯血,少数可发生致命性大咯血,出血量可达数百或上千毫升,出血后血管压力减低而收缩,出血可自动停止。咯血量与病变范围和程度不成正比。

【临床表现】

病程多呈慢性经过,起病多在小儿或青年期,多数患者童年有麻疹、百日咳或支气管肺炎迁延不愈病史,以后常有反复发作的下呼吸道感染。

(一) 症状

(1) 慢性咳嗽、咳大量脓痰：是支扩最常见症状,每日痰量可达数百毫升,若有厌氧菌则混合感染时有臭味,与体位改变有关,这是由于支气管扩张部位分泌物积储,改变体位时分泌物刺激支气管黏膜引起咳嗽和排痰。感染时痰液收集于玻璃瓶中静置后出现分层的特征：上层为泡沫,下悬脓性成分,中层为混浊黏液,下层为坏死组织沉淀物。引起感染的常见病原体为铜绿假单胞菌、金黄色葡萄球菌、流感嗜血杆菌、肺炎链球菌和卡他莫拉菌。

(2) 反复咯血：50%～70%的患者有程度不等的咯血,从痰中带血至大量咯血,咯血量与病情严重程度、病变范围有时不一致。部分患者以反复咯血为唯一症状,临床上称为"干性支气管扩张",多位于引流良好的上叶支气管病变发生。

(3) 反复肺部感染：其特点是同一肺段反复肺炎并迁延不愈。这是由于扩张的支气管清除分泌物的功能丧失,引流差,易于反复发生感染。

(4) 慢性感染中毒症状：如反复感染,可出现发热、乏力、食欲减退、消瘦、贫血等,儿童可影响发育。

(二) 体征

早期或干性支气管扩张可无异常肺部体征,病变重或继发感染时常可闻及下胸部、背部固定而持久的局限性粗湿啰音,部分慢性患者伴有杵状指(趾),出现肺气肿、肺心病等并发症时有相应体征。

(三) 并发症

患者反复感染,肺功能受损出现阻塞性肺气肿、肺源性心脏病、呼吸衰竭、心功能不全,部分患者也可成为肺癌的高危人群。

【辅助检查】

1. 影像学检查

(1) 胸部平片：早期轻症患者胸部平片常无特殊发现,或仅有一侧或双侧下肺纹理局部增多及增粗现象。支气管柱状扩张典型的 X 线表现是轨道征,系增厚的支气管壁影;囊状扩张特征性改变为卷发样阴影,表面为粗乱肺纹理中有多个不规则的蜂窝状透亮阴影,感染时阴影内出现液平面(图 4-1)。

(2) 胸部 CT：CT 尤其是高分辨 CT(HRCT)检查可以清楚地显示支气管扩张的各种征象,明确病变累及的部位、范围和性质,其诊断特异性和敏感性均在

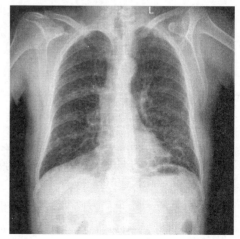

图 4-1　囊状支气管扩张的 X 线平片表现

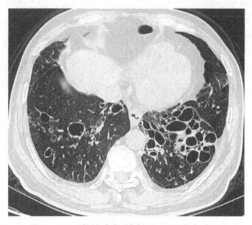

图 4-2　囊状支气管扩张 CT 肺窗表现

90％以上,已基本取代支气管造影而成为确诊支气管扩张的金标准。HRCT 的主要表现包括支气管内径与伴行动脉直径对比增大(正常值为 0.63 ± 0.13);扩张的支气管与伴行的支气管动脉在横截面上表现为印戒征;常伴支气管管壁增厚呈树芽征。支气管呈柱状、囊状和囊柱状三种形态改变。柱状扩张表现为双轨征,并延伸至肺的周边;囊状扩张表现为管腔远端囊性膨大,呈成串或成簇囊样病变,类似葡萄状,合并感染时可含气液面;囊柱状扩张表现类似柱状扩张,管腔更不规则,管腔扩张程度更重,形似静脉曲张状或珍珠项链(图 4-2)。

2. **纤维支气管内镜检查**　纤维支气管内镜可发现部分患者的出血部位或阻塞原因。还可进行局部灌洗,取灌洗液作细菌学和细胞病理学检查,有助于诊断与治疗。支气管造影是经导管或支气管内镜在气道表面滴注不透明的碘油,可明确支气管扩张的部位、形态、范围和病变严重程度,目前主要用于准备外科手术的患者。

3. **肺功能检查**　支气管扩张的肺功能改变与病变的范围及性质有密切关系。病变局限者,肺功能一般无明显改变。病变严重者肺功能的损坏多表现为阻塞性通气功能障碍,或弥散功能降低。

4. **血液化验**　急性加重或继发感染时血白细胞计数和中性粒细胞比例多增高,C 反应蛋白增高,红细胞沉降率增快。咯血时注意查红细胞计数,确定是否合并贫血,有助于咯血患者的失血程度。动脉血气分析检查中血氧分压降低及动脉血氧饱和度下降,或伴有高碳酸血症。

5. **痰微生物检查**　痰涂片可发现革兰阴性及革兰阳性细菌。痰培养可检出致病菌,多见流感嗜血杆菌和铜绿假单胞菌等。药物敏感试验对于临床正确选用抗生素具有指导作用。

6. **其他检查**　测血清 IgG、IgA、IgM,了解免疫功能状况。对怀疑变应性支气管肺曲霉病(ABPA)者检测血嗜酸粒细胞和 IgE 等。怀疑有其他原因者应进行相应检查,以了解其基础疾病。

【诊断策略】

(一)诊断依据

根据慢性咳嗽、大量脓痰、反复咯血和肺部同一部位反复感染等病史,肺部闻及固定而持久的局限性湿啰音为特征性表现,结合童年有诱发支气管扩张的呼吸道感染或全身性疾病病史,一般临床可作出初步诊断。可进一步通过胸部 HRCT 显示支气管扩张改变即可作出明确诊断。对明确诊断支气管扩张者还要注意了解其基础疾病。CT 显示的支气管扩张部位对于病因有一定的提示。

(二)鉴别诊断

1. **慢性支气管炎**　多发生于中老年吸烟者,在气候多变的冬春季节咳嗽、咳痰明显,多为白色泡沫黏液痰,感染急性发作时才出现脓性痰。痰量不多,无反复咯血史,两肺可有散在的干湿啰音。HRCT 有助于判断是否合并存在。

2. **肺脓肿**　起病急,有高热、咳嗽、大量脓臭痰;X 线检查可见局部浓密炎症阴影,中有气液平面。急性肺脓肿经有效抗生素治疗后,炎症可完全吸收,脓腔消失。应注意的是支气管扩张也可发生肺脓肿,慢性肺脓肿常并发支气管扩张。

3. **肺结核**　常有低热、盗汗、乏力和消瘦等结核性全身中毒症状,干湿啰音多位于上肺部,X线胸片和痰结核菌检查可作出诊断。HRCT有助于判断是否合并存在。

4. **支气管肺癌**　多发生于40岁以上的男性吸烟者,可有咳嗽、咳痰、咯血等表现,可借助X线检查、胸部CT检查和纤维支气管内镜检查、病理学检查明确诊断。

5. **弥漫性泛细支气管炎**　有慢性咳嗽、咳痰、活动时呼吸困难及慢性鼻窦炎,胸片和CT上有弥漫分布的边界不太清楚的小结节影,类风湿因子、抗核抗体、冷凝集试验可阳性。确诊需病理学证实。大环丙酯类抗生素持续治疗2个月以上有效。

6. **先天性肺囊肿**　X线和胸部CT可见边缘整齐光滑、圆形或卵圆形,有时可有液平,周围组织无炎症浸润。

7. **心血管疾病**　对于咯血患者还需要与心血管疾病相鉴别,多有心脏病史如风湿性心脏二尖瓣狭窄、急性左心衰竭、肺动脉高压等,端坐呼吸、咳粉红色泡沫痰,查体心脏有杂音、奔马律、心脏彩超等有助于鉴别。

(三) 病情评估

支扩的预后取决于基础疾病、支气管扩张症的范围和有无并发症。严重肺功能障碍与慢性铜绿假单胞菌感染者预后差。

1. **基础疾病的评估**　是否存在肺结核病、肺脓肿、肺癌、肺曲菌病、HIV感染、低丙种球蛋白血症等合并疾病的存在及疾病的分期情况,在治疗中需要兼顾进行的必要性做评估。

2. **判断是否处于急性加重期**　因患者长期咳痰,痰量逐渐增多,有时较难识别急性加重,可通过症状的恶化、新症状的出现等辅助判断提示急性加重及其程度。

(1) 症状恶化:出现下列情况① 痰量增加或脓性痰。② 咳嗽和呼吸困难加重。③ 且伴有全身性症状如发热、乏力。④ 肺功能下降。符合≥1个项目说明有症状恶化风险。

(2) 出现新症状:伴有发热、胸痛、胸膜炎、咯血等新症状出现,有助于判断急性加重风险。

(3) 急性加重的严重程度:可分为① 轻度:于感冒后咳嗽、咳脓性痰。痰量<10 ml/d,改变体位时可能诱发排痰,可能伴有少量咯血,全身情况良好。② 中度:持续咳嗽、咳痰。痰量10～150 ml/d,大多数情况下为脓痰,伴有咯血,呼吸有臭味,通常全身情况尚可。③ 严重:咳大量黄色或黄绿色、褐色脓性痰。痰量≥150 ml/d,偶有胸痛、咯血、气急、呼吸困难,通常全身情况差,常伴有发热。可能出现呼吸衰竭、慢性肺源性心脏病失代偿,从而出现相应表现。

3. **评估铜绿假单胞菌感染的危险因素**　急性加重一般是由呼吸道定植菌引起感染,定植菌多为铜绿假单胞菌,所以急性加重期初始经验治疗应针对有无铜绿假单胞菌感染的危险因素选择用药方案。

(1) 高危因素:存在以下≥2项者为感染铜绿假单胞菌的高危患者。① 重度气流阻塞(FEV_1<30%或个人最佳值)。② 合并其他基础疾病,长期住院、近期曾出院,尤其是住ICU,长时间机械通气治疗。③ 频繁(每年≥4次)或近期(3个月内)应用抗生素。④ 最近≥2周每日使用糖皮质激素。⑤ 既往加重时曾分离出铜绿假单胞菌,或在病情稳定时有铜绿假单胞菌定植。⑥ 免疫功能低下,如合并粒细胞缺乏、实体肿瘤化疗、获得性免疫缺陷综合征(AIDS)。

(2) 临床表现与影像学因素:有与铜绿假单胞菌感染相符的临床症状和体征及影像学发现新的肺部渗出、浸润、实变等改变。

(3) 其他因素:存在上述危险因素,如再与已经感染铜绿假单胞菌患者同住一病房,医护人员疏于环境和手的清洁,或使用不当抗生素,患者感染的风险大大增加。

4. 咯血及出血量的评估 注意了解咯血发生的急缓、咯血前症状、咯血是否为鲜红色、是否首次咯血,以及是否同时咳嗽、咳痰等。需要与口腔、鼻腔出血或呕血鉴别。大咯血可能导致气道阻塞,患者突发胸闷、气短难忍、心悸、烦躁不安、面色苍白或发绀。有些患者的咯血突然减少或中止,反而呼吸困难、喉部作响、头晕、出冷汗,少尿或无尿,甚至昏迷。所以对咯血量进行评估很重要(表4-1),同时对生命体征做监测,对出血性休克的严重程度分级进行评估(表4-2)。

表4-1 咯血量的评估

咯 血 量 的 评 估	
大咯血	24 h咯血量>500 ml,或一次咯血>200 ml,严重时可导致窒息
中量咯血	24 h咯血量为100~500 ml
小量咯血	24 h咯血量<100 ml

表4-2 出血性休克的严重程度分级

分级	失血量(ml)	血压(mmHg)	脉搏(次/min)	血红蛋白(g/L)	主 要 症 状
轻度	<500	基本正常	正常	无变化	头晕
中度	500~1 000	下降	>100	70~100	晕厥、口渴,少尿
重度	>1 500	<80	>120	<70	肢冷、少尿、意识障碍

(四)诊断思路

首先根据慢性咳嗽、大量脓痰、反复咯血和肺部同一部位反复感染等病史,肺部闻及固定而持久的局限性湿啰音为特征性表现,结合童年有诱发支扩的呼吸道感染或全身性疾病病史,一般临床可作出初步诊断。可进一步通过胸部HRCT显示支扩改变即可作出明确诊断。通过CT显示的支扩部位推测病因有一定的提示。支气管肺组织感染性病变的支扩多见于下叶,左下叶比右下叶多见。左下叶与舌叶支气管同时扩张多见。右肺中叶支气管细长,周围有内、外、前三组淋巴结围绕,引起右中叶不张和反复感染,引起右肺中叶支气管扩张。结核病引起的支气管扩张多分布于上叶尖后段及下叶背段。变应性支气管肺曲菌病因免疫反应性炎症和黏液痰栓导致中心性支气管扩张。需要以咳嗽、咳痰和咯血为核心进行鉴别诊断,最终通过病原学、病情发展阶段等综合因素确定病因(图4-3)。

【治疗策略】

治疗目的是减轻症状,改善生活质量,减少急性加重,预防进展,防止肺功能下降。治疗的关键原则是采取综合治疗控制感染为主,促进痰液引流通畅,降低气道微生物负荷和反复感染或急性加重风险。部分患者必要时介入或手术治疗。

1. 病因治疗 积极治疗导致支扩的基础疾病和并发症,如低免疫球蛋白血症者给予替代治疗,ABPA需要激素抗炎,结核病抗痨治疗等。

2. 控制感染 控制感染是急性感染期的主要治疗措施,要根据感染病原体进行针对性治疗。常见致病菌是流感嗜血杆菌、铜绿假单胞菌等,在没有病原学结果时,需从有无铜绿假单胞菌感染

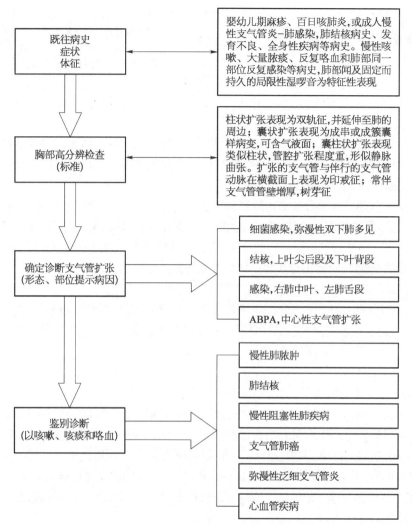

既往病史症状体征 → 婴幼儿期麻疹、百日咳肺炎,或成人慢性支气管炎-肺感染,肺结核病史、发育不良、全身性疾病等病史。慢性咳嗽、大量脓痰、反复咯血和肺部同一部位反复感染等病史,肺部闻及固定而持久的局限性湿啰音为特征性表现

胸部高分辨检查(标准) → 柱状扩张表现为双轨征,并延伸至肺的周边;囊状扩张表现为成串或成簇囊样病变,可含气液面;囊柱状扩张表现类似柱状,管腔扩张程度重,形似静脉曲张。扩张的支气管与伴行的支气管动脉在横截面上表现为印戒征;常伴支气管管壁增厚,树芽征

确定诊断支气管扩张(形态、部位提示病因) →
- 细菌感染,弥漫性双下肺多见
- 结核,上叶尖后段及下叶背段
- 感染,右肺中叶、左肺舌段
- ABPA,中心性支气管扩张

鉴别诊断(以咳嗽、咳痰和咯血) →
- 慢性肺脓肿
- 肺结核
- 慢性阻塞性肺疾病
- 支气管肺癌
- 弥漫性泛细支气管炎
- 心血管疾病

图 4-3　支气管扩张症诊断思路

高危因素,再结合临床表现等资料,开始经验性抗生素用药(表 4-3)。之后再需参考细菌培养及药物敏感试验结果选用或改用抗菌药物。轻症者一般可选用口服抗生素如阿莫西林,或第 1、第 2 代头孢菌素;喹诺酮类药物、磺胺类药物也有一定疗效。重症者特别是假单胞菌属细菌感染者,需选用抗假单胞菌抗生素,常需静脉用药,如头孢他啶、头孢吡肟和亚胺培南等。如有厌氧菌混合感染,加用甲硝唑或替硝唑,或克林霉素。一般抗生素的治疗疗程 14 d 左右。

表 4-3　支气管扩张症急性加重期初始经验性治疗的抗菌药物选择

铜绿假单胞菌感染的高危因素	常见病原体	初始经验性治疗的抗生素药物选择
无	流感嗜血杆菌、肺炎链球菌、卡他莫拉菌、金黄色葡萄球菌、肺炎克雷伯菌、大肠埃希菌	氨苄西林/舒巴坦、阿莫西林/克拉维酸、第 2 或第 3 代头孢菌素、莫西沙星、左氧氟沙星

续　表

铜绿假单胞菌 感染的高危因素	常见病原体	初始经验性治疗的抗生素药物选择
有	上述病原体＋铜绿假单胞菌属	具有抗铜绿假单胞菌活性的β内酰胺类抗生素±β内酰胺抑制剂(如头孢他啶、头孢吡肟、哌拉西林／他唑巴坦)、碳青霉烯类(如亚胺培南、美罗培南)、氟喹诺酮类(环丙沙星、左氧氟沙星)、氨基糖苷类、多黏菌素类,单用或联合应用

3. 保持呼吸道引流通畅　促进呼吸道分泌物排出,提高通气的有效性,维持或改善运动耐力,缓解气短、胸痛症状。祛痰药及支气管舒张药稀释脓痰和促进排痰,再经体位引流清除痰液,以减少继发感染和减轻全身中毒症状。

(1) 祛痰药:气道高分泌及黏液清除障碍导致黏液潴留是支气管扩张的特征性改变,祛痰治疗极为重要。通过促进黏液分泌和(或)黏液溶解,使痰液变稀,黏稠度下降,或能加速呼吸道黏膜纤毛运动,从而提高咳嗽对气道分泌物的清除、改善黏液的潴留。可选用溴己新成人 8～16 mg,每日 3 次,或盐酸氨溴索 30 mg,每日 3 次。桃金娘油为黏液促排剂,安全性好,儿童、孕妇可以使用,成人每次 300 mg,每日 2～4 次。也可需用有祛痰功效的中药治疗。

(2) 支气管舒张药:由于支气管扩张患者常合并气流阻塞及气道高反应,可用β受体激动剂(如沙丁胺醇)或抗胆碱能阻滞剂(如异丙托溴铵)喷雾吸入或雾化吸入治疗。部分患者或口服氨茶碱 0.1 g,每日 3 次或其他缓释茶碱制剂。

(3) 体位引流:体位引流的目的是采取适当的体位,依靠重力作用促进某一肺叶或肺段中分泌物排出,原则上应使患肺处于高位,引流支气管开口朝下,以利于痰液流入大支气管和气管排出。每日 2～4 次,每次 15～30 min。体位引流时,间歇作深呼吸后用力咳痰,同时旁人协助用手轻拍患部,可提高引流效果。体位引流应在饭前或饭后 1～2 h 进行。禁忌证有无法耐受所需体位、无力排出分泌物、抗凝治疗中、胸廓或脊柱骨折、近期咯血和严重骨质疏松者。另外可以配合用震荡拍击(如腕部弯曲,手呈碗形在胸部拍打或使用机械震荡方法)提高排痰能力。

(4) 纤维支气管镜吸痰:如体位引流痰液仍难排出,可经纤维支气管镜吸痰,及用生理盐水冲洗稀释痰液,也可局部注入抗生素。

4. 减轻炎症反应　支气管扩张因慢性气道炎症,存在气道高反应,部分患者合并支气管哮喘时可考虑吸入糖皮质激素,以减轻炎症反应,改善生活质量。用药时需要权衡利弊,进行个体化治疗。

5. 咯血治疗　咯血量少时,嘱咐患侧卧位休息。可以对症治疗或口服云南白药止血治疗。若出血量中等时,可静脉给予作用于肺血管的止血药如垂体后叶素为首选或酚妥拉明。酌情联合使用一般止血药物如氨基己酸、酚磺乙胺等。大咯血是支气管扩张症的致命并发症,一次咯血超过 200 ml(也有专家认为或一次超过 100 ml)或 24 h 咯血量超过 500 ml,严重时可导致窒息。预防咯血窒息应视为大咯血治疗的首要措施,大咯血时首先保证气道通畅,改善氧合状态,稳定血液动力学状态。同时启动并传呼紧急抢救团队,若采取上述措施无效时,应迅速进行气管插管,必要时气管切开。具体措施有:

(1) 一般性治疗措施:① 保持呼吸道通畅:立即清除口腔及咽喉部血凝块,用吸引器吸血。采取头低足高 45°的俯卧位,用手取出患者口中的血块,轻拍健侧背部促进气管内的血液排出。紧急情况下可考虑行气管插管或切开。② 静卧:绝对卧床休息,尽可能减少搬动和长途转送,以免颠簸加重咯血。安抚患者,缓解其紧张情绪,嘱咐患侧卧位休息。③ 吸氧:给予高浓度吸氧,以快速纠正低氧血症。④ 密切监护:建立床旁监护生命体征、心电图、血氧饱和度等。记录咯血量、观察有无新鲜出血、观察循环情况、神志状态等。迅速建立静脉通道,同时完成相关化验送检,尤其定血型、备血。

(2) 纠正失血性休克:① 补充血容量:根据出血程度确定补液量及液体性质,以维持血液动力学稳定,使得血红蛋白维持在 80 g/L 以上。② 输血:备血,必要时应及时补充血浆、血小板等。若有以下情况考虑输血:收缩压<80 mmHg,或较基础血压下降>30 mmHg;心率>120 次/min;血红蛋白<50 g/L 血红蛋白压积<25%。当病情危重时输液、输血宜同时进行。严密观察病情,需转入 ICU 做好生命体征、心电图、血氧饱和度、神志、咯血量等,定期评估病情进一步调整治疗方案。

(3) 止血治疗:在治疗原发病及并发症,维持生命体征稳定的同时给予止血治疗。① 作用于肺血管的止血药物:垂体后叶素为大咯血的首选药物。垂体后叶素含有催产素及加压素,静脉滴注后具有收缩肺小动脉的作用,使肺内血管血流量减少、肺循环压力降低、血栓形成而达到止血的效果。一般静脉注射后 3～5 min 起效,维持 20～30 min。用法:垂体后叶素 5～10 U 加入 5% 葡萄糖注射液 20～40 ml,稀释后缓慢静脉注射,约 15 min 注射完毕,继后以 10～20 U 加 5% 葡萄糖或生理盐水 500 ml 稀释后静脉滴注 0.1 U/(kg·h),可根据血压、出血情况调整用药速度,出血停止后再继续使用 2～3 d 以巩固疗效。支气管扩张伴有冠心病、高血压、肺源性心脏病、心力衰竭以及孕妇均忌用。酚妥拉明是短效、非选择性 α 受体阻滞剂,静脉滴注后可直接舒张血管的平滑肌,降低肺静脉压而止血。临床上用于垂体后叶素无效或有禁忌证者,尤其适用于高血压患者。作用迅速、半衰期短,需要持续性静脉滴注或多次给药。酚妥拉明 5～10 mg 以生理盐水 20～40 ml,稀释后缓慢静脉注射,然后以 5～10 mg 加生理盐水 500 ml 稀释后静脉滴注,不良反应有直立性低血压、恶性、呕吐、心绞痛及心律失常等。一般持续应用 5～7 d,不适用于长期治疗。② 一般止血药物:可酌情合用如促凝血药物即止血药物如氨基己酸等。③ 糖皮质激素:对于垂体后叶素疗效不佳者可选用糖皮质激素治疗,其药理作用在于具有非特异性抗炎作用,病变区域毛细血管扩张,降低其血管壁和细胞膜的通透性,减少渗出和炎性细胞浸润;此外还可以稳定细胞内溶酶体膜,保护线粒体,减轻充血、渗出和水肿,减轻变态反应所致的免疫损伤。同时能缓解支气管痉挛,改善通气。用药时需利弊权衡,并且用药时需要患者或家属签署激素书面用药知情书后方可使用。有条件时可做糖皮质激素(甲泼尼龙)药物导致股骨头坏死风险的药物基因检测。一般用甲泼尼龙每日 40～80 mg,可短期或少量静脉用药,结合患者情况个体化用药。

(4) 介入治疗或外科手术治疗:若大咯血,经过内科治疗不佳或无效时,可考虑支气管动脉栓塞治疗或紧急手术治疗。支气管动脉栓塞术是大咯血的一线治疗方法,通过支气管动脉造影向病变血管内注入可吸收的明胶海绵行栓塞治疗。最常见的并发症有胸痛,脊髓损伤等。大量咯血不止者,可经气管镜确定出血部位后,用 4℃冷盐水 500 ml 加肾上腺素 5 mg 稀释,分次注入出血肺段,保留地喷注,或在局部应用凝血酶,或用气囊导管压迫止血,或激光冷冻止血等。反复大咯血用上述方法无效、对侧肺无活动性病变且肺功能储备尚佳又无禁忌证者,可明确出血部位的情况下考虑肺切除。

6. 手术治疗　目前大多数支气管扩张症患者通过有效抗生素及综合治疗后病情可以控制,一般不需要外科手术治疗。手术适应证包括:① 积极药物治疗难以控制症状者。② 大咯血危及生命或经过药物、介入治疗无效者。③ 局限性支气管扩张(病变范围局限在一叶或一侧肺组织,尤以局限性病变反复发生威胁生命的大咯血),术后最好能保留 10 以上肺段。可根据病变范围作肺段或肺叶切除术,但在手术前必须十分明确出血的部位。手术的相对禁忌证为非柱状支气管扩张、痰培养铜绿假单胞菌阳性、切除术后残余病变及非灶性病变。术后并发症的发生率为 10%～19%,老年人的并发症更高。

7. 其他并发症处理 有基础疾病者需要进行治疗,不同形式的康复训练的开展有利于疾病生活质量的提高。伴有呼吸衰竭的患者可以家庭用氧疗、无创机械通气治疗。肺心病时纠正心衰,改善心功能等综合治疗。

8. 预防 防治麻疹、百日咳、支气管肺炎及肺结核等急慢性呼吸道感染,增强机体免疫功能及抗病能力,治疗急慢性鼻窦炎和扁桃体炎,注意防止异物误吸进入气管,对预防支气管扩张具有重要意义。应用流感疫苗和肺炎疫苗预防或减少急性加重,进行教育与康复训练,劝导戒烟,加强营养,调节免疫,减轻症状,改善生活质量。

(加孜那·托哈依)

第五章 肺 炎

导学

1. 掌握：肺炎链球菌肺炎及肺炎支原体肺炎的病因、临床表现及并发症、诊断依据与鉴别诊断要点、治疗原则。

2. 熟悉：肺炎的概念及分类、肺炎的病原学及发病机制；肺炎链球菌肺炎及肺炎支原体肺炎的辅助检查特点、病情评估、常用治疗药物种类。

3. 了解：肺炎链球菌肺炎及肺炎支原体肺炎的流行病学、常用治疗药物用法、用量与不良反应、预后和预防。

肺炎(pneumonia)是指终末气道、肺泡和肺间质的炎症,可由病原微生物、理化因素、免疫损伤、过敏及药物所致。细菌性肺炎是最常见的肺炎,也是最常见的感染性疾病之一。近年来,尽管应用强力的抗菌药物和有效的疫苗,肺炎的病死率没有下降,甚至有所上升。肺炎可按解剖、病因或患病环境加以分类。

1. **解剖分类**

(1) 大叶性(肺泡性)肺炎：病原体先在肺泡引起炎症,经肺泡间孔(Cohn孔)向其他肺泡扩散,致使部分肺段或整个肺段、肺叶发生炎症改变。典型者表现为肺实质炎症,通常并不累及支气管。致病菌多为肺炎链球菌。X线胸片显示肺叶或肺段的实变阴影。

(2) 小叶性(支气管性)肺炎：病原体经支气管入侵,引起细支气管、终末细支气管及肺泡的炎症,常继发于其他疾病,如支气管炎、支气管扩张、上呼吸道病毒感染以及长期卧床的危重患者。其病原体有肺炎链球菌、葡萄球菌、病毒、肺炎支原体以及军团菌等。X线影像显示为沿肺纹理分布的不规则斑片状阴影,边缘密度浅而模糊,无实变征象,肺下叶常受累。

(3) 间质性肺炎：以肺间质为主的炎症,累及支气管壁和支气管周围组织,有肺泡壁增生及间质水肿,因病变仅在肺间质,故呼吸道症状较轻,病变广泛则呼吸困难明显。可由细菌、支原体、衣原体、病毒或肺孢子菌等引起。X线通常表现为一侧或双侧肺下部的不规则阴影,可见毛玻璃状、网格状,其间可有小片肺不张阴影。

2. **病因分类**

(1) 细菌性肺炎：常见病原微生物有肺炎链球菌、金黄色葡萄球菌、甲型溶血性链球菌、肺炎克雷伯杆菌、流感嗜血杆菌、铜绿假单胞菌肺炎和鲍曼不动杆菌等。

(2) 非典型病原体所致肺炎：主要包括军团菌、支原体和衣原体等所致肺炎。

(3) 病毒性肺炎：如冠状病毒、腺病毒、呼吸道合胞病毒、流感病毒、麻疹病毒、巨细胞病毒、单纯疱疹病毒等。

(4) 肺真菌病：如念珠菌、曲霉、隐球菌、肺孢子菌、毛霉等。

(5) 其他病原体所致肺炎：如立克次体(如 Q 热立克次体)、弓形体(如鼠弓形体)、寄生虫(如肺包虫、肺吸虫、肺血吸虫)等。

(6) 理化因素所致的肺炎：如放射性损伤引起的放射性肺炎,胃酸吸入引起的化学性肺炎,或对吸入或内源性脂类物质产生炎症反应的类脂性肺炎等。

3. **患病环境和宿主分类**　由于细菌学检查阳性率低,培养结果滞后,病因分类在临床上应用较为困难,目前多按肺炎的获得环境分成两类,主要基于病原体流行病学调查的资料,有利于指导经验性治疗。

(1) 社区获得性肺炎(community acquired pneumonia,CAP)：是指在医院外罹患的感染性肺实质炎症,包括具有明确潜伏期的病原体感染而在入院后平均潜伏期内发病的肺炎。其 CAP 常见病原体为肺炎链球菌、支原体、衣原体、流感嗜血杆菌和呼吸道病毒(甲型流感病毒、乙型流感病毒,腺病毒、呼吸合胞病毒和副流感病毒)等,肺炎链球菌居首位。

(2) 医院获得性肺炎(hospital acquired pneumonia, HAP)：亦称医院内肺炎(nosocomial pneumonia),是指患者入院时不存在,也不处于潜伏期,而于入院 48 h 后在医院内发生的肺炎。其中以呼吸机相关性肺炎(ventilator associated pneumonia,VAP)最为多见,是指建立人工气道(气管插管或气管切开)和接受机械通气 48 h 后发生肺炎。无感染高危因素患者的常见病原体依次为肺炎链球菌、流感嗜血杆菌、金黄色葡萄球菌、大肠埃希菌、肺炎克雷伯杆菌等。有感染高危因素患者为金黄色葡萄球菌、铜绿假单胞菌、肠杆菌属、肺炎克雷伯杆菌等,目前耐多药(multiple drug resistance,MDR)所致的 HAP 有升高的趋势,如耐甲氧西林葡萄球菌(methicillin resistance staphylococcus aureus, MRSA),铜绿假单胞菌和鲍曼不动杆菌等。感染高危因素是指年龄超过 65 岁,有基础疾病如存在结构性肺病支气管扩张、慢性阻塞性肺疾病、糖尿病、吸烟、酗酒、脑卒中后、昏迷存在吸入性肺炎风险、反复住院患者、长期应用糖皮质激素等情况的存在。

(3) 免疫低下宿主肺炎(immunocompromised host pneumonia,HCHP)：由于 HIV/AIDS 流行、肿瘤放化疗、器官移植和接受免疫制剂治疗者增多,免疫低下宿主作为特殊人群对病原微生物特别易感,肺是最常见的感染靶器官。免疫低下宿主肺炎可以是 HAP,亦可以是 CAP,但因其诊治的特殊性,有必要单独列为一种类型。

社区获得性肺炎和医院获得性肺炎年发病率分别约为 12/1 000 人口和 5~10/1 000 住院患者,近年发病率有增加的趋势。门诊患者肺炎病死率<1%~5%,住院患者平均为 12%,入住重症监护病房者约 40%。发病率和病死率高的原因与社会人口老龄化、吸烟、伴有基础疾病和免疫功能低下有关,如慢性阻塞性肺疾病、心力衰竭、肿瘤、糖尿病、尿毒症、神经系统疾病、药瘾、嗜酒、艾滋病、久病体衰、大型手术、应用免疫抑制剂和器官移植等。此外,亦与病原体变迁、医院获得性肺炎发病率增加、病原学诊断困难、不合理使用抗菌药物导致细菌耐药性增加,尤其是多重耐药病原体增加等有关。临床上以肺炎链球菌、支原体肺炎及病毒性肺炎为多见。

第一节　肺炎链球菌肺炎

肺炎链球菌肺炎(streptococcus pneumoniae)是由肺炎链球菌(streptococcus pneumoniae,SP)

或称肺炎球菌(pneumococcal pneumoniae)所引起的肺炎,是最常见的细菌性肺炎,约占社区获得性肺炎的半数,医院获得性肺炎的早期也多为肺炎链球菌感染。通常急骤起病,以高热、寒战伴咳嗽、血痰、铁锈色痰及胸痛为特征。X线胸片呈肺段或肺叶急性炎性实变。因抗生素的广泛使用,使本病的起病方式、症状及X线改变均可不典型。

【病因及发病机制】

肺炎链球菌为革兰染色阳性球菌,多成双排列或短链排列。有荚膜,其毒力大小与荚膜中的多糖结构及含量有关。根据荚膜多糖的抗原特性,肺炎链球菌可分为86个血清型。成人致病菌多属1～9及12型,以第3型毒力最强。肺炎链球菌在干燥痰中能存活数月,但在阳光直射1 h或加热至52℃ 10 min即可杀灭,对苯酚等消毒剂亦甚敏感。肺炎链球菌不产生毒素,不引起原发性组织坏死或形成空洞。其致病力是由于有高分子多糖体的荚膜对组织的侵袭作用,首先引起肺泡壁水肿,出现白细胞与红细胞渗出,含菌的渗出液经Cohn孔向肺的中央部分扩展,甚至累及几个肺段或整个肺叶,因病变开始于肺的外周,故叶间分界清楚,易累及胸膜,引起渗出性胸膜炎。

机体免疫功能正常时,肺炎链球菌是寄居在口腔及鼻咽部的一种正常菌群,其带菌率常随年龄、季节及免疫状态的变化而有差异。机体免疫功能受损时,有毒力的肺炎链球菌入侵人体而致病。细菌进入肺泡内进行繁殖,引起局部肺泡上皮通透性增加,导致肺实质的充血、水肿、渗出性病变。大多数情况下,炎症反应是可控制的,可在细菌清除后逐步吸收,但有时候炎症反应强烈,可出现失控的炎症爆发,出现系统性炎症反应综合征、脓毒血症、脓毒性休克等,老年人的病情尤为严重。

【病理及病理生理】

病理改变有充血期、红肝变期、灰肝变期及消散期。表现为肺组织充血水肿,肺泡内浆液渗出及红、白细胞浸润,白细胞吞噬细菌,继而纤维蛋白渗出物溶解、吸收、肺泡重新充气。在肝变期病理阶段实际上并无确切分界,经早期应用抗菌药物治疗,此种典型的病理分期已很少见。病变消散后肺组织结构多无损坏,不留纤维瘢痕。极个别患者肺泡内纤维蛋白吸收不完全,甚至有成纤维细胞形成,形成机化性肺炎。若未及时使用抗菌药物,5%～10%的患者可并发脓胸,10%～20%的患者因细菌经淋巴管、胸导管进入血液循环,可引起脑膜炎、心包炎、心内膜炎、关节炎和中耳炎等肺外感染。

【临床表现】

本病以冬季与初春多见,常与呼吸道病毒感染相伴行。患者常为原先健康的青壮年或老年,男性较多见。吸烟者、慢性支气管炎、支气管扩张、充血性心力衰竭、慢性病患者以及免疫抑制宿主均易受肺炎链球菌侵袭。

(一) 症状与体征

本病发病前常有受凉、淋雨、疲劳、醉酒、病毒感染史,多有上呼吸道感染的前驱症状。

(1) 肺部症状:咳嗽是最常症状,见于80%～90%的患者,大多伴有咳痰。肺炎链球菌肺炎最初(1～2 d)咳嗽为干咳,之后出现脓性痰,部分患者有痰中带血或典型时痰呈铁锈色痰。部分患者出现呼吸困难,占66%～75%。可有患侧胸部疼痛,放射到肩部或腹部,咳嗽或深呼吸时加剧。

(2) 全身症状和肺外症状:起病多急骤,高热、寒战、全身肌肉酸痛,体温通常在数小时内升至39～40℃,高峰在下午或傍晚,或呈稽留热,脉率随之增速。胃纳锐减,偶有恶心、呕吐、腹痛或腹泻,易被误诊为急腹症。老年人的肺炎可不典型,呼吸道症状少,而精神不振,神志改变,活动力下降和心血管方面改变较多。重症感染时可伴休克、急性呼吸窘迫综合征及神经精神症状。

（3）体征：患者呈急性热病容，面颊绯红，鼻翼扇动，皮肤灼热、干燥，口角及鼻周有单纯疱疹。病变广泛时可出现发绀。有败血症者，可出现皮肤、黏膜出血点，巩膜黄染。早期肺部体征无明显异常，仅有胸廓呼吸运动幅度减小，叩诊稍浊，听诊可有呼吸音减低及胸膜摩擦音。肺实变时叩诊浊音、触觉语颤增强并可闻及支气管呼吸音。消散期可闻及湿啰音。心率增快，有时心律不齐。重症患者有肠胀气，上腹部压痛多与炎症累及膈胸膜有关。

（二）并发症

本病自然病程大致 1～2 周。发病 5～10 d，体温可自行骤降或逐渐消退。使用有效的抗菌药物后可使体温在 1～3 d 恢复正常。患者的其他症状与体征亦随之逐渐消失。

本病的并发症近年来已很少见。严重患者易发生感染性休克，尤其是老年人。表现为血压降低、四肢厥冷、多汗、发绀、心动过速、心律失常等，而高热、胸痛、咳嗽等症状并不突出。发生呼吸衰竭，多为Ⅰ型呼吸衰竭，也可以演变为Ⅱ型呼吸衰竭，依靠血气分析给予判断。其他并发症有胸膜炎、脓胸、脓气胸、肺不张、心包炎、脑膜炎和关节炎等。

【辅助检查】

1. 一般检查

（1）血常规：多数患者外周血白细胞总数升高，中性粒细胞多在 80％以上，并有核左移。年老体弱、酗酒、免疫功能低下者的白细胞计数可不增高，但中性粒细胞的百分比仍增高。

（2）C 反应蛋白：C 反应蛋白（C-reactive protein，CRP）是一种机体对感染或非感染性炎症刺激产生应答的急性期蛋白，由肝脏合成。它是细菌性感染很敏感的生物标记物，感染数小时即见升高，是经典的炎性标记物，在急性创伤和感染时其血浓度急剧升高。

（3）降钙素原：降钙素原（procalcitonin，PCT）是降钙素的前肽物，可能代表一种继发性介质，对感染的炎症反应具有放大效应，本身并不启动炎症反应。用于判断病原体是细菌或病毒感染。病毒性疾病其不升高或轻微增高，一般不超过 1～2 μg。其大于 1 μg 时对诊断的敏感性为 90％，特异性 83％。

2. 影像学检查　X 线检查早期仅见肺纹理增粗，或受累的肺段、肺叶稍模糊。随着病情进展，表现为大片炎症浸润阴影或实变影，如图 5-1 所示，在实变阴影中可见支气管充气征，肋膈角可有

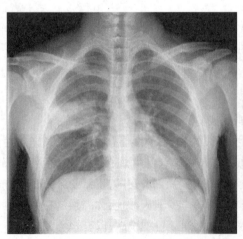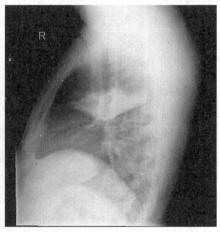

图 5-1　右上肺段性肺炎 X 线正位片及侧位片

少量胸腔积液。在消散期,可有片状区域吸收较快,呈现"假空洞"征,多数病例在起病3～4周后才完全消散。老年患者肺炎病灶消散较慢,容易出现吸收不完全而成为机化性肺炎。胸部CT扫描的敏感性更高,在显示支气管充气征、病灶分布等方面较X线胸片为优,如图5-2所示。此外CT对于了解肺炎并发症如肺炎旁胸腔积液、发现掩盖隐匿部位如心脏后、纵隔等处病变。

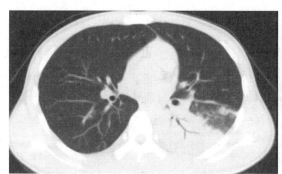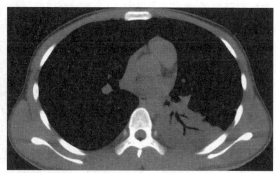

图5-2　左下肺炎CT肺窗与纵隔窗

3. **病原学检查**　痰液采集方便,是最常用的下呼吸道病原学标本。但由于肺炎链球菌存在于上呼吸道黏膜表面,是条件致病菌。留痰培养时,途经口咽部的下呼吸道分泌物或痰极易受到污染。有慢性气道疾病者、老年人和危重病患者的呼吸道定植菌明显增加,影响痰液中致病菌的分离和判断。另外,应用抗菌药物后可影响细菌培养结果。因此,在采集呼吸道标本行细菌培养时尽可能在抗菌药物应用之前漱口后采集,取深部咳出的脓性或铁锈色痰,及时送检(采集后在室温下2 h内送),其结果才能起到指导治疗的作用。痰液标本先直接涂片,光镜下观察细胞数量,如每低倍视野鳞状上皮细胞<10个,白细胞>25个,或鳞状上皮细胞：白细胞<1：2.5,可作污染相对较少的"合格"标本接种培养。痰培养24～48 h可以确定病原体。

10%～20%患者合并菌血症,故重症肺炎应做血培养。如合并胸腔积液,应积极抽取积液进行细菌培养。对细菌培养的结果是否为致病菌需要从宿主因素、细菌因素及抗菌药物使用因素综合判断。

判断致病菌要求：① 痰定量培养分离的致病菌或条件致病菌浓度$\geq 10^7$ cfu/ml,可以认为是肺部感染的致病菌;$\leq 10^4$ cfu/ml,则为污染菌;介于两者之间建议重复痰培养;如连续分离到相同细菌,浓度$10^5 \sim 10^6$ cfu/ml连续两次以上,也可认为是致病菌。② 经纤维支气管镜或人工气道吸引受口咽部细菌污染的机会较咳痰为少,如吸引物细菌培养其浓度$\geq 10^5$ cfu/ml可认为是致病菌,低于此浓度者则多为污染菌。③ 防污染样本毛刷方法时如细菌$\geq 10^3$ cfu/ml,可认为是致病菌。④ 支气管肺泡灌洗(BAL)方法时如细菌$\geq 10^4$ cfu/ml,防污染BAL标本细菌浓度$\geq 10^3$ cfu/ml,可认为是致病菌。⑤ 血和胸腔积液培养时,肺炎患者血和痰培养分离到相同细菌,可确定为肺炎的病原菌。如仅血培养阳性,血培养的细菌也可认为是肺炎的病原菌。胸腔积液培养到的细菌则基本可认为是肺炎的致病菌。由于血或胸腔积液标本的采集均经过皮肤,故其结果需排除操作过程中皮肤细菌的污染。

4. **免疫学检测**　聚合酶链反应(PCR)检测及荧光标记抗体检测可提高病原学诊断率,其特异性达90%。

【诊断策略】

(一) 诊断依据

根据典型症状与体征,结合胸部 X 线检查或胸部 CT 表现为段性或大叶性肺部炎性实变,容易作出初步诊断。年老体衰,继发于其他疾病,或灶性肺炎改变者,临床表现常不典型,需认真加以鉴别。病原菌检测是确诊本病的主要依据。

1. 临床诊断标准

(1) 新出现或进展性肺部段性或肺叶浸润性实变。

(2) 发热>38℃。

(3) 新近出现的咳嗽,咳痰,或原有呼吸道病症状加重,并出现脓痰;血痰,呈铁锈色痰为特征。伴或不伴有胸痛。

(4) 肺实变体征和(或)湿性啰音。

(5) 白细胞计数>$10×10^9$/L 或<$4×10^9$/L 伴或不伴核左移。

以上(1)+(2)~(5)项中任何一项,并除外肺结核、肺部肿瘤、非感染性非间质疾病、肺水肿、肺不张、肺栓塞、肺嗜酸性粒细胞清润、肺血管炎等,肺炎的临床诊断即可确立。

2. 病原学诊断 痰直接涂片作革兰染色及荚膜染色镜检,如发现典型的革兰染色阳性、带荚膜的双球菌或链球菌,即可初步作出病原诊断。痰培养 24~48 h 可以确定病原体。尿液肺炎链球菌尿抗原检测阳性。

(二) 鉴别诊断

1. 感染性疾病

(1) 肺结核:多有全身中毒症状,如午后低热、盗汗、疲乏无力、体重减轻、失眠、心悸,女性患者可有月经失调或闭经等。X 线胸片见病变多在肺尖或锁骨上下,密度不匀,消散缓慢,且可形成空洞或肺内播散。痰中可找到结核分枝杆菌。一般抗菌治疗无效。

(2) 支原体肺炎:多见于年轻人,以顽固性咳嗽为特征;胸部 X 线病变多见于两肺下叶,呈间质性改变。一般白细胞增高不多见,血中支原体抗体阳性,IgM 或 IgG 增高等有助于诊断。

(3) 病毒性肺炎:上呼吸道感染迁延而发病,免疫力低下人群易感。肺部影像学呈支气管炎型改变,白细胞不增高,以淋巴细胞增高为主,支原体抗体阴性。血中病毒相关抗体增高等有助于诊断。

(4) 真菌性肺炎:有基础疾病、反复使用抗菌药物、激素者易发,临床表现无特异性,血清抗原、痰涂片、呼吸道分泌物培养,病理组织有助于诊断。

(5) 军团菌肺炎:多见于老年人、免疫力低下者,出现高热呈稽留热型,常伴有反复寒战,肌痛、相对缓脉,呼吸道症状可不显著,咳嗽有少量黏痰,影像学表现为肺部下叶斑片浸润,进展迅速,出现空洞和胸腔积液。培养分离到军团菌是确诊的可靠依据,但需要特殊培养,一般用双份血清抗体滴度升高≥4 倍,和尿抗原阳性有助诊断。

(6) 其他:肺炎克雷伯杆菌、金黄色葡萄球菌、流感嗜血杆菌、铜绿假单胞菌、大肠埃希菌、厌氧菌等病原菌在临床上多见,根据结合各自临床特点和病原学结果可以做出相应的诊断。

2. 非感染性疾病

(1) 肺癌:多无急性感染中毒症状,有时痰中带血丝。血白细胞计数不高。但肺癌可伴发阻塞性肺炎,经抗菌药物治疗炎症消退后肿瘤阴影渐趋明显,或可见肺门淋巴结肿大,有时出现肺不张。若抗菌药物治疗后肺部炎症不消散,或消散后于同一部位再出现肺炎,应密切随访。对有吸烟史及年龄较大的患者,必要时进一步做 CT、MRI、纤维支气管镜和痰脱落细胞等检查,以免贻误诊断。

(2) 肺血栓栓塞症:多有静脉血栓的危险因素,如血栓性静脉炎、心肺疾病、创伤、手术和肿瘤等病史,可发生咯血、晕厥,呼吸困难较明显。X 线胸片示区域性肺血管纹理减少,有时可见尖端指向肺门的楔形阴影,动脉血气分析常见低氧血症及低碳酸血症。D 二聚体、CT 肺动脉造影、放射性核素肺通气或灌注扫描和 MRI 等检查可帮助鉴别。

(3) 其他非感染性肺部浸润:还需排除非感染性肺部疾病,如肺间质纤维化、肺水肿、肺不张和肺血管炎等。

(三) 病情评估

如果肺炎成立,评价病情的严重程度对于决定在门诊或入院治疗甚或 ICU 治疗至关重要。严重性取决于三个因素:① 局部炎症程度。② 肺部炎症的播散。③ 全身炎症反应程度。

1. CURB - 65 计分法　肺炎病情严重程度的评估多用评分系统作为辅助评价工具进行,有 CURB - 65 计分法、肺炎严重指数(PSI)评分、临床肺部感染评分(CPIS)等多种评分系统。目前临床应用较多的是英国胸科学会制定的 CURB - 65 计分法。CURB - 65 计分法简洁明了,易于临床操作,共 5 项指标(表 5 - 1)。CURB - 65 计分法可用于评估死亡风险及确定治疗场所。0~1 分为低危,病死率 1.5%,适合居家治疗;2 分为中危,当住院治疗;3~5 分为高危,病死率 22%,需要收治入 ICU 治疗。本评估工具对重症肺炎鉴别的准确性较差,应结合重症肺炎的标准来评估。

表 5 - 1　成人患者住院指征- CURB - 65 评分

指　　标	计　分
新出现的意识障碍(confusion)	1分
尿毒症(uremia):尿素氮(BUN)>7 mmol/L	1分
呼吸频率(respiratory):>30 次/min	1分
血压(blood pressure):舒张压<60 mmhg 或收缩压<90 mmHg	1分
年龄≥65 岁	1分

2. 重症肺炎标准　根据《中国成人社区获得性肺炎诊断和治疗指南(2016 年版)》中的 CAP 制定的重症肺炎标准。主要标准:① 需要有创机械通气治疗。② 感染性休克需要血管收缩剂治疗。次要标准:① 呼吸(R)>30 次/min。② 氧合指数 PaO_2/FiO_2<250 mmHg。③ 多肺叶浸润。④ 意识障碍和(或)定向障碍。⑤ 氮质血症(BUN>7.14 mmol)。⑥ 低血压,需要强有力的液体复苏 SBp<90 mmHg。符合 1 项主要或≥3 项次要标准者可诊断为重症。

(四) 诊断思路

首先必须把肺炎与呼吸道感染区别开来。呼吸道感染虽然有咳嗽、咳痰和发热等症状,但各有其特点,上、下呼吸道感染无肺实质浸润,胸部 X 线检查可鉴别。其次,应把肺炎与其他类似肺炎的疾病区别开来,确定肺炎诊断成立,再进一步明确或推测病原微生物(图 5 - 3)。

【治疗策略】

早期识别重症肺炎,尽早开始抗菌药物治疗,抗感染治疗是最主要的环节,包括经验治疗和抗

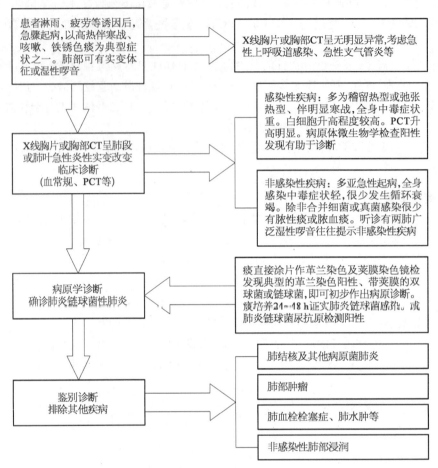

图5-3 肺炎链球菌肺炎诊断思路图

病原体治疗。重症肺炎首选广谱强力抗菌药物,降低病死率。并根据培养结果选择针对性抗生素,减少耐药的发生,降低药物不良反应的风险。对症及支持治疗也十分重要。自然病程大致1~2周。发病5~10 d,体温可自行骤降或逐渐消退。使用有效的抗菌药物后可使体温在1~3 d恢复正常。患者的其他症状与体征亦随之逐渐消失。

1. 抗菌药物治疗 首选青霉素G,用药途径及剂量视病情轻重及有无并发症而定。轻症患者,可用240万U/d,分3次肌内注射,或用普鲁卡因青霉素每12 h肌内注射60万U。病情稍重者,宜用青霉素G 240万~480万U/d,分次静脉滴注,每6~8 h 1次;重症及并发脑膜炎者,可增至1 000万~3 000万U/d,分4次静脉滴注。对于目前肺炎链球菌不敏感率的升高以及对青霉素MIC敏感阈值的提高,最近《欧洲下呼吸道感染处理指南》建议大剂量青霉素治疗,对怀疑肺炎链球菌肺炎者,青霉素G 320万U,每4 h 1次,对青霉素 $MIC \leqslant 8$ mg/L的肺炎链球菌有效,并可预防由广谱抗生素应用引起的耐药肺炎链球菌、抗甲氧西林金黄色葡萄球菌(MRSA)和艰难梭菌的传播。对青霉素过敏者,或耐青霉素或多重耐药菌株感染者,用呼吸氟喹诺酮类、头孢噻肟或头孢曲松等药物,多重耐药菌株感染者可用万古霉素、替考拉宁等。

初始经验治疗成功的关键是正确的诊断并贯穿治疗始终的问题,及时启动经验性抗感染治疗,初始治疗后72 h应对病情进行及时的评价。48~72 h后应对病情进行评价,大多数CAP患者在初始治疗后 72 h 临床症状改善,但影像学改善滞后于临床症状,应在初始治疗后 72 h 对病情进行评价,只要临床表现无恶化,可继续观察,不必急于更换抗感染药物。不同人群肺炎链球菌肺炎经验性抗感染治疗的建议如下(表 5-2)。

表 5-2　不同人群肺炎链球菌肺炎经验性抗感染治疗的建议

治疗场所	患者状态		推荐给药方式	初始经验治疗的抗菌药物选择
门诊	无基础疾病青壮年		口服	① 氨基青霉素、青霉素类/酶抑制剂复合物。② 一代、二代头孢菌素。③ 四环素类或米诺环素。④ 呼吸喹诺酮类。⑤ 大环内酯类
	有基础疾病或老年人(≥65 岁)			① 青霉素类/酶抑制剂复合物。② 二代、三代头孢菌素(口服)。③ 呼吸喹诺酮类。④ 青霉素类/酶抑制剂复合物、二代头孢菌素、三代头孢菌素联合多西环素、米诺环素或大环内酯类
需入院治疗、但不必收住 ICU	无基础疾病青壮年		可选择静脉或者口服给药	① 青霉素 G、氨基青霉素、青霉素类或酶抑制剂复合物。② 二代、三代头孢菌素,头霉素类,氧头孢烯类。③ 上述药物联合多西环素、米诺环素或大环内酯类。④ 呼吸喹诺酮类。⑤ 四环素类。⑥ 大环内酯类
	有基础疾病或老年人(≥65 岁)			① 青霉素类/酶抑制剂复合物。② 三代头孢菌素或其酶抑制剂复合物、头霉素类、氧头孢烯类、厄他培南等碳青霉烯类。③ 上述药物单用或者联合大环内酯类。④ 呼吸喹诺酮类
需入住 ICU	无基础疾病青壮年		静脉给药	① 青霉素类/酶抑制剂复合物、三代头孢菌素、头霉素类、氧头孢烯类、厄他培南联合四环素类/大环内酯类。② 呼吸喹诺酮类
	有基础疾病或老年人(≥65 岁)	有铜绿假单胞菌感染危险因素		① 青霉素类/酶抑制剂复合物、三代头孢菌素或其酶抑制剂的复合物、厄他培南等碳青霉烯类联合四环素类/大环内酯类。② 青霉素类/酶抑制剂复合物、三代头孢菌素或其酶抑制剂复合物、厄他培南等碳青霉烯类联合呼吸喹诺酮类
		无铜绿假单胞菌感染危险因素		① 具有抗假单胞菌活性的 β 内酰胺类。② 有抗假单胞菌活性的喹诺酮类。③ 具有抗假单胞菌活性的 β 内酰胺类联合有抗假单胞菌活性的喹诺酮类或氨基糖苷类。④ 具有抗假单胞菌活性的 β 内酰胺类、氨基糖苷类、喹诺酮类三药联合

2. 对症及支持疗法　患者应卧床休息,注意补充足够蛋白质、热量及维生素。密切监测病情变化,防止休克。剧烈胸痛者,可酌用少量镇痛药。不用阿司匹林或其他解热药,以免过度出汗、脱水及干扰真实热型,导致临床判断错误。鼓励饮水每日 1~2 L,失水者可输液。中等或重症患者($PaO_2 < 60$ mmHg 或有发绀)应给氧。若有明显麻痹性肠梗阻或胃扩张,应暂时禁食、禁饮和胃肠减压,直至肠蠕动恢复。烦躁不安、谵妄、失眠者酌用镇静剂,禁用抑制呼吸的镇静药。

3. 并发症的处理　经抗生素治疗后,高热常在 24 h 内消退,或数日内逐渐下降。若体温降而复升或 3 d 后仍不降者,应考虑肺炎链球菌的肺外感染,如脓胸、心包炎或关节炎等。若持续发热应寻找其他原因。10%~20% 肺炎链球菌肺炎伴发胸腔积液者,应酌情取胸液检查及培养以确定其性质。若治疗不当,约 5% 并发脓胸,应积极排脓引流。

4. 预防　戒烟、避免酗酒有助于预防肺炎的发生。对于患有慢性呼吸道疾病如慢性阻塞性肺疾病、支气管哮喘、糖尿病、心血管疾病、老年人建议接种多价肺炎链球菌疫苗,可以有效预防侵袭性肺炎链球菌的感染。另外,预防感冒,建议高危人群如老年人、有基础疾病、肥胖者、有免疫低下相关疾病存在等,接种流感疫苗。

第二节　肺炎支原体肺炎

肺炎支原体肺炎(mycoplasma pneumonia)是由肺炎支原体引起的呼吸道和肺部的急性炎症改变。约占非细菌肺炎的1/3以上,或各种原因引起肺炎的10%。肺炎支原体是临床最常见的非典型病原体,体积介于病毒和细菌之间,无细胞壁结构,是已知最小的自由生活的微生物,属于原核生物。全年以冬春季发病为常见,儿童和青少年易感,儿童和青年发病率高约占71%,但有5%的支原体肺炎发生于65岁以上老人。感染途径主要由于吸入急性期患者咳嗽时的飞沫感染,密切接触增加感染机会,家庭和学校等半封闭人群间容易流行。潜伏期为16~32 d,对肺炎支原体的免疫力随年龄增大而增强,总体上30个感染者中有1人发生肺炎。社区获得性肺炎中肺炎支原体占20.7%。支原体肺炎病情通常较轻,仅约2%需要住院。肺炎支原体肺炎,每5~7年出现一次地区性流行,多见于学校、兵营等聚集单位。尚无大流行的报道。其所致肺炎多为轻至中度,有自愈性。

【病因及发病机制】

肺炎支原体是一群介于细菌和病毒之间的原核细胞型微生物,没有细胞壁,兼性厌氧,能独立生活的最小微生物,主要通过呼吸道传播。健康人通过吸入患者咳嗽、打喷嚏时喷出的呼吸道分泌物而感染,可以散发感染或小范围的流行。致病性可能与患者对病原体或其他代谢产物的过敏反应有关。支原体通常存在于纤毛上皮之间,不侵入肺实质,通过细胞膜上神经氨酸受体位点吸附于宿主呼吸道上皮表面,抑制纤毛活动与破坏上皮细胞。肺炎支原体可产生可溶性溶血素和过氧化氢,溶解红细胞,改变红细胞的Ⅰ类抗原,对致病有一定关系。

【病理】

病变呈片状或融合成支气管肺炎或间质性肺炎。可有肺不张。

【临床表现】

(一) 症状

起病隐袭,潜伏期在9~21 d,早期症状有寒战、发热、头痛、咳嗽,以干咳最为典型。干咳、咳剧烈时胸痛,有些患者倦怠、头痛、厌食、出汗,甚至出现胸腔积液,偶有痰血。随病程进展,痰量增多,多为白色黏痰,很少脓痰,但咳嗽可持续几周或数月。少数患者有颈部淋巴结肿大和鼻窦炎,极少数患者出现中耳炎或大疱性鼓膜炎。肺外表现为极少数患者出现胃肠炎、溶血性贫血、关节痛、心肌炎、周围性神经炎、脑膜炎和脑炎等。少数病例出现重症肺炎或肺外并发症,预后差,可致死。一般进展较慢,自然病程10~14 d。大部分患者治愈后无后遗症。

（二）体征

咽部充血、颈部淋巴结肿大，耳鼓膜充血，少数出现结节红斑、多形红斑或其他皮疹，病程早期很少听到啰音，随病变进展，可闻及少量干、湿啰音，较少有实变体征，偶然闻及胸膜摩擦音。胸部体检与肺部病变程度常不相称，可无明显体征。

【辅助检查】

1. **一般检查**　多数患者外周血白细胞总数正常，亦可中性粒细胞增多。红细胞沉降率增快。胸腔积液为渗出液，清亮，多核细胞和单核细胞较少，蛋白增高。

2. **胸部 X 线检查**　通常病变发生于一侧肺，呈间质或网状结节影。约 1/4 患者发生于两侧肺，多侵及两下肺，或可见从肺门向肺野外围伸展的蝴蝶样阴影改变。1/4 患者有胸腔积液。少数患者治疗后吸收缓慢，肺内病灶及胸腔积液可持续 4 个月。

3. **病原学检查**　痰、鼻和咽拭子或胸水等培养可获得肺炎支原体，但阳性率很低，培养时间至少 7 d 以上，最长需 21 d 以上，因此价值有限。

4. **免疫学检测**

（1）特异性抗体检查：可通过补体结合试验、免疫荧光试验、酶联免疫吸附试验和间接血凝试验等方法测定特异性等方法测定特异性 IgM 或总抗体。IgM 阳性表明有原发感染（少数再次感染也可阳性），可诊断支原体肺炎，对儿童特别有价值。总抗体滴度≥1：160 表明有近期感染（无论原发或再发感染）。

（2）凝集试验：冷凝集试验简单易行，阳性结果出现于发病 1～4 周后，以第 2～第 6 周为最高，可持续数月，但还有约 50％患者冷凝集试验可以阴性，肺炎支原体的链球菌 MG 株抗体的阳性率为 30％。注意的是冷凝集试验阳性也见于军团菌、腺病毒、流感病毒等感染性及其他一些非感染性疾病。约 50％患者红细胞冷凝集试验阳性，滴定效价在 1：32 以上，恢复期效价 4 倍增加有诊断意义。40％患者链球菌 MG 株凝集试验阳性，效价大于 1：40，滴度增高 4 倍则意义更大。

5. **分子生物学方法**　利用肺炎支原体特有的 P_1 基因 cDNA 片段作为目的基因，进行 PCR 扩增，检测痰或胸水等标本中的肺炎支原体 DNA，敏感性较高。PCR 技术具有快速、灵敏和特异的优点，有望成为肺炎支原体感染的早期检测方法。

【诊断策略】

（一）诊断依据

（1）流行学资料及接触史。

（2）一般起病缓慢，呼吸道症状、体征。

（3）血白细胞计数正常或稍增高。

（4）胸部 X 线表现为形态多样化的浸润影，斑点状、片状或均匀模糊影。

（5）红细胞冷凝集试验滴定效价 1：32 以上。链球菌 MG 凝聚试验 1：40 以上，或 4 倍以上增大。

（6）特异性抗体 IgM（＋）或总抗体滴度≥1：160。

（7）PCR 检测支原体 DNA 阳性。

（8）痰、鼻咽拭子培养分离出肺炎支原体。

拟诊标准：符合上述第（1）～第（4）项加第（5）项即可拟诊支原体肺炎。

确诊标准：符合上述第（1）～第（4）项加第（6）～第（8）三项中任意一项可确诊支原体肺炎。

（二）鉴别诊断

1. **病毒性肺炎** 起病缓慢，发热、头痛等症与支原体肺炎相似，胸部 X 线表现无特征性。抗生素治疗无效。确诊有赖于病毒的分离、血清学检查病毒或病毒抗原的检测。

2. **军团菌肺炎** 可有发冷、头痛、咳嗽、咳痰等症状，但常有腹泻、呕吐等消化道症状或嗜睡等神经系统症状。实验室检查常有低钠、低钾等电解质紊乱，血清军团菌抗体或细菌学培养、分离可以确诊。

3. **其他细菌性肺炎** 常有高热、咳嗽、咳痰等症，两肺可闻干湿啰音，胸片有呈段、叶状浸润影，血白细胞常升高，中性粒细胞比例增高，痰、支气管吸引物、胸腔积液或血液等细菌学培养，常有明确诊断（表 5-3）。

表 5-3 常见肺炎的临床特点与治疗

病 原 体	症状和体征	X 线征象	首选抗生素	其 他 选 择
肺炎链球菌	起病急、寒战、高热、咳铁锈色痰、胸痛、肺实变体征	肺叶或肺段实变，可伴胸腔积液	青霉素 G 一代头孢、二代头孢、头孢曲松	氟喹诺酮类、阿奇霉素、三代头孢、万古霉素、利奈唑胺
金黄色葡萄球菌	起病急、寒战、高热、脓血痰、气急、毒血症状、休克	肺叶或小叶浸润，早期空洞，脓胸，可见液气囊腔	苯唑、氯唑、青霉素加氨基苷类；耐甲氧西林金黄色葡萄球菌、耐甲氧西林表皮葡萄球菌选万古霉素	三代头孢、四代头孢、万古霉素、氟喹诺酮类
肺炎克雷伯杆菌	起病急、寒战、高热、全身衰竭、咳砖红色胶冻状痰	肺叶或肺段实变，蜂窝状脓肿，叶间裂下坠	半合成青霉素+氨基苷或哌拉西林	三代头孢、四代头孢、氟喹诺酮
铜绿假单胞菌	毒血症症状明显，脓痰，可呈蓝绿色	弥漫性支气管炎、肺叶实变	具有抗假单胞菌活性的β内酰胺类；有抗假单胞菌活性的喹诺酮类	头孢哌酮、亚胺培南
流感嗜血杆菌	高热、呼吸困难、衰竭	支气管肺炎、肺叶实变	氨苄西林或＋β内酰胺类	二代头孢、三代头孢、氟喹诺酮、氨基糖苷类
军团菌	高热、肌痛、相对缓脉	下叶斑片浸润、进展迅速	阿奇霉素、氟喹诺酮	多西环素、米诺环素
支原体	起病缓，可小流行，乏力、肌痛、头痛	下叶间质性支气管肺炎	阿奇霉素、氟喹诺酮	克拉霉素
念珠菌	慢性病史，畏寒、高热、黏液	双下肺纹理增多，支气管肺炎或大片浸润，可有空洞	氟康唑、卡泊芬净	两性霉素 B
曲霉菌	免疫抑制宿主，发热、干咳或棕黄色痰、胸痛、咯血、喘息	以胸膜为基底的楔形影、结节或团块影，内有空洞，有晕轮征和新月体征	伏立康唑	氟康唑、两性霉素 B

（三）诊断思路

肺炎支原体肺炎临床表现不典型，可有中低度发热、干咳、肌肉关节酸痛、颈淋巴结肿大，是非典型肺炎的一种类型。白细胞计数不高，常可作出初步诊断。需综合临床表现，X 线表现及血清学检查结果作出拟诊。确诊需结合实验室检测结果。应与病毒性肺炎、军团菌肺炎等鉴别(图5-4)。

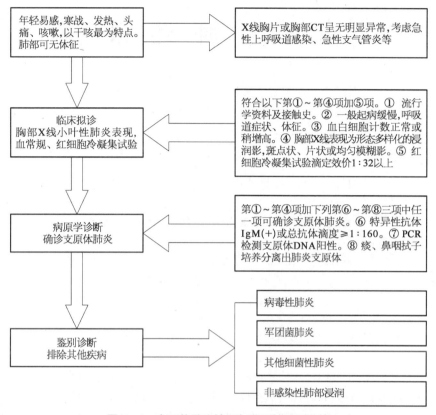

图5-4　支原体肺炎诊断与鉴别诊断思路图

【治疗策略】

1. **抗生素治疗**　本病有自限性。早期使用适当抗生素可减轻症状,缩短病程。大环内酯类抗生素为首选,如阿奇霉素、罗红霉素和红霉素。对大环内酯类抗生素不敏感者可选用呼吸喹诺酮类如左氧氟沙星、莫西沙星等,四环素类也对肺炎支原体肺炎有效。疗程一般2~3周。

2. **对症治疗**　患者应卧床休息,注意补充足够蛋白质、热量及维生素。剧烈胸痛者,可酌用少量镇痛药。对咳嗽剧烈者用镇咳药物。

3. **并发症的治疗**　极少数患者出现胃肠炎、溶血性贫血、关节痛、心肌炎、周围性神经炎、脑膜炎和脑炎等做相应的治疗。少数病例出现重症肺炎或肺外并发症,预后差,可致死。

(加孜那·托哈依)

第六章 肺 结 核

导学

1. 掌握：肺结核的病因、临床表现与并发症、诊断依据与鉴别诊断要点、治疗原则。

2. 熟悉：肺结核的发病机制、病理生理特点、辅助检查特点、病情评估、常用治疗药物种类。

3. 了解：肺结核流行病学、常用治疗药物用法、用量与不良反应、预后和预防。

肺结核(pulmonary tuberculosis)是由结核分枝杆菌引起的肺组织、气管、支气管和胸膜的传染病，其主要病理改变是结核结节、干酪坏死和空洞形成。以低热、乏力、盗汗、消瘦、咳嗽、咯血为主要临床表现。结核病在 21 世纪仍然是严重危害人类健康的主要传染病，是全球关注的公共卫生和社会问题。我国为全球结核病高负担、高危险性国家之一，因此结核是我国重点控制的主要疾病之一。1990 年世界卫生组织(WHO)调查结果表明，全球大约有三分之一的人(约 20 亿)曾受到结核分枝杆菌的感染。据 2010 年我国第 5 次结核病流行病学抽样调查估计，我国结核病年发病例 100 万，发病率 78/10 万。涂阳肺结核患者 72 万，患病率 66/10 万。结核病死亡人数 5.4 万，死亡率 4.1/10 万。结核病的高流行状况与低经济水平大致相关。

【病因及发病机制】

1. **病原体** 结核病的病原菌为结核分枝杆菌复合群(简称结核杆菌)，包括结核分枝杆菌、牛分枝杆菌、非洲分枝杆菌和田鼠分枝杆菌。人肺结核的致病菌 90% 以上为人型结核分枝杆菌，少数为牛型和非洲型分枝杆菌。结核杆菌在分类上属于放线菌目、分枝杆菌科、分枝杆菌属，其生物学特性如下。

(1) 结核分枝杆菌的形态与染色：典型的结核分枝杆菌是细长、稍弯曲、两端圆形的杆菌，单个散在。痰标本中的结核分枝杆菌可呈现为 T、V、Y 字形以及丝状、球状等多种形态，长 $1\sim4$ μg，宽 $0.3\sim0.6$ μg。结核分枝杆菌抗酸染色呈红色，可抵抗盐酸乙醇的脱色作用，故又称抗酸杆菌。

(2) 结核分枝杆菌的抵抗力：结核分枝杆菌对干燥、冷、酸、碱等抵抗力强。在干燥的环境中可存活数月或数年。在室内阴暗潮湿处，结核分枝杆菌能数月不死。结核分枝杆菌对紫外线比较敏感，太阳光直射下痰中结核分枝杆菌经 $2\sim7$ h 可被杀死，实验室或病房常用紫外线灯消毒，10 W 紫外线灯距照射物 $0.5\sim1$ m，照射 30 min 具有明显杀菌作用。

(3) 结核分枝杆菌的培养特性：结核分枝杆菌为专性需氧菌，营养要求高，最适宜 pH6.5$\sim$

6.8,生长缓慢,结核分枝杆菌的增代时间为 14～20 h,培养时间一般为 2～4 周。

(4) 结核分枝杆菌的变异性:结核分枝杆菌的变异性包括① 耐药变异性:表现为对抗结核药物较易产生耐药性。耐药菌株增多,如利福平耐药结核病(rifampicin resistant tuberculosis,RR - TB)和耐多药结核病(multidrug-resistant tuberculosis,MDR - TB)等,给治疗造成困难,也对公共卫生安全产生威胁。② 毒力变异:如果将有毒的牛分枝杆菌培养于含甘油、胆汁、马铃薯的培养基中,经过 230 次移种传代,可获得减毒活疫苗,即卡介苗,目前广泛用于人类结核病的预防。

(5) 结核分枝杆菌的致病性:结核分枝杆菌不产生内、外毒素。其致病性可能与细菌在组织内大量繁殖引起的炎症、菌体成分和代谢产物的毒性以及机体对菌体成分的免疫损伤有关。结核分枝杆菌菌体成分复杂,主要致病物质有:① 荚膜:荚膜的主要成分是多糖、部分酯类和蛋白质。荚膜能与机体吞噬细胞表面的补体受体 3 结合,有助于结核分枝杆菌在宿主细胞上的黏附与入侵;入侵后荚膜还可以抑制吞噬体与溶酶体的融合;荚膜中的多种酶还可降解宿主组织中的大分子物质,提供入侵的结核分枝杆菌繁殖所需营养;并且,荚膜能防止宿主的有害物质进入结核分枝杆菌。② 脂质:脂质与结核病的组织坏死、干酪液化、空洞发生以及结核变态反应有关。③ 菌体蛋白质:菌体蛋白质是结核菌的主要成分之一,以蛋白结合形式存在,诱发皮肤变态反应。

2. 结核病在人群中的传播

(1) 传染源:结核病在人群中的传染源主要是肺结核病排菌的患者。

(2) 传播途径:飞沫传播是肺结核最重要的传播途径,咳嗽、喷嚏、大笑、大声谈话等方式可把含有结核分枝杆菌的微滴排到空气中而传播。经消化道和皮肤等其他途径传播现已罕见。

(3) 易感人群:婴幼儿、老年人、免疫抑制剂使用者、慢性病患者等免疫力低下人群都是结核病易感人群。另外,结核病是 HIV／AIDS 最常见的机会感染性疾病,HIV／AIDS 加速了潜伏结核的发展和感染,是增加结核病发病最危险的因素,两者互相产生不利影响。另外,矽肺患者亦是并发肺结核的高危人群。

(4) 影响传染性的因素:传染性的大小取决于患者排菌量的多少、空间结核菌的密度及通风情况、接触的密切程度和时间长短以及个体免疫力的状况。通风换气,减少空间微滴的密度是减少肺结核传播的有效措施。影响机体对结核分枝杆菌自然抵抗力的因素除遗传因素外,还包括生活贫困、居住拥挤、营养不良等社会因素。接受化学治疗后肺结核患者痰中的结核菌数量呈对数减少,活力也减弱或丧失。结核病传染源中危害最严重的是那些未被发现和未给予治疗,管理和治疗不合理的痰结核菌涂片阳性的患者。漏诊往往导致结核病的诊断延误,耽误最佳治疗时间,同时造成疾病传播,也是结核病难以消灭的重要原因之一。

3. 人体的免疫反应 人体感染结核杆菌后产生的主要免疫保护机制是 T 细胞为主的细胞免疫。结核分枝杆菌侵入人体后 4～8 周,身体组织对结核分枝杆菌及其代谢产物所发生的敏感反应称为Ⅳ型(迟发性)变态反应。机体受结核分枝杆菌感染后,首先是巨噬细胞作出反应,肺泡中的巨噬细胞大量分泌白细胞介素和肿瘤坏死因子(TNF - α)等细胞因子,使淋巴细胞和单核细胞聚集到结核分枝杆菌入侵部位,逐渐形成肉芽肿,限制结核分枝杆菌扩散并杀灭结核分枝杆菌。T 细胞有独特作用,T 细胞与巨噬细胞相互作用和协调,T 淋巴细胞识别特异性抗原的受体,CD4$^+$ T 细胞促进免疫反应,在淋巴因子作用下分化为第 1 类和第 2 类辅助性 T 细胞(Th1 和 Th2)。细胞免疫保护作用以 Th1 为主,Th1 促进巨噬细胞的功能和免疫保护力。IL - 12 可诱导 Th1 的免疫作用,刺激 T 细胞分化为 Th1,增加 γ 干扰素的分泌,激活巨噬细胞抑制或杀灭结核分枝杆菌的能力。

结核病的免疫力与迟发性变态反应之间关系相当复杂,一些确切机制尚不十分清楚。1890年Koch在实验中观察到,机体对结核菌再感染与初感染可表现出不同反应。如果给豚鼠初次接种一定量的结核菌,最初几日可无明显反应,10~14 d之后,注射局部发生红肿,逐渐形成溃疡,经久不愈。并且,结核菌大量繁殖,到达局部淋巴结,并沿淋巴结及血液循环向全身播散导致豚鼠死亡。表明豚鼠对初次感染的结核菌无免疫力。而如将同量结核菌注入3~6周前已受少量结核菌感染的豚鼠体内,则所发生的反应与上述不同。注射后豚鼠出现高热,2~3 d后,注射局部出现组织红肿、溃疡、坏死等剧烈反应。但这种由于再感染引起的局部变态反应虽然剧烈,但通常易愈合,局部淋巴结并不肿大,不引起全身播散及死亡。此现象被称为郭霍现象(Koch phenomenon)。在此实验中,较快的局部红肿和表浅溃烂是由于结核菌素诱导的迟发性变态反应引起,但引流淋巴结不肿大、结核分枝杆菌不播散、溃疡较快愈合,这些是豚鼠对结核菌已具有免疫力的结果。因此,变态反应并不等同于免疫力。

4. **发病形式**

(1) 原发感染:首次吸入含结核分枝杆菌的气溶胶后,是否感染取决于结核分枝杆菌的毒力和肺泡内巨噬细胞固有的吞噬杀菌能力。结核分枝杆菌的类脂质等成分能抵抗溶酶体酶类的破坏作用,如果结核分枝杆菌能够存活下来,并在肺泡巨噬细胞内外生长繁殖,这部分肺组织即出现炎性病变,称为原发病灶。原发病灶中的结核分枝杆菌沿着肺内引流淋巴管到达肺门淋巴结,引起淋巴结肿大。原发病灶和肿大的气管支气管淋巴结合称为原发综合征。如果原发病灶继续扩大,可直接或经血流播散到邻近组织器官,发生结核病。

当结核分枝杆菌首次侵入人体开始繁殖时,人体通过细胞介导的免疫系统对结核分枝杆菌产生特异性免疫,使原发病灶、肺门淋巴结和播散到全身各器官的结核分枝杆菌停止繁殖,原发病灶炎症迅速吸收或留下少量钙化灶,肿大的肺门淋巴结逐渐缩小、纤维化或钙化,播散到全身各器官的结核分枝杆菌大部分被消灭,这就是原发感染最常见的良性过程。但仍然有少量结核分枝杆菌没有被消灭,长期处于休眠期,成为继发性结核的来源之一。

(2) 血行播散性肺结核:大多数伴随于原发肺结核,感染病灶中结核分枝杆菌破溃进入血行,偶尔由于其他脏器活动性结核病灶侵蚀邻近淋巴血道而引起。往往伴有结核性脑膜炎和其他脏器的结核。

(3) 继发性结核:继发性结核病有明显的临床症状,容易出现空洞和排菌,有传染性,是防治工作的重点。继发性肺结核的发病有两种类型:一种是发病慢,临床症状少而轻,多发生在肺尖或锁骨下,痰涂片检查阴性,一般预后良好。另一种是发病快,几周前肺部检查还是正常,发现时已出现广泛的病变、空洞和播散,痰涂片检查阳性。这类患者多发生在青春期女性、营养不良、抵抗力弱的群体以及免疫功能受损的患者。

继发性肺结核发病来源有两种方式:一是原发性结核感染时期遗留下来的潜在病灶中的结核分枝杆菌重新活动而发生的结核病,此为内源性复发。二是由于受到结核分枝杆菌的再感染而发病,称为外源性重染。如图6-1所示肺结核自然过程。

【病理及病理生理】

1. **基本病理改变**　结核病的基本病理变化是炎性渗出、增生和干酪样坏死,病变区可找到病原菌。结核病的病理过程特点是破坏与修复常同时进行,故上述三种病理变化可以某一种变化为主,多同时存在,而且也可相互转化。渗出为主的病变主要出现在结核性炎症初期或病变恶化复

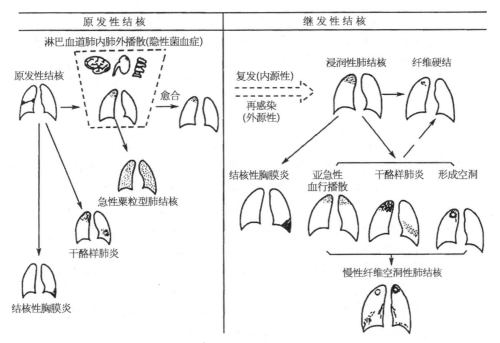

图 6-1　肺结核病的自然过程示意图

注：原图来自,葛俊波,徐永健. 内科学[M]. 8 版：北京：人民卫生出版社,2014：63.

发时,可表现为局部中性粒细胞浸润,继之由巨噬细胞及淋巴细胞取代。增生为主的病变发生在机体抵抗力较强、病变恢复阶段,表现为典型的结核结节,直径约为 0.1 mm,数个融合后肉眼能见到,由淋巴细胞、上皮样细胞、朗格汉斯巨细胞以及成纤维细胞组成。结核结节的中间可出现干酪样坏死。大量上皮样细胞互相聚集融合形成多核巨细胞称为朗格汉斯巨细胞。干酪样坏死为主的病变多发生在结核分枝杆菌毒力强、感染菌量多、机体超敏反应增强、抵抗力低下的情况。干酪坏死病变镜检为红染无结构的颗粒状物,含脂质多,肉眼观察呈淡黄色,状似奶酪,故称干酪样坏死。

　　2. **病理变化与转归**　结核病患者如不进行的正规化学治疗,其吸收愈合十分缓慢、多反复恶化,干酪样坏死病变常发生液化或形成空洞,含有大量结核分枝杆菌的液化物可经支气管播散到对侧肺或同侧肺其他部位引起新病灶。但如果进行正规化学治疗,早期渗出性病变可完全吸收消失或仅留下少许纤维索条;一些增生病变或较小干酪样病变可吸收缩小,逐渐纤维化或纤维组织增生将病变包围,形成散在的小硬结灶;干酪样病变中的大量结核分枝杆菌被杀死,病变逐渐吸收缩小或形成钙化。

【临床表现】

(一) 症状

　　肺结核起病隐匿,病程缓慢,15%~20%甚至更多的肺结核患者可无任何症状,仅在体检胸部影像学检查时发现。

　　1. **全身症状**　临床常将午后低热、盗汗、消瘦、纳差、乏力等称为结核中毒症状。

　　(1) 发热：肺结核的发热,多数表现为午后低热,体温通常在 38℃ 以下,尤其午后至傍晚明显。

部分患者出现中高度发热,可见于急性血行播散性肺结核、干酪性肺炎。

(2) 乏力:部分肺结核患者可出现疲乏无力,轻体力劳动后自觉乏力更明显。

(3) 盗汗:患者表现为入睡后出汗,清醒后止汗。轻度盗汗者,仅表现为头颈部、腋窝或手掌心部位出汗,重者表现为躯干部出汗,再严重者表现为全身出汗,清醒后内衣可被浸湿。

(4) 食欲不振、消瘦、体重减低:结核分枝杆菌感染后出现发热、食欲不振、进食减少,出现消瘦,体重下降。

(5) 月经不调或闭经:女性患者可呈现月经周期间隔延长,月经量减少,甚至闭经。

2. **呼吸道症状**　一般将咳嗽、咳痰≥2 周或痰中带血作为肺结核的可疑症状。

(1) 咳嗽与咳痰:是最为常见的呼吸道症状,咳嗽较轻,干咳或少量白色黏液痰。有空洞形成时,痰量增多,若合并其他细菌感染,痰可呈黄色或脓性痰液。若结核发生于气管、支气管,则表现为刺激性咳嗽。

(2) 咯血:约 1/3 的患者有咯血,咯血的量与肺结核病的性质以及病变侵及血管的大小有关。多数患者为痰中带血或少量咯血,少数患者如发生空洞壁的动脉瘤破裂则引起大咯血。

(3) 胸痛:结核累及胸膜时可表现胸痛,胸痛伴随呼吸运动和咳嗽加重,性质多为隐痛、钝痛或刺痛,持续时间与病变的转归有关。

(4) 呼吸困难:多数患者无明显的呼吸困难,呼吸困难多见于干酪样肺炎和大量胸腔积液患者。当病变范围进展,导致大面积肺组织损坏时亦可出现呼吸困难。气管、支气管结核出现气道狭窄时可出现喘鸣伴呼吸困难。

3. **特殊表现**

(1) 结核性风湿症:多见于青少年女性。常累及四肢大关节,在受累关节附近可见结节性红斑或环形红斑,压之不褪色间歇出现。往往类风湿因子等结缔组织病相关化验均为阴性。PPD 皮肤试验可呈强阳性或 γ 干扰素释放试验阳性,有助于诊断。

(2) 无反应结核:无反应结核是一种严重的单核-吞噬细胞系统结核病,亦称为结核性败血症。临床表现为持续高热,骨髓抑制或见类白血病反应。呼吸道症状和胸部 X 线表现往往很不明显或缺如,见于极度免疫抑制的患者。

(二) 体征

结核病病变范围较小时,可以没有任何体征。渗出性病变范围较大或干酪样坏死时,则可以有肺实变体征,如触觉语颤增强、叩诊浊音、听诊闻及支气管呼吸音和细湿啰音。较大的空洞性病变听诊可闻及支气管呼吸音。当有较大范围的纤维条索形成时,气管向患侧移位、患侧胸廓塌陷、叩诊浊音、听诊呼吸音减弱并可闻及湿啰音。结核性胸膜炎时有胸腔积液体征,表现为气管向健侧移位、患侧胸廓望诊饱满、触觉语颤减弱、叩诊实音、听诊呼吸音减弱或消失。气管、支气管结核时可有局限性哮鸣音。成人发生急性粟粒型肺结核合并结核性脑膜炎时可出现颈项强直等脑膜刺激征。结核性风湿症患者出现在四肢大关节附近可见结节性红斑或环形红斑,压之不褪色,间歇出现。

(三) 并发症

1. **咯血**　咯血色鲜红,可伴有胸闷、胸痛、呼吸困难、心悸等症状,可引起窒息、失血性休克、肺不张、结核支气管播散和吸入性肺炎等严重合并症。咯血在多数情况下提示病情活动、进展,少数发生在肺结核好转或稳定期。咯血的原因多为渗出和空洞病变所致,或支气管结核及局部结核病变引起支气管变形扭曲和扩张所致。

2. **自发性气胸** 患者突发呼吸困难,体检发现气胸体征,胸部 X 线检查可以明确。多种肺结核病变可引起气胸,如胸膜下病灶或空洞破入胸腔,结核病病灶纤维化或瘢痕化导致肺气肿或肺大疱破裂。如病灶或空洞破入胸腔,胸腔内渗出性液体增多,可形成液气胸、脓气胸。

3. **肺部感染** 肺部感染的诊断需要结合临床特征、实验室检查、影像学变化等综合判断。细菌感染以革兰阴性杆菌为主,且混合感染多。年老、体弱、同时应用免疫抑制剂的患者易继发真菌感染,常导致反复大咯血、常规治疗效果不佳,预后差。另外,艾滋病合并肺结核、糖尿病合并肺结核、乙型病毒性肝炎合并肺结核时临床诊断与治疗均需要缜密的评估。

【**辅助检查**】

1. **细菌学检查** 痰检是确诊肺结核病的主要方法,也是制订化疗方案和考核治疗效果的主要依据,是确定传染源的依据。每一个有肺结核可疑症状或肺部有异常阴影的患者都必须进行痰细菌学检查。

(1) 痰标本的收集:肺结核患者的排菌具有间断性和不均匀性的特点,传染性患者需要多次查痰。通常初诊患者要送 3 份痰标本,包括清晨痰、夜间痰和即时痰。复诊患者每次送两份痰标本。无痰患者可采用痰诱导技术获取痰标本。

(2) 痰涂片检查:痰涂片检查是简单、快速、易行和可靠的方法。目前常采用萋-尼氏(Ziehl-Neelsen)染色法或 LED 荧光显微镜检测抗酸杆菌。痰涂片检查欠敏感,当每毫升痰中至少含 5 000～10 000 个细菌时才可呈阳性结果。并且,痰涂片检查阳性只能说明痰中含有抗酸杆菌,不能区分是结核分枝杆菌还是非结核性分枝杆菌,但由于非结核性分枝杆菌致病的机会非常少,故痰中检出抗酸杆菌有极重要的意义。

(3) 培养法:结核分枝杆菌培养为痰结核分枝杆菌检查提供准确可靠的结果,灵敏度高于涂片法,常作为结核病确诊标准,同时也为药物敏感性测定和菌种鉴定提供菌株。沿用的改良罗氏法(Lowenstein‐Jensen)结核分枝杆菌培养费时较长,一般为 2～8 周。近期采用液体培养基和测定细菌代谢产物的 BACTEC‐TB 960 法,10 d 可获得结果,并可提高 10% 分离率。

(4) 药物敏感性测定:初治失败、复发以及其他复治患者应行药物敏感性测定,为临床耐药病例的诊断、制定合理的化疗方案以及流行病学监测提供依据。世界卫生组织(WHO)把比例法作为药物敏感性测定的"金标准"。由于采用 BACTEC‐TB 960 法以及显微镜观察药物敏感法和噬菌体生物扩增法等新生物技术,使药物敏感性测定时间明显缩短,准确性提高。

2. **胸部影像学检查** 胸部影像学检查是诊断肺结核的重要方法。影像学检查可显示病变范围、部位、形态、密度、有无空洞、与周围组织的关系及病变阴影的伴随影像,常用于肺结核的诊断以及与其他胸部疾病的鉴别诊断,是肺结核的分型主要依据。胸部 X 线检查可以发现早期轻微的结核病变。CT 分辨率更高,有助于对病变细微特征进行评价,减少重叠影像,易发现隐蔽的胸部和气管、支气管内病变,早期发现肺内粟粒阴影和减少微小病变的漏诊;能准确显示纵隔淋巴结有无肿大;也可用于引导穿刺、引流和介入性治疗等。

肺结核病影像特点是:① 病变多发生在上叶的尖后段和下叶的背段。② 病变呈多态性,即浸润、增殖、干酪、纤维钙化病变可同时存在。渗出性病灶呈云雾状或片絮状,密度较淡,边缘模糊;干酪性病灶密度较高,浓淡不一;空洞可见具有环形边界的透光区;纤维化、钙化、硬结可表现为边缘清楚、密度较高的斑点、条索、结节状影。根据中华人民共和国卫生行业标准(WS288‐2017)将典型肺结核的影像学分为原发性肺结核、血行播散性肺结核、继发性肺结核、结核性胸膜炎、其他肺外结核、菌阴肺结核六个类型(见后文诊断标准)。

气管及支气管结核主要表现为气管或支气管壁不规则增厚、管腔狭窄或阻塞,狭窄支气管远端肺组织可出现继发性不张或实变、支气管扩张及其他部位支气管播散病灶等。可有支气管扩张的征象,局限性肺气肿,肺段性或肺叶性肺不张改变。肺野内可见多形态结核病变等。

3. 免疫学检查

(1) 结核菌素皮肤试验:结核菌素皮肤试验是基于Ⅳ型变态反应原理的一种皮肤试验。结核菌素是结核杆菌的菌体成分,有旧结核菌素(old tuberculin,OT)及结核菌素纯蛋白衍生物(purified protein derivative,PPD)两种类型,目前常用后者。将 0.1 ml(5 U)PPD皮内注射于左前臂曲侧中上1/3处,凡感染过结核杆菌的机体,约在 72 h(48~96 h)内局部出现红肿硬节的阳性反应(表 6-1)。

表 6-1　PPD 结果判断

硬结平均直径(横径＋纵径 /2)	结 果 判 断
<5 mm	阴性
≥5 mm 且<10 mm	一般阳性
≥10 mm 且<15 mm	中度阳性
≥15 mm,或局部出现双圈、水疱、坏死及淋巴管炎	强阳性

结核菌素皮肤试验广泛应用于检出结核分枝杆菌的感染,而非检出结核病。由于许多国家和地区广泛推行卡介苗接种,结核菌素试验阳性不能区分是结核分枝杆菌的自然感染还是卡介苗接种的免疫反应。因此,在卡介苗普遍接种的地区,结核菌素试验对检出结核分枝杆菌感染受到很大限制。PPD 在结核感染的判断标准如下:① 一般情况下,在没有卡介苗接种和非结核分枝杆菌干扰时,PPD 反应硬结≥5 mm 应视为已受结核菌感染。② 在卡介苗接种地区或非结核分枝杆菌感染流行区,以 PPD 反应硬结≥10 mm 为结核感染标准。③ 在卡介苗接种地区或非结核分枝杆菌感染流行区,对 HIV 阳性、接受免疫抑制剂大于 1 个月,PPD 反应硬结≥5 mm 为结核感染。④ 与涂片阳性肺结核患者密切接触的 5 岁以下儿童,PPD 反应硬结≥5 mm 为结核感染。⑤ 硬结平均直径≥15 mm,或局部出现双圈、水疱、坏死及淋巴管炎等为结核感染的强反应。

结核菌素试验反应愈强,对结核病的诊断,特别是对婴幼儿的结核病诊断愈重要。结核菌素试验阴性的儿童,表明没有受过结核分枝杆菌的感染,可以除外结核病。结核菌素试验的假阴性见于:① 变态反应前期:结核分枝杆菌感染后需 4~8 周才建立充分变态反应,在此变态反应之前,结核菌素试验可呈阴性。② 免疫系统受干扰:见于急性传染病如百日咳、麻疹等,可使原有反应暂时受到抑制,呈阴性。③ 免疫功能低下:如营养不良、HIV 感染、麻疹、水痘、癌症、严重的细菌感染包括重症结核病如粟粒性结核病和结核性脑膜炎等和卡介苗接种后,结核菌素试验结果则多为阴性。④ 另外,结核菌素试剂或试验方法错误,也可以出现结核菌素试验阴性。

(2) γ 干扰素释放试验: γ 干扰素释放试验(interferon-gamma release assays,简称 IGRA)是近 20 年来基于免疫和分子生物学发展起来的一种快速、体外检测结核感染的新方法。被结核分枝杆菌抗原致敏的 T 细胞再遇到同类抗原时能产生高水平的 γ 干扰素。试验通过结核分枝杆菌特异性抗原(ESAT-6 和 GFP-10)与全血细胞共同孵育,然后采用酶联免疫吸附测定(ELISA)检测 γ 干扰素水平或采用酶联免疫斑点试验(ELISPOT)测量计数分泌 γ 干扰素的特异性 T 淋巴细胞,可明确有无结核分枝杆菌感染。不会与卡介苗接种和其他环境分枝杆菌感染(除堪萨斯分枝杆菌、海水分枝杆菌和苏加分枝杆菌外)产生交叉反应,特异度明显高于 PPD 试验。近年来的研究表明,多种因素如老年患者、肥胖、合并 HIV 感染、结核治疗免疫抑制状态等均会影响干扰素释放试验的结果。但从另外的角度讲,在缺乏病原学证据的情况下,阴性结果能够提示临床医师优先考虑其他非结核性疾病。

(3) 结核分枝杆菌抗体:结核病在疾病发展的不同阶段,T 淋巴细胞识别的结核抗原不尽相同。目前发现的诊断结核特异性抗体最常用的是 38 kD 抗原,抗 38 kD 抗体是涂片阳性结核患者中抗体阳性率最高的一种,是结核病感染中后期检测的重要抗原。16 kD 抗原适于结核早期感染的患者,可以尽早地检出活动性结核病。采用间接法原理检测人血清样本中的 38 kDa 及 16 kDa 蛋白抗体,可用于活动性结核病的临床辅助诊断。可在缺乏病原学证据时作为结核的辅助诊断方法,是“菌阴”结核和肺外结核病的快速辅助检查手段。

4. **分子生物学检查**　应用聚合酶链反应(PCR)技术检测结核分枝杆菌,能大大提高结核分枝杆菌的检出率和检出特异性。结核分枝杆菌核酸检测阳性可以明确诊断。标本采自患者的痰、支气管分泌物、脑脊液、心包积液、胸腔积液、胸腹水等。利用 PCR 技术能对石蜡包埋组织中结核杆菌 DNA 进行检测并与其他抗酸杆菌相鉴别。对一些陈旧性结核病变,仅有凝固性坏死和纤维化病变,在抗酸染色未找到结核杆菌情况下,应用 PCR 对结核杆菌 DNA 检测,敏感性和特异性高,对于确定诊断有较大帮助。

5. **结核病病理学检查**　病理学改变表现为上皮细胞样肉芽肿性炎,光学显微镜下可见大小不等和数量不同的坏死性和非坏死性的肉芽肿。肉芽肿是由上皮样细胞结节融合而成。典型的结核病变由融合的上皮样细胞结节组成,中心为干酪样坏死,周边可见郎罕多核巨细胞,外层为淋巴细胞浸润和增生的纤维结缔组织。证明结核性病变,需要在病变区找到病原菌。组织病理学通常可采用抗酸染色方法。切片染色后显微镜下常常可以在坏死区中心或坏死区与上皮样肉芽肿交界处查见红染的两端钝圆并稍弯曲的短棒状杆菌;用金胺罗达明荧光染色,在荧光显微镜下也可查见杆菌。

6. **纤维支气管镜检查**　纤维支气管镜检查常应用于支气管结核和淋巴结支气管瘘的诊断。支气管镜检查可直接观察气管和支气管病变,也可以抽吸分泌物、刷检及活检。支气管结核表现为黏膜充血、溃疡、糜烂、组织增生、形成瘢痕和支气管狭窄。可以通过纤维支气管镜在病灶部位钳取活体组织进行病理学检查和结核分枝杆菌培养。对于肺内结核病灶,可以采集分泌物或冲洗液标本做病原体检查,也可以经支气管肺活检获取标本检查。

【诊断策略】

肺结核的诊断以病原学(包括细菌学、分子生物学)检查为主,结合流行病史、临床表现、胸部影像、相关的辅助检查及鉴别诊断等,进行综合分析做出诊断。以病原学、病理学结果作为确诊依据。

(一) 诊断依据

肺结核的诊断标准(WS288-2017)分为疑似病例、临床诊断病例和确诊病例。

1. **疑似病例**　存在咳嗽、咳痰持续 2 周以上和咯血的可疑症状。或无症状,仅胸部影像学有活动性肺结核相符的病变。

2. 临床诊断病例

(1) 胸部影像学有活动性肺结核相符的病变。

(2) 伴以下任一条：① 有肺结核可疑症状。② 结核菌素试验中度以上阳性。③ γ 干扰素释放试验阳性。④ 结核抗体检查阳性。⑤ 肺外组织病理为结核病变。⑥ 支气管镜镜下符合结核病改变。⑦ 胸水常规、生化＋任意免疫学检查阳性。

3. 确诊病例

(1) 痰涂片阳性肺结核诊断：凡是符合下列项目中之一者。① 2 份痰涂片抗酸杆菌检查阳性。② 1 份痰涂片抗酸杆菌阳性＋1 份痰分枝杆菌培养阳性。③ 1 份痰涂片抗酸杆菌阳性＋胸部影像学有活动性肺结核相符的病变。

(2) 仅分枝杆菌分离培养阳性肺结核：① 胸部影像学有活动性肺结核相符的病变。② 至少 2 份痰涂片抗酸杆菌阴性＋分枝杆菌培养阳性。

(3) 分子生物学阳性肺结核：① 胸部影像学有活动性肺结核相符的病变。② 仅分枝杆菌核酸检测阳性。

(4) 肺组织病理学阳性肺结核：肺组织病理学符合结核病病理改变者。

(二) 结核病分型诊断

1. 原发性肺结核(Ⅰ型) 原发性肺结核主要表现为肺内原发病灶及胸内淋巴结肿大，或单纯胸内淋巴结肿大。表现为哑铃型阴影，即原发病灶、引流淋巴管炎和肿大的肺门淋巴结，形成典型的原发综合征。原发病灶多见于上叶后段及下叶背段。一般吸收较快，可不留任何痕迹。若只有肺门淋巴结肿大，则诊断为胸内淋巴结结核。肺门淋巴结结核可呈团块状、边缘清晰和密度高的肿瘤型或边缘不清、伴有炎性浸润的炎症型。该型多见于少年儿童、多有结核病家族史，多见于少年儿童，无症状或症状轻微，结核菌素试验多为强阳性。

2. 血行播散性肺结核(Ⅱ型) 包括急性、亚急性及慢性血行播散型肺结核。急性血行播散性肺结核(又称为急性粟粒型肺结核)发病早期表现为两肺纹理增重，小叶间隔增厚，在起病 2 周左右可发现典型表现：由肺尖至肺底，呈大小、密度和分布三均匀的粟粒状结节阴影，结节直径 2 mm 左右，伴有小叶间隔增厚及小叶内网状影。小叶中心分枝影及"树芽征"。亚急性或慢性血行播散性肺结核的弥漫病灶，呈双上、中肺野为主的大小不等、密度不同和分布不均的粟粒状或结节状阴影，新鲜渗出与陈旧硬结和钙化病灶共存，可有融合。急性粟粒型肺结核多见于婴幼儿和青少年，特别是营养不良、患传染病和长期应用免疫抑制剂导致抵抗力明显下降的小儿，多同时伴有原发型肺结核。成人也可发生急性粟粒型肺结核，可由病变中和淋巴结内的结核分枝杆菌侵入血管所致。起病急，持续高热，中毒症状严重，约一半以上的小儿和成人合并结核性脑膜炎。虽然病变侵及两肺，但极少有呼吸困难。全身浅表淋巴结肿大，肝和脾大，有时可发现皮肤淡红色粟粒疹，可出现颈项强直等脑膜刺激征，眼底检查约三分之一的患者可发现脉络膜结核结节。部分患者结核菌素试验阴性，随病情好转可转为阳性。慢性血行播散型肺结核多无明显中毒症状。

3. 继发性肺结核(Ⅲ型) 继发性肺结核胸部影像学表现多样，轻重不一。轻者主要表现为斑片、结节及索条影，或表现为结核瘤或孤立空洞。重者可表现为大叶性浸润、干酪性肺炎、多发空洞形成和支气管播散等。反复迁延进展者可出现肺损毁，损毁肺组织体积缩小，其内多发纤维厚壁空洞、继发性支气管扩张，或伴有多发钙化等，邻近肺门和纵隔结构牵拉移位，胸廓塌陷，胸膜增厚粘连，其他肺组织出现代偿性肺气肿和新旧不一的支气管播散病灶等。继发型肺结核包含以下类型。

(1) 浸润性肺结核：浸润渗出性结核病变和纤维干酪增殖病变多发生在肺尖和锁骨下，好发于上叶尖后段，影像学检查表现为小片状或斑点状阴影，可融合和形成空洞。渗出性病变易吸收，而纤维干酪增殖病变吸收很慢，可长期无改变。

(2) 空洞性肺结核：空洞形态不一，可以单发或多发。干酪渗出病变溶解可形成虫蚀样空洞（洞壁不明显、多个空腔）。其周围浸润病变中，如引流支气管壁出现炎症半堵塞时，活瓣形成，可出现壁薄的、可迅速扩大和缩小的张力性空洞。肺结核球干酪样坏死物质排出后形成的干酪溶解性空洞。空洞性肺结核多有支气管播散病变，临床症状较多，如发热、咳嗽、咳痰和咯血等，此类患者痰中经常排菌。

(3) 结核球：多由干酪样病变吸收和周边纤维膜包裹或干酪空洞阻塞性愈合而形成。结核球内有钙化灶或液化坏死形成空洞，直径 2～4 cm，多小于 3 cm。同时 80% 以上的结核球有卫星灶，可作为诊断和鉴别诊断的参考。

(4) 干酪性肺炎：多发生于机体免疫力和体质衰弱，又受到大量结核分枝杆菌感染的患者；或因存在淋巴结支气管瘘，淋巴结中的大量干酪样物质经支气管进入肺内而发生。大叶性干酪性肺炎影像呈大叶性密度均匀磨玻璃状阴影，逐渐出现溶解区，呈虫蚀样空洞，可出现播散病灶，痰中能查出结核分枝杆菌。小叶性干酪性肺炎的症状和体征都比大叶性干酪性肺炎轻，影像呈小叶斑片播散病灶，多发生在双肺中下部。

(5) 纤维空洞性肺结核：双侧或单侧出现纤维厚壁空洞和广泛的纤维增生，造成肺门抬高和肺纹理呈垂柳样，患侧肺组织收缩，纵隔向患侧移位，常见胸膜粘连和代偿性肺气肿。该型病程长，反复进展恶化，肺组织破坏重，肺功能严重受损，结核分枝杆菌长期检查阳性且常耐药。

4. **结核性胸膜炎（Ⅳ型）**　结核性胸膜炎分为干性胸膜炎和渗出性胸膜炎。干性胸膜炎为胸膜的早期炎性反应，通常无明显的影像表现。渗出性胸膜炎主要表现为胸腔积液，且胸腔积液可表现为少量或中大量的游离积液，或存在于胸腔任何部位的局限积液，吸收缓慢者常合并胸膜增厚粘连，也可演变为胸膜结核瘤及脓胸等。

5. **肺外结核（Ⅴ型）**　按部位和脏器命名，如骨关节结核、肾结核、肠结核等。

6. **菌阴肺结核（Ⅵ型）**　菌阴肺结核为三次痰涂片及一次培养阴性的肺结核，其诊断标准为：① 典型肺结核临床症状和胸部 X 线表现。② 抗结核治疗有效。③ 临床可排除其他非结核性肺部疾患。④ PPD(5 IU)强阳性，血清抗结核抗体阳性。⑤ 痰结核菌 PCR 和探针检测呈阳性。⑥ 肺外组织病理证实结核病变。⑦ 支气管肺泡灌洗(BAL)液中检出抗酸分枝杆菌。⑧ 支气管或肺部组织病理证实结核病变。具备①～⑥中 3 项或⑦～⑧ 中任何 1 项可确诊。

（三）肺结核病的记录方式

肺结核病的记录当按下列内容顺序书写：结核病分型、病变部位范围、痰菌情况、化疗史。可在化疗史后依次记录并发症(如自发性气胸、肺不张等)、并存病(如矽肺、糖尿病等)、手术(如肺切除术后、胸廓成形术后等)。如：原发性肺结核，右中，涂(－)，初治；又如：继发性肺结核，双上，涂(＋)，复治，单耐药。血行播散性肺结核可注明急性或慢性；继发性肺结核可注明浸润性、纤维空洞性等。

(1) 记录病原学检查结果：① 涂片阳性肺结核。② 涂片阴性肺结核。③ 培养阳性肺结核。④ 培养阴性肺结核。⑤ 分子生物学阳性肺结核。⑥ 未痰检肺结核。

（2）记录治疗状况：有下列情况之一者属于初治结核病。① 尚未开始抗结核治疗的患者。② 正进行标准化疗方案用药而未满疗程的患者。③ 不规则化疗未满 1 个月的患者。有下列情况之一者为复治：初治失败的患者；规则用药满疗程后痰菌又复阳的患者；不规则化疗超过 1 个月的患者；慢性排菌患者。

（3）记录耐药状况：① 非耐药结核病。② 耐药结核病（单耐药结核病、多耐药结核病、耐多药结核病、广泛耐药结核病、利福平耐药结核病）。

（4）有无活动性的判断：因为结核活动性病变必须给予治疗，因此如果诊断为肺结核，应进一步明确有无活动性。痰检阳性是确定活动性病变最可靠的依据，也是确定传染源的唯一方法。无临床症状并不代表结核无活动性。判断结核有无活动性还可以参考影像学检查。一般来说，活动性病变在胸片上通常表现为边缘模糊不清的斑片状渗出性病变阴影，可有中心溶解和空洞，或出现播散病灶。胸片表现为钙化、硬结或纤维化，痰检查不排菌，可视为无活动性肺结核。由于结核病的新老旧病变同时存在，病变可能存在部分活动被忽视，因此不能只看单次影像学资料下结论，需要综合相关因素，前后对照，动态观察分析判断。

（四）鉴别诊断

1. 浸润性病变的鉴别　影像呈浸润表现的肺结核应与细菌性肺炎、肺真菌病和肺寄生虫病等感染性肺疾病相鉴别。干酪性肺炎患者有典型结核中毒症状，在胸片上无叶、段性表现，病变密度不均匀，其内可有虫蚀样空洞，抗结核治疗有效。大叶性肺炎除高热，尚有铁锈色痰，X 线表现为全肺叶病变，病变密度均匀、边界清楚，抗炎治疗有效；肺真菌病常有长期应用抗生素、免疫抑制剂或患有免疫疾病史，痰真菌培养阳性，血 G 试验及 GM 试验阳性，抗炎、抗结核治疗无效，抗真菌治疗有效。肺寄生虫病患者常有在流行地区居住史，食污染食物及饮生水史，痰内或胸水查到虫卵，血清特异性抗体检查有助于诊断。

2. 肺结核球的鉴别　肺结核球当与周围性肺癌、炎性假瘤、肺错构瘤和肺隔离症等相鉴别。肺癌患者常以咳嗽、胸痛就诊或体检发现病灶，病灶多有分叶、毛刺，多无卫星病灶，患者痰中可找到瘤细胞，经皮肺穿刺活检或经支气管镜肺活检病理检查常能确诊。炎性假瘤是一种病因不明炎性肉芽肿病变，患者以前曾有慢性肺部感染史，抗炎治疗病灶逐渐缩小。肺错构瘤常为孤立病灶，呈爆米花样阴影。肺隔离症以 20 岁年轻人较多，不伴肺内感染时可长期无症状，病变好发于肺下叶后基底段，以左下肺多见，密度均匀、边缘清楚，很少钙化，血管造影及肺放射性核素扫描可见单独血供，可确诊。

3. 空洞性病变鉴别　肺结核空洞与癌性空洞、肺囊肿、囊性支气管扩张、肺脓肿相鉴别。肺癌性空洞洞壁多不规则，空洞内可见结节状突起，空洞周围无卫星灶，空洞增大速度较快；肺囊肿为肺组织先天性异常，多发生在肺上野，并发感染时，空腔内可见液平，周围无卫星灶，未并发感染时可多年无症状，病灶多年无变化；囊性支气管扩张多发生在双肺中下肺野，患者常有咳大量脓痰、咯血病史，薄层 HRCT 扫描或碘油支气管造影可助诊断。肺脓肿多有高热，咳大量脓臭痰。胸片表现为带有液平面的空洞伴周围浓密的炎性阴影。血白细胞和中性粒细胞增高。

（五）诊断思路

存在咳嗽、咳痰持续 2 周以上和咯血肺结核可疑症状；有肺结核接触史或肺外结核时考虑到肺结核病的可能性。首先做胸部 X 线检查，无异常发现可排除。胸部影像学有肺、气管、支气管和胸膜结核相符的病变时诊断为疑似病例。再进一步查痰抗酸杆菌、免疫学检查及分子生物学检查、病理学检查、纤维支气管镜检查的任意一项阳性发现即可临床诊断病例。确诊病例分为痰涂片阳性肺结核诊断、仅分枝杆菌分离培养阳性肺结核、分子生物学阳性肺结核、肺组织病理学阳性肺结核。再根据治疗史分为初治肺结核和复治肺结核。按耐药分为非耐药肺结核和耐药肺结核(单耐药肺结核、多耐药肺结核、耐多药肺结核、广泛耐药肺结核及利福平耐药肺结核)。另外在临床思路中还需要判断活动性分为结核分枝杆菌潜伏感染者、活动性结核病和非活动性结核病。需要注意有无肺外结核的共存问题(图6-2)。

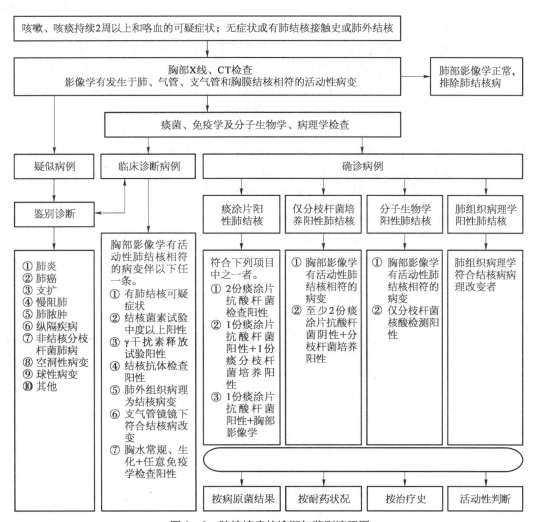

图6-2　肺结核病的诊断与鉴别流程图

【治疗策略】

肺结核治疗目标是消灭结核菌、促进病变吸收、治愈结核,预防产生耐药菌、减少传染性或复发。同时需针对合并症如咯血、自发性气胸进行治疗。按《中华人民共和国传染病防治法》,肺结核属于乙类传染病。各级医疗预防机构要专人负责,做到及时、准确、完整地报告肺结核疫情。按照病情选择治疗场所,在非肺结核病定点医疗机构确诊的肺结核患者,应转诊到当地结核病定点医疗机构进行门诊或住院治疗,做好归口管理。

1. **抗结核药物化学治疗** 抗结核药物化学治疗是治疗结核病的根本措施,应遵循早期、规律、全程、适量、联合(强化治疗期和巩固、维持治疗期)五项基本原则。常用药物有异烟肼、链霉素、利福平、乙胺丁醇、吡嗪酰胺等。治疗时根据患者的病情及药敏试验结果(初治、复治、耐药),结合患者个体差异(体重、年龄、肝肾功能、用药史等)情况制定合理的方案。

2. **糖皮质激素** 在有效的抗结核治疗基础上仅用于结核中毒症状严重者。糖皮质激素治疗结核病的应用主要是利用其抗炎、抗毒作用,抑制病变区毛细血管扩张,降低其血管壁与细胞膜通透性等作用。使用剂量依病情而定,一般用泼尼松口服每日 20 mg,顿服,1~2 周,以后每周递减 5 mg,用药时间为 4~8 周。全身用激素主要用于血行播散性肺结核、结核性脑膜炎。对于耐药结核、合并艾滋病、糖尿病、严重高血压、合并活动性消化性溃疡病,或妊娠患者要慎用。

3. **咯血的治疗** 咯血是肺结核的常见症状,一般少量咯血,多以安慰患者、消除紧张、卧床休息为主,可用氨基己酸、氨甲苯酸(止血芳酸)、酚磺乙胺(止血敏)、卡巴克洛(安络血)等药物止血。大咯血时可使用垂体后叶素 5~10 U 加入 25% 葡萄糖液 40 ml 中缓慢静脉注射,一般为 15~20 min,然后将垂体后叶素加入 5% 葡萄糖液按 0.1 U/(kg·h)速度静脉滴注。垂体后叶素收缩小动脉,使肺循环血量减少而达到较好止血效果。高血压、冠心病、心力衰竭患者和孕妇禁用。对支气管动脉破坏造成的大咯血可采用支气管动脉栓塞法。

4. **支气管内镜介入治疗** 用于治疗气管或支气管结核病、咯血治疗。

5. **外科手术治疗** 当前肺结核外科手术治疗主要的适应证是经合理化学治疗后无效、多重耐药的厚壁空洞、大块干酪灶、结核性脓胸、支气管胸膜瘘和大咯血保守治疗无效者。

6. **管理与预防** 普遍认为卡介苗接种对预防成年人肺结核的效果很差,但对预防常发生在儿童的结核性脑膜炎和粟粒型结核有较好作用。新生儿进行卡介苗接种后,仍需注意采取与肺结核患者隔离的措施。

(加孜那·托哈依)

第七章 原发性支气管肺癌

导学

1. 掌握：原发性支气管肺癌的病因、临床表现与并发症、诊断依据与鉴别诊断要点、治疗原则。

2. 熟悉：原发性支气管肺癌的发病机制、病理生理特点、辅助检查特点、病情评估、常用治疗药物种类。

3. 了解：原发性支气管肺癌流行病学、常用治疗药物用法、用量与不良反应、预后和预防。

原发性支气管肺癌(primary bronchogenic carcinoma)，简称肺癌(lung cancer)，是原发于各级支气管黏膜或腺体的恶性肿瘤。肺癌在全世界的发病率和病死率仍在逐渐上升，其随年龄增长而增加，一般在 40 岁以后发病率明显上升，发病年龄高峰在 60～79 岁。WHO 的统计资料显示，2005 年全球男性肺癌死亡率为 31.2/10 万，我国男性肺癌死亡率为 41.34/10 万；2005 年全球女性肺癌死亡率为 10.1/10 万，我国女性肺癌死亡率为 19.84/10 万；根据 2018 年公布的 CONCORD-3 研究数据，2010—2014 年我国肺癌患者 5 年生存率仅 19.8%(19.4%～20.2%)，仍然是我国重大的公共卫生问题。

【病因及发病机制】

肺癌的发病机制迄今尚未完全明确，目前认为与下列因素有关。

1. **吸烟** 纸烟中含有多种致癌物质(主要为苯并芘)，长期吸烟是目前公认的肺癌重要的危险因素。流行病学研究显示，吸烟者发生肺癌的危险性比不吸烟者平均高 4～10 倍，重度吸烟者可达 10～25 倍，且吸烟开始的年龄越早、吸烟年限越长、吸烟量越多，肺癌的发病率与病死率越高；戒烟者患肺癌的危险性随着戒烟年份的延长而逐渐降低。

2. **空气污染** 空气污染包括室外大环境和室内小环境的空气污染。城市中的工业废气、汽车废气、公路沥青等都含有致癌物质，因此有统计资料显示，城市肺癌发病率明显高于农村；厨房内空气污染以及室内被动吸烟、室内氡气、氡子体等均可能成为肺癌的危险因素。

3. **职业致癌因子** 某些职业的劳动环境中具有许多致癌物质，如：石棉、煤烟、煤焦油、滑石粉、粉尘、放射性物质等。长期接触或吸入这些物质，其肺癌的患病风险会增加。由于肺癌的形成是一个漫长的过程，因此不少患者在已停止接触上述物质很长时间后才发现肺癌。

4. **其他** 电离辐射、病毒感染、慢性肺部疾病(如慢性支气管炎、肺结核、结节病、慢性肺间质纤维化、硬皮病等)、食物中的天然维生素 A 类、维甲类、β 胡萝卜素类的缺乏、家族遗传等因素可能对肺癌的发生起综合作用。

一般认为,肺癌的发生是由于上述病因综合作用后,出现某些原癌基因(如 *c-erbB* 家族、*ras* 家族、*myc* 家族等)活化与抑癌基因(如 *Rb1*、*p53*、*p16* 等)丢失、染色体异常、微卫星不稳定性、DNA甲基化改变、端粒酶活性异常表达等,导致细胞异常增生,当机体免疫功能低下、内分泌失调时,最终形成肺癌。

【病理及病理生理】

(一) 按解剖学部位分类

1. **中央型肺癌** 发生在段支气管以上的肺癌称为中央型肺癌,靠近肺门附近,以鳞状细胞癌和小细胞肺癌较常见。

2. **周围型肺癌** 发生在段支气管及段以下的肺癌称为周围型肺癌,以腺癌较常见。

(二) 按组织病理学分类

根据各型肺癌的病理特征和生物学特点,目前将肺癌分为小细胞肺癌(small cell lung cancer,SCLC)和非小细胞肺癌(non-small cell lung cancer,NSCLC)两大类。

1. **小细胞肺癌** 小细胞肺癌的癌细胞体积小,胞质少,在肺癌中恶性程度最高,但对放疗及化疗敏感。患者一般年龄较轻,多有吸烟史。肿瘤多数起源于大的支气管,周围型少见。肿瘤生长快,侵袭力强,常侵犯管外肺实质,易侵犯血管,易与肺门、纵隔淋巴结融合成团块,易发生远处转移,在初次确诊时多数患者已有全身多处转移。

2. **非小细胞肺癌** 包括鳞癌、腺癌、大细胞癌及其他一些罕见类型(如腺鳞癌、类癌、肉瘤样癌等)。各型肺癌的分期和治疗原则相似,但临床表现可不同。

(1) 鳞状细胞癌(简称鳞癌):多见于老年男性,与吸烟密切相关,以中央型肺癌多见,倾向于管腔内生长,常在早期引起支气管狭窄,导致肺不张和阻塞性肺炎,癌组织易发生坏死形成空洞或出血。鳞癌一般生长较慢,转移发生较晚,因此手术切除机会相对较多,但对放疗、化疗的敏感性不如小细胞癌。

(2) 腺癌:发病率在迅速增加,在一些国家已经成为最常见的类型。本型女性多见,与吸烟关系不大,主要起源于支气管黏液腺,可在气管外生长,也可循肺泡壁蔓延,以周围型多见。腺癌富含血管,故易发生局部浸润及血行转移,且易累及胸膜引起胸腔积液。

细支气管-肺泡细胞癌属于腺癌的一个亚型,其发病年龄较轻,与吸烟关系不大。根据大体形态,可将其分为单个结节型、多发结节型和弥漫型,均分布于肺的周边。癌细胞沿终末细支气管和肺泡壁表面蔓延,可在肺泡腔内形成大小不等的乳头状结构,肺泡腔内充满黏液物质。

(3) 大细胞肺癌:此型少见,为高度恶性的上皮肿瘤,多见于周边肺实质,常有大片出血、坏死、空洞形成。本型转移较小细胞癌晚,手术切除机会多。

近年来组织学研究表明,无论是小细胞肺癌还是非小细胞肺癌,其肿瘤细胞均来自呼吸道黏膜的干细胞,临床表现出肿瘤的异质性(heterogeneity):35%~60%的肺癌往往有两种或更多种不同分化的细胞构成,例如腺鳞癌即为肿瘤组织中具有明确的腺癌和鳞癌的组织结构,两种成分混杂在一起,或分别独立存在于同一个瘤块中。

肺癌呈侵袭性生长,从而破坏局部组织器官,引起压迫和刺激症状,并可引起出血、坏死,损伤正常组织器官功能;部分肿瘤细胞可分泌一些具有生物活性的物质,引起副癌综合征。

【临床表现】

肺癌依据其部位、类型、大小、分期、有无并发症或转移而表现出不同的临床症状或体征。早期肺癌基本无症状，往往靠体检发现。

1. 原发肿瘤引起的表现

（1）咳嗽：由于肿瘤生长部位、方式和速度不同，咳嗽表现也可不同，如肿瘤位于较大气道时，常为刺激性呛咳、无痰或少许泡沫痰；肺泡细胞癌可有大量黏液痰；当有继发感染时，可出现痰量增多或黏液脓痰。

（2）咯血：以中央型肺癌多见，痰内间断或持续带血或血痰；当肿瘤侵及大血管时，可发生大咯血。

（3）喘鸣：肿瘤引起支气管狭窄，造成局部阻塞时，可于相应部位产生局限性喘鸣音。

（4）发热：肿瘤引起阻塞性肺炎、肺不张时因为合并感染常合并发热；肿瘤坏死时也可引起发热，称为"癌性发热"，抗生素治疗往往无效。

2. 肿瘤局部侵犯引起的表现

（1）胸痛：肿瘤侵犯胸膜或纵隔时可表现出隐痛、钝痛等，常随呼吸、咳嗽加重；当肿瘤侵犯肋骨、胸壁、肋间神经、脊柱时往往疼痛剧烈，且与呼吸、咳嗽无关。

（2）呼吸困难：肿瘤或转移淋巴结压迫或侵犯大气道时，可出现吸气相呼吸困难。肿瘤引起大量胸腔积液、心包积液，或侵犯膈神经，或引起上腔静脉阻塞，以及肿瘤广泛侵犯肺部时，均可引起胸闷、气促。

（3）吞咽困难：肿瘤或转移淋巴结压迫或侵犯食管时，可出现吞咽困难，若合并气管-食管瘘，往往出现饮食呛咳，并且容易合并肺部感染。

（4）声音嘶哑：肿瘤或转移淋巴结压迫或侵犯喉返神经时，可使声带麻痹，导致声音嘶哑；若侵犯双侧喉返神经，则表现为失音，呼吸困难甚至窒息。

（5）上腔静脉阻塞综合征：肿瘤或转移淋巴结压迫或侵犯上腔静脉，可使上腔静脉回流受阻，产生上腔静脉阻塞综合征，表现为头、颈、上肢、胸壁水肿瘀血、静脉曲张，严重者皮肤紫暗、眼结膜充血、视力模糊、头痛头晕、呼吸困难。

（6）霍纳综合征：肿瘤压迫或侵犯颈交感神经时可引起霍纳综合征，表现为患侧眼睑下垂、瞳孔缩小、眼球内陷、同侧颈部与胸壁无汗或少汗、感觉异常等，常见于肺上沟瘤（pancoast瘤）。

（7）臂丛神经压迫征：肿瘤压迫或侵犯臂丛神经时可引起同侧上肢自腋下至上肢内侧放射性、烧灼样疼痛。

3. 肿瘤远处转移引起的表现　　肺癌常见的转移部位包括脑、骨、肝、肾上腺等，如肺癌转移至上述部位，可引起相应症状。此外，皮下可出现转移性结节，多位于躯干或头部。锁骨上淋巴结亦为肺癌常见的转移部位，可逐渐增大、增多、融合，而患者往往可以毫无症状。

4. 副癌综合征　　有些肺癌患者可出现胸部以外系统器官的症状或体征，并非由肿瘤直接作用或转移引起，称为副癌综合征（paraneoplastic syndrome），又称为肺癌的肺外表现。副癌综合征可出现于肺癌发现后，也可出现于肺癌发现前。

有些副癌综合征是由于肿瘤细胞分泌一些具有生物活性的多肽或胺类激素，使肺癌患者表现出特殊的内分泌障碍。如：肿瘤细胞异常分泌抗利尿激素样物质时可引起稀释性低钠血症；异常分泌促肾上腺皮质激素样物质可引起库欣（Cushing）综合征；异常分泌甲状旁腺样物质可引起高钙血症;异常分泌促性腺激素样物质可引起男性乳房发育;异常分泌5-羟色胺样物质可引起类癌综合征(carcinoid syndrome),表现为哮鸣样支气管痉挛、阵发性心动过速、皮肤潮红、水样腹泻等。

另一些副癌综合征发生机制尚不明确,推测可能与肿瘤产生的体液物质有关,如肥大性肺性骨关节病、杵状指、神经肌肉综合征等,包括小脑皮质变性、脊髓小脑变性、周围神经病变、重症肌无力等。

5. 其他全身症状　随着病程进展,患者可出现慢性消耗性症状,如厌食、贫血、消瘦等,甚至出现恶病质。

【辅助检查】

1. 影像学检查　常规的胸部X线检查如果发现可疑肿块阴影,应该进一步完善检查,首选胸部CT增强扫描。该检查具有更高的分辨能力,可发现更小的和一些特殊部位(如心脏后、脊柱旁、肺间、膈面以下部位)的病灶,并且可以显示肺门、纵隔淋巴结肿大情况,帮助肺癌的临床分期。磁共振(MRI)在明确肿瘤与大血管之间关系、分辨肺门淋巴结或血管阴影方面优于CT,但对病灶分辨率不如CT高。为明确有无远处转移,可考虑完善相应部位的CT或MRI,有条件的医院可考虑利用正电子发射断层显像(PET)、单光子发射计算机断层扫描技术(SPECT)等检查,通过放射性核素标记的化合物显示代谢物质在体内的变化,利用肿瘤细胞摄取放射性核素与正常细胞之间的差异进行肿瘤定位、定性及骨转移诊断,以帮助明确有无远处转移,确定分期。

肺癌的影像学表现与肿瘤部位、分期、有无并发症等有关:① 中央型肺癌多表现为一侧边缘毛糙的肺门部位不规则阴影,受侵的气管壁增厚,或单侧性不规则的肺门区域肿块等,边缘毛糙,可有分叶或切迹等表现,肿块与肺不张、阻塞性肺炎并存时,可呈现"S"形表现,若支气管完全阻塞,可形成局限性肺气肿、肺不张、肺炎、继发性肺脓肿等征象。② 周围型肺癌早期表现为边缘不清的局限性阴影,或类圆形阴影,周边可有毛刺、切迹、分叶及胸膜牵拉征。③ 细支气管-肺泡细胞癌有结节型和弥漫型两种类型,后者颇似血行播散型肺结核,临床应注意鉴别。

2. 病理学检查　病理学检查是肺癌的确诊手段。当怀疑肺癌时,应该根据患者的肿瘤部位及影像学表现等选择适合的方法获取标本进行病理学检查,包括细胞学检查或组织病理学检查。中央型肺癌可考虑采集气管深部咳出的痰进行痰脱落细胞学检查,或者纤维支气管镜检查刷检找脱落细胞＋活检行组织病理学检查;周围型肺癌可考虑在胸部CT引导下采用细针经胸壁穿刺进行肺部病灶活检;淋巴结肿大者可考虑淋巴结活检;对于标本获取困难者,也可考虑纵隔镜或胸腔镜活检。对于早期肺癌,也可考虑直接手术,但手术切除的标本应当进行病理学检查。

3. 分子生物学检测　随着靶向药物的发展,目前的肿瘤诊断越来越重视分子生物学检测,不同基因分型的肺癌往往需要接受不同的分子靶向药物,其预后亦完全不同。因此,在有条件的医院都应该进行分子生物学检测,包括常用的 *EGFR* 基因突变、*ALK* 重排,以及罕见的 *KRAS* 突变、*ROS1* 重排、*MET* 扩增、*RET* 重排等;随着免疫哨卡抑制剂在临床的广泛应用,有条件的医院或检测机构还应该检测PD-L1表达情况以及肿瘤突变负荷,以帮助临床决策。

4. 肿瘤标志物检测　肿瘤标志物虽然对诊断有一定的帮助,但缺乏特异性,一般临床用于疗效和病情的监测,包括癌胚抗原(CEA,多见于腺癌)、鳞癌抗原(Scc-Ag,多见于鳞癌)、细胞角蛋白19片段(CYFRA21-1,多见于鳞癌)、神经特异性烯醇化酶(NSE,多见于小细胞癌)等,此外组织多肽抗原(TPA)、CA-50、CA-125、CA-199等亦可升高。

【诊断策略】

(一) 诊断依据

早期肺癌常常无典型临床症状,然而肺癌的早期诊断又极为重要,因此,定期健康体检尤为重要。对于有下列情况之一的人群(尤其是 40 岁以上长期大量吸烟者)应提高警惕,注意肺癌的可能:① 刺激性咳嗽持续 2～3 周,治疗无效。② 原有慢性呼吸道疾病,咳嗽性质改变者。③ 持续痰中带血而无其他原因可解释者。④ 反复发作的同一部位的肺炎。⑤ 原因不明的肺脓肿,无中毒症状,无大量脓痰,抗感染治疗效果不显著者。⑥ 原因不明的四肢关节疼痛及杵状指(趾)。⑦ X 线可见局限性肺气肿或段叶性肺不张、孤立性圆形病灶和单侧性肺门阴影增大者。⑧ 原有肺结核病灶已稳定,而形态或性质发生改变者。⑨ 无中毒症状的胸腔积液,尤其是血性、进行性增加者。出现这些临床表现者应该进一步检查,痰脱落细胞学检查及组织细胞学检查可明确诊断,影像学检查有助于定位及明确临床分期。

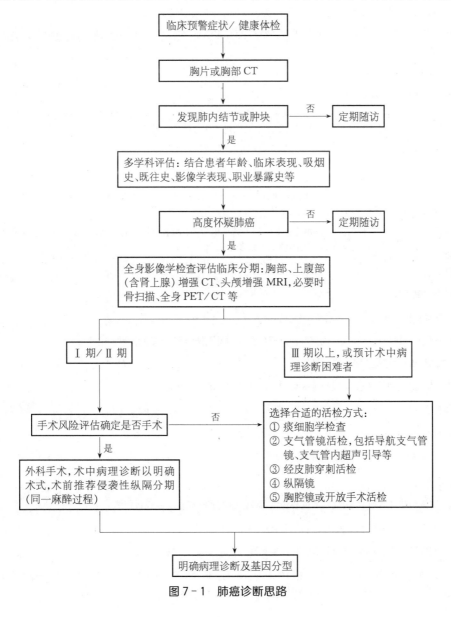

图 7-1　肺癌诊断思路

(二) 病情评估

1. 非小细胞肺癌 临床一般根据 TNM 分期来评估病情,目前非小细胞肺癌的分期采用的是美国联合癌症分类委员会(AJCC)肺癌第 8 版 TNM 分期,于 2017 年发表(表 7 - 1、表 7 - 2)。

表 7 - 1　肺癌的 TNM 分期定义

原发肿瘤(T)
T_x:原发肿瘤不能评价;或从支气管分泌物中找到癌细胞,但在 X 线胸片和支气管镜中不能发现病灶
T_0:没有原发肿瘤证据
T_{is}:原位癌,包括原位鳞癌和原位腺癌(单纯贴壁型腺癌,最大径≤3 cm)
T_1:肿瘤最大径≤3 cm,被肺或脏层胸膜包绕;支气管镜下肿瘤未累及叶支气管以上(即没有累及主支气管)
T_{1mi}:微小浸润腺癌:贴壁为主型腺癌(最大径≤3 cm,最深浸润深度≤5 mm)
T_{1a}:肿瘤最大径≤1 cm;任何大小的表浅肿瘤,只要局限于支气管壁,即使累及主支气管,也定义为 T_{1a}(此类肿瘤即为罕见)
T_{1b}:肿瘤最大径>1 cm 但≤2 cm
T_{1c}:肿瘤最大径>2 cm 但≤3 cm
T_2:肿瘤最大径>3 cm 但≤5 cm,或不论肿瘤大小,肿瘤符合以下特征之一:① 累及主支气管,但未累及隆突。② 累及脏层胸膜。③ 累及肺门区并伴有部分肺或全肺的肺不张或阻塞性肺炎
T_{2a}:肿瘤最大径>3 cm 但≤4 cm
T_{2b}:肿瘤最大径>4 cm 但≤5 cm
T_3:肿瘤最大径>5 cm 但≤7 cm;或直接侵犯下列结构之一:壁层胸膜、胸壁(包括肺上沟瘤)、膈神经、心包壁层;或原发肿瘤同一肺叶内出现单个或多个卫星结节
T_4:肿瘤最大径>7 cm;或任何大小的肿瘤直接侵犯下列结构之一:膈肌、纵隔、心脏、大血管、气管、喉返神经、食管、椎体、隆突;或原发肿瘤同侧不同肺叶内出现单个或多个结节
区域淋巴结(N)
N_x:区域淋巴结不能评价
N_0:没有区域淋巴结转移
N_1:同侧支气管周围淋巴结和(或)同侧肺门淋巴结和肺内淋巴结转移,包括原发肿瘤的直接侵犯
N_2:同侧纵隔和(或)隆突下淋巴结转移
N_3:对侧纵隔、对侧肺门淋巴结,同侧或对侧斜角肌或锁骨上淋巴结转移
远处转移(M)
M_x:远处转移不能评价
M_0:没有远处转移
M_1:有远处转移
M_{1a}:对侧肺叶肿瘤结节;胸膜结节或心包结节或恶性胸腔积液或恶性心包积液
M_{1b}:胸外单个器官的单个转移灶(包括非区域淋巴结)
M_{1c}:胸外单个器官的多发转移灶;或胸外多个器官转移

　　注:大部分肺癌患者的胸腔(心包)积液是由肿瘤所引起的。但如果胸腔(心包)积液的多次细胞学检查未能找到癌细胞,胸腔(心包)积液又是非血性或非渗出性,临床判断该胸腔(心包)积液与肿瘤无关,则应被定义为 M_0。

表 7-2 肺癌 TNM 与临床/病理分期的关系

	N_0	N_1	N_2	N_3
T_x	隐匿性癌			
T_{is}	0 期			
T_{1mi}	I A1			
T_{1a}	I A1	II B	III A	III B
T_{1b}	I A2	II B	III A	III B
T_{1c}	I A3	II B	III A	III B
T_{2a}	I B	II B	III A	III B
T_{2b}	II A	II B	III A	III B
T_3	II B	III A	III A	III C
T_4	III A	III A	III A	III C
M_{1a}, M_{1b}	IV A	IV A	IV A	IV A
M_{1c}	IV B	IV B	IV B	IV B

2. **小细胞肺癌** 对于接受外科手术的小细胞肺癌患者目前仍采用 AJCC 肺癌第 8 版 TNM 分期指导治疗,然而,大多数小细胞肺癌发现时已失去手术机会,因此临床应用较多的是"退伍军人肺研究组"的两期分类方案:① 局限期:病变局限于同侧半胸,可安全地包含于一个放射野内。② 广泛期:病变超出同侧半胸以外,包括恶性胸腔或心包积液。

(三) 鉴别诊断

1. **肺结核** 肺癌和肺结核的诊断,常常相互混淆。肺门淋巴结结核、锁骨下浸润性病灶、肺不张、结核球、结核空洞形成、粟粒样病变、胸腔积液等各种结核的病变都可酷似肺癌。鉴别点在于肺结核多见于青壮年,病程长,常有持续性发热、盗汗及全身中毒症状,可有反复的咯血,结核菌素试验常呈阳性,痰液可检出结核杆菌,影像学检查有结核灶的特征,抗结核药物治疗有效。

2. **肺炎** 癌性阻塞性肺炎表现常与肺炎相似。但一般的肺炎抗菌药物治疗多有效,病灶吸收快且完全;而癌性阻塞性肺炎吸收较缓慢,或炎症吸收后出现块状阴影,在同一部位反复发生的肺炎,应注意肺癌的可能。

3. **肺脓肿** 原发性肺脓肿起病急,中毒症状明显,伴有咳大量脓臭痰,白细胞、中性粒细胞增高,胸片上空洞壁薄,内壁光滑,内有液平,周围有炎症改变。癌性空洞多无明显中毒症状,胸片上空洞呈偏心性,壁厚,内壁凹凸不平。纤维支气管镜检查和痰脱落细胞检查有助于鉴别。

4. **结核性胸膜炎** 结核性胸膜炎的胸腔积液多呈透明,草黄色,有时为血性,而癌性胸水增长迅速,常常为血性,可结合胸水 CEA、腺苷脱氢酶(ADA)、胸水找癌细胞、抗结核治疗疗效等相鉴别。

5. **胸部其他肿瘤** 如发生于纵隔内的肿瘤有恶性淋巴瘤、胸腺良恶性肿瘤、畸胎瘤、胸骨后甲状腺肿及一些软组织肿瘤等,均应与肺门附近的肺癌相鉴别。肺良性肿瘤主要有错构瘤,其次为纤维瘤、血管瘤、动静脉瘤、畸胎瘤等,多发生在 40 岁以下,多无临床症状,肿瘤生长缓慢,结合各项检查应可以鉴别。肺结节病发病年龄轻,病期长,无肺癌症状,反复发作有自愈的可能。肺结节病是全身疾病的肺部表现,身体其他地方如皮肤、关节周围可出现结节状突起和红斑,多处浅表淋巴结肿大,累及肝胆、骨、眼等有相应症状出现。

【治疗策略】

肺癌的治疗手段有多种,应当根据患者的机体状况、肿瘤的病理类型和临床分期,采取多学科综合治疗(MDT)的模式,有计划、合理地应用手术、放疗、化疗、分子靶向治疗、免疫哨卡抑制剂及中医药等治疗手段。早期肺癌应以治愈为目的,以手术治疗为主,部分患者术后需联合辅助化疗(必要时辅助放疗);中、晚期肺癌治愈的可能性已很小,应以延长生存时间、提高生活质量为治疗目的,除部分患者需做减瘤手术外,大多数患者已不能接受手术治疗,而以放疗、化疗、分子靶向治疗、免疫哨卡抑制剂及中医药治疗为主。

(一)手术治疗

Ⅰ期、Ⅱ期和部分可完全切除的Ⅲa期非小细胞肺癌患者,以及Ⅰ期小细胞肺癌患者,应行以治愈为目标的手术治疗。经新辅助治疗(化疗或放化疗)后肿瘤明显缩小,预期可完全切除肿瘤的部分 N_2 期或Ⅲ$_b$期非小细胞肺癌,以及单发对侧肺转移、单发脑或肾上腺转移,预期可完全切除肿瘤病灶的部分Ⅳ期非小细胞肺癌患者也可从手术治疗中获益。

(二)化学药物治疗

化疗对肺癌是非常重要的治疗手段之一。有复发高危因素的Ⅰ$_b$期以及Ⅱ$_a$期以上的非小细胞肺癌患者术后应该接受辅助化疗;部分初始无法手术切除的局部晚期患者通过化疗或同期放化疗后有时可获得手术切除的机会;对于Ⅲ$_b$期以上的非小细胞肺癌患者,若未检测出敏感基因突变,化疗往往是首选的治疗方案。常用的化疗方案包括:多西他赛联合铂类(DP)、长春瑞滨联合铂类(NP)、吉西他滨联合铂类(GP)、紫杉醇联合铂类(TP)等,非鳞非小细胞肺癌还可使用培美曲塞联合铂类(AP方案)。

几乎各期的小细胞肺癌,无化疗禁忌证的均可化疗,常用的化疗方案包括依托泊苷联合顺铂(EP方案)和伊立替康联合顺铂(IP方案)等。

(三)放射治疗

放疗可分为根治性和姑息性两大类,对于病灶局限而因解剖原因不便手术或因其他内科疾病不能手术的患者,可考虑根治性放疗,临床往往采用同期放化疗的方式以提高疗效;姑息性放疗的目的在于抑制肿瘤生长,缓解症状,如合并上腔静脉阻塞综合征、肺不张、疼痛、有症状的脑转移时,可通过局部姑息放疗缓解症状。

小细胞肺癌对放射治疗敏感,其治疗以全身化疗为主并辅以放疗,放疗的范围应包括原发灶、已有的淋巴结转移灶及广泛的邻近淋巴引流区。有人主张小细胞肺癌在治疗完全缓解后,应做预防性全脑照射以预防脑转移。

(四)分子靶向治疗

分子靶向药物目前主要用于局部晚期及Ⅳ期非小细胞肺癌患者,根据基因检测结果选择相应的分子靶向药物。对于 *EGFR* 基因敏感突变者,可选用 EGFR - TKI 类药物(吉非替尼、厄洛替尼、埃克替尼、阿法替尼、奥西替尼等),有证据显示Ⅲ期非小细胞肺癌患者若术后病理提示 *EGFR* 基因敏感突变,那么患者亦可从 EGFR - TKI 类药物的辅助治疗中获益;*ALK - EML4* 融合者,可选用克唑替尼、赛瑞替尼等;*ROS1* 重排、*MET* 扩增或突变者可选用克唑替尼;*RET* 重排者可选用艾乐替尼、凡德他尼、卡博替尼等。抗血管生成药物(贝伐珠单抗)联合含铂双药化疗方案也在非鳞非小细胞肺癌中广泛应用。

(五) 免疫哨卡抑制剂

免疫哨卡抑制剂为晚期非小细胞肺癌的治疗带来了又一次重大突破,包括帕博利珠单抗、纳武利尤单抗、阿特珠单抗等。主要用于治疗 *EGFR*、*ALK* 野生型的晚期非小细胞肺癌患者,可一线治疗或后线治疗,亦可与化疗联合应用。目前尚缺乏令人满意的疗效预测因素,临床一般通过肿瘤组织中 PD-L1 表达量,肿瘤的基因突变负荷、错配修复基因缺失或微卫星高不稳定等特征预测其疗效,少部分患者甚至可以获得长期生存。

(六) 局部介入治疗

一般用于治疗并发症:如合并大咯血内科治疗无效时可考虑支气管动脉造影栓塞止血;合并气道梗阻时可考虑经纤维支气管镜局部激光切除治疗以解除梗阻;局部的微创消融治疗可达到减轻肿瘤负荷、缓解症状的目的;合并上腔静脉阻塞综合征时可考虑使用脱水剂及激素,配合局部静脉内支架植入以缓解梗阻;合并恶性胸腔积液时可予以胸腔穿刺引流,同时腔内局部注射药物(如顺铂、IL-2 等),配合全身治疗。

(七) 中医药治疗

中医学中有许多单方、验方以及辨证治疗在肺癌的治疗中可以与西医治疗产生协同作用。

(张海波　朱燕娟)

第八章 特发性间质性肺炎

弥漫性间质性肺疾病(interstitial lung disease,ILD)是一组主要累及肺泡壁并包括肺泡周围组织及其相邻支撑结构(肺间质)的非肿瘤、非感染性疾病群,病变可累及细支气管和肺泡实质,因此又称为弥漫性实质性肺疾病(diffuse parenchymal lung disease,DPLD)。ILD 包括 180 多个病种,这些疾病大多数病因不明,目前对这些疾病的认识多限于临床描述及病理所见的特点。此类疾病有一定的共性,如进行性劳力性气促、限制性通气功能障碍伴弥散功能降低、通气/血流比例失调、低氧血症和影像学上的双肺弥漫性病变,病程进展缓慢,最终发生呼吸衰竭而死亡。每一种疾病也有其各自特点。特发性间质性肺炎(idiopathic interstitial pneumonias,IIPs)是 ILD 中的一组疾病,其中特发性肺纤维化(idiopathic pulmonary fibrosis,IPF)是此类疾病中较为常见的代表性疾病,本章将重点介绍。

一、概述

【分类】

根据 ILD 的病因和临床病理可将其分为四大类。

1. *已知原因的 ILD* 部分弥漫性间质性肺疾病病因明确,这些已知的原因有:吸入粉尘(如过敏性肺炎、石棉沉着病、硅沉着病、尘埃沉着病等)、药物(如胺碘酮、博来霉素、甲氨蝶呤等)、放射线治疗、高浓度氧疗、结缔组织病(如系统性硬皮病、类风湿关节炎、多发性肌炎/皮肌炎、干燥综合征、系统性红斑狼疮)或血管炎相关(如 ANCA 相关性血管炎、坏死性肉芽肿血管炎、变应性肉芽肿血管炎、显微镜下多血管炎等)。

2. *IIP* 此类 ILD 病因不明确,根据其临床—放射—病理学特点可将其分为特发性肺纤维化(IPF)、特发性非特异性间质性肺炎(NSIP)、隐源性机化性肺炎(COP)、急性间质性肺炎(AIP)、呼吸性细支气管炎间质性肺炎(RB-ILD)、脱屑性间质性肺炎(DIP)、淋巴细胞性间质性肺炎(LIP)等 7 种疾病。

3. 肉芽肿性 ILD　结节病是一种累及多系统肉芽肿性间质性肺疾病,可累及肝脏、脾脏、淋巴结、唾液腺等多脏器系统。结节病的病因尚不明确,可能相关因素包括但不限于:① 遗传因素。② 感染性因素,如分枝杆菌、丙酸杆菌、伯氏疏螺旋体、立克次体、衣原体、病毒等。③ 免疫因素等。

4. 其他罕见 ILD　如肺朗汉斯细胞组织细胞增生症(PLCH)、肺淋巴管平衡肌瘤病(PLAM)、慢性嗜酸粒细胞肺炎(CEP)、肺泡蛋白沉积症(PAP)、特发性肺含铁血黄素沉着症、肺泡微石症、肺淀粉样变等。

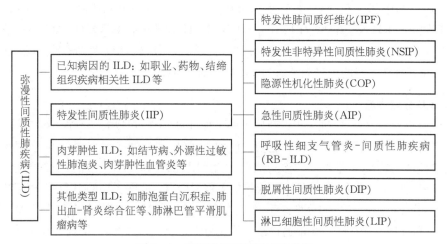

图 8-1　弥漫性间质性肺疾病分类

【发病机制】

虽然不同的 ILD 的发病机制有显著区别,如何最终导致肺纤维化的机制尚未完全阐明,但都有共同的规律,即肺间质、肺泡、肺小血管或末梢气道都存在不同程度的炎症,在炎症损伤和修复过程中导致肺纤维化的形成。根据免疫效应细胞的比例不同,可将 ILD 的肺间质和肺泡炎症分为 2 种类型:

1. 中性粒细胞型肺泡炎　中性粒细胞增多,巨噬细胞比例降低(但仍占多数)。属于本型的有特发性肺纤维化、家族性肺纤维化、胶原血管性疾病伴肺间质纤维化、石棉沉着病等。

2. 淋巴细胞型肺泡炎　淋巴细胞增多,巨噬细胞稍减少。属于本型的有肺结节病、过敏性肺炎和铍肺等。

炎症细胞、免疫细胞、肺泡上皮细胞和成纤维细胞及其分泌的介质和细胞因子,在引起肺间质纤维化的发病上起重要作用。活化肺泡巨噬细胞释放的中性粒细胞趋化因子、多种蛋白酶、肺泡巨噬细胞源性生长因子、IL-1、IL-8 及黏附分子等;活化 T 淋巴细胞分泌单核细胞趋化因子、巨噬细胞移动抑制因子、IL-2;中性粒细胞分泌胶原酶、弹性蛋白酶和氧自由基;损伤的肺泡上皮细胞分泌 TNF-α、转化生长因子-β(TGF-β)和 IL-8 等,均参与肺组织损伤和随后的修复过程。某些以炎症改变为主的 ILD,如果能够在早期炎症阶段去除致病因素或得到有效的治疗,其病变可以逆转;如果炎症持续,将导致肺结构破坏和纤维组织增生,最终形成不可逆的肺纤维化和蜂窝肺的改变。

【诊断策略】

(一) 初步诊断 ILD

1. 采集病史　详细的职业接触史和用药史、发病经过、伴随症状、既往病史和治疗经过等,都可能是重要的诊断线索。职业性的粉尘接触可以在 10～20 年后才出现 ILD 的症状。风湿病可以先有肺部病变,随后才出现关节或其他器官表现。

2. **影像学资料** 绝大多数 ILD 患者,X 线胸片显示双肺弥漫性阴影。阴影的性质可以是网格条索状、弥漫磨玻璃状、结节状,亦可呈现多发片状或大片状等,可以混合存在。多数 ILD 可以导致肺容积减少。后期可见区域性囊性病变(蜂窝肺),常伴肺容积的进一步减少。阴影性质、分布规律和肺容积变化的特点有助于基础疾病的诊断和鉴别诊断。高分辨 CT(HRCT)更能细致地显示肺组织和间质形态的结构变化和大体分布特点,成为诊断 ILD 的重要手段之一。

3. **肺功能** 以限制性通气障碍为主,肺活量及肺总量降低,残气量随病情进展而减少。换气功能往往在 ILD 的早期可显示弥散功能(DLco)明显下降,伴单位肺泡气体弥散量(DLco/Va)下降。ILD 的中晚期均可见低氧血症,但气道阻力改变不大,常因呼吸频率加快及过度通气而出现低碳酸血症。

对符合上述临床特点的患者应考虑为弥漫性间质性肺疾病。

(二) ILD 分型诊断

在初步诊断 ILD 之后,应进一步诊断属于哪一种 ILD。ILD 可以是全身性疾病的肺部表现,对于这类患者的诊断,全身系统检查特别重要。例如,结缔组织病的多器官损害表现、Wegener 肉芽肿的鼻腔和鼻窦表现等,都是重要的诊断依据。病因明确的 ILD 治疗以原发病的治疗为基础,因此寻找原发病的依据很重要,如结缔组织疾病的免疫学检查。有些类型的 ILD 在 HRCT 下可有特别的影像学表现,有助于 ICD 的分型诊断,如具有特发性肺纤维化(IPF)、PLCH、PLAM 等 HRCT 典型表现者,可作出临床诊断。如前述诊断步骤无特殊发现,当考虑肺活检获取病理学依据。

1. **支气管肺泡灌洗检查** 支气管肺泡灌洗是通过将纤维支气管镜嵌顿在相应的支气管内,以无菌生理盐水灌入后再回吸获得支气管肺泡灌洗液(BALF),对 BALF 进行细胞学、病原学、生化和炎症介质等的检测。根据 BALF 中炎症免疫效应细胞的比例,可将 ILD 分类为淋巴细胞增多型和中性粒细胞增多型。

2. **肺活检** 经皮穿刺肺活检并发气胸的可能性较高,而且取材过小,不易作出病理诊断,较少在 ILD 中使用。经支气管肺活检(TBLB)的创伤性小、费用较低,目前在临床上应用较多,但同样也因取得的肺组织很小(直径 1～2 mm),有时难以确诊。外科肺活检(SLB),包括胸腔镜或开胸肺活检,可以取得较大的肺组织,是诊断 ILD 的重要手段。

【治疗及预后】

IIPs 的治疗根据不同亚组疾病其各自的治疗方案亦有差异,糖皮质激素联合或不联合免疫抑制剂是本病最常用的治疗方案。现将 IIP 总体治疗疗效和预后总结如下表(表 8-1)。

表 8-1 特发性间质性肺炎治疗效果和预后

病　　名	治疗效果	预　　后
特发性肺纤维化(IPF)	差	不佳
非特异性间质性肺炎(NSIP)	细胞型较好,纤维化型不佳	细胞型较好,纤维化型不佳
隐源性机化性肺炎(COP)	好	佳
急性间质性肺炎(AIP)	不佳	差
呼吸性细支气管炎间质性肺炎(DIP/RB-ILD)	较好	较好
淋巴细胞性间质性肺炎(LIP)	较好/差	较好/差

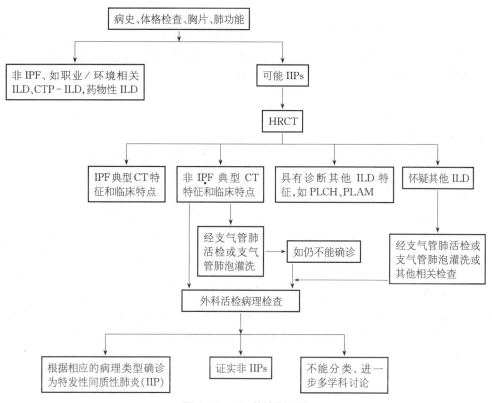

图 8-2　IIPs 的诊断思路

二、特发性肺纤维化

2018 年美国胸科学会/欧洲胸科学会/日本呼吸学会(ATS/ERS/JRS)联合发表的报告对特发性肺纤维化(idiopathic pulmonary fibrosis,IPF)的定义如下:IPF 是一种特殊形式的慢性、进行性、纤维化间质性肺炎,病因不明。主要发生于老年人,仅限于肺部,并由普通型间质性肺炎(UIP)的组织病理学和(或)放射学特征确定。诊断 IPF 需排除其他各种间质性肺疾病,包括其他类型的特发性间质性肺炎和与环境暴露、药物或系统性疾病相关的间质性肺疾病。临床上多表现为进行性呼吸困难伴有刺激性干咳,双肺可闻及 velcro 啰音,常有杵状指(趾);胸部 X 线主要表现为双肺底和周边分布的弥漫性网络状、蜂窝状阴影,伴或不伴有牵张性支气管扩张;肺功能为限制性通气功能障碍;病情一般进行性发展,最终因呼吸衰竭导致死亡。英国的一项研究报告显示,1991—2003 年的年发病率 4.3/100 000,但其每年 11% 的增长幅度引人注目。全球 IPF 的患病率和发病率的男女比例分别为 1:4 和 1.3:1。50 岁以下者很少患此病,患病率和发病率与年龄呈明显正相关,诊断时平均年龄 67 岁。

【病因及发病机制】

IPF 的病因尚不明确,目前考虑的可能相关因素包括但不限于:① 接触粉尘或金属。② 自身免疫疾病。③ 慢性反复的微量胃内容物吸入。④ 病毒感染。⑤ 吸烟。⑥ 遗传基因。

致病因素破坏肺泡上皮和上皮下基底膜,引起成纤维细胞的募集、分化和增生,导致胶原和细胞外基质过度生成。损伤的肺泡上皮和炎症浸润的白细胞通过自分泌和旁分泌的形式分泌 TNF-α、TGF-β和IL-8等,促进肺纤维化过程。这种慢性损伤和纤维增生修复过程,最终导致肺纤维化。现将肺泡损伤修复障碍机制简述如下:① 在不明原因作用下肺泡上皮细胞受损。② 氧化-抗氧化、Th1/Th2、凝血与抗凝、纤维细胞和炎症细胞等途径被激活。③ 由此引起抗纤维化介质和致纤维化介质的失衡。④ 导致肺泡上皮细胞向基质转化分化、血管内皮细胞和成纤维细胞增殖及细胞外基质的产生。⑤ 终因过多的细胞外基质沉积而出现纤维化。

【病理及病理生理】

2002年,美国胸科学会(ATS)和欧洲呼吸学会(ERS)达成共识,将IPF的内涵局限于普通型间质性肺炎(UIP)。IPF病变在肺内不一,以下肺和胸膜下区域病变明显,在同一低倍视野内可见正常、间质炎症、纤维增生和蜂窝肺的变化。IPF的主要病理学特征包括肺泡间隔(间质)和肺泡不同程度的纤维化和炎症:肺泡壁增厚,伴有胶原沉积、细胞外基质增加和灶性单核细胞浸润。可见少量炎症细胞,但通常局限在胶原沉积区或蜂窝肺区。随着疾病进展,慢性炎症浸润愈不明显,肺泡结构被致密的纤维组织代替,肺泡壁断裂破坏,导致气道囊性扩张(蜂窝肺)。

【临床表现】

发病年龄多在中年及以上,男性多于女性。起病隐匿,主要表现为干咳、进行性呼吸困难,活动后明显。大多数患者双下肺可闻及吸气末爆裂音(velcro啰音),超过半数可见杵状指(趾)。晚期可出现发绀、肺动脉高压、肺心病和右心功能不全的征象。可有食欲减退、消瘦乏力等伴随症状。

【辅助检查】

1. 胸部HRCT　胸部X片诊断IPF的敏感性和特异性差,胸部HRCT是诊断IPF的必要手段。UIP的胸部HRCT特征性表现为:胸膜下、基底部分布为主的网格影和蜂窝影,伴或不伴牵拉性支气管扩张,磨玻璃样改变不明显,其中蜂窝影是诊断确定UIP型的重要依据。当胸部HRCT显示病变呈胸膜下、基底部分布,但只有网格改变,没有蜂窝影时,为可能UIP型。当胸部HRCT示肺部病变分布特征和病变性质与上述情况不符时为非UIP型,如广泛微结节、气体陷闭、非蜂窝状改变的囊状影、广泛的磨玻璃影、实变影,或沿支气管血管束为主的分布特点,均提示其他疾病。如胸膜斑、钙化、显著的胸腔积液时,多提示为其他疾病引起的继发性UIP。IPF患者可见轻度的纵隔淋巴结肿大,短轴直径通常<1.5 cm。

2. 肺功能　主要表现为限制性通气功能障碍、弥散量降低伴低氧血症或I型呼吸衰竭。早起静息肺功能可接近正常,但运动肺功能表现$P_{(A-a)}O_2$增加和氧分压降低。

3. 组织病理学　对于HRCT呈不典型UIP改变,诊断不明且无手术禁忌证患者可考虑外科肺活检。IPF的特征性组织病理学改变是UIP,主要病变为纤维化,病变的程度及分布不一,通常以胸膜下和间隔旁肺实质为著。炎症较为轻微,可有少量淋巴细胞和浆细胞间质浸润,伴II型肺泡上皮细胞和细支气管上皮细胞增生。

【诊断策略】

(一) 诊断依据

(1)排除其他已知原因的ILD(例如家庭或职业环境暴露、结缔组织病和药物毒性)。

(2)HRCT表现为UIP型。

(3)已进行外科肺活检的患者,根据HRCT和外科肺活检特定的组合进行诊断。

（二）鉴别诊断

1. **特发性非特异性肺炎（NSIP）**　指 IIP 中病理表现不能诊断为其他已确定类型的间质性肺炎。根据细胞成分和纤维化成分，NSIP 的肺病理改变可分为 3 个亚型：Ⅰ型以间质性炎症（细胞型）为主，Ⅱ型兼有炎症和纤维化，Ⅲ型以纤维化为主。NSIP 的病理特点是时相均一的炎症和纤维化表现，蜂窝肺很少见。发病以中老年为主，可发生于儿童，平均年龄 49 岁，隐匿或亚急性起病。临床主要表现为渐进性呼吸困难和咳嗽，可伴发热和杵状指。双下肺可闻及吸气相末的爆裂音。胸部 HRCT 表现为双肺斑片状磨玻璃影或实变影，呈对称性分布，并以胸膜下区域为显著，伴不规则线影和细支气管扩张。肺泡灌洗液主要表现为淋巴细胞增高，T 细胞亚群、CD4／CD8 有明显比例倒置。与 IPF 患者相比对皮质激素有相对较好的反应及预后，5 年内病死率为 15%～20%。

2. **隐源性机化性肺炎（COP）**　发病年龄以 50～60 岁为多，平均 55 岁。部分患者发病有"流感样"症状，如咳嗽、发热、周身不适、乏力和体重减轻等。常有吸气末爆裂音。肺功能主要表现为限制性通气功能障碍，静息和运动后常有低氧血症。HRCT 提示肺部斑片状肺泡腔内实变、磨玻璃影、小结节影和支气管壁的增厚和扩张，主要分布在肺周围，尤其是下野，蜂窝肺不常见。

（三）病情评估

IPF 急性加重指 IPF 患者出现无已知原因可以解释的病情加重或急性呼吸衰竭。诊断标准为：过去或显著诊断为 IPF 的患者，近 1 个月内发生无法解释的（排除肺感染、肺栓塞、气胸或心力衰竭等疾病）呼吸困难加重；低氧血症加重或气体交换功能严重受损；新出现的肺泡浸润影。

（四）诊断思路

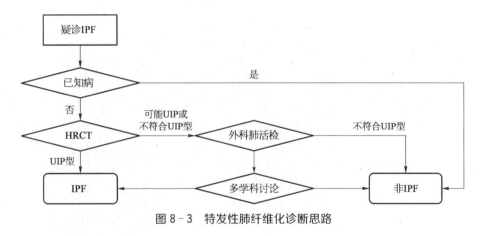

图 8-3　特发性肺纤维化诊断思路

【治疗策略】

IPF 没有自然缓解倾向，诊断后平均存活时间 3～5 年。IPF 最常见的死因是呼吸衰竭，其他还包括心力衰竭、缺血性心脏病、感染和肺栓塞等。

1. **氧疗**　静息状态低氧血症（$PaO_2 \leqslant 55$ mmHg 或 $SaO_2 \leqslant 88\%$）的 IPF 患者应接受长期氧疗，氧疗时间 >15 h／d。

2. **肺康复**　包括呼吸生理治疗、肌肉训练、营养支持、精神治疗和教育，大多数 IPF 患者可以推荐接受肺康复治疗。

3. **肺移植**　肺移植是目前治疗 IPF 最有效的手段，可以改善患者生活质量，提高生存率，5 年生存率可达 50%～56%。推荐符合肺移植适应证的患者纳入等待名单,进行移植前评估。

4. **药物治疗** 目前没有充分的循证医学证据证明药物治疗对 IPF 有效。但在拟诊 IPF 及 IPF 急性加重期常常使用糖皮质激素治疗或联合使用免疫抑制剂治疗。N-乙酰半胱氨酸能降低黏液的黏稠度,并起到抗氧化作用,可以改善患者咳痰症状。吡非尼酮、尼达尼布有一定的抗纤维化作用,可减少 IPF 患者 FVC 下降的速率,一定程度上缓解疾病进程。

(1) 对疑诊 IPF 的诊断性治疗:对于达不到诊断标准的疑诊 IPF 患者,视情况可考虑先给糖皮质激素以 3～6 个月联合或不联合免疫抑制剂的治疗,观察疗效再确定下一步的治疗方案。这样的策略是为了避免可能对上述方案有良好反应的其他间质性肺疾病失去了有效治疗的机会。

(2) IPF 的急性加重期治疗:IPF 的急性加重期可用糖皮质激素治疗,现普遍应用甲泼尼龙,起始剂量 500～1 000 mg/d,静脉滴注;连续 3 d 后改为 1～2 mg/(kg·d),通常为每日 120 mg,分次静脉滴注,以后改为每日泼尼松 40～60 mg 口服,4～8 周后渐减量至维持量。环孢素、环磷酰胺或硫唑嘌呤等免疫抑制剂治疗 IPF 急性加重的效果尚不肯定,但在糖皮质激素治疗无效的情况下可考虑试用。

[拓展阅读] 其他弥漫性间质性肺炎
参见二维码。

(杨继兵)

第九章 胸膜疾病

导学

1. 掌握：胸腔积液及气胸的病因、临床表现与并发症、诊断依据与鉴别诊断要点、治疗原则。

2. 熟悉：胸腔积液及气胸的发病机制、病理生理特点、辅助检查特点、病情评估、常用治疗药物种类。

3. 了解：胸腔积液及气胸、常用治疗药物用法、用量与不良反应、预后和预防。

第一节 胸腔积液

胸膜是由间皮细胞覆盖的、不规则的结缔组织组成。壁层胸膜和脏层胸膜在胸壁和肺之间的一个潜在的腔隙即为胸膜腔。两层胸膜表面上有一层很薄的液体(厚 $2\sim10$ μm)，蛋白含量较低，在呼吸运动时起润滑作用。胸膜腔和其中的液体并非处于静止状态，在每一次呼吸周期中胸膜腔形状和压力均有很大变化，使胸腔内液体持续滤出和吸收，并处于动态平衡。任何因素使胸膜腔内液体形成过快或吸收过缓，即产生胸腔积液(pleural effusion，简称胸水)。

【病因及发病机制】

胸膜对液体和蛋白质都有通透性。胸膜腔内压约-5 cmH_2O，胸膜腔内含少量蛋白质，其胶体渗透压约 5 cmH_2O。而壁层胸膜的静水压为 30 cmH_2O，脏层胸膜静水压为 24 cmH_2O，壁层及脏层胸膜血管内胶体渗透压均约 34 cmH_2O。由于压力梯度差的存在，胸水从壁层和脏层胸膜的体循环血管中通过胸膜进入胸膜腔，然后通过壁层胸膜的淋巴管微孔经淋巴管回吸收。正常情况下，脏层胸膜液体流动的净压力梯度接近 0，故在胸液的吸收所起作用不大，淋巴引流为胸液的主要排泄途径。胸水滤过胸腔上部大于下部，吸收则主要在横膈和胸腔下部纵隔胸膜。当胸腔内液体量增加时，胸膜淋巴管可反应性地增加引流量，但是淋巴管引流仍然不能与胸液滤过速率的大幅度增加相匹配，则形成胸腔积液。

病理情况下，多种因素均可导致胸液滤过率的增加，胸液滤过超过淋巴管的最大流量时形成漏出液，当体循环毛细血管中的蛋白渗出量增加时则形成渗出液。胸腔积液临床上非常多见，也是许多疾病的伴随表现，有 50 种以上的疾病可伴有胸腔积液，有些临床操作或药物也可引起胸腔积液。常见病因有：

1. **胸膜毛细血管内静水压增高**　壁层胸膜主要由肋间动脉供血,脏层胸膜主要由体循环的支气管动脉和肺循环供血。肺栓塞、肺不张、充血性心力衰竭、缩窄性心包炎、上腔静脉或奇静脉受阻、血容量增加等疾病可使体循环和(或)肺循环的压力增加,胸膜毛细血管内静水压亦增高,形成漏出液。

2. **胸膜毛细血管内胶体渗透压降低**　如低蛋白血症、肝硬化、肾病综合征、急性肾小球肾炎、黏液性水肿等疾病均存在血浆白蛋白减少,血浆胶体渗透压及胸膜毛细血管内胶体渗透压降低,形成漏出液。

3. **胸膜通透性增加**　如胸膜炎症(肺结核、肺炎)、结缔组织病(系统性红斑狼疮、类风湿关节炎)、胸膜肿瘤(恶性肿瘤转移、间皮瘤、淋巴瘤、肺恶性肿瘤)、肺梗死、膈下炎症(膈下脓肿、肝脓肿、急性胰腺炎)等累及胸膜,均可使胸膜毛细血管通透性增加,毛细血管内细胞、蛋白及液体等大量渗入胸膜腔;胸液中蛋白质含量升高,胸液胶体渗透压升高,进一步促进胸液增多,多属渗出液。

4. **壁层胸膜淋巴引流障碍**　癌性淋巴管阻塞、发育性淋巴管引流异常、外伤等所致淋巴回流受阻均可引起富含蛋白的胸腔积液,多属渗出液。

5. **损伤**　主动脉瘤破裂、食管破裂、胸导管破裂等,胸腔内出现血胸、脓胸和乳糜性胸腔积液,多属渗出液。

6. **医源性**　药物、放射治疗、消化内镜检查和治疗、支气管动脉栓塞术、卵巢过度刺激综合征、液体负荷过大、冠状动脉搭桥手术、骨髓移植、中心静脉置管穿破和腹膜透析等,都可以引起渗出性或漏出性胸腔积液。

【病理与病理生理】

胸膜腔的顺应性较大,即使胸液的滤过率增加 10 倍,而胸腔内的液体容量只增加 15%～20%,这一容量仍不能被胸部 X 线所发现。积液量少于 300～500 ml 时常无临床表现,较多量的胸腔积液可因胸廓顺应性下降,患侧膈肌受压、纵隔移位、肺容量下降刺激神经反射可引起呼吸困难等症状。

【临床表现】

(一) 症状

呼吸困难是胸水最常见的症状,多伴有胸痛和咳嗽。症状也和积液量有关,并因病因不同常有各自的特点。

(二) 体征

与积液量有关。少量积液时,可无明显体征,或可触及胸膜摩擦感及闻及胸膜摩擦音。中至大量积液时,患侧胸廓饱满,触觉语颤减弱,局部叩诊浊音,呼吸音减低或消失。可伴有气管、纵隔向健侧移位。肺外疾病如胰腺炎和类风湿关节炎等,引起的胸腔积液多有原发病的体征。

【实验室和特殊检查】

(一) 诊断性胸腔穿刺和胸腔积液检查

对明确积液性质及病因诊断均至关重要,大多数积液的原因通过胸腔积液分析可确定。疑为渗出液必须作胸腔穿刺,如有漏出液病因则避免胸腔穿刺。不能确定时也应做胸腔穿刺抽液检查。

1. **外观**　漏出液透明清亮,静置不凝固,比重<1.016～1.018。渗出液多呈草黄色,稍混浊,易有凝块,比重>1.018。血性胸腔积液呈洗肉水样或静脉血样,多见于肿瘤、结核和肺栓塞。乳状胸水多为乳糜胸。巧克力色胸腔积液考虑阿米巴肝脓肿破溃入胸腔的可能。黑色胸腔积液可能为曲霉感染。黄绿色胸腔积液见于类风湿关节炎。厌氧菌感染胸腔积液常有臭味,氨气的气味暗示着尿液胸(urinothorax)。

2. **细胞分类**　细菌性胸膜炎症时,胸腔积液中可见各种炎症细胞及增生与退化的间皮细胞。漏出液细胞数常少于 100×10^6/L,以淋巴细胞与间皮细胞为主。渗出液的白细胞常超过 500×10^6/L。脓胸时白细胞多达 $10\,000 \times 10^6$/L 以上。中性粒细胞增多时提示为急性炎症;淋巴细胞为主则多为结核、真菌、恶性肿瘤或结节病;嗜酸性粒细胞常增多可见于胸膜腔内积气积血、药物源性、石棉肺、肺吸虫病或恶性肿瘤。胸腔积液中红细胞超过 5×10^9/L 时,可呈淡红色,多由恶性肿瘤或结核所致。胸腔穿刺损伤血管亦可引起血性胸水,应谨慎鉴别。红细胞超过 100×10^9/L 时应考虑创伤、肿瘤或肺梗死。血细胞比容>外周血血细胞比容 50% 以上时为血胸。

恶性胸腔积液中有 40%～90% 可查到恶性肿瘤细胞,反复多次检查可提高检出率。胸腔积液标本有凝块应固定及切片行组织学检查。积液中恶性肿瘤细胞常有核增大且大小不一、核畸变、核深染、核浆比例失常及异常有丝核分裂等特点,应注意鉴别。积液中间皮细胞常有变形,易误认为肿瘤细胞。结核性胸水中间皮细胞常低于 5%。

3. **pH 和葡萄糖**　正常胸腔积液 pH 接近 7.6。胸腔积液酸中毒(pH<7.30)发生于恶性胸腔积液、并发胸膜感染、结缔组织疾病(特别是类风湿关节炎)、结核性胸腔积液和卵巢水肿。在肺旁积液中,pH<7.2 表示需要导管引流。如 pH<7.0 者仅见于脓胸以及食管破裂所致胸腔积液。结核性和恶性积液也可降低。

正常胸水中葡萄糖含量与血中含量相近。漏出液与大多数渗出液葡萄糖含量正常;而脓胸、类风湿关节炎、系统性红斑狼疮、结核和恶性胸腔积液中含量可<3.3 mmol/L。若胸膜病变范围较广,使葡萄糖及酸性代谢物难以透过胸膜,葡萄糖和 pH 均较低,提示肿瘤广泛浸润,其积液肿瘤细胞发现率高,胸膜活检阳性率高,胸膜固定术效果差,患者存活时间亦短。

4. **病原体**　积液涂片查找细菌及培养,有助于病原诊断。结核性胸膜炎积液沉淀后作结核菌培养,阳性率仅 20%,巧克力色积液应镜检阿米巴滋养体。

5. **蛋白质**　渗出液的蛋白含量较高(>30 g/L),积液/血清比值大于 0.5。漏出液蛋白含量较低(<30 g/L),以清蛋白为主,黏蛋白试验(Rivalta 试验)阴性。

6. **类脂乳糜胸的胸腔积液**　呈乳状混浊,离心后不沉淀,苏丹Ⅲ染成红色;三酰甘油含量>1.24 mmol/L,胆固醇不高,脂蛋白电泳可显示乳糜微粒,多见于胸导管破裂。假性乳糜积液呈淡黄或暗褐色,含有胆固醇结晶及大量退变细胞(淋巴细胞、红细胞),胆固醇多大于 5.18 mmol/L,三酰甘油含量正常。与陈旧性积液胆固醇积聚有关,见于陈旧性结核性胸膜炎、恶性胸水、肝硬化和类风湿性关节炎胸腔积液等。

7. **酶学检查**　乳酸脱氢酶(LDH)为胸膜炎症的可靠指标,有助于区别漏出液和渗出液。LDH进行性增高,表明胸膜炎症加重。LDH 同工酶测定对诊断恶性胸腔积液有意义,当 LDH_2 升高,LDH_4 和 LDH_5 降低时,支持恶性胸腔积液的诊断。60% 左右的胸膜恶性肿瘤(尤其是腺癌)可见胸水淀粉酶或淀粉酶同功酶水平升高,胸水淀粉酶/血清淀粉酶>1.060。腺苷脱氨酶(ADA)在淋巴细胞内含量较高。结核性胸膜炎时,因细胞免疫受刺激,淋巴细胞明显增多,故胸水中 ADA 多高于 45 U/L。其诊断结核性胸膜炎的敏感度较高。HIV 合并结核患者 ADA 不升高。

8. **免疫学检查** 结核性胸膜炎胸腔积液 γ 干扰素多大于 200 pg/ml。系统性红斑狼疮及类风湿关节炎引起的胸腔积液中补体 C3、C4 成分降低,且免疫复合物的含量增高。系统性红斑狼疮胸水中抗核抗体滴度可达 1:160 以上。

9. **肿瘤标志物** 癌胚抗原(CEA)在恶性胸水中早期即可升高,且比血清更显著。若胸水 CEA>20 μg/L 或胸水/血清 CEA>1,常提示为恶性胸水,其特异性 92%,但敏感性较低。胸水端粒酶测定与 CEA 相比,其敏感性和特异性均大于 90%。间皮素是一种糖蛋白肿瘤标志物,在恶性间皮瘤患者的血液和胸腔积液中的平均浓度高于其他原因,其诊断间皮瘤的敏感性为 48%～84%,特异性为 70%～100%,但该试验的阴性预测价值受到肉瘤样间皮瘤假阴性的限制,且它在调查未诊断的胸腔积液,特别是结合常规的临床和放射学评估,值得进一步研究。近年还开展许多肿瘤标志物检测,如糖链肿瘤相关抗原、细胞角蛋白 19 片段、神经元特异烯醇酶等,可作为鉴别诊断的参考。联合检测多种标志物,可提高阳性检出率。

(二)影像学检查

1. **X 线胸片** 其改变与积液量和是否有包裹或粘连有关。游离积液超过 300 ml,普通后前位胸片示肋膈角变钝消失,侧位胸相对诊断少量积液尤为重要,150 ml 左右的胸液即可出现后肋膈角变钝。中量积液呈外高内低的圆弧形阴影。大量积液时患侧胸部致密影,气管和纵隔推向健侧。液气胸时有气液平面。积液时常遮盖肺内原发病灶,故复查胸片应在抽液后,可发现肺部肿瘤或其他病变。包裹性积液不随体位改变而变动,边缘光滑饱满,多局限于叶间或肺与膈之间。肺底积液可仅有膈肌升高或形状的改变。

2. **胸部 CT** 可显示少量的胸腔积液、肺内病变、胸膜间皮瘤、胸内转移性肿瘤、纵隔和气管旁淋巴结等病变,有助于鉴别良恶性胸膜增厚。对于明确纵隔包裹性积液及鉴别包裹性积液与支气管胸膜瘘和肺脓肿,CT 有其独特的应用价值。CT 还对恶性胸腔积液的病因诊断、肺癌分期与选择治疗方案至关重要。另外,还可在 CT 引导下行胸腔积液、胸膜活检、肿块穿刺等。

3. **磁共振(MRI)** 对于软组织有很高的分辨率,可显示胸壁分层,因此能明确炎性及恶性胸液胸膜的浸润,特别对肺尖的病变更有意义。

4. **超声检查** 超声探测胸腔积液的灵敏度高,定位准确。临床用于估计胸腔积液的深度和积液量,协助胸腔穿刺定位。B 超引导下胸腔穿刺用于包裹性和少量的胸腔积液,也是放置胸腔引流管的方法。

(三)胸膜活检

经皮闭式胸膜活检对胸腔积液病因诊断有重要意义,可发现肿瘤、结核和其他胸膜肉芽肿性病变。拟诊结核病时,活检标本除做病理检查外,还应做结核菌培养。胸膜针刺活检具有简单、易行、损伤性较小的优点,阳性诊断率为 40%～75%。CT 或 B 超引导下活检可提高成功率。脓胸或有出血倾向者不宜做胸膜活检。如活检证实为恶性胸膜间皮瘤,1 个月内应对活检部位行放射治疗。

(四)胸腔镜或开胸活检

对上述检查不能确诊者,必要时可经胸腔镜或剖胸直视下活检。由于胸膜转移性肿瘤 87% 在脏层,47% 在壁层,故此项检查有积极的意义。胸腔镜检查对恶性胸腔积液的病因诊断率最高,可达 70%～100%,为拟定治疗方案提供依据。通过胸腔镜能全面检查胸膜腔,观察病变形态特征、分布范围及邻近器官受累情况,且可在直视下多处活检,故诊断率较高,肿瘤临床分期亦较准确。

开胸胸膜活检为确定胸腔积液病因的"金标准",特异性和敏感性均高于其他任何检查方法。但此项创伤较大,手术风险较高,因此应严格掌握适应证,在全面评价患者的风险收益后,才可施行。

(五) 支气管镜

未经诊断的胸腔积液不应进行常规支气管镜检查,如果有咯血或临床 X 线表现提示支气管梗阻,应考虑支气管镜检查,约 75% 可明确诊断;支气管镜检查对于支气管内可见的癌肿病变活检阳性率达 90% 以上。故认为伴有 X 线胸片异常的不明原因胸腔积液患者,尤其怀疑肺癌时,应常规做支气管镜检查,以协助病因检查。

【诊断策略】

(一) 诊断依据

中等量以上的胸腔积液诊断不难,症状和体征均较明显。少量积液(0.3 L)仅表现肋膈角变钝,有时易与胸膜粘连混淆,可行患侧卧位胸片,液体可散开于肺外带。B超、CT 等检查可确定有无胸腔积液。

(二) 鉴别诊断

1. **与胸膜增厚鉴别**　胸水体征上需与胸膜增厚鉴别,胸膜增厚叩诊浊音,听诊呼吸音减弱,但往往伴有胸廓扁平或塌陷,肋间隙变窄,气管向患侧移位,语音传导增强等体征。X 线、B 超、CT 等检查可确定有无胸腔积液。

2. **漏出液的鉴别诊断**　漏出液常见病因是充血性心力衰竭,多为双侧胸腔积液,积液量右侧多于左侧,伴有心功能不全的其他表现。强烈利尿可引起假性渗出液。肝硬化胸腔积液多伴有腹水。肾病综合征胸腔积液多为双侧,可表现为肺底积液。低蛋白血症的胸腔积液多伴有全身水肿。腹膜透析胸腔积液类似于腹透液,葡萄糖高,蛋白质 <1.0 g/L。

3. **渗出液的鉴别诊断**　Light 标准对渗出液的诊断准确率为 93%~96%。根据该标准,符合下列一项或多项标准,则胸腔积液为渗出液:① 胸腔积液中的蛋白定量与血浆中蛋白的比值大于 0.5。② 胸腔积液中的 LDH 与血清中的 LDH 之比大于 0.6。③ 胸腔积液中的 LDH 大于正常血清 LDH 的 2/3 上限(胸腔积液 LDH>2 000 U/L)。

(1) 结核性胸膜炎:我国渗出液最常见的病因为结核性胸膜炎,多见于青壮年。患者常有不同程度的发热、盗汗、疲乏等结核中毒症状,刺激性干咳,胸痛性质多呈锐性刺痛,与呼吸有关,中等或大量积液或胸液增长迅速,可加重呼吸困难。胸水检查以淋巴细胞为主,间皮细胞 <5%,蛋白质多大于 40 g/L,ADA 及 γ 干扰素增高,沉渣找结核杆菌或培养可呈阳性,但阳性率仅约 20%。胸膜活检阳性率达 60%~80%,PPD 皮试强阳性。老年患者可无发热,结核菌素试验常阴性。

(2) 恶性胸腔积液:恶性肿瘤侵犯胸膜引起恶性胸腔积液,常由肺癌、乳腺癌和淋巴瘤直接侵犯或转移至胸膜所致,其他部位肿瘤包括胃肠道和泌尿生殖系统。以 45 岁以上中老年人多见,常见症状有劳累性呼吸困难,胸痛和干咳,并随着疾病的进展而进行性加重,胸水多呈血性、量大、增长迅速,胸腔积液 pH 及葡萄糖浓度对于决定患者的治疗有重要意义,还有 CEA>20 μg/L,LDH >500 U/L,胸水脱落细胞检查、胸膜活检、胸部影像学、B 超、纤维支气管镜及胸腔镜等检查,有助于进一步诊断和鉴别。疑为其他器官肿瘤需进行相应检查。

表9-1 结核性胸膜炎与恶性胸腔积液鉴别要点

指 标	结核性胸膜炎	恶性胸腔积液
年龄	青、少年多见	中、老年多见
中毒症状	多有	一般无
胸痛	短暂,锐痛	持续,钝痛
血丝痰	无(无肺实质病变者)	可有
胸液量	多为少或中量	多为大量,抽液后生成速度快
胸液外观	草黄色,偶有血性	多呈血性
胸液细胞类型	淋巴细胞为主,间皮细胞<5%	大量间皮细胞
胸液 ADA	>45 U/L	<45 U/L
胸液 CEA	<20 μg/ml	>20 μg/ml
胸液干扰素 γ	>3.7 U/ml	<3.7 U/ml
胸液脱落细胞	阴性	可找到肿瘤细胞
CT 检查	无肿瘤征象	有原发肿瘤征象
PPD 试验	可呈阳性	多为阴性

(3) 类肺炎性胸腔积液(parapneumonic effusions):系指肺炎、肺脓肿和支气管扩张感染引起的胸腔积液,如积液呈脓性则称脓胸。患者多有发热、咳嗽、咳痰、胸痛等症状,血白细胞升高,中性粒细胞增加伴核左移。先有肺实质的浸润影,或肺脓肿和支气管扩张的表现,然后出现胸腔积液,积液量一般不多。胸水呈草黄色甚或脓性,白细胞明显升高,以中性粒细胞为主,葡萄糖和 pH 降低,诊断不难。脓胸系胸腔内致病菌感染造成积脓,多与未能有效控制肺部感染,致病菌直接侵袭入胸腔有关,常见细菌为金黄色葡萄球菌、肺炎链球菌、化脓性链球菌以及大肠埃希菌、肺炎克雷伯杆菌和假单胞菌等,且多合并厌氧菌感染,少数可由结核分枝杆菌或真菌、放线菌、诺卡菌等所致。急性脓胸常表现为高热、胸痛等;慢性脓胸有胸膜增厚、胸廓塌陷、慢性消耗和杵状指(趾)等。胸水呈脓性、黏稠;涂片革兰染色找到细菌或脓液细菌培养阳性。

(三) 诊断思路

胸水的诊断分为 3 个步骤:① 确定有无胸腔积液。② 鉴别漏出液与渗出液。③ 寻找胸腔积液的病因(图9-1)。

【治疗策略】

为胸部或全身疾病的一部分,病因治疗尤为重要。漏出液常在纠正病因后可吸收,其治疗参阅有关章节。

(一) 结核性胸膜炎

结核性胸膜炎的化疗原则与活动性肺结核相同,也应坚持早期、联合、规律、全程及足量的五大原则,其中早期治疗较肺结核更为重要。

1. **一般治疗** 包括休息、营养支持和对症治疗。

2. **抽液治疗** 由于结核性胸膜炎胸水蛋白含量高,容易引起胸膜粘连,原则上应尽快抽尽胸腔内积液或肋间插细管引流。可解除肺及心、血管受压,改善呼吸,使肺功能免受损伤。抽液后可

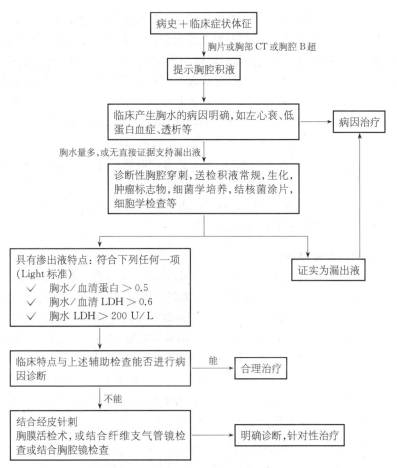

图 9-1 胸腔积液诊断治疗流程图

减轻毒性症状,体温下降,有助于使被压迫的肺迅速复张。大量胸水者每周抽液 2~3 次,直至胸水完全消失。首次抽液不要超过 700 ml,以后每次抽液量不应超过 1 000 ml,过快、过多抽液可使胸腔压力骤降,发生复张后肺水肿或循环衰竭。表现为剧咳、气促、咳大量泡沫状痰,双肺满布湿啰音,PaO_2下降,X 线显示肺水肿征。应立即吸氧,酌情应用糖皮质激素及利尿剂,控制液体入量,严密监测病情与酸碱平衡,有时需气管插管机械通气。若抽液时发生头晕、冷汗、心悸、面色苍白、脉细等表现应考虑"胸膜反应",应立即停止抽液,使患者平卧,必要时皮下注射 0.1% 肾上腺素 0.5 ml,密切观察病情,注意血压变化,防止休克。一般情况下,抽胸水后,没必要胸腔内注入抗结核药物,但可注入链激酶等防止胸膜粘连。

3. **抗结核治疗** 其原则与方法同活动性肺结核(详见第六章)。

4. **糖皮质激素** 疗效不肯定。结核胸膜炎不主张常规使用糖皮质激素。但在有全身毒性症状严重、大量胸水者,在抗结核药物治疗的同时,可尝试加用泼尼松 30 mg/d,分 3 次口服。待体温正常、全身毒性症状减轻、胸水量明显减少时,即应逐渐减量以至停用。停药速度不宜过快,否则易出现反跳现象,一般疗程 4~6 周。注意不良反应或结核播散,应慎重掌握适应证。

(二) 恶性胸腔积液

包括原发病和胸腔积液的治疗。例如,部分小细胞肺癌所致胸腔积液全身化疗有一定疗效,纵隔淋巴结有转移者可行局部放射治疗。胸腔积液多为晚期恶性肿瘤常见并发症,其胸水生长迅速,常因大量积液的压迫引起严重呼吸困难,甚至导致死亡。常需反复胸腔穿刺抽液,但反复抽液可使蛋白丢失太多,效果不理想。可选择化学性胸膜固定术,包括滑石粉、博来霉素、四环素、强力霉素、碘伏维酮、硝酸银甚至槲寄生。但有些硬化剂与严重全身并发症有关,如低钠血症,紊乱肝酶和碘伏维酮治疗亚临床甲状腺功能减退症,博来霉素的肺毒性,急性肾损伤和硝酸银引起的急性呼吸窘迫综合征。至少有两项荟萃分析发现,与其他硬化剂(除多西环素除外)相比,滑石粉不易复发的可能性更高。也可胸腔内注入生物免疫调节剂,如短小棒状杆菌疫苗、IL-2、干扰素、淋巴因子激活的杀伤细胞、肿瘤浸润性淋巴细胞等,可抑制恶性肿瘤细胞、增强淋巴细胞局部浸润及活性,并使胸膜粘连。此外,可胸腔内插管持续引流,目前多选用细管引流,具有创伤小、易固定、效果好、可随时胸腔内注入药物等优点。对插管引流后肺仍不复张者,可行胸-腹腔分流术或胸膜切除术。虽经上述多种治疗,恶性胸腔积液的预后不良。

(三) 类肺炎性胸腔积液和脓胸

前者一般积液量少,经有效的抗生素治疗后可吸收,积液多者应胸腔穿刺抽液,胸水 pH<7.2 应肋间插管引流。脓胸治疗原则是控制感染、引流胸腔积液及促使肺复张,恢复肺功能。抗菌药物要足量,体温恢复正常后再持续用药 2 周以上,防止脓胸复发,急性期联合抗厌氧菌的药物,全身及胸腔内给药。引流是脓胸最基本的治疗方法,反复抽脓或闭式引流。可用 2% 碳酸氢钠或生理盐水反复冲洗胸腔,然后注入适量抗生素及链激酶,使脓液变稀便于引流。少数脓胸可采用肋间插管闭式引流。对有支气管胸膜瘘者不宜冲洗胸腔,以免引起细菌播散。慢性脓胸应改进原有的脓腔引流,也可考虑外科胸膜剥脱术等治疗。此外,一般支持治疗亦相当重要,应给予高能量、高蛋白及富含维生素的食物,纠正水电解质紊乱及维持酸碱平衡。

第二节 气 胸

气胸(pneumothorax)是指气体进入胸膜腔造成积气状态。气胸是常见的内科急症,男性多于女性,原发性气胸的发病率男性为(18~28)/10 万人口,女性为(1.2~6)/10 万人口。

【病因及发病机制】

正常情况下胸膜腔内没有气体,这是因为毛细血管血中各种气体分压的总和仅为 706 mmHg,比大气压低 54 mmHg。呼吸周期胸腔内压均为负压,系胸廓向外扩张,肺向内弹性回缩对抗产生的。胸腔内出现气体仅在三种情况下发生:① 肺泡与胸腔之间产生破口,气体将从肺泡进入胸腔直到压力差消失或破口闭合。② 胸壁创伤产生与胸腔的交通,也出现同样的结果。③ 胸腔内有产气的微生物。临床上主要见于前两种情况常见原因有自发性、外伤性和医源性三种。

1. **自发性气胸** 根据有无基础肺疾病可进一步分成原发性和继发性。

(1)原发性气胸:发生于无基础肺疾病的健康人,多见于瘦长体型男性。由于胸膜压从肺底到肺尖是逐渐升高的,因此肺尖部肺泡膨胀的压力明显高于肺底部,更容易发生胸膜下肺大疱。此种胸膜下肺大疱的原因尚不清楚,可能与吸烟、身高和小气道炎症有关,也可能与非特异性炎症瘢痕或弹性纤维先天性发育不良有关。原发性气胸在 4 年内的复发率为 54%。

（2）继发性气胸：常发生在有基础肺疾病的患者，由于病变引起细支气管不完全阻塞，形成肺大疱破裂。如慢性阻塞性肺疾病（COPD）、肺结核、肺癌、肺脓肿、肺尘埃沉着症及淋巴管平滑肌瘤病等。自发性气胸最重要的风险因素是吸烟。影响继发性气胸复发的危险因素包括肺纤维化和肺气肿。

2. 外伤性气胸　系胸壁的直接或间接损伤引起。抬举重物用力过猛，剧咳，屏气，甚至大笑等，可能是促使气胸发生的诱因。脏层胸膜破裂或胸膜粘连带撕裂，如其中的血管破裂可形成自发性血气胸。航空、潜水作业而无适当防护措施时，从高压环境突然进入低压环境，也可发生气胸。

3. 医源性气胸　由诊断和治疗操作所致。如胸腔穿刺、机械通气压力过高等。

4. 特殊类型的气胸　如月经期气胸，妊娠合并气胸及老年自发性气胸等。月经性气胸仅在月经来潮前后 24~72 h 发生，病理机制尚不清楚，可能是胸膜上有异位子宫内膜破裂所致。妊娠期气胸可因每次妊娠而发生，可能跟激素变化和胸廓顺应性改变有关。

【病理及病理生理】

气胸时失去了负压对肺的牵拉作用，甚至因正压对肺产生压迫，使肺失去膨胀能力，表现为肺容积缩小、肺活量减低、最大通气量降低的限制性通气功能障碍。由于肺容积缩小，初期血流量并不减少，产生通气/血流比例下降，导致动静脉分流，出现低氧血症。大量气胸时，由于失去负压吸引静脉血回心，甚至胸膜腔内正压对血管和心脏的压迫，使心脏充盈减少，心搏出量降低，引起心率加快、血压降低，甚至休克。

根据气胸胸腔内压力及病理生理改变，临床上又将气胸分为 3 型。

1. 闭合性气胸（单纯性）　由于肺萎缩或浆液性渗出物使胸膜裂口封闭，不再有空气漏入胸膜腔内，胸膜腔压力高于大气压，经抽气后胸膜腔压力可降至负压。

2. 交通性气胸（开放性）　胸膜裂口因粘连或受周围纤维组织固定而持续开放，气体随呼吸自由进入胸膜腔，胸膜腔内压在大气压上下波动，抽气后可呈负压，但观察数分钟，压力又复升至抽气前水平。

3. 张力性气胸（高压性）　胸膜裂口形成单向活瓣，吸气时裂口张开，空气进入胸膜腔；呼气时裂口关闭，气体不能排出，导致胸膜腔积气增加，使胸膜腔内压升高呈正压，抽气后胸膜腔内压可下降，但又迅速复升，对机体呼吸循环功能的影响最大，可引起纵隔移位，致循环障碍，甚或窒息死亡，必须紧急抢救处理。

【临床表现】

气胸症状的轻重与有无肺基础疾病及功能状态、气胸发生的速度、胸膜腔内积气量及其压力大小三个因素有关。

（一）症状

1. 单纯性气胸　起病前部分患者可能有持重物、屏气、剧烈体力活动等诱因，但多数患者在正常活动或安静休息时发生，偶有在睡眠中发病者。自发性气胸多为单侧，双侧同时发生者仅占 10%。

（1）呼吸困难：单侧闭合性气胸，尤其肺功能正常的年轻人可无明显呼吸困难，甚至肺压缩达80%~90%，仅在活动、爬楼时稍感气促；而张力性气胸或原有阻塞性肺气肿的老年人，即使肺压缩

$20\%\sim30\%$时,也可有明显的呼吸困难。患者常取侧卧位,使气胸侧在上,以减轻呼吸困难。

(2)胸痛:与肺萎陷程度无关。常为突发尖锐持续性刺痛或刀割痛,吸气时加重,持续性胸骨后痛提示纵隔气肿存在。可伴有刺激性咳嗽,系气体刺激胸膜所致。

2. 张力性气胸 胸膜腔内压骤然升高,肺被压缩,纵隔移位,迅速出现严重呼吸循环障碍;患者表情紧张、胸闷、挣扎坐起、烦躁不安、发绀、冷汗、脉速、虚脱、心律失常,甚至发生意识不清、呼吸衰竭。

3. 纵隔气肿与皮下气肿 由于肺泡破裂逸出的气体入肺间质,形成间质性肺气肿。肺间质内的气体沿血管鞘可进入纵隔,甚至进入胸部或腹部皮下组织,导致皮下气肿。张力性气胸抽气或闭式引流后,亦可沿针孔或切口出现胸壁皮下气肿,或全身皮下气肿及纵隔气肿。大多数患者并无症状,但颈部可因皮下积气而变粗。气体积聚在纵隔间隙可压迫纵隔大血管,出现干咳、呼吸困难、呕吐及胸骨后疼痛,并向双肩或双臂放射。疼痛常因呼吸运动及吞咽动作而加剧。

(二)体征

少量气胸体征不明显,尤其在肺气肿患者更难确定。患侧呼吸音减弱可能是唯一的疑诊气胸的体征。大量气胸时,气管向健侧移位,患侧胸部隆起,呼吸运动与触觉语颤减弱,叩诊呈过清音或鼓音,心或肝浊音界缩小或消失,听诊呼吸音减弱或消失。

纵隔气肿时患者可见发绀、颈静脉怒张、脉速、低血压、心浊音界缩小或消失、心音遥远,有时可在左心缘处听到与心跳一致的高调金属音或咔嗒音(气泡破裂音),称 Hamman 征。液气胸时,胸内有振水声。血气胸如失血量过多,可使血压下降,甚至发生失血性休克。

【辅助检查】

1. 胸部 X 线片 X 线检查是诊断气胸的重要方法,可显示肺受压程度,肺内病变情况以及有无胸膜粘连、胸腔积液及纵隔移位等。气胸的典型 X 线表现为无肺纹理的均匀透亮的胸膜腔积气带,其内侧为呈弧形的线状肺压缩边缘。可有液气胸的存在,但积液量多为少量,如大量应警惕血气胸。大量气胸或张力性气胸常显示纵隔及心脏移向健侧。合并纵隔气肿在纵隔旁和心缘旁可见透光带。肺结核或肺部慢性炎症使胸膜多处粘连,发生气胸时,多呈局限性包裹,有时气胸互相通连。局限性气胸在后前位胸片易遗漏,侧位胸片可协助诊断,或在 X 线透视下转动体位可发现气胸。气胸若延及下部胸腔,肋膈角变锐利。合并胸腔积液时,显示气液平面,透视下变动体位可见液面亦随之移动。

2. CT 表现为胸膜腔内出现极低密度的气体影,伴有肺组织不同程度的萎缩改变。CT 对于小量气胸、局限性气胸以及肺大疱与气胸的鉴别比 X 线胸片更敏感和准确。

3. 肺部超声 此检查已成为评估呼吸系统疾病的一种敏感技术,并且在创伤和重症患者的气胸诊断中已经发挥了良好作用,最近的研究评估了创伤患者的超声检查,其中敏感性为 98%,阴性预测值为 82%,阳性预测值为 100%,然而在自发性气胸中常规使用超声尚未确立。

【诊断策略】

(一)诊断依据

根据临床症状、体征及影像学表现,气胸的诊断通常并不困难。X 线或 CT 显示气胸线是确诊依据,若病情十分危重无法搬动做 X 线检查时,应当机立断在患侧胸腔体征最明显处试验穿刺,如抽出气体,可证实气胸的诊断。

（二）鉴别诊断

1. 支气管哮喘及COPD　两者均有不同程度的气促及呼吸困难,体征亦与自发性气胸相似,但支气管哮喘患者常有反复哮喘阵发性发作史,COPD患者的呼吸困难多呈长期缓慢进行性加重。当哮喘及COPD患者突发严重呼吸困难、冷汗、烦躁,支气管舒张剂、抗感染药物等治疗效果不好,且症状加剧,应考虑并发气胸的可能,X线检查有助鉴别。

2. 急性心肌梗死　患者亦有突然胸痛、胸闷,甚至呼吸困难、休克等临床表现,但常有高血压、冠心病病史。体征、心电图、X线检查、血清酶学检查有助于诊断。

3. 肺栓塞　大面积肺栓塞也可突发起病,呼吸困难,胸痛,烦躁不安,惊恐甚或濒死感,临床上酷似自发性气胸。但患者可有咯血、低热、晕厥、血白细胞增多等症状,并常有下肢或盆腔血栓性静脉炎、骨折、手术后、脑卒中、心房颤动等病史,或发生于长期卧床的老年患者。体检、胸部X线检查可鉴别。

4. 肺大疱　位于肺周边的肺大疱,尤其是巨型肺大疱易被误认为气胸。肺大疱通常起病缓慢,呼吸困难并不严重,而气胸症状多突然发生。影像学上,肺大疱气腔呈圆形或卵圆形,疱内有细小的条纹理,为肺小叶或血管的残遗物。肺大疱向周围膨胀,将肺压向肺尖区、肋膈角及心膈角。而气胸则呈胸外侧的透光带,其中无肺纹理可见。从不同角度作胸部透视,可见肺大疱为圆形透光区,在大疱的边缘看不到发丝状气胸线,肺大疱内压力与大气压相仿,抽气后,大疱容积无明显改变。如误对肺大疱抽气测压,甚易引起气胸,需认真鉴别。

5. 其他　消化性溃疡穿孔、胸膜炎、肺癌、膈疝等,偶可有急起的胸痛、上腹痛及气促等,亦应注意与自发性气胸鉴别。

（三）病情评估

1. 判断气胸是否稳定　为了便于临床观察和处理,根据临床表现把自发性气胸分成稳定型和不稳定型。符合下列所有表现者为稳定型：① 呼吸频率<24次/min。② 心率60～120次/min。③ 血压正常。④ 呼吸室内空气时SaO_2>90%。⑤ 两次呼吸间说话成句。不符合者为不稳定型。

2. 气胸容量的判断　呼气末胸片有助于诊断。可在肺门水平测量侧胸壁至肺边缘气胸线的距离。距离为1 cm时,气胸容量约占单侧胸腔容量的25%左右;2 cm时约50%。气胸容量≥50%为大量气胸,<50%为小量气胸。如从肺尖气胸线至胸腔顶部估计气胸大小,距离≥3 cm为大量气胸,<3 cm为小量气胸。

（四）诊断思路

根据临床表现拟诊为气胸后,及时行胸片或者CT确诊诊断,并进行气胸类型的判断和程度的评估。由于严重气胸会危及生命,需紧急处置。对于可疑气胸患者需留观。积极寻找气胸的原因(图9-2)。

【治疗策略】

基于胸腔内空气不一定需要干预的原则,治疗策略的选择取决于临床症状,而不是气胸的大小。应根据气胸的类型与病因、发生频次、肺压缩程度、病情状态及有无并发症等适当选择。自发性气胸的治疗目的是促进患侧肺复张、消除病因及减少复发。治疗具体措施有保守治疗、胸腔减压、经胸腔镜手术或开胸手术等。部分轻症者可经保守治疗治愈,但多数需做胸腔减压以助患肺复张,少数患者(10%～20%)需手术治疗。

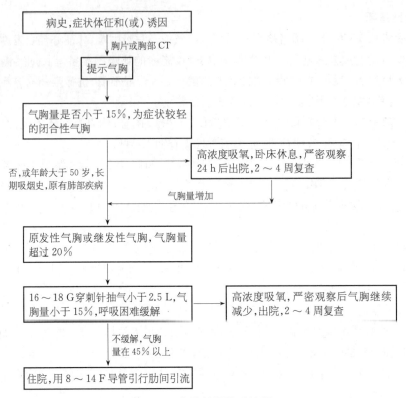

图9-2 气胸诊断治疗流程

影响肺复张的因素包括患者年龄、基础肺疾病、气胸类型、肺萎陷时间长短以及治疗措施等。老年人肺复张时间通常较长;交通性气胸较闭合性气胸需时长;有基础肺疾病、肺萎陷时间长者肺复张时间亦长;单纯卧床休息肺复张时间较胸腔闭式引流或胸腔穿刺抽气为长。有支气管胸膜瘘、脏层胸膜增厚、支气管阻塞者,均可妨碍肺复张,并易导致慢性持续性气胸。

（一）保守治疗

主要适用于稳定型小量气胸,如首次发生的一侧气胸量小于15%,症状较轻的闭合性气胸。应严格卧床休息,酌情予镇静、镇痛等药物。由于胸腔内气体分压和肺毛细血管内气体分压存在压力差,每日可自行吸收胸腔内气体容积(胸片的气胸面积)的1.25%～1.8%。高浓度吸氧可加快胸腔内气体的吸收,经鼻导管或面罩吸入10 L/min的氧,可达到比较满意的疗效。保守治疗需密切监测病情改变,尤其在气胸发生后24～48 h。如患者年龄偏大,并有肺基础疾病如COPD,其胸膜破裂口愈合慢,呼吸困难等症状严重,即使气胸量较小,原则上不主张采取保守治疗。

此外,不可忽视肺基础疾病的治疗。如明确因肺结核并发气胸,应予抗结核药物;由肺部肿瘤所致气胸者,可先做胸腔闭式引流,待明确肿瘤的病理学类型及有无转移等情况后,再进一步做针对性治疗。COPD合并气胸者应注意积极控制肺部感染,解除气道痉挛等。

（二）排气疗法

1. 胸腔穿刺抽气　对于大于20%肺压缩的原发自发性气胸患者无论有无症状,均需经肋间置管引流排气,抽气是迅速解决呼吸困难的首要措施;张力性和开放性气胸均应积极抽气。通常选择患侧胸部锁骨中线第2肋间或腋前线第3前肋间为穿刺点,局限性气胸则要选择相应的穿刺部位。皮肤消毒后用气胸针或细导管直接穿刺入胸腔,随后连接于 50 ml 或 100 ml 注射器或气胸机抽气并测压,直到患者呼吸困难缓解为止。一次抽气量不宜超过 1 000 ml,每日或隔日抽气 1 次。张力性气胸病情危急,应迅速解除胸腔内正压以避免发生严重并发症,紧急时亦需立即胸腔穿刺排气,无其他抽气设备时,为了抢救患者生命,可用粗针头迅速刺入胸膜腔以达到暂时减压的目的。

2. **胸腔闭式引流**　对于不稳定型气胸、肺压缩程度较重、交通性或张力性气胸的患者,无论其气胸容量多少,均应尽早行胸腔闭式引流。插管部位一般多取锁骨中线外侧第 2 肋间,或腋前线第 4～第 5 肋间,如为局限性气胸或需引流胸腔积液,则应根据 X 线胸片或在 X 线透视下选择适当部位进行插管排气引流。将导管另一端开口置于水封瓶水面下 1～2 cm,可见气泡逸出。原发性自发性气胸经导管引流后,压缩的肺可在几小时至数日内复张;继发性者常因气胸分隔,单导管引流效果不佳,有时需在患侧胸腔插入多根导管。两侧同时发生气胸者,可在双侧胸腔作插管引流。对肺压缩严重,时间较长的患者,插管后应夹住引流管分次引流,避免胸腔内压力骤降产生肺复张后肺水肿。如未见气泡溢出 1～2 d,患者气急症状消失,经透视或摄片见肺已全部复张时,可以拔除导管。若经水封瓶引流后未能使胸膜破口愈合,肺持久不能复张,可用低负压可调节吸引装置,一般需将负压保持在 $-10 \sim -20$ cmH$_2$O(图 9 - 3、图 9 - 4)。

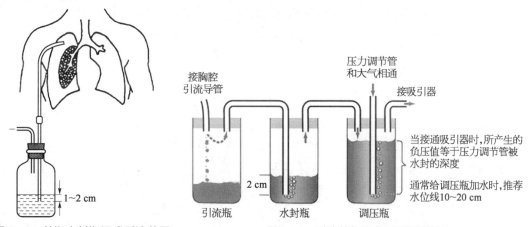

图 9 - 3　单瓶水封瓶闭式引流装置　　　图 9 - 4　引流管加用负压吸引装置

(三) 化学性胸膜固定术

由于气胸复发率高,为了预防复发,可胸腔内注入硬化剂,产生无菌性胸膜炎症,使脏层和壁层胸膜粘连从而消灭胸膜腔间隙。主要适用于不宜手术或拒绝手术的下列患者:① 持续性或复发性气胸。② 双侧气胸。③ 合并肺大疱。④ 肺功能不全,不能耐受手术者。常用硬化剂有米诺环素、多西环素、滑石粉等,用生理盐水 60～100 ml 稀释后经胸腔导管注入,夹管 1～2 h 后引流;或经胸腔镜直视下喷洒粉剂。胸腔注入硬化剂前,尽可能使肺完全复张。为避免药物引起的局部剧痛,先注入适量利多卡因,让患者转动体位,充分麻醉胸膜,15～20 min 后注入硬化剂。若一次无效,可重复注药。观察 1～3 d,经 X 线透视或摄片证实气胸已吸收,可拔除引流管。此法成功率高,主要不良反应为胸痛、发热,滑石粉可引起急性呼吸窘迫综合征,应用时应予注意。

(四) 手术治疗

经内科治疗无效的气胸可为手术的适应证,主要适用于长期气胸、血气胸、双侧气胸、复发性气胸、张力性气胸引流失败者、胸膜增厚致肺膨胀不全或影像学有多发性肺大疱者。手术治疗成功率高,复发率低。

1. 胸腔镜直视下粘连带烙断术 促使破口关闭;对肺大疱或破裂口喷涂纤维蛋白胶或医用 ZT 胶;或用 Nd-YAG 激光或二氧化碳激光烧灼<20 mm 的肺大疱。电视辅助胸腔镜手术(VATS) 是开胸手术的首选方法,可行肺大疱结扎、肺段或肺叶切除,具有微创、安全等优点。

2. 开胸手术 如无禁忌,亦可考虑开胸修补破口,肺大疱结扎,手术过程中用纱布擦拭胸腔上部壁层胸膜,有助于促进术后胸膜粘连。若肺内原有明显病变,可考虑将肺叶或肺段切除。

(五) 并发症及其处理

1. 脓气胸 由金黄色葡萄球菌、肺炎克雷伯杆菌、铜绿假单胞菌、结核分枝杆菌以及多种厌氧菌引起的坏死性肺炎、肺脓肿以及干酪样肺炎可并发脓气胸,也可因胸穿或肋间插管引流所致。病情多危重,常有支气管胸膜瘘形成。脓液中可查到病原菌。除积极使用抗生素外,应插管引流,胸腔内生理盐水冲洗,必要时尚应根据具体情况考虑手术。

2. 血气胸 自发性气胸伴有胸膜腔内出血常与胸膜粘连带内血管断裂有关,肺完全复张后,出血多能自行停止,若继续出血不止,除抽气排液及适当输血外,应考虑开胸结扎出血的血管。

3. 纵隔气肿与皮下气肿 吸入浓度较高的氧可增加纵隔内氧浓度,有利于气肿消散。若纵隔气肿张力过高影响呼吸及循环,可作胸骨上窝切开排气。

(杨继兵)

第十章 呼吸衰竭

呼吸系统通过肺通气和肺换气功能进行气体交换,维持动脉血氧分压(PaO_2)、二氧化碳分压($PaCO_2$)和血液酸碱度(pH)在正常范围内。PO_2反映呼吸系统氧合的有效性,PCO_2反映肺通气的有效性。而当呼吸系统不能维持有效的氧合和通气功能时,即出现呼吸衰竭(respiratory failure)。因此,呼吸衰竭指各种原因引起的肺通气和(或)换气功能严重障碍,以致在静息状态下不能维持足够的气体交换,导致低氧血症伴(或不伴)高碳酸血症,进而引起一系列病理生理改变和相应临床表现的综合征。其临床表现缺乏特异性,明确诊断有赖于动脉血气分析:在海平面、静息状态、呼吸空气条件下,$PaO_2<60$ mmHg,伴或不伴 $PaCO_2>50$ mmHg,可诊为呼吸衰竭。

完整的呼吸过程由相互衔接并同时进行的外呼吸、气体运输和内呼吸三个环节来完成。参与外呼吸即肺通气和肺换气的任何一个环节的严重病变,都可导致呼吸衰竭。在临床实践中,通常按动脉血气分析、发病急缓及病理生理的改变进行分类。

1. **按照动脉血气分析分类**

(1) Ⅰ型呼吸衰竭:即低氧血症性呼吸衰竭,血气分析特点是 $PaO_2<60$ mmHg, $PaCO_2$降低或正常。主要见于肺换气障碍(通气/血流比例失调、弥散功能损害和肺动-静脉分流)疾病,如严重肺部感染性疾病、间质性肺疾病、急性肺栓塞等。

(2) Ⅱ型呼吸衰竭:即高碳酸血症性呼吸衰竭,血气分析特点是 $PaO_2<60$ mmHg,同时伴有$PaCO_2>50$ mmHg,由肺泡通气不足所致。单纯通气不足时,低氧血症和高碳酸血症的程度是平行的,若伴有换气功能障碍,则低氧血症更为严重,如慢性阻塞性肺疾病(COPD)。

2. **按照发病急缓分类**

(1) 急性呼吸衰竭:由于严重肺疾患、创伤、休克、电击、急性气道阻塞等突发的致病因素使肺通气和(或)换气功能迅速出现严重障碍,在短时间内引起呼吸衰竭。因机体不能很快代偿,若不及时抢救,会危及患者生命。

(2) 慢性呼吸衰竭:指一些慢性疾病,如 COPD、肺结核、间质性肺疾病、神经肌肉病变等,造成呼吸功能的损害逐渐加重,经过较长时间发展为呼吸衰竭,其中以 COPD 最常见。早期虽有低氧血症或伴高碳酸血症,但机体通过代偿适应,生理功能障碍和代谢紊乱较轻,仍保持一定的生活活动能力,动脉血气分析 pH 在正常范围(7.35~7.45)。另一种临床较常见的情况是在慢性呼吸衰竭的基础上,因合并呼吸系统感染、气道痉挛或并发气胸等情况,病情急性加重,在短时间内出现 PaO_2 显著下降和 $PaCO_2$ 显著升高,称为慢性呼吸衰竭急性加重,其病理生理学改变和临床情况兼有急性呼吸衰竭的特点。

3. **按照发病机制分类**　可分为通气性呼吸衰竭和换气性呼吸衰竭,也可分为泵衰竭(pump failure)和肺衰竭(lung failure)。驱动或制约呼吸运动的中枢神经系统、外周神经系统、神经肌肉组织(包括神经-肌肉接头和呼吸肌)以及胸廓统称为呼吸泵,这些部位的功能障碍引起的呼吸衰竭称为泵衰竭。通常泵衰竭主要引起通气功能障碍,表现为 II 型呼吸衰竭。肺组织、气道阻塞和肺血管病变造成的呼吸衰竭,称为肺衰竭。肺组织和肺血管病变常引起换气功能障碍,表现为 I 型呼吸衰竭。严重的气道阻塞性疾病(如 COPD)影响通气功能,造成 II 型呼吸衰竭。

第一节　急性呼吸衰竭

急性呼吸衰竭是由各种肺内、肺外因素引起通气或换气功能严重损害,突然发生呼吸困难、发绀、躁狂、血压下降、心律失常等临床表现的疾病,如不及时抢救,会危及患者生命。

【病因及发病机制】

呼吸系统疾病如严重呼吸系统感染、急性呼吸道阻塞性病变、重度或危重哮喘、各种原因引起的急性肺水肿、肺血管疾病、胸廓外伤或手术损伤、自发性气胸和急剧增加的胸腔积液,导致肺通气或(和)换气障碍;急性颅内感染、颅脑外伤、脑血管病变(脑出血、脑梗死)等直接或间接抑制呼吸中枢;脊髓灰质炎、重症肌无力、有机磷中毒及颈椎外伤等可损伤神经-肌肉传导系统,引起通气不足。上述各种原因均可造成急性呼吸衰竭。

各种病因通过引起肺泡通气不足、弥散障碍、肺泡通气/血流比例失调、肺内动-静脉解剖分流增加和氧耗量增加五个主要机制,使通气和(或)换气过程发生障碍,导致呼吸衰竭。临床上呼吸衰竭往往是多种机制并存或随着病情的发展先后参与发挥作用。

【病理及病理生理】

呼吸衰竭时发生的低氧血症和高碳酸血症,能够影响全身各系统器官的代谢、功能甚至使组织结构发生变化。通常先引起各系统器官的功能和代谢发生一系列代偿适应反应,以改善组织的供氧,调节酸碱平衡和适应改变了的内环境。当呼吸衰竭进入严重阶段时,则出现代偿不全,表现为各系统器官严重的功能和代谢紊乱直至衰竭。

1. **神经系统**　当 PaO_2 降至 60 mmHg 时,可以出现注意力不集中、智力和视力轻度减退;当 PaO_2 迅速降至 40~50 mmHg 以下时,会引起一系列神经精神症状,如头痛、不安、定向与记忆力障碍、精神错乱、嗜睡;低于 30 mmHg 时,神志丧失乃至昏迷;PaO_2 低于 20 mmHg 时,只需数分钟即可造成神经细胞不可逆性损伤。

CO_2潴留使脑脊液H^+浓度增加,影响脑细胞代谢,降低脑细胞兴奋性,抑制皮质活动;但轻度的CO_2增加,对皮质下层刺激加强,间接引起皮质兴奋。CO_2潴留可引起头痛、头晕、烦躁不安、言语不清、精神错乱、扑翼样震颤、嗜睡、昏迷、抽搐和呼吸抑制,这种由缺氧和CO_2潴留导致的神经精神障碍症候群称为肺性脑病(pulmonary encephalopathy),又称CO_2麻醉(carbon dioxide narcosis)。肺性脑病早期,往往有失眠、兴奋、烦躁不安等症状。除上述神经精神症状外,患者还可表现出木僵、视力障碍、球结膜水肿及发绀等。

缺氧和CO_2潴留均会使脑血管扩张,血流阻力降低,血流量增加以代偿脑缺氧。缺氧和酸中毒还能损伤血管内皮细胞使其通透性增高,导致脑间质水肿;缺氧使红细胞ATP生成减少,造成Na^+-K^+泵功能障碍,引起细胞内Na^+及水增多,形成脑细胞水肿。以上情况均可引起脑组织充血、水肿和颅内压增高,压迫脑血管,进一步加重脑缺血、缺氧,形成恶性循环,严重时出现脑疝。另外,神经细胞内的酸中毒可引起抑制性神经递质γ氨基丁酸生成增多,加重中枢神经系统的功能和代谢障碍。

2. 循环系统 一定程度的PaO_2降低和$PaCO_2$升高,可以引起反射性心率加快、心肌收缩力增强,使心排出量增加;缺氧和CO_2潴留时,交感神经兴奋引起皮肤和腹腔器官血管收缩,而冠状血管主要受局部代谢产物的影响而扩张,血流量增加。严重的缺氧和CO_2潴留可直接抑制心血管中枢,造成心脏活动受抑和血管扩张、血压下降和心律失常等严重后果。心肌对缺氧十分敏感,早期轻度缺氧即在心电图上显示出来。急性严重缺氧可导致心室颤动或心脏骤停。长期慢性缺氧可导致心肌纤维化、心肌硬化。在呼吸衰竭的发病过程中,缺氧、肺动脉高压以及心肌受损等多种病理变化导致肺源性心脏病(cor pulmonale)。

3. 对呼吸系统的影响 呼吸衰竭患者的呼吸变化受到PaO_2降低和$PaCO_2$升高所引起的反射活动及原发疾病的影响,因此实际的呼吸活动需要视诸多因素综合而定。

低氧血症对呼吸的影响远较CO_2潴留的影响为小。低PaO_2(<60 mmHg)作用于颈动脉体和主动脉体化学感受器,可反射性兴奋呼吸中枢,增强呼吸运动,甚至出现呼吸窘迫。当缺氧程度缓慢加重时,这种反射性兴奋呼吸中枢的作用迟钝。缺氧对呼吸中枢的直接作用是抑制作用,当$PaO_2<30$ mmHg时,此作用可大于反射性兴奋作用而使呼吸抑制。

CO_2是强有力的呼吸中枢兴奋剂,$PaCO_2$急骤升高,呼吸加深加快;长时间严重的CO_2潴留,会造成中枢化学感受器对CO_2的刺激作用发生适应;当$PaCO_2>80$ mmHg时,会对呼吸中枢产生抑制和麻醉效应,此时呼吸运动主要靠PaO_2降低对外周化学感受器的刺激作用得以维持。因此对这种患者进行氧疗时,如吸入高浓度氧,由于解除了低氧对呼吸的刺激作用,可造成呼吸抑制,应注意避免。

4. 对肾功能的影响 呼吸衰竭的患者常常合并肾功能不全,若及时治疗,随着外呼吸功能的好转,肾功能可以恢复。

5. 对消化系统的影响 呼吸衰竭的患者常合并消化道功能障碍,表现为消化不良、食欲不振,甚至出现胃肠黏膜糜烂、坏死、溃疡和出血。缺氧可直接或间接损害肝细胞使谷丙转氨酶上升,若缺氧能够得到及时纠正,肝功能可逐渐恢复正常。

6. 呼吸性酸中毒及电解质紊乱 肺通气、弥散和肺循环功能障碍引起肺泡换气减少,血$PaCO_2$增高(>45 mmHg),pH下降(<7.35),H^+浓度升高(>45 mmol/L),导致呼吸性酸中毒。早期可出现血压增高,中枢神经系统受累,如躁动、嗜睡、精神错乱、扑翼样震颤等。由于pH值取

决于 HCO_3^- 与 H_2CO_3 的比值,前者靠肾脏调节(需 $1\sim3$ d),而 H_2CO_3 的调节靠呼吸(仅需数小时),因此急性呼吸衰竭时 CO_2 潴留可使 pH 迅速下降。在缺氧持续或严重的患者体内,组织细胞能量代谢的中间过程如三羧酸循环、氧化磷酸化作用和有关酶的活动受到抑制,能量生成减少,导致体内乳酸和无机磷产生增多而引起代谢性酸中毒(实际碳酸氢盐 AB<22 mmol/L)。此时患者出现呼吸性酸中毒合并代谢性酸中毒,可引起意识障碍,血压下降,心律失常,乃至心脏停搏。由于能量不足,体内转运离子的钠泵功能障碍,使细胞内 K^+ 转移至血液,而 Na^+ 和 H^+ 进入细胞,造成细胞内酸中毒和高钾血症。

【临床表现】

急性呼吸衰竭的临床表现主要是低氧血症所致的呼吸困难和多器官功能障碍。

1. **呼吸困难**　呼吸困难是呼吸衰竭最早出现的症状。多数患者有明显的呼吸困难,可表现为频率、节律和幅度的改变。早期表现为呼吸频率增快,病情加重时出现呼吸困难,辅助呼吸肌活动加强,如三凹征。中枢性疾病或中枢神经抑制性药物所致的呼吸衰竭,表现为呼吸节律改变,如潮式呼吸(Cheyne-stokes respiration)、比奥呼吸(Biot's respiration)等。

2. **发绀**　发绀是缺氧的典型表现。当动脉血氧饱和度(SaO_2)低于 90% 时,可在口唇、指甲出现发绀;另因发绀的程度与还原型血红蛋白含量相关,所以红细胞增多者发绀更明显,贫血者则发绀不明显或不出现;严重休克等原因引起末梢循环障碍的患者,即使动脉血氧分压尚正常,也可出现发绀,称作外周性发绀。而真正由于 SaO_2 降低引起的发绀,称作中央性发绀。发绀还受皮肤色素及心功能的影响。

3. **精神神经症状**　急性缺氧可出现精神错乱、躁狂、昏迷、抽搐等症状。如合并急性二氧化碳潴留,可出现嗜睡、淡漠、扑翼样震颤,以致呼吸骤停。

4. **循环系统表现**　多数患者有心动过速;严重低氧血症、酸中毒可引起心肌损害,亦可引起周围循环衰竭、血压下降、心律失常、心搏停止。

5. **消化和泌尿系统表现**　严重呼吸衰竭对肝、肾功能都有影响,部分病例可出现谷丙转氨酶与血浆尿素氮升高;个别病例可出现尿蛋白、红细胞和管型。因胃肠道黏膜屏障功能损伤,导致胃肠道黏膜充血水肿、糜烂渗血或应激性溃疡,引起上消化道出血。

【辅助检查】

1. **动脉血气分析**　动脉血气分析对于判断呼吸衰竭和酸碱失衡的严重程度及指导治疗具有重要意义。pH 可反映机体的代偿状况,有助于对急性或慢性呼吸衰竭加以鉴别。当 $PaCO_2$ 升高、pH 正常时,称为代偿性呼吸性酸中毒,若 $PaCO_2$ 升高、pH<7.35,则称为失代偿性呼吸性酸中毒。需要指出,由于血气受年龄、海拔高度、氧疗等多种因素的影响,在具体分析时一定要结合临床情况。

2. **肺功能检测**　尽管在某些重症患者,肺功能检测受到限制,但通过肺功能的检测能判断通气功能障碍的性质(阻塞性、限制性或混合性)及是否合并有换气功能障碍,并对通气和换气功能障碍的严重程度进行判断。而呼吸肌功能测试能够提示呼吸肌无力的原因和严重程度。

3. **胸部影像学检查**　包括胸部 X 线、胸部 CT 和放射性核素肺通气或灌注扫描、肺血管造影等。

4. **纤维支气管镜检查**　对于明确大气道情况和取得病理学证据具有重要意义。

【诊断依据】

(1) 病史：有发生急性呼吸衰竭的疾病，如气道阻塞性疾病、肺水肿、胸廓及胸壁疾病、麻醉药过量等；有可能诱发急性呼吸衰竭的病因，如严重感染、腹膜炎、胰腺炎，以及重度创伤、大面积烧伤、大手术等。

(2) 临床表现：低氧血症及 CO_2 潴留导致的临床表现，如呼吸困难、发绀、精神神经症状、心血管系统表现等。

(3) 血气分析：呼吸衰竭的诊断主要依靠血气分析。

(4) 肺功能、胸部影像学和纤维支气管镜等检查对于明确呼吸衰竭的原因至为重要。

【治疗策略】

呼吸衰竭治疗原则是：加强呼吸支持，包括保持呼吸道通畅、纠正缺氧和改善通气等；呼吸衰竭病因和诱发因素的治疗；加强一般支持治疗和对其他重要脏器功能的监测与支持。

(一) 保持呼吸道通畅

对任何类型的呼吸衰竭，保持呼吸道通畅是最基本、最首要的治疗措施。气道不畅使呼吸阻力增加，呼吸功消耗增多，会加重呼吸肌疲劳；气道阻塞致分泌物排出困难将加重感染，同时也可能发生肺不张，使气体交换面积减少；气道如发生急性完全阻塞，会发生窒息，在短时间内导致患者死亡。

保持气道通畅的方法主要有：① 若患者昏迷应使其处于仰卧位，头后仰，托起下颌并将口打开。② 清除气道内分泌物及异物。③ 若以上方法不能奏效，必要时应建立人工气道。人工气道的建立一般有三种方法：即简便人工气道、气管插管及气管切开，后两者属气管内导管。简便人工气道主要有口咽通气道、鼻咽通气道和喉罩，是气管内导管的临时替代方式，在病情危重不具备插管条件时应用，待病情允许后再行气管插管或切开。气管内导管是重建呼吸通道最可靠的方法。

若患者有支气管痉挛，需积极使用支气管扩张药物，可选用 β_2 肾上腺素受体激动剂、抗胆碱药、糖皮质激素或茶碱类药物等。在急性呼吸衰竭时，主要经静脉给药。

(二) 氧疗

通过增加吸入氧浓度来纠正患者缺氧状态的治疗方法即为氧疗。合理的氧疗还能减轻呼吸做功和减低缺氧性肺动脉高压，减轻右心负荷。对于急性呼吸衰竭患者，应给予氧疗。

1. 吸氧浓度 确定吸氧浓度的原则是保证 PaO_2 迅速提高到 60 mmHg 或脉搏容积血氧饱和度(SpO_2)达 90% 以上的前提下，尽量减低吸氧浓度。I 型呼吸衰竭的主要问题为氧合功能障碍而通气功能基本正常，较高浓度(>35%)给氧可以迅速缓解低氧血症而不会引起 CO_2 潴留。长时间的氧疗时应尽可能将 FiO_2 控制在 50% 以内，减少氧中毒发生机会。对于伴有高碳酸血症的急性呼吸衰竭，往往需要低浓度给氧。

2. 吸氧装置

(1) 鼻导管或鼻塞：主要优点为简单、方便；不影响患者咳痰、进食。缺点为氧浓度不恒定，易受患者呼吸的影响；高流量时对局部黏膜有刺激，氧流量不能大于 7 L/min。吸入氧浓度与氧流量的关系：吸入氧浓度(%)=21+4×氧流量(L/min)。

(2) 面罩：主要包括简单面罩、带储气囊无重复呼吸面罩和文丘里(Venturi)面罩，主要优点为吸氧浓度相对稳定,可按需调节,该方法对于鼻黏膜刺激小,缺点为在一定程度上影响患者咳痰、进食。

(三) 增加通气量、改善 CO_2 潴留

1. **机械通气** 当机体出现严重的通气和(或)换气功能障碍时,以人工辅助通气装置(呼吸机)来改善通气和(或)换气功能,即为机械通气。呼吸衰竭时应用机械通气能维持必要的肺泡通气量,降低 $PaCO_2$;改善肺的气体交换效能;使呼吸肌得以休息,有利于恢复呼吸肌功能;维护心血管功能稳定。

气管插管的指征因病而异。急性呼吸衰竭患者昏迷逐渐加深,呼吸不规则或出现暂停,呼吸道分泌物增多,咳嗽和吞咽反射明显减弱或消失时,应行气管插管使用机械通气。机械通气过程中应根据血气分析和临床资料调整呼吸机参数。机械通气的主要并发症为通气过度,造成呼吸性碱中毒;通气不足,加重原有的呼吸性酸中毒和低氧血症;出现血压下降、心输出量下降、脉搏增快等循环功能障碍;气道压力过高或潮气量过大可致气压伤,如气胸、纵隔气肿或间质性肺气肿;人工气道长期存在,可并发呼吸机相关肺炎(ventilator associated pneumonia, VAP)。

近年来,无创正压通气(NIPPV)用于急性呼吸衰竭的治疗已取得了良好效果。经鼻/面罩行无创正压通气,无须建立有创人工气道,简便易行,与机械通气相关的严重并发症的发生率低。但患者应具备以下基本条件:① 清醒能够合作。② 血液动力学稳定。③ 不需要气管插管保护(即患者无误吸、严重消化道出血、气道分泌物过多且排痰不利等情况)。④ 无影响使用鼻/面罩的面部创伤。⑤ 能够耐受鼻/面罩。

2. **呼吸兴奋剂** 呼吸兴奋剂的使用原则:必须保持气道通畅,否则会促发呼吸肌疲劳,并进而加重 CO_2 潴留;脑缺氧、水肿未纠正而出现频繁抽搐者慎用;患者的呼吸肌功能基本正常;不可突然停药。主要适用于以中枢抑制为主、通气量不足引起的呼吸衰竭,对以肺换气功能障碍为主所导致的呼吸衰竭患者,不宜使用。常用的药物有尼可刹米和洛贝林,用量过大可引起不良反应。近年来这两种药物在西方国家几乎已被淘汰,取而代之的有多沙普仑(doxapram),该药对于镇静催眠药过量引起的呼吸抑制和 COPD 并发急性呼吸衰竭有显著的呼吸兴奋效果。

3. **体外膜肺氧合(ECMO)** 是利用体外膜肺来提高 PaO_2 和(或)降低 $PaCO_2$,从而部分或完全替代肺功能。主要用于治疗患有极度严重但又潜在可逆的肺部疾患的患者。

(四) 病因治疗

如前所述,引起急性呼吸衰竭的原发疾病多种多样,在解决呼吸衰竭本身造成危害的前提下,针对不同病因采取适当的治疗措施十分必要,也是治疗呼吸衰竭的根本所在。

(五) 一般支持疗法

电解质紊乱和酸碱平衡失调的存在,可以进一步加重呼吸系统乃至其他系统器官的功能障碍,并可干扰呼吸衰竭的治疗效果,因此应及时加以纠正。加强液体管理,防止血容量不足和液体负荷过大,保证血细胞比容(Hct)在一定水平,对于维持氧输送能力和防止肺水过多具有重要意义。呼吸衰竭患者由于摄入不足或代谢失衡,往往存在营养不良,需保证充足的营养及热量供给。

(六) 其他重要脏器功能的监测与支持

呼吸衰竭往往会累及其他重要脏器,因此应及时将重症患者转入 ICU,加强对重要脏器功能的监测与支持,预防和治疗肺动脉高压、肺源性心脏病、肺性脑病、肾功能不全、消化道功能障碍

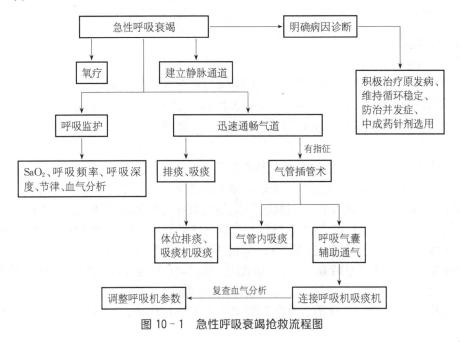 の位置

和 DIC 等。特别要注意防治多器官功能障碍综合征(MODS)。急性呼吸衰竭抢救流程见下图(图 10-1)。

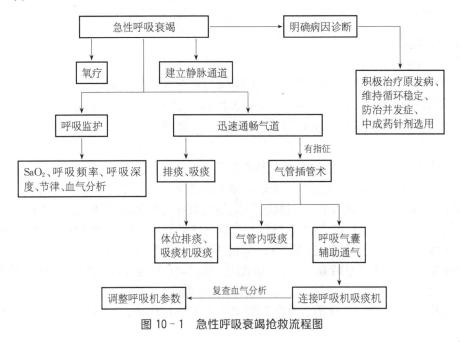

图 10-1　急性呼吸衰竭抢救流程图

第二节　急性呼吸窘迫综合征

急性呼吸窘迫综合征(acute respiratory distress syndrome,ARDS)是指在严重感染、休克、创伤及烧伤等非心源性疾病过程中,肺毛细血管内皮细胞和肺泡上皮细胞损伤造成弥漫性肺间质及肺泡水肿,导致的急性低氧性呼吸功能不全或衰竭。以肺容积减少、肺顺应性降低、严重的通气/血流比例失调为病理生理特征,临床表现为低氧血症和呼吸窘迫,肺部影像学表现为非均一性的渗出性病变。ARDS 的病死率高达 $30\%\sim40\%$,患者的年龄、病变严重程度、导致 ARDS 的病因以及是否发展为多器官功能障碍综合征(mutiple organ dysfunction syndrome,MODS)均是影响 ARDS 预后的主要因素。其中,感染导致 ARDS 患者病死率高于其他原因引起的 ARDS。存活者大部分能完全恢复,部分遗留肺纤维化,但多不影响生活质量。

【病因及发病机制】

(一)病因

引起 ARDS 的原因或高危因素很多,可以分为肺内因素(直接因素)和肺外因素(间接因素)。若同时存在一种以上的危险因素,对 ARDS 的发生具有叠加作用。

1. **肺内因素**　是指对肺的直接损伤,包括:① 化学性因素,如吸入毒气、烟尘、胃内容物及氧中毒等。② 物理性因素,如肺挫伤、放射性损伤等。③ 生物性因素,如重症肺炎。在上述原因中,

国外报道胃内容物吸入占首位,而国内以严重感染为主要原因。

2. **肺外因素** 包括严重休克、感染中毒症、严重非胸部创伤、大面积烧伤、大量输血、急性胰腺炎、药物或麻醉品中毒等。

(二) 发病机制

急性肺损伤的发病机制尚未完全阐明。除有些致病因素对肺泡膜的直接损伤外,更重要的是多种炎症细胞(巨噬细胞、中性粒细胞、血小板)及其释放的炎性介质和细胞因子间接介导的肺炎症反应,最终引起肺泡膜损伤、毛细血管通透性增加和微血栓形成;并可造成肺上皮损伤,表面活性物质减少或消失,加重肺水肿和肺不张,从而引起肺的氧合功能障碍,导致顽固性低氧血症。

1. **免疫失衡** 在 ARDS 发生时机体对外界损害出现过度免疫应答,释放出大量细胞因子,而过度产生的细胞因子对 ARDS 的发生和发展起到了关键作用。主要包括 TNF-α、IL-1、IL-6、IL-18 和 IL-33 等大量释放入血,通过级联反应,导致炎症反应失控,形成"瀑布效应",造成肺组织内靶细胞的损伤,如中性粒细胞、淋巴细胞和血管内皮细胞等损伤,导致肺血管通透性改变,富含蛋白质液体渗出,透明膜形成。而且 TNF-α 被认为是 ARDS 的始动因子。在 ARDS 病程中后期出现的抗炎因子,如主要包括 IL-4、IL-10 和 IL-13 等,有抗炎性介质的作用,通过抑制炎性细胞释放促炎因子以及抑制促炎细胞因子的合成等,达到抑制炎症的进一步发展及加剧。在 ARDS 发生和发展过程中,促炎因子在出现时间和数量上占有绝对优势,是导致患者出现肺损害关键因素。

肺内炎性介质和抗炎介质的平衡失调,是 ARDS 发生、发展的关键环节。新近研究表明,体内一些神经肽/激素也在 ARDS 中具有一定的抗炎作用,如胆囊收缩素(CCK)、血管活性肠肽(VIP)和生长激素等。因此加强对体内保护性机制的研究,实现炎性介质与抗炎介质的平衡亦十分重要。

2. **上皮细胞和内皮损伤** 肺毛细血管内皮和肺泡上皮 2 个分离的屏障形成肺泡-毛细血管屏障。肺毛细血管内皮细胞受损,导致肺泡毛细血管屏障功能障碍,通透性增加,大量液体渗出,是 ARDS 病理生理基础。肺泡表面由 I 型肺泡上皮细胞(AEC I)和 II 肺泡上皮细胞(AEC II)组成,随着炎症的发展,肺上皮的细胞膜成分改变,AEC I、AEC II 坏死,导致肺泡内大量液体聚集,肺泡表面活性物质减少,屏障功能破坏,通气血流比失调,肺泡塌陷,肺水肿。

3. **肺纤维化** 在 ARDS 发展过程中,随着巨噬细胞和纤维母细胞等在肺泡间隔持续积累,使细胞外基质纤维连接蛋白及胶原纤维 I 型和 III 型过度沉积,最终导致肺间质和肺泡内纤维化。

【病理及病理生理】

ARDS 是血管内液渗透到肺间质和肺泡内,引起大量肺水形成高通透性水肿所致。肺水肿形成是其重要的病理生理改变。病理过程可分为三个阶段:渗出期、增生期和纤维化期,三个阶段常重叠存在。ARDS 肺组织的大体表现为肺呈暗红或暗紫红的肝样变,可见水肿、出血,重量明显增加,切面有液体渗出,故有"湿肺"之称。显微镜下可见肺微血管充血、出血、微血栓形成,肺间质和肺泡内有富含蛋白质的水肿液及炎症细胞浸润。约经 72 h 后,由凝结的血浆蛋白、细胞碎片、纤维素及残余的肺表面活性物质混合形成透明膜,伴灶性或大片肺泡萎陷。可见 I 型肺泡上皮受损坏死。经 1~3 周以后,逐渐过渡到增生期和纤维化期。可见 II 型肺泡上皮、成纤维细胞增生和胶原沉积。部分肺泡的透明膜经吸收消散而修复,亦可有部分形成纤维化。ARDS 患者容易合并肺部

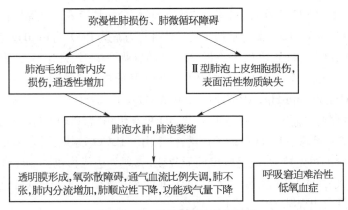

图 10-2 ARDS 病理生理图解

继发感染,可形成肺小脓肿等炎症改变。

由于肺毛细血管内皮细胞和肺泡上皮细胞损伤,肺泡膜通透性增加,引起肺间质和肺泡水肿;肺表面活性物质减少,导致小气道陷闭和肺泡萎陷不张。通过 CT 观察发现,ARDS 肺形态改变具有两个特点:一是肺水肿和肺不张在肺内呈"不均一"分布,即在重力依赖区(dependent regions,仰卧位时靠近背部的肺区)以肺水肿和肺不张为主,通气功能极差,而在非重力依赖区(nondependent regions,仰卧位时靠近胸前壁的肺区)的肺泡通气功能基本正常;二是由于肺水肿和肺泡萎陷,使功能残气量和有效参与气体交换的肺泡数量减少,因而称 ARDS 肺为"婴儿肺(baby lung)"或"小肺(small lung)"。上述病理和肺形态改变引起严重通气/血流比例失调、肺内分流和弥散障碍,造成顽固性低氧血症和呼吸窘迫。呼吸窘迫的发生机制主要有:① 低氧血症刺激颈动脉体和主动脉体化学感受器,反射性刺激呼吸中枢,产生过度通气。② 肺充血、水肿刺激毛细血管旁 J 感受器(J 感受器作用:其位于肺毛细血管和肺泡之间的间质中,运动时呼吸加强,肺毛细血管充血,间质积液如肺水肿时可引起呼吸急促、心率变慢、血压下降)反射性使呼吸加深、加快,导致呼吸窘迫。由于呼吸的代偿,$PaCO_2$ 最初可以表现降低或正常。极端严重者,由于肺通气量减少以及呼吸窘迫加重呼吸肌疲劳,可发生高碳酸血症。

由于渗出期、增生期、纤维化期是一个连续的过程,无截然界限,临床上渗出、增生和纤维增生同时并存,肺部的不同部位病变也非一致,肺下垂部位病变重于肺上部。长期仰卧机械通气的 ARDS 患者肺后部病变重于前部,这也是有人主张 ARDS 患者俯卧位机械通气的理由。

【临床表现】

ARDS 多于原发病起病后 5 d 内发生,约半数发生于 24 h 内。除原发病的相应症状和体征外,最早出现的症状是呼吸加快,并呈进行性加重的呼吸困难、发绀,常伴有烦躁、焦虑、出汗等。其呼吸困难的特点是呼吸深快、费力,患者常感到胸廓紧束、严重憋气,即呼吸窘迫,不能用通常的吸氧疗法改善,亦不能用其他原发心肺疾病(如气胸、肺气肿、肺不张、肺炎、心力衰竭)解释。早期体征可无异常,或仅在双肺闻及少量细湿啰音;后期多可闻及水泡音,可有管状呼吸音。

【辅助检查】

1. 动脉血气分析 典型的改变为 PaO_2 降低,$PaCO_2$ 降低,pH 升高。根据动脉血气分析和吸入氧浓度可计算肺氧合功能指标,如肺泡-动脉氧分压差$[P_{(A-a)}O_2]$、肺内分流(Q_s/Q_T)、呼吸指数$[P_{(A-a)}O_2/PaO_2]$、PaO_2/FiO_2等指标,对建立诊断、严重性分级和疗效评价等均有重要意义。

目前在临床上以PaO_2/FiO_2最为常用。其具体计算方法为PaO_2的mmHg值除以吸入氧比例(FiO_2,吸入氧的分数值),如某位患者在吸入40%氧(吸入氧比例为0.4)的条件下,PaO_2为80 mmHg,则PaO_2/FiO_2为$80\div0.4=200$。PaO_2/FiO_2降低是诊断ARDS的必要条件。正常值为400～500,在ALI时≤300 mmHg,ARDS时≤200 mmHg。

在早期,由于过度通气而出现呼吸性碱中毒,pH可高于正常,$PaCO_2$低于正常。在后期,如果出现呼吸肌疲劳或合并代酸,则pH可低于正常,甚至出现$PaCO_2$高于正常。

2. X线胸片 早期可无异常,或呈轻度间质改变,表现为边缘模糊的肺纹理增多。继之出现斑片状甚至融合成大片状的浸润阴影,大片阴影中可见支气管充气征。其演变过程符合肺水肿的特点,快速多变;后期可出现肺间质纤维化的改变。

3. 床边肺功能监测 ARDS时肺顺应性降低,无效腔通气量比例(V_D/V_T)增加,但无呼气流速受限。顺应性的改变,对严重性评价和疗效判断有一定的意义。

4. 心脏超声和Swan-Ganz导管检查 有助于明确心脏情况和指导治疗。通过置入Swan-Ganz导管可测定肺动脉楔压(PAWP),这是反映左心房压较可靠的指标。PAWP一般<12 mmHg,若>18 mmHg则支持左心衰竭的诊断。

5. 肺活检和支气管肺泡灌洗 对于某些ARDS患者基础疾病诊断具有一定的临床价值,尤其是对非特异性肺损伤、不常见肺部感染(如真菌、支原体等)及肺血管炎等,但检查前得权衡利弊。

【诊断策略】

(一)诊断依据

具有脓毒血症、休克、重症肺部感染、大量输血、急性胰腺炎等引起ARDS的原发病,疾病过程中出现呼吸频速、呼吸窘迫、低氧血症和发绀,常规氧疗难以纠正低氧血症;血气分析示肺换气功能进行性下降,胸片示肺纹理增多,边缘模糊的斑片状或片状阴影,排除其他肺部疾病(如大片肺不张、自发性气胸、上气道阻塞、急性肺栓塞)和左心功能衰竭。

(1)1周之内急性起病或加重的呼吸系统症状。

(2)氧合指数在300 mmHg以下,且呼气末正压(PEEP)或持续气道正压通气(CPAP)≥5 cmH_2O。

(3)正位X线胸片:检查显示双肺均有浸润影,不能用胸腔积液、结节、肿块、肺叶塌陷解释。

(4)呼吸衰竭:不能以心功能不全或液体负荷解释,超声排除高静水压性肺水肿。

1992年欧美ARDS联席会议提出新的标准,被广泛推广采用(表10-1)。此外,2012年柏林会议商讨的ARDS诊断标准是最新的诊断标准(表10-2)。

表10-1 ALI与ARDS的诊断标准

类　　型	起病	氧气合障碍程度	X线胸片	肺动脉嵌顿压
急性肺损伤ALI	急性	$PaO_2/FiO_2 \leq 300$ mmHg	双肺有斑片状阴影	≤18 mmHg,或无左心房压力增加的临床证据
ARDS	急性	$PaO_2/FiO_2 \leq 200$ mmHg	双肺有斑片状阴影	≤18 mmHg,或无左心房压力增加的临床证据

表 10 - 2 ARDS 2012 柏林诊断标准（PaO_2/FiO_2，单位：mmHg）

鉴别项目＼程度	轻 度	中 度	重 度
起病时间	1 周之内急性起病的已知损伤或者新发的呼吸系统症状		
胸部影像学	双肺透亮度下降——不能由胸腔积液、肺叶不张和（或）肺不张或结节完全解释		
肺水肿原因	不能由心衰或液体超负荷完全解释的呼吸衰竭；没有危险因素的静水压力性水肿，需要客观评价指标（如超声心动图）		
低氧血症	$100 < PaO_2/FiO_2 \leqslant 300$，且 PEEP 或 CPAP$\geqslant$0.49 kPa	$100 < PaO_2/FiO_2 \leqslant 200$，且 PEEP 或 CPAP$\geqslant$0.49 kPa	$PaO_2/FiO_2 \leqslant 100$，且 PEEP $\geqslant$ 0.49 kPa

新的诊断标准从起病时间、氧合指数（即 PaO_2/FiO_2）、肺水肿的来源和 X 线胸片共 4 个方面对 ARDS 进行诊断，而并未采用平台压、死腔量、血管外肺水、炎症指标、CT 或电阻抗断层成像等其他非常规检查手段，因此提高了临床的可操作性及依从性。柏林标准将 ARDS 依据氧合指数分为轻度、中度及重度，摒弃了 ALI 的诊断标准；考虑了 PEEP 对氧合指数的影响，剔除了 PAWP 对心功能不全的诊断，从而使其应用不局限于能放置 SWAN - GANZ 肺动脉导管的医院及科室。与以往的诊断标准相比，柏林标准能更有效、细化 ARDS 的严重程度，在临床上更具可操作性和可靠性（图 10 - 3）。

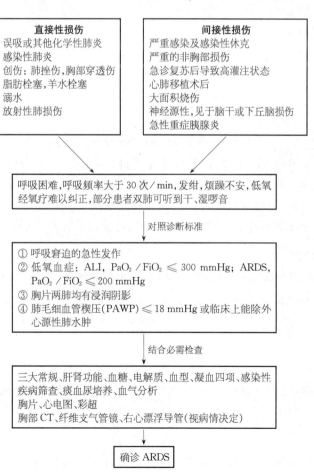

图 10 - 3 ARDS 诊断思路

（二）鉴别诊断

ARDS 的诊断必须排除心源性肺水肿，心源性肺水肿时呼吸困难与体位有关，咯吐粉红色泡沫痰，强心、利尿剂等效果佳，心源性肺水肿时肺湿啰音在两肺底，检测肺动脉嵌顿压（PAWP）＞18 mmHg，超声心动图射血分数（EF）降低，强心、利尿等治疗效果较好。而 ARDS 时呼吸窘迫与体位无关，血痰为非泡沫样稀血水样，常规吸氧下，氧分压仍进行性下降，肺部啰音广泛，常有高调爆裂音，PCWP 正常或降低。

（三）病情评估

肺损伤评分（LIS）有助于判断患者预后（表 10 - 3），根据 PaO_2 / FiO_2、PEEP 水平、X 线胸片中受累象限数及肺顺应性变化的评分评价肺损伤程度。0 分：无肺损伤；0.1～2.5 分：轻度-中度肺损伤；＞2.5 分为重度肺损伤，即 ARDS。有研究显示，LIS＞3.5 患者生存率为 18％，2.5＜LIS＜3.5生存率为 30％，1.1＜LIS＜2.4 生存率为 59％，LIS＜1.1 生存率可达 66％。

表 10 - 3　LIS 评分表

	胸　　片	PaO_2 / FiO_2（mmHg）	PEEP 水平（mmHg）	呼系统顺应性（ml /cmH_2O）
0 分	无肺不张	≥300	≤5	≥80
1 分	肺不张位于 1 个象限	225～299	6～8	60～79
2 分	肺不张位于 2 个象限	175～224	9～11	40～59
3 分	肺不张位于 3 个象限	100～174	12～14	20～39
4 分	肺不张位于 4 个象限	＜100	≥15	≤19

【治疗策略】

ARDS 是 MODS 的一个重要组成部分，对 ARDS 的治疗是防治 MODS 的一部分。其原则为纠正缺氧，提高全身氧输送，维持组织灌注，防止组织进一步损伤，同时尽可能避免医源性并发症，主要包括液体负荷过高、氧中毒、容积伤和院内感染。在治疗上可分为病因治疗和支持治疗。调控机体炎症反应和纠正病理生理改变为基础的肺保护性通气策略始终是 ARDS 主要的研究方向。主要治疗措施包括：积极治疗原发病，氧疗，机械通气以及调节液体平衡等。

（一）原发病的治疗

原发病的治疗是治疗 ARDS 首要原则和基础，应积极寻找原发病灶并予以彻底治疗。感染是导致 ARDS 的常见原因，也是 ALI/ ARDS 的首位高危因素；而 ARDS 又易并发感染，所以对于所看患者都应怀疑感染的可能，除非有明确的其他导致 ARDS 的原因存在。治疗上宜选择广谱抗生素。

（二）纠正缺氧

采取有效措施，尽快提高 PaO_2。一般需高浓度给氧，使 $PaO_2 ≥ 60$ mmHg 或 $SaO_2 ≥ 90％$。轻症者可使用面罩给氧，但多数患者需使用机械通气。

（三）机械通气

多数学者认为一旦诊断为 ARDS，应尽早进行机械通气。ALI 阶段的患者可试用无创正压通气，无效或病情加重时尽快气管插管或切开行有创机械通气。机械通气的目的是提供充分的通气和氧合,以支持器官功能。如前所述,由于 ARDS 肺病变具有"不均一性"和"小肺"的特点,当采用较大潮气量通气时,气体容易进入顺应性较好、位于非重力依赖区的肺泡,使这些肺泡过度扩张,造成肺泡上皮和血管内皮损伤,加重肺损伤;而萎陷的肺泡在通气过程中仍维持于萎陷状态,在局部扩张肺泡和萎陷肺泡之间产生剪切力,也可引起严重肺损伤。因此 ARDS 机械通气的关键在于:复张萎陷的肺泡并使其维持在开放状态,以增加肺容积和改善氧合,同时避免肺泡随呼吸周期反复开闭所造成的损伤。目前,ARDS 的机械通气推荐采用肺保护性通气策略,主要措施包括给予合适水平的 PEEP 和小潮气量。

1. **PEEP 的调节**　适当水平的 PEEP 可使萎陷的小气道和肺泡再开放,防止肺泡随呼吸周期反复开闭,使呼气末肺容量增加,并可减轻肺损伤和肺泡水肿,从而改善肺泡弥散功能和通气/血流比例,减少肺内分流,达到改善氧合和肺顺应性的目的。但 PEEP 可增加胸内正压,减少回心血量,从而降低心排出量,并有加重肺损伤的潜在危险。因此在应用 PEEP 时应注意:① 对血容量不足的患者,应补充足够的血容量以代偿回心血量的不足;同时不能过量,以免加重肺水肿。② 从低水平开始,先用 5 cmH_2O,逐渐增加至合适的水平,争取维持 PaO_2 大于 60 mmHg 而 FiO_2 小于 0.6。一般 PEEP 水平为 8~18 cmH_2O。

2. **小潮气量**　ARDS 机械通气采用小潮气量,即 6~8 ml/kg,旨在将吸气平台压控制在30 cmH_2O 以下,防止肺泡过度扩张。为保证小潮气量,可允许一定程度的 CO_2 潴留和呼吸性酸中毒(pH 7.25~7.30)。合并代谢性酸中毒时需适当补碱。

迄今为止,对 ARDS 患者机械通气时如何选择通气模式尚无统一的标准,压力控制通气可以保证气道吸气压不超过预设水平,避免呼吸机相关肺损伤,因而较容量控制通气更常用。其他可选的通气模式包括双相气道正压通气、反比通气、压力释放通气等,并可联用肺复张法(recruitment maneuver)、俯卧位通气等以进一步改善氧合。

(四) 液体管理

为减轻肺水肿,应合理限制液体入量,以可允许的较低循环容量来维持有效循环,保持肺脏于相对"干"的状态。在血压稳定和保证组织器官灌注前提下,液体出入量宜轻度负平衡,可使用利尿药促进水肿的消退。通常液体入量<2 000 ml/d,允许适当的负平衡(−1 000~−500 ml),一般维持 PCWP 在 14~16 mmH_2O。必要时可予呋塞米 40~60 mg/g。关于补液性质尚存在争议,由于毛细血管通透性增加,胶体物质可渗至肺间质,所以在 ARDS 早期,除非有低蛋白血症,不宜输注胶体液。对于创伤出血多者,最好输新鲜血;用库存 1 周以上的血时,应加用微过滤器,以免发生微栓塞而加重 ARDS。

(五) 营养支持与监护

ARDS 时,机体处于高代谢状态,应补充足够的营养。静脉营养可引起感染和血栓形成等并发症,应提倡全胃肠营养,不仅可避免静脉营养的不足,而且能够保护胃肠黏膜,防止肠道菌群异位。ARDS 患者应入住 ICU,动态监测呼吸、循环、水电解质、酸碱平衡及其他重要脏器的功能,以便及时调整治疗方案。

(六) 其他治疗

糖皮质激素、表面活性物质、鱼油和一氧化氮等在 ALI/ARDS 中的治疗价值尚不确定。另外,随着干细胞工程学的发展,间充质干细胞(MSC)作为一种理想的组织修复来源,且具有低免疫原性、免疫调节及抗炎作用,在 ALI/ARDS 中也受到关注。

第三节 慢性呼吸衰竭

【病因及发病机制】

慢性呼吸衰竭多由支气管-肺疾病引起,如 COPD、严重肺结核、肺间质纤维化、肺尘埃沉着症等。胸廓和神经肌肉病变如胸部手术、外伤、广泛胸膜增厚、胸廓畸形、脊髓侧索硬化症等,亦可导致慢性呼吸衰竭。

【病理及病理生理】

同急性呼吸衰竭。

【临床表现】

慢性呼吸衰竭的临床表现与急性呼吸衰竭大致相似。但以下几个方面有所不同。

1. 呼吸困难 慢性阻塞性肺疾病所致的呼吸衰竭,病情较轻时表现为呼吸费力伴呼气延长,严重时发展成浅快呼吸。若并发 CO_2 潴留,$PaCO_2$ 升高过快或显著升高以致发生 CO_2 麻醉时,患者可由呼吸过速转为浅慢呼吸或潮式呼吸。

2. 神经症状 慢性呼吸衰竭伴 CO_2 潴留时,随 $PaCO_2$ 升高可表现为先兴奋后抑制现象。兴奋症状包括失眠、烦躁、躁动、夜间失眠而白天嗜睡(昼夜颠倒现象)。但此时切忌用镇静或催眠药,以免加重 CO_2 潴留,发生肺性脑病。肺性脑病表现为神志淡漠、肌肉震颤或扑翼样震颤、间歇抽搐、昏睡,甚至昏迷等。亦可出现腱反射减弱或消失,锥体束征阳性等。此时应与合并脑部病变作鉴别。

3. 循环系统表现 CO_2 潴留使外周体表静脉充盈、皮肤充血、温暖多汗、血压升高、心排出量增多而致脉搏洪大;多数患者有心率加快;因脑血管扩张产生搏动性头痛。

【辅助检查】

同急性呼吸衰竭。

【诊断策略】

诊断依据

根据病因、病史、临床表现及体征,结合动脉血气分析,可诊断慢性呼吸衰竭。慢性呼吸衰竭的血气分析诊断标准参见急性呼吸衰竭,但在临床上Ⅱ型呼吸衰竭患者还常见于另一种情况,即吸氧治疗后,$PaO_2 > 60$ mmHg,但 $PaCO_2$ 仍高于正常水平。

【治疗策略】

治疗原发病、保持气道通畅、恰当的氧疗等治疗原则,与急性呼吸衰竭基本一致。

(一)氧疗

COPD 是导致慢性呼吸衰竭的常见呼吸系统疾病,患者常伴有 CO_2 潴留,氧疗时需注意保持低浓度吸氧,防止血氧含量过高。CO_2潴留是通气功能不良的结果。慢性高碳酸血症患者呼吸中枢的化学感受器对 CO_2 反应性差,呼吸主要靠低氧血症对颈动脉体、主动脉体化学感受器的刺激来维持。若吸入高浓度氧,使血氧迅速上升,解除了低氧对外周化学感受器的刺激,便会抑制患者呼吸,造成通气状况进一步恶化,CO_2 上升,严重时陷入 CO_2 麻醉状态。

(二) 抗感染

慢性呼吸衰竭急性加重的常见诱因是感染,一些非感染因素诱发的呼吸衰竭也容易继发感染。抗感染治疗抗生素的选择可以参考相关章节。

(三) 机械通气

根据病情选用无创机械通气或有创机械通气。在 COPD 急性加重早期给予无创机械通气可以防止呼吸功能不全加重,缓解呼吸肌疲劳,减少后期气管插管率,改善预后。

(四) 呼吸兴奋剂的应用

慢性呼吸衰竭患者可服用呼吸兴奋剂阿米三嗪(almitrine)50～100 mg,每日 2 次。该药通过刺激颈动脉体和主动脉体的化学感受器兴奋呼吸中枢,增加通气量。

(五) 纠正酸碱平衡失调

慢性呼吸衰竭常有 CO_2 潴留,导致呼吸性酸中毒。呼吸性酸中毒的发生多为慢性过程,机体常常以增加碱储备来代偿,以维持 pH 于相对正常水平。当以机械通气等方法较为迅速地纠正呼吸性酸中毒时,原已增加的碱储备会使 pH 升高,对机体造成严重危害,故在纠正呼吸性酸中毒的同时,应当注意同时纠正潜在的代谢性碱中毒,通常给予患者盐酸精氨酸和补充氯化钾。

慢性呼吸衰竭的其他治疗方面与急性呼吸衰竭和 ARDS 有类同之处。

(杨继兵)

第二篇

循环系统疾病

第十一章 心力衰竭

导学

　　1. 掌握：急、慢性心力衰竭的病因、临床表现与并发症、诊断依据与鉴别诊断要点、治疗原则。

　　2. 熟悉：急、慢性心力衰竭的发病机制、病理生理特点、辅助检查特点、病情评估、常用治疗药物种类。

　　3. 了解：急、慢性心力衰竭的流行病学；常用治疗药物用法、用量与不良反应；舒张性心力衰竭、难治性心力衰竭的含义及治疗；心力衰竭的非药物治疗；心力衰竭的预后和预防。

　　心力衰竭(heart failure)是指在静脉回心血量基本正常的情况下，由于心脏收缩和(或)舒张功能异常，使心排血量降低，导致脏器组织灌注不足，不能满足机体生理代谢的基本需要，同时出现肺和(或)体循环静脉淤血为主要表现的临床综合征。由于心力衰竭时通常伴有肺循环和(或)体循环的被动性充血，故又称为充血性心力衰竭。心力衰竭是大多数器质性心脏病的最终归宿，是心血管疾病的主要死亡原因。

　　心力衰竭的分类方法较多，主要包括：① 病理解剖学分类：按心力衰竭发生的部位可分为左心衰竭、右心衰竭和全心衰竭。② 病因及起病特点分类：在原有慢性心脏疾病基础上逐渐出现心衰的症状、体征的为慢性心衰。慢性心衰症状、体征稳定1个月以上称为稳定性心衰。慢性稳定性心衰恶化称为失代偿性心衰。如失代偿突然发生则称为急性心衰。急性心衰的另一种形式为心脏急性病变导致的新发心衰。③ 病理生理分类：可按照发生障碍的具体心脏功能分为收缩性心力衰竭和舒张性心力衰竭。临床常将各种分类方法综合在一起应用，如慢性收缩性左心衰竭。

第一节　慢性心力衰竭

　　慢性心力衰竭(chronic heart failure, CHF)是多数器质性心血管疾病的最终结局与主要的死亡原因。慢性心力衰竭一旦发生，其预后较差。近年来，由于治疗手段的提高，病死率有所下降，但是CHF的病死率仍然很高。3年内病死率约30%，5年内病死率约50%。

【病因及发病机制】

心力衰竭的病因包括基本病因及诱因两个方面,基本病因是发生心力衰竭的基础,诱因是诱发与加重心力衰竭的各种因素,具有可逆性。慢性心力衰竭病程长,常因各种诱因导致病情反复加重。

(一)基本病因

1. 原发性心肌损害

(1) 缺血性心肌损害:冠心病心肌缺血和(或)心肌梗死是引起心力衰竭的最常见的原因之一。

(2) 心肌炎症与变性:各种类型的心肌炎及心肌病均可导致心力衰竭,病毒性心肌炎、原发性扩张型心肌病等常见。

(3) 心肌代谢障碍:糖尿病心肌病,维生素 B_1 缺乏症等。

2. 心脏负荷过重

(1) 压力负荷(后负荷)过重:左心室的压力负荷过重见于高血压、主动脉瓣狭窄等;右心室的压力负荷过重见于肺动脉高压、肺动脉瓣狭窄等。

(2) 容量负荷(前负荷)过重:心脏瓣膜关闭不全所致的血液反流;心内外分流性疾病如房间隔缺损、动脉导管未闭等;高动力循环状态如长期贫血、甲状腺功能亢进症等。

3. 心室舒张期充盈受限 心室舒张期顺应性减低,见于高血压左心室肥厚、肥厚型心肌病等。

近年来,冠心病、高血压病已成为我国慢性左心衰竭最主要病因,扩张型心肌病、结缔组织病性心肌损伤、糖尿病心肌病变也是临床常见病因;肺源性心脏病、慢性心脏瓣膜病及高原性心脏病是慢性右心衰竭的常见病因。

(二)诱发因素

器质性心脏病患者,在其病程过程中,常由一些增加心脏负荷的因素诱发或加重心力衰竭。

1. 感染 呼吸道感染是最常见的诱因,感染性心内膜炎亦常诱发心力衰竭。

2. 心律失常 心房颤动等快速性心律失常可诱发或加重心力衰竭,严重的缓慢性心律失常亦可诱发心力衰竭。

3. 引起心脏负荷及心脏做功增加的因素 过度体力活动和情绪激动、妊娠与分娩、甲状腺功能亢进症、贫血与出血等可诱发或加重心力衰竭。

4. 循环血容量增加 见于过多过快输液、钠盐摄入过多等。

5. 药物治疗不当 洋地黄类药应用不当,尤其发生洋地黄中毒时,常导致心力衰竭加重;应用具有负性肌力作用的药物如维拉帕米、β受体阻滞剂(普萘洛尔、阿替洛尔、美托洛尔等)等,尤其是联合用药时,因过度抑制心脏,诱发或加重心力衰竭。

【病理及病理生理】

1. 慢性心力衰竭时机体的代偿 因心功能不全引发心排血量下降时,激发机体产生多种代偿机制,使心功能在一定的时间内维持在相对正常的水平,当病理因素的作用超过代偿能力,发生失代偿,出现心力衰竭的相应临床表现。同时,这些代偿机制单独或相互作用,引发诸多有害于心脏的变化,逐渐导致心室重塑,心肌能量代谢障碍,进一步加重心脏损害。这些机体的代偿机制包括 Frank - Starling 机制、心肌肥厚、神经体液代偿等机制等。

(1) Frank - Starling 机制:即通过增加心脏前负荷,增加回心血量,从而增加心排血量。但回心血量增多使舒张末压力增高,相应地增加心房压、静脉压,当达到一定程度时,出现肺静脉或体循环静脉淤血。

（2）神经-体液代偿机制：主要有交感神经张力增加、肾素—血管紧张素—醛固酮系统（RAAS）激活等，由此所产生的活性物质（儿茶酚胺、血管紧张素、醛固酮等）使心肌收缩力增强，周围血管收缩，保证心、脑等重要脏器的血供。但去甲肾上腺素分泌增加亦参与心室重塑，并加速心肌细胞凋亡；醛固酮分泌增加，增加水、钠潴留；血管紧张素Ⅱ增加，导致血压升高，并使新的收缩蛋白合成增加。这些因素均增加心脏负担，并导致进一步的心肌损害，促进心力衰竭的进展。

（3）心肌肥厚：心脏后负荷增加时，心肌代偿性肥厚，以增强心肌收缩力，克服后负荷阻力。但心肌肥厚降低了心肌顺应性，使舒张功能降低；同时，心肌肥厚使心肌耗氧量增加，心肌能量供给不足，终使心肌纤维化甚至心肌细胞凋亡，有功能的心肌细胞逐渐减少，心力衰竭恶化。

2. 体液因子的改变　心力衰竭时因机体代偿等原因，出现一些体液因子的变化，这些因子参与水、钠平衡和全身血管舒缩功能的调节，同时也参与心室及血管的重塑，参与心力衰竭的恶化进程。

（1）心钠肽（ANP）和脑钠肽（BNP）：ANP 主要由心房分泌，心房压升高增加 ANP 的分泌；BNP 主要由心室肌分泌，两者具有扩张血管、促进排钠、抑制 RAAS 的作用。心力衰竭时 ANP 和 BNP 分泌增加，其增高的程度与心衰的严重程度呈正相关，临床常作为评定心力衰竭的进程和判断预后的指标。

（2）内皮素（ET）：由血管内皮释放，有很强的收缩血管的作用。心力衰竭时血浆内皮素水平升高，使血管收缩，参与心脏与血管的重构。

（3）精氨酸加压素（AVP）：由垂体分泌，具有抗利尿和收缩周围血管的作用。心力衰竭时 AVP 分泌增多，使全身血管收缩，水潴留，加重心脏的压力负荷及容量负荷。心力衰竭早期 AVP 通过增加心排血量起到一定的代偿作用，但长期血浆 AVP 水平增加，可促使心力衰竭进一步恶化。

3. 心肌损害和心室重塑　心功能不全的早期，各种不同的继发性介导因素作用于心肌，导致心肌结构、功能和表型发生变化，包括心肌细胞肥大、凋亡、胚胎基因和蛋白的再表达、心肌细胞外基质量和组成变化等，促进心室重塑，表现为心肌重量、心室容量增加和心室形态的异常改变。心肌细胞肥大导致心肌细胞能量供应不足及能量利用障碍，进一步导致心肌纤维化和心肌细胞凋亡，是心力衰竭从代偿到失代偿的重要病理机制。随着心肌细胞的死亡数量增加，心肌整体收缩力进一步下降；心肌纤维化又使心室的顺应性下降，使重塑更趋严重。如此恶性循环，终致心力衰竭不可逆转的终末阶段。因此，心力衰竭是一种不断发展的疾病，一旦发生心力衰竭，即使心脏没有新的损害，在各种病理生理变化的影响下，心功能不全也将不断恶化进展。

【临床表现】

（一）左心衰竭

临床上最常见的心力衰竭的类型，主要表现为肺淤血和心排血量降低导致的重要脏器灌注不足的症状与体征，其中症状更为突出，是做出诊断的重要临床依据。

1. 肺淤血的症状　左心室收缩性心力衰竭时，由于血液动力学的异常改变，导致肺静脉淤血，继而导致肺泡壁毛细血管通透性增加，肺泡内渗出而引起肺通气/血流比例失调，影响肺的气体交换功能而出现低氧血症。

（1）呼吸困难：是左心衰竭最早出现和最主要的症状，主要形式有：① 劳力性呼吸困难：症状仅出现在重体力劳动时，随心力衰竭程度加重引发呼吸困难的活动量也相应减少。② 夜间阵发性呼吸困难：多在夜间入睡后因憋气而惊醒，随即取强迫端坐位以缓解呼吸困难。轻者坐起后经过一段时间症状逐渐缓解,重者症状难以缓解,并出现咳嗽、咳泡沫样痰、心悸等。③ 心源性哮喘:患者出现严重呼吸困难,憋喘气急,端坐呼吸,伴有烦躁不安、发绀、咳嗽、咳痰等。双肺满布哮鸣音,双肺底可闻及水泡音。

(2) 咳嗽、咳痰和咯血:咳嗽、咳痰是肺泡和支气管黏膜淤血所致,多在体力活动或夜间平卧时加重。痰多呈白色浆液性泡沫状,偶可见痰中带血丝。长期肺淤血肺静脉压力升高,肺循环和支气管循环之间建立侧支循环,在支气管黏膜下形成扩张的血管,一旦破裂可引起大咯血。

2. 重要脏器灌注不足的症状 头晕、乏力、少尿等多见,源于心排血量降低,脏器组织灌注不足。并且,长期慢性的肾血流量减少可出现血尿素氮、肌酐升高并可有肾功能不全的相应症状。

3. 体征 左心衰竭的体征涉及心脏本身的异常改变,以及继发的肺脏异常变化,同时有全身重要脏器灌注不足及低氧血症的表现。

(1) 肺部体征:呼吸过速,双肺可闻及湿啰音,是由于肺毛细血管压增高,液体渗出到肺泡所致。轻者仅分布于双肺底,发生急性肺水肿时可弥漫于全肺,并可闻及哮鸣音。患者如取侧卧位则下垂的一侧啰音较多。

(2) 心脏体征:除原有心血管疾病的体征外,可见心浊音界扩大,心率增快,肺动脉瓣区第2心音亢进,心尖部闻及舒张期奔马律,可触及交替脉。

(3) 其他:面色苍白,肢端末梢发绀等。

(二) 右心衰竭

主要出现静脉血回流受阻,体循环静脉压升高,脏器组织淤血及缺氧的表现,体征突出且具有临床诊断价值。

1. 症状 由于右心室、右心房舒张末期压力增加,影响上下腔静脉血回流,发生体循环淤血,以下腔静脉瘀血的症状为主。

(1) 消化道症状:因腹腔脏器淤血所致,有腹胀、食欲不振、恶心、呕吐等,临床较突出。

(2) 呼吸困难和发绀:病情加重时出现劳力性呼吸困难,发绀多出现在肢体的低垂部位及末梢部位。

2. 体征

(1) 体循环淤血的体征:① 水肿:由体循环静脉压升高时所致,属心源性水肿。水肿首先出现在身体的低垂部位,严重时呈现全身水肿,甚至出现胸膜腔、腹腔积液。② 颈静脉征:因上腔静脉回流受阻所致,出现颈静脉充盈、怒张和肝颈静脉反流征(+)等。③ 肝脏肿大:因下腔静脉血回流受阻,肝脏淤血所致,常伴压痛,长期慢性右心衰竭可致心源性肝硬化。

(2) 心脏体征:心浊音界扩大,心率增快,胸骨左缘可闻及舒张期奔马律,三尖瓣听诊区可闻及收缩期杂音。

(三) 全心衰竭

多因右心衰竭继发于左心衰竭而发生全心衰竭,表现为左、右心力衰竭的症状与体征同时存在,但因右心衰竭出现后右心室排血量下降,肺淤血症状反而减轻。扩张型心肌病等表现为左、右心室同时衰竭者,肺淤血症状往往不重,主要表现为心排血量减少的相关症状和体征。

【实验室检查】

1. X 线检查 胸部 X 线检查可反映心影大小及外形,观察肺淤血、肺水肿及有无胸水,是心力衰竭初始诊断病情资料的重要组成部分。早期肺静脉压增高时,主要表现为肺门血管影增强,上肺血管影增多与下肺纹理密度相仿,甚至多于下肺。由于肺动脉压力增高可见右下肺动脉增宽,可出现 Kerley B 线,是肺小叶间隔内积液的表现,是慢性肺淤血的特征性表现。急性肺泡性肺水肿时肺门呈蝴蝶状,肺野可见大片融合的阴影。

2. **超声心动图** 超声心动图是无创检测心功能的良好方法,比 X 线更准确地提供各心腔大小变化及心瓣膜结构及功能情况。以收缩末及舒张末的容量差计算左心室射血分数(LVEF 值)是心脏收缩功能的指标。正常 LVEF 值>50%。还可使用超声心动图判断舒张功能。心动周期中舒张早期心室充盈速度最大值为 E 峰,舒张晚期(心房收缩)心室充盈最大值为 A 峰,E/A 为两者之比值。正常人 E/A 值不应小于 1.2,中青年应更大。舒张功能不全时,E 峰下降,A 峰增高,E/A 比值降低。

3. **放射性核素检查** 放射性核素心血池显影可较准确测量心室腔大小外和左室射血分数(EF 值),同时还可通过记录放射活性—时间曲线计算左心室最大充盈速率以反映心脏舒张功能。

4. **有创性血液动力学检查** 对急性重症心力衰竭患者必要时采用漂浮导管在床边进行,经静脉插管直至肺小动脉,测定各部位的压力及血液含氧量,计算心脏指数(CI)及肺小动脉楔压(PCWP),直接反映左心功能,正常时 CI>2.5 L/(min·m^2);PCWP<12 mmHg。

5. **BNP** 心力衰竭时,BNP 及其前体 proBNP 分泌增加,故检测 BNP 有助于心力衰竭的诊断。BNP 水平的升高与心力衰竭的严重程度呈正相关。BNP 还可作为心力衰竭预后的判断标准,BNP 愈高,预后愈差。但 BNP 水平升高也见于某些心脏和非心脏原因,如高龄、肾功能不全等,故 BNP 水平升高并不能自动证实心力衰竭的诊断。因此,其对诊断心力衰竭的阴性预测价值则更有临床意义。BNP<35 pg/ml,NT-proBNP<125 pg/ml 时不支持慢性心衰的诊断。

6. **其他辅助检查** 全血细胞计数、尿液分析、血生化(包括钠、钾、钙、血尿素氮、肌酐、肝酶和胆红素、铁/总铁结合力)、空腹血糖和糖化血红蛋白、血脂谱及甲状腺功能等应列为常规检查。心电图可提供既往心肌梗死、房室肥大、心肌损害及心律失常等信息。可判断是否存在心脏活动不同步,包括房室、室间和(或)室内运动不同步,也是心力衰竭患者的常规检查。

【诊断策略】

(一) 诊断依据

心力衰竭的诊断是综合病因、病史、症状、体征及客观检查而作出的。首先应有明确的器质性心脏病的诊断。心衰的症状体征是诊断心衰的重要依据。疲乏、无力等由于心排血量减少的症状无特异性,诊断价值不大。而心脏扩大、心尖搏动弥散,左心衰竭的肺淤血引起不同程度的呼吸困难、肺部啰音,右心衰竭的体循环淤血引起的颈静脉怒张、肝大、水肿等是诊断心力衰竭的重要依据。超声心动图是无创检测心功能的良好方法,根据超声心动图测得的 EF 值结合 BNP,可将心力衰竭分为:射血分数降低的心力衰竭(heart failure with reduced left ventricular ejection fraction,HFrEF)、射血分数中间值的心力衰竭(heart failure with mid-range ejection fraction,HFmrEF)及射血分数保留的心力衰竭(heart failure with preserved left ventricular ejection fraction,HFpEF)(表11-1)。一般来说,HFrEF 指传统意义上的收缩性心力衰竭,而 HFpEF 指舒张性心力衰竭。但有时,在 LVEF 保留或正常的情况下,收缩功能仍可能是异常的,部分心力衰竭患者收缩功能异常和舒张功能异常可以同时存在。

表 11-1 慢性心力衰竭诊断

射血分数降低的 心力衰竭(HFrEF)	射血分数中间值的 心力衰竭(HFmrEF)	射血分数保留的 心力衰竭(HFpEF)
症状与体征	症状与体征	症状与体征
LVEF<40%	LVEF40%~49%	LVEF≥50%
	利钠肽增高[a]并符合以下至少1条： ① 左心室肥厚和(或)左心房扩大。 ② 心脏舒张功能异常[b]	利钠肽增高[a]并符合以下至少1条： ① 左心室肥厚和(或)左心房扩大。 ② 心脏舒张功能异常[b]

注：a. 利钠肽升高：BNP>35 ng/L 和(或)N 末端 B 型利钠肽原(NT-proBNP)>125 ng/ml。b. 心脏舒张功能异常：经胸超声心动图 E/e'≥13、e'平均值(室间隔和游离壁)<9 cm/s；其他间接指标包括纵向应变或三尖瓣反流速度。

(二) 病情评估

心力衰竭的诊断还需要对心功能进行判定和分级。左心功能一般采用 NYHA 心功能分级和 6 分钟步行试验，右心衰竭时需要对液体潴留的严重程度进行判断。

1. **NYHA 心功能分级** 由美国纽约心脏病学会(NYHA)1928 年提出。该方案根据患者的主观症状和活动能力的受限程度对心功能进行分级，共分为 4 级。其优点为是简便易行，为此，几十年以来为临床医生所习用。其缺点是仅凭患者的主观陈述，有时症状与客观检查有很大差距，同时患者个体之间的差异也较大。

Ⅰ级：患者患有心脏病；但日常活动量不受限制，一般活动不引起疲乏、心悸、呼吸困难或心绞痛等。

Ⅱ级：患者体力活动轻度受限，休息时无自觉症状，但一般活动可出现疲乏、心悸、呼吸困难或心绞痛。

Ⅲ级：患者体力活动明显受限，轻度活动即可引起疲乏、心悸、呼吸困难或心绞痛的症状。

Ⅳ级：患者不能从事任何体力活动。休息时也出现心力衰竭的症状，体力活动后加重。

2. **慢性心力衰竭分期** 2005 年美国心脏病协会和美国心脏协会(AHA/ACC)所制定的慢性心力衰竭指南对 NYHA 分级进行补充，将心力衰竭的发生分为 4 期。实际上 NYHA 分级是对 C 期和 D 期患者症状严重程度的分级。

A 期：心力衰竭高危期，尚无器质性心脏(心肌)病或心力衰竭症状。如患者有高血压等可发展为心脏病的高危因素。

B 期：已有器质性心脏病变，如左心室肥厚，LVEF 降低，但无心力衰竭症状。

C 期：器质性心脏病，既往或目前有心力衰竭症状。

D 期：需要特殊干预治疗的难治性心力衰竭。

心力衰竭的分期对每一个患者而言只能是停留在某一期或向前进展而不可能逆转。如 B 期患者，心肌已有结构性异常，其进展可导致 3 种后果：① 患者在发生心衰症状前死亡。② 进入 C 期，治疗可控制症状。③ 进入 D 期，死于心力衰竭。而在整个过程中，猝死可在任何时间发生。为此，只有在 A 期对各种高危因素进行有效的治疗，在 B 期进行有效干预，才能有效减少或延缓进入到有症状的临床心力衰竭。

3. **6 分钟步行试验** 通过测定慢性心力衰竭患者的运动耐力评价心力衰竭的严重程度，是一项简单易行、安全、方便的试验，要求患者在平直走廊里尽可能快的行走，测定 6 min 的步行距离，若 6 min 步行距离<150 m，表明为重度心功能不全；150~425 m 为中度；426~550 m 为轻度心功

能不全。本试验除用以评价心脏的储备功能外,常用以评价心衰治疗的疗效。

(三) 鉴别诊断

1. 左心衰的相关鉴别诊断 左心衰竭夜间阵发性呼吸困难,因可见与支气管哮喘相类似的严重呼吸困难及广泛的哮鸣音,常被称为"心源性哮喘"。"心源性哮喘"患者发病年龄较大,常有基础心脏疾病史或诱因,而支气管哮喘多从幼年起即有类似发作史和过敏史。前者发作时伴有大量的出汗和发绀,甚至咳粉红色泡沫痰;心脏听诊可及奔马律,肺部除了可闻及哮鸣音外,还有湿性啰音;后者发作时表现为呼气性呼吸困难,胸廓过度扩张,叩诊呈过清音,严重时可有明显辅助呼吸肌参与,而出现三凹征,双肺可闻及典型哮鸣音,咳出白色黏痰后呼吸困难常可缓解。测定血浆BNP,水平对鉴别心源性和支气管性哮喘有较重要的参考价值。

2. 右心衰的相关鉴别诊断 心包积液、缩窄性心包炎时,由于腔静脉回流受阻同样可以引起颈静脉怒张、肝大、下肢水肿等表现,应根据病史、心脏及周围血管体征进行鉴别,超声心动图检查可得以确诊。肝硬化失代偿也常见腹水伴下肢水肿。除基础心脏病体征有助于鉴别外,非心源性肝硬化不会出现颈静脉怒张等上腔静脉回流受阻的体征。

(四) 诊断思路

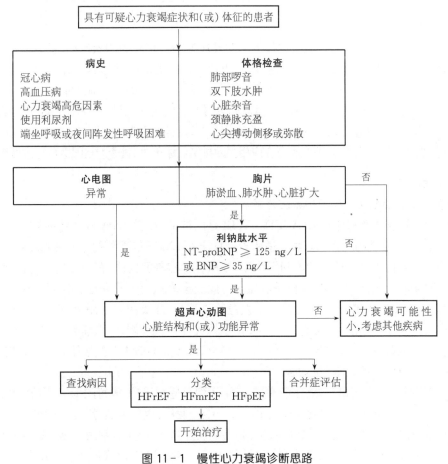

图 11-1 慢性心力衰竭诊断思路

注:摘自《中国心力衰竭诊断和治疗指南 2018》。

【治疗策略】

心力衰竭的治疗已从短期的缓解症状改善血液动力学转为长期的、修复性的策略。心力衰竭的治疗目标应不仅包括缓解临床心力衰竭患者的症状,提高运动耐量、提高生活质量,还注重包括防止和延缓心力衰竭的发生,改善其长期预后和降低死亡率。

制定治疗策略时可从心力衰竭分期的观念出发,心衰 A 期时主要针对可能引起心力衰竭的病因及导致心血管疾病的危险因素进行治疗。B 期治疗的关键是调节心力衰竭的代偿机制,减少其负面效应如拮抗神经体液因子的过分激活,阻止心室重构的进展。在 C 期及 D 期,需要在前期治疗的基础上应对患者的症状进行治疗。

(一) 病因治疗

(1) 去除或缓解基本病因:对所有可能导致心脏功能受损的常见疾病如高血压、冠心病、瓣膜疾病、先天畸形等,在尚未造成心脏器质性改变前即应早期进行有效的治疗。对于少数病因未明的疾病如原发性扩张型心肌病等亦应早期干预,从病理生理层面延缓心室重塑过程。

(2) 消除诱因:常见的诱因为感染,特别是呼吸道感染,应积极选用适当的抗感染药物治疗。心律失常特别是心房颤动也是诱发心力衰竭的常见原因,对心室率很快的心房颤动应尽快控制心室率,如有可能应及时复律。纠正甲状腺功能亢进、贫血、电解质紊乱等潜在心力衰竭加重的原因。

(二) 一般治疗

(1) 休息和运动:适当休息,避免进行可诱发或加重心力衰竭的剧烈运动,避免精神刺激。但长期卧床易发生静脉血栓形成甚至肺栓塞,同时也使消化功能减低,肌肉萎缩。因此,应鼓励心力衰竭患者主动运动,根据病情轻重不同,从床边小坐开始逐步增加症状限制性有氧运动,如散步等。

(2) 改善生活方式:降低心血管疾病的危险因素,如戒烟、戒酒,肥胖者降低体重、低盐低脂饮食。对心力衰竭患者应控制钠盐摄入,无水肿的心力衰竭患者,食盐可限制在每日 3~6 g,对中重度心力衰竭患者,每日要控制在 2 g 以内。但应注意在应用强效排钠利尿剂时,过分严格限盐可导致低钠血症。

(三) 药物治疗

1. 肾素—血管紧张素—醛固酮系统抑制剂

(1) 血管紧张素转换酶抑制剂(ACEI):ACEI 是已被证实的能降低心力衰竭患者病死率的第 1 类药物,是治疗心力衰竭的首选药物。适用于:① 所有 LVEF 值下降的心力衰竭患者。ACEI 可降低此类患者代偿性神经—体液的不利影响,改善和延缓心室重构;并有一定程度的扩血管作用,可改善心力衰竭时的血液动力学、减轻淤血症状。此类患者只要无禁忌证、可耐受 ACEI 治疗,则需终身服用。② 阶段 A 患者(即心力衰竭高发危险人群)。此类患者使用 ACEI 亦可起到预防心力衰竭的作用。ACEI 使用禁忌证有:对 ACEI 过敏、无尿性肾衰竭、妊娠哺乳期妇女、双侧肾动脉狭窄、血肌酐水平明显升高(>225 μmol/L)、高血钾(>5.5 mmol/L)、低血压、左心室流出道梗阻(如主动脉瓣狭窄、梗阻性肥厚型心肌病)等。

ACEI 使用时当从小剂量开始,逐渐递增,直至达到目标剂量,一般每隔 1~2 周剂量倍增 1 次。滴定剂量及过程需个体化。调整到合适剂量应终身维持使用,避免突然撤药。应用时应监测血压、血钾和肾功能,如果肌酐增高>30%,应减量,如仍继续升高,应停用。常用药物剂量参考高血压章节。ACEI 的不良反应有低血压、肾功能一过性恶化、高血钾、干咳、血管神经性水肿等。

(2) 血管紧张素 Ⅱ 受体阻滞剂(ARB):其阻断 RAS 的效应与 ACEI 基本相同,当心力衰竭患者因 ACEI 引起的干咳不能耐受者可改用 ARB,如氯沙坦、缬沙坦等。除不易引起干咳外,ARB 与 ACEI 的副作用相同,用药的注意事项也类同。

2. β受体阻滞剂 β受体阻滞剂可对抗心力衰竭代偿机制中的交感神经激活,长期应用可达到延缓或逆转心室重构、减少复发的目的;并且可减少室颤等恶性心律失常的发生,降低猝死率。但β受体阻滞剂初始用药时,主要产生的药理作用是抑制心肌收缩力,诱发和加重心力衰竭,为避免这种不良影响,应待心力衰竭情况稳定、已无体液潴留后,从小剂量开始。一般每隔 2~4 周逐渐递增剂量,适量长期维持。静息心率 60 次/min 可视为达到目标剂量或最大耐受剂量的标志。在用药 2~3 个月后,β受体阻滞剂可逐渐使 LVEF 增加。因长期用药时,其改善心衰预后的良好作用大大超过了其有限的负性肌力作用,因而建议所有心功能不全且病情稳定的患者终身应用β受体阻滞剂,除非有禁忌或不能耐受。β受体阻滞剂的禁忌证为支气管痉挛性疾病、心动过缓、二度及二度以上房室传导阻滞。

β受体阻滞剂加量时如引起液体潴留,可暂时减量,并加大利尿剂用量,直至恢复治疗前体重后再继续加量。如出现心动过缓或房室阻滞等应减量甚至停药。β受体阻滞剂首剂或加量的 24~48 h 可能会出现低血压,如无明显症状,可首先考虑停用或减量影响血压的其他类药物。如出现低血压伴有低灌注症状,则应将β受体阻滞剂减量或停用,并重新评定患者的临床情况。

3. 利尿剂 利尿剂是唯一能充分控制和有效消除液体潴留的药物,通过排钠排水减轻心脏的容量负荷,对缓解淤血症状,减轻水肿有十分显著的效果,是心力衰竭标准治疗中必不可少的组成部分。适用于有液体潴留证据或曾有过液体潴留的所有心力衰竭患者。对慢性心力衰竭患者,使用利尿剂当从小剂量开始,逐渐增加剂量直至尿量增加。症状缓解控制后,继以最小有效剂量长期维持。测定患者每日体重的变化是最可靠的监测利尿剂效果和调整利尿剂剂量的指标。有体液潴留的患者,服用利尿剂后使体重每日减轻 0.5~1.0 kg 为宜。稳定期患者日常也需坚持监测体重。如在 3 d 内体重突然增加 2 kg 以上,应考虑患者已有水钠潴留(隐性水肿),需增加利尿剂剂量。利尿剂的使用可激活内源性神经内分泌系统,特别是 RAAS 和交感神经系统,因此利尿剂不作为单一治疗,一般与 ACEI 和β受体阻滞剂联合使用。合理使用利尿剂是其他治疗心力衰竭药物取得成功的关键因素之一。如利尿剂用量不足造成液体潴留,会降低对 ACEI 的反应,增加使用β受体阻滞剂的风险。如不恰当的大剂量使用利尿剂则会导致血容量不足,发生低血压、肾功能不全的风险。常用的利尿剂有:

(1) 噻嗪类利尿剂:以氢氯噻嗪(双氢克尿塞)为代表,作用于肾远曲小管,抑制钠的再吸收。噻嗪类为中效利尿剂,轻度心力衰竭可首选此药,开始 25 mg 每日 1 次,逐渐加量。对较重的患者用量可增至每日 75~100 mg,分 2~3 次服用,同时补充钾盐,否则可因低血钾导致各种心律失常。噻嗪类利尿剂可抑制尿酸的排泄,引起高尿酸血症,长期大剂量应用还可干扰糖及胆固醇代谢,应注意监测。

(2) 袢利尿剂:以呋塞米(速尿)为代表,作用于髓袢的升支,在排钠的同时也排钾,为强效利尿剂。口服用 20 mg,2~4 h 达高峰。对重度慢性心力衰竭者用量可增至 100 mg 每日 2 次。效果仍不佳者可用静脉注射。低血钾是这类利尿剂的主要副作用,必须注意补钾。

(3) 保钾利尿剂:常用的有:① 螺内酯(安体舒通):作用于肾远曲小管,干扰醛固酮的作用,使钾离子吸收增加,同时排钠利尿,但利尿效果不强。在与噻嗪类或袢利尿剂合用时能加强利尿并减少钾的丢失,一般 20 mg,每日 3 次。② 氨苯蝶啶:直接作用于肾远曲小管,排钠保钾,利尿作用不强。常与排钾利尿剂合用,起到保钾作用,一般 50~100 mg,每日 2 次。③ 阿米洛利:作用机制与氨苯蝶啶相似,利尿作用较强而保钾作用较弱,可单独用于轻型心力衰竭的患者,5~10 mg,每日2次。保钾利尿剂可能产生高钾血症,尤其是与血管紧张素转换酶抑制剂、血管紧张素受体阻滞剂等有较强的保钾作用药物联用时,需注意监测血钾变化。一般保钾利尿剂与排钾利尿剂联合应用时,发生高血钾的可能性较小。

4. 正性肌力药

(1) 洋地黄类药物:洋地黄主要是通过抑制心肌细胞膜上的 $Na^+ - K^+$ ATP 酶,使细胞内 Ca^{2+} 浓度升高而使心肌收缩力增强。洋地黄有一定的迷走神经兴奋作用,可以对抗心力衰竭时交感神经兴奋的不利影响,但尚不足以取代 β 受体阻滞剂的作用。洋地黄对于心腔扩大、舒张期容积明显增加的慢性心力衰竭效果较好。如果此类患者已应用利尿剂、ACEI(或 ARB)和 β 受体阻滞剂、醛固酮拮抗剂治疗,但仍持续有心力衰竭症状,尤其是伴有快速心室率的房颤时,可考虑使用洋地黄治疗。但是洋地黄对于高排血量的心力衰竭如贫血性心脏病、甲状腺功能亢进以及心肌炎、心肌病等病因所致心力衰竭则效果欠佳。肺源性心脏病导致的右心力衰竭,常伴低氧血症,洋地黄效果不好且易于中毒,应慎用。肥厚型心肌病主要是舒张不良,增加心肌收缩性可能使原有的血液动力学障碍更为加重,不宜使用洋地黄。

地高辛是洋地黄类的代表性口服制剂,适用于中度心力衰竭的治疗。如采用维持量疗法,即连续口服相同剂量,0.125~0.25 mg/d,7 d 后血浆浓度可达有效稳态。对 70 岁以上或肾功能不良的患者宜减量。洋地黄用药安全窗很小。测定血药浓度有助于洋地黄用药安全的监测。在治疗剂量下,地高辛血浓度为 1.0~2.0 ng/ml。但在判断是否有洋地黄中毒时,需结合临床表现来确定其意义。

低血钾是常见的引起洋地黄中毒的原因,心肌缺血缺氧、肾功能不全以及与其他药物的相互作用(如胺碘酮、维拉帕米及奎尼丁等可降低地高辛的经肾排泄率)也是引起中毒的因素。洋地黄中毒最重要的表现是各类心律失常,常见室性期前收缩(多表现为二联律)、非阵发性交界区心动过速、房性期前收缩、心房颤动及房室传导阻滞等。快速房性心律失常伴有传导阻滞是洋地黄中毒的特征性表现。洋地黄可引起心电图 ST - T 鱼钩样改变,但不能据此诊断洋地黄中毒。洋地黄类药物中毒还可表现为胃肠道反应如恶心、呕吐,以及中枢神经的症状,如视力模糊、黄视、倦怠等。发生洋地黄中毒后应立即停药。单发性室性期前收缩、一度房室传导阻滞等停药后常自行消失;对快速性心律失常者,如血钾浓度低则可用静脉补钾,如血钾不低可用利多卡因或苯妥英钠。电复律因易致心室颤动故一般禁用。有传导阻滞及缓慢性心律失常者可用阿托品 0.5~1.0 mg 皮下或静脉注射,一般不需安置临时心脏起搏器。

(2) 非洋地黄类正性肌力药

1) 肾上腺素能受体兴奋剂:此类制剂适合在慢性心力衰竭加重时短期静脉应用。多巴胺是去甲肾上腺素的前体,其作用随应用剂量的大小而表现不同,2~5 μg/(kg·min)的小剂量短期静脉使用可增强心肌收缩力,扩张肾小动脉。较大剂量[>5 μg/(kg·min)]应用有正性肌力作用和血管收缩作用。此类药物个体差异较大,一般从小剂量起始,逐渐增加剂量,短期应用。多巴酚丁胺可增强心肌收缩力,其扩血管作用及加快心率的作用均比多巴胺小。起始用药剂量与多巴胺相同。使用时监测血压,常见不良反应有心律失常、心动过速,偶尔可因加重心肌缺血而出现胸痛。

2) 磷酸二酯酶抑制剂:其作用机制是抑制磷酸二酯酶活性,促进 Ca^{2+} 通道膜蛋白磷酸化,Ca^{2+} 通道激活使 Ca^{2+} 内流增加,心肌收缩力增强。目前临床常用的制剂为米力农,用量为 50 μg/kg 稀释后缓慢静脉注射,继以 0.375~0.75 μg/(kg·min)静脉滴注维持。此类药物仅限于完善心力衰竭的各项治疗措施后症状仍不能控制的重症心力衰竭患者短期应用。常见不良反应有低血压和心律失常。

5.醛固酮受体拮抗剂　心力衰竭时醛固酮生成及活化增加,且与心力衰竭严重程度成正比。醛固酮可促进心室重构,因此,使用小剂量的螺内酯(亚利尿剂量,20 mg,1~2次/d)作为抗醛固酮制剂对改善慢性心力衰竭患者的远期预后有益。适应证:已使用 ACEI 或 ARB 和 β 受体阻滞剂治疗,但仍有持续症状的中重度心力衰竭患者(NYHA Ⅱ~Ⅳ级);急性心肌梗死后 LVEF≤40%,有心力衰竭症状或既往有糖尿病史者。使用时必须注意血钾的监测。对近期有肾功能不全,血肌酐升高或高钾血症以及正在使用胰岛素治疗的糖尿病患者不宜使用。螺内酯可引起男性乳房增生症,停药后可消失。

6.血管扩张剂　20 世纪 80 年代末以来,由于应用 ACE 抑制剂治疗心力衰竭除了其扩血管效应外,尚有更为重要的治疗作用,已逐渐取代了扩血管药在心力衰竭治疗中的地位。对于慢性心力衰竭已不主张常规应用扩血管药物,仅对于不能耐受 ACE 抑制剂的患者,可考虑应用小静脉扩张剂硝酸异山梨酯和扩张小动脉的 $α_1$ 受体阻断剂肼苯达嗪(hydralazine)等。但在临床使用中肼苯达嗪由于其很快出现耐药性难以发挥疗效。值得注意的是,对于那些依赖升高的左心室充盈压来维持心排血量的阻塞性心瓣膜病,如二尖瓣狭窄、主动脉瓣狭窄及左心室流出道梗阻的患者不宜应用强效血管扩张剂。

(四)非药物治疗

(1)心脏再同步化治疗:心力衰竭患者的左、右心室及左心室内收缩不同步可致心室充盈减少、左心室收缩力或压力的上升速度降低、时间延长,加重二尖瓣反流及室壁逆向运动,使心室排血效率下降。左右心室间不同步激动在心电图上表现为 QRS 波增宽。对于心功能 Ⅱ~Ⅳ级心力衰竭伴左右心室激动不同步(QRS≥150 ms)患者加用心脏再同步化治疗(cardiac resynchronization therapy,CRT)比单纯采用优化内科治疗能显著改善生活质量和运动耐量,降低住院率和总死亡率。

(2)心脏移植:心脏移植适用于无其他治疗方法可选择的重度心力衰竭患者。目前该方法的主要问题是供体短缺及移植排异。

第二节　急性心力衰竭

急性心力衰竭(acute heart failure,AHF)是指心力衰竭的症状和(或)体征迅速发作或恶化,导致脏器组织灌注不足和急性淤血的临床综合征。AHF 是内科年龄大于 65 岁住院患者死亡的主要原因,且病死率和再住院率都明显高于慢性心力衰竭。急性心力衰竭包括急性左心衰竭与急性右心衰竭。临床上急性左心衰较为常见,表现为心排血量急剧降低所致的急性肺淤血、肺水肿并可伴组织器官灌注不足和(或)心源性休克的临床综合征。本节主要讲述急性左心衰竭。

【病因及发病机制】

AHF 中 15%~20% 为新发心力衰竭,常由急性弥漫性心肌损害、急性心脏前后负荷异常或急性机械原因而造成急性血液动力学障碍;但大部分 AHF 为原有慢性心力衰竭的患者在原发性心功能不全的基础上,由于某些诱因促发心功能急性失代偿,但有时诱因往往不明确。

1. **心源性因素** 见于：① 急性弥漫性心肌损害：如缺血、炎症或中毒造成的急性心肌坏死和（或）损伤。② 急性心脏前后负荷异常或急性机械原因造成的急性血液动力学障碍。如高血压危象、ACS 并发的心肌破裂（游离壁破裂、室间隔缺损、急性二尖瓣反流）、胸部外伤或心脏介入治疗、继发于心内膜炎的急性自体或假体瓣膜关闭不全、主动脉夹层或血栓形成、心包填塞等。③ 快速型心律失常（如心房颤动、室性心动过速）或缓慢型心律失常。

2. **非心源性因素** 常见感染（如肺炎、败血症）、代谢或激素紊乱（如甲状腺功能障碍、糖尿病酮症酸中毒、肾上腺功能不全、妊娠和围生期相关异常）、盐或水摄入控制不良或快速大量补液导致血容量剧增、有毒物质或药物、肺栓塞、手术和围术期并发症、原有疾病（如慢性阻塞性肺疾病）加重、交感神经活性增强、脑血管损害等。

【病理及病理生理】

突发严重的左心室排血不足或左心房排血受阻可引起肺静脉及肺毛细血管压力急剧升高。当肺毛细血管压升高超过血浆胶体渗透压时，液体即从毛细血管漏到肺间质、肺泡甚至气道内，可引起急性肺水肿。肺水肿早期可因交感神经激活，血压可升高，但随着病情持续进展，血压将逐步下降。急性心力衰竭时，也可因为心脏排血功能低下导致心排血量不足而引起休克，称为心源性休克，表现为组织低灌注、血压降低（收缩压 <90 mmHg，或平均动脉压下降 >30 mmHg）及少尿，尿量 <0.5 ml/（kg·h）。心源性休克时常出现代谢性酸中毒。

【临床表现】

（一）早期表现

1. **症状** 原心功能正常的患者出现原因不明的疲乏或运动耐力明显减低。继续发展可出现劳力性呼吸困难、夜间阵发性呼吸困难、不能平卧等。

2. **体征** 心率增加 15～20 次/min，可能是左心功能降低的最早期征兆。左心室增大、舒张早期或中期奔马律、P_2 亢进、两肺尤其肺底部有湿性啰音，或可有干啰音和哮鸣音。

（二）急性肺水肿

1. **症状** 多突发严重的呼吸困难，常表现为呼吸急促，喘憋显著，不能平卧，伴频繁咳嗽，咯大量粉红色泡沫样痰，甚至咯血。部分患者烦躁不安，恐惧或神志恍惚。

2. **体征**

（1）一般状态：急性病容，精神不振，端坐呼吸，呼吸频速，频率可达 30～40 次/min，面色苍白，口唇、指端发绀，冷汗淋漓，烦躁不安，病情严重者出现意识模糊甚至昏迷。

（2）心肺体征：早期双肺底可闻及少量湿啰音，病情重者双肺满布湿啰音及广泛哮鸣音；心动过速心率可超过 100 次/min，可闻及心尖部舒张期奔马律，肺动脉瓣区第 2 心音亢进；血压正常或一过性升高，如病情严重或救治不及时，心排出量急剧下降导致血压下降、心源性休克，甚至死亡。

（三）心源性休克

心源性休克时可见收缩压降至 90 mmHg 以下，且持续 30 min 以上。可见系列组织低灌注的临床表现，包括皮肤湿冷、苍白和发绀；尿量显著减少，甚至无尿；意识障碍等。

【实验室检查】

1. **X 线** 肺静脉充血、胸腔积液、间质或肺泡水肿和心脏增大是 AHF 最特异的 X 线表现。但高达 20％的 AHF 患者,X 线胸片几乎正常。X 线胸片还可用于识别可能引起或加重患者症状的另外的非心脏性疾病(即肺炎、非实变性肺部感染)等。

2. **超声心动图** 超声心动图可用以了解心脏的结构和功能、心瓣膜状况,是否存在心包病变、急性心肌梗死的机械并发症以及室壁运动失调;可测定 LVEF,检测急性心力衰竭时的心脏收缩或舒张功能相关的数据;超声多普勒成像可间接测量肺动脉压、左右心室充盈压等,有助于快速诊断和评价急性心力衰竭。

3. **心力衰竭标志物** BNP 或 NT-proBNP 的测定有助于 AHF 与其他造成急性呼吸困难的非心脏原因之间的鉴别。其阴性预测值为 99％。但值得注意的是,少部分失代偿的终末期心衰、一过性肺水肿或右侧 AHF 的患者也可能出现 BNP 水平不升高。

4. **动脉血气分析** 急性心力衰竭常伴低氧血症,肺淤血明显者可影响肺泡氧气交换。应检测 PaO_2、$PaCO_2$ 和氧饱和度,以评价氧含量(氧合)和肺通气功能。同时需检测酸碱平衡状况。低灌注时可出现代谢性酸中毒、血乳酸增高。

5. **心电图检查** 心力衰竭本身无特异性心电图变化,但有助于心脏基础病变的诊断,如提示房室肥大、心肌缺血、心肌梗死、心律失常的诊断。

6. **其他辅助检查**

(1) 可疑 ACS 的检查:可疑 ACS 是 AHF 的基础病因时,可进行心电图和心肌肌钙蛋白的测定。但值得注意的是,有症状的重症心力衰竭患者存在心肌细胞坏死、肌原纤维不断崩解,因此绝大多数 AHF 患者即使在没有明显的心肌缺血或急性冠脉事件的情况下,亦可检出的循环心肌肌钙蛋白浓度升高。

(2) 常规实验室检查:包括血常规和血生化检查,如电解质(钠、钾、氯等)、肝功能、肾功能、血糖、促甲状腺素(TSH)、D 二聚体检查等。低灌注时可出现尿素氮、血肌酐增高,电解质紊乱,肝功能受损。因为甲状腺功能减退和甲状腺功能亢进可促进 AHF,故对新诊断的 AHF 应检测 TSH。目前已发现多种生物标志物,包括反映炎症、氧化应激、神经激素紊乱、心肌和基质重构的标志物对 AHF 的诊断和预后有一定价值,但没有一项达到能被推荐常规临床应用的阶段。

(3) 安置 SWAN-GANZ 漂浮导管进行有创血液动力学监测,有助于指导急性心衰的治疗。

【诊断策略】

(一) 诊断依据

根据典型症状与体征,一般不难作出诊断。急性呼吸困难与支气管哮喘的鉴别前已述及,与肺水肿并存的心源性休克与其他原因所致休克也不难鉴别。

(二) 病情评估

急性左心衰严重程度分级主要有 Killip 法、Forrester 法和临床程度分级三种。Killip 法常用于急性心肌梗死导致的急性心力衰竭的临床分级(表 11-2)。Forrester 法可用于急性心肌梗死或其他原因所致的急性心力衰竭,其分级的依据为血液动力学指标如 PWCP、CI 以及外周组织低灌注状态,故适用于心脏监护室、重症监护室和有血液动力学监测条件的病房、手术室内。临床程度分级根据 Forrester 法修改而来,其各级别可以与 Forrester 法对应,以推测患者的血液动力学状态。由于其分级的标准主要根据末梢循环的视诊观察和肺部听诊,无须特殊的监测条件,适合用于一般的门诊和住院患者(表 11-3)。

表 11-2 急性心梗 Killip 分级

分 级	症 状 与 体 征
I	尚无明显心力衰竭表现,无肺部啰音,无 S_3
II	有左心衰表现,两肺中下部有啰音,占肺野下 1/2;可闻及 S_3
III	严重心力衰竭,呈急性肺水肿表现,湿啰音遍布两肺(超过肺野下 1/2)
IV	心源性休克,低血压(收缩压≤90 mmHg),发绀,少尿,出汗

表 11-3 急性心力衰竭的临床分级及 Forrester 法分级

临床程度分级			临床意义 (机体容量、肺淤血及组织灌注状态)		Forrester 法分级		
类型	皮肤温度	肺部啰音			分级	PCWP (mmHg)	CI $[L/(min \cdot m^2)]$
十温型	温暖	无	机体容量状态可,无肺淤血,无组织灌注不良,是最轻的状态或提示已代偿		I	≤18	>2.2
湿温型	温暖	有	有肺淤血,无组织灌注不良。为急性心衰最常见类型	血管型:由液体血管内再分布引起,血压高为主要表现	II	>18	>2.2
				心脏型:由液体潴留引起,淤血为主要表现			
干冷型	寒冷	无或有	机体处于低血容量状态,出现外周组织低灌注		III	≤18	≤2.2
湿冷型	寒冷	有	提示机体容量负荷重且外周组织灌注差,有肺淤血。为最危重的状态		IV	>18	≤2.2

注:1 mmHg=0.133 kPa;PCWP,肺毛细血管楔压;CI,心脏指数。

(三) 鉴别诊断

1. 支气管哮喘　参见慢性心力衰竭章节。

2. 非心源性肺水肿　非心源性肺水肿常有感染、过敏、中毒、吸入有毒气体、尿毒症、低蛋白血症、DIC、肺淋巴管阻塞以及胸腔负压突然增高等相应病史和诱发因素。呈高心排出量,表现为脉搏有力,皮肤温暖。常无颈静脉怒张,无奔马律,PCWP<18 mmHg。

【治疗策略】

急性心力衰竭发作是基础病因或诱因引发血液动力学异常,治疗目的应当包括立即纠正血液动力学异常、去除诱因、尽早针对病因治疗,最大限度地挽救生命,降低病死率。

(一) 控制心力衰竭

1. 一般治疗

(1) 体位:静息时明显呼吸困难者应半卧位或端坐位,双腿下垂以减少回心血量,降低心脏前负荷。

(2) 氧疗:适用于呼吸困难明显和低氧血症(SaO_2<90% 或 PO_2<60 mmHg)的患者,对于非低氧血症的 AHF 患者,可不常规给氧。对患者进行经皮动脉氧饱和度或动脉血气分析监测,根据

患者缺氧的程度选择不同给氧方式和氧流量,并随时进行调整,使患者 $SaO_2 \geqslant 95\%$(伴 COPD 者 $SaO_2 > 90\%$)。鼻导管吸氧适用于轻中度缺氧者,氧流量可从 $1 \sim 2$ L/min 低流量起始。面罩吸氧适用于伴呼吸性碱中毒的患者。急性肺水肿伴低氧血症者可立即高流量鼻管给氧。当常规氧疗方法效果不满意时,应尽早使用无创正压通气(NIPPV)。经积极治疗后病情仍继续恶化,或者不能耐受 NIPPV 或是存在 NIPPV 治疗禁忌者,应气管插管行有创机械通气。

(3) 出入量管理:肺淤血、体循环淤血及水肿明显者应严格限制饮水量和静脉输液速度。无明显低血容量因素(大出血、严重脱水、大汗淋漓等)者,每日摄入液体量一般宜在 1 500 ml 以内,不要超过 2 000 ml。保持每日出入量负平衡约 500 ml,严重肺水肿者水负平衡为 1 000~2 000 ml/d,甚至可达 3 000~5 000 ml/d,以减少水钠潴留,缓解症状。3~5 d 后,如肺淤血、水肿明显消退,应减少水负平衡量,逐渐过渡到出入量大体平衡。在负平衡下应注意防止发生低血容量、低血钾和低血钠等。同时限制钠摄入<2 g/d。

2. 药物治疗

(1) 利尿剂:有液体潴留证据的急性心力衰竭患者均应尽早使用利尿剂。首选静脉(推注或持续静脉输注)使用袢利尿剂。使用时需注意:① 有低灌注表现的患者应在纠正后再使用。② 需监测患者症状、尿量、肾功能和电解质。③ 根据患者症状和临床状态调整剂量和疗程。常用药物有:呋塞米,宜先静脉注射 20~40 mg,继以静脉滴注 5~40 mg/h,其总剂量在起初 6 h 不超过 80 mg,起初 24 h 不超过 200 mg。亦可应用托拉塞米 10~20 mg 静脉注射。如果平时使用袢利尿剂治疗,最初静脉剂量应等于或超过长期每日所用剂量。

托伐普坦推荐用于充血性心力衰竭、常规利尿剂治疗效果不佳、有低钠血症或有肾功能损害倾向患者,可显著改善充血相关症状,且无明显短期和长期不良反应。建议剂量为 7.5~15.0 mg/d 开始,疗效欠佳者逐渐加量至 30 mg/d。

利尿剂反应不佳或抵抗时,可采用以下处理:① 增加袢利尿剂剂量。② 静脉推注联合持续静脉滴注:静脉持续和多次应用可避免因为袢利尿剂浓度下降引起的钠水重吸收。③ 联合使用 2 种及以上利尿剂,如在袢利尿剂基础上加噻嗪类利尿剂(如氢氯噻嗪 25~50 mg,每日 2 次),也可加用血管加压素 V_2 受体拮抗剂。④ 应用增加肾血流的药物,如小剂量多巴胺或重组人利钠肽,改善利尿效果和肾功能、提高肾灌注,但益处不明确。⑤ 纠正低血压、低氧血症、代谢性酸中毒、低钠血症、低蛋白血症、感染等,尤其注意纠正低血容量。⑥ 采用超滤治疗。

(2) 血管扩张药物:此类药物可降低左、右心室充盈压和全身血管阻力,也降低收缩压,从而减轻心脏负荷。使用中要密切监测血压,根据血压调整合适的维持剂量。下列情况下禁用血管扩张药物,以避免造成心输出量明显降低及重要脏器灌注减少:收缩压<90 mmHg,或持续低血压伴症状,尤其有肾功能不全的患者;严重阻塞性心瓣膜疾病,如主动脉瓣狭窄或肥厚型梗阻性心肌病患者,二尖瓣狭窄患者。

硝酸酯类药物可在不减少每搏输出量和不增加心肌耗氧下能减轻肺淤血,特别适用于急性冠状动脉综合征伴心力衰竭的患者。硝酸甘油静脉滴注起始剂量 5~10 μg/min,每 5~10 min 递增 5~10 μg/min,最大剂量为 200 μg/min;亦可每 10~15 min 喷雾 1 次(400 μg),或舌下含服 0.3~0.6 mg/次。硝酸异山梨酯静脉滴注剂量 5~10 mg/h。硝酸甘油及其他硝酸酯类药物长期应用均可能发生耐药性。

硝普钠适用于严重心力衰竭、原有后负荷增加以及伴肺淤血或肺水肿患者。临床应用宜从小剂量 0.3 μg/(kg·min)开始,可酌情逐渐增加剂量至 5 μg/(kg·min)静脉滴注,通常疗程不要超过 72 h。由于其具强效降压作用,应用过程中要密切监测血压,根据血压调整合适的维持剂量。停药应逐渐减量,并加用口服血管扩张剂,以避免反跳现象。

奈西利肽(重组人 BNP)的主要药理作用是扩张静脉和动脉(包括冠状动脉),从而降低前、后负荷,故将其归类为血管扩张剂。此药是一种兼具多重作用的药物,有一定的促进钠排泄和利尿作用,还可抑制 RAAS 和交感神经系统。应用时先给予负荷剂量 1.5～2 μg/kg 静脉缓慢推注,继以 0.007 5～0.01 μg/(kg·min)静脉滴注;也可不用负荷剂量而直接静脉滴注。疗程一般 3 d。

(3) 正性肌力药物:适用于低心排血量综合征,如伴症状性低血压(≤85 mmHg)或心输出量降低伴循环淤血患者。对于干冷型患者,可先适当扩容,如低灌注仍无法纠正可给予正性肌力药物,以缓解组织低灌注所致的症状,保证重要脏器血液供应。

洋地黄类能轻度增加心输出量、降低左心室充盈压和改善症状。最适合用于有心房颤动伴有快速心室率并已知有心室扩大伴严重左心室收缩功能不全者。首剂可给 0.4～0.8 mg,2 h 后可酌情再给 0.2～0.4 mg。急性心肌梗死 24 h 内不宜用洋地黄类药物;二尖瓣狭窄所致肺水肿洋地黄类药物也无效,但如伴有心房颤动快速室率则可应用洋地黄类药物减慢心室率,有利于缓解肺水肿。

非洋地黄类正性肌力药,如多巴胺、多巴酚丁胺、米力农等。用法用量参见慢性心力衰竭章节。

钙增敏剂左西孟旦,可通过结合于心肌细胞上的 cTn 促进心肌收缩,同时通过介导 ATP 敏感的钾通道而发挥血管舒张作用和轻度抑制磷酸二酯酶的效应。其正性肌力作用独立于 β 肾上腺素能刺激,可用于正接受 β 受体阻滞剂治疗的患者。此类药可即刻改善急性心力衰竭患者的血流动力学和临床状态,使患者的 BNP 水平明显下降,冠心病患者应用不增加病死率。用法:首剂 6～12 μg/kg 静脉注射(>10 min),继以 0.1 μg/(kg·min)静脉滴注,可酌情减半或加倍。对于收缩压<100 mmHg 的患者,不需负荷剂量,可直接用维持剂量。应用此药需根据患者的临床反应作调整,强调个体化治疗应用时需监测血压和心电图,避免血压过低和心律失常的发生。

(4) 血管收缩药物:对外周动脉有显著缩血管作用的药物,如去甲肾上腺素、肾上腺素等,多用于尽管应用了正性肌力药物仍出现心源性休克,或合并显著低血压状态时。这些药物可以使血液重新分配至重要脏器,收缩外周血管并提高血压,但以增加左心室后负荷为代价。这些药物具有正性肌力活性,也有类似于正性肌力药的不良反应。

(5) 镇静,缓解焦虑和呼吸困难:阿片类药物(如吗啡)和苯二氮䓬类药物可减少急性肺水肿患者焦虑和呼吸困难引起的痛苦。吗啡也被认为是血管扩张剂,降低前负荷,也可减少交感兴奋。使用时应密切观察疗效和呼吸抑制的不良反应。伴明显和持续低血压、休克、意识障碍、COPD 等患者禁忌使用。

(6) 抗凝治疗:抗凝治疗(如低分子肝素)建议用于深静脉血栓和肺栓塞发生风险较高,且无抗凝治疗禁忌证的患者。

(7) 改善预后的药物:通常 HF‑REF 患者为改善预后长期服用 ACEI 或 ARB 或 ARNI、醛固酮受体拮抗剂、β 受体阻滞剂等药物,此类患者如出现失代偿和心力衰竭恶化,如无血流动力学不稳定或禁忌证,可继续原有的优化药物治疗方案,根据病情适当调整用量。如血流动力学不稳定(收缩压<85 mmHg,心率<50 次/min),血钾>5.5 mmol/L 或严重肾功能不全时应停用上述药物。

3. 非药物治疗

(1) 主动脉内球囊反搏(IABP):可有效改善心肌灌注,又降低心肌耗氧量和增加心输出量。适应证:① 急性心肌梗死或严重心肌缺血并发心源性休克,且不能由药物纠正。② 伴血流动力学障碍的严重冠心病(如急性心肌梗死伴机械并发症)。③ 心肌缺血或急性重症心肌炎伴顽固性肺水肿。④ 作为左心室辅助装置(LVAD)或心脏移植前的过渡治疗。对其他原因的心原性休克是否有益尚无证据。

(2) 机械通气:指征为心跳呼吸骤停而进行心肺复苏及合并 I 型或 II 型呼吸衰竭。有下列 2 种方式:① 无创呼吸机辅助通气:分为持续气道正压通气和双相间歇气道正压通气 2 种模式。推荐用于经常规吸氧和药物治疗仍不能纠正的肺水肿合并呼吸衰竭,呼吸频率>20 次/min,能配合呼吸机通气的患者,但不建议用于收缩压<85 mmHg 的患者。② 气道插管和人工机械通气:应用指征为心肺复苏时、严重呼吸衰竭经常规治疗不能改善者,尤其是出现明显的呼吸性和代谢性酸中毒并影响到意识状态的患者。

(3) 血液净化治疗:① 出现下列情况之一时可考虑采用超滤治疗:高容量负荷如肺水肿或严重的外周组织水肿,且对利尿剂抵抗;低钠血症(血钠<110 mmol/L)且有相应的临床症状如神志障碍、肌张力减退、腱反射减弱或消失、呕吐以及肺水肿等。② 肾功能进行性减退,血肌酐>500 μmoL/L 或符合急性血液透析指征的其他情况。超滤对急性心力衰竭有益,但并非常规手段。此方法存在与体外循环相关的不良反应如生物不相容、出血、凝血、血管通路相关并发症、感染、机器相关并发症等。使用时还需注意避免出现新的内环境紊乱,连续血液净化治疗时应注意热量及蛋白的丢失。

(4) 心室机械辅助装置:急性心力衰竭经常规药物治疗无明显改善时,有条件的可应用该技术。此类装置有体外模式人体肺氧合器(ECMO)、心室辅助泵(如可置入式电动左心辅助泵、全人工心脏)。根据急性心力衰竭的不同类型,可选择应用心室辅助装置,在积极纠治基础心脏疾病的前提下,短期辅助心脏功能,也可作为心脏移植或心肺移植的过渡。ECMO 可以部分或全部代替心肺功能。

(二) 针对急性心力衰竭病因及诱因的治疗

迅速识别导致失代偿或恶化的主要诱因或病因,在 60~120 min 内启动特异的治疗,以避免进一步恶化。如急性冠脉综合征合并急性心衰则尽早血运重建;急性肺栓塞者需溶栓或介入、外科治疗;高血压急症者需静脉滴注血管扩张剂联用袢利尿剂迅速降低血压;快速型心律失常者予以电转复;严重的心动过缓或传导阻滞者予以临时起搏;急性心脏机械并发症如重度二尖瓣狭窄、腱索断裂等导致急性心力衰竭需尽快外科手术;其他如积极控制感染等。

(三) 急性心力衰竭发作后治疗

急性心力衰竭稳定后参考慢性心力衰竭进行疾病管理,控制各种可能的诱因,避免再次诱发急性心力衰竭;对引起急性心力衰竭的原发基础心脏疾病进行治疗康复。对于新发心力衰竭患者,心力衰竭控制后应给予改善心力衰竭预后的药物。包括 β 受体阻滞剂、ACEI、ARB、ARNI、醛固酮受体拮抗剂(参见慢性心力衰竭章节);对于慢性心力衰竭失代偿的患者,恢复或启动慢性心力衰竭的治疗方案。

(潘　涛　王肖龙　罗雪挺)

第十二章 心律失常

导学

1. 掌握：心律失常的分类、常见快速性心律失常及缓慢性心律失常的病因、临床表现与并发症、诊断依据与鉴别诊断要点、治疗原则。

2. 熟悉：常见快速性心律失常及缓慢性心律失常心电学检查特点、病情评估、常用治疗药物种类及非药物治疗方法。

3. 了解：常见快速性心律失常及缓慢性心律失常的电生理机制、预后和预防、常用治疗药物用法、用量与不良反应。

第一节 概 述

正常人的心脏起搏点位于窦房结，窦房结发放 60～100 次／min 规整的冲动，顺序经窦房交界处传向结间束与房间束激动心房，引起心房收缩，再沿房室结、希氏束、左右束支、浦肯野纤维下传激动心室。如果由于某些原因使心脏激动的起源部位、频率、节律，以及激动传导的顺序、路径、方向、速度任意一项发生异常，则称为心律失常(arrhythmia)。

（一）心脏传导系统的神经血液支配

心脏起搏传导系统受交感神经与迷走神经支配。迷走神经兴奋性增加，抑制窦房结的自律性与传导性，并延长窦房结与其周围组织的不应期，减慢房室结传导；交感神经兴奋性增加，产生与其相反的生理作用。

窦房结动脉起源于右冠状动脉者占 60%，起源于左冠状动脉回旋支者占 40%。房室结的血供通常来自右冠状动脉。希氏束、左束支、右束支、浦肯野纤维网的血液供应来自冠状动脉前降支与后降支。

（二）心律失常的分类

1. **根据发生机制分类** 按照心律失常的发生机制可分为激动起源异常和激动传导异常两大类(图 12-1)。

2. **根据心律失常发生时心率变化分类**

(1) 快速性心律失常：心律失常发作时的心率快于非发作时，包括期前收缩、心动过速、扑动与颤动等。

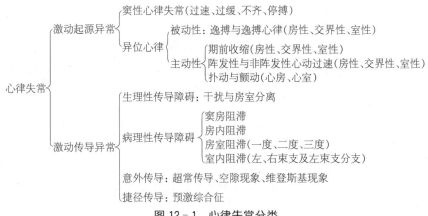

图 12-1　心律失常分类

（2）缓慢性心律失常：心律失常发作时的心率慢于非发作时，包括窦性心动过缓、窦性停搏、病态窦房结综合征、传导阻滞等。

3. **根据心律失常的起源部位分类**

（1）室上性心律失常：包括窦性心律失常、室上性期前收缩（房性期前收缩、交界性期前收缩）、室上性心动过速（包括房性心动过速、非阵发性交界性心动过速、房室结折返性心动过速及房室折返性心动过速）、心房颤动及扑动等。

（2）室性心律失常：室性心律失常包括室性期前收缩、室性心动过速、心室扑动与心室颤动。

4. **根据预后的分类**

（1）良性心律失常：心律失常的发生不引起明显的血液动力学异常，患者可无自觉症状或仅有轻微的不适，如大多数期前收缩、室上性心动过速、一度房室传导阻滞等。

（2）潜在恶性心律失常：心律失常本身不引起严重的血液动力学异常，但可以引发更加严重的心律失常而危及患者生命，如室性期前收缩 R-on-T、多源性室性期前收缩、二度及以上房室传导阻滞等。

（3）恶性心律失常：心律失常一旦发生立即引发显著的血液动力学异常，导致严重的心室低排，发作时患者可发生昏厥、A-S 综合征甚至心脏骤停，如心室颤动、部分室性心动过速、窦性停搏、高度以上房室传导阻滞等。

（三）心律失常的病因

1. **生理性因素**　剧烈运动、精神刺激、烟、酒、浓茶、咖啡等。

2. **病理性因素**　各种器质性心脏疾病，如缺血、缺氧、炎症、损伤、坏死瘢痕形成等是导致心律失常的最常见原因；部分心外疾病：如甲状腺功能亢进症、贫血、COPD、急性胰腺炎、急性脑血管病、电解质紊乱等亦是心律失常的常见因素。

3. **遗传因素**　部分患者的心律失常，如离子通道病等，同遗传相关。

4. **其他因素**　某些理化因素、中毒、医源性因素（如药物、手术刺激等）也可导致心律失常的发生。

（四）心律失常的诊断策略

心律失常多数为发作性，诊断应重视病史的采集，结合体格检查及适宜的辅助检查综合做出，如诊断困难应及时进行有针对性的特殊检查以尽早明确诊断（图 12-2）。

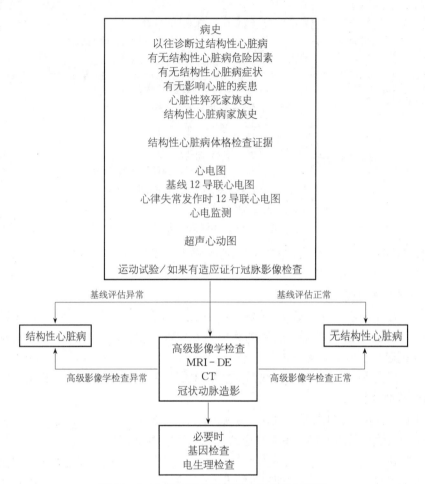

图 12 - 2 心律失常伴结构性心脏病诊断流程

1. **病史** 病史采集是发现和诊断心律失常的重要方法,也可获得心律失常病因诊断的重要信息。应重点询问发病的时间、地点、环境,发病的诱因及可能缓解的因素,发病时最突出的自觉感受,有无头晕、黑蒙、晕厥、胸痛、呼吸困难等症状及症状与运动的关系,询问心血管疾病病史,询问用药情况(延长 QT 间期的药物、钠通道阻滞剂、药物相互作用),询问家族史(家族成员有无心脏性猝死、遗传性心律失常综合征、冠心病、心肌病)。

2. **体格检查** 重点进行心脏的视、触、叩、听检查及脉搏的检查,可提示心律失常的存在,并为原发性心脏疾病的诊断提供线索。

3. **辅助检查**

(1)心律失常的检出:心电图是诊断心律失常最重要的无创伤性检查,但普通心电图检查因检查时间短暂,对发作性心律失常的诊断有一定的局限性。动态心电图有助于了解患者发生心悸、晕厥等重要症状是否与心律失常有关,并可以协助分析心律失常的发生原因,跟踪评价药物治疗的效果。当室性心律失常症状与运动存在关联时,应选择运动试验以判断运动是促进或抑制室性期前收缩,评估运动是否诱发较长时程的室性心律失常。运动试验阴性可降低儿茶酚胺敏感性多形性室性心动过速作为潜在原因的可能性。食管心电图有助于鉴别室上性心动过速伴室内差异性传导与室性心动过速,评价窦房结功能等。心腔内电生理检查是有创的检查方法,用于诊断可以确立心律失常的类型、了解心律失常的起源部位及发生机制。

(2) 基础疾病的病因评估：心律失常的预后常与基础疾病有关，因此，病因诊断及病因治疗是心律失常诊治的重要工作。窦性心律时的心电图可能出现提示病因诊断的重要线索，因此需特别关注心电图各导联的图形中有无异常 Q 波、缺血性改变、QRS 波增宽或为碎裂 QRS 波、QT 间期延长或缩短，$V_1 \sim V_3$ 导联 ST 段抬高、早期复极、epsilon 波、T 波倒置等。超声心动图可提供心室腔大小、室壁厚度及运动、收缩和舒张功能、瓣膜情况、先天性异常、肺动脉压力等结构性心脏病的基本信息，实验室检查(肾功能、电解质)等有助于排查电解质紊乱导致心律失常的可能性。在上述基线评估的基础上，进一步的检查包括：对疑似冠心病、运动相关症状、QT 间期异常者，可进行运动试验；疑似冠心病或冠状动脉异常可行冠状动脉造影；疑似致心律失常性右心室心肌病、扩张型心肌病、心脏结节病、先天性异常者，可行心脏 MRI 检查；疑似遗传性心律失常综合征、遗传性心律失常综合征家族史者可行基因测试。

(五) 心律失常的治疗策略

对于心律失常患者，是否需要抗心律失常治疗取决于心律失常的性质和对血液动力学的影响。如心律失常性质严重，对血液动力学影响明显，预后较差的应积极治疗；功能性心律失常如症状明显，可进行对症治疗，如无明显症状，可不予治疗。

心律失常的治疗包括病因治疗、药物治疗与非药物治疗。病因治疗是关键性治疗措施，药物治疗以终止发作和预防复发为主，非药物治疗近年来发展较快，对于部分心律失常，非药物治疗可以达到根治的目的。

1. 药物治疗

(1) 药物治疗原则：① 明确心律失常的发生机制、类型、严重程度。② 明确有无原发性器质性心脏病，以及心脏病的严重程度和并发症。③ 依据心律失常的发生机制选择适宜的抗心律失常药物。④ 先应用一种药物，效果不佳考虑联合用药。⑤ 抗心律失常药物由小剂量开始，病情需要时逐渐增加剂量。⑥ 紧急情况下采用静脉给药，一般情况下口服给药。⑦ 联合用药时选择作用机制不同的药物，并相应减少剂量。⑧ 监测抗心律失常药物的致心律失常作用：抗心律失常药物应用过程中可导致新的心律失常或使原有心律失常加重，发生率为 5%～10%，甚至可出现持续性室性心动过速、长 QT 间期、尖端扭转性室性心动过速等致命性严重心律失常。发生机制可能与复极延长、早期后除极致尖端扭转室性心动过速或减慢心室内传导、异化折返有关。因此治疗过程中监测心率、心电图(尤其是 QT 间期)、血电解质(血钾)、心功能情况等。

(2) 抗心律失常药物分类：目前临床常用改良的 Vaughan Williams 分类法，依据抗心律失常药物的电生理效应分为四类(12-1)。

表 12-1　抗心律失常药物改良 Vaughan Williams 分类

分 类	主要作用机制	对 AP 与 QT 影响	常用药物举例
Ⅰa	阻滞 Ⅰ Na ++	延长 +	奎尼丁、丙吡胺、普鲁卡因胺
Ⅰb	阻滞 Ⅰ Na	缩短 +	利多卡因、苯妥英、美西律
Ⅰc	阻滞 Ⅰ Na +++	不变	普罗帕酮、莫雷西嗪
Ⅱ	阻滞 β_1	不变	阿替洛尔、美托洛尔、艾司洛尔
	阻滞 β_1、β_2	不变	普萘洛尔、索他洛尔

续　表

分　类	主要作用机制	对 AP 与 QT 影响		常用药物举例
Ⅲ	阻滞 I Kr	延长	+++	索他洛尔
	阻滞 I Kr、I to	延长	+++	替地沙米
	阻滞 I Kr,激活 I Na	延长	+++	伊布利特
	阻滞 I Kr,阻滞 I Ks	延长	+++	胺碘酮
	阻滞 I K,交感末梢	延长	+++	溴卞胺
Ⅳ	阻滞 I Ca - L	不变		维拉帕米、地尔硫草
其他	开放 I K	缩短	++	腺苷
	阻滞 M₂	缩短	++	阿托品
	阻滞 Na∕K 泵	缩短	++	地高辛

2. 非药物治疗　以微创电生理治疗为主。

(1) 导管射频消融术：用于室上性快速心律失常、预激综合征、室性心动过速等心律失常的治疗。

(2) 人工心脏起搏器及埋藏式心脏复律除颤器植入术：用于缓慢性心律失常如高度与三度房室传导阻滞、病态窦房结综合征等的治疗,弥补了药物治疗的局限及不足。

第二节　快速性心律失常

一、期前收缩

期前收缩(extrasystole),也称为过早搏动,简称早搏。为窦房结以外的异位起搏点提前发出的冲动引起的心脏电-机械活动。依据异位起搏点的位置不同分为房性、房室交界性及室性期前收缩,其中室性期前收缩最多见。

【病因及发病机制】

1. 功能性因素　见于过度疲劳、情绪激动、焦虑、吸烟、饮酒、饮茶或咖啡、失眠、自主神经功能失调、女性经期等,均可使无结构性心脏病的普通人群产生期前收缩。

2. 结构性心脏病及其他系统疾病　如冠心病、心肌病、瓣膜性心脏病、二尖瓣脱垂、高血压病、慢性肺源性心脏病、甲状腺功能亢进及甲状腺功能亢进性心脏病等。

3. 药物及其他　发热、缺氧、酸中毒、电解质紊乱、部分药物及各种心导管检查与治疗时,常并发期前收缩。

各种原因导致心肌异常的自律性增高,早期(动作电位 3 相末)或晚期(动作电位 4 相)后除极引起的触发活动,以及局部心肌的微折返均可能引起期前收缩。

【临床表现】

1. **症状**　期前收缩的临床表现轻重不一,临床异质性明显,部分患者可无明显症状,部分患者也可能有严重的症状,且症状的严重程度并一定不和期前收缩的次数平行。最常见的期前收缩症状包括心悸、胸闷、心跳停搏感。有时,频发期前收缩可导致心输出量下降及重要脏器血流灌注不足,特别是有基础器质性心脏病者,可能引发乏力、气促、出汗、头晕、黑蒙,甚至诱发心绞痛发作。

2. **体征**　除原发病表现外,主要为心律与脉律不规整,可闻及或触及期前收缩。心脏听诊期前收缩的第一心音增强,第二心音减弱或消失。

【诊断策略】

（一）诊断依据

1. **房性期前收缩**　心电图诊断依据为：① 提前出现的房性 P′波,其形态与窦性 P 波不同。② 房性 P′波后的 QRS 波群,形态似窦性,P′R 间期≥0.12 s。有时房性期前收缩明显提前发生,激动下传时,房室交界区仍处于相对不应期,可出现房室传导延缓,P′R 间期可>0.20 s。如房性异位激动下传时,恰逢房室交界区或心室处于绝对不应期,激动不能引起兴奋,使房性 P′波后没有 QRS 波群,称为房性期前收缩未下传。如果提早的房性冲动下传过程中,遇到束支的反应性存在不一致,一侧束支已脱离不应期,而另一侧束支仍处于不应期,冲动只能沿一侧束支下传,则引起 QRS 形态异常增宽而呈现束支阻滞图形,称为房性期前收缩伴心室内差异传导。③ 代偿间歇多不完全。

2. **交界性期前收缩**　心电图诊断依据为：① 提前出现的 QRS 波群,形态基本正常。也可因伴心室内差异传导而增宽。② 提早出现的 QRS 波群之前或之后可有逆行 P′波,也可见不到逆行 P′波。逆行 P′波与 QRS 波群的关系取决于激动传入心房、心室时的速度。激动先上传至心房,则逆行 P′波在 QRS 波群之前,P′R 间期<0.12 s;激动先下传至心室,则逆行 P′波在 QRS 波群之后,RP′间期<0.20 s;激动同时传至心房与心室,心房与心室同时除极,则逆行 P′波可被 QRS 波群掩盖,或逆传心房被阻滞,则无 P′波。③ 常有完全性代偿间歇。

3. **室性期前收缩**　心电图诊断依据为：① 提前出现的 QRS-T 波群,其前无相关 P 波。② QRS波群宽大畸形,时间≥0.12 s。③ T 波与 QRS 波群主波方向相反。④ 多有完全性代偿间歇。

（二）病情评估

期前收缩在普通人群极为常见,判断症状是否由期前收缩引起需十分谨慎。房性期前收缩和交界性期前收缩的预后取决于其原发病情况,心律失常本身的风险较低;室性期前收缩的预后评估取决于患者是否合并结构性心脏病,参见本章概述部分。

对于部分短联律间期(<300 ms)的室性期前收缩患者,需警惕合并短 QT 综合征和恶性室性心律失常的风险。另外,部分研究发现,室性期前收缩负荷大于总心搏数的 15%～25%(也有报道为 10%)与左心室收缩功能受损有关。少数患者因持续、频发室性期前收缩引起心脏扩大及心功能下降,室性期前收缩根除后心功能改善,心脏扩大逆转,并排除其他导致心功能不全的原因与其他类型的心肌病,可诊断为室性期前收缩性心肌病。因此,对频发室性期前收缩的患者应注意评价期前收缩和心功能的关系,往往两者互为因果。

【治疗策略】

1. **房性期前收缩与交界性期前收缩**　去除病因,偶发、无症状者一般无须特殊治疗。如期前收缩频发,产生明显的临床症状,并易致心动过速,可予β受体阻滞剂、普罗帕酮、莫雷西嗪、维拉帕米等治疗。

2. **室性期前收缩**　不合并结构性心脏病或遗传性心律失常综合征,无或仅有轻微症状的室性期前收缩患者,仅需安慰,无须治疗;对于症状明显者,首选β受体阻滞剂,次选美西律、普罗帕酮、莫雷西嗪等。对于存在基础心脏疾病的患者,应当积极病因治疗,如:严重心力衰竭并发室性期前收缩者,当首先改善血液动力学障碍;急性心肌缺血造成室性期前收缩的患者,当积极再灌注治疗,并早期应用β受体阻滞剂;对于慢性心肌病变的患者,当避免应用Ⅰ类抗心律失常药物。

对于经保守治疗症状仍然明显,或频发室性期前收缩(>10 000 次/24 h)伴不明原因的左心室功能障碍的,导管消融可能有助于改善症状或左心室功能。对于症状明显、药物治疗效果不佳的高负荷(>10%)流出道室性期前收缩(包括右心室流出道起源的室性期前收缩、左心室流出道或主动脉窦起源的室性期前收缩)推荐导管消融。

二、心动过速

心脏各部分自律性细胞的兴奋性有其自身固有的频率范围,一般来说,正常窦性心律的范围在 60~100 次/min,交界区自主节律在 40~60 次/min,室性自主节律则<40 次/min。如果上述各种心律超过了其自身固有频率可称之为心动过速。比如窦性心律超过了 100 次/min,称之为窦性心动过速;同样,交界区及室性心律大于其自身频率时则分别称之为交界性心动过速及室性心动过速。心动过速的发生机制通常和异位起搏点的自律性增强、折返、触发机制有关。非阵发性心动过速(又称加速性心动过速)主要和异位起搏点的自律性增强有关,阵发性心动过速常由折返机制引起。

有时房性心动过速(包括自律性升高及房内折返性房速)和交界性心动过速(包括非阵发性交界性心动过速、房室结折返性心动过速及房室折返性心动过速)难以分辨,常统称为室上性心动过速。室上性心动过速起源于心室以上或折返途径不局限于心室,在不伴有束支阻滞或旁路前传时,表现为窄 QRS 波心动过速。室性心动过速起源于希氏束分叉以下、左心室或右心室,一般情况下表现为宽 QRS 波心动过速。

【病因及发病机制】

1. **窦性心动过速**

(1) 生理因素:窦性心动过速可见于健康人吸烟、饮茶或咖啡、饮酒、体力活动及情绪激动时。

(2) 病理因素:某些病理状态,如发热、甲状腺功能亢进、贫血、休克、心肌缺血、充血性心力衰竭等可引起窦性心动过速。

(3) 药物:应用肾上腺素、阿托品等药物亦可引起窦性心动过速。

2. **室上性心动过速**　房性心动过速及交界性心动过速在 P 波不能分辨时可统称室上性心动过速。

(1) 折返激动:折返是室上性心动过速的主要发生机制。房室结折返性心动过速(AVNRT)及房室折返性心动过速(AVRT)占阵发性室上速的 90%以上。前者是由于房室结内存在双径路,后者是由于先天性附加房室旁道的存在,使心脏激动进入环形传导途径而形成折返,形成阵发性室上性心动过速(paroxysmal supraventricular tachycardia, PSVT),多见于无器质性心脏病者,多因情绪波动、精神紧张、过分疲劳、烟酒过度等而诱发。折返性房性心动过速较为少见,折返发生于手术瘢痕,解剖缺陷的邻近部位。

（2）自律性增高及触发活动：部分患者的室上性心动过速（如自律性升高的房性心动过速、非阵发性房室交界区性心动过速）由于自律性增高或形成触发活动引起，多见于器质性心脏病患者，如风湿性心脏病、冠心病、慢性肺源性心脏病、甲状腺功能亢进等，亦常见于急性感染、缺氧、低血钾、洋地黄中毒等。洋地黄中毒是非阵发性房室交界区性心动过速的最常见病因。

多源性紊乱性房性心动过速指同一导联中异位 P′波呈多种形态（至少 3 种），P′R 间期＞0.12 s，且多变，心房率＞100 次/min，有时伴有不同程度的房室传导阻滞。常由多源性房性期前收缩发展而来，并为心房颤动的前奏。可见于肺源性心脏病和洋地黄中毒。

3. 室性心动过速　室性心动过速多数发生于器质性心脏病，如急性心肌梗死、缺血性心脏病、心肌病、急性心肌炎、心脏瓣膜病、原发或继发性 QT 间期延长综合征等；药物过量及中毒引起的室性心动过速见于洋地黄、胺碘酮等抗心律失常药物、异丙肾上腺素药物等；各种心导管检查及手术治疗、低温麻醉、电解质及酸碱平衡失调可诱发室性心动过速。约 10％室性心动过速，应用当前的临床诊断技术无病因可循，称之为特发性室性心动过速（IVT）。60％～80％的特发性室性心动过速起源于右心室，其中大多数为右心室流出道起源，右心室流出道室性心动过速占所有室性心动过速的 10％左右，常由运动诱发。

（1）折返激动：折返性室性心动过速的折返环路通常位于心肌病变组织和（或）瘢痕组织内。心肌纤维化或脂肪纤维化后形成的瘢痕区域为致心律失常基质。形态学研究也证实心肌病变或瘢痕区域中残存的岛状心肌组织为室性心动过速折返环的关键部位，这种非均一性的组织排列为电活动的缓慢及各异向性传导提供了解剖学基础。心肌梗死为左心室瘢痕性室性心动过速的最常见原因，室性心动过速大多数出现在心肌梗死后的慢性期，其发生的中位期时间为 3 年。扩张型心肌病患者室间隔内部瘢痕所产生的折返环路可介导频率极快的持续性或多形性室性心动过速，并有蜕变为心室颤动的风险。肥厚型心肌病、致心律失常性右心室心肌病、心脏结节病、法洛四联症矫正术后等也可产生瘢痕介导的折返性室性心动过速。另外，折返也可以在束支间或分支间形成。持续性束支折返性室性心动过速通常发生于结构性心脏病患者，也有少部分左心室特发性室性心动过速为此类型。前者以扩张型心肌病最为常见，系由于心肌及希浦系统病变，希氏束（至少其远段）一束支一浦肯野系统和相应的心室肌组成折返环路形成所致。分支间折返性室性心动过速是更为少见的特殊心律失常，其机制是围绕左侧希浦系统前后分支之间的大折返，常见于缺血性心肌病患者。

（2）自律性增高及触发活动：常为局灶起源室性心动过速（如特发性右心室流出道室性心动过速）的产生机制，此类室性心动过速主要与儿茶酚胺依赖性异常自律性增高及环磷酸腺苷介导钙依赖性的延迟后除极有关。另外，部分心室肌病变亦可导致异常自律性升高。

【临床表现】

1. 窦性心动过速　患者可出现心悸、乏力或无症状。查体示心率快而规则（＞100 次/min），快慢呈逐渐变化。

2. 房室结折返性心动过速与房室结折返性心动过速

（1）症状：阵发性室上性心动过速（AVRT 及 AVNRT）的共同特点是突然发作，突然终止，发作时心率加快至 150～250 次/min，持续数分钟至数小时甚至数日。表现为突发心悸、胸闷、乏力、头晕，部分患者出现恶心、呼吸困难及晕厥。有原发器质性心脏病且发作时心室率超过 200 次/min，且发作持续时间较长者，因心排血量明显下降，可诱发心绞痛发作，诱发或加重心力衰竭，甚至导致脑供血不足而出现晕厥。

(2) 体征:阵发性室上性心动过速发作时的主要体征为心率及脉率增快,多在 200 次/min 左右,节律规整,第一心音强度基本一致。有原发器质性心脏病的患者发作时,可出现意识障碍、血压下降等急性心排血量下降的相应体征。

3. 非阵发性房室交界性心动过速 心动过速频率 70~130 次/min,节律规则,发作时心率逐渐增快,终止时心律逐渐减慢。患者多无症状,少数患者可有心悸表现。

4. 室性心动过速 室性心动过速的临床表现与发作时心室率、持续时间、原有心脏病变的程度、心功能状况有关。

(1) 症状:发作时间<30 s 的室性心动过速可无任何临床症状,或仅有突发心悸感,常自行终止;大多数无基础疾病的特发性持续性室性心动过速(>30 s)患者表现为轻到中度的心悸和头晕症状,通常血液动力学稳定,其症状的轻重与室性心动过速的频率、发作持续时间及个体耐受性相关。该类室性心动过速发作多为良性过程,预后较好,5%~20% 的患者可自行缓解,发生心源性猝死罕见;而在结构性心脏病患者中,持续性室性心动过速可产生多种临床表现,从心悸等轻微症状到系列低灌注症(头晕、神志状态改变、晕厥先兆和晕厥、心衰和心绞痛症状加重等),甚至出现心源性猝死。有时,心源性猝死可能是某些患者的首发症状。

(2) 体征:发作时心率增快,心音低钝,偶可闻及第一、第二心音分裂(系房室分裂所致)和第一心音强弱不一致。

【诊断策略】

(一) 诊断依据

1. 窦性心动过速 心电图诊断依据为:窦性心律,P 波在 Ⅰ、Ⅱ、aVF 导联直立,aVR 倒置。PR 间期 0.12~0.20 s。窦性 P 波频率>100 次/min,有时可伴有继发性 ST-T 改变。窦性心动过速诊断时需对引起窦性心动过速原因作出病因诊断。

2. 室上性心动过速 心电图诊断依据为:① 连续 3 次或 3 次以上的房性或交界性期前收缩,频率大多为 150~250 次/min,节律一般规则。如能确定房性 P′ 波存在,且 P′R 间期≥0.12 s,则可称为房性心动过速;如同一导联中异位 P′ 波呈多种形态(至少 3 种),称为多源性紊乱性房性心动过速。如为逆行 P′ 波,P′R 间期<0.12 s 或 RP′间期<0.20 s,则可称为交界性心动过速;如不能明确区分房性 P′ 波或逆行 P′ 波,则统称为室上性心动过速。② QRS 波群形态基本正常,时间≤0.10 s。伴心室内差异传导或原有束支阻滞时 QRS 波群增宽,多呈束支阻滞图形。③ ST-T 可无变化,也可见 ST 段下移和 T 波倒置。

3. 室性心动过速 心电图诊断依据为:① 连续 3 次或 3 次以上室性期前收缩,频率多在 100~250 次/min,节律大致规则,可略有不齐。② QRS 波群宽大畸形,时间≥0.12 s,T 波与 QRS 波群主波方向相反。③ 可见房室分离,偶可见心室夺获与室性融合波。

根据室性心动过速发作持续时间的长短,可分为:① 非持续性室性心动过速(NSVT):连续 3 次或 3 次以上、持续时间<30 s、心动过速频率>100 次/min 的室性心律失常。② 持续性室性心动过速(SMVT):持续时间>30 s 的室性心动过速和(或)心动过速时因血液动力学不稳定需在 30 s 内终止的室性心动过速(如虽未到 30 s,但已有意识丧失者)。室性心动过速时间越长、室率越快、心脏情况越差,对血液动力学影响越大。根据室性心动过速发作时 QRS 波的形态,可分为单形性(其 QRS 波为同一种形态)室性心动过速及多形性室性心动过速(其 QRS 波为不同形态,R-R 间距周期为 600~180 ms)。

(二) 病情评估

无器质性心脏疾病的心动过速预后良好,而合并器质性心脏病的预后不良,尤其是室性心动过速。风险评估主要包括评价有无结构性心脏疾病,有无心功能异常;有无潜在的缺血性心脏病、心肌病等;有无遗传性心律失常综合征;有无药物、电解质影响等。排查流程可参考本章概述部分(图 12-2)。

无结构性心脏病的特发性流出道室性心动过速、特发性折返性左心室室性心动过速,常表现为反复发作的单型性、非持续性室性心动过速,猝死风险很低;而有结构性心脏病的室性心动过速,尤其是持续性室性心动过速,心脏性猝死危险性增加。多形性室性心动过速可见于许多结构性心脏疾病的患者,最常见的是冠心病,还包括心肌病、高血压、瓣膜病等;无结构性心脏病的多形性室性心动过速或室颤常见于尖端扭转型室性心动过速及许多遗传性心律失常综合征(如长 QT 综合征、短 QT 综合征、儿茶酚胺敏感性多形性室性心动过速、Brugada 综合征以及早复极综合征等),猝死风险较大。

1. **流出道室性心动过速**　流出道室性心动过速分为左心室和右心室起源两种类型,两者典型心电图表现均为电轴右偏。右心室流出道的室性心动过速心电图常显示为左束支传导阻滞图形,可表现为反复单型性非持续性室性心动过速,也可与室性期前收缩和持续性室性心动过速混杂出现。这种室性心律失常通常发生在一个相对固定的心率窗口,例如发生在运动中的室性心动过速,当心率随运动增加时心动过速会终止,在运动后的恢复过程中,当心率降至某心率窗口时,心律失常可再次发作。右心室流出道室速猝死的风险非常小,但偶尔可导致晕厥。特发性右心室流出道室速需要与致心律失常性右心室心肌病相鉴别,后者室性心动过速通常起源于右心室壁,为猝死高风险。如果室性心动过速心电图移行导联早于胸前导联的 V_3,且室性心动过速时 V_2 导联 R 波与 S 波的比值除以窦性心律时 V_2 导联 R 波与 S 波的比值大于 0.6,强烈提示室性心动过速可能起源于左心室流出道。左心室流出道室性心动过速可见于正常心脏,属于特发性流出道室速,发生猝死的概率很小,但流出道室性心动过速也可见于心肌病、陈旧性心肌梗死等结构性心脏病,需注意鉴别。

2. **儿茶酚胺敏感性多形性室性心动过速(CPVT)**　是由于编码 Ryanodine 受体或钙调蛋白的基因发生变异遗传性心律失常,典型特征为交感神经兴奋和运动触发的多形性或双向性室性心动过速(通常发生在运动心率为 120~130 次/min 水平时),这种心律失常可导致猝死的风险增加。

3. **尖端扭转型室性心动过速(TdP)**　尖端扭转型室性心动过速是多形性室性心动过速的一种特殊类型,常见于原发性或继发性长 QT 间期综合征,以后者较为常见。多发生于低血钾、低血镁、抗心律失常药物使用时;也常发生在严重的缓慢心律失常基础上。临床上常表现为反复发作的阿斯综合征,如不及时治疗,可进展为心室颤动,是介于室性心动过速与心室颤动之间的恶性心律失常。发作时的心电图除具一般室性心动过速表现外,尚具以下特征:① 宽大畸形的 QRS 波群围绕基线不断扭转其主波的正、负方向,每出现 3~10 个 QRS 波群,其尖端即逐渐或突然倒转方向,同时伴有 QRS 波群振幅和时间的变化。② 常由 R'onT 型室性期前收缩诱发,一般发作时间为数秒至数十秒,可自行停止,但极易复发。③ 窦性心律时,有明显的 QT 间期延长,T 波宽大、有切迹,U 波振幅增大。

【治疗策略】

(一) 窦性心动过速

首先应针对病因治疗和去除诱发因素,如治疗心力衰竭、纠正贫血、控制甲状腺功能亢进等。

在窦性心动过速的原因没有根本纠正之前,单纯或过分强调降低心率,反而可能带来严重不良后果。可使用兼顾基础疾病治疗并可减慢窦性心律的药物,如心肌缺血时使用β受体阻滞剂。在无病因可查,窦性心动过速又构成一定相关症状时,也可选用β受体阻滞剂。非二氢吡啶类钙通道阻滞剂(如地尔硫䓬)也可用于减慢心率。

(二)室上性心动过速

1. **终止发作** 当阵发性室上性心动过速持续发作时,应根据患者基础的心脏状况,既往发作的情况以及对心动过速的耐受程度作出适当处理。如患者出现严重心绞痛、低血压、充血性心力衰竭表现,应立即直流电复律。如患者心功能与血压正常,可先尝试刺激迷走神经的方法。颈动脉窦按摩(患者取仰卧位,先行右侧,每次 5～10 s,不可双侧同时按摩)、Valsalva 动作(深吸气后屏气、再用力作呼气动作)、诱导恶心、将面部浸没于冰水内等方法可使心动过速终止,但停止刺激后,有时又恢复原来心律。如初次尝试失败,可在应用药物后再次施行。终止室上性心动过速发作的药物可首选腺苷(6～12 mg 快速静脉注射),起效迅速,副作用为胸部压迫感、呼吸困难、面部潮红、窦性心动过缓、房室传导阻滞等。由于其半衰期短于 6 s,副作用即使发生亦很快消失。或选择普罗帕酮 1～2 mg/kg(一般可用 70 mg)10 min 内缓慢静脉注射。单次最大剂量不超过 140 mg,无效者 10～15 min 后可重复 1 次,总量不宜超过 210 mg,室上性心动过速终止后即停止注射。中重度器质性心脏病、心功能不全、心肌缺血、室内传导阻滞等为相对禁忌。胺碘酮(150 mg)静脉注射,可继之以静脉滴注维持治疗,多数房性心动过速可在频率减慢的基础上恢复窦性心律;也可选择维拉帕米或地尔硫䓬静脉注射,抑制房室传导而使频率减慢,终止部分触发活动引起的房性心动过速而转为窦性心律,但如患者合并心力衰竭、低血压或为宽 QRS 波心动过速,尚未明确室上性心动过速的诊断时,不应选用钙拮抗剂。急性发作药物治疗无效亦可施行电复律。

2. **预防复发** 对于洋地黄引起者应立即停用洋地黄,口服氯化钾治疗;如已有高血钾或不能应用氯化钾者,可选用利多卡因、β受体阻滞剂治疗。室上速是否需要给予患者长期药物预防,取决于发作频繁程度以及发作的严重性。药物的选择可依据临床经验或心内电生理试验结果。在病因治疗和消除诱因的基础上,对发作频繁者,可选择 IA 类、IC 类、Ⅲ类或Ⅳ类抗心律失常药物口服治疗,以预防房性心动过速发作。但长期应用抗心律失常药物,尤其是Ⅰ类、Ⅲ类有致心律失常作用。

3. **根治治疗** 射频消融能根治 AVRT 及 AVNRT,且安全有效,应优先考虑应用。单源性房速频繁发作,或无休止发作时,射频消融也可作为一线治疗方案。

(三)室性心动过速

1. **非持续性室性心动过速** 非持续性室性心动过速(NSVT)的临床意义取决于潜在的心脏病或所患的结构性心脏病,所以对于此类患者,治疗基础心脏病比治疗心律失常更重要。心肌梗死幸存者和左心室功能下降的患者合并 NSVT,如无禁忌证首选β受体阻滞剂治疗。对于无结构性心脏病,如室性心动过速发作时间较短,无临床症状的不需要治疗;症状性 NSVT 患者可给予β受体阻滞剂或非二氢吡啶类钙通道阻滞剂治疗;对于给予足量β受体阻滞剂或非二氢吡啶类钙通道阻滞剂仍有症状的 NSVT 患者,可考虑给予一种Ⅰ类或Ⅲ类抗心律失常药物(胺碘酮、氟卡尼、美西律、普罗帕酮、索他洛尔)以改善心律失常发作症状。但是伴左心室功能下降、心肌缺血和有心肌瘢痕的患者,不推荐氟卡尼和普罗帕酮,慢性肾脏疾病患者慎用索他洛尔;基线时 QT 间期延长,或治疗开始时 QT 间期过度延长(>0.50 s)的患者禁用胺碘酮与索他洛尔。

对于症状明显或左心室功能下降且无其他原因者,导管消融可能对频繁发作的非持续性室性心律失常所致的症状或左心室功能下降有改善作用。

2. 持续性室性心动过速 持续性室性心动过速的治疗原则为:终止室性心动过速发作,去除诱因,治疗原发病,预防复发。

(1) 终止室性心动过速发作:意识不清或血液动力学不稳定的患者应立即给予同步直流电复律;意识清醒但血压低或症状明显的患者,当先静脉使用镇静剂后再行电复律,在用镇静剂之前可以先静脉试用利多卡因(1 mg/kg),但其对持续性室性心动过速的缓解率只有15%;对于无结构性心脏病患者,如血液动力学稳定或症状轻微,在密切监测12导联心电图下给予静脉推注β受体阻滞剂、维拉帕米、氟卡尼或胺碘酮药物复律,如果症状加重或血液动力学不稳定,要立即给予镇静剂并行电复律。若室性心动过速蜕变为心室颤动应立即行非同步模式除颤。注意,QT延长所致的尖端扭转性室性心动过速禁用胺碘酮,可使用β受体阻滞剂,对于发作频繁且不易自行转复者,可使用硫酸镁缓慢静脉注射,直至TdP减少和QT间期缩短至500 ms以内,并积极静脉及口服补钾,将血钾维持在4.5～5.0 mmol/L。

(2) 病因治疗:急性缺血所致的持续性多形性室性心动过速或心室颤动首要治疗方法为冠状动脉血运重建。积极纠正可逆性因素,如电解质紊乱、致心律失常药物、心肌缺血和慢性心衰失代偿等。

(3) 预防复发:① 药物:对于特发性室性心动过速的患者的治疗方案主要取决于患者的症状负荷,可使用β受体阻滞剂、非二氢吡啶类钙离子拮抗剂等药物治疗。结构性心脏病患者可选择β受体阻滞剂、索他洛尔、胺碘酮等治疗。但结构性心脏病患者使用抗心律失常药物后发生致心律失常作用的风险增加,因此单用抗心律失常药物并不能提高SMVT患者的生存率,故临床上常将药物治疗作为植入ICD后的辅助治疗。② ICD:对于有结构性心脏病的持续性室性心动过速患者,在无禁忌证情况下首选ICD治疗。③ 导管消融:局灶性右心室流出道室性心动过速可首选导管消融治疗,成功率高且操作风险低。其他类型的特发性室性心动过速,如非右心室流出道室性心动过速、分支型室性心动过速和非流出道起源的局灶室性心动过速(如左心室或右心室乳头肌)也可选择导管消融治疗,但手术过程相对复杂,乳头肌室性心动过速消融后的复发率也相对较高。反复发作的多形性室性心动过速或心室颤动的患者,如果触发室性心动过速或心室颤动的室性期前收缩形态仅有一种或少数几种,可考虑导管消融治。对于缺血性心脏病出现电风暴或ICD反复电击的患者可考虑紧急导管消融治疗。

三、心房颤动与心房扑动

心房颤动(atrial fibrillation,简称房颤)是指心房肌丧失规则有序的电活动,代之以快速无序且紊乱的心房电活动,心房频率一般在350～600次/min。房颤是临床上常见的心律失常之一,约占住院心律失常患者的1/3。根据病程分为急性房颤和慢性房颤(包括阵发性房颤、持续性房颤、永久性房颤),各类房颤的治疗原则不同。心房扑动(atrial flutter,简称房扑)是起源于心房,是介于房性心动过速和心房颤动之间的一种快速而规则的房性异位心律失常,心房频率一般为250～350次/min。其治疗方案和房颤类同。

【病因及发病机制】
房颤的自然病程是一种进行性疾病,常由阵发性房颤向持续性房颤进展。多种因素参与房颤的发生、发展。房颤的发生需要一定的触发和维持机制。目前。形成房颤的电生理机制和病理生理学机制在学术界达成了部分共识，但仍在进一步深化研究中。

1. **触发机制**　肺静脉等异位兴奋灶发放的快速冲动可以触发或驱动房颤发生，这是近年来被公认的房颤重要的发生机制，是该领域具有里程碑意义的重大突破，奠定了肺静脉前庭电隔离治疗房颤的理论基础。另外，房颤的发生和自主神经系统的兴奋性有一定的相关性。支配心脏的自主神经元聚集分布于心外膜的脂肪垫和 Marshall 韧带内，形成神经节丛（ganglionated plexuses, GP）。高度激活的 GP 释放神经递质，并通过轴突激活远处 GP 释放神经递质。迷走神经刺激主要释放乙酰胆碱，激活乙酰胆碱敏感性钾电流，缩短心房肌动作电位和不应期，增大离散度，利于折返的形成；交感神经刺激主要增加细胞内钙浓度，增加自律性和触发活动，可诱发房颤发生。临床研究中，GP 消融可增加肺静脉电隔离的临床效果亦支持上述观点。

2. **维持机制**　房颤的维持机制目前尚未完全阐明，可能同心房内存在的多发局灶性折返激动，或局灶激动在心房传导中的不均一性和各相异性有关。房颤的发生可改变心房原有的电学和结构学特性而发生心房重构。心房重构早期表现为以电生理及离子通道特征发生变化的电重构，晚期则表现为心房肌和细胞外基质等的纤维化、淀粉样变、细胞凋亡等组织结构改变的结构重构。

多个危险因素与房颤发作、持续、发生并发症及导管消融术后复发风险增加相关，包括：

（1）高龄、性别、遗传因素：流行病学研究发现，房颤的患病率及发病率均随年龄增长逐步增加，在＞80 岁人群中高达 7.5%，且各年龄段男性均高于女性。房颤具有一定的遗传性，具有家族性房颤史者，若一级亲属确诊房颤，则本人罹患房颤的风险增加约 40%。

（2）心力衰竭和心肌缺血等原发心血管疾病：如冠心病、高血压心脏病、心肌病、心脏瓣膜病（二尖瓣狭窄最多见）等。这些互为因果、相互促进，使疾病进展加速和恶化预后。

（3）其他临床危险因素：高血压、糖尿病、肥胖、吸烟、饮酒、运动量过少或过多、慢性阻塞性肺疾病、睡眠呼吸暂停、慢性肾病等均可导致心房电重构和结构重构，使房颤持续。

另外，房颤时心房肌组织肾素—血管紧张素—醛固酮系统活性增高，也可促进心房结构重构和电重构，有助于房颤的发生和维持。

【临床表现】

（一）症状与体征

1. **心房颤动**

（1）症状：房颤患者的临床表现取决于心室率的快慢、心功能状况及房颤持续时间等。房颤可影响左心房向左心室的排血能力，使基础心排血量下降≥25%，心室率不快时（＜100 次/min）因代偿可无明显症状，而心室率较快的房颤，心率的增快使心室舒张充盈时间缩短，导致心排血量进一步减少，患者常有心悸、胸闷、头晕、乏力等，常伴焦虑不安。已有心功能损害者，房颤的发生可诱发或加重心力衰竭。当心室率＞150 次/min 时，还可诱发冠心病患者心绞痛。阵发性房颤反复发作和终止时引起窦性静止是心室停搏的重要原因，心室停搏间期达 3 s 或以上可引起黑蒙或晕厥。

（2）体征：房颤的体征具有特异性及临床诊断价值，心脏听诊第一心音强弱不等，节律绝对不规整，心室率快时可发生脉搏短绌。

2. **心房扑动**

（1）症状：房扑有不稳定倾向，可自行恢复为窦性心律或进展为房颤。临床表现取决于发病时心室率的快慢及是否伴有器质性心脏病。心室率在正常范围时，可无明显自觉症状；心室率过快时,常出现心悸、头晕、乏力等,严重者可诱发心绞痛及心力衰竭。

(2)体征:因多数患者呈现 2:1 或 4:1 房室传导,因此心脏听诊心律基本规则,当房室传导比率发生变动时,第一心音强度随之变化。

(二)并发症

1. 栓塞 房颤持续 48 h 以上即可发生左心房附壁血栓,左心耳是最常见的血栓附着部位。房颤并发左心房附壁血栓脱落易引起体动脉栓塞,发生脑栓塞、肠系膜动脉栓塞、脾动脉栓塞等,其中脑栓塞最常见。持续性房颤恢复窦性心律后左心房的功能需 4 周以上才能恢复,在此期间仍有形成左心房附壁血栓和引起栓塞的危险。

2. 房颤的其他危害 房颤使心衰的患病率增加 3 倍且加重心衰的症状,严重的心衰也会增快房颤的心室率,两者互为因果;房颤患者发生心肌梗死的风险增加 2 倍;房颤可导致认知功能下降和海马部萎缩,增加认知功能下降、痴呆、阿尔茨海默病、血管性痴呆的风险。肾功能不全是房颤的危险因素,同时房颤患者中肾功能不全的风险也增加。房颤导致患者死亡主要原因为进行性心力衰竭、心脏骤停及脑卒中。

【诊断策略】

(一)诊断依据

1. 心房颤动 心电图诊断依据为:① P 波消失,代以大小不等、形态不同、间距不匀齐的房颤波(f 波),f 波频率为 350～600 次/min。通常在 V_1 导联最清楚,其次为Ⅱ、Ⅲ、aVF 导联。按 f 波的振幅可将房颤分为粗颤(f 波振幅>0.1 mV)与细颤(f 波振幅≤0.1 mV)。② RR 间期绝对不齐,即心室律绝对不规则。③ QRS 波群形态正常,有时可因室内差异传导或伴室内传导阻滞而增宽。

2. 心房扑动 心电图诊断依据为:① P 波消失,代之以间距匀齐、波形一致、连续呈锯齿状的房扑波(F 波),F 波间无等电位线,其频率为 250～350 次/min,在Ⅱ、Ⅲ、aVF 导联上明显。偶尔夹有少数不规则的房颤波(f 波),称不纯性房扑。② 心室律是否规则取决于房室传导比例是否固定。心室率快慢也随房室传导比例而定(2:1 或 4:1 比例较多见)。③ QRS 波群形态正常,有时可因室内差异传导或伴有室内传导阻滞而增宽。

(二)病情评估

非风湿性瓣膜病房颤引起的卒中发生率是对照组的 5.6 倍,风湿性瓣膜病合并房颤是对照组的 17.6 倍,因此,对房颤的诊断中强调对患者血栓栓塞风险的评估。目前对非瓣膜病性房颤卒中危险多采用 CHA2DS2 - VAS$_c$ 积分法评估(表 12 - 2),积分越高,血栓事件的年发生率越高(表 12 - 3)。

表 12 - 2 非瓣膜病性房颤卒中危险 CHA2DS2 - VAS$_c$ 积分

危 险 因 素	积 分	危 险 因 素	积 分
充血性心衰/左心室功能障碍(C)	1	卒中/TIA/血栓栓塞病史(S)	2
高血压(H)	1	血管疾病(V)	1
年龄≥75 岁(A)	2	年龄 65～74 岁(A)	1
糖尿病(D)	1	性别(女性)(Sc)	1
总积分			9

表 12 - 3　CHA2DS2 - VASc 积分与卒中率

CHA2DS2 - VASc 积分	校正的年卒中率(%)	CHA2DS2 - VASc 积分	校正的年卒中率(%)
0	0	5	6.7
1	1.3	6	9.8
2	2.2	7	9.6
3	3.2	8	6.7
4	4.0	9	15.2

【治疗策略】

房颤的治疗包括下列几个方面：① 寻找与纠正诱因和病因。② 节律控制，即终止房颤或房扑，恢复并维持窦律。③ 心室率控制。④ 预防血栓栓塞并发症。窦性心律是人类的正常心律，理论上而言，采取节律控制可恢复房室顺序，改善预后，但节律控制的获益往往可能被使用抗心律失常药物产生的副作用所抵消。因此，目前在所有比较使用药物进行节律控制和心室率控制的临床试验中，均未发现两者在主要心血管事件(脑卒中或栓塞、住院、心衰)和病死率上存在差别；而通过导管消融进行节律控制对预后的影响正在研究中。故而，心室率控制是目前房颤管理的主要策略，也是房颤治疗的基本目标之一。由于房颤的高血栓风险，不论是在房颤复律前后还是在长期房颤心室率控制中，制定抗凝治疗方案是房颤治疗策略中重要环节。

(一) 预防栓塞

1. 房颤的长期抗凝策略　对于 CHA2DS2 - VASc 积分 ≥2 分的男性或 ≥3 分的女性房颤患者应当采用抗凝治疗预防栓塞。房扑的抗凝治疗原则与房颤相同。

(1) 抗凝出血风险的评估：在抗凝治疗开始前常用 HAS - BLED 评分(表 12 - 4)对房颤患者抗凝出血的风险进行评估。评分 ≤2 分为出血低风险者，评分 ≥3 分时提示出血风险增高。对照 CHA2DS2 - VASc 和 HAS - BLED 评分表时可发现，出血风险增高的患者发生血栓栓塞事件的风险往往也高，因此，HAS - BLED ≥3 分并非抗凝治疗的禁忌证，而是提示临床在进行抗凝治疗时应注意筛查并纠正增加出血风险的可逆因素，并在开始抗凝治疗之后加强监测。

表 12 - 4　HAS - BLED 评分

临 床 特 点	计 分	备 注
高血压(H)	1	高血压定义为收缩压 >160 mmHg
肝肾功能异常(各1分)(A)	1 或 2	肝功能异常定义为慢性肝病(如肝纤维化)或胆红素 >2 倍正常上限，谷丙转氨酶 >3 倍正常上限。肾功能异常定义为慢性透析或肾移植或血清肌酐 ≥200 μmol/L
卒中(S)	1	
出血(B)	1	出血指既往出血史和(或)出血倾向
INR 值易波动(L)	1	INR 值易波动指 INR 不稳定，在治疗窗内的时间 <60%
老年(如年龄 >65 岁)(E)	1	
药物或嗜酒(各1分)(D)	1 或 2	药物指合并应用抗血小板药物或非甾体类抗炎药

注：最高值 9 分。

（2）常用抗凝药物：中度以上二尖瓣狭窄及机械瓣置换术后的房颤患者只能应用华法林进行抗凝,而其他需要抗凝的临床情况,在抗凝药物选择时,如无新型口服抗凝药物(NOAC)的禁忌,可选择 NOAC,也可选用华法林抗凝。

1) 华法林：华法林为维生素 K 拮抗剂,可使房颤患者发生卒中的相对危险度降低 64%,且在卒中一级与二级预防中获益幅度相同。但华法林有效治疗窗较窄,如 INR<2.0,预防卒中的作用显著减弱,而 INR>4.0,进一步降低卒中事件的作用有限而出血并发症显著增多。并且,华法林抗凝作用易受多种食物和药物的影响,不同个体的有效剂量变异幅度较大,因此,用药时需监测 INR。华法林起始用剂量 2.0~3.0 mg/d,2~4d 起效,多数患者在 5~7 d 达治疗高峰。因此,在开始治疗时应每周 1~2 次监测 INR,个体化调整华法林用药剂量,使 INR 维持在 2.0~3.0。当抗凝强度稳定后(连续 3 次 INR 均在监测窗内),每月复查 1~2 次。华法林抗凝治疗的稳定性常用 INR 在治疗目标范围内的时间百分比(time within therapeutic range, TTR)表示,一般情况下,应尽量使TTR>65%。INR 在治疗目标范围内的时间越长,华法林疗效越明显。

2) 新型口服抗凝药物：NOAC 可特异性阻断凝血瀑布中某一关键环节,如直接凝血酶抑制剂达比加群酯、Xa 因子抑制剂利伐沙班等,在保证抗凝疗效的同时显著降低出血风险。NOAC 具有稳定的剂量相关性抗凝作用,受食物和其他药物的影响小,应用过程中无须常规监测凝血功能,便于患者长期治疗。此类药物对于肾功能不全的患者需要调整剂量,以防出血(表 12-5)。

表 12-5　不同肾功能损伤患者使用 NOAC 的剂量

肌酐清除率(CrCl, ml/min)	直接凝血酶抑制剂	Xa 因子抑制剂
	达比加群酯	利伐沙班
≥50	110 mg 或 150 mg,每日 2 次	20 mg,每日 1 次
30~49	110 mg,每日 2 次	15 mg,每日 1 次
15~29	不推荐	慎用(15 mg,每日 1 次)
<15,透析或不透析	不推荐	不推荐

2. 复律前后的抗凝治疗方案　房颤复律过程中存在血栓栓塞风险,恰当抗凝治疗可以减少栓塞风险。

（1）房颤持续时间<48 h 的患者：不需要常规 TEE 检查,可直接复律。围复律期可以应用肝素/低分子肝素或 NOAC 抗凝。复律后仍需要 4 周的抗凝。4 周之后是否需要长期服用抗凝药物需要根据 CHA2DS2-VASc 风险评分决定。

（2）对房颤或房扑持续≥48 h 或时间不详的患者：至少在复律前 3 周和复律后 4 周应用华法林(使 INR 2.0~3.0)或 NOAC 抗凝。如伴血液动力学不稳定,需立即复律者,应尽快使用肝素或使用低分子肝素或 NOAC 抗凝,同时进行复律治疗。当计划早期转复时,应行食管超声检查,如排除心脏内血栓则可即刻提前复律;如经 TEE 发现血栓的患者,应有效抗凝至少 3 周,经 TEE 复查,确保血栓消失后行电复律;若仍存在血栓,不建议复律。

（二）心室率控制

心室率控制,通常可明显改善房颤相关症状。可将静息心率<110 次/min 定为心室率控制的初始目标。

心室率控制的药物选择需考虑患者症状的严重程度、血液动力学状态、是否伴有心衰和是否有潜在的诱因而进行综合判断。常用药物有口服β受体阻滞剂、非二氢吡啶类钙离子拮抗剂(维拉帕米、地尔硫䓬)或地高辛。但非二氢吡啶类钙离子拮抗剂一般不用于 LVEF＜0.40 的房颤患者。所有治疗药物均有潜在的副作用,应从低剂量开始,逐渐滴定增加剂量直至症状改善。单一药物未能达到心室率控制目标时,可考虑联合药物治疗,但需加强监测。胺碘酮具有诸多潜在器官毒性及药物相互作用,不适于长期使用,仅在其他药物治疗无效或禁忌的情况下,才考虑口服胺碘酮用于心室率控制,长期应用时注意甲状腺功能、肺毒性、肝损害等不良反应。

对于心室率快速、症状明显,且药物治疗效果不佳,同时节律控制策略又不适合的患者可行房室结消融联合永久性起搏器植入以控制心室率。

(三) 节律控制

节律控制适用于房颤伴有严重血液动力学障碍的患者,经充分室率控制治疗后仍有症状的患者,预激合并房颤、妊娠合并房颤的患者。其他适应证还包括心室率不易控制的房颤患者、年轻患者、心动过速性心肌病、初发房颤、患者节律控制的意愿等。节律控制的方式有:药物复律、电复律及导管消融。

1. **药物复律**　对持续性房颤的疗效较差。但对于血液动力学稳定的新近发生的房颤(通常指房颤持续时间 1 周内)患者,药物复律可先于电复律,转复率约为 50%。需要注意的是抗心律失常药物有一定的不良反应,偶可导致严重室性心律失常和致命性并发症,对于合并心脏增大、心衰及血电解质紊乱的患者,应予警惕。

对于无缺血性或结构性心脏病病史的患者,可使用普罗帕酮 1.5～2.0 mg/kg,静脉推注 10 min以上,或顿服 450～600 mg 复律。静脉注射后 0.5～2.0 h 起效,口服后 2～6 h 起效,转复率 41%～91%。普罗帕酮不良反应相对少见,包括室内传导阻滞、房扑伴快心室率、室速、低血压、转复后心动过缓等。

对于缺血性和(或)结构性心脏病患者,推荐使用胺碘酮 150 mg,10 min 静脉注射,继之1 mg/min 维持 6 h,后 0.5 mg/min 维持 18 h。胺碘酮短期应用安全性较好,但起效时间较迟,8～24 h 的转复率为 35%～90%。静脉用药期间需注意低血压、肝损害、心动过缓、静脉炎等不良反应。

2. **电复律**　同步直流电复律是转复房颤的有效手段,伴有严重血液动力学障碍及预激综合征旁路前传伴快速心室率的房颤首选电复律,有症状的持续性或长期持续性房颤也可选用电复律。电复律的禁忌证为:洋地黄中毒、低钾血症或其他电解质紊乱、急性感染或炎性疾病、未满意控制的甲状腺功能亢进等情况时,电击可能导致恶性心律失常及全身病情恶化;超声或其他影像检查证实心腔内血栓形成者,直流电复律导致体循环栓塞风险,通常需给予有效抗凝直至血栓溶解。电复律的疗效略高于药物复律。预先使用胺碘酮、普罗帕酮等抗心律失常药可提高转复窦性心律的成功率并预防房颤复发。电复律前需要予以咪达唑仑和(或)丙泊酚麻醉。电复律的并发症有皮肤灼伤、短暂心律失常、低血压、呼吸抑制、心肌损伤,对已有左心功能严重损害的患者有诱发肺水肿的风险。

3. **药物复律及电复律后窦性心律的维持**　大多数阵发性或持续性房颤患者,恢复窦性心律后房颤复发风险仍然很大,抗心律失常药物可减少房颤复发频率、缩短房颤持续时间。选用抗心律失常药物进行节律控制时,首先应考虑药物的安全性,其次考虑药物的有效性。用药期间监测 PR间期、QT 间期和 QRS 时限,有助于识别药物致心律失常风险,并密切观察临床症状,监测有无心功能恶化。左心室功能正常且无病理性左心室肥厚的患者可使用心律平;无心衰的稳定性冠心病患者可使用决奈达隆;心衰患者可使用胺碘酮预防房颤复发。ACEI/ARB 和β受体阻滞剂对心衰合并射血分数低的患者、高血压伴有左心室肥厚的患者也可起到预防新发房颤的作用。

4. **射频消融**　症状性阵发性房颤患者,若经至少一种Ⅰ类或Ⅲ类抗心律失常药物治疗后效果不佳或不能耐受者,可行导管消融。也可在启动药物治疗之前,充分考虑到术者及所在中心的经验、患者的风险/获益比、影响房颤成功转复和维持窦性心律的影响因素、患者的意愿等因素,权衡药物与导管消融风险及疗效,考虑导管消融作为一线治疗,特别是对于伴有心衰、肥厚型心肌病、年龄>75岁的患者。存在左心房或左心耳血栓是房颤导管消融的绝对禁忌证。

四、心室扑动与心室颤动

心室扑动与心室颤动常见于冠心病、完全性房室传导阻滞及其他心脏病,也可见于触电、药物中毒等。各种器质性心脏病与其他疾病临终前循环衰竭所发生的室颤称为继发性室颤,一般难以逆转。而突然意外地发生于无循环衰竭基础的原发性室颤,经及时而积极的抢救,则可能恢复。参见心脏骤停章节。

第三节　　缓慢性心律失常

缓慢性心律失常是指窦性心动过缓、窦性静止、传导阻滞(主要是窦房传导阻滞、房室传导阻滞)等以心率减慢为特征的疾病。

【病因及发病机制】

1. **窦性心动过缓**　在生理情况下见于运动员、长期从事体力劳动者及老年人;病理情况下见于病态窦房结综合征、颅内高压、阻塞性黄疸、甲状腺功能减退、高血钾等;部分药物如洋地黄过量及应用β受体阻滞剂也可引起窦性心动过缓。

2. **窦性停搏与窦房阻滞**　可由迷走神经张力过高、洋地黄与胺碘酮等药物作用、高血钾、心肌炎、心肌病、冠心病等引起,也是病态窦房结综合征的常见临床表现。

3. **房室传导阻滞**

(1) 生理性因素:一度或二度Ⅰ型房室传导阻滞可见于正常人或运动员,与迷走神经张力增高有关,可呈阵发性或持久性。

(2) 器质性心脏病:多见于器质性心脏病,如急性心肌梗死、病毒性心肌炎、急性及亚急性心内膜炎、心肌病、慢性心脏瓣膜病、心包间皮瘤、先天性心血管疾病、高血压心脏病等。

(3) 其他:见于风湿热活动期、心脏手术后、严重电解质紊乱、药物中毒等。亦可见于螺旋体感染性心内膜炎(Lyme病)、原虫感染性心内膜炎(Chagas病)等。先天性房室传导阻滞可单独存在或合并其他先天心脏畸形同时存在。

【临床表现】

(一) 症状

轻者可无症状,严重的心动过缓可造成低血压,心绞痛,心力衰竭加重,晕厥前兆或晕厥等血液动力学障碍。有些心动过缓(如三度房室阻滞)可继发 QT 间期延长而发生尖端扭转型室性心动过速,产生阿-斯综合征等。

(二) 体征

窦性心动过缓心脏听诊时发现心率小于 60 次 / min。窦性停搏与窦房阻滞可有心搏的漏搏。一度房室传导阻滞心脏听诊时可发现第一心音减弱(因 P - R 间期延长所致);二度Ⅰ型房室传导阻滞典型体征是心脏听诊第一心音强度渐弱并有心搏脱漏,心音发生脱漏后的第一个心动周期的第一心音最强,然后减弱至脱漏,周而复始。脉搏改变与心律异常一致。二度Ⅱ型房室传导阻滞心脏听诊第一心音强度恒定,有间歇性心搏脱漏;三度房室传导阻滞心脏听诊第一心音经常变化,第二心音正常或呈反常分裂,可间歇闻及"大炮音",脉搏改变与心律异常一致。

【诊断策略】

1. **窦性心动过缓**　心电图诊断依据为:窦性心律,心率<60 次 / min,通常≥40 次 / min。

2. **窦性停搏**　心电图诊断依据为:在 PP 间期规则的心电图记录中,出现 1 个或多个显著延长的 PP 间期,延长的 PP 间期之中没有窦性 P 波及相关的 QRS 波群;而长 PP 间期与短的 PP 间期之间无倍数关系。较长时间的窦性停搏后可出现窦性心搏,也常出现交界性逸搏或室性逸搏。

3. **窦房传导阻滞**　二度Ⅰ型窦房阻滞心电图诊断依据为:PP 间期逐渐缩短,最后突然延长,该长 PP 间期短于基本 PP 间期的两倍。但是,二度Ⅰ型窦房阻滞在普通心电图上和窦性心律不齐相鉴别非常困难,检查时需患者屏住呼吸以排除呼吸对心律的影响。二度Ⅱ型窦房阻滞心电图诊断依据为:窦房结的激动向心房传导突然中断,长 PP 间期为基本 PP 间期的整倍数。

4. **房室传导阻滞**

(1) 一度房室传导阻滞:窦性 P 波之后均伴随 QRS 波群,PR 间期延长,PR 间期≥0.21 s(儿童>0.18 s,老年人>0.22 s);或 PR 间期超过相应年龄和心率的正常最高值;或在心率未变的情况下 PR 间期较原来延长 0.04 s 以上。

(2) 二度Ⅰ型房室传导阻滞:心电图诊断依据为① 窦性 P 波规律出现。② 文氏现象:PR 间期呈进行性延长,RR 间距逐渐缩短,直至出现一次心室漏搏。心室漏搏所致的最长 RR 间距短于任何 2 个最短的 RR 间距之和。漏搏后,房室阻滞得到一定改善,PR 间期又缩短,之后又逐渐延长,如此周而复始地出现。房室传导比例常为 3∶2、4∶3、5∶4 等。

(3) 二度Ⅱ型房室传导阻滞:心电图诊断依据为① 窦性 P 波规则出现。② PR 间期恒定,正常或延长,无文氏现象。③ QRS 波群部分脱落,房室传导比例常为 3∶2、4∶3 等。

(4) 三度房室传导阻滞:心电图诊断依据为① 房室分离:当心房由窦房结控制时,可见 P 波规则出现,P 波与 QRS 波群无固定关系,PP 间期与 RR 间期各有其固定的规律性。② 心房率大于心室率,即 P 波频率高于 QRS 波群频率。③ 心室由逸搏心律控制。QRS 波群形态取决于异位起搏点位置的高低:交界性逸搏心律的起搏点位于希氏束分叉以上,QRS 波群形态正常,心室率常为 40~60 次 / min;室性逸搏心律的起搏点位于希氏束分叉以下,QRS 波群宽大、畸形,心室率常在 40 次 / min 以下。

【治疗策略】

寻找并治疗可逆性诱因,包括肺栓塞、急性下壁心肌梗死、心肌炎、低血容量、低氧、心包填塞、张力性气胸、酸中毒、药物过量、体温过低和高钾血症等。

1. **无症状心动过缓** 轻度的心动过缓(如心率 50～60 次/min)若无症状或仅有轻微症状,可观察,不需紧急处理。过度治疗使心率加快反而可能起不利作用。

2. **症状性心动过缓** 因尽早实施起搏器治疗。M 受体阻滞剂(阿托品、山莨菪碱)或 β 受体激动剂(如异丙肾上腺素)等短时间应用可提高心率,但对全身影响较大且长期应用缺乏有效的治疗作用。阿托品可用于窦性心动过缓、窦性停搏、二度 I 型房室传导阻滞,不宜用于二度 II 型房室传导阻滞、三度房室传导阻滞伴室性逸搏心律的患者。老年前列腺肥大者也不宜应用。多巴胺、肾上腺素、异丙肾上腺素可用于阿托品无效或不适用的症状性心动过缓患者,也可用于起搏治疗前的过渡。多巴胺可以单独使用,也可以和肾上腺素合用。但这些药物可导致心肌氧耗量增加,加重心肌缺血,产生新的快速心律失常,因此,合并急性冠状动脉综合征时应慎用。

3. **心室停搏或无脉性电活动** 为无灌注节律,往往是疾病终末期的表现,应实施心肺复苏。无有效心肺复苏的保证,药物和临时起搏不能发挥作用。

[拓展阅读]病态窦房结综合征

参见二维码。

(潘 涛 王肖龙 罗雪挺)

第十三章　原发性高血压

导学

1. 掌握：原发性高血压的病因、临床表现与并发症、诊断依据与鉴别诊断要点、治疗原则。

2. 熟悉：原发性高血压的发病机制、病理生理特点、辅助检查特点、病情评估、常用治疗药物种类。

3. 了解：原发性高血压的流行病学、常用治疗药物用法、用量与不良反应、预后和预防。

高血压(hypertension)是指体循环动脉血压高于正常值,可伴有心、脑、肾和血管等靶器官损害的临床综合征。根据导致血压升高的病因不同,分为原发性高血压和继发性高血压两大类。原发性高血压即高血压病,是指病因不清,与遗传关系密切,以体循环动脉压升高为主要临床表现,最终导致心、脑、肾及动脉并发症的心血管综合征,占高血压的 95% 以上;继发性高血压亦称为症状性高血压,是指由某些确定的原发病引起的血压升高,原发疾病与高血压之间存在因果关联,高血压又是该原发病的临床表现之一,约占高血压的 5%。

原发性高血压的患病率因国家、种族、地域的不同各异。随年龄增长,患病率升高,高纬度寒冷地区患病率高于低纬度温暖地区,膳食中钠盐摄入过多的地区发病率较高。2002 年我国 30 个省市 27 万人的调查结果显示,18 岁以上人群高血压患病率为 18.8%,且呈明显的上升趋势。2010 年的调查结果显示,我国高血压患者总体的知晓率、治疗率和控制率依然偏低。原发性高血压是我国急性脑血管病、冠心病、慢性肾损伤的重要危险因素。

【病因及发病机制】

原发性高血压的病因尚不十分清楚,目前认为与遗传因素、超重、高钠等膳食因素、精神应激、吸烟、过度饮酒等有关。高血压病是遗传易感性和环境因素相互作用,通过多个环节影响体循环血管阻力、心排血量、血容量而引起血压增高的心血管综合征。

(一) 病因

1. **遗传因素**　原发性高血压有明显的家族聚集倾向,可能与基因结构、生活习惯等有关。约 60% 的高血压患者有高血压家族史。父母一方有高血压者,其子女的患病率是无家族史人群的 1.5 倍以上,父母同时有高血压者,其子女的患病率是无家族史人群的 2~3 倍。

2. **环境因素**

(1) 超重:体重与血压呈正相关,超重是高血压的重要的危险因素。

（2）高钠低钾等膳食因素：高血压的患病率与人群的钠盐平均摄入量呈显著正相关,膳食中存在低钾、低钙、低蛋白等失衡因素,也参与高血压的形成。

（3）精神应激：脑力劳动者高血压的患病率高于体力劳动者,长期从事精神高度紧张职业者高血压的患病率增加。

（4）吸烟：烟草中的化学物质可使交感神经张力增加,增加氧化应激而使血压升高。

（5）药物作用：血压升高与服用避孕药、麻黄碱、糖皮质激素等有关,也与长期服用某些中草药有关。

（6）睡眠呼吸暂停低通气综合征：约半数睡眠呼吸暂停低通气综合征患者出现血压升高,且与程度有关。

（二）发病机制

人的血压水平主要取决于心输出量和体循环外周血管阻力,血压升高的病因通过增加有效循环血容量而增加心排量,增加外周血管阻力等机制,导致血压升高。

1. **交感神经张力增加**　机体长期处于应激状态,如精神紧张、焦虑等使大脑皮层下神经中枢功能失调。约40%高血压患者血儿茶酚胺等神经递质水平升高,导致交感神经系统活性增强,外周小动脉收缩使体循环阻力增加,最终导致持续性高血升高。

2. **肾素—血管紧张素—醛固酮系统(RAAS)激活**　循环及组织中异常增高的血管紧张素Ⅱ(AT-Ⅱ)与高血压的发生有重要关系。肝脏产生血管紧张素原,在肾小球旁细胞分泌的肾素作用下生成血管紧张素Ⅰ(AT-Ⅰ),后者在肺血管内皮细胞产生的血管紧张素转换酶(ACE)作用下转变为血管紧张素Ⅱ(AT-Ⅱ)。AT-Ⅱ导致血压升高的主要机制：① 血管平滑肌收缩。② 肾上腺皮质球状带分泌醛固酮增加,促使水钠潴留。③ 血管平滑肌重塑,增加外周血管阻力。④ 增加交感神经活性,通过增加心排血量及外周血管阻力升高血压。上述机制导致动脉血管收缩、血管顺应性降低、管腔狭窄以及水钠潴留、有效循环血容量增加,最终血压升高。

3. **肾潴钠过多**　肾脏是调节钠代谢的最主要器官。肾脏潴留钠过多是引起血压升高的重要原因之一。高血压分为盐敏感型和非盐敏感型,盐敏感型患者摄入相对高盐饮食后,其肾尿钠排泄量显著低于血压正常者,引起水钠潴留而致血压升高。我国60%的高血压为盐敏感型高血压。研究表明,个体中存在盐敏感基因是发生高血压的重要的遗传基础。

4. **胰岛素抵抗**　由于正常水平的胰岛素不能有效刺激靶细胞摄取与利用葡萄糖,使机体产生超常量的胰岛素来维持其正常生物效应,称为胰岛素抵抗(IR)。胰岛素抵抗造成继发性高胰岛素血症,从而导致血压升高,其机制是：① 肾小管对钠的重吸收增加。② 增加交感神经张力。③ 细胞内钠、钙浓度增加,刺激血管壁增生肥厚,使外周血管阻力增加。

5. **血管内皮细胞损伤**　许多因素如血脂异常、血糖升高、吸烟等因素,导致血管内皮细胞受损,由此产生一系列的病理改变,是高血压持续存在,靶器官损害的基础。

6. **血管重塑**　高血压引起的血管重塑是导致血压升高和加剧高血压的病理基础。导致血管重塑的机制复杂,目前认为与RAAS激活、血管内皮损伤、胰岛素抵抗等关系密切。

【病理及病理生理】

高血压的病理改变以动脉病变和左心室肥厚为主。动脉的病理学改变主要包括：① 全身小动脉早期痉挛,继而血管壁发生玻璃样变,内膜纤维组织和弹力纤维增生,中层平滑肌增殖、管壁增厚,终致小动脉管腔狭窄。② 长期高血压促进脂质在全身大、中动脉沉积,形成动脉粥样硬化病变,导致心、脑、肾等重要脏器受损。

1. 心脏　主要病理改变为左心室肥厚和冠状动脉粥样硬化。持续血压升高增加左心室后负荷,心肌细胞代偿性体积增大和间质增生,左心室体积和重量增加,发生左心室肥厚,随病情进展左心室功能失代偿出现心力衰竭;血压增高使血管内皮损伤,导致冠状动脉发生粥样硬化,引起冠心病(心绞痛、心肌梗死等)。

2. 脑　主要病理改变为脑动脉粥样硬化,使管腔狭窄、血栓形成甚至闭塞,导致脑梗死等;脑动脉在高压血流长期冲击下形成微小动脉瘤,在血压明显波动时发生破裂,引起脑出血,高血压是我国脑出血最重要的病因。

3. 肾脏　主要病理改变为肾小球入球小动脉发生玻璃样变和纤维化,使血压进一步升高,并造成肾单位萎缩,最终导致肾功能衰竭。肾功能衰竭反过来加重持续性血压升高,形成恶性循环。

【临床表现】

(一) 临床表现

1. 症状　大多数患者起病隐匿,常见症状有头痛、头晕、视物不清、心悸、失眠、耳鸣、健忘或记忆力减退、注意力不集中,情绪不稳易激动等,症状与血压水平有一定的相关性,但个体差异较大,约1/5患者无症状或症状不明显,在体检或因其他疾病就诊时发现血压升高,部分患者以心、脑、肾等靶器官受损或其他并发症为首发表现。

2. 体征　初期血压呈波动性增高,在情绪激动、精神紧张、焦虑及体力活动时血压暂时升高,休息或去除诱因可恢复正常。随病程进展,血压逐渐呈持续性升高,可出现主动脉 S_2 亢进,主动脉收缩早期喀喇音等。长期血压控制不达标,逐渐出现左心室肥大征象,包括心尖搏动增强、范围扩大,心界向左下移位,第一心音亢进等体征。当有并发症时,出现相应的体征。

(二) 并发症

1. 靶器官损害并发症

(1) 心脏:出现左心室肥大称为高血压心脏病,晚期常发生心力衰竭,是慢性左心衰竭的常见病因。并发冠心病时可出现心绞痛、心肌梗死甚至猝死。

(2) 脑:脑血管并发症是我国原发性高血压最常见的并发症。早期可有短暂性脑缺血发作(TIA),长期血压增高可并发腔隙性脑梗死、动脉硬化性脑梗死、脑出血等,短时间内血压显著升高可出现高血压脑病等,也可诱发蛛网膜下腔出血。

(3) 肾脏:肾脏受累时可有蛋白尿,早期出现夜尿增多等肾小管功能异常的表现,晚期多并发慢性肾衰竭。

(4) 血管:① 视网膜动脉硬化:眼底改变与病情的严重程度和预后相关,根据眼底镜检查结果,Keith-Wagener 眼底分级法分为4级。Ⅰ级:视网膜小动脉轻度狭窄、硬化、痉挛和变细;Ⅱ级:小动脉中度硬化和狭窄,出现动脉交叉压迫征,视网膜静脉阻塞;Ⅲ级:动脉中度以上狭窄伴局部收缩,视网膜有棉絮状渗出、出血和水肿;Ⅳ级:视神经乳头水肿。② 主动脉夹层:一旦发生破裂引发大血管急症,预后凶险。

2. 高血压急症　高血压急症是指高血压患者在某些诱因作用下血压突然和显著升高,常超过180/120 mmHg,同时伴有进行性心、脑、肾等重要靶器官功能不全的表现,包括高血压脑病、高血压危象、急性心力衰竭、急性冠状动脉综合征、主动脉夹层、子痫等。

(1) 高血压脑病：以舒张压增高为主，舒张压常超过 120 mmHg。因血压过高导致脑组织灌注过多，引起脑水肿等病理改变，出现头痛、烦躁不安、恶心、呕吐、视物模糊、精神错乱，严重者可出现神志恍惚、谵妄甚至昏迷，或出现暂时性偏瘫、失语等脑功能缺失的表现，伴有局灶或全身性抽搐等。

(2) 高血压危象：以收缩压急剧升高为主，血压可高达 200/110 mmHg 以上，常因紧张、寒冷、突然停服降压药物等原因诱发，伴有交感神经亢进的表现如心悸、汗出、烦躁、手抖等，常伴发急性脏器功能障碍如急性心力衰竭、心绞痛、脑出血、主动脉夹层动脉瘤破裂等。

3. **高血压亚急症** 高血压亚急症是指血压显著升高但尚未出现严重临床症状及进行性靶器官损害，与高血压急症的主要区别是有无新近发生的急性进行性靶器官损害。

【辅助检查】

1. **动态血压监测（ABPM）** 可客观反映 24 h 血压水平，测量各时间段血压的平均值。正常人血压呈明显的昼夜节律，表现为双峰一谷，即在上午 6～10 时及下午 4～8 时各有一高峰，而夜间血压明显降低。目前认为动态血压的参考范围为：24 h 平均血压<130/80 mmHg，白天血压<135/85 mmHg，夜间血压<120/70 mmHg。ABPM 可避免白大衣高血压；发现隐蔽性高血压；了解血压的昼夜节律；指导和评价降压治疗；诊断发作性高血压或低血压。

2. **用于危险分层的常规检查** 尿常规、尿蛋白、血糖、血脂、肾功能、心电图、超声心动图、颈动脉超声、踝臂指数眼底检查等有助于发现相关的危险因素和靶器官损害。高血压病患者尿常规可正常，也随着病程延长出现肾损害时可见蛋白尿、红细胞、透明管型等；肾功能早期可无异常，肾损害加重可见肌酐、尿素氮和尿酸升高，内生肌酐清除率降低，浓缩及稀释功能减退。部分患者可见总胆固醇、三酰甘油及低密度脂蛋白增高，高密度脂蛋白降低；部分患者有空腹血糖升高，餐后 2 h 血糖及血浆胰岛素水平增高。胸部 X 线检查可见主动脉弓迂曲延长，升、降部可扩张，左心室肥大。左心力衰竭时有肺淤血的表现；心电图见左心室肥大并劳损；超声心动图可见主动脉增宽、左心室肥大，反映心功能异常。

对高血压患者进行眼底检查，根据眼底镜检查结果，Keith-Wagener 眼底分级法分为 4 级：① Ⅰ级：视网膜小动脉轻度狭窄、硬化、痉挛和变细。② Ⅱ级：小动脉中度硬化和狭窄，出现动脉交叉压迫征，视网膜静脉阻塞。③ Ⅲ级：动脉中度以上狭窄伴局部收缩，视网膜有棉絮状渗出、出血和水肿。④ Ⅳ级：视神经乳头水肿。

3. **用于鉴别诊断的检查** 对疑及继发性高血压者，还需要进行以下检查：血浆肾素活性、血及尿醛固酮水平、血及尿儿茶酚胺、动脉造影、肾及肾上腺超声、CT 或 MRI。

【诊断策略】

（一）诊断依据

在未服用降压药物的情况下，非同日 3 次血压测量值收缩压≥140 mmHg 和（或）舒张压≥90 mmHg 可诊断为高血压，排除继发性高血压者，则可诊断为高血压病。患者既往有高血压病史，正在使用降压药物，血压虽然正常，也可诊断为高血压病。

（二）病情评估

根据血压升高水平，进一步将高血压分为 1～3 级。目前，我国采用的血压分类和标准见表（表13-1）。

表 13-1　血压水平分类和定义

类　别	收缩压(mmHg)		舒张压(mmHg)
正常血压	<120	和	<80
正常高值	120~139	和(或)	80~89
高血压	≥140	和(或)	≥90
1级高血压(轻度)	140~159	和(或)	90~99
2级高血压(中度)	160~179	和(或)	100~109
3级高血压(重度)	≥180	和(或)	≥110
单纯收缩期高血压	≥140	和	<90

注：当收缩压与舒张压分属于不同级别时，以较高的分级为准。

　　高血压诊断应包括危险分层的评估、靶器官损害与相关临床疾病。根据患者血压水平、心血管危险因素、靶器官损害、临床并发症和糖尿病，将高血压病分为低危、中危、高危和很高危（表 13-2、表 13-3）。

表 13-2　高血压病患者心血管危险分层标准

其他危险因素和病史	高　血　压		
	1级	2级	3级
无	低危	中危	高危
1~2个危险因素	中危	中危	很高危
≥3个其他危险因素或靶器官损害	高危	高危	很高危
临床并发症或合并糖尿病	很高危	很高危	很高危

表 13-3　影响高血压患者心血管预后的重要因素

心血管危险因素	靶器官损害	并发临床疾病
高血压(1、2、3级) 年龄>55岁(男)，>65(女) 吸烟 IGT 或 IFG 血脂异常 　TC>5.7 mmol/L 或 LDL-C> 　3.3 mmol/L 或 HDL-C< 　1.0 mmol/L 心血管疾病家族史(一级亲属发病年龄男 <55岁，女<65岁) 腹型肥胖(腰围 男≥90 cm，女≥85 cm)或 肥胖 BMI≥28 kg/m² 血同型半胱氨酸升高≥10 μmol/L	左心室肥厚 　心电图：$SV_1+RV_3>38$ mm 或 Comell 　$(RaVL+SV_3)>2\,440$ mm·ms 　超声心动：LVMI 男性≥125 g/m²，女 　性≥120 g/m² 颈动脉超声 IMT≥0.9 mm 或动脉硬化 斑块 颈、股动脉 PWV≥12 m/s 踝臂指数<0.9 eGFR<60 ml/(min·1.73 m²)或血肌酐 轻度升高 115~133 μmol/L(男性)，107~ 124 μmol/L(女性) 尿微量白蛋白 30~300 mg/24 h 或白蛋 白/肌酐≥30 mg/g	脑血管病 　脑出血、缺血性脑卒中、短暂 　性脑缺血发作 心脏疾病 　心肌梗死、心绞痛、冠状动脉 　血运重建、慢性心力衰竭 肾脏疾病 　糖尿病肾病、肾功能受损、肌 　酐≥133 μmol/L(男性)， 　≥124 μmol/L(女性) 　尿蛋白≥300 mg/24 h 周围血管病 视网膜病变 　出血或渗出，视盘水肿 糖尿病

　　注：IGT,葡萄糖耐量障碍；IFG,空腹血糖受损；TC,总胆固醇；LDL-C,低密度脂蛋白胆固醇；HDL-C,高密度脂蛋白胆固醇；BMI,体重指数；LVMI,左心室质量指数；IMT,内膜中层厚度；PWV,脉搏波传导速度；eGFR,估测的肾小球滤过率。

（三）鉴别诊断

鉴别诊断主要是原发性高血压与继发性高血压的鉴别。

1. **肾实质病变**　① 急性肾小球肾炎：起病急，发病前 1～3 周多有链球菌感染史，有发热、水肿、血尿等临床表现。尿常规可见蛋白、管型、红细胞，血压多一过性升高，患者多为青少年。② 慢性肾小球肾炎：由急性肾小球肾炎转来，或无明显的急性肾炎史，而有反复水肿、明显贫血、低蛋白血症、氮质血症，蛋白尿出现早而持久，血压持续升高。

2. **肾动脉狭窄**　该病有类似恶性高血压的表现，药物治疗无效。一般可见舒张压中、重度升高，可在上腹部或背部肋脊角处闻及血管杂音。肾盂造影、放射性核素肾图及 B 超有助于诊断，肾动脉造影可确诊。

3. **嗜铬细胞瘤**　该病的特点是阵发性或持续性血压升高，阵发性血压升高时可伴有心动过速、出汗、面色苍白等症状，历时数日或数分钟，药物治疗一般无效，发作间隙血压正常。发作时测定血或尿中儿茶酚胺及代谢产物苦杏仁酸（VMA）有助于诊断。超声、核素及 CT、MRI 对肾部检查可显示肿瘤部位并确诊。

4. **原发性醛固酮增多症**　该病女性多见，长期的高血压伴顽固性低血钾为其特点。可有多饮、多尿、肌无力、周期性麻痹。血压多轻、中度升高。实验室检查可有低血钾、高血钠、代谢性碱中毒、血浆肾素活性降低。血、尿醛固酮增高、尿钾增多。螺内酯试验有意义。超声、放射性核素、CT、MRI 可确定肿瘤的部位。

5. **库欣综合征**　该病除有高血压的表现外，还可有满月脸、水牛背、向心性肥胖、毛发增多、血糖升高等，诊断一般不难。24 h 尿 17-羟类固醇、17-酮类固醇增多，地塞米松抑制试验或肾上腺素兴奋试验有助于诊断。颅内蝶鞍 X 线检查、肾上腺 CT 放射性碘化胆固醇肾上腺素扫描可定位诊断。

6. **主动脉狭窄**　该病临床表现为上臂血压增高而下肢血压不高或降低。在肩胛区、胸骨旁、腋部有侧支循环的动脉搏动和杂音，腹部可闻及血管杂音，主动脉造影可确诊。

【治疗策略】

高血压病治疗的最终目标是有效地使患者血压降至目标值，最大限度地减少或延缓靶器官损害，减少心、脑血管病的发生率和病死率。目前主张血压控制目标值 ＜140/90 mmHg。对于糖尿病、慢性肾脏病、心力衰竭或病情稳定的冠心病合并高血压者，血压目标值 ＜130/80 mmHg。对于老年收缩期高血压者，收缩压控制在 150 mmHg 以下，如能耐受可降至 140 mmHg 以下。应尽早将血压降低到目标血压，但并非越快越好。年轻、病程短的高血压患者，可尽快达标，老年人、病程长或已有靶器官损害或并发症者，降压速度宜缓慢、平稳。

（一）非药物治疗

非药物治疗适用于所有高血压患者，采取治疗性生活方式干预措施：① 限制钠盐：成人每日食盐摄入量不超过 6 g 为宜。② 补充钾盐：每日吃新鲜蔬菜和水果。③ 减轻体重：将 BMI 控制在 24 kg/m² 以下；体重降低对于改善胰岛素抵抗、糖尿病、血脂异常和左心室肥厚均可获益。④ 减少脂肪摄入：减少脂肪特别是动物脂肪和内脏的摄入，减低胆固醇。⑤ 适度运动：运动不仅有利于减重、改善胰岛素抵抗，还有利于提高血管调节能力，稳定血压水平。⑥ 戒烟限酒。⑦ 减轻精神压力，保持乐观心态和充足的睡眠。⑧ 必要时补充叶酸。

（二）药物治疗

1. **常用药物** 目前，临床上广泛应用的第一线抗高血压药物有：ACEI、ARB、钙通道阻滞剂、利尿药、β受体阻滞剂这五类药物。无并发症的高血压患者可单独或联合使用上述药物。

（1）ACEI：ACEI可用于各种类型、各种程度的高血压，对伴有心力衰竭、心肌梗死、房颤、蛋白尿、糖耐量降低及糖尿病肾病等合并症更适宜。禁用于妊娠高血压、严重肾功能衰竭、双侧肾动脉狭窄、高血钾者。常用药物如培哚普利4～8 mg，每日1次；福辛普利10～20 mg，每日1次。常见的不良反应为刺激性干咳，发生率为10%～20%，停药后消失。少数有皮疹及血管神经性水肿。

（2）ARB：本类药物治疗适应证和禁忌证与ACEI相同，用于不耐受ACEI的患者。常用药物如氯沙坦50～100 mg，每日1次；缬沙坦80～100 mg，每日1次；厄贝沙坦150～300 mg，每日1次。此类药不良反应少，一般不引起刺激性干咳，血管神经性水肿发生也少见。

（3）钙通道阻滞剂：二氢吡啶类钙通道阻滞剂起效迅速，降压疗效和幅度相对较强，疗效的个体差异性较小，与其他类降压药联合治疗能显著增强降压作用，且对血脂、血糖等代谢无明显影响。临床推荐使用长效二氢吡啶类钙通道阻滞剂平稳降压，常用药物如硝苯地平控释片30～60 mg/次，每日1次；氨氯地平5～10 mg，每日1次。二氢吡啶类钙通道阻滞剂（尤其是短效制剂）可引起反射性交感活性增强，产生心率增快、面部潮红、头痛、下肢水肿等不良反应。故二氢吡啶类钙通道阻滞剂慎用于心动过速型心律失常、心力衰竭（心功能Ⅲ～Ⅳ级）及原有重度下肢水肿的患者。非二氢吡啶类也可用于降压治疗，但抑制心肌收缩及自律性和传导性，不宜在心力衰竭、窦房结功能低下或心脏传导阻滞患者中应用。

（4）利尿剂：利尿剂能降低细胞外容量，降低心排血量，并通过排钠作用使血压下降，适用于轻、中度高血压的治疗。常用药物氢氯噻嗪12.5～25 mg，每日1次；吲达帕胺2.5～5 mg，每日1次。此类药物易引起低血钾及血糖、尿酸、胆固醇增高。因此，糖尿病、高脂血症慎用，痛风者禁用。

（5）β受体拮抗剂：临床上治疗高血压常选择使用β_1拮抗剂或兼有α受体拮抗作用的β受体拮抗剂。常用药物有美托洛尔每次25～50 mg，每日2次；比索洛尔每次5～10 mg，每日1次，阿替洛尔50～100 mg，每日1次。本类药不仅降低静息血压，而且能抑制体力应激和运动状态下血压急剧升高。哮喘、任何高度窦房或房室传导阻滞、心动过缓（心率<60次/min）者禁用。代谢综合征、葡萄糖不耐受、运动员和体力活动患者慎用。较高剂量治疗时突然停药可导致撤药综合征。

除上述五大类降压药外，还有α受体阻滞剂，如哌唑嗪、特拉唑嗪、多沙唑嗪；直接血管扩张剂，如肼屈嗪；交感神经抑制剂，如利血平、可乐定。因副作用较多，一般不作为一线降压药，但可用于复方制剂或联合治疗。此外，近年来以阿利吉仑为代表的新型RASS阻滞剂也在临床使用。

2. **降压治疗方案** 制定降压药物治疗方案当遵循以下4项原则。

（1）小剂量起始：初始治疗时通常应采用较小的有效治疗剂量，可根据需要逐步增加剂量。

（2）平稳降压：优先选择长效制剂，尽可能使用每日给药1次而有持续24 h降压作用的长效药物，以有效控制夜间血压与晨峰血压，更有效预防心血管并发症。

（3）提倡联合用药：联合用药既可增加降压效果，又可减少不良反应，在低剂量单一药物治疗效果不满意时，可采用两种或两种以上降压药物联合治疗。2级以上高血压常需联合治疗，对血压≥160/100 mmHg或高于目标值20/10 mmHg或高危及以上患者，起始即可采用小剂量两种药物联合治疗或用固定复方制剂，有利于较快达到目标值。

我国临床主要推荐应用的优化联合治疗方案是：ACEI/ARB＋二氢吡啶类CCB；ARB/ACEI＋噻嗪类利尿剂；二氢吡啶类CCB＋噻嗪类利尿剂；二氢吡啶类CCB＋β受体拮抗剂。次要推荐应用的联合治疗方案是：利尿剂＋β受体拮抗剂；α受体拮抗剂＋β受体拮抗剂；二氢吡啶类CCB＋保钾利尿剂；噻嗪类利尿剂＋保钾利尿剂。三种降压药联合治疗一般必须包含利尿剂。

（4）个体化：临床应用时要兼顾患者的心血管危险因素、靶器官损害、并发症、降压疗效、不良反应等具体情况及经济条件和个人意愿等选择适合的降压药物。

3. **高血压急症的治疗**　高血压急症的治疗原则是：持续监测血压及生命体征；去除或纠正引起血压升高的诱因及病因；酌情使用有效的镇静药以消除恐惧心理；尽快静脉应用合适的降压药控制血压，以阻止靶器官进一步损害，对受损的靶器官给予相应的处理；降低并发症并改善结局。

常用高血压急症的静脉药物有硝酸甘油、硝普钠、酚妥拉明等。在不影响脏器灌注基础上降压，渐进地将血压调控至适宜水平。初始阶段（1 h内）平均动脉压的降低幅度不超过治疗前水平的25％。在随后的2～6 h将血压降至较安全水平，一般为160/100 mmHg左右。如果可耐受，在以后24～48 h逐步降压达到正常水平。对于妊娠合并高血压急症的患者，应尽快、平稳地将血压控制到相对安全的范围（<150/100 mmHg），并避免血压骤降而影响胎盘血液循环。不同靶器官受损的高血压急症降压的幅度及速度不同。如为合并急性冠脉综合征、急性左心衰竭，需要尽快将血压降至可以改善心脏供血、降低心肌氧耗量、改善心功能的水平。合并主动脉夹层时，应该迅速降压至维持组织脏器基本灌注的最低血压水平，一般采用足量β受体阻滞剂联合其他降压药物，如有β受体阻滞剂，可考虑改用非二氢吡啶类CCB。经过初始静脉用药血压趋于平稳，可以开始口服药物，静脉用药逐渐减量至停用。

（潘　涛　吴　斌　罗雪挺）

第十四章 冠状动脉粥样硬化性心脏病

导学

1. 掌握：冠状动脉粥样硬化性心脏病的定义、分类、病因与危险因素；稳定型心绞痛及急性冠状动脉综合征的临床表现与并发症、诊断依据与鉴别诊断要点、治疗原则。

2. 熟悉：稳定性心绞痛及急性冠状动脉综合征的发病机制、病理生理特点、辅助检查特点、病情评估、常用治疗药物种类。

3. 了解：冠状动脉粥样硬化性心脏病的流行病学、常用治疗药物用法、用量与不良反应、损后和损防。

冠状动脉粥样硬化性心脏病（coronary atherosclerotic heart disease），简称冠心病（coronary heart disease,CHD），亦称缺血性心脏病（ischemic heart disease,IHD），指因冠状动脉粥样硬化使血管腔狭窄或阻塞，或(和)因冠状动脉功能性改变(痉挛)导致心肌缺血缺氧或坏死而引起的心脏病。国际心脏病学会及 WHO 临床命名标准化联合专题组将冠心病定义为："由于冠状动脉功能性或器质性病变导致冠状动脉供血和心肌需求之间不平衡所致的心肌损害。"本病多发生于 40 岁以上，男性多于女性，女性常在绝经期后发病。据 WHO 的资料统计，冠心病是目前全世界 60 岁以上人群的第 1 位的死亡原因。

1979 年 WHO 根据心肌缺血缺氧或坏死的临床表现将冠心病分为五型。这种分型方法至今仍沿用：① 隐匿型或无症状型冠心病：这种类型的患者，虽然有心肌缺血的客观依据但无相关症状。② 心绞痛：由一过性心肌供血不足导致发作性胸骨后疼痛为主要表现的临床类型。③ 心肌梗死：严重而持续的心肌缺血导致心肌坏死。④ 缺血性心肌病：长期慢性心肌缺血导致心肌细胞减少、坏死、纤维化及瘢痕形成，出现心脏增大、心力衰竭、心律失常等主要临床症状。⑤ 猝死：缺血心肌局部发生电生理紊乱引起的严重室性心律失常而致猝死。

近年来，根据心肌缺血的发生机制、发展速度和预后的不同，临床上将本病分为急性冠状动脉综合征（acute coronary syndrome, ACS）和稳定性冠状动脉疾病（stable coronary artery disease, SCAD），或称慢性缺血综合征（chronic ischemic syndrome,CIS）和两大类。ACS 主要包括不稳定型心绞痛与急性心肌梗死，有学者将冠心病猝死归在 ACS 之列。SCAD 主要包括慢性稳定型心绞痛、无症状型冠心病以及缺血性心肌病。SCAD 与 ACS 是冠心病进程中连续的病程阶段，两者往往无法确定明确的划分界限。不论何种类型的 SCAD，其病程均表现为长期的、稳定的有症状或无症状阶段，其间可能发生 ACS；而当 ACS 缓解后，其后续稳定的、无症状的病程阶段仍属于 SCAD 范畴。另外，将冠状动脉痉挛引起的静息心绞痛归属于 SCAD 还是 ACS，一直存在争议。因为血管痉挛引起的血流减少不仅可以引起变异型心绞痛,也可导致不稳定型心绞痛、心肌梗死和猝死。

第一节 ｜ 稳定性冠状动脉疾病

稳定性冠状动脉疾病(SCAD)中最常见和最具代表性的临床类型是慢性稳定型心绞痛,通常表现为一系列与缺血或缺氧相关的可逆性心肌供需不匹配现象,以反复出现的,由运动、情绪波动或其他应激诱发短暂的胸部不适为主要临床特点。本节主要对此进行阐述。

【病因及发病机制】

(一) 危险因素

目前认为,冠状动脉粥样硬化是由多种危险因素作用于不同环节所致。公认的危险因素包括:

(1) 年龄、性别:动脉粥样硬化始发于儿童时代并持续进展,通常到 40 岁以上的中、老年人时期开始出现症状。女性发病率较男性低,但在更年期后发病率增加。

(2) 血脂异常:脂质代谢异常是动脉粥样硬化最重要的危险因素。其中以总胆固醇(TC)及低密度脂蛋白(LDL)增高最受关注。

(3) 高血压:收缩压和舒张压增高都与本病密切相关。高血压患者患本病的风险较血压正常者高 3～4 倍。

(4) 吸烟:吸烟使本病的发病率和病死率增高 2～6 倍,且与每日吸烟的支数呈正比。被动吸烟也是危险因素。

(5) 糖尿病:糖尿病患者中粥样硬化更为常见,且发生较早,病变进展迅速。冠心病、脑血管疾病和周围血管疾病是成年糖尿病患者的主要死亡因素,占各种死亡原因的 75%～80%。胰岛素抵抗增强和糖耐量异常也是本病的危险因素。

(6) 其他的危险因素:① 肥胖(尤其是腹型肥胖)。② 体力活动减少,脑力活动紧张。③ 遗传因素。④ 不良饮食方式:如长期较多高热量、动物性脂肪、胆固醇、糖和盐的摄入。⑤ 血中同型半胱氨酸增高。⑥ 血中纤维蛋白原及一些凝血因子增高。⑦ 病毒、衣原体感染等。⑧ 性情急躁、好胜心和竞争心强、不善于劳逸结合的 A 型性格者。

(二) 发病机制

SCAD 的发病机制主要有以下几个方面:① 动脉粥样硬化斑块导致的心外膜冠状动脉狭窄。② 正常血管或斑块狭窄处的血管的局限性或弥散性痉挛。③ 微循环障碍。④ 慢性心肌缺血或既往心肌梗死导致的心肌坏死或冬眠引起的左心室功能不全。这些因素可单独或综合出现,产生不同类型的 SCAD。

1. **劳力性心绞痛** 正常冠状动脉系统由心外膜下较大的动脉及心肌内小动脉组成。心外膜下大的冠状动脉主要是作为被动的血液输送管道;而心肌内小动脉直径小,中层发达,可随着心肌的氧需量而改变其内在张力,具有明显调节血流阻力的能力。当心肌耗氧量增加时,阻力血管扩张,可使心肌血流与氧需按比例地增加。

大部分稳定性冠状动脉疾病的发病基础是动脉粥样硬化斑块造成的心外膜冠状动脉显著而

固定的狭窄(1、2或3支动脉直径狭窄>50%~70%或左主干病变)。狭窄的存在使大血管运输功能受损,血流减少,但由于局部缺血引起的代谢紊乱可激活自动调节机制,造成小动脉扩张,使得心肌血液灌注得到代偿性增加。这种代偿机制在一定范围内维持心肌的供需平衡,静息时无缺血症状发生。但当需要大量血流(如劳力、情绪激动、饱食等)而超过了小动脉扩张的储备能力时,心肌发生急剧的、暂时的缺血缺氧。心肌在缺血缺氧的情况下,心肌无氧糖酵解增加,能量代谢异常导致ATP产生明显减少,局部乳酸及其他代谢产物(如乳酸、丙酮酸、磷酸等酸性物质,或类似激肽的多肽类物质)积聚,这些物质刺激心脏内自主神经的传入纤维末梢,经1~5胸交感神经节和相应的脊髓段传至大脑而产生痛觉。这种痛觉反映在与自主神经进入水平相同脊髓段的脊神经所分布的区域(胸骨后及两臂的前内侧与小指,尤其是在左侧)即为心绞痛。此类心绞痛发作和劳力引起的心脏氧需增加有关,称之为劳力性心绞痛。在通常情况下,劳力诱发的心绞痛常在同一心肌氧耗水平上发生。心肌氧耗的多少主要由心肌张力、心肌收缩强度和心率所决定,常用"心率×收缩压"作为估计心肌氧耗的指标。但是心外膜下大的冠状动脉的收缩因素变化可使心绞痛患者的发作阈值在1 d或1周的不同时间、一年的不同季节中明显的变化。

临床观察到有部分稳定型心绞痛的患者冠状动脉造影并无显著狭窄。例如,有少数患者有心绞痛或类似心绞痛的症状,运动平板检查时出现ST段下移,但冠状动脉造影无异常发现,其疼痛发生机制可能和微血管功能障碍有关,称之为X综合征(syndrome X)。

2. **静息性心绞痛**　静息性心绞痛的产生主要和局灶性或弥漫性心外膜冠状动脉痉挛和(或)微血管痉挛有关。和动脉粥样硬化斑块所致的冠状动脉固定性狭窄不同,由血管痉挛因素造成的血管狭窄称之为动力性冠状动脉阻塞,其狭窄程度为多变的。大的冠状动脉痉挛能减少正常或因动脉粥样硬化斑块而狭窄的冠状动脉血流,引起静息时心绞痛短暂发作。变异型心绞痛(variant angina pectoris)属于冠状动脉痉挛综合征(coronary artery spasm syndrome,CASS)的一种临床类型。此类心绞痛主要由于冠状动脉痉挛所致,冠状动脉造影多可见动脉硬化斑块,激发试验多可见局限性或节段性痉挛。但值得注意的是,血管痉挛引起的血流减少不仅可以引起变异型心绞痛,也可导致各种急性冠状动脉综合征,因此也有学者主张将血管痉挛引起的静息性心绞痛归属于ACS范畴。冠状动脉痉挛的常见诱因有吸烟、情绪紧张和过大的精神压力、寒冷刺激、应用某些收缩血管的药物或可卡因和安非他命等违禁药物等。一些导致儿茶酚胺分泌等神经体液异常的内分泌疾病也可能是冠状动脉痉挛原因,比如嗜铬细胞瘤、甲状腺功能亢进等。

另外,小冠状动脉水平的异常亦可引起心肌缺血。它是通过对血管收缩影响的反应,致使冠状动脉阻力的增加而灌注减少,发生静息性缺血。

3. **缺血性心肌病及无症状型冠心病**　SCAD患者也可因长期慢性心肌缺血,心肌组织发生营养障碍和萎缩,或大面积MI后,纤维组织增生而出现心脏增大、心力衰竭、心律失常等缺血性心肌病症状。如果冠状动脉病变尚未造成心肌缺血或左心室功能障碍,或尽管存在缺血和左心室功能障碍,但尚处于代偿期,则患者无临床表现,表现为无症状型冠心病。

【病理及病理生理】

SCAD的解剖学基础为稳定的动脉粥样硬化。动脉粥样硬化可累及全身血管,以体循环系统的大型肌弹力型动脉(如主动脉)和中型肌弹力型动脉为主。其中以冠状动脉和脑动脉罹患最多,肢体各动脉、肾动脉和肠系膜动脉次之,下肢多于上肢,而肺循环动脉极少受累。

冠状动脉粥样硬化是一个逐渐进展的病理过程。首先出现巨噬细胞含脂滴形成泡沫细胞,在动脉内膜积聚,出现小黄点(脂质点)及黄色条纹(脂质条纹)。随着病情进展,脂质积聚增多,形成脂质池并融合成脂核;内膜结构破坏,动脉壁变形,粥样斑块形成。纤维粥样斑块是动脉粥样硬化最具特征性的病变,表现为:白色的斑块突入动脉腔内引起管腔狭窄,斑块表面内膜被破坏而由增生的纤维膜(纤维帽)覆盖于脂质池之上。纤维粥样斑块中脂质及结缔组织的含量决定斑块的稳定性以及是否容易导致急性缺血事件发生。当纤维斑块在某些因素的作用下发生斑块破裂、溃疡、斑块内出血、血栓形成等复杂病变时,可导致管腔完全或者不完全阻塞,即引发急性冠状动脉综合征(详见后续章节)。

心肌缺血缺氧时,心肌能量代谢、心肌细胞离子转运及心肌电生理特性发生改变,对左心室功能及血液动力学产生影响。① 心肌缺血缺氧时,心肌无氧糖酵解增加,能量代谢异常导致 ATP 产生明显减少,局部乳酸及其他代谢产物积聚,造成乳酸性酸中毒。一方面,这些酸性代谢产物刺激心脏内自主神经传入纤维末梢,通过同一脊髓节段神经反射产生心绞痛。另一方面降低心肌收缩力并限制无氧糖酵解,使能量代谢进一步减少。② 细胞膜钠钾泵功能异常,细胞膜对钠离子的渗透性增高,细胞膜内钠积聚过多,加上酸度(氢离子)增多,使钙离子从肌浆网释放减少,细胞内钙离子浓度降低并且对肌钙蛋白的结合减弱。缺氧也可使心肌松弛发生障碍,心室顺应性减低,充盈阻力增大。故心室收缩及舒张功能都受到损害,最后可导致心力衰竭。③ 心肌缺血缺氧也可对细胞电生理产生影响。细胞膜内钠积聚而钾外流,产生损伤电流,在体表心电图上产生 ST 段的偏移。

缺血性心肌病患者心肌可呈弥漫性纤维化(或称硬化),病变主要累及左心室心肌和乳头肌,可累及起搏传导系统。部分缺血性心肌病可由 MI 或多次小灶性 MI 后心肌细胞减少、纤维结缔组织增多所造成,其心肌中纤维组织可呈灶性、散在性或不规则分布。这些患者的冠状动脉则可见闭塞性病变。

【临床表现】

(一)症状

典型慢性稳定型心绞痛发作具有如下特点。

1. 疼痛部位　胸骨体上、中段之后或左前胸,范围常不局限,边界不清,可以放射到颈部、咽部、颌部、上腹部、肩背部、左臂及左手指内侧,也可以放射至其他部位。心绞痛还可以发生在胸部以外如上腹部、咽部、颈部等。每次心绞痛发作部位往往是相似的。

2. 性质　常呈紧缩感、绞榨感、压迫感、烧灼感、胸憋、胸闷或有窒息感、沉重感,有的患者只述为胸部不适,有的表现为乏力、气短。患者主观感觉个体差异较大,但一般不会是针刺样疼痛。

3. 持续时间　疼痛出现后常逐渐加重,多在 3～5 min 逐渐消失。一般不会超过 15 min,也不会转瞬即逝或持续数小时。

4. 诱发因素　慢性稳定型心绞痛的发作与劳力(如走快路、爬坡等)或情绪激动等增加心肌氧耗的因素有关,多发生在劳力当时而不是之后。心绞痛可数日或数周发作 1 次,亦可 1 d 内多次发作。发作频率与诱因出现的情况有关。

5. 缓解方式　停下休息即可缓解。舌下含服硝酸甘油可在 2～5 min 迅速缓解症状。

由于冠状动脉痉挛所致的变异型心绞痛,也以发作性胸痛为主要临床表现。表现为心前区或胸骨后压榨性或紧缩样疼痛,伴有呼吸困难及濒死感,持续数分钟甚至更长时间,含服硝酸甘油可缓解。严重者可伴有血压降低。与劳力性心绞痛不同的是,其发作与活动无关,疼痛常发生在安静时,多在后半夜至上午时段发生。患者运动耐量有明显的昼夜变化,清晨轻微劳力即可诱发,但午后即使剧烈的体力活动也不会诱发。发作时心电图呈一过性 ST 段抬高,T 波高耸,发作时心电图 ST 段抬高,T 波高耸或 T 波假正常化。

缺血性心肌病患者可表现为心脏逐渐增大,以左心室扩大为主,后期则两侧心脏均扩大。逐渐发生心力衰竭,大多先呈左心衰竭,继以右心衰竭,并出现相应的症状。可伴见各种心律失常,这些心律失常一旦出现将持续存在,其中以期前收缩(室性或房性)、心房颤动、病态窦房结综合征、房室传导阻滞和束支阻滞为多见,阵发性心动过速亦时有发现,有些患者在心脏还未明显增大前已发生心律失常。

(二) 体征

心绞痛发作时患者可出现强迫停立位,直至症状缓解。发作时可无特异性体征,也可伴见心率增快、血压升高、焦虑、出汗等,有时可闻及第四心音、第三心音或奔马律,有时因乳头肌缺血以致功能失调而引起二尖瓣关闭不全产生暂时性心尖部收缩期杂音,第二心音逆分裂。缺血性心肌病患者可见心脏增大、心力衰竭、心律失常的各种临床体征。

【辅助检查】

1. 心电图检查

(1) 静息心电图:心电图是发现心肌缺血、诊断心绞痛最常用的无创检查方法。对于所有有胸闷、胸痛症状的患者均应进行心电图检查。静息时心电图约半数患者在正常范围,部分患者可能有 ST 段和 T 波异常,某些患者可有陈旧性心肌梗死的改变或心律失常的表现。心绞痛发作时绝大多数患者的心电图可出现暂时性心肌缺血引起的 ST 段移位。劳力性心绞痛发作时常见 ST 段压低(≥0.1 mV),发作缓解后恢复。有时出现 T 波倒置。在平时有 T 波持续倒置的患者,发作时可变为直立("假性正常化")。T 波改变虽然对反映心肌缺血的特异性不如 ST 段,但如与平时心电图比较有明显差别也有助于诊断。变异型心绞痛发作时心电图呈一过性 ST 段抬高,T 波高耸,发作时心电图 ST 段抬高,T 波高耸,或 T 波假正常化。

(2) 心电图运动负荷试验:心电图运动负荷试验可通过运动(分级活动平板或踏车,以前者较为常用)增加心脏负荷,激发心肌缺血,使其被同时进行的 ECG 检出。其诊断 CAD 的敏感性为45%~50%,特异性为 85%~90%。对于有心绞痛症状而拟诊为 CAD 的患者,在使用抗缺血药物之前,如无运动试验禁忌证,可首先进行运动试验予以明确诊断。运动试验亦可用于对正在治疗的患者症状控制与缓解缺血疗效的判定,亦可用于危险分层(见后文)。符合下列情况之一者为运动试验阳性:① 运动中出现典型心绞痛。② 运动中或后即刻心电图出现 ST 段水平或下斜型下降≥0.1 mV,或原有 ST 段下降者,运动后在原有基础上再下降 0.1 mV,并持续 2 min 以上方逐渐恢复正常。③ 运动中血压下降。对于心肌梗死急性期,有不稳定型心绞痛,明显心力衰竭,严重心律失常或急性疾病者禁作运动试验。本试验有一定比例的假阳性和假阴性,单纯运动心电图阳性或阴性结果不能作为诊断或排除冠心病的依据。对于静息心电图≥0.1 mV 的 ST 段压低或服用洋地黄的患者,不建议进行运动试验。

(3) 动态心电图:动态心电图不作为诊断心肌缺血的首选心电学检查,其诊断价值有限,仅作为对于不能做运动试验者、在休息或情绪激动时有心脏症状者而怀疑有心绞痛者的一种简便、无创的诊断方法;对疑似血管痉挛性心绞痛及疑似心律失常的 SCAD 患者亦可选择动态心电图检查。动态心电图诊断心肌缺血时应密切结合临床资料,如果 ST 段呈水平或下垂型压低≥0.1 mV(1 mm),持续时间≥1 min,2 次发作间隔时间≥1 min,常考虑心肌缺血。根据心肌缺血幅度、阵次、持续时间可计算缺血负荷(心肌缺血负荷＝ST 段下降幅度×发作阵次×持续时间),亦可在描记 ST 段趋势曲线的基础上,计算 ST 段下移的面积(mm×min),用于评价冠心病心肌缺血情况及药物疗效。

2. 无创影像学检查

(1) 冠状动脉 CT:冠状动脉 CT 检查目前越来越多地用于检查冠状动脉腔内、腔外及管壁情况,其诊断 CAD 的敏感性为 95%～99%,特异性为 64%～83%,对于中低度 CAD 患者的阴性预测值较高。CAD 患者增强冠状动脉 CT 的典型表现为:充满对比剂的冠状动脉管腔内见等或高密度的充盈缺损以及邻近管腔的狭窄,有时可见心肌变薄及室壁瘤。但冠状动脉 CT 对于心律失常、心率较快且无法降低到 60～65 次/min 的患者,成像质量欠佳;对广泛冠状动脉钙化或支架植入的患者评估价值亦受限。

(2) 超声心动图:超声心动图检查可用于心绞痛的鉴别诊断。心肌缺血在二维超声心动图下可见节段性室壁运动异常。超声心动图检查还可测定 LVEF,以确认 SCAD 患者的危险因素分层,也可评价心脏舒张功能。另外,在诊疗条件允许的情况时,在 CAD 初始检查时可进行运动或药物负荷超声心动图检查,其敏感性及特异性均较高。

(3) 放射性核素心肌显像:该检查是在静脉注射核素显像剂后,进行心肌显像,观察心肌摄取核素的情况。心肌摄取核素的量在一定条件下与冠状动脉血流呈正比。心肌缺血或坏死时可出现灌注缺损或低灌注。运动负荷或者药物负荷下的放射性核素心肌显像有助于检出静息时无缺血表现的患者,表现为可逆性的灌注缺损。

(4) 正电子发射计算机断层显像:该检查可以进行心肌灌注显像与心肌代谢显像,获得心肌的血管信息、心肌的活性信息,对心肌缺血、心肌梗死等诊断具有优势。如采用运动负荷显像及心肌静息显像,可在心肌缺血时发现可逆性灌注缺损或低灌注。

(5) 心脏磁共振:心脏磁共振有较高的软组织对比度且无放射性,能精确地显示心肌瘢痕。但对于缺血心肌的三维定量分析受限,对于心律失常者分析也受限。药物负荷下的心脏磁共振与放射性核素心肌显像相比,诊断准确性更好。

3. 冠状动脉造影　有创的冠状动脉血管造影主要针对有症状或不良事件危险性高,且血运重建会使其明显获益的患者。冠状动脉血管造影可评价冠状动脉血管的走行、数量和有无畸形;评价有无冠状动脉病变及其严重程度和病变范围;评价冠状动脉功能性的改变,包括冠状动脉的痉挛和侧支循环的有无;同时可以兼顾左心功能评价。如果造影结果提示 1 支或 1 支以上主要冠状动脉(指左冠状动脉主干、前降支、回旋支、右冠状动脉)狭窄程度大于 50% 即可诊断。

4. 其他相关检查

(1) 了解冠心病危险因素:对拟诊或确诊 SCAD 的患者应进行血糖(必要时检查糖耐量)、血脂进行危险因素检查,并对确诊 SCAD 的患者每年进行随访。

(2) 鉴别诊断及治疗前后监测:胸痛较明显患者,需查血心肌肌钙蛋白[肌钙蛋白 T(cTnT)或肌钙蛋白 I(cTnI)]、肌酸激酶及同工酶(CK‑MB),以与急性冠状动脉综合征相鉴别。针对可能诱发心绞痛的原因进行检查,如甲状腺功能检查、全血细胞计数等。对于胸痛症状不典型、疑似肺部疾病、疑似心力衰竭的患者进行胸部 X 线摄片。对疑似心力衰竭患者进行 BNP 检查。在使用他汀类药物之前进行肝肾功能及肌酸激酶的检查。冠状动脉造影检查前常规进行尿常规、肝肾功能、电解质、肝炎相关抗原、人类免疫缺陷病毒(HIV)检查及梅毒血清试验等检查。

【诊断策略】

(一) 诊断依据

胸痛患者应根据年龄、性别、心血管危险因素、疼痛发作的特点(表14-1)来估计冠心病的可能性。据流行病学调查,具有典型心绞痛临床表现的40岁以上男性及70岁以上女性,或者具有非典型心绞痛临床表现的70岁以上男性,SCAD的可能性>65%;具有典型心绞痛的70岁以上男性,根据临床症状诊断SCAD的可信度则更高(≥89%);而<50岁的女性,如症状为非典型心绞痛或非心绞痛性质的不适,则SCAD的可能性很低。

表 14-1 典型心绞痛与不典型心绞痛

心 绞 痛 类 型	特 征
典型心绞痛(明确的)	同时符合下列3个特征 胸骨后不适感,其性质和持续时间具有特征性 劳累或情绪应激可触发 休息和(或)硝酸酯类药物治疗后数分钟内可缓解
非典型心绞痛(有可能)	符合上述特征中的两项
非心绞痛性胸痛	仅符合上述特征中的一项,或都不符合

为提高诊断正确率,当寻找支持缺血的客观依据,如发作时心电图改变、运动负荷试验、冠状动脉CT、冠状动脉造影等。诊断时当注意除外其他原因所致的心绞痛。

(二) 鉴别诊断

1. **急性冠状动脉综合征**　急性冠状动脉综合征疼痛部位与稳定型心绞痛相仿,但诱发疼痛的阈值较低,也往往在静息时发生,疼痛性质更剧烈,持续时间多超过20 min,可伴有心律失常、心力衰竭或(和)休克,含服硝酸甘油疗效较差。心电图可见ST段抬高或严重的ST段下移,如有心肌梗死则心肌损伤标记物(肌红蛋白、CTnI或CTnT、CK-MB等)增高。

2. **非冠心病引起的心绞痛**　心绞痛是在心肌缺血缺氧下发生的一个临床症状,并非所有的心肌缺血缺氧都由冠状动脉病变引起,当根据其他临床表现来进行鉴别。某些心血管疾病也可以诱发心绞痛,如严重未控制的高血压、严重的主动脉瓣狭窄或关闭不全、风湿性冠状动脉炎、梅毒性主动脉炎引起的冠状动脉口狭窄或闭塞、肥厚型心肌病、心律失常、先天性冠状动脉畸形、心肌桥等。

部分使心肌需氧量增加的情况(如高温、甲状腺功能亢进等)及部分使全身供氧量减少的情况(如重度贫血、低氧血症、低血压休克等),亦可引起心绞痛。

3. **不典型胸痛的鉴别**

(1) 胸壁及胸廓疾病:肋骨炎、肋软骨炎、纤维织炎、肋骨骨折、胸锁骨关节炎、带状疱疹等可产生胸痛,常有局部表现如肿胀、压痛或皮疹等,压迫局部或胸廓活动时疼痛加剧。颈椎病、胸椎病、颈胸肌神经根病变引起的疼痛与颈、脊椎动作有关。

(2) 肺及胸膜疾病:肺和胸膜疾病引起的胸痛常伴有原发病的症状,如发热、咳嗽咯痰、咯血、呼吸困难等。胸痛可在咳嗽、深呼吸时加剧,并伴见相应的肺部体征。

(3) 食管和纵隔疾病:反流性食管炎引起的胸骨后疼痛常呈烧心感,与体位改变和进食有关,饱餐后、平卧位易发生,食管 pH 值测定等。食管裂孔疝的症状也类似反流性食管炎。纵隔肿瘤呈持续性闷痛且逐渐加重,有时可有上腔静脉综合征。

(4) 腹部脏器病变:心绞痛部位不典型时容易误诊为胆道疾病、消化性溃疡、胰腺病引起的上腹部疼痛。一般均有相应的腹部体征。

(5) 精神性疾病:过度换气、焦虑症、抑郁症等患者常诉胸痛,但为短暂(几秒钟)的刺痛或持久(几小时)的隐痛。患者常喜欢不时地吸一大口气或作叹息性呼吸。胸痛部位多在左胸乳房下心尖部附近,或经常变动。症状多在疲劳之后出现,而不在疲劳的当时,轻度体力活动反觉舒适,有时可耐受较重的体力活动而不发生胸痛或胸闷。含用硝酸甘油无效或在 10 多分钟后才"见效",常伴有心悸、疲乏、头昏、失眠及其他神经症的症状。

(三) 病情评估

1. 心绞痛严重程度的评估　心绞痛的严重度可根据加拿大心血管病学会(Canadian Cardiovascular Society,CCS)分级分为四级(表 14 - 2),该分级和患者的预后相关。

表 14 - 2　稳定型心绞痛加拿大分级

级　别	临 床 表 现
Ⅰ级	日常活动(如行走和爬楼梯)不引起心绞痛,仅工作或娱乐时紧张、快速,或长时间费力时发生心绞痛
Ⅱ级	日常活动轻度受限。快速行走、餐后行走、爬楼梯、寒冷、吹风或情绪激动,或仅在觉醒后的数小时发生心绞痛
Ⅲ级	日常体力活动明显受限,以正常步伐在常规条件下行走 1~2 个普通街区或爬 1 层楼时发生心绞痛
Ⅳ级	任何体力活动均可诱发不适。静息时也会发生心绞痛

注:行走和爬楼梯定义为以正常步伐在常规条件下行走≥2 个普通街区(100~200 m)或爬 1 层以上楼梯。各级患者均有可能由于合并冠状痉挛而发生静息状态下心绞痛。

2. 不良事件的危险分层　临床常基于无创性检查结果,对患者的预后进行危险分层。年死亡率>3%定义为高度事件危险,年死亡率≥1%且≤3%为中度事件危险,年死亡率<1%为低度事件危险。危险分层用于诊疗决策的制定。高度危险的患者可考虑有创的冠状动脉造影检查及血运重建改善预后。

(1) 左心室功能:SCAD 患者长期存活的最强预测因素是左心室功能。若患者 LVEF<50%,则为高度事件危险人群。

(2) Duke 评分:Duke 活动平板评分是一经过验证的根据运动时间、ST 段压低和运动中心绞痛程度来进行危险分层的指标,但对于 75 岁以上的老年人 Duke 积分有一定的局限性(表 14 - 3)。

表 14 - 3　心电图负荷试验 Duke 评分

分　值	分　层	1 年病死率
≥5	低危	0.25%
−10~+4	中危	1.25%
≤−11	高危	5.25%

注:Duke 分值=运动时间(min)−5×ST 段下降(mm)−(4×心绞痛指数);心绞痛指数:0,运动中无心绞痛;1,运动中有心绞痛;2,因心绞痛需终止运动试验。

(3) 无创影像学检查:见表 14 - 4。

表 14-4 依据无创影像学检查进行危险分层

	SPCET	负荷超声心动图	冠状动脉 CTA
高危	缺血心肌范围＞10%	左心室缺血节段≥3/16节段	有近端狭窄的三支病变,左主干和左前降支近端病变
中危	缺血心肌范围为1%~10%	有缺血,但范围低于高危者	冠状动脉大血管近端明显病变,但不属于高危类型者
低危	没有缺血征象	没有缺血征象	正常冠状动脉或仅有斑块形成

(四) 诊断思路

对于慢性发作性胸痛患者,心绞痛发作的症状特点结合冠心病易患因素(如性别、年龄等)对于 SCAD 诊断具有重要的意义。由于 ACS 常常是 SCAD 病程中的某一阶段,因此首先通过询问症状和快速的心电图及心肌损伤标志物的测定排除 ACS 的可能。对于症状严重的 SCAD 患者,可通过早期进行冠状动脉造影明确血管狭窄情况及为之后血运重建策略提供依据。其余患者可进行无创性检查获取 SCAD 的诊断依据。确立 SCAD 诊断后进一步依据病史、体格检查、相关的无创检查及有创检查结果作分层危险的评价。

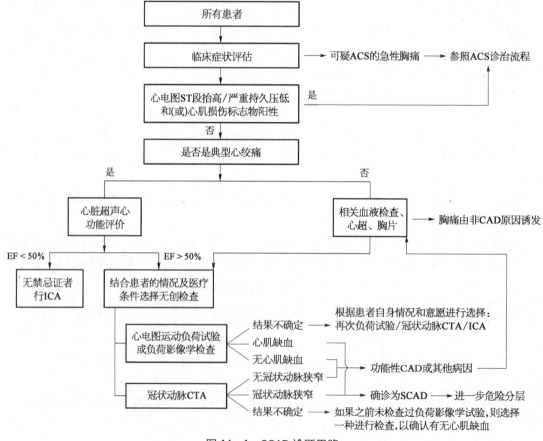

图 14-1 SCAD 诊断思路

【治疗策略】

(一) 一般治疗

首先注意生活方式的调整,减少冠心病的各种危险因素,包括戒烟、健康膳食、有规律的体育活动、体重和血脂管理、控制血压血糖等。在日常生活中当尽量避免已知的诱发心绞痛的各种因素,如过度的劳力、情绪激动、寒冷、饱食等。一旦心绞痛发作应当立刻休息,一般患者在停止活动后症状即可消除。

(二) 药物治疗

药物治疗包括两个方面:① 改善缺血、减轻症状,改善生活质量。② 预防急性心肌梗死和猝死。

1. 改善缺血,减轻症状　心绞痛发作时常选用速效的硝酸酯类药物缓解心绞痛发作;在发作间期,可单独选用、交替应用或联合应用一些作用持久的抗心绞痛药物预防和减轻心绞痛发作。

(1) 硝酸酯制剂:典型心绞痛患者常使用硝酸酯类制剂。该类药物主要通过提供外源性的一氧化氮分子起到剂量依赖性扩张静脉、冠状动脉、大中动脉和阻力小动脉作用。一方面使冠状动脉血流重新分布,增加缺血区域尤其是心内膜下的血液供应,一方面减轻心脏前后负荷,降低心肌氧耗量,从而起到抗心绞痛的作用。另外,硝酸酯类还具有部分抗血小板聚集、抗栓、抗增殖、改善冠状动脉内皮功能和主动脉顺应性、降低主动脉收缩压等作用,这些机制亦可能在硝酸酯类药物的抗缺血和改善心功能等作用中发挥协同作用。不同的硝酸酯类制剂在药代动力学、制剂特点方面有较大的差异,使用时当根据不同的临床情况选择合适的药物进行治疗。以硝酸甘油为代表的速效硝酸酯类药物舌下含服及喷剂是即刻缓解心绞痛发作的首选措施;中长效药物品种、缓释制剂则多用于预防和减轻心绞痛发作;而静脉硝酸酯类常用于急性冠状动脉综合征的缺血治疗。

使用硝酸酯类药物时当注意:① 下列情况下禁忌使用硝酸酯类药物,包括:硝酸酯类过敏、急性下壁伴右心室梗死、严重低血压、肥厚梗阻型心肌病、重度主动脉瓣和二尖瓣狭窄、心脏压塞或缩窄性心包炎、限制性心肌病、颅内压升高、已使用磷酸二酯酶抑制剂的患者。② 硝酸酯类药物使用时常有头痛、颜面潮红、低血压、晕厥和体位性低血压、反射性心动过速、高铁血红蛋白血症等不良反应。因此,循环低灌注状态、心室率<50 次/ min 或>110 次/ min、青光眼、肺源性心脏病合并动脉低氧血症、重度贫血等当慎用该类药物。轻至中度头痛是硝酸酯类最常见的不良反应,发生率为 20%~30%,与剂量有关,长期使用后可逐渐消失。因此初始治疗可从小剂量开始,数日后逐渐调高至目标剂量。③ 在使用该类药物时,应注意保持每日 8~12 h 的无药期,以避免产生耐药。在无硝酸酯的时段可联用其他类型的抗心绞痛药物治疗。④ 硝酸酯类和 PDE5 抑制剂(西地那非或同类药物)、α 肾上腺素能受体阻滞剂等药物有相互作用,不推荐联合用药。

(2) β 受体阻滞剂:此类药物主要通过抑制交感兴奋减慢心率、降低血压,减低心肌收缩力,从而使心肌氧耗量减少,减少心绞痛的发作。目前常用的药物有美托洛尔、阿替洛尔、比索洛尔等。

使用本类药物要注意:① 低血压、支气管哮喘以及心动过缓、二度或以上房室传导阻滞、严重外周血管疾病、失代偿期心力衰竭者禁用。COPD 患者慎用。本类药物亦不适用于血管痉挛性心绞痛。② 联用硝酸酯类药物时因对降压有协同作用,故当减量使用。③ 停用本药时应逐步减量,如突然停用有诱发心肌梗死的可能。

(3) 钙通道阻滞剂:本类药物可扩张冠状动脉,解除冠状动脉痉挛,特别适用于血管痉挛性心绞痛患者。同时,钙通道阻滞剂也能扩张周围血管,降低动脉压,减轻心脏负荷;可抑制钙离子进入细胞内;可抑制心肌细胞兴奋—收缩偶联中对钙离子的利用,因而可抑制心肌收缩,减少心肌氧耗。另外,其还可降低血黏度,抗血小板聚集,改善心肌的微循环。非二氢吡啶类钙通道阻滞剂(地尔硫草、维拉帕米)可降低心率,减少心肌氧耗,适用于稳定型冠状动脉疾病患者的药物治疗,若心率较慢、不能耐受或存在禁忌,也可选用二氢吡啶类药物(硝苯地平缓释制剂、氨氯地平、非洛地平等)。对于长期用药者,推荐使用控释、缓释或长效制剂。

使用本类药物当注意:① 非二氢吡啶类药物不适用于心率过慢、病态窦房结综合征、血压过低、充血性心力衰竭的患者,二氢吡啶类药物禁用于心源性休克、严重主动脉瓣狭窄、梗阻性心肌病。② 非二氢吡啶类钙通道阻滞剂(CCB)常有心动过缓、传导障碍、射血分数降低、便秘、牙龈增生等不良反应。二氢吡啶类 CCB 常见头痛、脚踝水肿、疲劳、颜面潮红、反射性心动过速等不良反应。③ 本类药物可以同硝酸酯类联用,对于 CCS 分级≥2 级的患者,亦可二氢吡啶类 CCB 和 β 受体阻滞剂联用。但维拉帕米和地尔硫草与 β 受体阻滞剂联用时,有过度抑制心脏的危险,故不推荐联用。

(4) 其他药物:窦房结阻滞剂,如伊伐布雷定是一种特异性的窦房结起搏电流 If 通道抑制剂,可选择性地作用于窦房结,减慢窦性心律而对心肌收缩力、房室传导不产生影响,可降低心肌耗氧,适用于 β 受体阻滞剂和 CCB 不能耐受或禁忌而需要控制窦性心律者。一些代谢类药物,如雷诺嗪、曲美他嗪等,可通过抑制脂肪酸氧化和增加葡萄糖代谢,改善心肌氧的供需平衡而治疗心肌缺血,可作为传统治疗不能耐受或控制不佳时的补充或替代治疗。尼可地尔是首个用于临床的 ATP 敏感的钾离子通道开放剂,有选择性扩张冠状动脉,持续增加冠状动脉流量,抑制冠状动脉痉挛的作用,适用于各种心绞痛的二线治疗。

2. 预防心肌梗死,改善预后

(1) 抗血小板治疗:稳定性冠状动脉疾病的患者每日常规服用小剂量阿司匹林(75~100 mg)可使发生心血管事件的危险性平均降低 33%。阿司匹林通过抑制血小板环氧化酶和血栓素 A_2(TXA$_2$),抑制血小板在动脉硬化斑块上的聚集,防止血栓形成,也抑制 TXA$_2$ 引起的血管痉挛。阿司匹林的禁忌证包括:过敏、严重未控制的高血压、活动性消化性溃疡、局部出血及出血体质。不良反应主要是胃肠道症状和出血。二磷酸腺苷(ADP)受体拮抗剂氯吡格雷,可抑制血小板内 Ca^{2+}的活性,并抑制血小板之间纤维蛋白原桥的形成。氯吡格雷每日 75 mg 口服可作为不能耐受或有阿司匹林的禁忌证时的替代。

(2) 调脂治疗:他汀类药物可降低低密度脂蛋白胆固醇(LDL-C),并且可以进一步改善内皮细胞功能、抑制炎症、稳定斑块,降低冠心病的病死率。SCAD 患者的降脂目标是将 LDL-C 控制在 80 mg/dl 以下。

(3) ACEI 或 ARB 类药物:循证研究发现,此类药物可降低缺血事件的发生,影响心室及血管重构,延缓动脉粥样硬化进展,减少斑块破裂和血栓形成,有益于冠心病的二级预防。尤其适合冠心病合并其他并发症,如心力衰竭、高血压或糖尿病的患者。其常用药物和用法详见高血压章节。

(三) 血运重建治疗

血运重建治疗主要包括经皮冠状动脉介入治疗(PCI)和冠状动脉旁路搭桥手术(CABG)。对于有明显的阻塞性冠状动脉狭窄,有明确的相关缺血症状,实施血运重建有望改善预后和(或)症状的患者可以考虑实施血运重建治疗。比如,对于已经接受或者优化药物治疗(包括足量的硝酸酯制剂和 β 受体阻滞剂),而心绞痛症状仍达到 CCS 心绞痛严重度分级 3 级及以上的患者,血运重建是缓解症状、改善生活质量的合理选择。心肌梗死后心绞痛或心肌缺血、左心室功能不全、多支病变和(或)缺血范围较大、左主干狭窄的患者,在优化内科药物治疗后,可进行血运重建治疗(图 14 - 2)。

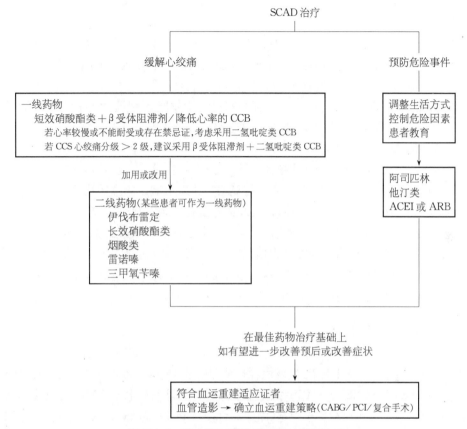

图 14 - 2　稳定性冠状动脉疾病的药物治疗

第二节　急性冠状动脉综合征

　　急性冠状动脉综合征(ACS)指急性心肌缺血引起的一组临床综合征。患者多以急性胸痛或胸部不适为首发症状,可导致心律失常、心力衰竭,甚至猝死。绝大多数 ACS 是冠状动脉粥样硬化斑块不稳定,发生破裂和糜烂、溃疡,继而并发血栓形成、血管收缩、微血管栓塞,使一支或多支冠状动脉血管的管腔极度狭窄甚至闭塞的结果。根据患者发病时心电图中 ST 段是否有明显抬高分为 ST 段抬高型急性冠状动脉综合征(ST elevation-acute coronary syndrome, STE - ACS)与非 ST 段抬高型急性冠状动脉综合征(non ST elevation-acute coronary syndrome, NSTE - ACS)两大类。不同类型的 ACS 的治疗策略不同。

　　ACS 在全球的发病率和病死率高,无论在发达国家还是发展中国家,ACS 都是导致死亡的重要原因之一。ACS 的发病率在我国也逐年增加,《中国心血管病报告 2016》显示,全国有心肌梗死患者 250 万;心血管病死亡占城乡居民总死亡原因的首位,2015 年农村地区急性心肌梗死(AMI)病死率为 70.09/10 万,城市地区为 56.38/10 万。

【病因及发病机制】

大多数 ACS 患者有严重的冠状动脉粥样硬化病变基础,少数患者冠状动脉仅有轻度狭窄甚至正常。冠状动脉粥样硬化斑块不稳定,发生破裂或侵蚀糜烂并继发血栓形成,是绝大多数 ACS 发病的共同机制。冠状动脉血流急剧减少甚或中断,不能满足心肌代谢对氧的需求,导致心肌细胞急剧、短暂的缺血缺氧,即可发生心绞痛。缺血缺氧进一步发展,使心肌严重而持久的急性缺血达 20~30 min 以上,即可发生 AMI。第 3 版"心肌梗死全球定义"将此类心肌梗死定义为 1 型心肌梗死。本章节阐述的 ACS 特指此类。

少数 ACS 由非冠状动脉粥样硬化性疾病所致,如动脉炎、外伤、夹层、血栓栓塞、先天异常、吸食可卡因或心脏介入治疗并发症等;某些心肌需氧增加或供氧减少的临床情况亦可引起心肌缺血甚或坏死,如贫血、呼吸衰竭、心动过速或过缓性心律失常、高血压、低血压等。

ACS 发作常和下列诱因有关:① 晨起 6 时至 12 时交感神经活动增加,机体应激反应性增强,心肌收缩力、心率、血压增高,冠状动脉张力增高。② 饱餐,特别是进食大量脂肪后,血脂增高,血黏稠度增高。③ 重体力活动、情绪过分激动、血压剧升或用力大便等致左心室负荷明显加重。④ 休克、脱水、出血、外科手术或严重心律失常,致心排血量骤降,冠状动脉灌流量锐减。

【病理及病理生理】

ACS 患者的 1 支或多支冠状动脉往往存在不稳定斑块。不稳定斑块又称易损斑块,与稳定斑块相比,易发生斑块破裂与侵蚀糜烂,继发血栓形成,从而导致冠状动脉事件的发生。但 ST 段抬高型心肌梗死(STEMI)和 NSTE - ACS 继发血栓的类型不同。发生 STEMI 时,冠状动脉骤然被不稳定斑块破裂形成的红色血栓完全阻塞,因此需直接行 PCI 或静脉溶栓,以早期、充分和持续开通血管,使心肌充分再灌注;而在 NSTE - ACS 时,冠状动脉中稳定斑块失稳定形成富含血小板的白色血栓,常导致冠状动脉严重狭窄却多不完全阻塞,此类情况不适用于静脉溶栓。

心肌梗死在病理上被定义为由于长时间缺血导致的心肌细胞死亡。细胞死亡病理分类为凝固性坏死和(或)收缩带坏死。冠状动脉闭塞后 20~30 min,受其供血的心肌即有少数坏死,1~2 h 绝大部分心肌呈凝固性坏死,心肌间质充血、水肿,伴多量炎症细胞浸润。以后,坏死的心肌纤维逐渐溶解,形成肌溶灶,随后渐有肉芽组织形成。坏死组织 1~2 周后开始吸收,并逐渐纤维化,在 6~8 周形成瘢痕愈合,称为陈旧性或愈合性心肌梗死(OMI 或 HMI)。心室重塑(remodeling)是 AMI 的后续改变,表现为左心室体积增大、形状改变及梗死节段心肌变薄和非梗死节段心肌增厚。心室重塑对心室的收缩效应及电活动产生持续不断的影响。有时,在心腔内压力的作用下,坏死心壁向外膨出,可产生心脏破裂(心室游离壁破裂、心室间隔穿孔或乳头肌断裂)或逐渐形成心室壁瘤。

患者在缺血发作之前常出现一些心脏和肺的顺应性减低的病理生理变化,如血压增高、心率增快、肺动脉压和肺毛细血管楔压增高等。心肌缺血发生时则主要表现为心室收缩和舒张功能障碍的一些血液动力学变化,如:射血分数减低,心搏量和心排血量下降,血压下降,心室压力曲线最大上升速度(dp/dt)减低,心率增快或伴有心律失常;心脏顺应性减低,心肌收缩不协调,心室舒张末期压增高,舒张和收缩末期容量增多等。严重者可发生泵衰竭,表现为急性肺水肿甚或心源性休克,可按 Killip 分级法进行分级(参见急性左心衰)。

【临床表现】

ACS 的临床表现取决于冠状动脉基础病变的严重程度、急性血栓的大小和类型、心肌缺血的程度以及心肌坏死的数量。缺血程度和梗死范围又受到病变血管的供血范围、血管狭窄的程度和速度、是否有侧支形成、血液氧合因素和心肌需氧量变化等因素的影响。

(一) ST 段抬高型心肌梗死

STE - ACS 主要指 ST 段抬高型心肌梗死(ST elevation myocardial infarction,STEMI),其临床特点如下。

1. 症状与体征　约半数以上 STEMI 的患者在发病前数日有乏力、胸部不适、活动时心悸、气急、烦躁等前驱症状,其中初发型心绞痛和恶化性心绞痛最为突出。发现先兆及时住院处理,可使部分患者避免发生 MI。

(1) 疼痛: 疼痛通常是 STEMI 患者最先出现的症状。多发生于清晨,疼痛部位和性质与心绞痛相同,但诱因多不明显,且常发生于安静时,程度较重,持续时间较长,可达数小时或更长,休息和含用硝酸甘油片多不能完全缓解。患者常烦躁不安、出汗、恐惧,胸闷或有濒死感。少数患者(特别是女性、老年、糖尿病及高血压患者)可无疼痛,一开始即表现为休克或急性心力衰竭。部分患者疼痛部位不典型,部分患者疼痛位于上腹部,被误认为胃穿孔、急性胰腺炎等急腹症;部分患者疼痛放射至下颌、颈部、背部上方,被误认为骨关节痛。

(2) 心律失常: 急性心肌梗死发生后 1~2 d,特别是在 24 h 内,75%~95% 的患者可见心律失常,可伴乏力、头晕、晕厥等症状。室性心律失常和传导阻滞(房室传导阻滞、束支传导阻滞)较为常见,尤以前者最为多见。可见室性期前收缩频发、成对,或见多源室性期前收缩、短阵室性心动过速等。心室颤动是早期(特别是入院前)的主要死因。体格检查常可检出相应心律失常的体征。

(3) 心力衰竭: 32%~48% 的患者可发生心力衰竭,为梗死后心脏收缩及舒张功能显著减弱或不协调所致,严重者可出现肺水肿和心源性休克。主要表现为呼吸困难、咳嗽、发绀、烦躁等左心力衰竭症状,体格检查可发现心脏浊音界轻度至中度增大、心尖区第一心音减弱、第四心音(心房性)奔马律、少数有第三心音(心室性)奔马律,肺部啰音。随后常可出现颈静脉怒张、肝大、水肿等右心衰症状及体征,表现为全心力衰竭。右心室梗死者可一开始即出现右心衰表现,伴血压下降。

(4) 低血压和休克: 几乎所有急性心肌梗死患者都有血压降低。起病前有高血压者,血压可降至正常。疼痛本身可通过神经反射引起周围血管扩张而导致血压下降。如疼痛缓解而收缩压仍低于 80 mmHg,有烦躁不安、面色苍白、皮肤湿冷、脉细而快、大汗淋漓、尿量减少(<20 ml/h)、神志迟钝,甚至晕厥等休克表现者,首先考虑心源性休克。主要是由心肌广泛(40% 以上)坏死,心排血量急剧下降所致的,有些患者尚有血容量不足的因素参与。

(5) 胃肠道症状: 疼痛剧烈时常伴有频繁的恶心、呕吐和上腹胀痛,重症者可发生呃逆,肠胀气亦不少见。此与迷走神经受坏死心肌刺激和心排血量降低、组织灌注不足等有关。

(6) 全身症状: 心肌梗死后 24~48 h,常因坏死物质被吸收而引起发热,程度与梗死范围常呈正相关。体温一般在 38℃ 左右,很少达到 39℃,持续约 1 周。

2. 并发症

(1) 乳头肌功能失调或断裂：此并发症的总发生率可高达 50%。二尖瓣乳头肌常因缺血、坏死而使收缩功能发生障碍，造成不同程度的二尖瓣脱垂合并关闭不全，可引起心力衰竭。体格检查可发现心尖区收缩中晚期喀喇音和吹风样收缩期杂音。轻症者可恢复，其杂音可消失。乳头肌整体断裂极少见，多发生在二尖瓣后乳头肌，见于下壁 MI，造成明显心力衰竭及肺水肿，导致数日内死亡。

(2) 心脏破裂：心脏破裂较少见，常在起病 1 周内出现。多为心室游离壁破裂，造成心包积血引起急性心脏压塞而猝死。偶为心室间隔破裂造成穿孔，在胸骨左缘第 3～第 4 肋间出现响亮的收缩期杂音，常伴有震颤，可引起心力衰竭和休克而在数日内死亡。心脏破裂也可为亚急性，患者能存活数月。

(3) 栓塞：发生率 1%～6%，见于起病后 1～2 周。可为左心室附壁血栓脱落所致，引起脑、肾、脾或四肢等动脉栓塞。也可因下肢静脉血栓形成部分脱落所致，则产生肺动脉栓塞。

(4) 心室壁瘤(室壁瘤)：主要见于左心室，发生率 5%～20%。体格检查可见左侧心界扩大，心脏搏动范围较广，可有收缩期杂音。瘤内发生附壁血栓时，心音减弱。心电图 ST 段持续抬高。X 线透视、摄影、超声心动图、放射性核素心脏血池显像以及左心室造影可见局部心缘突出，搏动减弱或有反常搏动。

(5) 心肌梗死后综合征：心肌梗死后综合征发生率约 10%。多于 MI 后数周至数月内出现，可反复发生，表现为心包炎、胸膜炎或肺炎，有发热、胸痛等症状，可能为机体对坏死物质的过敏反应。反应性纤维性心包炎可闻及心包摩擦音。

(二) NSTE - ACS

NSTE - ACS 患者可根据血清心肌损伤标志物是否升高进一步分为不稳定型心绞痛(unstable angina, UA)和非 ST 段抬高型心肌梗死(non ST elevation myocardial infarction, NSTEMI)。两者均有心肌缺血发生，而后者程度更重，并因心肌缺血致心肌坏死，前者心肌损伤标志物正常而后者升高。由于现代心肌损伤标志物检测的敏感度提高，生物标志物阴性的 ACS(即不稳定型心绞痛)越来越少见。

NSTE - ACS 典型的胸痛特点是胸骨后压榨性疼痛，并且向左上臂(双上臂或右上臂少见)、颈或颌放射，可以是间歇性或持续性。不典型表现包括上腹痛、类似消化不良症状和孤立性呼吸困难，常见于老年人、女性、糖尿病和慢性肾脏疾病或痴呆症患者。UA 包括下列临床类型：① 长时间(>20 min)静息性心绞痛。② 1 个月内新发心绞痛，表现为自发性心绞痛或劳力性心绞痛(CCS Ⅱ 或Ⅲ级)。③ 过去稳定型心绞痛最近 1 个月内症状加重，且具有至少 CCS Ⅲ级的特点(恶化性心绞痛)。发作时可有出汗、恶心、呕吐、心悸或呼吸困难等表现，原来可以用以缓解心绞痛的措施此时变得无效或不完全有效。④ 心肌梗死后 1 个月内发作心绞痛。

NSTE - ACS 的患者，体格检查往往没有特殊表现。心痛发作时可出现面色苍白、皮肤湿冷、一过性第三心音或第四心音，以及由二尖瓣反流引起的一过性收缩期杂音，此为乳头肌功能不全所致。高危患者心肌缺血引起心功能不全时，可有新出现的肺部啰音或啰音增加、第三心音。

【辅助检查】

1. 心肌损伤标记物

(1) 心肌肌钙蛋白：心肌肌钙蛋白(cardiac troponin, cTn)是用于 AMI 诊断最特异、最敏感的生物学标志物。cTn 增高或增高后降低，并至少有 1 次数值超过正常上限，提示心肌损伤坏死。其阳性持续时间长，可检出发病 2 周内的近期心肌梗死。同时，心肌损伤标记物增高水平与心肌梗死范围及预后明显相关，可用于危险分层。高敏感方法检测的 cTn 称为高敏肌钙蛋白（high-sensitivity cardiac troponin，hs-cTn）。与标准 cTn 检测相比，其阳性时间更早，可减少"肌钙蛋白盲区"时间，更早地检测急性心肌梗死。并可检测微小心肌损伤，对于急性心肌梗死有较高的预测价值，目前推荐首选 hs-cTn 检测。值得注意的是 cTn 升高也见于以胸痛为表现的主动脉夹层和急性肺栓塞、非冠状动脉性心肌损伤（如慢性和急性肾功能不全、严重心动过速和过缓、严重心力衰竭、心肌炎、卒中、骨骼肌损伤及甲状腺功能减低等），应注意鉴别。

（2）肌酸激酶同工酶：与 cTn 比较，肌酸激酶同工酶（CK-MB）在起病后 4 h 内增高，16～24 h 达高峰，3～4 d 恢复正常，因此对判断心肌损伤的时间和诊断早期再梗死可提供补充价值。另外，其高峰出现时间是否提前亦有助于判断溶栓治疗是否成功。

肌红蛋白起病后 2 h 内升高，其敏感性较强但对鉴别心肌梗死及骨骼肌损伤的特异性很低，且阳性持续时间短，常在 24～48 h 恢复正常。因此其意义在于诊断早期心梗时的阴性诊断价值。以往沿用多年的 AMI 心肌酶测定，包括肌酶激酶（CK）、AST 以及乳酸脱氢酶（LDH），其特异性及敏感性均远不如上述心肌坏死标记物，但仍有一定的参考价值。

2. **心电图** 心电图检查对于 ACS 的诊治有重要意义。首次医疗接触（first medical contact，FMC）ACS 患者后 10 min 内当完成心电图检查，根据 ST 段的形态判断为 STE-ACS 或 USTE-ACS。

STEMI 患者的心电图有特殊诊断价值。表现为下列几种情况：① 至少两个相邻导联 J 点后新出现 ST 段弓背向上抬高[V_2、V_3 导联≥0.25 mV（<40 岁男性）、≥0.2 mV（≥40 岁男性）或≥0.15 mV（女性），其他相邻胸导或肢体导联≥0.1 mV]伴或不伴病理性 Q 波、R 波减低。② 新出现的完全左束支传导阻滞。③ 超急性期 T 波改变。当原有左束支阻滞患者发生心肌梗死，或是心肌梗死出现左束支阻滞时，心电图诊断困难，需结合临床情况仔细判断。

UA 患者症状发作主要表现为 ST 段压低（变异型心绞痛除外），其心电图变化随症状缓解而完全或部分消失，如心电图变化持续 12 h 以上，则提示发生 NSTEMI。NSTEMI 一般不出现病理性 Q 波，但多数导联有持续性 ST 段压低≥0.1 mV（除 aVR，有时 V_1 导联外），继而 T 波倒置加深呈对称型及相应导联的 R 波电压进行性降低；有时 NSTEMI 的患者心电图无 ST 段变化，仅有 T 波倒置改变，T 波改变在 1～6 个月恢复。

3. **超声心动图** 超声心动图是一项诊断胸痛患者的无创检查，二维和 M 型超声心动图有助于了解心室壁的运动和左心室功能，诊断室壁瘤和乳头肌功能失调等。

4. **冠状动脉造影** 冠状动脉造影可明确冠状动脉病变的部位与程度，用于考虑行介入治疗。

5. **其他影像学检查** 放射性核素心腔造影可观察心室壁的运动和左心室的射血分数，有助于判断心室功能、诊断梗死后造成的室壁运动失调和心室壁瘤。正电子发射体层显像（PET/CT）可观察心肌的代谢变化，可判断心肌的死活。磁共振成像可评价室壁厚度、左心室整体和节段性室壁运动。梗死区域心肌在磁共振检查中表现为厚度变薄，收缩活动减弱至消失或出现矛盾运动。磁共振成像还利用顺磁特性对比剂钆螯合剂（Gd-DTPA）的延迟增强现象，评价心肌灌注缺损、微血管腔堵塞及心肌瘢痕或纤维化。

6. **其他实验室检查** 起病 24～48 h 后白细胞可增至（10～20）×10⁹/L，中性粒细胞增多，嗜酸性粒细胞减少或消失，红细胞沉降率增快，CRP 增高均可持续 1～3 周。

【诊断策略】

(一) 诊断依据

1. STEMI cTn>99th正常参考值上限(ULN)或CK-MB>99thULN,心电图表现为ST段弓背向上抬高,伴有下列情况之一或以上者:持续缺血性胸痛,超声心动图显示节段性室壁活动异常,冠状动脉造影异常。

2. NSTEMI cTn>99thULN或CK-MB>99thULN,并同时伴有下列情况之一或以上者:持续缺血性胸痛;心电图表现为新发的ST段压低或T波低平、倒置;超声心动图显示节段性室壁活动异常;冠状动脉造影异常。

3. UA cTn阴性,缺血性胸痛,心电图表现为一过性ST段压低或T波低平、倒置,少见ST段抬高(冠状动脉痉挛综合征)。

(二) 鉴别诊断

在未经选择到急诊科就诊的急性胸痛患者中,STEMI为5%~10%,NSTEMI为15%~20%,UA约为10%,其他心脏情况约占15%,非心脏疾病占50%。ACS需特别注意与主动脉夹层、急性肺栓塞、张力性气胸等急性致死性胸痛相鉴别(表14-5)。

表 14-5 急性致命性胸痛鉴别

	主动脉夹层	肺栓塞	张力性气胸
病史	常有下列病史之一:马方综合征,主动脉疾病家族史,主动脉瓣疾病,近期主动脉手术,胸主动脉瘤	多有下列危险因素之一:年龄≥65岁;下肢静脉血栓或肺栓塞;1个月内手术或骨折史;有肿瘤病史	有用力屏气病史,或有外伤
主症特点	骤然出现胸痛或背痛。疼痛随着夹层血肿的扩展向近心端或远心端蔓延。疼痛剧烈,呈刀割或撕裂样,起病后即达高峰,持续数小时到数日	胸痛位于胸骨后或患侧疼痛。呈心绞痛样或尖锐刺痛。咳嗽、深呼吸时加重	疼痛位于患侧胸部,呈锐痛。常有咳嗽,用力,提重物,或剧烈运动为诱因
体征	累及主动脉根部,可及主动脉瓣杂音 夹层破入心包引起心脏压塞,可及贝氏三联征(颈静脉怒张、脉压减小、心动过速) 夹层血肿压迫锁骨下动脉:脉搏短绌、双侧收缩压和(或)脉搏不对称 累及无名动脉或颈总动脉:神经系统定位体征	常有发绀、呼吸频率加快,颈静脉充盈,肺部湿啰音或哮鸣音,心动过速,P$_2$亢进。单侧下肢触痛或肿胀	患侧胸廓膨隆,呼吸运动减弱,叩诊呈鼓音,心肝浊音界消失,语颤及语音传导减弱或消失
伴随症状	累及腹主动脉或肠系膜动脉:反复腹痛、恶心、呕吐、黑便 累及肾动脉:可引起腰痛、少尿、无尿、血尿,甚至急性肾功能衰竭 累及无名动脉或颈总动脉:头晕、嗜睡、失语、定向力障碍、肢体瘫痪等	呼吸困难,可有咯血、晕厥。有单侧下肢疼痛	呼吸困难
辅助检查	胸片可见纵隔增宽;心超、主动脉CTA可确诊	血气分析呈低氧低二氧化碳血症;D二聚体↑;心电图示心动过速,电轴右偏,S$_I$Q$_{III}$T$_{III}$CTA、肺动脉造影可确诊	胸片可确诊

(三) 病情评估

所有 ACS 的患者的缺血风险,均可采用全球急性冠状动脉事件注册(GRACE)积分系统评分(表 14 - 6、表 14 - 7),其入院和处的死亡风险进行评价。其他常用的量表还有"心肌梗死溶栓治疗临床试验(TIMI)评分"。对于接受冠状动脉造影的 ACS 患者,使用 CRUSAD 评分对其出血风险的评估有较高的应用价值。

表 14 - 6　GRACE 评分表(入院)

年龄 (岁)	得分	心率 (次/min)	得分	收缩压 (mmHg)	得分	肌酐 (mg/dl)	得分	Killip 分级	得分	危险因素	得分
<30	0	<50	0	<80	58	0~0.39	1	Ⅰ	0	入院时心脏骤停	39
30~39	8	50~69	3	80~99	53	0.4~0.79	4	Ⅱ	20	心电图 ST 段改变	28
40~49	25	70~89	9	100~119	43	0.8~1.19	7	Ⅲ	39	心肌坏死标志物升高	14
50~59	41	90~109	15	120~139	34	1.2~1.59	10	Ⅳ	59		
60~69	58	110~149	24	140~159	24	1.6~1.99	13				
70~79	75	150~199	38	160~199	10	2.0~3.99	21				
80~89	91	≥200	46	≥200	0	≥4	28				

表 14 - 7　GRACE 评分与死亡风险

危险级别	GRACE 评分	院内死亡风险(%)
低危	≤108	<1
中危	109~140	1~3
高危	>140	>3

(四) 诊断思路

对于急性胸痛的患者,当结合患者病史、症状、生命体征和体检发现、心电图和实验室检查,作出初始诊断并进行最初短期的缺血性和出血性风险分层(图 14 - 3)。

(1) 病史及查体:病史询问重点在于优先排查致命性胸痛。询问患者是否具有 ACS 的临床特征和主要需鉴别的疾病的特点,如主动脉夹层、肺栓塞等,并需询问有无溶栓药物使用的适应证和禁忌证。在全面查体的基础上重点检查心、肺和腹部等重要脏器。如发现生命体征不稳定及时进行对症处理。

(2) 完成首次心电图检查:在患者就诊或首次医疗接触后 10 min 内完成标准 12 导联甚或 18 导联(怀疑右心室、后壁梗死时)心电图检查,并动态访视记录,有条件者行心电监护。判断心电图是否呈缺血样改变,是何种类型的缺血样改变。

(3) 完成必需的实验室检查:即时检验心肌损伤标志物。高敏肌钙蛋白(hs-cTn)或肌钙蛋白(cTn)检测可在 60 min 内获得结果;有条件者可行床旁快速检测(point-of-caretesting, POCT),可在 20 min 内获得结果。如无条件检测 cTn,可用 CK - MB 替代。采用 hs-cTn 检测时,如果第 1 次检测未见增高(阴性),应间隔 1~2 h 再次采血检测,并与首次结果比较。若结果增高超过 30%,应考虑急性心肌损伤的诊断。若初始两次检测结果仍不能明确诊断而临床提示 ACS 可能,则在 3~6 h 后重复检查直至明确临床诊断,之后视病情减少检测频率。同时检查 CK - MB、BNP 有助于临

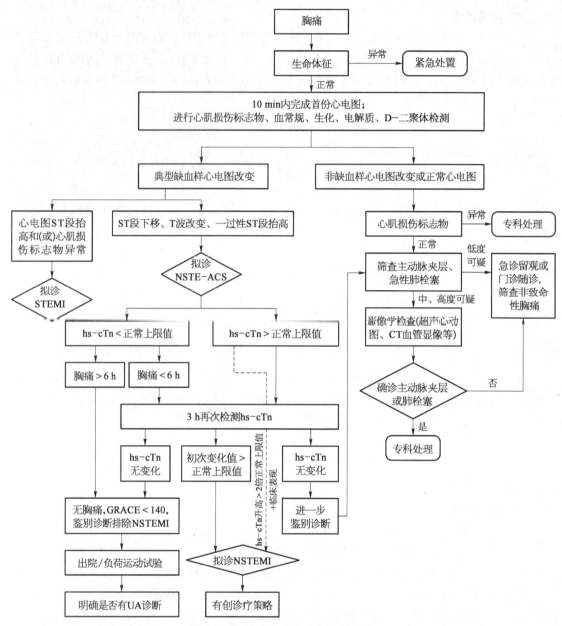

图 14-3　胸痛临床评估与诊断思路

床诊断和评价病情。同时检查血常规、生化、电解质、凝血功能、血氧饱和度等有助于病情评估及后续治疗的决策。STEMI 患者则根据典型症状及典型心电图即可拟诊而进行进一步治疗措施，无须等待心肌损伤标志物的检查报告。

（4）必要时进行进一步影像学检查：超声心动图对于评价心脏结构、运动与功能有意义，如发现新发的室壁矛盾运动有助于急性心肌梗死诊断。如发现主动脉内出现游离内膜瓣有助于主动脉夹层诊断，如发现右心扩张并室间隔左移呈"D"字有助于急性肺栓塞的诊断。对于其他非致命性胸痛，如应激性心肌病、心包积液等，超声心动图也具有重要价值。注射对比剂选择性 CT 血管成像是主动脉夹层、肺栓塞等疾病的首选确诊检查。但冠状动脉 CTA 并不作为胸痛的常规检查。

【治疗策略】

(一) STEMI

1. 一般治疗

(1) 实施心电监护,监测生命体征。开放静脉通路;保持环境安静;减少探视,防止不良刺激,解除焦虑。

(2) 摆放合适的体位:无明显呼吸困难和心功能不全的患者置于平卧位,以尽可能减少心肌耗氧量;存在心功能不全或急性肺水肿的患者,应置于半坐位或坐位,必要时可使双腿下垂,以减少回心血量;存在意识障碍的患者,应置于复苏体位,有误吸风险的应将患者置于头侧位以防止误吸。

(3) 氧疗:无明显缺氧的 ACS 患者可用面罩或鼻导管吸氧(氧浓度 2~4 L/min),有助于缓解其焦虑情绪,也有助于减轻心肌缺血;有明显口唇和(或)指端发绀,或脉氧饱和度降低或存在左心功能衰竭时,应给予面罩进行高浓度吸氧。有呼吸衰竭的患者及早开始机械通气。

(4) 对症处理:心脏停搏的患者,按心肺复苏程序处理;发生心室颤动尽早除颤;心源性休克表现者,迅速给予吸氧、强心、升压等急救措施;以单纯呼吸停止和阻塞性呼吸困难为主要特征的患者,应迅速开放气道,紧急气管插管;急性左心衰导致肺水肿患者在病情危重时可使用呼吸机辅助呼吸。

2. 再灌注治疗策略　早期、快速和完全地开通梗死相关动脉是改善 STEMI 患者预后的关键。PCI 术与药物溶栓是目前我国普遍应用的再灌注治疗方法,在条件许可的情况下,应优先选择直接 PCI。并且,对于因条件限制而先实施溶栓术的患者,建议溶栓后应尽早(24 h 内)送至 PCI 中心,建议溶栓成功 3~24 h 行冠状动脉造影并对梗死相关血管行血运重建。溶栓后如出现心源性休克或急性严重心力衰竭时,建议行急诊冠状动脉造影并对相关血管行血运重建。建议对溶栓治疗失败患者行急诊补救性 PCI,溶栓成功后,如果出现再发缺血、血液动力学不稳定以及危及生命的室性心律失常或有再次闭塞证据时,也建议行急诊 PCI(图 14 - 4)。

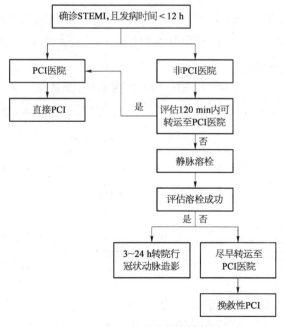

图 14 - 4　STEMI 血运重建策略

注:摘自《中国急性 ST 段抬高型心肌梗死诊断和治疗指南》。

(1) PCI 术：适应证为发病 12 h 内(包括正后壁心肌梗死)或伴有新出现左束支传导阻滞的患者；伴严重急性心力衰竭或心源性休克时(不受发病时间限制)；发病 12~24 h 具有临床和(或)心电图进行性缺血证据；对因就诊延迟(发病后 12~48 h)并具有临床和(或)心电图缺血证据的患者行直接 PCI。

(2) 溶栓：对发病 3 h 内的患者，溶栓治疗的即刻疗效与直接 PCI 基本相似，建议有条件时可在救护车上开始溶栓治疗。发病 12 h 以内，预期 FMC 至 PCI 时间延具大于 120 min；或发病 12~24 h 仍有进行性缺血性胸痛和至少 2 个胸前导联或肢体导联 ST 段抬高>0.1 mV，或血液动力学不稳定的患者，若无直接 PCI 条件，也建议溶栓治疗。常用溶栓药物及用法见表(表 14-8)。

表 14-8　溶栓药物及方案

溶 栓 剂	用 法
替奈普酶	单次给药 30~50 mg，5~10 s 弹丸式静脉注射
瑞替普酶	1 000 万 U(18 mg)缓慢静脉注射(2 min 以上)，间隔 30 min 同等剂量重复给药 1 次。使用单独的静脉通路，不能与其他药物混合给药 溶栓前先给予普通肝素 60 U/kg(最大量 4 000 U)静脉注射，溶栓结束后以 12 U/(kg·h)的速度静脉滴注维持至少 48 h，监测 APTT，控制在对照值的 1.5~2 倍；其后，可改为低分子肝素皮下注射，1 次/12 h，连用 3~5 d
阿替普酶	对于症状发生 6 h 以内的患者，采取 90 min 加速给药法：先静脉推注 15 mg，继而 30 min 内静脉滴注 0.75 mg/kg(最大剂量不超过 50 mg)，其后 60 min 内在给药 0.5 mg/kg(最大剂量不超过 35 mg)静脉滴注。对于症状发生在 6~12 h 的患者，采用 3 h 给药法：先静脉推注 10 mg，余量每 30 min 静脉滴注 10 mg，至 3 h 滴完，最大剂量为 100 mg。体质量在 65 kg 以下的患者，给药剂量不超过 1.5 mg/kg。抗凝治疗参照瑞替普酶方案
尿激酶	150 万 U 溶于 100 ml 生理盐水，30 min 内静脉滴注
重组人尿激酶原	20 mg 溶于 10 ml 生理盐水，3 min 内静脉推注，继以 30 mg 溶于 90 ml 生理盐水，30 min 推完

下列情况，不建议采取溶栓治疗：① 拟行直接 PCI 前。② ST 段压低的患者(除正后壁心肌梗死或合并 aVR 导联 ST 段抬高)。③ STEMI 发病超过 12 h，症状已缓解或消失的患者。并且，溶栓治疗前当排除下列禁忌证(表 14-9)。

表 14-9　STEMI 患者溶栓治疗的禁忌证

绝 对 禁 忌 证	相 对 禁 忌 证
既往脑出血史	年龄≥75 岁
已知脑血管结构异常(如动静脉畸形)、颅内恶性肿瘤	3 个月前有缺血性卒中
3 个月内缺血性卒中(不包括 4~5 h 急性缺血性卒中)	创伤(3 周内)或持续≥10 min 心肺复苏
可疑主动脉夹层	3 周内接受过大手术
活动性出血或出血性倾向(不包括月经来潮)	4 周内有内脏出血
3 个月内严重头、面部创伤	近期(2 周内)不能压迫止血部位的大血管穿刺
2 个月内颅内或脊柱手术	妊娠
严重未控制的高血压[收缩压>180 mmHg 和(或)舒张压>110 mmHg]，对紧急治疗无反应	不符合绝对禁忌证的已知其他颅内病变
	活动性消化性溃疡
	正在使用抗凝药物(INR 越高，出血风险越大)

溶栓后血管再通的间接判定指标为：① 60~90 min 心电图抬高的 ST 段至少回落 50%。② cTn 峰值提前至发病 12 h 内，CK-MB 峰值提前到 14 h 内。③ 2 h 内胸痛症状明显缓解。④ 2~3 h 出现再灌注心律失常，如加速性室性自主心律、房室传导阻滞、束支传导阻滞突然改善或

消失,或下壁心肌梗死患者出现一过性窦性心动过缓、窦房传导阻滞,伴或不伴低血压。

3. 药物治疗

(1) 抗心绞痛治疗:硝酸酯类、吗啡、β受体阻滞剂、钙通道阻断剂可用于进行抗心绞痛治疗。

舌下含服硝酸甘油 0.5 mg,观察 3~5 min 后如无效,可再给予硝酸甘油 0.5 mg 含服(包括患者自行服用,一般连续不超过 3 次)。静脉治疗用于反复心绞痛、难治性高血压或有心力衰竭体征的患者。血压降低(收缩压<90 mmHg)、心动过缓(心率<50 次/min)、心动过速(心率>110 次/min)疑似右心室梗死和西地那非引起的胸痛,不适合使用硝酸甘油及其他硝酸酯类药物。

吗啡可缓解疼痛与焦虑,扩张静脉系统,减轻心脏前负荷。硝酸酯类无效的患者可使用吗啡镇痛。一般每次静脉注射或皮下注射 3 mg,10 min 后可重复第 2 剂。因吗啡可抑制呼吸,老年患者尤其敏感,如需应用第 3 剂,应先评估患者的呼吸状态。存在急性左心功能不全和严重焦虑者,也可考虑使用吗啡,首次剂量为 5 mg。

β受体阻滞剂有助于能缓解疼痛,减少镇静剂用量,还能降低 AMI 患者心室颤动的发生率。在急性心梗的最初几小时,使用β受体阻滞剂可以限制梗死面积。因此,对于有进行性缺血症状且无禁忌证的患者,且 Killip 分级Ⅰ~Ⅱ级的患者当早期使用β受体阻滞剂,使患者目标静息心率在 55~60 次/min。β受体阻滞剂不用于变异型心绞痛的治疗。

钙通道阻滞剂可用于疑似变异型心绞痛的患者。对于有β受体阻滞剂禁忌证或β受体阻滞剂无效的患者,也可给予长效非二氢吡啶类钙通道阻滞剂(维拉帕米、地尔硫䓬)。临床使用禁忌包括显著左心室功能不全、PR 间期长于 0.24 s、二度或三度房室传导阻滞而无起搏器保护情况。

(2) 抗血小板治疗:ACS 患者立即口服水溶性阿司匹林或嚼服肠溶阿司匹林,首剂负荷量 150~300 mg(未服用过阿司匹林的患者),并以 75~100 mg/d 的剂量长期服用。若患者正在恶心呕吐或患有消化性溃疡,可考虑使用阿司匹林(325 mg)肛门栓剂。除非有极高出血风险等禁忌证,在阿司匹林基础上应同时联合应用 1 种 P2Y12 受体抑制剂,并维持至少 12 个月。选择包括替格瑞洛(180 mg 负荷剂量,90 mg、每日 2 次维持)或氯吡格雷(负荷剂量 300~600 mg,75 mg/d 维持)。PCI 手术过程中出现血栓栓塞并发症时可使用 GPⅡb/Ⅲa 受体拮抗剂。在长期治疗方面,药物保守治疗或 PCI 裸支架术后,阿司匹林与氯吡格雷联合应用至少 1 个月,最好 1 年;药物支架术后联合应用至少 1 年。对不能延期进行的非心脏手术或严重出血并发症,P2Y12 受体拮抗剂应在 PCI 术后至少应用 1 个月(植入裸支架患者)或 3 个月(植入药物洗脱支架患者)。胃肠道出血风险大者,可双联抗血小板和质子泵抑制剂联合应用。

(3) 抗凝治疗:建议对所有患者在抗血小板药治疗的基础上加用抗凝药,根据缺血和出血危险选择抗凝治疗。低分子肝素钠(克赛)0.4 ml 每 12 h 1 次;对于 eGFR15~30 ml/(min·1.73 m²),剂量减半,0.2 ml 每 12 小时 1 次。磺达肝癸钠 2.5 mg 每日 1 次皮下注射,eGFR<20 ml/(min·1.73 m²)禁用。比伐卢定(仅限于早期侵入治疗的患者)负荷量 0.75 mg/kg,维持量 1.75 mg/(kg·h),eGFR15~30 ml/(min·1.73 m²)时负荷量不变,维持量减为 1 mg/(kg·h),术后总计不超过 4 h。

(4) 他汀类药物:所有无禁忌证的 STEMI 患者入院后应尽早启动强化他汀治疗,并长期维持。

(5) ACEI/ARB:对于左心室射血分数≤40%和伴有高血压、糖尿病、稳定性 CKD 患者,无低血压状态,无禁忌证者,可在 24 h 内谨慎开始短效 ACEI 口服,对 ACEI 不耐受者,可改用 ARB 类。

(6) 抗心律失常:发生心室颤动尽快采用非同步直流电除颤,出现持续多形性室性心动过速时需及时同步直流电复律。单形性室性心动过速药物疗效不满意时也应及早用同步直流电复律。一旦发现室性期前收缩或室性心动过速，立即用利多卡因50~100 mg静脉注射，每5~10 min重复1次，至期前收缩消失或总量已达300 mg，继以1~3 mg/min的速度静脉滴注维持(100 mg加入5％葡萄糖液100 ml，滴注1~3 ml/min)。如室性心律失常反复可用胺碘酮治疗。对缓慢性心律失常可用阿托品0.5~1 mg肌内或静脉注射。二度以上房室传导阻滞，伴有血液动力学障碍者宜用人工心脏起搏器作临时的经静脉心内膜右心室起搏治疗，待传导阻滞消失后撤除。室上性快速心律失常选用维拉帕米、地尔硫䓬、美托洛尔、胺碘酮等。药物治疗不能控制时，可考虑用同步直流电复律治疗。

(7) 抗休克：在监测中心静脉压和肺动脉楔压的情况下决定抗休克治疗方案。中心静脉压和肺动脉楔压低者提示血容量不足，用右旋糖酐或5％~10％葡萄糖液静脉滴注以补充血容量，输液后如中心静脉压上升>18 cmH₂O，肺小动脉楔压>15~18 mmHg则应停止。右心室梗死时，中心静脉压的升高则未必是补充血容量的禁忌。补充血容量后血压仍不升，而肺小动脉楔压和心排血量正常时，提示周围血管张力不足，可用多巴胺3~5 μg/(kg·min)或去甲肾上腺素2~8 μg/min静脉滴注，亦可选用多巴酚丁胺3~10 μg/(kg·min)静脉滴注。如经上述处理血压仍不升，而PCWP增高，心排血量低或周围血管显著收缩以致四肢厥冷并有发绀时，可采用硝普钠15 μg/min开始静脉滴注，每5 min逐渐增量至PCWP降至15~18 mmHg；硝酸甘油10~20 μg/min开始静脉滴注，每5~10 min增加5~10 μg/min直至左心室充盈压下降。

治疗休克的其他措施包括纠正酸中毒、避免脑缺血、保护肾功能，必要时应用洋地黄制剂等。为了降低心源性休克的病死率，有条件的医院考虑用主动脉内球囊反搏术进行辅助循环。

(8) 控制心力衰竭：参见急性心力衰竭章节。由于最早期出现的心力衰竭主要是坏死心肌间质充血、水肿引起顺应性下降所致，而左心室舒张末期容量尚不增大，因此在梗死发生后24 h内宜尽量避免使用洋地黄制剂。有右心室梗死的患者应慎用利尿剂。

(二) NSTE-ACS

1. 侵入性评估及血运重建策略　NSTE-ACS患者不适宜进行溶栓治疗。NSTE-ACS患者是否实施PCI术以及实施PCI术的时机取决于其危险分层(图14-5)。

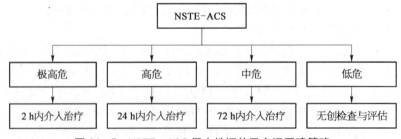

图14-5　NSTE-ACS侵入性评估及血运重建策略

极高危缺血患者，包括：① 血液动力学不稳定或心源性休克。② 危及生命的心律失常或心脏骤停。③ 心肌梗死机械性并发症。④ 急性心力衰竭伴难治性心绞痛和ST段改变。⑤ 再发ST-T动态演变，尤其是伴有间歇性ST段抬高。建议行紧急冠状动脉造影(<2 h)。

高危缺血患者，包括：① cTn动态改变。② ST段或T波动态演变(有或无症状)。③ GRACE评分>140分。建议早期介入策略(<24 h)。

中危缺血患者,包括: ① 糖尿病。② 肾功能不全,估算肾小球滤过率(eGFR)<60 ml/(min·1.73 m²)。③ 左心室功能下降(左心室射血分数<40%)或充血性心力衰竭。④ 早期心肌梗死后心绞痛。⑤ 近期行 PCI 治疗。⑥ 既往行 CABG 治疗。⑦ GRACE 评分>109 但<140 分。⑧ 无创检查时反复出现缺血症状。建议介入策略(<72 h)。

对无症状的低危患者,建议先行非侵入性检查(如无创负荷试验、心脏超声等),寻找缺血证据,再决定是否采用介入策略。

2. 一般治疗　同 STEMI。

3. 药物治疗　同 STEMI。

(王肖龙)

第十五章 心脏瓣膜病

导学

1. 掌握：二尖瓣狭窄、二尖瓣关闭不全、主动脉瓣狭窄、主动脉瓣关闭不全的病因、临床表现与并发症、诊断依据与鉴别诊断要点、治疗原则。

2. 熟悉：二尖瓣狭窄、二尖瓣关闭不全、主动脉瓣狭窄、主动脉瓣关闭不全发病机制、病理生理特点、辅助检查特点、病情评估、常用治疗药物种类。

3. 了解：二尖瓣狭窄、二尖瓣关闭不全、主动脉瓣狭窄、主动脉瓣关闭不全的流行病学、常用治疗药物用法、用量与不良反应、预后和预防。

心脏瓣膜病(valvular heart disease,VHD)指由各种病因导致心脏瓣膜及瓣膜相关结构病变，引起单个或多个瓣膜发生急性或慢性狭窄和(或)关闭不全，出现相应的功能障碍，从而产生血液动力学异常改变的一类心脏疾病。心脏瓣膜病依据其病因性质及瓣膜病变出现的缓急，分为急性和慢性两大类。其中慢性病因导致的慢性心脏瓣膜病多见，是我国常见的心脏病之一，也是常见的心血管疾病的住院原因。

瓣膜病变可分为相对性和器质性。心室和主、肺动脉根部严重扩张可造成瓣膜相对性关闭不全；而炎症、黏液样变性、退行性改变、先天性畸形、缺血性坏死、创伤等病因可造成瓣膜器质性损害，导致瓣膜狭窄或关闭不全。其中，最常见的是风湿性心脏病(rheumatic heart disease)，简称风心病，是风湿性炎症过程所致瓣膜损害，是我国最常见慢性心瓣膜病的原因。主要累及40岁以下人群。以二尖瓣病变最常见，其次为主动脉瓣，三尖瓣和肺动脉瓣病变少见，并常见多瓣膜病变。近年来，风心病的发病率已有所下降，而瓣膜黏液样变性和老年人的瓣膜钙化退变在我国日益增多。

各种类型的VHD病情的评估主要依据以下几点：① 症状是否发生。② 瓣膜损害的严重程度。③ 左心室和(或)右心室对容量和压力负荷过重的反应。④ 对肺或体循环的影响。⑤ 心脏节律的变化。综合考虑所有这些因素可将VHD分为4个期(表15-1)。治疗时，常参照此分期确立是否手术及手术方案。

表 15-1 VHD 进展的分期

分 期	定 义	描 述
A	风险期	具有导致 VHD 的风险因素
B	进展期	进展性 VHD 患者(轻度至中度瓣膜病变并无症状)

续　表

分　期	定　义	描　　　述
C	无症状严重期	符合严重 VHD 标准的无症状患者 C1：严重 VHD 无症状的患者，其左心室或右心室仍处于代偿期 C2：严重 VHD 无症状的患者，左心室或右心室失代偿
D	有症状严重期	由于 VHD 导致症状的患者

多瓣膜病（multivalvular heart disease）指 2 个或 2 个以上瓣膜发生病损，其常见于下列情况：① 一种疾病同时损害几个瓣膜。最常见的是风心病，约 1/2 风心病有多瓣膜损害，以二尖瓣狭窄合并主动脉瓣关闭不全最为多见。黏液样变性可使二尖瓣脱垂伴三尖瓣脱垂。② 一个瓣膜损害致心脏容量或压力负荷过度相继引起近端瓣膜功能受累。如主动脉瓣关闭不全使左心室容量负荷过度而扩大，产生继发性二尖瓣关闭不全；二尖瓣狭窄伴肺动脉高压导致肺动脉瓣和三尖瓣继发性关闭不全。③ 不同疾病分别导致不同瓣膜损害。此种情况较少见。如先天性肺动脉瓣狭窄伴风湿性二尖瓣狭窄。多瓣膜病的血液动力学特征和临床表现取决于受损瓣膜的组合形式和各瓣膜受损的相对严重程度。各瓣膜损害程度不等时，严重者所致血液动力学异常和临床表现突出，常掩盖轻的损害，导致后者漏诊。各瓣膜损害程度大致相等时，近端（上游）瓣膜对血液动力学和临床表现的影响较远端者大。例如二尖瓣和主动脉瓣的联合病变时，二尖瓣对血液动力学和临床表现更为有影响。多瓣膜受损时，总的血液动力学异常较各瓣膜单独损害者严重。两个体征轻的瓣膜损害可产生较明显的症状。

第一节　二尖瓣狭窄

二尖瓣狭窄（mitral stenosis）是由于各种原因使二尖瓣发生不可逆转的结构异常，致使二尖瓣口不能正常开放而引起二尖瓣口血流受阻的心脏瓣膜病，是目前常见的慢性心脏瓣膜病之一。

【病因及发病机制】

二尖瓣狭窄最常见病因为风湿热。约半数的风湿性心瓣膜病和风湿热反复发作有关。风湿热患者反复出现风湿活动，导致瓣膜反复炎症—修复，最终可致瓣膜结构异常。急性风湿热后，至少需 2 年始形成明显二尖瓣狭窄，多次发作急性风湿热较一次发作出现狭窄早。也有约半数二尖瓣狭窄的患者可无急性风湿热史，但多有反复链球菌扁桃体炎或咽峡炎史。单纯二尖瓣狭窄占风心病的 25%，二尖瓣狭窄伴有二尖瓣关闭不全占 40%。主动脉瓣常同时受累，三尖瓣和肺动脉瓣病变者少见。

二尖瓣狭窄的非风湿性病因有左房黏液瘤、瓣膜先天性畸形或结缔组织病等。

【病理及病理生理】

正常成人二尖瓣口面积为 4～6 cm^2。风湿热导致二尖瓣不同部位（如瓣膜交界处、瓣膜游离缘、腱索）或多个部位的粘连融合，瓣叶与腱索增厚、钙化挛缩，最终瓣膜僵硬、瓣口狭窄，跨瓣压差显著增加。狭窄的二尖瓣呈漏斗状，瓣口常呈"鱼口"状。瓣叶钙化沉积有时可延展累及瓣环，使瓣环显著增厚。如果风湿热主要导致腱索的挛缩和粘连，而瓣膜交界处的粘连很轻，则主要出现二尖瓣关闭不全。

二尖瓣狭窄的程度根据瓣膜口面积分为三级：① 轻度狭窄：瓣膜口面积 $1.5\sim2\ cm^2$。② 中度狭窄：瓣膜口面积 $1\sim1.5\ cm^2$。③ 重度狭窄：瓣膜口面积 $<1.0\ cm^2$。一般中度以上狭窄可显著影响血液动力学，出现相应的病理生理改变及临床表现。单纯二尖瓣狭窄可引起特殊类型的心力衰竭。它不涉及左心室的收缩功能，而是直接因左心房压力升高而导致肺循环高压，产生明显的肺淤血，表现为劳力性呼吸困难，并相继出现的右心功能不全。同时，因左心室充盈不足加重劳力性呼吸困难症状。慢性二尖瓣狭窄可导致左心房扩大及左心房壁钙化，尤其在合并房颤时左心耳及左心房内可形成附壁血栓。

(1) 左心房功能代偿期：二尖瓣狭窄面积减少至 $2.0\ cm^2$，导致瓣口血流受阻，左心房排血受阻，左心房压力升高，引起左心房代偿性肥厚扩张以增强收缩力，克服因瓣口狭窄所致的血流受阻，保证左心室充盈。该期患者多无明显自觉症状，或仅在心率增快时(如运动、激动、感染、妊娠、房颤伴快速心室率)有轻度症状。

(2) 左心房功能失代偿期：当瓣口面积小于 $1.5\ cm^2$ 时，左心房压进一步升高，肺静脉与肺毛细血管压升高，血管扩张、肺淤血，进而出现间质性肺水肿和肺小动脉血管壁增厚，引起肺顺应性降低，出现呼吸困难的临床表现。

(3) 右心衰竭期：由于持续肺动脉压升高，右心室负荷增加，右心室代偿性肥厚与扩张，最终超过右心室的代偿能力，导致右心衰竭。可继发三尖瓣狭窄和肺动脉瓣关闭不全。此时，肺淤血症状反而减轻。

【临床表现】

(一) 症状

1. **呼吸困难** 为最常见的早期症状。呼吸困难发作常因运动、精神紧张、体力活动、感染、妊娠或并发心房颤动等诱发。患者多先有劳力性呼吸困难，随瓣膜狭窄加重而出现静息时呼吸困难、端坐呼吸和夜间阵发性呼吸困难，甚至发生急性肺水肿。

2. **咯血** 咯血是二尖瓣狭窄患者常见的症状，不同病期及病情，咯血的表现不同。

(1) 突然咯大量鲜血：常见于严重二尖瓣狭窄，可为首发症状。当肺静脉压突然升高时，黏膜下淤血、扩张而壁薄的支气管静脉破裂引起大咯血，咯血后肺静脉压减低，咯血可自止。随支气管静脉壁增厚，肺血管阻力增加及右心功能不全，咯血的发生率降低。

(2) 痰中带血：见于出现阵发性夜间呼吸困难患者。

(3) 咳粉红色泡沫状痰：见于出现急性肺水肿时。

3. **咳嗽** 较常见，与支气管黏膜水肿、肺淤血、心房增大压迫左主支气管等有关。

4. **其他** 部分患者有声音嘶哑、吞咽困难等，为左心房肥大的压迫症状，较少见。长期严重二尖瓣狭窄患者，有系列右心衰和体循环水肿的临床表现。

(二) 体征

1. **视诊** 重度二尖瓣狭窄常有"二尖瓣面容"，可见心前区隆起，右心室扩大时可见心前区心尖搏动弥散。

2. **触诊** 心尖区可触及舒张期震颤。

3. **叩诊** 心脏相对浊音界向左扩大，心腰部膨出，心浊音界呈"梨形"。

4. **听诊**

(1) 心音改变：心尖部 S_1 亢进呈拍击样，瓣膜弹性尚好时可闻及开瓣音，如瓣叶钙化僵硬，则

S_1减弱,开瓣音消失;脉动脉高压时肺动脉瓣区S_2亢进或伴分裂。

(2) 心脏杂音: 心尖区可闻及舒张中晚期隆隆样杂音,局限不传导,是二尖瓣狭窄最重要的体征,具有诊断价值;当肺动脉扩张引起相对性肺动脉瓣关闭不全,可在胸骨左缘第2肋间闻及舒张早期吹风样杂音,称 Graham-Steell 杂音;右心室扩大时出现相对性三尖瓣关闭不全,三尖瓣区可闻及全收缩期吹风样杂音。

(三) 并发症

1. **心房颤动**　心房颤动是二尖瓣狭窄常见并发症。无症状的患者一旦发生心房颤动,可突然出现显著的呼吸困难,甚至发生急性肺水肿。心房颤动往往是患者体力活动明显受限的开端。

2. **急性肺水肿**　急性肺水肿是重度二尖瓣狭窄的严重并发症,尤其合并快速心室率心房颤动时更易发生。患者突然出现严重呼吸困难和发绀,端坐呼吸,大量咳痰,咳粉红色泡沫样痰,为二尖瓣狭窄常见的死亡原因。

3. **血栓栓塞**　血栓栓塞最常见于二尖瓣狭窄伴心房颤动的患者。左心房淤血、扩大易形成附壁血栓,血栓脱落可引起动脉栓塞,其中脑栓塞最多见,其他可见于四肢,肠系膜,肾、脾动脉栓塞。右心房内的血栓脱落可导致肺栓塞。

4. **右心衰竭**　右心衰竭是二尖瓣狭窄晚期常见的并发症,常因劳累、肺部感染等因素诱发,是病情加重的表现。

5. **感染性心内膜炎**　单纯二尖瓣狭窄患者少见。

6. **肺部感染**　因肺淤血易并发肺部感染,肺部感染可诱发或加重心力衰竭。

【辅助检查】

1. **经胸超声心动图**　经胸超声心动图(TTE)是确立各种心瓣膜病诊断的首选检查,可显示瓣膜的形态和活动状态,定量评价血液动力学的严重程度(平均跨瓣压力阶差、二尖瓣瓣口面积、肺动脉压)、评估联合瓣膜病变,还可提供房室大小、室壁厚度和运动、心室功能等信息,可用作病情评估、判断预后以及手术治疗时机的评价。TTE 也是心瓣膜病患者及心瓣膜病术后长期随访的必需项目。

风湿性二尖瓣狭窄的 TTE 表现有: M 型超声可见二尖瓣前叶活动曲线在舒张期双峰消失,在舒张早期快速充盈时形成 E 峰,下降速度减慢,二尖瓣呈持续开放,EA 间的 F 点消失,形成城墙样改变;二尖瓣后叶在舒张期向前活动,与前叶同向运动。风湿性二尖瓣狭窄患者二维超声心动图可见舒张期二尖瓣前叶呈圆拱状,后叶活动度减少,交界处粘连融合,瓣叶增厚和瓣口面积缩小。多普勒超声可见在狭窄的二尖瓣口下有舒张期湍流频谱。老年钙化性疾病造成的二尖瓣狭窄可见二尖瓣瓣环严重钙化,钙化向瓣叶扩展。

2. **经食管超声心动图检查**　当经 TTE 质量欠佳,或怀疑有血栓、人工瓣膜功能不全或心内膜炎时,应当考虑经食管超声心动图(TEE)。拟实施经皮二尖瓣球囊扩张术的患者,术前应该进行TEE,以评价有无左心房血栓以及进一步评估二尖瓣反流(MR)的程度。TEE 也用于瓣膜修补或经皮瓣膜操作的术中监测及术后随访。

3. **负荷试验**　当静息多普勒超声心动图结果和临床症状或体征之间存在差异时,可通过运动负荷超声心动图或多巴酚丁胺负荷超声心动图,评估跨二尖瓣压力阶差和肺动脉压的运动反应变化,提供额外的信息。

4. **胸部影像学检查**

(1) X 线胸片: 轻度二尖瓣狭窄者心影可正常。中度以上狭窄者可见:① 左心房增大,肺动脉干突出。② 右心室增大,与左心房增大呈双重影。③ 左前斜位可见食管后移,有左心房压迹。④ 慢性肺静脉高压及肺淤血时血管影明显,血流重新分布,肺上部血管影较下部多。

(2) 心脏磁共振成像(CMR):对超声心动图检查质量欠佳或结果有矛盾的患者,可用 CMR 来评估瓣膜病变特别是反流病变的严重程度,其在评估右心室心室容量和收缩功能中具有优势,常用于评估三尖瓣反流的后果。

5. **心电图检查** 窦性心律时出现 P 波增宽、有切迹,提示左心房扩大。肺动脉高压时有右心室肥厚。并发心房颤动及各种心律失常时出现相应心电图改变。

6. **心导管检查** 有症状的患者,当无创性检查结果不确定或其瓣膜病变严重程度无创检查和体检不一致时,可通过心导管检查测定肺血管阻力、肺毛细血管楔嵌压等指标,进行血液动力学评价。

【诊断策略】

(一) 诊断依据

心尖区有隆隆样舒张期杂音,伴 X 线或心电图示左心房增大,提示二尖瓣狭窄,心脏超声检查可明确诊断。

(二) 鉴别诊断

需与其他一些产生心尖区舒张期杂音的情况相鉴别,心脏超声是鉴别诊断的首选检查。

1. **相对性二尖瓣狭窄** 严重二尖瓣反流、大量左至右分流的先天性心脏病(如室间隔缺损、动脉导管未闭)和高动力循环(如甲状腺功能亢进症、贫血)时,经二尖瓣口的血流增加,产生相对性的二尖瓣狭窄。心尖区可有短促的隆隆样舒张中期杂音,常紧随于增强的第三心音后。

2. **Austin-Flint 杂音** 严重的主动脉瓣反流使左心室舒张压快速升高,导致二尖瓣处于半关闭状态,使快速前向血流跨越二尖瓣口时遇到障碍。与器质性二尖瓣狭窄的杂音鉴别要点是 Austin-Flint 杂音不伴有开瓣音、第一心音亢进和心尖区舒张期震颤。

3. **左心房黏液瘤** 左心房黏液瘤瘤体阻塞二尖瓣口,产生随体位改变的舒张期杂音,其前有肿瘤扑落音。瘤体也常致二尖瓣关闭不全。其他临床表现有发热、关节痛、贫血、红细胞沉降率增快和体循环栓塞。

(三) 病情评估

二尖瓣狭窄的病情评估中,通过心脏超声面积仪测得二尖瓣口面积和舒张期压力减半时间,计算二尖瓣口面积,是描述二尖瓣狭窄血液动力学严重程度的最佳特征(表 15 - 2)。二尖瓣狭窄的患者中,无症状者的生存通常良好,可达到 10 年,但通常由于妊娠或诸如房颤或栓塞等并发症促使病情突然恶化;而有症状的二尖瓣狭窄患者如不进行干预则预后不良。

表 15 - 2 二尖瓣狭窄病情评估

瓣 膜 病 变		临床表现	分 期
	二尖瓣血流速度正常	具有导致 VHD 的风险因素,无临床症状	风险期(A 期)
轻度狭窄,瓣口面积<2 cm²	二尖瓣血流速度增加,舒张期压力减半时间<150 ms,伴有轻一中度左房增大,静息时肺动脉压正常	无临床症状	进展期(B 期)

续　表

瓣　膜　病　变		临床表现	分　期
中度狭窄,瓣口面积<1.5 cm²	舒张期压力减半时间≥150 ms。正常心率下,二尖瓣平均压差>5~10 mmHg,伴见严重左心房增大,肺动脉收缩压增高>30 mmHg	无临床症状 活动耐量降低,劳力性呼吸困难	无症状严重期(C期)
重度狭窄,瓣口面积<1.0 cm²	舒张期压力减半时间≥220 ms	明显的临床症状	有症状严重期(D期)

（四）诊断思路

二尖瓣诊断思路见图 15-1。

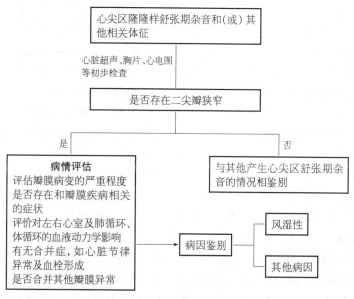

图 15-1　二尖瓣狭窄诊断思路

【治疗策略】

1. **一般治疗**　无症状者避免剧烈体育活动。呼吸困难者应减少体力活动,限制钠盐摄入,口服利尿剂,避免和控制诱发急性肺水肿的因素,如急性感染、贫血等。定期随访超声心动图。

2. **药物治疗**

（1）风湿热的二级预防:对于风湿性心脏病患者,尤其二尖瓣狭窄者,当积极地进行风湿热的二级预防。一般应坚持至患者 40 岁甚至终身应用苄星青霉素 120 万 U,每 4 周肌内注射 1 次。

（2）感染性心内膜炎的预防:对于已行人工心脏瓣膜置换术的患者,或既往有 IE 病史的瓣膜病患者建议在牙科手术前预防性使用抗生素;对各种腔镜检查(TEE、胃镜、结肠镜检查或膀胱镜检查),无活动性感染者不推荐 IE 的预防。

（3）抗凝治疗:对于合并房颤(阵发、持续、永久)的患者,或窦性心律患者合并既往栓塞事件或合并左心房血栓,当积极进行抗凝治疗,以目标 INR 达到 2~3 为宜。另外,当 TEE 显示自发性致密回声对比度或左心房扩大(M 型直径>50 mm 或左心房容量>60 ml/m²)时,也应考虑抗凝治疗。常用药物有华法林及肝素等。

（4）对症治疗：① 大咯血：使患者采取坐位,静脉注射利尿剂,以降低肺静脉压,可予镇定剂使患者保持镇定,防止窒息。② 急性肺水肿：首选减轻心脏前负荷为主的硝酸酯类药物及利尿剂。应注意避免使用以扩张小动脉为主、减轻心脏后负荷的血管扩张药物。正性肌力药物对二尖瓣狭窄的肺水肿无益。在心房颤动伴快速心室率时可静脉注射毛花苷 C,取其减慢心室率的作用。③ 心房颤动：治疗以控制心室率,恢复和保持窦性心律,预防血栓栓塞为目的(治疗参照心律失常章节)。

3. **瓣膜干预**　二尖瓣狭窄瓣膜干预的适应证及其应选择的手术类型,当根据 VHD 及其合并症的特征决定,需特别注意评价干预的预期获益和疾病的自然转归相比,是否获益＞风险。

（1）经皮球囊二尖瓣成形术：经皮球囊二尖瓣成形术（percutaneous mitral ballon commissurotomy,PMBC)是单纯 MS 患者的首选方法。对于瓣口面积≤1.5 cm^2 且有临床症状的患者,或无症状但 MS 极严重(MVA≤1.0 cm^2)的患者,如二尖瓣无钙化且活动度较好,瓣下结构无明显增厚,且无左心房内血栓形成者,可用该法进行干预。另外,当外科手术有禁忌,或作为高风险、危重患者外科手术的桥接,PMBC 亦是首选的技术。PMBC 主要的并发症包括手术死亡率(0.5%～4%)、心包积血(0.5%～10%)、栓塞(0.5%～5%)和重度二尖瓣反流(2%～10%)等。

（2）外科手术治疗：对不适宜 PMBC 的二尖瓣狭窄患者,可采用外科手术治疗。如果患者合并其他类型的需要进行心脏手术的疾病(如冠心病、主动脉瘤、主动脉瓣或三尖瓣疾病)可在其他手术的时进行二尖瓣手术。常见的手术包括二尖瓣分离术及人工瓣膜置换术。

二尖瓣分离术包括闭式和直视两种,前者目前已少用。直视分离术适用于瓣叶严重钙化、病变累及腱索和乳头肌、左心房内有血栓的二尖瓣狭窄的患者。可在直视下分离融合的交界处、腱索和乳头肌,去除瓣叶的钙化斑,清除左心房内血栓,血液动力学改善更好。

当严重瓣叶和瓣下结构钙化、畸形,不宜做分离术或二尖瓣狭窄合并明显二尖瓣关闭不全时,可考虑进行人工瓣膜置换术。换瓣的手术死亡率为 3%～10%,且与年龄、心功能分级、肺动脉高压和并存 CAD 相关。换瓣手术 10 年生存率为 81%～90%。一般而言,对于小于 60 岁的患者,如无抗凝禁忌,推荐使用机械瓣膜;而大于 70 岁的患者,推荐使用生物瓣膜。任何年龄的患者,如有抗凝治疗禁忌、不耐受抗凝或不希望抗凝治疗,推荐使用生物瓣膜。人工机械瓣膜置换的患者,需终身口服华法林进行抗凝治疗并监测 INR,使 INR 达到 3.0;人工生物 MVR 或修复后最初 3 个月,也需进行华法林抗凝治疗,并使 INR 达到 2.5。无论置换何种瓣膜均推荐联用阿司匹林 75～100 mg,每日 1 次。

第二节 | 二尖瓣关闭不全

二尖瓣关闭不全(mitral regurgitation)是由于二尖瓣结构中任何部分的异常或功能障碍,致使二尖瓣口不能完全关闭,收缩期发生左心室血液反流入左心房的心脏瓣膜病。

【病因及发病机制】

二尖瓣结构(包括瓣叶、瓣环、腱索、乳头肌)异常,可导致器质性二尖瓣关闭不全。左心室增大可造成二尖瓣环扩大而导致二尖瓣关闭不全,称为相对性二尖瓣关闭不全。病因的性质不同造成该病呈现急性和慢性不同的病程。

慢性二尖瓣关闭不全常见原因有：① 风湿性损害。此因素最为常见,占二尖瓣关闭不全的1/3。② 原发性黏液性变导致二尖瓣脱垂。③ 二尖瓣环退行性变和瓣环钙化。④ 乳头肌缺血可引起乳头肌功能失调或乳头肌坏死。⑤ 先天或遗传因素：如先天性心脏病心内膜垫缺损常合并二尖瓣前叶裂;先天性或获得性的腱索病变,如腱索过长、断裂缩短和融合;先天性乳头肌畸形,如一侧乳头肌缺如(降落伞二尖瓣综合征),某些遗传性结缔组织病(如马方综合征);肥厚型心肌病收缩期二尖瓣前叶向前运动,均可导致二尖瓣关闭不全。

急性二尖瓣关闭不全常见于：感染性心内膜炎导致的瓣叶穿孔;急性心肌梗死时并发的乳头肌坏死或断裂;创伤损伤二尖瓣结构;人工瓣损坏等。

【病理及病理生理】

引起二尖瓣关闭不全的不同病因造成不同的病理改变。风湿性病变使瓣膜僵硬、变性、瓣缘卷缩、连接处融合,或伴有腱索和乳头肌纤维化与粘连。二尖瓣原发性黏液性变使瓣叶宽松膨大或伴腱索过长,心脏收缩时瓣叶突入左心房形成二尖瓣脱垂。冠心病可致左心室乳头肌或乳头肌附着部位的左心室壁缺血、坏死或纤维化,引起乳头肌功能失常。退行性变主要表现为瓣环钙化,多见于老年女性。大约50%的二尖瓣环钙化累及传导系统,引起不同程度的房室或室内传导阻滞。50%严重二尖瓣环钙化者常合并主动脉瓣环钙化。

慢性二尖瓣关闭不全时,心室收缩时部分血流反流回左心房,与肺静脉回流回左心房的血流汇总,在舒张期充盈左心室。左心室舒末期容量增大,根据 Frank-Starling 机制,在左心室心搏量增加。因此,在代偿期内,同时扩大的左心房和左心室可适应容量负荷增加,左心房压和左心室舒张末压不致明显上升,射血分数可完全正常。但如果二尖瓣关闭不全持续存在并继续加重,左心房压和左心室舒张末压明显上升,持续严重的过度容量负荷终致左心室功能恶化,一旦心排出量降低时即可出现左心衰,导致肺淤血、肺动脉高压和右心衰发生。

急性二尖瓣关闭不全时,收缩期血液反流回左心房,前向心搏量和心排出量明显减少。并且,面对突然增加的容量负荷,左心室急性扩张能力有限,来不及代偿,左心室舒张末压急剧上升。左心房压也急剧升高,导致肺淤血,甚至肺水肿。并继之产生肺动脉高压和右心衰。

【临床表现】

（一）症状

不同病因所致的二尖瓣关闭不全,临床表现有所差别。慢性轻度二尖瓣关闭不全可终身无症状。严重反流有心排出量减少,首先出现的突出症状是疲乏无力,肺淤血的症状如呼吸困难出现较晚。如风湿性心脏病导致的二尖瓣关闭不全无症状期常超过 20 年,一旦出现症状,多数已存在不可逆的心功能损害,表现为疲乏、无力、呼吸困难等左心衰竭的症状,且病情进行性恶化。

急性轻度二尖瓣反流仅有轻微劳力性呼吸困难。严重反流(如乳头肌断裂)很快发生急性左心衰竭,甚至发生急性肺水肿、心源性休克。

（二）体征

1. 视诊　发生右心衰竭时可见颈静脉充盈怒张,肝颈静脉反流征(＋),下肢水肿等。心尖搏动呈高动力型,并向左下移位。

2. 触诊　心功能代偿期可触及抬举样心尖搏动。

3. 叩诊　心界向左下扩大,心浊音界可呈"靴型"。

4. 听诊

(1) 心音改变：风心病所致者 S_1 减弱，二尖瓣脱垂和冠心病所致者 S_1 多正常，伴有 S_2 分裂增宽。

(2) 心脏杂音：不同病因致病的二尖瓣关闭不全，心脏杂音的性质不同。风心病者心尖区可闻及 3/6 级粗糙的全收缩期吹风样杂音，向左腋下和左肩胛下区传导，吸气时减弱，呼气时稍增强，可伴震颤；二尖瓣脱垂者随收缩中期喀喇音之后出现收缩晚期杂音；冠心病乳头肌功能失调或断裂者可有全收缩期杂音，腱索断裂时杂音似海鸥鸣或乐音性。严重反流时心尖区可闻及紧随 S_3 后的短促的舒张期隆隆样杂音。

（三）并发症

1. 心房颤动 可见于大多数的慢性重度二尖瓣关闭不全患者。

2. 感染性心内膜炎 较二尖瓣狭窄常见，多发生于轻、中度二尖瓣关闭不全。

3. 动脉血栓栓塞 见于左心房扩大伴有慢性心房颤动的患者，较二尖瓣狭窄少见。

4. 心力衰竭 多于晚期发生，可出现左心衰竭、右心衰竭。

【辅助检查】

1. 超声心动图 经胸超声心动图(TTE)是确立诊断的首选检查。检查可见左心房、左心室内径增大；收缩期二尖瓣前、后叶不能闭合完全。脉冲式多普勒超声和彩色多普勒血流显像可于二尖瓣心房侧和左心房内探及收缩期反流束，诊断二尖瓣关闭不全的敏感性几乎达 100%，且可半定量反流程度。二维超声可显示二尖瓣装置的形态特征，如瓣叶和瓣下结构增厚、融合、缩短和钙化多见于风湿性病变；瓣叶冗长脱垂、连枷样瓣叶常见于中度二尖瓣脱垂；退行性变可见瓣环扩大或钙化；继发于冠心病者可见局部室壁运动异常合并二尖瓣叶牵拉；原发性心肌疾病可出现左心室扩张，导致二尖瓣环扩大合并瓣膜中心闭合受损，有助于明确病因，评价瓣膜的可修复性和判断预后。经食管超声心动图检查(TEE)常用于手术前获得高质量的病变信息及术中 TEE 指导修复。

2. 胸部 X 线 急性者心影正常或左心房轻度增大伴明显肺淤血，甚至肺水肿征。慢性重度反流常见左心房、左心室增大，左心室衰竭时可见肺淤血和间质性肺水肿征。二尖瓣环钙化为致密而粗的 C 形阴影，在左侧位或右前斜位可见。

3. 心电图 急性者窦性心动过速常见。慢性重度二尖瓣关闭不全主要表现为左心房增大，部分有左心室肥厚和非特异性 ST-T 改变，少数有右心室肥厚征，常见心房颤动。

4. 心脏磁共振 心脏磁共振(CMR)适用于评价左心室和右心室容量、功能或 MR 严重程度，尤其是 TTE 检查不满意时。

5. 负荷试验 活动平板试验可明确慢性原发性 MR 患者的症状情况和运动耐量。负荷核素或正电子发射断层显像、负荷超声心动图等对明确慢性继发性 MR 的病因和(或)评价心肌存活有一定的价值。

6. 心导管检查 有症状慢性原发性 MR 患者，如静息时症状和 MR 严重程度之间存在差异时，可使用心导管运动血液动力学检查。

【诊断策略】

（一）诊断依据

如患者突然发生呼吸困难，心尖区出现收缩期杂音，X 线心影不大而肺淤血明显，并且存在急性二尖瓣关闭不全的病因(如感染性心内膜炎、急性心肌梗死、创伤和人工瓣膜置换术后等)可以诊断。慢性者心尖区有典型杂音伴左心房室增大,诊断可以成立,确诊有赖超声心动图。

(二) 鉴别诊断

心尖区杂音的鉴别　三尖瓣关闭不全可产生全收缩期杂音,因其右心室显著扩大,杂音可传导至心尖区,需与二尖瓣杂音鉴别。三尖瓣关闭不全杂音在胸骨左缘第4、第5肋间最清楚,但不向左腋下传导。杂音在吸气时增强,常伴颈静脉收缩期搏动和肝收缩期搏动。

(三) 病情评估

二尖瓣反流程度的判断见表15-3。其分期参照上一节。

表 15 - 3　二尖瓣反流程度

	轻　度	中　度	重　度
原发性 MR	中心反流束面积<20%左心房 反流口<0.3 cm	中心反流束面积占 20%~40%左心房或收缩晚期偏心性二尖瓣反流 反流口<0.7 cm 反流量<60 ml 反流分数<50% 有效反流口面积<0.40 cm²	中心反流束面积>40%左心房或全收缩期偏心性二尖瓣反流 反流口≥0.7 cm 反流量≥60 ml 反流分数≥50% 有效反流口面积≥0.40 cm²
继发性 MR	无MR反流或多普勒中心反流束面积<20%左心房 小反流口<0.3 cm	有效反流口面积<0.20 cm² 反流量<30 ml 反流分数<50%	有效反流口面积≥0.20 cm² 反流量≥30 ml 反流分数≥50%

(四) 诊断思路

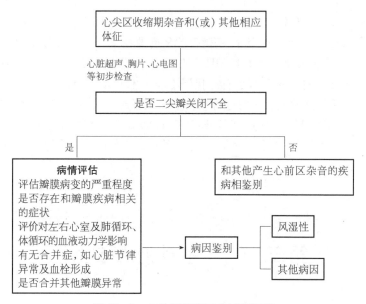

图 15 - 2　二尖瓣关闭不全诊断思路

【治疗策略】

(一) 急性二尖瓣关闭不全

急性二尖瓣关闭不全的治疗目的是降低肺静脉压,增加心排出量和纠正病因。外科治疗为根本措施,内科治疗一般仅作为术前过渡措施。可使用静脉滴注硝普钠,通过扩张小动静脉,降低心脏前后负荷,减轻肺淤血,减少反流,增加心排出量。静注利尿剂可降低前负荷。

(二) 慢性二尖瓣关闭不全

1. 一般治疗 风心病伴风湿活动者需抗风湿治疗,并预防风湿热复发。预防感染性心内膜炎。无症状、心功能正常者无须特殊治疗,但应定期随访。慢性心房颤动,有体循环栓塞史、超声检查见左心房血栓者,应长期抗凝治疗。

2. 并发症治疗 心房颤动的处理同二尖瓣狭窄,但维持窦性心律不如在二尖瓣狭窄时重要。除因心房颤动导致心功能显著恶化的少数情况需恢复窦性心律外,多数只需控制心室率满意即可。心力衰竭者,可考虑使用利尿剂、血管紧张素转换酶抑制剂、β受体阻滞剂和洋地黄。

3. 外科手术治疗

(1) 原发性二尖瓣关闭不全: 对于原发性二尖瓣关闭不全患者而言,外科治疗是恢复瓣膜关闭完整性的根本措施,应在发生不可逆的左心室功能不全之前施行,否则手术风险高,术后预后不佳。

有症状的患者,如仅有轻度左心室功能不全(LVEF>30%、LVESD<55 mm),适宜进行外科治疗;如果已出现重度左心室功能不全[LVEF<30%及(或)LVESD>55 mm],药物治疗效果不佳者,当权衡持久性瓣膜修复的可能性及伴发疾病,评价外科手术的风险及获益,可酌情考虑外科手术。

无症状患者,如有左心室功能不全[LVESD>45 mm及(或)LVEF≤60%],适宜进行外科治疗;如左心室功能大致正常,新发心房颤动或肺动脉高压(静息肺动脉收缩压>50 mmHg)的患者,或瓣叶连枷且LVESD≥40 mm的患者,权衡手术风险,可考虑外科手术。

如瓣膜损坏较轻,瓣叶无钙化,瓣环有扩大,但瓣下腱索无严重增厚者,或MR局限于后瓣的患者首选瓣膜修复成形术。瓣叶钙化,瓣下结构病变严重,感染性心内膜炎或合并二尖瓣狭窄者必须行人工瓣膜置换术。

(2) 继发性二尖瓣关闭不全: 对于缺血性造成的继发性MR患者,手术适应证和首选的外科手术方式目前仍有争议,主要是因为瓣膜修复后MR反流持续存在和复发率高,目前尚缺乏手术延长生命的证据。一般而言,此类中重度MR患者,如拟接受CABG手术,可选择进行瓣膜手术。

4. 介入治疗 经皮缘对缘修复术是有症状但不能手术或高危的患者的替代选择。可作为原发性二尖瓣反流外科手术高危或者无法进行外科手术患者的替代治疗方案。症状严重(NYHAⅢ或Ⅳ级)的慢性原发性严重MR患者(D期),具有良好的瓣膜解剖结构适宜修复手术和合理的预期寿命,但由于严重伴发病出现手术禁忌风险,以及即使心衰最佳的GDMT仍然症状严重,可以考虑经导管二尖瓣修复治疗。

第三节 | 主动脉瓣狭窄

主动脉瓣狭窄(aortic stenosis)是指由于各种原因造成左心室流出道(瓣膜、瓣上或瓣下结构)

狭窄,导致血流阻塞,左心室血液排出受阻,使心排血量降低,继而左心室代偿性肥大,最终导致左心衰竭的心脏瓣膜病。

【病因及发病机制】

引起主动脉瓣狭窄的主要原因有:① 风心病。单纯的风湿性主动脉瓣狭窄少见,大多伴有关闭不全和二尖瓣损害。② 先天性畸形。其中,先天性二叶瓣畸形为最常见的先天性主动脉瓣狭窄的病因。③ 退行性老年钙化性主动脉瓣狭窄,为 65 岁以上老年人单纯性主动脉狭窄的常见原因。

【病理及病理生理】

风湿性炎症导致的主动脉瓣狭窄可伴有瓣膜交界处粘连融合,瓣叶纤维化、僵硬、钙化和挛缩畸形,大多伴有关闭不全和二尖瓣损害;而退行性变造成的主动脉瓣狭窄一般无瓣膜交界处融合,瓣叶主动脉面有钙化结节限制瓣叶活动。常伴有二尖瓣环钙化。

正常成人主动脉瓣口面积为 $3.0\sim4.0\ cm^2$,当瓣口面积减少一半时,收缩期仍无明显跨瓣压差。当瓣口面积减少 $\leqslant1.0\ cm^2$ 时,因左心室收缩期压力负荷显著增加,左心室收缩压明显升高,跨瓣压差显著增大,出现代偿性左心室肥厚,随病情进展发生左心室扩张、室壁顺应性减低、心肌缺血和纤维化等最终发生失代偿,出现左心衰竭,使心排血量进一步减少。由于左心室肥厚导致心肌耗氧量增加,加之心排血量减少且舒张期心腔内压力增高压迫心内膜下冠状动脉,冠状动脉灌注不足,使患者于活动后发生心肌缺血,出现心绞痛发作及各种心律失常。左心室排血量显著减少,体循环动脉压下降,脑循环灌注压降低导致脑缺血,严重影响脑灌注压时可发生晕厥。患者运动中产生晕厥主要同运动中狭窄的主动脉瓣口限制心排出量相应增加、心肌缺血加重且左心室收缩压急剧上升,过度激活室内压力感受器引发血管减压反应,导致外周血管阻力降低有关。运动后即刻发生晕厥者为突然体循环静脉回流减少,影响心室充盈,左心室心搏量减少所致。休息时晕厥可由于心律失常(心房颤动、房室阻滞或心室颤动)造成,甚至发生心脏性猝死。

【临床表现】

(一) 症状

症状一般出现较晚,以呼吸困难、心绞痛和晕厥为典型主动脉瓣狭窄的主要临床表现,称为主动脉瓣狭窄"三联征"。

1. **呼吸困难**　劳力性呼吸困难为晚期肺淤血引起的常见首发症状,见于 90% 有症状的患者。病情进展可出现夜间阵发性呼吸困难、端坐呼吸,严重时因急性肺水肿出现严重呼吸困难,烦躁不安,频繁咳嗽,发绀等机体严重缺氧的表现。

2. **心绞痛**　半数以上患者有反复心绞痛发作。常由体力活动诱发,休息后可缓解。主要由心排血量显著下降,心肌缺血所致,极少数由瓣膜沉积的钙质栓塞冠状动脉引起,部分患者同时患有冠心病,主动脉瓣狭窄可进一步加重心肌缺血,症状更加严重。

3. **晕厥**　约见于 1/3 有症状的患者。多发生于直立、运动中或运动后即刻发生,少数患者在休息时发生。

(二) 体征

1. **视诊**　心尖搏动增强、弥散。

2. **触诊**　左心室肥厚明显者心尖搏动向左下移位,可触及抬举样心尖搏动;严重狭窄者,同时触诊心尖部和颈动脉时,可发现颈动脉搏动明显延迟;胸骨右缘第 2 肋间可触及收缩期震颤。

3. **叩诊** 心浊音界向左下扩大,呈梨形心。

4. **听诊**

(1) 心音改变:S_1 正常,A_2 减弱、消失或逆分裂。肥厚的左心房强有力收缩产生明显的 S_4。先天性主动脉瓣狭窄或瓣叶活动度尚属正常者,可在胸骨右、左缘和心尖区听到主动脉瓣喷射音,不随呼吸而改变,如瓣叶钙化僵硬,喷射音消失。

(2) 心脏杂音:主动脉瓣区可闻及 4/6~5/6 级喷射性收缩期杂音,粗糙、吹风样,呈递增—递减型,在胸骨右缘第 2 或左缘第 3 肋间最响,主要向颈动脉,也可向胸骨左下缘传导,常伴震颤。钙化性主动脉瓣狭窄者,杂音多在心底部,高调粗糙,呈乐音性,为钙化的瓣叶振动所引起,向心尖区传导。发生左心室衰竭或心排出量减少时,杂音减弱或消失。

(3) 血压改变:晚期收缩压和脉压均可下降。

(三) 并发症

1. **心律失常** 可出现心房颤动,并使病情迅速恶化出现低血压、晕厥或急性肺水肿;主动脉瓣钙化累及传导系统可致房室传导阻滞,左心室肥厚、心内膜下心肌缺血或冠状动脉栓塞可致室性心律失常,可导致晕厥,甚至猝死。

2. **心力衰竭** 心力衰竭常见,一旦发生心力衰竭,病情进行性恶化,并缩短自然病程。

3. **感染性心内膜炎** 较少见,多发生于较年轻的轻、中度狭窄患者。

4. **心脏性猝死** 多发生于有症状的患者。

5. **其他** 少数患者有胃肠道症状,可合并胃肠道出血,多见于老年人。

【辅助检查】

1. **超声心动图** 超声心动图是诊断和评估 AS 严重程度的首选检查。用连续多普勒测定通过主动脉瓣的最大血流速度,可计算出平均和峰跨膜压差以及瓣口面积,并可显示瓣叶数目、大小、增厚、钙化,收缩期呈圆拱状的活动度、交界处融合、瓣口大小和形状及瓣环大小等瓣膜结构,有助于确定狭窄的病因;可检出其他相关瓣膜病变或主动脉病变的存在,提供预后信息,协助确定瓣膜手术干预的时机。AS 超声心动图可见主动脉瓣增厚,开放速度减慢及幅度缩小;风湿性心脏病瓣膜病可见瓣叶交界处融合,左心室室壁增厚。多普勒超声于主动脉瓣测出收缩期湍流频谱。

2. **X 线检查** 主动脉瓣狭窄时心影正常或左心室轻度增大,左心房可能轻度增大,升主动脉根部常见狭窄后扩张。在侧位透视下可见主动脉瓣钙化。晚期可有肺淤血征象。

3. **CT 和 CMR** CT 和 CMR 可提供评估升主动脉扩大的额外信息。CT 可定量测量瓣膜面积和冠状动脉钙化,有助于评估预后,用于在拟行 TAVI 前评估主动脉根部、钙化的分布、瓣叶的数量、升主动脉和外周动脉病变和维度。CMR 可检出和定量心肌纤维化,提供额外的预后信息。

4. **心电图** 重度狭窄者有左心室肥厚伴 ST - T 继发性改变和左心房大。可有房室阻滞、室内阻滞(左束支阻滞或左前分支阻滞)、心房颤动或室性心律失常。

5. **负荷试验**

(1) 运动试验:对主动脉瓣钙化和主动脉血流速度≥4 m/s 或平均跨瓣压力阶差≥40 mmHg

的无症状患者,为评价运动引起的生理性变化和确认无症状,可尝试进行运动试验。但对于有症状 AS 患者,运动试验是禁忌证。运动早期出现与 AS 相关的症状或呈现血压下降,是 AS 患者症状发生和不良预后的预测指标。运动期间如发现症状,尤其是年龄小于 70 岁的人,预示极大可能将在 12 个月内发生症状。

(2) 负荷超声心动图:当 TTE 检出重度主动脉瓣狭窄(瓣口面积<1.0 cm²),但出现血流速度<4 m/s 或平均跨瓣压力阶差<40 mmHg 时,重度 AS 诊断存疑。因为轻到中度病变的瓣膜在平均压力阶差<40 mmHg 时可能不完全开放,导致"功能上小的瓣膜面积"。小剂量多巴酚丁胺超声心动图有助于鉴别真正重度 AS 与假性重度 AS。真正重度 AS 显示瓣膜面积仅小幅改变(增加<0.2 cm²并保持<1 cm²),伴有血流量增多,压力阶差却明显增高(平均压力阶差>40 mmHg);而假性重度 AS 显示瓣膜面积显著增大,但压力阶差仅轻度改变。此外,这项试验还可检出具有预后意义的血流储备(也称之为收缩储备)的存在(搏出量增加>20%)。

6. 心导管检查 左心导管示左心室、主动脉间压力差增大。左心室造影可显示主动脉瓣口狭窄程度。用于超声心动图不能确定诊断或需进行经导管人工瓣膜置换术的患者。

【诊断策略】

(一)诊断依据

根据典型主动脉狭窄杂的杂音结合超声心电图可做出诊断。

(二)鉴别诊断

(1) 室间隔缺损:为全收缩期杂音,在胸骨左缘第 4 肋间最清楚,不向腋下传导,常伴胸骨旁收缩期震颤。以上情况均有赖超声心动图确诊。

(2) 其他左心室流出道梗阻疾病的鉴别:① 先天性主动脉瓣上狭窄的杂音最响在右锁骨下,杂音和震颤明显传导至胸骨右上缘和右颈动脉,喷射音少见。约半数患者右颈动脉和肱动脉的搏动和收缩压大于左侧。② 先天性主动脉瓣下狭窄难以与主动脉瓣狭窄鉴别。前者常合并轻度主动脉瓣关闭不全,无喷射音,第二心音非单一性。③ 梗阻性肥厚型心肌病有收缩期二尖瓣前叶前移,致左心室流出道梗阻。产生收缩中或晚期喷射样杂音,胸骨左缘最响,不向颈部传导,有快速上升的重搏脉。以上情况的鉴别有赖于超声心动图。

(三)病情评估

AS 的分期参照表。一般认为,主动脉瓣膜面积<1.0 cm²(有学者主张为<0.8 cm²)时为重度主动脉瓣狭窄,此时如果跨瓣血流正常,跨瓣平均压力阶差>40 mmHg,主动脉射血峰值速度≥4 m/s。由于跨瓣压力阶差呈血流依赖,因此,当主动脉狭窄患者合并心室收缩功能不全时,可呈现低血流、低跨瓣压差状态。同时,对于小面积、低血流、低跨瓣压差时还需注意和假性重度 AS 相鉴别。因此,临床实践中,主动脉狭窄的评估应当综合考虑血流量、压力阶差、心室功能(EF)、心室大小、室壁厚度、瓣膜钙化的程度、血压水平等因素。2017ESC 指南将对于主动脉瓣狭窄患者分为 4 类:① 高压差 AS。② 低流量、低压差、EF 值降低且有收缩功能储备的 AS。③ 低流量、低压差、EF 值降低且收缩功能无储备的 AS。④ 低流量、低压差、EF 值正常的 AS。对不同类型的 AS 采取不同的治疗策略。

无症状的重度 AR 患者,报道两年平均无事件生存率从 20% 到 50% 以上不等,一旦症状出现,重度 AR 患者 5 年生存率仅为 15%～50%。

（四）诊断思路

主动脉瓣狭窄诊断思路见图 15-3。

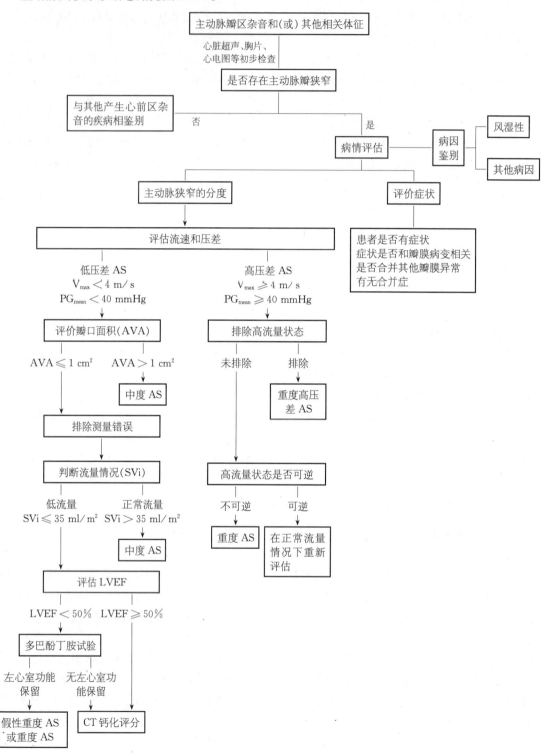

图 15-3　主动脉瓣狭窄诊断思路

【治疗策略】

(一) 一般治疗

风心病伴风湿活动者需抗风湿治疗,并预防风湿热复发。预防感染性心内膜炎。无症状的轻度狭窄患者每2年复查1次。中、重度狭窄的患者应避免剧烈体力活动,每6~12个月复查1次。

(二) 药物治疗

AS患者在A、B、C期如发生高血压,可按照标准的高血压治疗方案给予治疗。降压药物从低剂量开始,以及按需要逐渐增加剂量并进行持续的临床监测。如有频发房性期前收缩,应予抗心律失常药物,预防心房颤动。主动脉狭窄患者不能耐受心房颤动,一旦出现,应及时转复为窦性心律。其他可导致症状或血液动力学后果的心律失常也应积极治疗。心力衰竭者应限制钠盐摄入,可用洋地黄类药物和小心应用利尿剂。过度利尿可因低血容量致左心室舒张末压降低和心排血量减少,而发生直立性低血压。不可使用作用于小动脉的血管扩张剂,以防血压过低。但如果严重失代偿性AS患者(D期),表现NYHA Ⅳ级心衰症状,急性期治疗可在有创血液动力学监测下使用血管扩张剂治疗。

(三) 手术治疗

1. **外科主动脉瓣置换术**　外科主动脉瓣置换(SAVR)是重度AS明确的治疗。AS行单纯AVR的手术死亡率,在小于70岁的患者为1%~3%,更老的患者为4%~8%。一般来说,手术成功后,症状和生活质量会有较大改善。在老年患者中,长期生存率可能接近年龄匹配的一般人群。在年轻患者,与保守的药物治疗相比,有根本的改善。其手术适应证如下。

(1) 对于所有有症状的、高跨瓣压差的AS患者(平均跨瓣压差≥40 mmHg或峰值流速≥4 m/s)患者,不论其射血分数高低,均推荐早期干预。除非该患者有严重合并症且预计生存时间小于1年,或一般情况差的高龄患者,干预已不太可能改善其生存质量或寿命。

(2) 对于有症状的重度主动脉瓣狭窄,但表现为低流速、低跨瓣压差的患者,如EF下降当进行手术治疗。对于EF值正常的患者,在排除假性重度主动脉瓣狭窄时可考虑干预治疗。

(3) 重度及中度AS患者,如需接受CABG、升主动脉外科手术或其他瓣膜手术,可同时进行AVR手术。

(4) 无症状重度AS患者,如运动试验异常(运动早期出现与AS相关的症状或呈现血压下降者)当考虑手术。无症状重度AS患者,EF正常且不存在上述运动试验异常,如果外科手术风险较低,存在以下一项或多项情况者,应当考虑AVR:① 非常严重的AS(峰值跨瓣速率>5.5 m/s)。② 重度瓣膜钙化,峰值跨瓣速率进展的速度≥每年0.3 m/s。③ 重复测定利钠肽水平显著升高,且无其他解释。④ 运动时平均压力阶差上升>20 mmHg。⑤ 无高血压的情况下,左心室过度肥厚。

2. **经导管主动脉瓣植入术**　对有高度外科手术风险的患者,可使用经股动脉、经心尖或较少见的经锁骨下或直接经主动脉路径的经导管主动脉瓣植入术(TAVI),手术成功率>90%。在外科会诊后被认为不适合SAVR的患者,TAVR可作为替代选择。TAVI与SAVR在治疗主动脉瓣狭窄患者方面优缺点分明,TAVI手术术后血管并发症发生率、起搏器植入率、瓣周漏发生率相对较高,而SAVR手术术后严重出血、急性肾损伤、新发房颤发生率较高。

3. **球囊瓣膜成形术**　球囊瓣膜成形术在儿科患者起着重要的作用,但在成人当单独使用时,其作用非常有限。这是因为其功效低、并发症率高(>10%)、且大多数患者在6~12个月发生再狭窄和临床恶化,导致相似于自然史的中、长期后果。

对十血液动力学不稳定、存在手术高风险的患者,或对有症状的重度 AS、需要紧急非心脏手术的患者,作为 SAVI 或 TAVI 的一种过渡,可以考虑球囊瓣膜成形术。对选择的个体病例,如因为严重的共病手术有禁忌和不能选择 TAVI 时,作为一种姑息性的措施,也可考虑球囊瓣膜成形术。

第四节 主动脉瓣关闭不全

主动脉瓣关闭不全(aortic incompetence)是由各种原因导致主动脉瓣及(或)主动脉根部血管壁病变,在心室舒张期出现关闭不全的心脏瓣膜病。

【病因及发病机制】

多数发展中国家主动脉瓣关闭不全的主要病因是风湿性心脏病,约占主动脉瓣关闭不全的 2/3。且单纯主动脉关闭不全少见,常伴不同程度的主动脉瓣狭窄及二尖瓣损害。美国和其他发达国家慢性 AR 的最常见病因是二叶式主动脉瓣和主动脉瓣钙化。感染性心内膜炎、主动脉瓣黏液样变性、创伤、人工瓣撕裂、主动脉夹层血肿压迫或撕裂瓣环瓣叶,强直性脊柱炎等也是主动脉关闭不全的常见原因。另外,升主动脉或主动脉窦扩张的原发疾病(如梅毒性主动脉炎、马方综合征、特发性升主动脉扩张、严重高血压等)导致的升主动脉瘤,常引起相对性主动脉瓣关闭不全。

【病理及病理生理】

风心病造成主动脉瓣瓣叶纤维化、增厚和缩短,影响舒张期瓣叶边缘对合而造成瓣膜关闭不全,并常因瓣膜交界处融合伴不同程度狭窄。合并感染性心内膜炎时,感染性赘生物致瓣叶破损或穿孔,瓣叶因支持结构受损而脱垂或赘生物介于瓣叶间妨碍其闭合而引起关闭不全。即使感染已被控制,瓣叶纤维化和挛缩可继续。视损害进展的快慢不同,可表现为急性、亚急性或慢性关闭不全病程。先天性二叶主动脉瓣,其一叶边缘有缺口或大而冗长的一叶脱垂入左心室,并常伴有进行性瓣叶纤维化挛缩。室间隔缺损时由于无冠瓣失去支持而引起主动脉瓣关闭不全。穿通或钝挫性胸部创伤致升主动脉根部、瓣叶支持结构和瓣叶破损或瓣叶急性脱垂。主动脉夹层时,夹层血肿使主动脉瓣环扩大,并向下压迫一个瓣叶,有时夹层可撕裂瓣环或瓣叶,引起急性主动脉瓣关闭不全。强直性脊柱炎可见瓣叶基底部和远端边缘增厚伴瓣叶缩短,并合并升主动脉弥漫性扩张,可造成主动脉瓣关闭不全。

急性主动脉瓣关闭不全时舒张期血流从主动脉反流入左心室,如反流量大,左心室的急性代偿性扩张以适应容量过度负荷的能力有限,心排出量明显减少。左心室同时接纳左心房的充盈血流,左心室容量负荷急剧增加,左心室舒张压急剧上升,可导致左心房压增高和肺淤血,甚至肺水肿。如舒张早期左心室压很快上升,超过左心房压,二尖瓣可能在舒张期提前关闭,有助于防止左心房压过度升高和肺水肿发生。

慢性主动脉瓣关闭不全时,左心室舒张末容量增加以代偿慢性容量负荷过度,左心室舒张末压不显著升高;同时,心室重量大大增加使左心室壁厚度与心腔半径的比例不变,室壁应力维持正常。因此,左心室能较长期维持正常心排出量和肺静脉压无明显升高。失代偿的晚期心室收缩功能降低,直至发生左心衰竭。

【临床表现】

(一) 症状

轻、中度主动脉瓣反流的患者常无心脏相关症状,严重反流时出现明显的主动脉瓣关闭不全及周围血管征的表现,患者常有头部搏动感、心悸及心前区不适。约20%患者可有心绞痛发作,多发生在夜间,一般治疗不易控制。晚期发生左心衰竭时,出现不同程度的呼吸困难等肺水肿的表现,终末期可出现右心衰竭。

(二) 体征

1. **急性主动脉瓣关闭不全** 收缩压、舒张压和脉压正常或舒张压稍低,脉压稍增大。无明显周围血管征。心尖搏动正常,心动过速常见。二尖瓣舒张期提前部分关闭,致S_1减低。S_2肺动脉瓣成分增强。S_3常见。主动脉瓣舒张期杂音较慢性者短和调低,是由于左心室舒张压上升使主动脉与左心室间压差很快下降所致。如出现Austin-Flint杂音,多为心尖区舒张中期杂音。

2. **慢性主动脉瓣关闭不全**

(1) 视诊:心尖搏动呈高动力性,心尖搏动范围扩大并向左下移位。

(2) 触诊:心尖搏动向左下移位,出现抬举样心尖搏动。主动脉根部扩大者,在胸骨旁右第2、第3肋间可扪及收缩期搏动。

(3) 叩诊:心浊音界向左下扩大,呈靴形心。

(4) 听诊:① 心音改变:S_1减弱,A_2减弱或消失,但梅毒性主动脉炎时常亢进;心底部可闻及收缩期喷射音。心尖区常有S_3。② 心脏杂音:主动脉关闭不全的杂音为与S_2同时开始的高调叹气样递减型舒张早期杂音,坐位并前倾和深呼气时易听到。轻度反流时,杂音限于舒张早期,音调高;中或重度反流时,杂音粗糙,为全舒张期。杂音为乐音性时,提示瓣叶脱垂、撕裂或穿孔。由主动脉瓣损害所致者,杂音在胸骨左中下缘明显;升主动脉扩张引起者,杂音在胸骨右上缘更清楚,向胸骨左缘传导。老年人的杂音有时在心尖区最响。心底部常有主动脉瓣收缩期喷射性杂音,较粗糙,强度2/6~4/6级,可伴有震颤,与左心室心搏量增加和主动脉根部扩大有关。重度反流者,常在心尖区听到舒张中晚期隆隆样杂音(Austin-Flint杂音)。

慢性主动脉瓣关闭不全因脉压差显著增大而出现周围血管征:颈动脉异常搏动及点头征、水冲脉、毛细血管搏动征、股动脉可闻及枪击音及双期血管杂音(Duroziez征)。

(三) 并发症

1. **感染性心内膜炎** 较其他心脏瓣膜病常见。

2. **心力衰竭** 以反复发生左心衰竭为主,终末期可伴有右心衰竭。

3. **心律失常** 以室性心律失常多见。

【辅助检查】

1. **超声心动图** TTE适用于准确诊断主动脉瓣反流的病因、反流程度、左心室大小和收缩功能以及确定临床预后和瓣膜手术的时机及长期随访。超声可见主动脉瓣开放与关闭速度增快,关闭时不能合拢。左心室及流出道增宽,主动脉内径增大。主动脉根部内径增大,主动脉瓣一叶或数叶增厚,回声增强,瓣叶缩短。左心室增大。多普勒超声可及主动脉瓣下测出舒张期湍流频谱。

2. **X线检查** 急性者心脏大小正常。除原有主动脉根部扩大或由主动脉夹层外,无主动脉扩大。常有肺淤血或肺水肿征。慢性者左心室增大,可有左心房增大。即使为主动脉瓣膜的病变造成的关闭不全,由于左心室心搏量增加,升主动脉继发性扩张仍比主动脉狭窄时明显,并可累及整个主动脉弓。严重的瘤样扩张提示为马方综合征或中层囊性坏死。左心衰竭时有肺淤血征。

3. 心脏磁共振　中或重度 AR 的患者,超声心动图显像不佳时,可使用心脏磁共振,适用于评价左心室收缩功能、收缩和舒张期容量以及测量 AR 的严重程度。二叶式主动脉瓣患者,当主动脉窦、窦管连接或升主动脉的形态不能通过超声心动图准确或全面评估时,适宜行主动脉磁共振成像或 CT 扫描成像。

4. 心电图　急性者常见窦性心动过速和非特异性 ST-T 改变。慢性者常见左心室肥厚劳损。

【诊断策略】

(一) 诊断依据

有典型主动脉瓣关闭不全的舒张期杂音伴周围血管征,结合超声心动图可助确诊。急性重度反流者早期出现左心室衰竭,X 线心影正常而肺淤血明显。慢性如合并主动脉瓣或二尖瓣狭窄,支持风心病诊断。

(二) 鉴别诊断

主动脉瓣舒张早期杂音于胸骨左缘明显时,应与 Graham-Steell 杂音鉴别。后者见于严重肺动脉高压伴肺动脉扩张所致相对性肺动脉瓣关闭不全,常有肺动脉高压体征,如胸骨左缘抬举样搏动、第二心音肺动脉瓣成分增强等,杂音于吸气时明显,不伴有周围血管征,超声心动图可协助鉴别。

(三) 病情评估

大多数 AR 的患者,疾病过程是慢性和缓慢进展的,伴随左心室容量负荷逐渐增大以及左心室通过心腔扩张和肥厚而适应。AR 患者的治疗依据疾病病因和分期的准确诊断。

瓣膜病变可分为三度: ① 轻度 AR:反流宽度<25%左心室流出道(LVOT);反流口<0.3 cm;反流量(RVol)<30 ml/搏;反流分数(RF)<30%;有效反流口面积(ERO)<0.10 cm²。② 中度 AR:反流宽度 25%~64% LVOT;反流口 0.3~0.6 cm;RVol 30~59 ml/搏;RF 30%~49%;ERO 0.1~0.29 cm²。③ 严重 AR:反流宽度≥65%LVOT;反流口>0.6 cm;腹主动脉近端全舒张期反向血流;RVol≥60 ml/搏;RF≥50%;ERO≥0.3 cm²。

(四) 诊断思路

主动脉关闭不全诊断思路见图 15-4。

【治疗策略】

(一) 急性主动脉瓣关闭不全

对于急性主动脉瓣关闭不全患者,外科治疗(人工瓣膜置换术或主动脉瓣修复术)为根本措施。内科治疗一般仅为术前准备过渡措施,目的在于降低肺静脉压,增加心排出量,稳定血液动力学,应尽量在 Swan-Granz 导管床旁血液动力学监测下进行。静脉滴注硝普钠对降低前后负荷、改善肺淤血、减少反流量和增加排血量有益。也可酌情经静脉使用利尿剂和正性肌力药物。血液动力学不稳定者,如严重肺水肿,应立即手术。主动脉夹层即使伴轻或中度反流,也需紧急手术。活动性感染性心内膜炎患者,争取在完成 7~10 d 强有力抗生素治疗后手术。创伤性或人工瓣膜功能障碍者,根据病情采取紧急或择期手术。个别患者,药物可完全控制病情,心功能代偿良好,手术可延缓。但真菌性心内膜炎所致者,无论反流轻重,几乎均需早日手术。

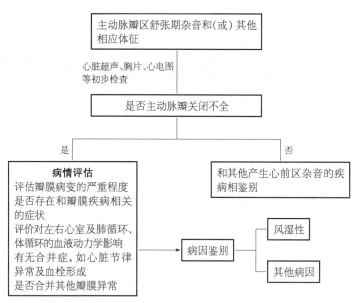

图 15-4　主动脉关闭不全诊断思路

（二）慢性主动脉瓣关闭不全

1. **一般治疗**　风心病伴风湿活动者需抗风湿治疗,并预防风湿热复发。预防感染性心内膜炎。无症状的轻或中度反流者,应限制重体力活动,并每1~2年随访1次。梅毒性主动脉炎应予1个疗程青霉素治疗。

2. **药物治疗**　如有高血压,当使用降压药,首选二氢吡啶类钙通道拮抗剂或 ACEI/ARBs;有严重主动脉瓣关闭不全和左心室扩张者,即使无症状,可使用血管紧张素转换酶抑制剂,以延长无症状和心功能正常时期,推迟手术时间;左心室收缩功能不全出现心力衰竭时应用血管紧张素转换酶抑制剂和利尿剂,必要时可加用洋地黄类药物;心绞痛可用硝酸酯类药物;积极纠正心房颤动和治疗心律失常,主动脉瓣关闭不全患者耐受这些心律失常的能力极差;如有感染应及早积极控制。

3. **外科治疗**　人工瓣膜置换术为治疗原发性主动脉瓣关闭不全的主要治疗方法,手术适应证有:① 有症状的重度 AR 患者。② 无症状慢性严重 AR 患者,静息时左心室收缩功能不全(LVEF<50％)或虽左心室收缩功能正常(LVEF≥50％)但左心室高度扩张(左心室舒张末期内径>50 mm 或左心室舒张末期内径指数>25 mm/m²)。③ 中度或重度 AR 患者,由于其他适应证进行心脏手术时,适于同时行 AVR。术后存活者大部分有明显临床改善,心脏大小和左心室重量减少,左心室功能有所恢复,但恢复程度不如主动脉瓣狭窄者大,术后远期存活率也低于后者。部分病例(如创伤、感染性心内膜炎所致瓣叶穿孔)可行瓣膜修复术。主动脉根部扩大者,如马方综合征,需行主动脉根部带瓣人工血管移植术。二叶式主动脉瓣患者,根据临床表现行主动脉窦修补或升主动脉置换术。

[拓展阅读] 风湿热

参见二维码。

（潘　涛　金　涛）

第十六章 心肌炎与心肌疾病

导学

1. 掌握：病毒性心肌炎、扩张型心肌病、肥厚型心肌病的病因、临床表现与并发症、诊断依据与鉴别诊断要点、治疗原则。

2. 熟悉：病毒性心肌炎、扩张型心肌病、肥厚型心肌病的发病机制、病理生理特点、辅助检查特点、病情评估、常用治疗药物种类。

3. 了解：病毒性心肌炎、扩张型心肌病、肥厚型心肌病的流行病学、常用治疗药物用法、用量与不良反应、预后和预防。

心肌疾病是排除心血管疾病继发的心肌病变（如心脏瓣膜病、冠心病、高血压心脏病、肺源性心脏病、先天性心血管疾病等）以外的心肌自身结构和功能异常的一组疾病。包括心肌炎及心肌病（原发性、继发性）。

心肌炎是指心肌局限性或弥漫性的急性或慢性炎症病变,可分为感染性和非感染性两大类。前者由细菌、病毒、螺旋体、立克次体、霉菌、原虫、蠕虫等感染所致,后者包括过敏或变态反应性心肌炎如风湿病以及理化因素或药物所致的心肌炎等。心肌炎的组织学诊断根据炎症细胞浸润的类型分为以下几种：淋巴细胞性、嗜酸性粒细胞性、多形性、巨细胞性心肌炎和心脏结节病。结合组织学表现及免疫学检查,心肌炎通常被分为下列 3 类：① 病毒性心肌炎：具有心肌炎的组织学证据以及病毒 PCR 阳性。② 自身免疫性心肌炎：组织学证实心肌炎,但病毒 PCR 阴性,有或无血清心脏自身抗体。③ 病毒和免疫性心肌炎：组织学证实心肌炎,病毒 PCR 阳性且检测到心脏自身抗体。

伴随着分子遗传学的发展,基于遗传学方法将心肌病分为原发性和继发性。原发性心肌病往往和遗传相关,继发性心肌病则为全身性系统性疾病累及心肌的表现。根据心肌病患者的病理生理学特点可分为 4 型,即扩张型心肌病(dilated cardiomyopathy, DCM)、肥厚型心肌病(hypertrophic cardiornyopathy, HCM)、限制型心肌病(restrictive cardiomyopathy, RCM)以及致心律失常型右心室心肌病。部分不适合归类于上述任何类型的心肌病,如弹力纤维增生症、左心室致密化不全(LVNC)等可归为不定型的心肌病(unclassified cardiomyopathies, UCM)。本章主要介绍病毒性心肌炎、扩张型心肌病与肥厚型心肌病。

第一节　病毒性心肌炎

病毒性心肌炎(viral myocarditis)是由病毒感染引起的局限性或弥漫性心肌的炎症性疾病,以心肌非特异性炎症为主要病理改变。大多数病例为散发,可有局限性小流行,约占心肌炎患者的半数。本病可见于各年龄组,以年龄<40岁的人群多见,男性略多于女性,多数患者有前驱病毒感染史。该病的病程多呈自限性,但部分患者可进展为扩张型心肌病。

【病因及发病机制】

(一)病因

几乎所有可感染人类的病毒均可累及心脏,主要以肠道病毒如柯萨奇B组病毒、埃可(ECHO)病毒、脊髓灰质炎病毒等常见,其中柯萨奇B组病毒最多见,占病因的30%～50%。此外还有腺病毒、巨细胞病毒、流感与副流感病毒、流行性腮腺炎病毒、风疹病毒、肝炎病毒、HIV等。常见的诱因有感染、营养不良、缺氧、过度疲劳及妊娠等。

(二)发病机制

目前尚未完全明确,认为与病毒的直接损伤以及后续发生的免疫性损伤有关。

1. 病毒的直接损伤　机体感染病毒后,引起病毒血症,大量病毒在心肌细胞内复制,一般急性感染后6～7 d达到高峰,引起心肌细胞的损伤、凋亡、坏死。

2. 病毒介导的免疫性损伤　免疫性损伤的途径较多,主要有:① 病毒感染刺激B细胞产生中和抗体。② 病毒在心肌细胞复制时,诱导大量的巨噬细胞、自然杀伤(NK)细胞等浸润心肌,并直接杀伤有病毒复制的心肌细胞。③ 免疫细胞产生大量细胞因子。这些机制最终导致心肌的免疫性损伤。

【病理及病理生理】

典型病理改变是心肌间质水肿、充血,炎细胞浸润。急性期的主要病理改变是心肌的实质性病变,包括心肌细胞的变性、凋亡、坏死、溶解等;慢性期可见心肌纤维化与心脏扩大。

【临床表现】

取决于受累心肌的范围与部位,轻者可无明显症状,重者可发生心源性猝死。

(一)症状

约半数患者发病前1～3周有前驱感染的临床表现,如发热、咽痛、腹泻等呼吸道、消化道病毒性感染的症状;继而出现心悸、胸闷或胸部隐痛、乏力等;少数重症患者可出现阿-斯综合征、急性心力衰竭、心源性休克等危重表现。

(二)体征

出现与发热程度不平行的心动过速,各种心律失常尤其是期前收缩或心动过缓等;心尖区 S_1

减弱,可闻及病理性 S_3、心尖区收缩期或舒张期杂音,伴发心包炎时可有心包摩擦音。重症患者出现急性心力衰竭的体征如肺部啰音、室性或房性奔马律、交替脉、颈静脉怒张、肝肿大等,易合并心源性休克而出现神志异常甚至晕厥、呼吸困难、脉搏细速、血压下降、皮肤湿冷、大汗淋漓、少尿或无尿等表现。

【辅助检查】

1. 肌钙蛋白、CK - MB　心肌受损时可见此两项升高。但都不属于心肌炎特异性指标,正常也不能完全除外心肌炎。病毒性心肌炎心肌酶谱改变与心肌梗死差别在于其无明显的酶峰,提示病变为渐进性改变。持续性增高说明心肌有持续进行性损伤和加重,提示预后不良。

2. 病毒血清学检测　阳性的病毒血清学并不意味着心肌感染,而只是提示外周免疫系统与病原体之间的相互作用。并且,感染非亲心肌的肠道病毒也可导致抗体反应。如发病后 3 周内,相隔两周的两次血清柯萨奇病毒(CVB)中和抗体滴度呈 4 倍或以上增高,或一次高达 1∶640,特异型 CVBIgM 1∶320 以上(按不同实验室标准),外周血肠道病毒核酸阳性等,均是一些可能但不是肯定的病因诊断指标。

3. BNP 脑钠肽　升高见于心力衰竭病例,是诊断心功能不全及其严重性、判断病情发展及转归的重要指标,但其对心肌炎诊断不具备特异性,并且其升高与心肌损伤有一定的滞后,因此发病早期正常或轻度升高者需在短期内复查。

4. 红细胞沉降率及超敏 C 反应蛋白　心肌炎时该两项指标升高。但该两项指标属于非特异性炎症指标,也可见于其他炎症性疾病。

5. 心电图　虽然心电图变化对诊断病毒性心肌炎的特异性和敏感性均较低,但仍作为常规检查。病毒性心肌炎患者心电图常见 ST - T 改变和各型心律失常。ST - T 改变可见两个以上导联 ST 段呈水平型或下斜型下移≥0.05 mV,或广泛性弓背向下型抬高且没有镜像改变,严重心肌损害时可出现病理性 Q 波,需与心肌梗死鉴别;心律失常常见有室性心律失常和传导阻滞等。

6. 超声心动图　超声心动图对于心肌炎的诊断和随访意义重大,并且还有助于和心脏瓣膜疾病、肥厚型或限制型心肌病、冠心病等疾病进行鉴别诊断。心肌炎超声心动图检查可见:① 心腔大小及室壁厚度改变:多数患者心腔大小正常,仅少数患者心腔稍扩大,极少数明显扩大。室间隔或心室壁稍增厚,系心肌炎症性水肿所致。② 室壁运动异常:可见弥漫性室壁运动减低,重症者可表现为蠕动样搏动,为心肌严重弥漫性炎症导致心肌收缩力显著下降所致,早期变化和加重很快。部分患者也可以出现心室壁节段性运动异常,系心肌炎症受累不均所致。③ 心脏收缩功能异常:重症者可见左心室射血分数显著降低,甚至低于 10%,但随病情好转数日后很快恢复正常。心包积液提示病变累及心包。

7. 胸部 X 线和 CT 检查　大部分患者心影不大或稍增大。有左心功能不全的可见有肺淤血或肺水肿征象。有心包积液时可呈烧瓶样改变。

8. 心脏磁共振　心脏磁共振对心肌炎诊断有较大价值。典型表现为钆延迟增强显像(LGE),可见心肌片状强化。CMR 对于临床稳定的心肌炎患者可能被认为是优先于心内膜心肌活检(EMB)的检查,但 CMR 并不能取代 EMB 在心肌炎诊断中的作用。

9. EMB　EMB 可获得病毒性心肌炎组织学证据,并且心内膜、心肌或心包组织内病毒、病毒抗原、病毒基因片段或病毒蛋白的检出,是心肌炎诊断的金标准。通过 RT - PCR 扩增病毒染色体进行分子生物学分析可提高 EMB 的诊断作用。但由于病毒 mRNA 的数量很低,尤其是在长期存在的慢性心肌炎患者,因此很难确诊。并且 EMB 属于有创检查,只用于病情急重、治疗反应差、原因不清的患者,一般不作常规检查。

【诊断策略】

(一) 诊断依据

由于 EMB 并不是常规检查,而其临床表现及其他多数辅助检查均缺乏特异性,因此,病毒性心肌炎的确诊相当困难。在考虑病毒性心肌炎诊断时,应除外 β 受体功能亢进、甲状腺功能亢进症、二尖瓣脱垂综合征及影响心肌的其他疾患,如风湿性心肌炎、中毒性心肌炎、冠心病、结缔组织病、代谢性疾病以及克山病(克山病地区)等。对难以明确诊断者,可进行长期随访,有条件时可作心内膜心肌活检进行病毒基因检测及病理学检查。目前诊断参照 1999 年全国心肌炎心肌病专题研讨会提出的成人急性心肌炎诊断参考标准。

(1) 病史与体征:在上呼吸道感染、腹泻等病毒感染后 3 周内出现与心脏相关的表现,如不能用一般原因解释的感染后严重乏力、胸闷头晕(心排血量降低)、心尖第一心音明显减弱、舒张期奔马律、心包摩擦音、心脏扩大、充血性心力衰竭或阿-斯综合征等。

(2) 心电图改变:上述感染后 3 周内出现下列心律失常或心电图改变:① 窦性心动过速、房室传导阻滞、窦房阻滞或束支阻滞。② 多源、成对室性期前收缩,自主性房性或交界性心动过速,阵发或非阵发性室性心动过速,心房或心室扑动或颤动。③ 两个以上导联 ST 段呈水平型或下斜型下移≥0.05 mV 或 ST 段异常抬高或出现异常 Q 波。

(3) 心肌损伤的参考指标:病程中血清心肌肌钙蛋白 I 或肌钙蛋白 T(强调定量测定)、CK-MB 明显增高。超声心动图示心腔扩大或室壁活动异常和(或)核素心功能检查证实左室收缩或舒张功能减弱。

(4) 病原学依据:① 在急性期从心内膜、心肌、心包或心包穿刺液中检测出病毒、病毒基因片段或病毒蛋白抗原。② 病毒抗体:第 2 份血清中同型病毒抗体(如柯萨奇 B 组病毒中和抗体或流行性感冒病毒血凝抑制抗体等)滴度较第 1 份血清升高 4 倍(2 份血清应相隔 2 周以上)或一次抗体效价≥640 者为阳性,320 者为可疑(如以 1:32 为基础者则宜以≥256 为阳性,128 为可疑阳性,根据不同实验室标准作决定)。③ 病毒特异性 IgM:以≥1:320 者为阳性(按各实验室诊断标准,需在严格质控条件下)。如同时有血中肠道病毒核酸阳性者更支持有近期病毒感染。

同时具有上述(1)、(2)(①②③中任何一项)、(3)中任何二项,在排除其他原因心肌疾病后临床上可诊断急性病毒性心肌炎。如具有(4)中的第①项者可从病原学上确诊急性病毒性心肌炎;如仅具有(4)中第②、第③项者,在病原学上只能拟诊为急性病毒性心肌炎。

(二) 鉴别诊断

1. 其他原因引起的心肌炎 严重细菌感染时可产生脓毒血症性心肌炎,导致心肌损伤及休克,出现明显的心脏抑制性表现。早期出现的感染灶、血白细胞早期显著升高及其他全身表现为两者的鉴别要点。另外,除感染外,自身免疫性疾病、药物毒性和药物过敏等因素亦可引起心肌炎症。这些病因引起的心肌炎通常没有病毒感染的前期表现,而有自身免疫性疾病病史、使用毒性药物(尤其是抗肿瘤药物)或过敏药物。

2. 冠心病急性心肌梗死 亦可出现心电图改变及心肌标志物升高,大面积梗死者亦可出现循环衰竭,故心肌炎需同心肌梗死相鉴别。心肌梗死患者超声心动图可见明显的心肌局限性运动异常,冠状动脉造影检查可确诊。

3. **应激性心肌病**　该病又称心尖球形综合征(Takotsubo 综合征),好发于绝经期后女性,有胸痛、心电图 ST-T 改变及心肌损伤标志物升高。常有强烈精神刺激等诱因。左心室造影可见节段性室壁运动异常,超过单一冠状动脉供血范围,最常见的是心尖部室壁运动异常,呈特征性章鱼篓样改变。冠状动脉造影结果阴性或轻度冠状动脉硬化。

(三) 病情评估

1. **轻型**　一般无明显症状,心界不大,心脏听诊正常,但有心电图变化,病程一般数周至数月,预后较好。

2. **中型**　多有胸闷、心前区不适、心悸、乏力等症状,心率增快,心音低钝并有奔马律,心脏轻度或中度扩大,部分患者可发生急性心力衰竭,多有明显的心电图改变。

3. **重型(暴发性心肌炎)**　该类患者起病急,发病迅速,血液动力学不稳定,可在数小时或数日内死亡,早期病死率极高。可见严重心力衰竭、循环衰竭(低血压或心源性休克)、各种恶性心律失常,呼吸衰竭及肝肾功能衰竭等临床表现。

(四) 诊断思路

病毒性心肌炎的诊断思路见图 16-1。

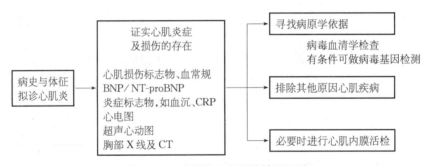

图 16-1　病毒性心肌炎的诊断思路

【治疗策略】

1. **一般治疗**　由于病毒性心肌炎变化无常、发展迅速,因此需加强监护。急性期应该限制体力活动直至患者完全恢复。有心肌坏死、心绞痛、心力衰竭、严重心律失常者,应卧床休息 3~6 个月;心脏增大、严重心律失常、重症心力衰竭者,应卧床休息半年至 1 年,直至心脏缩小、心力衰竭控制。进食易消化、富含维生素及蛋白质的食物,少食多餐。高热时予以物理降温。

2. **改善心肌细胞营养与代谢药物**　补充水溶性和脂溶性维生素,重症心肌炎患者可用维生素 C 静脉滴注;可给予辅酶 Q_{10}、三磷酸腺苷(ATP)、磷酸肌酸等药物改善心肌能量代谢;曲美他嗪有助于改善心肌能量代谢,增强心肌细胞的收缩功能。

3. **抗感染治疗**　对于暴发性病毒性心肌炎患者目前主张早期联合使用下述两类药物进行抗病毒治疗。奥司他韦、帕拉米韦等药物可抑制流感病毒的神经氨酸酶,从而抑制新合成病毒颗粒从感染细胞中释放及病毒在人体内复制播散,对甲型和乙型流感有效。而鸟氨酸类似物可干扰病毒 DNA 合成,如阿昔洛韦对 EB 病毒有效,更昔洛韦对巨细胞病毒有效。病毒感染常继发细菌感染,或以细菌感染为条件因子,一般多主张使用广谱抗生素及时处理。

4. **免疫调节治疗**　对于暴发性心肌炎患者主张早期、足量予以糖皮质激素及丙种球蛋白进行免疫调节治疗。α干扰素能抑制病毒复制并调节免疫功能,特别是对于肠道病毒感染者。

5. 重症患者的生命支持治疗　重症患者如血液动力学不稳定,应该尽快地被转送到具有血液动力学监测、心导管术以及具备 EMB 技术能力的专业中心;尽早采用循环与呼吸支持手段,如主动脉内球囊反搏(IABP)、ECMO、呼吸机辅助呼吸等。

所有暴发性心肌炎患者均应尽早给予血液净化治疗。血液净化治疗的主要目的是通过持续过滤去除毒素和细胞因子;还可以通过超滤减轻心脏负荷,保证体内水、电解质及酸碱平衡,恢复血管对血管活性药物的反应。合并急性左心功能不全及肾功能损伤时更应早期积极使用。

6. 对症治疗　快速性心律失常者可加用抗心律失常药物,注意尽量避免使用β受体阻滞剂、非二氢吡啶类钙拮抗剂等负性肌力药物。对于缓慢性心律失常,可考虑临时起搏器植入。

第二节　扩张型心肌病

扩张型心肌病(DCM)是以心室扩大及收缩功能障碍为特征的心肌病,发病时除外高血压、心脏瓣膜病、先天性心脏病或缺血性心脏病等,为较常见的心肌疾病。DCM 的临床表现为心脏逐渐扩大、心室收缩功能降低、心衰、室性和室上性心律失常、传导系统异常、血栓栓塞和猝死。男性发病多于女性,男女之比约为 2.5∶1,临床远期预后不良,5 年存活率约 50%,10 年存活率仅为 25%。

【病因及发病机制】

伴随着分子遗传学的发展,基于遗传学方法将心肌病分为原发性和继发性。原发性多与家族遗传及心肌病毒感染等因素有关。继发性指全身性系统性疾病累及心肌,心肌病变仅是系统性疾病的一部分。

(一) 原发性 DCM

1. 家族性 DCM　约半数的 DCM 患者有家族性发病趋势,称为家族性 DCM(familial dilated cardiomyopathy, FDCM)。目前,已在 60% 的 FDCM 患者中发现 60 个与 DCM 相关的基因遗传学改变,其主要方式是常染色体遗传。其中,肌联蛋白(*TTN*)基因占 FDCM 的 30%~35%,是 FDCM 的最主要诊断基因。第二常见基因为核纤层蛋白 A/C 基因(*LMNA*),占 10%~15%,其他相关基因占 FDCM 的 5%~10%。其余 40% 左右的家族性 DCM 的病因尚不明确,这可能同 DCM 遗传的高度异质性、不同表型外显率与年龄相关及检测手段不够先进有关。

2. 获得性 DCM　指遗传易感性与环境因素共同作用引起 DCM。我国常见的获得性 DCM 有如下几种。

(1) 免疫性 DCM:临床发现部分 DCM 患者存在明确的病毒性心肌炎的病史,或肠病毒 RNA 呈持续表达,甚至约 60% 的 FDCM 患者也被检出抗心肌抗体阳性,提示 DCM 与病毒性心肌炎尤其与柯萨奇病毒 B 组病毒感染引起的病毒性心肌炎关系密切。

(2) 酒精性心肌病(alcoholic cardiomyopathy, ACM):饮酒是导致心功能损害的独立因素,长期大量酒精摄入(WHO 标准:女性>40 g/d,男性>80 g/d,>5 年)会造成心肌 DCM 损害。既往无其他心脏病病史,早期发现并戒酒 6 个月后 DCM 的临床症状可得到缓解,因此建议戒酒 6 个月后再作临床评价。

(3) 心动过速心肌病(tachy cardiomyopathy, TCM)：见于各种快速性心律失常(心室率多>160 次/ min，少数患者为 110~120 次/ min)，每日发作总时间≥12%~15%的患者。

(4) 围产(生)期心肌病(peripartum cardiomyopathy, PPCM)：多发生于妊娠期的最后 1 个月或产后 5 个月内，在 46%~60%的该类患者中，抗心肌抗体被检测出阳性。

3. 特发性DCM   部分 DCM 患者原因不明，既未获得遗传学依据或明显的环境因素，又无全身系统疾病累及心肌的证据，基于目前的诊疗条件的限制，可归为此类。此类患者中，41%~85%的患者抗心肌抗体阳性。

(二) 继发性DCM

我国较常见的继发性 DCM 有以下几类。

(1) 自身免疫性心肌病：继发于系统性红斑狼疮、胶原血管病或白塞综合征等疾病。

(2) 代谢内分泌性和营养性疾病继发的心肌病：继发于嗜铬细胞瘤、甲状腺疾病、肉毒碱代谢紊乱或微量元素(如硒)缺乏导致心肌病等疾病。

(3) 其他器官疾病并发心肌病：如尿毒症性心肌病、贫血性心肌病或淋巴瘤浸润性心肌病、长期服用具有心肌毒性的药物如某些化疗药物(阿霉素等)、锂制剂等。

【病理】

病理改变以心脏扩大为主，尤以左心室扩大显著。肉眼可见心脏呈苍白色伴钙化，左心室腔扩张明显，心室壁变薄，有纤维瘢痕形成，心尖部常有附壁血栓形成。光镜下可见非特异性心肌细胞肥大、变性、坏死及纤维化，有少量炎性细胞浸润。电镜下可见心肌细胞线粒体数目增多且肿胀，肌浆网扩张，糖原增多，肌原纤维消失。

【临床表现】

起病缓慢，任何年龄均可发病，以 30~50 岁多见。病程长短不一，个体差异较大，临床过程分为无症状期、有症状期与晚期三个阶段。

(一) 症状

多数患者早期无明显自觉症状。随病程进展出现症状，以活动耐量下降及呼吸困难为主，病情加重后出现心力衰竭的症状如劳力性呼吸困难、夜间阵发性呼吸困难、端坐呼吸等。晚期出现上腹部饱胀不适、食欲减低、消化不良、下肢和低垂部位水肿等右心衰竭的表现。合并心律失常时出现心悸、头昏、一过性黑蒙等，发生严重的心律失常可导致猝死。部分患者肺、脑、脾和肾可发生血栓栓塞。终末期可有顽固性低血压。

(二) 体征

主要体征为心脏相对浊音界明显扩大，以左心室扩大显著，可闻及 S_3 或 S_4 心音"奔马律"，以及各种心律失常的体征。晚期发生右心衰竭时，可见发绀、颈静脉怒张、肝肿大、下肢水肿，少数患者有胸水、腹水。

【辅助检查】

1. 超声心动图   超声心动图是诊断和评估 DCM 常用的重要检查方法。本病在超声下表现为：① 心脏扩大：本病早期即可有心腔轻度扩大，后期各心腔均扩大，以左心室扩大早而显著，常合并二尖瓣和三尖瓣相对性关闭不全，肺动脉高压。② 左室壁运动减弱：室壁运动弥漫性减弱，室壁相对变薄。③ 左心室收缩功能下降。④ 其他：常见附壁血栓形成，多发生在左心室心尖部。

2. **心脏磁共振检查** CMR 平扫与延迟增强成像(late magnetic resonance, DMR)技术不仅可以准确检测心肌功能而且能清晰识别心肌组织学特征(包括心脏结构和心肌纤维化瘢痕、心肌活性等)，是诊断和鉴别心肌疾病的重要检测手段，对 DCM 风险的评估及预后的判断具有重要价值。

3. **扩张型心肌病的生物标记物**

(1) 遗传标记物：目前多采用二代测序技术(next generation sequencing, NGS)针对 FDCM 进行基因检测。

(2) 免疫标记物：抗心肌抗体(anti-heart autoantibody, AHA)是机体产生的针对自身心肌蛋白分子抗体的总称，包括常见的 5 种抗体：① 抗线粒体腺嘌呤核苷异位酶(ANT)抗体(即抗线粒体 ADP/ATP 载体抗体)。② 抗肾上腺素能 β_1 受体(β_1AR)抗体。③ 抗胆碱能 M_2 受体(M_2R)抗体。④ 抗肌球蛋白重链(MHC)抗体。⑤ 抗 L 型钙通道(L-CaC)抗体。这些抗体均具有致病作用。AHA 检测阳性反映患者体内存在自身免疫损伤，常见于病毒性心肌炎及其演变的 DCM 患者。AHA 对于 DCM 早期诊断具有较高的敏感性及特异性。抗 L-CaC 和抗 β_1AR 抗体阳性对 CHF 死亡和 DCM 猝死有独立预测价值。

4. **心内膜心肌活检** 心内膜心肌活检和组织病理学检查有助于心肌病的病因诊断与鉴别诊断。可见心肌细胞肥大、变性、间质纤维化等。活检标本除发现组织学改变外，尚可进行病毒学检查。

5. **其他辅助检查表现**

(1) X 线检查：扩张型心肌病胸片表现为：① 心脏增大，呈中度至高度增大，以左心室增大最为显著，心影呈"普大"型或"主动脉型"。② 可有肺淤血、间质肺水肿、肺动脉高压或胸腔积液等表现。

(2) 心电图：扩张型心肌病可见多种心电异常如心房颤动、传导阻滞等各种心律失常。其他尚有 ST-T 改变，低电压，R 波减低，少数可见病理性 Q 波，多系心肌广泛纤维化的结果，但需与心肌梗死相鉴别。

(3) 放射性核素：扩张型心肌病核素血池扫描可见舒张末期和收缩末期左心室容积增大，左心室射血分数降低；核素心肌显影表现为灶性散在性放射性减低。核素显像也可用于心肌淀粉样变与肥厚型心肌病的鉴别。

(4) 心导管检查和心血管造影：早期近乎正常。有心力衰竭时可见左、右心室舒张末期压、左心房压和肺毛细血管楔压增高、心搏量、心脏指数减低。心室造影可见心腔扩大，室壁运动减弱，心室射血分数低下。冠状动脉造影多无异常。

【诊断策略】

(一) 诊断依据

本病缺乏特异性诊断指标，DCM 的临床诊断依据为具有心室扩大和心肌收缩功能降低的客观证据：① 左心室舒张末内径(LVEd)>5.0 cm(女性)，>5.5 cm(男性)，或大于年龄和体表面积预测值的 117%，即预测值的 2 倍 SD+5%。② LVEF<45%(Simpsons 法)，LVFS<25%。③ 发病时除外高血压、心脏瓣膜病、先天性心脏病或缺血性心脏病等。

（二）鉴别诊断

本病的鉴别诊断主要是病因诊断。

1. **家族性 DCM** 符合 DCM 临床诊断依据,具备下列家族史之一者即可诊断：① 一个家系中(包括先证者)在内有≥2 例 DCM 患者。② 在 DCM 患者的一级亲属中有尸检证实为 DCM,或有不明原因的 50 岁以下猝死者。推荐开展 DCM 遗传标记物检测,为 DCM 基因诊断提供证据,并推荐常规检测 AHA。

2. **免疫性 DCM** 符合 DCM 临床诊断依据,血清免疫标志物 AHA 检测为阳性,或具有以下 3 项证据之一：① 存在经心肌活检证实有炎症浸润的病毒性心肌炎病史。② 存在心肌炎自然演变为心肌病的病史。③ 肠病毒 RNA 的持续表达。

3. **继发性扩张型心肌病** ① 自身免疫性心肌病：符合 DCM 临床诊断依据,具有系统性红斑狼疮、胶原血管病或白塞综合征等证据。② 代谢内分泌性和营养性疾病继发的心肌病：符合 DCM 临床诊断依据,具有嗜铬细胞瘤、甲状腺疾病、肉毒碱代谢紊乱或微量元素(如硒)缺乏导致心肌病等证据。③ 其他器官疾病并发心肌病：如尿毒症性心肌病、贫血性心肌病或淋巴瘤浸润性心肌病等,符合 DCM 临床诊断依据。

（三）诊断思路

扩张型心肌病诊断思路见图 16 - 2。

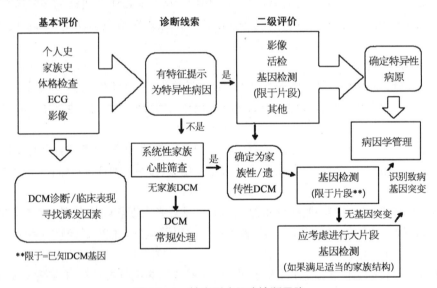

图 16 - 2　扩张型心肌病诊断思路

【治疗策略】

DCM 的防治宗旨是阻止基础病因介导心肌损害,有效控制心衰和心律失常,预防猝死和栓塞,提高患者的生活质量及生存率,改善 DCM 患者的预后。

1. **治疗心力衰竭**

(1) 早期阶段(NYHA I 级)：① 使用 β 受体阻滞剂、ACEI/ARB 早期干预心室重构,以减少心肌损伤,延缓病变发展,改善预后。② 免疫学治疗：针对抗肾上腺素能 β1 受体抗体或抗 L 型钙通道抗体阳性并合并有室性心律失常患者分别用 β 受体阻滞剂或地尔硫䓬进行早期和长期治疗。

推荐从小剂量开始逐渐增加至最大耐受剂量,使用时当注意 β 受体阻滞剂及地尔硫草的药物禁忌证。

(2) 中期阶段(NYHA Ⅱ～Ⅲ级):针对心衰病理生理机制的三大系统(交感神经系统、肾素—血管紧张素—醛固酮系统、利钠肽系统)的异常激活,采用三大类神经激素拮抗剂,使用 β 受体阻滞剂、ACEI/ARB/ 血管紧张素受体—脑啡肽酶抑制剂(ARNI)、醛固酮受体拮抗剂等,降低心衰患者的患病率和病死率。详见心力衰竭章节。

(3) 晚期阶段:如上述药物治疗后心衰症状仍然不能缓解,可考虑静脉滴注正性肌力药物和血管扩张剂作为姑息疗法短期治疗(3～5 d)。药物不能改善症状者,可进行超滤治疗、左心室机械辅助装置或心脏移植等非药物治疗。心脏再同步化治疗(CRT)适用于窦性心律且 QRS≥150 ms 伴左束支阻滞,经标准和优化药物治疗后仍持续有症状,且 LVEF≤35％的患者。

2. 心律失常和猝死的防治　室性心律失常和猝死是 DCM 的常见临床表现。预防猝死主要是控制诱发室性心律失常的可逆性因素,包括:纠正心衰,降低室壁张力;纠正低钾低镁;选用 ACEI 和 β 受体阻滞剂改善神经激素功能紊乱;避免药物因素如洋地黄、利尿剂的毒副作用。置入式心脏转复除颤器适用于:① 经过≥3 个月的优化药物治疗后仍有心力衰竭症状,LVEF≤35％,且预计生存期＞1 年,状态良好的 DCM 患者猝死的一级预防。② 对曾发生室性心律失常伴血液动力学不稳定,且预期生存期＞1 年的状态良好的 DCM 患者的二级预防。

3. 栓塞的防治　对于 DCM 合并心房颤动或已有附壁血栓形成或有血栓栓塞病史的患者应考虑接受口服抗凝治疗。使用华法林时,国际化标准比值保持在 1.8～2.5,或使用新型抗凝药,如达比加群酯、利伐沙班等。

第三节　肥厚型心肌病

肥厚型心肌病(HCM)是以左心室(或)右心室心肌非对称性肥厚,心室腔变小为特征的心肌疾病。HCM 临床症状变异性大,有些患者可长期无症状,而有些患者首发症状就是猝死。症状与左心室流出道梗阻、心功能受损、快速或缓慢型心律失常等有关。儿童或青年时期确诊的 HCM 患者症状更多、预后更差。SCD、心衰和血栓栓塞是 HCM 死亡的三大主要原因。根据左心室流出道有无梗阻分为梗阻性肥厚型心肌病和非梗阻性肥厚型心肌病。本病常见于男性,是青少年及运动员猝死的主要原因之一。

【病因及发病机制】

(一) 病因

1. 遗传因素　分子遗传学研究证实,本病 40％～60％为编码肌小节结构蛋白的基因突变所致,属常染色体显性遗传病,常因肌节收缩蛋白基因突变所致。目前已发现 27 个致病基因与肥厚型心肌病相关。

2. 其他遗传或非遗传性疾病　包括先天性代谢性疾病(如糖原贮积病、肉碱代谢疾病、溶酶体贮积病),神经肌肉疾病(如 Friedreich 共济失调),线粒体疾病,畸形综合征,系统性淀粉样变等。

此类疾病较为罕见(5%～10%)。

另外还有 25%～30%为不明原因的心肌肥厚。儿茶酚胺代谢异常、细胞内钙调节异常、高血压、长期高强度运动等均可作为本病发病的促进因素。

(二) 发病机制

儿茶酚胺活性增强、环磷酸腺苷储存减少,促进心肌细胞内 *myc* 癌基因表达增加,造成心肌肥厚,原癌基因可能是 HCM 发病的始动因素之一;约 1/3 的 HCM 患者心室间隔及心房肌的钙拮抗剂受体增加,心肌细胞内钙调节异常可能参与本病的发病过程。

【病理】

主要病理改变为心肌显著肥厚,尤其是左心室心肌肥厚,心室腔缩小。依据室壁肥厚的范围和程度不同,分为三型:① 非对称性室间隔肥厚,约占 HCM 的 90%。② 对称性左心室肥厚,约占 HCM 的 5%。③ 特殊部位心肌肥厚,约占 HCM 的 5%。显微镜下的主要改变为心肌细胞肥大、排列紊乱,小血管病变及瘢痕形成等。

【临床表现】

(一) 症状

HCM 症状与心功能受损、左心室流出道梗阻、快速或缓慢型心律失常等有关。SCD、心衰和血栓栓塞是 HCM 死亡的三大主要原因。

(1) 劳力性呼吸困难:是 HCM 患者最常见的症状,有症状患者中 90%以上有此表现。

(2) 胸痛:25%～30%的 HCM 患者有胸痛不适的症状,多呈劳力性胸痛,也有不典型的疼痛持续发生且发生于休息时及餐后,但冠状动脉造影正常。

(3) 心悸:与心功能减退或心律失常有关。房颤是 HCM 患者常见的心律失常之一,发生率约为 5%。

(4) 晕厥或先兆晕厥:15%～25%的 HCM 患者至少发生过一次晕厥,另有 20%的患者有先兆晕厥,一般见于活动时。

(5) SCD:SCD 多与致命性心律失常有关,多为室性心动过速(持续性或非持续性)、心室颤动,亦可为停搏、房室传导阻滞。

约 10%的患者在终末阶段因心肌组织缺失和纤维替代而发生左心室扩张,称之为 HCM 扩张期,临床症状类似于扩张型心肌病。

(二) 体征

HCM 典型体征与左心室流出道梗阻有关,无流出道梗阻或梗阻轻的患者可无明显的阳性体征。

左心室流出道梗阻的患者心脏听诊常见有两种杂音。室间隔局部肥厚及二尖瓣前叶收缩期前移导致左心室流出道狭窄,在胸骨左缘第 3～第 4 肋听到粗糙喷射性收缩期杂音。此杂音具有易变性,含服硝酸甘油、做 Valsalva 动作,或患者从蹲、坐、仰卧等姿势变换为直立姿势时,因使左心室容量减小或心肌收缩力相应增加,杂音增强;反之服用 β 受体阻滞剂,因心肌收缩力下降,可致杂音减弱。同时,二尖瓣前叶收缩期移向室间隔导致二尖瓣关闭不全,在患者心尖部可闻及吹风样收缩期杂音。

【辅助检查】

1. **超声心动图** 超声心动图是临床上诊断肥厚型心肌病主要手段。成人 HCM 超声心动图诊断标准：左心室心肌任何节段或多个节段室壁厚度≥15 mm，并排除引起心脏负荷增加的其他疾病，如高血压、瓣膜病等。超声可显示室间隔的非对称性肥厚，舒张期室间隔的厚度与后壁之比≥1.3，间隔运动低下。有梗阻的病例可见室间隔流出道部分向左心室内突出、二尖瓣前叶在收缩期前移(systolic anterior motion，SAM)、左心室顺应性降低致舒张功能障碍等。运用彩色多普勒法可了解杂音起源和计算梗阻前后的压力差。超声心动图无论对梗阻性与非梗阻性的诊断都有帮助。心尖肥厚型心肌病则心肌肥厚限于心尖部，以前侧壁心尖部尤为明显，如不仔细检查，很容易漏诊。

2. **心脏磁共振成像** 心脏磁共振成像较超声心动图提供更多的信息。钆对比剂延迟强化(late gadolinium enhancement，LGE)是识别心肌纤维化最有效的方法，LGE 与死亡、SCD 等风险正相关。约 65% 的 HCM 患者出现 LGE，多表现为肥厚心肌内局灶性或斑片状强化，以室间隔与右心室游离壁交界处局灶状强化最为典型。

3. **基因诊断** 基因突变是绝大部分 HCM 患者的最根本原因。HCM 致病基因的外显率(即携带致病基因患者最终发生 HCM 的概率)为 40%～100%，发病年龄异质性也较大，对基因诊断结果解释应谨慎。目前推荐的检测方法是定制的多基因深度靶向测序，经济上能承受者，可行全外显子或全基因组筛查，避免漏诊。约 60% 的 HCM 是由肌小节蛋白的编码基因突变所致，临床表现为典型的 HCM 基因诊断是确诊和鉴别诊断的主要手段之一。

4. **影像学检查** X 线检查心影增大多不明显，如有心力衰竭则呈现心影明显增大。通过 CT/MRI 可主要观察心脏形态大小、心肌厚度、心腔大小以及有无肺淤血表现。HCM 可见心脏增大，心肌及室间隔非对称性肥厚，心腔缩小。

5. **心电图** HCM 患者心电图变化出现较早，可先于临床症状。该检查灵敏度高，但特异度欠佳。超过 90% 的 HCM 患者有心电图改变。因心肌肥厚的类型不同而有不同的表现。最常见的表现为左心室肥大，ST－T 改变，常在胸前导联出现巨大倒置 T 波。可在 Ⅰ、aVL 或 Ⅱ、Ⅲ、aVF、V_4、V_5 上出现深而不宽的病理性 Q 波，有时在 V_1 可见 R 波增高，R/S 比增大。此外，室内传导阻滞和期前收缩亦常见。心尖肥厚型患者可在 V_2～V_4 导联出现巨大的倒置 T 波。以往常被误诊为冠心病。

6. **心导管检查和心血管造影** 疑诊 HCM，存在以下一种或多种情况，可行心内导管检查：① 需要与限制型心肌病或缩窄性心包炎鉴别。② 怀疑左心室流出道梗阻，但临床表现和影像学检查之间存在差异。③ 需行心内膜活检鉴别不同病因的心肌病。④ 拟心脏移植的患者术前评估。HCM 可见左心室舒张末期压上升。有梗阻者在左心室腔与流出道间有收缩期压差，心室造影显示左心室腔变形，呈香蕉状、犬舌状、纺锤状(心尖部肥厚时)。冠状动脉造影多无异常。

7. **心内膜心肌活检** 若其他临床检查提示存在心肌浸润或炎症，且没有其他验证手段，可考虑进行心内膜心肌活检。

【诊断策略】

(一) 诊断依据

根据病史及体格检查，超声心动图显示舒张期室间隔厚度≥15 mm，或室间隔与后壁厚度之比≥1.3 者，当考虑本病诊断。如有阳性家族史(猝死、心脏增大等)更有助于诊断。基因检查有助于明确遗传学异常。

(二) 鉴别诊断

1. **HCM 相关综合征** 糖原贮积病、Anderson-Fabry 病、Friedreich 共济失调、线粒体疾病、畸形综合征、系统性淀粉样等疾病可出现心肌肥厚的特点。但这些一般会同时累及其他系统或器官,并且各有特点。完善相关检查、基因诊断是主要的鉴别手段之一。

2. **其他引起左心室负荷增加引起心室肥厚的疾病** 包括高血压、主动脉瓣狭窄、先天性心脏病、运动员心脏肥厚等,这些情况在超声心动图下多表现为对称性心肌肥厚。

3. **冠心病合并心肌肥厚** HCM 患者出现不典型心绞痛和心电图 ST-T 改变、病理性 Q 波及广泛对称的倒置 T 波,在缺乏其他相关检查结果的情况下易误诊为冠心病,两者需进行鉴别诊断。冠心病患者年龄多在 40 岁以上,有高血压、高脂血症等相关危险因素,发展到一定阶段可并发左心室或室间隔肥厚和左心室舒张功能受损。但冠心病患者 R 波电压一般不高,超声心动图通常不出现明显的非对称性左心室肥厚、左心室流出道梗阻和 SAM 征。冠状动脉造影及基因检测可协助诊断。

4. **主动脉瓣狭窄** 胸骨左缘 3～4 肋间闻及收缩期杂音时当同主动脉瓣膜器质性狭窄相鉴别。对于 HCM,凡能影响心肌收缩力,改变左心室容量及射血速度的因素均可使杂音的响度有明显变化。使心肌收缩力下降或使左心室容量增加,如使用 β 受体阻滞剂、取下蹲位,均可使杂音减轻;相反,如含服硝酸甘油片、应用强心药或取站立位,使左心室容量减少或增加心肌收缩力,均可使杂音增强。

(三) 诊断思路

肥厚型心肌病诊断思路见图 16-3。

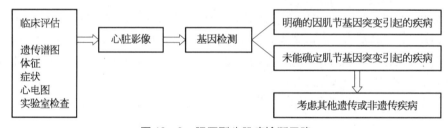

图 16-3 肥厚型心肌病诊断思路

【治疗策略】

1. **一般治疗** 对患者进行生活指导,提醒患者避免劳累、激动、剧烈运动、负重或屏气等,减少猝死的发生。

2. **左心室流出道梗阻的治疗**

(1) β 受体阻滞剂或非二氢吡啶类 CCB:对于静息时或刺激后出现左心室流出道梗阻的患者,推荐一线治疗方案为给予无血管扩张作用的 β 受体阻滞剂(剂量可加至最大耐受剂量),以改善症状。β 受体阻滞剂或有禁忌证的患者,推荐给予维拉帕米以改善症状(小剂量开始,剂量可加至最大耐受剂量),但对 LVOTG 严重升高(≥100 mmHg)、严重心力衰竭或窦性心动过缓的患者,维拉帕米应慎用。对以上两者都不适用的患者,应考虑给予地尔硫䓬以改善症状。

对梗阻性 HCM 者,应避免使用动静脉扩张剂,包括硝酸盐类药物和磷酸二酯酶抑制剂。不宜使用洋地黄、多巴胺、多巴酚丁胺、去甲肾上腺素和其他静脉应用的正性肌力药。二氢吡啶类钙通道阻滞剂对症(心绞痛或呼吸困难)治疗有潜在的危险。

(2) 介入或手术治疗：左心室流出道压力差≥50 mmHg 或激发后 LVOTG≥70 mmHg,并伴明显症状,经内科治疗无效者,可进行室间隔部分心肌切除术和室间隔心肌剥离扩大术。梗阻性肥厚型心肌病患者可行双腔心脏起搏治疗和室间隔化学消融(乙醇消融)治疗。

3. **合并心力衰竭的治疗**　NYHA 心功能 Ⅱ～Ⅳ级,若静息和刺激时均无左心室流出道梗阻,应考虑 β 受体阻滞剂、维拉帕米或地尔硫草、低剂量利尿剂治疗。当 LVEF<50％时当应加用盐皮质激素受体拮抗剂(如螺内酯)治疗,并可考虑 ACEI/ARB 治疗,以降低心力衰竭住院率和死亡风险。但 ACEI/ARB 对于改善 LVEF≥50％的患者心绞痛或呼吸困难的有效性尚未确定,并慎用于有静息或可激发的左心室流出道梗阻的患者。终末期心脏病可考虑心脏移植。

4. **合并胸痛的治疗**　对于出现心绞痛样胸痛且无左心室流出道梗阻的患者,应考虑给予 β 受体阻滞剂、钙通道阻滞剂、口服硝酸盐治疗以改善症状。对于胸痛合并左心室流出道梗阻的患者,治疗同左心室流出道梗阻的药物治疗部分。

5. **合并房颤的治疗**　对于所有伴发持续性、永久性或阵发性房颤的 HCM 患者,在无禁忌证的前提下,均建议口服抗凝药如维生素 K 拮抗剂(华法林),将 INR 控制在 2.0～3.0,预防血栓栓塞。近期房颤发作的患者,应考虑通过电复律或应用胺碘酮以恢复并维持窦性节律,永久性或持续性房颤患者建议采用 β 受体阻滞剂、维拉帕米和地尔硫草控制心室率。对于 NYHA Ⅱ～Ⅳ级、LVEF<50％且无左心室流出道梗阻的永久性房颤患者,可考虑应用小剂量地高辛控制心室率。

6. **预防**　心脏骤停 HCM 患者应避免竞争性运动。对于因 VT 或 VF 发生心脏骤停的幸存患者,或自发持续性 VT 引发晕厥或血液动力学异常且预期寿命>1 年的患者,建议植入 ICD。

(潘　涛　王肖龙　金　涛)

第十七章　心包疾病

导学

1. 掌握：急性心包炎、缩窄性心包炎的病因、临床表现与并发症、诊断依据与鉴别诊断要点、治疗原则。

2. 熟悉：急性心包炎、缩窄性心包炎的发病机制、病理生理特点、辅助检查特点、病情评估。

3. 了解：急性心包炎、缩窄性心包炎的流行病学、常用治疗药物用法、用量与不良反应、预后和预防。

　　心包疾病是由感染、肿瘤、代谢紊乱、尿毒症、自身免疫性疾病以及外伤等引起心包发生病理改变的一类疾病,其中以心包炎多见。心包炎是指各种原因引起的心包脏层和壁层的急、亚急性、慢性炎症的总称,心包炎常是全身疾病的一部分,或由邻近组织病变蔓延所致。心包炎临床按病程及病因分类,其中以急性心包炎和慢性缩窄性心包炎最常见(表 17-1)。

表 17-1　心包炎分类

分类依据	类　别	主要特征及具体临床类型
病程	急性	病程<6 个月;包括纤维素性、渗出性
	亚急性	病程 6 周~6 个月,包括渗出性、缩窄性
	慢性	病程>6 个月,包括缩窄性、渗出性、粘连性
病因	感染性	结核性、病毒性、化脓性、真菌性等
	非感染性	AMI 后、尿毒症性、肿瘤性、胆固醇性、放射性、急性特发性、外伤性等
	免疫性	风湿性、血管炎性、药物性、损伤性等

第一节　急性心包炎

　　急性心包炎(acute pericarditis)是指心包脏层和壁层的急性炎症性疾病,临床上以胸痛、心包摩擦音为主要表现。本病可以独立存在,但更多的是某些疾病累及心包的临床表现或并发症。发病男性多于女性,成年人多于少年儿童。

【病因】

急性心包炎常因全身多种原发疾病引起。我国常见病因有病毒感染、细菌感染、自身免疫性疾病、风湿热及尿毒症等。近年来病毒感染后、尿毒症性、急性心肌梗死后心包炎有增多的趋势。病因不明者称为非特异性心包炎。

【病理】

正常心包是由光滑的脏层与壁层组成的圆锥形浆膜腔,内有少量液体起润滑作用。在病因作用下,大量纤维蛋白渗出并沉积于脏、壁两层心包膜上,使心包表面粗糙,心脏收缩或舒张时,两层心包膜相互摩擦,形成急性纤维蛋白性心包炎。随着心包腔内渗出液增加,转变为渗出性心包炎。渗出液如短时间内大量增多,心包内压力急剧增高,心室舒张期充盈受限,出现心脏压塞征,可引起舒张性心力衰竭甚至心源性休克。

急性期心包脏层与壁层上出现纤维蛋白、白细胞及少许内皮细胞渗出组成的黏稠液体,继而渗出物中的液体成分增加,可达 2～3 L。多数情况下积液一般多在 2～3 周内可自行吸收,随后可造成心包增厚或遗留不同程度的粘连,也可机化引起心包钙化。

【临床表现】

(一) 急性纤维素性心包炎

1. 症状

(1)胸痛:胸痛是急性纤维素性心包炎最早、最主要的症状。疼痛呈尖锐性,多位于心前区,可放射至颈、背部、左上及上腹部,多在卧位、咳嗽、深吸气时加重。

(2)发热:多数患者有不同程度的发热,化脓性心包炎多有高热,结核性、非特异性心包炎多为低、中度发热。

2. 体征

(1)心包摩擦音:为急性纤维蛋白性心包炎的典型体征。多位于心前区,收缩期与舒张期均可闻及搔抓样高音调粗糙音,以胸骨左缘第4、第4肋间最明显,前倾坐位、深吸气或听诊器胸件加压时更易听到,持续数小时、数日或数周。当心包腔内积液增多后,将两层心包分开,摩擦音自行消失。

(2)其他:可有精神不振、呼吸困难、心动过速及原发病的相应体征。

(二) 急性渗出性心包炎

1. 症状 呼吸困难是心包有大量渗液时最突出的症状。表现为烦躁不安、呼吸浅快、胸闷气促、大汗淋漓,患者常采取强迫坐位以缓解症状。心排血量显著下降,可产生急性循环衰竭、心源性休克。

2. 体征

(1)心脏体征:当心包积液高达到 200～300 ml 时,心尖搏动减弱或消失,心界向两侧扩大,且心浊音界随体位变化而发生变化,立位时呈三角烧瓶状,平卧位时变为球形。

(2)其他:快速渗出大量心包积液时,可引起急性心脏压塞,表现为心动过速,脉压变小和静脉压明显上升,可出现奇脉,Ewar征(左肩胛骨下触觉语颤增强、叩诊浊音、闻及支气管呼吸音)及库斯莫尔征(颈静脉怒张与吸气时颈静脉扩张更明显)阳性;右心室压塞表现为肝肿大、腹水和下肢水肿等。

【诊断策略】

(一) 诊断依据

根据典型临床表现,结合 X 线胸片、心电图、超声心动图检查可作出心包炎的诊断,然后再根据不同病因,心包炎的特征及心包穿刺、活检等资料,进行病因学诊断。

(二) 鉴别诊断

1. **急性心肌梗死**　两者均可表现为胸痛。AMI 时心电图上相邻 2 个或以上导联 ST 段抬高,弓背向上,并有动态变化。同时心肌损伤标志物升高,并出现规律性变化。心脏超声可提示室壁节段性运动障碍。

2. **病因鉴别**

(1) 病毒性心肌炎:是一种浆液纤维蛋白性心包炎,由于病毒直接感染、自身免疫应答引起的炎症。发病前数周常有上呼吸道感染史,起病急剧。临床特征:剧烈胸痛、发热,约在 70% 的患者中可以听到心包摩擦音,心包渗液一般为小量或中等量,很少产生严重心包压塞症状。检查常有红细胞沉降率加快、白细胞升高、心电图 ST 段抬高、X 线心影增大。如果心肌受累,可形成急性心肌心包炎。

(2) 结核性心包炎(tuberculous pericarditis):由气管、支气管周围及纵隔淋巴结结核直接蔓延而来,临床上少数患者找不到原发病灶。临床表现除结核病的全身表现外,患者有倦怠、体重减轻、食欲不振、低热盗汗、呼吸困难及心包积液体症等,胸痛和心包摩擦音少见。心包积液为中等或大量,呈浆液纤维蛋白性或浆液血性。未经治疗的结核性心包炎几乎全部发展为缩窄性心包炎,经过系统抗结核治疗的患者近半数可发展为缩窄性心包炎。

(3) 心包肿瘤(pericardial neoplasm):原发性心包肿瘤较少见,最典型的是心包间皮瘤、恶性纤维肉瘤、血管肉瘤以及良性或恶性畸胎瘤。大多数为继发性心包肿瘤,其中约 80% 为肺癌、乳腺癌、白血病、霍奇金病和非霍奇金淋巴瘤引起的肿瘤性心包炎,此外胃肠道肿瘤、卵巢癌、肉瘤和黑色素瘤也可引起肿瘤性心包炎。肿瘤性心包炎产生血性心包积液,且发展异常迅速,引起急性或亚急性心脏压塞。心包间皮瘤以及肉瘤、黑色素瘤也能侵蚀心室或心包内血管,引起心包扩张和迅速致死的心脏压塞。

(4) 化脓性心包炎(purulent pericarditis):由胸内感染直接蔓延、膈下或肝脓肿穿破或心包穿透性损伤感染而引起,也可由血行细菌播散所致。心包渗出液最初为浆液纤维蛋白性的,其后转为化脓性,随着病程进展,炎症可使渗液浓稠、机化导致心包粘连,使心包腔间隙消失,心包增厚或钙化,极易发展成缩窄性心包炎。临床表现常为急性、暴发性疾病,前驱症状平均 3 d,通常都有高热、寒战、全身中毒症状及呼吸困难,多数患者没有典型的胸痛。几乎所有的患者有心动过速,少数患者有心包摩擦音。颈静脉怒张及奇脉,可能是心包积液的首先表现,脓性心包积液可发展为心包压塞和心包缩窄。一旦细菌性心包炎的诊断成立,除全身使用足量的抗生素外,仍应立即施行心包切开。

(5) 心脏损伤后综合征(post-pericardiostomy syndrome):在心脏手术、心肌梗死或心脏创伤后 2 周出现发热、心前区疼痛、干咳、肌肉关节痛、白细胞增高、红细胞沉降率加速等临床症状。目前认为可能与高敏反应或自身免疫反应有关。心包炎可以是纤维蛋白性、渗出性,积液常为浆液血性,可发生心包压塞。

【治疗策略】

1. **一般治疗**　卧床休息,高营养饮食,发热胸痛时给予非甾体抗炎药物,如阿司匹林、吲哚美辛等。胸痛时也可给予镇痛治疗,必要时可给予吗啡类镇痛药。

2. **病因治疗**　病毒性心包炎以对症治疗为主,包括卧床休息、止痛剂及镇静剂等,糖皮质激素可有效地控制症状。结核性心包炎应尽早应用抗结核治疗,同时建议给予糖皮质激素,以预防心包粘连。风湿性心包炎应加强抗风湿治疗,需同时应用肾上腺皮质激素。化脓性心包炎应选择敏感、广谱抗生素,反复心包穿刺抽脓及心包腔内注射抗生素。非特异性心包炎也应使用糖皮质激素。肿瘤性心包炎的治疗方案取决于患者的一般情况和有无心脏压塞,以及恶性肿瘤的组织学阶段。心包穿刺抽液和心包腔留置导管引流可减轻症状。心肌损伤后综合征可复发,有自限性,糖皮质激素治疗有效。

急性非特异性心包炎和心脏损伤后综合征患者在其初次发作后,可有心包炎症反复发作,称为复发性心包炎。治疗再次给予大剂量非甾体类抗炎药物治疗,并用数月的时间缓慢减量直至停药。如果无效,则可给予糖皮质激素治疗,常用泼尼松 40～60 mg/d,1～3 周,症状严重者可静脉给予甲泼尼龙。多数患者的症状在几日内可有减轻,但当激素减量时,症状往往会再现。顽固性复发性心包炎伴严重胸痛的患者可考虑外科心包切除术治疗。近年认为秋水仙碱对预防复发性心包炎似乎有效且副作用较小。秋水仙碱的推荐剂量为 0.5～1 mg/d,至少 1 年,缓慢减量停药。但终止治疗后仍有一部分患者呈复发倾向。

3. **外科治疗**　急性心包填塞时应进行心包穿刺抽液或引流。化脓性或结核性心包炎治疗效果不佳时,应尽早行心包穿刺。心包增厚者,应外科手术,行广泛心包切除。

第二节　缩窄性心包炎

缩窄性心包炎(constrictive pericarditis)是指心脏被致密而厚的纤维化或钙化的心包所包围,导致心室舒张期充盈受限而产生一系列循环障碍征象的心包疾病。

【病因及发病机制】

缩窄性心包炎的病因以结核性最常见,其次为急性非特异性、化脓性、创伤性,少数为心包肿瘤。放射性心包炎和心脏直视手术后引起者逐渐增多,部分患者病因不明。另外,各种急性心包炎在愈合过程中,可引起普遍性心包增厚或遗留不同程度的粘连,也可机化为结缔组织瘢痕,甚至引起心包钙化,最终发展成缩窄性心包炎。

【病理及病理生理】

心脏外形一般在正常范围或缩小,心包脏层和壁层广泛粘连、融合、钙化。心包呈局灶性或弥漫性增厚。镜下心包瘢痕组织由致密纤维组织构成,呈玻璃样变,部分心包内可见结核性或化脓性肉芽组织;严重者可见心肌萎缩、纤维变性、脂肪浸润和钙化等。

缩窄性心包炎由于心包由坚硬的纤维组织代替,限制心室的舒张,使心腔充盈障碍、静脉压增高;心脏充盈受限导致体循环淤血和心排出量下降。在心包缩窄的早期,体征常比症状更明显。

【临床表现】

缩窄性心包炎的起病隐袭,心包缩窄多于急性心包炎后 1 年内形成,称为急性缩窄;少数可长达数年,称为慢性缩窄。

(一) 症状

劳力性呼吸困难最常见,常伴乏力、消瘦、眩晕、心悸、腹胀、上腹痛、食欲减退等,与心排血量降低有关。

(二) 体征

1. 心脏体征 心尖搏动不明显,心浊音界可缩小。心率增快,心音减低,胸骨左缘第 3、第 4 肋间可闻及舒张早期心包叩击音。

2. 体循环淤血 颈静脉充盈怒张是缩窄性心包炎最重要的体征之一,多有库斯莫尔征,伴有肝肿大、腹水、下肢水肿等,重者可发展为全身水肿。

3. 血压改变 晚期患者动脉压降低,脉压变小、脉搏细弱。

【辅助检查】

缩窄性心包炎 X 线检查可示心影偏小、正常或轻度增大,左右心缘变直,主动脉弓小或难以辨认;上腔静脉常扩张,有时可见心包钙化。

【诊断策略】

(一) 诊断依据

典型缩窄性心包炎根据临床表现及实验室检查作出诊断。

(二) 鉴别诊断

缩窄性心包炎临床上常需与肝硬化、充血性心力衰竭及结核性腹膜炎相鉴别。限制型心肌病的临床表现和血液动力学改变与本病很相似,两者鉴别可能十分困难,必要时需通过心内膜心肌活检来诊断。

【治疗策略】

缩窄性心包炎提倡早期施行心包切除术以避免发展到心源性恶病质、严重肝功能不全、心肌萎缩等。通常在心包感染被控制、结核活动已静止即应手术,并在术后继续用药 1 年。

(潘 涛 吴 斌 罗雪挺)

第十八章　感染性心内膜炎

导学

1. 掌握：感染性心内膜炎的病因、临床表现与并发症、诊断依据与鉴别诊断要点、治疗原则。

2. 熟悉：感染性心内膜炎的发病机制、病理生理特点、辅助检查特点、病情评估、常用治疗药物种类。

3. 了解：感染性心内膜炎的流行病学、常用治疗药物用法、用量与不良反应、预后和预防。

感染性心内膜炎(infective endocarditis,IE)是指细菌、真菌、病毒等微生物直接感染而引起的心瓣膜或心室壁内膜的炎症性疾病,常伴有赘生物的形成。感染最常累及心脏瓣膜,也可发生于缺损的间隔、腱索、心壁内膜等。近年来风湿性心瓣膜病相对减少,但心脏介入操作、心脏手术的增加,以及静脉药瘾者、人口老龄化等社会因素,使本病的发生率有上升的趋势。

感染性心内膜炎按病情和病程进展分为急性与亚急性,其中亚急性多见,约占 2/3;按累及瓣膜的性质及所涉及的人群分为自体瓣膜、人工瓣膜和静脉药瘾者心内膜炎。本节主要介绍自体瓣膜心内膜炎。

【病因及发病机制】

(一)病因

急性感染性心内膜炎的病原菌主要是毒力强的化脓性细菌,其中 50% 以上为金黄色葡萄球菌,其次有肺炎链球菌、淋球菌、A 族链球菌和流感杆菌等;亚急性感染性心内膜炎的病因 80% 为非溶血性链球菌,主要是草绿色链球菌,其次为 D 族链球菌(牛链球菌和肠球菌)、表皮葡萄球菌等。真菌感染多见于人工瓣膜心内膜炎或静脉药瘾者,以及长期使用糖皮质激素、免疫抑制剂的患者。

(二)发病机制

主要与原有心血管疾病、血液动力学改变、感染的细菌数量及毒力等密切相关。

1. 亚急性感染性心内膜炎

(1) 无菌性赘生物形成：正常心脏的心内膜、瓣膜光滑,不易发生感染性心内膜炎。某些器质性心脏病如心脏瓣膜病、先天性心脏病等,心脏瓣膜、内膜受到高速射流的血液冲击,引起心内膜的损伤,受损的局部容易出现纤维蛋白和血小板的黏附,形成结节样无菌性赘生物即非细菌性血栓性心内膜炎,继而细菌黏附导致感染性心内膜炎。

(2) 细菌性赘生物的形成：在创伤、感染、机体免疫力低下等诱因作用下,短暂性菌血症如细菌数量多、毒力强,黏附在无菌性赘生物的部位定居、繁殖形成细菌性赘生物,引起感染性心内膜炎。口腔部位的草绿色链球菌入血机会频繁,黏附性强,成为亚急性感染性心内膜炎的最常见的致病菌。

2. **急性感染性心内膜炎** 主要累及正常心瓣膜,与长期静脉治疗、免疫功能障碍、介入性诊疗术等有关。血液循环中细菌量大、细菌毒力强,具有高度侵袭性和黏附于内膜的能力,是主要发病机制,常累及主动脉瓣(表 18-1)。

表 18-1 急性与亚急性感染性心内膜炎的病因与发病机制

	急性感染性心内膜炎	亚急性感染性心内膜炎
病原菌	金黄色葡萄球菌为主,其他有肺炎链球菌、淋球菌、A族链球菌、流感杆菌等	草绿色链球菌常见,其他有肠球菌、表皮葡萄球菌、革兰阴性杆菌等
细菌来源	全身各部位的活动性感染灶	手术(口腔、流产、分娩或泌尿道)
循环中细菌特点	数量多,毒力强,感染迁移多见	毒性较小,中毒症状轻,感染迁移少见
受累瓣膜	正常瓣膜,主动脉瓣多见	有器质性病变的瓣膜
病程	6周以内	6周以上

【病理及病理生理】

1. **心脏内赘生物** 细菌性赘生物的形成是本病的特征。赘生物呈灰黄色小疣状结节或息肉样,质地松脆、易脱落,大小不等,大的赘生物可阻塞瓣口。急性者可引起化脓性病变,导致瓣膜溃烂、破损、穿孔或腱索断裂,引起瓣膜关闭不全。

2. **赘生物碎片脱落** 脱落碎片引起全身器官的含菌栓塞,多发于脑,其次为肾、脾、心脏,形成相应部位的梗死和继发性脓肿。血管壁破坏、囊样扩张,形成细菌性动脉瘤,可引起致命的并发症。

3. **持续性菌血症** 形成远离心脏部位的化脓性感染、转移性脓肿。

4. **免疫系统激活** 持续性菌血症激活免疫系统,形成的免疫复合物或抗体-补体沉积物与组织中沉积的抗原相互作用而产生组织损伤,出现脾肿大、弥漫性或局灶性肾小球性肾炎、关节炎、心包炎和微血管炎;后者又可引起皮肤、黏膜的各种表现和心肌炎。

【临床表现】

(一) 症状

多数患者在发生菌血症后 2 周内产生症状,少数患者无明显的细菌进入途径可寻。

1. **急性感染性心内膜炎** 急性起病,高热、寒战,常伴头、胸、背部和肌肉关节痛,少数患者可突发心力衰竭。

2. **亚急性感染性心内膜炎** 起病隐匿,可出现全身不适、乏力,食欲不振和体重减轻等非特异症状。发热一般<39℃,午后和晚上较高,伴寒战和盗汗;可伴有头痛、背痛和肌肉关节痛等。

(二) 体征

1. **心脏体征** 所有急性、亚急性患者几乎均有心脏杂音。急性者大多无基本瓣膜病变,以出现主动脉瓣关闭不全的新杂音多见;亚急性者可出现原有心脏杂音性质的改变,或出现新的心脏杂音。

2. **心外体征** 半数以上的患者有一种或多种典型的外周表现,但近年来其发生率有所下降。心外体征包括:① 瘀点:可出现于身体任何部位,以眼睑、口腔黏膜、前胸部皮肤多见,常成批反复出现。② 指(趾)甲下出血:为暗红色、线状出血,可有触痛。③ Osler 结节:在指(趾)垫出现豌豆大小暗红色痛性结节,亚急性者多见。④ 詹韦损害:位于手掌、足底的小型红斑或无压痛的出血斑点,急性者多见。⑤ 罗特斑:为视网膜椭圆形黄斑出血伴中央苍白。⑥ 杵状指(趾):主要见于病程超过 6 周的亚急性患者。⑦ 脾脏肿大、贫血:见于亚急性患者。

(三) 并发症

1. 心脏并发症

(1) 心力衰竭:最常见,由瓣膜损伤发生关闭不全所致,主动脉瓣、二尖瓣最常受累,故左心衰竭多见。

(2) 心肌脓肿和化脓性心包炎:少见,见于急性者。

(3) 急性心肌梗死:少见,由冠状动脉栓塞引起,有主动脉瓣感染者多见。

(4) 特异性心肌炎:少见。

2. 动脉栓塞 动脉栓塞是感染性心内膜炎最多见的并发症。但临床诊断栓塞者仅占 15%~35%,急性者多见,由赘生物脱落引起。左心的赘生物脱落可发生脑、心脏、脾脏、肾脏、四肢等体循环的栓塞;右心的赘生物脱落可引起肺栓塞。

3. 细菌性动脉瘤 一般见于亚急性患者的晚期,多无症状,仅扪及搏动性肿块。

4. 转移性脓肿 急性者多见,常发生于肝、脾、骨髓和神经系统。

5. 神经系统受累 约1/3患者出现神经系统受累表现,栓塞性脑卒中最常见,还可有脑出血、脑脓肿、中毒性脑病和化脓性脑膜炎等。

6. 肾脏受累 大多数患者并发肾脏损害。急性者出现肾栓塞和肾梗塞;亚急性者出现免疫复合物性肾小球肾炎。

【辅助检查】

1. 血培养及药物敏感试验 血培养是确定菌血症和诊断本病的最直接、最敏感的方法。75%~85%的患者血培养阳性。由于本病菌血症为持续性,无须在体温升高时采血。多次血培养可增加阳性率。目前推荐在第 1 个 12~24 h 至少间隔 1 h 在不同静脉穿刺点抽血进行 3 次血培养。由于菌血症数量可能较低,每次抽血至少要 20 ml 才能使其敏感性达到最大。临床高度怀疑本病,而 24~48 h 血培养仍为阴性,应进行更长时间和特殊的培养。血标本作需氧和厌氧培养,至少应培养 3 周,并周期性作革兰染色涂片和次代培养。必要时培养基需补充特殊营养或采用特殊培养技术。血培养阴性的 IE 主要与先前使用抗生素有关,也可能是由于某些病原体在标准培养条件下难以生长等因素。

已分离出病原微生物时,有条件者应测定最小抑菌浓度(MIC,minimum inhibitory concentration)以判定致病菌对某种抗微生物药物的敏感程度,分为敏感(susceptible,S),中度(intermediate,Ⅰ)和耐药(resistant,R)用以指导用药。目前国内较多医院采用纸片扩散法进行敏感测定,虽不如MIC精确,但仍可供参考。

2. 超声心动图 超声心动图可检出赘生物和 IE 的心内并发症(如瓣膜关闭不全、瓣膜穿孔、腱索断裂、瓣周脓肿、心包积液)等支持心内膜炎的证据,是诊断 IE 的首选检查。一旦怀疑患者有 IE 可能,当尽早超声检查;如检查阴性但临床仍高度怀疑 IE 者,当在 7~10 d 复查;在 IE 治疗过程中如可疑出现新的并发症,应及时复查超声。感染治愈后,赘生物可持续存在。除非发现原有赘生物增大或新赘生物出现,否则难以诊断复发或再感染。超声心动图和多普勒超声还可明确基础心脏病(如瓣膜病、先天性心脏病)、评价左心室功能,可作为判断预后与是否进行手术的参考。经食管超声(TEE)检查的敏感性及特异性均高于经胸超声心动图(TTE)。TTE 诊断 IE 的敏感度40%~

63%,TEE 可高达 95%以上,能探测山直径<5 mm 的赘生物。

3. CT 及 SPECT/CT   对于超声心动图难以识别的人工瓣膜感染性心内膜炎、起搏器/除颤仪导线相关的 IE,可使用心脏 CT 明确瓣周损害。CT 对较大的主动脉瓣周脓肿也有一定诊断价值。头颅尚可协助诊断脑梗死、脓肿和出血等并发症。

对于植入人工瓣膜 3 个月以上患者,如果怀疑人工瓣膜感染性心内膜炎,可使用 18F-氟脱氧葡萄糖(FDG)PET/CT 或放射标记的白细胞 SPECT/CT 检测植入部位周围异常活性。

4. 其他检查

(1) 血常规检查:血液检查急性者有时发生溶血性贫血;白细胞计数增加,有明显核左移;大多数患者红细胞沉降率增快。亚急性者可出现正色素正细胞性贫血;白细胞计数正常或轻度升高,有时可见核左移。

(2) 尿液检查:半数以上患者有蛋白尿和镜下血尿。肉眼血尿提示肾梗死。而大量蛋白尿和红细胞管型提示并发弥漫性肾小球肾炎。

(3) 免疫学检查:亚急性者病程>6 周,50%类风湿因子呈阳性,90%出现循环免疫复合物。可有高丙种球蛋白血症。低补体血症见于并发肾小球肾炎者。

(4) 心电图:一般无特异性。并发栓塞性心肌炎及心包炎时可显示特征性改变。伴室间隔脓肿或瓣环脓肿时可出现房室、室内传导阻滞和室性期前收缩。

(5) X 线:脓毒性肺栓塞所致肺炎,肺部可出现多个小片状浸润阴影。左心衰竭时有肺淤血或肺水肿征。

【诊断策略】

(一) 诊断依据

对有易患感染性心内膜炎的基础疾病者,不明原因发热 1 周以上,出现心脏杂音,应疑及本病并做进一步检查。目前本病诊断推荐的是改进的 Duke 诊断标准(表 18-2)。

表 18-2   Duke 诊断标准

标准类型	具 体 内 容
主要标准	1. 血培养阳性符合下列之一 (1) 2 次独立血培养均检测出 IE 典型致病微生物:草绿色链球菌、牛链球菌、HACEK 族、金黄色葡萄球菌、社区获得性肠球菌 (2) 持续血培养阳性与 IE 一致的病原微生物:① ≥2 次血培养阳性,且血样抽取时间间隔 12 h 以上。或② 3 次血培养均阳性或 4 次以上血培养中的大多数血培养阳性(第 1 次和最后一次间隔≥1 h)。或③ 单次血培养伯纳特立克次体阳性或 I 相 IgG 抗体滴度>1:800 2. 影像学阳性符合下列之一 (1) 心脏超声表现:① 赘生物。② 脓肿、假性动脉瘤、心脏内瘘。③ 瓣膜穿孔或动脉瘤。④ 新出现的人工瓣膜开裂 (2) 通过 18F-FDGPET/CT(仅在假体植入>3 个月时),或放射标记的白细胞 SPECT/CT 检出人工瓣膜植入部位周围组织的异常活性 (3) 由心脏 CT 确定的瓣周病灶
次要标准	(1) 具有易感因素,如具有易感的心脏情况,或静脉药瘾者 (2) 发热>38℃ (3) 血管现象(包括仅通过影像学发现的):大动脉栓塞,脓毒性肺梗死,感染性(真菌感染性)动脉瘤,颅内出血,结膜出血和 Janeway 损害 (4) 免疫现象:肾小球肾炎,osler 结节,罗特斑和类风湿因子阳性 (5) 微生物证据:血培养阳性,但不符合上述主要标准,或具有与 IE 一致活动性感染的病原体的血清学证据

注:HACEK:H,嗜沫嗜血杆菌、副嗜沫嗜血杆菌、流感嗜血杆菌;A,伴放线菌放线杆菌;C,人类心杆菌;E,啮蚀艾肯菌;K,金格杆菌、脱氮金菌。

1. **明确诊断**　需要符合下列 3 条之一。

(1) 符合 2 条主要标准,即血培养阳性标准之一和影像学表现之一。

(2) 符合 1 条主要标准和 3 条次要标准。

(3) 符合 5 条次要标准。

2. **疑似诊断**　需要符合下列 2 条之一。

(1) 符合 1 条主要标准和 1 条次要标准。

(2) 符合 3 条次要标准。

(二) 鉴别诊断

由于本病表现多样且缺乏特异性,其鉴别诊断范围较广。急性者应与各种原因所致败血症鉴别。亚急性者应与风湿热、系统性红斑狼疮、左心房黏液瘤、结核病等鉴别。

(三) 病情评估

未治疗的急性患者几乎均在 4 周内死亡。亚急性者的自然史一般≥6 个月,IE 患者的院内死亡率通常在 15%～30%。死亡原因为心力衰竭、肾衰竭、栓塞、细菌性动脉瘤破裂和严重感染。快速识别高死亡风险的患者,有助于确立相应的治疗措施,改善预后。入院时的预后评估可通过简单的临床、微生物学以及超声心动图参数来完成(表 18-3),并应当用以指导选择最佳的初始治疗方案。抗生素治疗 48～72 h 后,血培养如仍持续阳性,提示患者预后不佳。

表 18-3　感染性心内膜炎患者不良预后的预测指标

分　类	不良预后预测指标
患者特征	老龄、人工瓣膜 IE、糖尿病、合并其他疾病(如体弱、免疫抑制、肾脏或肺疾病)
临床并发症	心力衰竭、肾衰竭、中等度缺血性卒中、脑出血、感染性休克等
病原微生物种类	金黄色葡萄球菌、真菌、非 HACEK 革兰阴性杆菌
超声心动图表现	瓣周并发症、严重的左心瓣膜反流、EF 下降、肺动脉高压、大赘生物、严重的人工瓣膜功能不全、二尖瓣提前关闭以及其他舒张压升高的征象

除耐药的革兰阴性杆菌和真菌所致的心内膜炎者外,大多数患者可获细菌学治愈。但本病的近期和远期病死率仍较高,治愈后的 5 年存活率仅 60%～70%。10%在治疗后数月或数年内再次发病。

(四) 诊断思路

超声心动图,细菌培养结果及临床特点是诊断 IE 的基础,诊断思路见(图 18-1)。

【治疗策略】

感染性心内膜炎治疗的首要目的是清除赘生物中的病原微生物,是 IE 治愈的关键。其次需防治心内或心外局灶性、破坏性并发症,后者有时需外科协助。

1. **一般治疗**　积极寻找并治疗与本病发病有关的局灶性感染病灶。观测呼吸、心率、血压、神志、尿量及心脏杂音变化,注意可能发生的心力衰竭、卒中等并发症。患者应卧床休息,有足够的蛋白质、热量和维生素等摄入,并维持水、电解质、酸碱平衡。

2. **抗感染治疗**　抗感染治疗的基本原则是:① 大剂量、长疗程。抗菌药物以静脉给药为主,保证较高和稳定的血药浓度,使赘生物内也能达到有效的抗生素浓度,长疗程可以完全消灭在赘

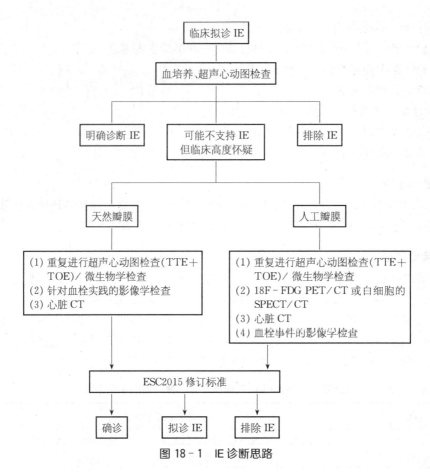

图 18-1　IE 诊断思路

生物内部处于代谢休眠状态的细菌。抗菌药物应根据药代动力学给药,大剂量应用青霉素等药物时,宜分次静脉滴注,避免高剂量给药后可能引起的中枢神经系统毒性反应,如青霉素脑病等。一般抗菌疗程为 4~6 周,人工瓣膜心内膜炎需 6~8 周或更长,以降低复发率。② 联合应用 2 种具有协同作用的杀菌性抗生素。对已分离出病原菌的患者,应同时测定几种抗生素的药物最低抑菌浓度和最低杀菌浓度,并作为选用抗生素的基础。抗生素治疗期间应注意监测其血清浓度,如测定血清杀菌滴度(SBT)。如 SBT 低,提示药物浓度低,需增大剂量。甚至可测定赘生物深处的浓度,以了解抗生素在赘生物内部能否达到有效浓度。

　　(1) 经验性治疗:对疑为本病的危重患者,当未明确为何种细菌感染时,在连续送血培养后立即开始治疗。急性者可经验性选用针对金黄色葡萄球菌、链球菌和革兰阴性菌的广谱抗生素治疗;亚急性者可经验性选用针对包括肠球菌在内的大多数链球菌的抗生素(表 18-4)。

表 18-4　IE 的经验治疗(等待血培养结果)

抗 生 素	剂量及给药途径	备 注
NVE 轻症		
阿莫西林	2 g,4 h 1 次静脉滴注	如青霉素过敏,可选用头孢曲松 2 g/d
或氨苄西林	3 g,6 h 1 次静脉滴注	静脉滴注
或青霉素	1 200~1 800 U/d,分 4~6 次静脉滴注	在获知培养结果前,庆大霉素的作用存
联合庆大霉素	1 mg/kg 按实际体质量静脉滴注	在争论

续　表

抗 生 素	剂量及给药途径	备 注
NVE,严重脓毒血症(无肠杆菌科细菌、铜绿假单胞菌属感染危险)		
万古霉素 联合庆大霉素	15～20 mg/kg,q8～12 h 1 次静脉滴注 1 mg/kg 理想体质量、12 h 1 次静脉滴注	如万古霉素过敏,可改用达托霉素6 mg/kg,12 h 1 次静脉滴注。如担心肾毒性或急性肾损伤,可将庆大霉素改为环丙沙星
NVE,严重脓毒血症,并有多重耐药肠杆菌科细菌,铜绿假单胞菌属感染危险		
万古霉素 联合美罗培南	15～20 mg/kg,q8～12 h 1 次静脉滴注 1 g、1 次/8 h 静脉滴注	
PVE,等待血培养结果或血培养阴性		
万古霉素 联合庆大霉素和利福平	万古霉素 1 g、12 h 1 次静脉滴注 庆大霉素 1 mg/kg 理想体质量、12 h 1 次静脉滴注,利福平 300～600 mg、12 h 1 次口服或静脉滴注	

注:NVE,自体瓣膜心内膜炎(native valve endocarditis);PVE,人工瓣膜心内膜炎(prosthetic valve endocarditis)。

(2)已知致病微生物的治疗:已分离出病原微生物时,应根据致病微生物对药物的敏感程度选择抗微生物药物。

对青霉素敏感的细菌:草绿色链球菌、牛链球菌、肺炎球菌等多属此类。① 首选青霉素 1.2 g,4 h 1 次静脉滴注,疗程 4～6 周;或青霉素联合庆大霉素,疗程 2 周。青霉素用量同前,庆大霉素 1 mg/kg,12 h 1 次静脉滴注。② 头孢曲松 2 g,每日 1 次,静脉滴注或肌内注射,疗程 4～6 周;或头孢曲松联合庆大霉素,疗程 2 周,头孢曲松用量同前,庆大霉素 1 mg/kg,12 h 1 次静脉滴注。

对青霉素耐药的链球菌:① 万古霉素联合庆大霉素,万古霉素 1 g,12 h 1 次静脉滴注,用药 4～6 周,庆大霉素剂量同前,用药≥2 周。② 替考拉宁联合庆大霉素,替考拉宁 10 mg/kg,12 h 1 次共 3 剂,继以 10 mg/kg,每日 1 次静脉滴注,4～6 周,庆大霉素剂量同前,用药≥2 周。万古霉素和替考拉宁需注意监测血药浓度。

肠球菌心内膜炎:① 阿莫西林 2 g,4 h 1 次静脉滴注,疗程 4～6 周;或青霉素联合庆大霉素 4～6 周,青霉素 2.4 g、4 h 1 次静脉滴注,庆大霉素用量同前。② 青霉素耐药或过敏则可考虑使用万古霉素或替考拉宁。

金黄色葡萄球菌和表皮葡萄球菌:① 对甲氧西林敏感者:NVE 可使用氟氯西林 2 g,4～6 h 1 次静脉滴注,疗程 4 周。PVE 患者需联合利福平和庆大霉素。② 对甲氧西林耐药或对青霉素过敏者:可使用万古霉素 1 g,12 h 1 次静脉滴注,联合利福平 300～600 mg,12 h 1 次口服,NVE 患者疗程 4 周,PVE 患者疗程 4 周。

真菌感染:用静脉滴注两性霉素 B,首日 0.02～0.1 mg/kg,之后每日递增 3～5 mg,直至 25～30 mg/d,总量 3～5 g,应注意两性霉素 B 的毒副作用。两性霉素 B 用够疗程后口服氟胞嘧啶 100～150 mg/(kg·d),每 6 h 1 次,用药数月。

3. **外科治疗**　左心瓣膜 IE 活跃期(即患者仍在接受抗生素治疗期间)接受手术治疗存在显著风险,但如果二尖瓣赘生物＞10 mm 或抗生素治疗下赘生物体积增大或赘生物位于二尖瓣闭合的边缘时,为预防栓塞事件,应考虑尽早手术治疗。发生心力衰竭,感染难以控制或细菌对瓣膜破坏大时也应当积极考虑手术治疗。

右心系统 IE 预后较好。复发的肺动脉栓塞后三尖瓣赘生物>20 mm 时，必须手术治疗。

4. 预防 对于 IE 的高危患者(接受人工瓣置换术者、既往 IE 史、发绀型先天性心脏病及接受人工材料修复的先天性心脏病者)，接受可因出血或明显创伤而致短暂性菌血症的手术和器械操作时，应预防性应用抗生素。在口腔科风险性操作前 30~60 min 可使用阿莫西林 2 g 口服或静脉注射(亦可替换为头孢氨苄 2 g、头孢唑林/头孢曲松 1 g)单次给药。对青霉素过敏者，可予克林霉素 600 mg 口服或静脉注射。并需注意的是良好的口腔卫生与规律口腔科检查，避免伤口感染，消除或减少慢性细菌的携带(皮肤、尿)，避免皮钉与文身等。

（潘　涛　金　涛）

第十九章 肺栓塞

导学

1. 掌握：肺栓塞的病因、临床表现与并发症、诊断依据与鉴别诊断要点、治疗原则。

2. 熟悉：肺栓塞的发病机制、病理生理特点、辅助检查特点、病情评估、常用治疗药物种类。

3. 了解：肺栓塞的流行病学、常用治疗药物用法、用量与不良反应、预后和预防。

肺栓塞(pulmonary embolism,PE)是由于各种栓子阻塞肺动脉或其分支的一组血管性疾病,包括肺血栓栓塞症(pulmonary thromboembolism,PTE)、脂肪栓塞综合征、羊水栓塞、空气栓塞、肿瘤栓塞等。引起 PTE 的血栓主要来源于下肢的深静脉血栓形成(deep venous thrombosis,DVT)。PTE 和 DVT 合称为静脉血栓栓塞症(venous thromboembolism,VTE),两者具有相同易患因素,是 VTE 在不同部位、不同阶段的两种临床表现形式。

肺血栓栓塞症为来自静脉系统或右心的血栓阻塞肺动脉或其分支所致的疾病,以肺循环和呼吸功能障碍为其主要临床和病理生理特征,占 PE 中的绝大多数,通常所称的 PE 即指 PTE。血栓栓塞肺动脉后,血栓不溶、机化、肺血管重构致血管狭窄或闭塞,导致肺血管阻力(PVR)增加,肺动脉压力进行性增高,最终可引起右心室肥厚和右心衰竭,称为慢性血栓栓塞性肺动脉高压(CTEPH)。急性 PTE 造成肺动脉较广泛阻塞时,可引起肺动脉高压,至一定程度导致右心失代偿、右心扩大,出现急性肺源性心脏病。肺动脉栓塞后,若其支配区的肺组织因血流受阻或中断而发生坏死,称为肺梗死(pulmonary infarction,PI)。由于肺组织的多重供血与供氧机制,PTE 中仅约不足 15％发生 PI。

PTE 和 DVT 已成为世界公共卫生问题,具有发病率较高、病死率亦高的特点。西方国家 DVT 和 PTE 的年发病率分别约为 1.0‰和 0.5‰,未经治疗的 PTE 病死率为 25％～30％。由于 PTE‐DVT 发病和临床表现的隐匿性和复杂性,PTE‐DVT 的临床漏诊率和误诊率普遍较高。我国目前尚无准确的流行病学资料,但随着诊断意识和检查技术的提高,诊断例数已有显著增加,但临床上仍存在漏诊和误诊的现象。

【病因及发病机制】

PTE 的危险因素即 VTE 的危险因素,包括任何可以导致静脉血液淤滞、静脉系统内皮损伤和血液高凝状态的因素。危险因素包括原发性和继发性两类(表 19‐1)。

表 19‑1　VTE 常见危险因素

遗传性危险因素	获得性危险因素		
	血液高凝状态	血管内皮损伤	静脉血流瘀滞
抗凝血酶缺乏	高龄	手术	瘫痪
蛋白 S 缺乏	恶性肿瘤	创伤/骨折	长时乘车、船、飞机
蛋白 C 缺乏	口服避孕药	中心静脉置管	急性内科疾病住院
活性蛋白 C 抵抗	妊娠或产褥期	安装心脏起搏器	居家养老护理
凝血酶原 20210 基因突变	静脉血栓病史(个人及家族史)	吸烟	
Ⅻ因子缺乏	肥胖	高同型半胱氨酸血症	
纤溶酶原缺乏	炎症性肠病	肿瘤静脉内化疗	
纤溶酶原不良血症	肝素诱导血小板减少症		
血栓调节蛋白异常	肾病综合征		
纤溶酶原激活物抑制因子过量	真性红细胞增多症		
非 O 型血	巨球蛋白血症		
	人工假体植入术		

原发性危险因素由遗传变异引起,包括 V 因子突变、蛋白 C 缺乏、蛋白 S 缺乏和抗凝血酶缺乏等,常以反复静脉血栓形成和栓塞为主要临床表现。其特点是患者多为 40 岁以下年轻患者,无明显诱因反复发生 DVT 和 PTE,或发病呈家族聚集倾向;继发性危险因素是指后天获得的易发生 DVT 和 PTE 的多种病理改变,包括骨折、创伤、手术、恶性肿瘤和口服避孕药等。上述危险因素既可以单独存在,也可以同时存在、协同作用,其中年龄是独立的危险因素,随着年龄的增长,DVT 和 PTE 的发病率逐渐增高。

【病理及病理生理】

引起 PTE 的栓子可以来源于下腔静脉径路、上腔静脉径路或右心腔,其中大部分来源于下肢深静脉,特别是从腘静脉上端到髂静脉段的下肢近端深静脉(占 50%～90%),盆腔静脉丛亦是栓子的重要来源。由于颈内和锁骨下静脉内插入、留置导管和静脉内化疗,使来源于上腔静脉径路的栓子较以前增多。右心腔来源的栓子少见。

肺动脉的血栓栓塞可以是单一部位的,也可以是多部位的,病理检查证实多部位或双侧性血栓栓塞更常见,易发生于右侧和下肺叶。发生栓塞后可在栓塞的局部继发血栓形成,参与发病过程。栓子阻塞肺动脉及其分支后,通过机械作用阻塞血管,同时,神经体液代偿及低氧血症引起肺动脉收缩,导致肺循环阻力增加、肺动脉高压;右心室后负荷增高,右心室壁张力增高,严重时促发急性肺源性心脏病,出现右心衰竭,体循环淤血;右心扩大引起室间隔左移,使左心室功能受损,导致心排出量下降,进而可引起体循环低血压甚至休克;主动脉内低血压和右心房压升高,使冠状动脉灌注下降,心肌血流减少,特别是心室内膜下心肌处于低灌注状态,加之 PTE 时心肌耗氧增加,可致心肌缺血,诱发心绞痛。由于肺组织接受肺动脉、支气管动脉和肺泡内气体弥散等多重氧供,故 PTE 时很少出现肺梗死。如存在基础心肺疾病或病情严重时,肺组织氧供障碍,导致肺梗死。

肺栓塞时主要的病理生理改变包括:① 栓塞部位肺血流减少,肺泡无效腔量增大。② 肺内血流异常分布,通气/血流比例失调。③ 右心房压升高可引起闭合的卵圆孔开放,产生心内右向左分流。④ 神经体液因素可引起支气管痉挛。⑤ 毛细血管通透性增高,间质和肺泡内液体渗出增多。⑥ 栓塞部位肺泡表面活性物质分泌减少,肺泡萎陷,呼吸面积减小。⑦ 肺顺应性下降,肺体积缩小并可出现肺不张。⑧ 累及胸膜,可出现胸腔积液。⑨ 上述病理生理改变导致呼吸功能不全,出现低氧血症,代偿性过度通气(低碳酸血症)或相对性低肺泡通气。

PTE 发病后病情的严重程度取决于以上机制的综合作用。栓子的大小和数量、多个栓子的递次栓塞间隔时间、是否存在基础心肺疾病、个体反应的差异及血栓溶解的速度,是影响预后的重要因素。

急性 PTE 后肺动脉内血栓未完全溶解,或反复发生 PTE,可形成慢性血栓栓塞性肺动脉高压症(CTEPH),继而出现慢性肺源性心脏病,出现右心代偿性肥厚和右心衰竭。

【临床表现】

(一) 症状

PTE 的症状多种多样,缺乏特异性。不同患者其症状的严重程度有很大差别,可以从隐匿无症状,到血液动力学不稳定,甚至休克、猝死。临床上有时出现 PTE"三联征",即同时出现呼吸困难、胸痛及咯血,但仅见于 20% 左右的患者。

(1) 呼吸困难:不明原因的呼吸困难及气促,尤以活动后明显,是 PTE 最常见的症状,常伴有烦躁不安、心悸、惊恐甚至濒死感。

(2) 胸痛:累及胸膜并发胸膜炎时,出现急性胸膜炎性胸痛,低氧血症及冠状动脉供血不足时,出现心肌缺血性胸痛,同心绞痛发作。

(3) 晕厥:可作为 PTE 的首发症状或仅有的症状。

(4) 咳嗽与咯血:咳嗽伴有咯血,常为小量咯血,大咯血少见。

(二) 体征

1. 呼吸系统体征　呼吸急促、呼吸频率加快最常见,重者伴有发绀,肺部听诊可闻及哮鸣音及细湿啰音,偶可闻及血管杂音;合并肺不张和胸腔积液时出现相应的体征。

2. 循环系统体征　血压变化,严重时可出现血压下降甚至休克;颈静脉充盈或异常搏动;心动过速,可闻及肺动脉瓣区第二心音亢进或分裂及三尖瓣区收缩期杂音。

3. 其他　可伴吸收热,多为低热,少数患者体温可超过 38℃。

(三) 其他

确诊 PTE 的同时,必须注意是否存在 DVT,一般常伴有下肢 DVT,表现为患肢肿胀、周径增粗,皮肤色素沉着,自发性疼痛及触压痛,行走后患肢易疲劳及肿胀加重。检查重点是测量双侧下肢周径,并进行双侧比较。大腿周径测量在髌骨上缘以上 15 cm 处,小腿周径测量在髌骨下缘以下 10 cm 处,用软皮尺绕腿一周,左右双侧相差>1 cm 有临床意义。

【辅助检查】

1. 动脉血气分析　血气分析的检测指标不具有特异性,可表现为低氧血症、低碳酸血症、肺泡—动脉氧分压差[$P(A-a)O_2$]增大及呼吸性碱中毒,部分患者的结果可以正常。

2. 血浆 D 二聚体　D 二聚体检测的阴性预测价值很高,若 D 二聚体含量低于 500 $\mu g/L$,基本可除外急性 PTE。使其升高的影响因素很多,因此 D 二聚体升高对确诊 PE 无益。

3. 超声心动图 在提示诊断、预后评估及除外其他心血管疾患方面有重要价值。超声心动图可提供急性 PE 的直接征象和间接征象。直接征象为发现肺动脉近端或右心腔血栓,如同时患者临床表现疑似 PE,可明确诊断,但阳性率低。间接征象多是右心负荷过重的表现,如右心室壁局部运动幅度下降,右心室和(或)右心房扩大,三尖瓣反流速度增快以及室间隔左移运动异常,肺动脉干增宽等。

4. 心电图 急性 PE 的心电图最常改变为窦性心动过速。其他可表现为胸 $V_1 \sim V_4$ 的 T 波改变和 ST 段异常,分病例可出现 $S_I Q_{III} T_{III}$(即 I 导联 S 波加深,III 导联出现 Q/q 波及 T 波倒置),不完全性或完全性右束支传导阻滞。上述改变为急性肺动脉阻塞、肺动脉高压、右心负荷增加、右心扩张引起,多出现于严重 PE 患者。

5. 胸部 X 线平片 PE 如果引起肺动脉高压或肺梗死,X 线平片可出现肺缺血征象如肺纹理稀疏、纤细,肺动脉段突出或瘤样扩张,右下肺动脉干增宽或伴截断征,右心室扩大征。也可出现肺野局部浸润阴影、尖端指向肺门的楔形阴影、盘状肺不张、患侧膈肌抬高、少量胸腔积液、胸膜增厚粘连等。胸片虽缺乏特异性,但有助于排除其他原因导致的呼吸困难和胸痛。

6. 肺动脉造影 肺动脉造影是诊断 PE 的"金标准",其敏感性为 98%,特异性为 95%~98%。PE 的直接征象有肺动脉内造影剂充盈缺损,伴或不伴"轨道征"的血流阻断;间接征象有肺动脉造影剂流动缓慢,局部低灌注,静脉回流延迟,在其他检查难以肯定诊断时,如无禁忌证,可进行造影检查。

7. CT 肺动脉造影 CT 具有无创、扫描速度快、图像清晰、较经济的特点,可直观判断肺动脉栓塞的程度和形态,以及累及的部位及范围。PE 的直接征象为肺动脉内低密度充盈缺损,部分或完全包围在不透光的血流之内的"轨道征",或者呈完全充盈缺损,远端血管不显影;间接征象包括肺野楔形条带状的高密度区或盘状肺不张,中心肺动脉扩张及远端血管分布减少或消失等。CT 肺动脉造影是诊断 PE 的重要无创检查技术,敏感性为 83%,特异性为 78%~100%。其主要局限性是对亚段及以远肺动脉内血栓的敏感性较差。

8. 放射性核素 肺通气灌注扫描典型征象是与通气显像不匹配的肺段分布灌注缺损。其诊断 PE 的敏感性为 92%,特异性为 87%,且不受肺动脉直径的影响,尤其在诊断亚段及远段 PE 中具有特殊意义。但任何引起肺血流或通气受损的因素如肺部炎症、肺部肿瘤、慢性阻塞性肺疾病等均可造成局部通气血流失调,因此单凭此项检查可能造成误诊,部分有基础心肺疾病的患者和老年患者由于不耐受等因素也使其临床应用受限。

9. 磁共振肺动脉造影(MRPA) MRPA 对段以上肺动脉内血栓诊断的敏感度和特异度均较高,避免了注射碘造影剂的缺点,适用于碘造影剂过敏者。但其不能作为单独的检查,用于排除 PE。MRI 具有潜在的识别新旧血栓的能力,有可能为将来确定溶栓方案提供依据。

10. 下肢深静脉检查 PE 和 DVT 为 VTE 的不同临床表现形式,90%PE 患者栓子来源于下肢 DVT,70%PE 患者合并 DVT。由于 PE 和 DVT 关系密切,且下肢静脉超声操作简便易行,因此下肢静脉超声在 PE 诊断中有一定价值,对怀疑 PE 患者应检测有无下肢 DVT 形成。除常规下肢静脉超声外,对可疑患者推荐行 CUS 检查,即通过探头压迫静脉观察等技术诊断 DVT,静脉不能被压陷或静脉腔内无血流信号为 DVT 的特定征象。CUS 诊断近端血栓的敏感性为 90%,特异性为 95%。

【诊断策略】

(一) 诊断依据

1. 急性肺血栓栓塞症

(1) 大面积 PTE(massive PTE)：临床上以休克和低血压为主要表现，即体循环动脉收缩压＜90 mmHg，或较基础值下降幅度≥40 mmHg，持续 15 min 以上。需除外新发生的心律失常、低血容量或感染中毒症等其他原因所致的血压下降。

(2) 非大面积 PTE (non-massive PTE)：不符合以上大面积 PTE 的标准，未出现休克和低血压的 PTE。非大面积 PTE 中有一部分病例临床上出现右心功能不全，或超声心动图表现有右心室运动功能减弱(右心室前壁运动幅度＜5 mm)，属次大面积 PTE(sub-massive PTE)亚型。

2. 慢性血栓栓塞性肺动脉高压

存在呈慢性、进行性发展的肺动脉高压的相关临床表现，后期出现右心衰竭；影像学检查证实肺动脉阻塞，经常呈多部位、较广泛的阻塞，常可发现 DVT 的存在；右心导管检查示静息肺动脉平均压＞25 mmHg，活动后肺动脉平均压＞30 mmHg；超声心动图检查示右心室壁增厚，符合慢性肺源性心脏病的诊断标准。

(二) 鉴别诊断

1. 冠状动脉粥样硬化性心脏病　一部分 PTE 患者因血液动力学变化，可出现冠状动脉供血不足，心肌缺氧，表现为胸闷、心绞痛样胸痛，心电图有心肌缺血样改变，易误诊为冠心病所致心绞痛或心肌梗死。冠心病有其自身发病特点，冠状动脉造影可见冠状动脉粥样硬化、管腔阻塞证据，心肌梗死时心电图和心肌酶水平有相应的特征性动态变化。需注意，PTE 与冠心病有时可合并存在。

2. 肺炎　当 PTE 有咳嗽、咯血、呼吸困难、胸膜炎样胸痛，出现肺部阴影，尤其同时合并发热时，易被误诊为肺炎。但肺炎感染中毒症状明显，咯脓性痰、寒战、高热、外周血白细胞显著增高、中性粒细胞比例增加等，抗菌治疗可获疗效。

3. 主动脉夹层　PTE 患者表现胸痛、休克时，需与主动脉夹层相鉴别，后者多有高血压，疼痛较剧烈，胸片常显示纵隔增宽，心血管超声和胸部 CT 造影检查可见主动脉夹层征象。

4. 其他原因所致的晕厥　PTE 有晕厥时，需与迷走反射性、脑血管性晕厥及心律失常等其他原因所致的晕厥相鉴别。

(三) 诊断思路

由于 PTE 的临床表现多样，缺乏特异性，确诊需特殊检查，临床漏诊率较高。因此诊断 PTE 的关键是提高诊断意识。诊断程序一般包括疑诊、确诊、求因三个步骤。

(1) 根据临床情况疑诊 PTE(疑诊)：如患者出现上述临床症状、体征，特别是存在前述危险因素的病例出现不明原因的呼吸困难、胸痛、晕厥、休克，或伴有单侧或双侧不对称性下肢肿胀、疼痛等，应考虑到 PTE 的可能，应立即进行血浆 D 二聚体、动脉血气分析、心电图、X 线胸片、超声心动图和下肢深静脉超声的检查。

(2) 对疑诊病例进一步明确诊断(确诊)：在临床表现和初步检查提示 PTE 的情况下，应尽快安排 PTE 的确诊检查，包括肺核素肺通气/血流灌注扫描、螺旋 CT 和 CT 肺动脉造影、MRI 及肺动脉造影等 4 项检查，其中任 1 项阳性结合临床表现即可明确诊断。

(3) 寻找 PTE 的成因和危险因素(求因)：对某一病例只要疑诊 PTE，无论其是否有 DVT 症状，均应进行全面检查，并行深静脉超声、放射性核素或 X 线、CT 静脉造影(CTV)、MRI 静脉造影

(MRV)、肢体阻抗容积图(IPG)等检查,以帮助明确是否存在 DVT 及栓子的来源。其次寻找发生 DVT 和 PTE 的诱发因素如制动、创伤、肿瘤、长期口服避孕药等。同时要注意患者有无易栓倾向,尤其是对于 40 岁以下的患者,应做易栓症方面的检查。对年龄小于 50 岁的复发性 PTE 或有突出 VTE 家族史的患者,应考虑易栓症的可能性。对不明原因的 PTE 患者,应对隐源性肿瘤进行筛查。

【治疗策略】

1. 一般处理与呼吸循环支持治疗 对高度疑诊或确诊 PTE 的患者,应进行严密监护,监测呼吸、心率、血压、静脉压、心电图及动脉血气的变化;卧床休息,保持大便通畅,避免用力,以免促进深静脉血栓脱落;可适当使用镇静、止痛、镇咳等相应的对症治疗。

采用经鼻导管或面罩吸氧,以纠正低氧血症。对于出现右心功能不全但血压正常者,可使用多巴酚丁胺和多巴胺;若出现血压下降,可增大剂量或使用其他血管加压药物,如去甲肾上腺素等。

2. 溶栓治疗 溶栓的时间窗一般定为 14 d 以内,若近期有新发 PTE 征象可适当延长。对于明确诊断的大面积 PTE(有明显呼吸困难、胸痛、低氧血症等)应尽早溶栓治疗。对于病情严重,造成循环障碍的 PTE,紧急溶栓或介入治疗接触梗阻是治疗的关键。而对于次大面积 PTE,若无禁忌证可考虑溶栓,但存在争议;对于血压和右心室运动功能均正常的病例,不宜溶栓。用常用的溶栓药物有尿激酶(UK)、链激酶(SK)和重组组织型纤溶酶原激活剂(rt‐PA)等。

溶栓治疗的绝对禁忌证有活动性内出血和近期自发性颅内出血。相对禁忌证有:2 周内的大手术、分娩、器官活检或不能压迫止血部位的血管穿刺;2 个月内的缺血性脑卒中;10 d 内的胃肠道出血;15 d 内的严重创伤;1 个月内的神经外科或眼科手术;难于控制的重度高血压(收缩压＞180 mmHg,舒张压＞110 mmHg);近期曾行心肺复苏;血小板计数＜$100×10^9$/L;妊娠;细菌性心内膜炎;严重肝、肾功能不全;糖尿病出血性视网膜病变等。对于致命性大面积 PTE,上述绝对禁忌证亦应被视为相对禁忌证。

溶栓治疗的主要并发症为出血。最严重的是颅内出血,发生率为 1%～2%,发生者近半数死亡。用药前应充分评估出血的危险性,必要时应配血,做好输血准备。溶栓前宜留置外周静脉套管针,以方便溶栓中取血监测,避免反复穿刺血管。溶栓后加强凝血酶原时间(PT)或活化部分凝血活酶时间(APTT)行动态观察。

3. 抗凝治疗 抗凝治疗是为 PTE 和 DVT 的基本治疗,可显著提高患者的生存率,降低血栓栓塞的复发率。抗凝血药物主要有普通肝素(UFH)、低分子肝素(LMWH)和华法林(warfarin)。临床疑诊 PTE 时,即可开始使用 UFH 或 LMWH 进行有效的抗凝治疗。UFH 或 LMWH 需至少应用 5 d,直到临床情况平稳。对大面积 PTE 或髂股静脉血栓,UFH 或 LMWH 需用至 10 d 或更长。在肝素开始应用后的第 1 至第 3 日加用口服抗凝剂华法林,初始剂量为 3.0～5.0 mg。与肝素需至少重叠应用 4～5 d,当连续 2 d 测定的 INR 达到 2.5(2.0～3.0)时,或 PT 延长至正常值的 1.5～2.5 倍时,方可停止使用肝素,单独口服华法林治疗。应根据 INR 或 PT 调节华法林的剂量。一般口服华法林的疗程至少为 3～6 个月。部分病例的危险因素短期可以消除,例如服雌激素或临时制动,疗程可能为 3 个月即可;对于栓子来源不明的首发病例,需至少给予 6 个月的抗凝;对复发性 VTE、并发肺源性心脏病或危险因素长期存在者,抗凝治疗的时间应更为延长,达 12 个月或以上,甚至终生抗凝。

应用 UFH/LMWH 前应测定基础 APTT、PT 及血常规(含血小板计数、血红蛋白);应注意是否存在抗凝的禁忌证,如活动性出血、凝血功能障碍、未予控制的严重高血压等。但对于确诊的 PTE 病例,大部分禁忌证属相对禁忌证。抗凝治疗的主要并发症是出血。华法林所致出血可以用维生素 K 拮抗。华法林有可能引起血管性紫癜,导致皮肤坏死,多发生于治疗的前几周。

4. **手术治疗和介入治疗**

(1) 肺动脉血栓摘除术:风险大,病死率高,需要较高的技术条件,仅适用于经积极的内科治疗无效的紧急情况,如致命性肺动脉主干或主要分支堵塞的大面积 PTE,或有溶栓禁忌证者。

(2) 肺动脉导管碎解和抽吸血栓:用导管碎解和抽吸肺动脉内巨大血栓,同时还可进行局部小剂量溶栓。适应证为肺动脉主干或主要分支的大面积 PTE,并存在以下情况者:溶栓和抗凝治疗禁忌;经溶栓或积极的内科治疗无效;缺乏手术条件。

若阻塞部位处于手术可及的肺动脉近端,还可考虑行肺动脉血栓内膜剥脱术。为防止下肢深静脉大块血栓再次脱落阻塞肺动脉,可考虑放置下腔静脉滤器。对于上肢 DVT 病例,还可应用上腔静脉滤器。置入滤器后如无禁忌证,宜长期口服华法林抗凝,定期复查有无滤器上血栓形成。

5. **预防**　对存在发生 DVT-PTE 危险因素的病例,宜根据临床情况采用相应的预防措施。主要方法为:① 机械预防措施,包括加压弹力袜、下肢间歇序贯加压充气泵和腔静脉滤器。② 药物预防措施,包括皮下注射小剂量肝素、低分子肝素和口服华法林。

(潘　涛　吴　斌　罗雪挺)

第三篇

消化系统疾病

第二十章 胃食管反流病

胃食管反流病(gastroesophageal reflux disease,GERD)是一种胃食管动力障碍性疾病,表现为胃、十二指肠内容物反流入食管,引起烧心、反流等不适症状和(或)食管黏膜病理改变。GERD 发病率随年龄增长而增加,男女发病无明显差异,中国人群 GERD 发病率在 5%～15%,较西方少,但近年来患病率呈上升趋势。临床将 GERD 分为不同临床亚型,包括反流性食管炎(reflux esophagitis,RE)、非糜烂性反流病(nonerosive reflux disease,NERD)及 Barrett 食管。

【病因及发病机制】

GERD 的主要发病机制是多种因素导致的下食管括约肌功能障碍为主的抗反流机制减弱,胃酸、胃蛋白酶及胆汁(非结合胆盐和胰酶)等反流物反流入食管,对食管黏膜造成刺激。部分患者还存在食管神经感受装置对酸的敏感性增加,对球囊扩张的感知阈和痛阈降低等因素。

1. **抗反流屏障结构与功能异常** 下食管括约肌(lower esophageal sphincter,LES)是阻止胃内容物反流至食管的第一道防线,贲门失弛缓症术后、食管裂孔疝、腹内压增高(如妊娠、肥胖、腹水、呕吐、慢性便秘及剧烈咳嗽等)及长期胃内压升高(如胃扩张、胃排空延迟等),均可使 LES 结构受损;其他如某些激素(如缩胆囊素、胰高血糖素、血管活性肠肽等)、食物(如高脂肪、巧克力、碳酸饮料等)、药物(如钙通道阻滞剂、地西泮等)也可引起 LES 功能障碍或一过性下食管括约肌松弛(transient lower esophageal sphincter relaxation,TLESR)增多,造成胃内容物反流入食管。

2. **食管清除作用降低** 干燥综合征、硬皮病等疾病存在食管蠕动及唾液分泌异常,导致食管对反流物的清除作用减弱;食管裂孔疝患者的腹段食管及部分胃底通过膈食管裂孔进入胸腔,除改变 LES 结构外,还降低食管对反流物的清除能力,引起 GERD。

3. **食管黏膜屏障功能降低** 长期吸烟、饮酒等刺激性食物或药物(如阿司匹林、NASAIDs、铁剂等)使食管不能抵御反流物的损害。

在上述防御机制下降的基础上,胃、十二指肠内容物反流入食管,刺激食管黏膜。食管黏膜是否损伤取决于反流物的侵蚀力和黏膜抗反流损伤及修复能力。其中损害食管黏膜最强的是胃酸和胃蛋白酶,尤其在 pH<3 时,可导致黏膜上皮蛋白变性,同时胃蛋白酶呈活化状态,消化食管上皮。当胃内 pH 为碱性时,胆汁和胰酶则成为主要的攻击因子。另外,食管黏膜受损的程度也与反流物与黏膜接触的时间有关。

另外,GERD 的发病还常与肥胖、吸烟、饮酒、精神因素等有关。研究显示,劳累、精神紧张、生气都与症状性胃食管反流病的患病关系较大,提示心理压力亦是 GERD 的危险因素。

【病理及病理生理】

GERD 胃镜下可见糜烂及溃疡。组织病理学改变可有:① 复层鳞状上皮细胞增生。② 固有层内中性粒细胞浸润。③ 食管下段鳞状上皮被化生的柱状上皮替代,称之为 Barrett 食管。部分 NERD 患者食管鳞状上皮细胞间隙增宽,此病理变化可部分解释其临床症状。

【临床表现】

(一) 食管症状

(1) 典型症状:GERD 患者典型症状是烧心和反流。烧心是指胸骨或剑突下烧灼感,常由胸骨下段向上延伸。反流是指胃内容物在无恶心和不用力的情况下涌入咽部或口腔的感觉,含酸味或仅为酸水时称反酸。烧心和反流常在餐后 1 h 出现,卧位、弯腰或腹压增高时可加重,部分患者烧心和反流症状可在夜间入睡时发生。

(2) 非典型症状:GERD 患者可表现为其他症状如胸骨后疼痛、嗳气、恶心、消化不良、早饱、吞咽困难和上腹部疼痛等。胸骨后疼痛由反流物刺激食管引起,严重时可为剧烈刺痛,可放射到后背、胸部、肩部、颈部、耳后,有时酷似心绞痛,可伴或不伴有烧心和反流。由 GERD 引起的胸痛是非心源性胸痛的常见病因之一。部分患者可见吞咽困难或胸骨后异物感,可能是由于食管痉挛或功能紊乱所致,症状呈间歇性,进食固体或液体食物均可发生。

(二) 食管外症状

少部分患者可出现食管外症状,由反流刺激或损伤食管以外的组织或器官引起,如咽喉炎、慢性咳嗽和哮喘。对一些病因不明、久治不愈的上述疾病患者,要注意是否存在 GRED,伴有烧心和反流症状有提示作用,但少部分患者以咽喉炎、慢性咳嗽或哮喘为首发或主要表现。严重者可发生吸入性肺炎,甚至出现肺间质纤维化。一些患者诉咽部不适,有异物感或堵塞感,但无吞咽困难,称为癔球症,目前也认为与 GERD 相关。

(三) 并发症

1. 上消化道出血　严重反流性食管炎引起食管黏膜糜烂甚至溃疡,可导致呕吐、黑便等症状。

2. 食管狭窄　食管炎反复发作,引起纤维组织增生,甚至瘢痕狭窄。

3. 食管腺癌　Barrett 食管是指食管下段黏膜的鳞状上皮被胃黏膜柱状上皮所取代的一种病理现象,如伴有肠化、不典型增生,有可能转化为食管腺癌。

【辅助检查】

1. 胃镜　内镜检查可判断是否存在反流性食管炎和 Barrett 食管,并可活检了解黏膜病理状态,排除其他原因引起的食管炎和其他食管病变(如食管癌等),同时可判断是否存在食管裂孔疝及其严重程度(表 20 - 1)。常规内镜不能发现无显著改变的非糜烂性食管炎,在放大内镜、窄带内镜及激光共聚焦内镜下能够发现轻微的黏膜改变。正常食管黏膜在胃镜下呈均匀粉红色,当其被化生的柱状上皮替代后呈橘红色,此为 Barrett 食管,多发生于胃食管连接处的齿状线近端,可为环形、舌形或岛形。

表 20-1　胃镜下反流性食管炎洛杉矶分级标准

分　级	食管黏膜内镜下表现
正常	食管黏膜没有破损
A 级	一个或一个以上食管黏膜破损,长径小于 5 mm
B 级	一个或一个以上黏膜破损,长径大于 5 mm,但没有融合性病变
C 级	黏膜破损有融合,但小于 75% 的食管周径
D 级	黏膜破损有融合,但大于 75% 的食管周径

2. 24 h 食管 pH 监测　应用便携式 pH 记录仪监测患者 24 h 食管 pH 值,可提供食管是否存在过度酸反流的客观证据。通过症状指数或症状相关概率分析症状与反流的相关性,为食管异常酸反流及症状相关性提供客观证据,是诊断 GERD 的重要方法。

目前,24 h pH 监测多联合食管阻抗技术,两者结合可明确反流的发生及反流物的理化性质,进一步将胃食管反流事件分为酸反流(pH<4)、弱酸反流(pH 4~7)及非酸反流(pH>7),区分液体、气体及气—液混合反流,全面评估胃食管反流事件的发生。

由于 24 h 食管 pH 监测需要一定仪器设备且为侵入性检查,常难于在临床常规应用。因此,临床上对疑诊为本病而内镜检查阴性患者常用质子泵抑制剂(proton pump inhibitor,PPI)做试验性治疗(如奥美拉唑每次 20 mg,每日 2 次,连用 7~14 d),如有明显效果,本病诊断一般可成立。对症状不典型患者,常需结合胃镜检查、24 h 食管 pH 监测和试验性治疗进行综合分析来作出诊断。

3. 食管 X 线钡餐　传统的食管钡餐检查将胃食管影像学和动力学结合起来,可显示有无黏膜病变、狭窄、食管裂孔疝等,并可显示有无钡剂从胃反流至食管,对诊断有互补作用。由于其诊断敏感度较低,不作为诊断 GERD 的常用方法,但有助于排除食管肿瘤、贲门失弛缓等食管动力障碍性疾病。

4. 食管测压　食管测压术通过内置测压导管检测食管各部分压力变化,是诊断食管动力障碍性疾病及研究食管生理的重要方法。食管测压可测定 LES 的压力、显示频繁的一过性 LES 松弛和评价食管体部的功能。目前,测压技术不断进步,高分辨率测压及三维成像技术已被逐渐推广使用。

【诊断策略】

(一) 诊断依据

(1) 具有 GERD 的临床表现。

(2) 24 h 食管 pH 和(或)胆红素监测阳性。

(3) 胃镜下食管黏膜无损伤诊断为 NERD,有损伤诊断为 RE。

(二) 鉴别诊断

以胸痛为主要症状的应与冠心病鉴别;吞咽困难应考虑是否有食管癌、贲门失弛缓症;内镜下食管炎常见的还有霉菌性食管炎、嗜酸粒细胞食管炎、药物性食管炎;不典型症状患者应排除原发咽喉及肺部疾病。

(三) 病情评估

根据症状是否影响生存质量评估临床严重程度,症状间歇性发作(<2次/周)为轻度,频繁发作(≥2次/周)为重度;根据胃镜下反流性食管炎洛杉矶分级,内镜下 A 级糜烂程度最轻,B、C、D级依次严重程度增加。

(四) 诊断思路

GERD 的诊断基于:① 有反流症状。② 胃镜下发现 RE。③ 食管过度酸反流的客观证据。如患者有典型的烧心和反酸症状,可做出 GERD 的初步临床诊断。胃镜检查如发现有 RE 并能排除其他原因引起的食管病变,本病诊断可成立。对有典型症状而内镜检查阴性者,监测 24 h 食管 pH,如证实有食管过度酸反流,诊断成立(图 20 - 1)。

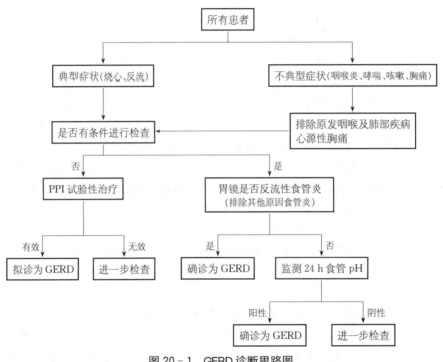

图 20 - 1　GERD 诊断思路图

【治疗策略】

GERD 不同临床亚型的治疗目的不同,总体要求包括缓解 GERD 症状,预防或消除并发症,预防 Barrett 食管癌变。

(一) 药物治疗

1. 抑酸药　有效降低损伤因素的作用,是目前治疗本病的首选治疗药物措施。

(1) PPI:治疗首选。这类药物抑酸作用强,疗效优于 H_2 受体阻滞剂,不同 PPI 对 GERD 的疗效无明显差异,个别患者由于某种制剂过敏或快代谢等因素可以变换使用不同 PPI 制剂。一般疗程 8 周。对个别疗效不佳者可加倍剂量或与促胃肠动力药联合使用,并适当延长疗程。

(2) H_2 受体阻滞剂:如雷尼替丁、法莫替丁等。作用较 PPI 弱,且易产生耐受,不能有效抑制进食刺激引起的胃酸分泌,因此适用于轻、中症患者,或在维持阶段按需服用,疗程 8~12 周。增加剂量可提高疗效,但同时亦增加不良反应。

2. 促胃肠动力药 如多潘立酮、莫沙必利、依托必利等,这类药物单用或联合 PPI 使用对治疗 GERD 有效,其机制可能与增加 LES 压力、改善食管蠕动功能、促进胃排空,从而达到减少胃内容物食管反流及减少其在食管的暴露时间有关。

3. 抗酸药 仅用于症状轻、间歇发作的患者作为临时缓解症状用。

4. 黏膜保护剂 如硫糖铝等,其能在食管下段黏膜表面形成反流物的隔离层,有利于降低反流物的刺激,减轻临床症状,同时促进黏膜分泌黏液,提升食管防御能力。

5. 抗焦虑抑郁药物 精神和心理因素可能参与 GERD 的发病,抗焦虑抑郁药物推荐用于伴有明显心理和精神障碍的 GERD 患者,特别对于部分有内脏高敏感因素参与的非糜烂性反流病患者症状缓解有一定作用。

GERD 具有慢性复发倾向,为减少症状复发,预防并发症,可给予维持治疗。停药后很快复发且症状持续者,往往需长程维持治疗;有食管炎并发症如食管溃疡、食管狭窄、Barrett 食管者,需要长程维持治疗。推荐 PPI 用于维持治疗,维持治疗的剂量因患者而异,根据症状缓解情况逐步调整为最低剂量维持治疗,亦可采用按需治疗,既有症状时用药,症状消失时停药。

(二) 抗反流手术治疗

抗反流手术是不同术式的胃底折叠术,包括直视下的胃底折叠术、腹腔镜下胃底折叠术以及内镜下抗反流结构重建等,目的是阻止胃内容物反流入食管。抗反流手术的疗效与 PPI 相当,但术后有一定并发症。因此,抗反流手术多用于 PPI 治疗有应答,但由于其他原因不能坚持服用 PPI 的患者。对确诊由反流引起的严重呼吸道疾病的患者,PPI 疗效欠佳者,可考虑抗反流手术。

(三) 治疗并发症

对于并发食管狭窄的 GERD 患者,除极少数严重瘢痕性狭窄需行手术切除外,绝大部分狭窄可行胃镜下食管扩张术。扩张术后予以长程 PPI 维持治疗可防止狭窄复发,对年轻患者亦可考虑抗反流手术。Barrett 食管应使用 PPI 及长程维持治疗,并进行定期内镜随访,发现高级别异型增生(高级别上皮内瘤变)或早期食管癌及时内镜下治疗。

(四) 饮食和生活方式调整

饮食和生活方式调整是 GERD 治疗的基础,对症状的缓解有一定效果,有 LES 结构受损或功能异常的患者,白天进餐后不宜立即卧床;为了减少卧位及夜间反流,睡前 2 h 内不宜进食,可将床头适当抬高。注意减少引起腹压增高的因素,如肥胖、便秘、紧束腰带等;应避免进食使 LES 压降低的食物,如高脂肪、巧克力、咖啡、浓茶等;戒烟及禁酒;避免应用降低 LES 压力的药物及引起胃排空延迟的药物,如硝酸甘油、钙通道阻滞剂及抗胆碱能药物等。

(吕 宾 李 蒙)

第二十一章 食管癌

导学

1. 掌握：食管癌的病因、临床表现、诊断依据与鉴别诊断要点、治疗原则。
2. 熟悉：食管癌的发病机制、病理生理特点、辅助检查特点、病情评估。
3. 了解：食管癌的流行病学、预后和预防。

食管癌(esophageal carcinoma)是原发于食管黏膜上皮的恶性肿瘤，以鳞状细胞癌多见，以进行性吞咽困难为其典型的临床表现。食管癌的发病有显著的地区性和民族特点，中国是世界上食管癌的高发地区，WHO 的统计资料显示，2008 年全球食管癌发病率为 7.0/10 万，中国大陆食管癌发病率为 16.7/10 万，居全国各类恶性肿瘤第 5 位，病死率居第 4 位；而全国各省之间食管癌的死亡率水平差别亦很大，以云南省最低为 2.01/10 万，山西省最高为 42.46/10 万，农村地区食管癌死亡率高于城市地区。根据 2018 年公布的 CONCORD-3 数据，2010—2014 年我国食管癌患者 5 年生存率为 29.7%(29.0%～30.4%)，严重危害我国人民的生命健康。

【病因及发病机制】

目前认为食管癌的发生发展是一个多因素、多阶段、多基因参与的复杂过程，病因尚不十分清楚。调查发现喜吃烫食、辣食、粗糙质硬等刺激性食物、超量饮酒、低收入、低体重指数、既往食管病变、不按时就餐、肿瘤家族史等均是增加食管癌患病风险的因素；近年来，我国学者的研究发现，食管癌的发生可能与微生物感染有关，如真菌感染、牙龈卟啉单胞菌(*Porphyromanas gingivalis*, *P. gingivalis*)感染等。一般认为，食管癌的发生是上述多种病因的综合结果，在环境和遗传因素的双重作用下，导致不典型增生(癌前病变)，进而发展为食管癌。

【病理及病理生理】

(一) 食管癌分类

1. **按解剖学部位分类** 食管癌常发生在食管中段，占 50% 以上，其次为食管下段，占 30% 左右，约 20% 发生在食管上段及以上。部分食管下段癌由胃贲门癌延伸所致，在中晚期常与原发于食管下段的肿瘤不易区别，故又称为食管贲门癌。

2. **按病理形态分类**

(1) 早期食管癌：一般分为隐伏型，糜烂型，斑块型，乳头型。其中以斑块型最多见。

(2) 中晚期食管癌：一般分为① 髓质型：癌组织主要向食管壁内扩展，食管壁明显增厚。

② 蕈伞型：癌组织突向食管腔内类似蘑菇状。③ 溃疡型：癌组织常累及食管壁的一部分,在食管内形成一个较深的溃疡。④ 缩窄型：病变癌组织呈明显的狭窄与梗阻,局部食管壁常常缩短。⑤ 腔内型：肿瘤突向食管腔内呈圆形或卵圆形隆起,无蒂或有蒂,与食管壁相连,肿瘤表面常有糜烂或浅溃疡。此外尚有少数病例的病理形态不能明确分型,称为未定型。临床上以髓质型最多见。

3. **按组织病理学分类**　食管恶性肿瘤以上皮来源的最为多见,我国的食管癌中鳞状细胞癌占90%~95%;少数为腺癌约占 7%,起源于 Barrett 食管或食管异位胃黏膜的柱状上皮;偶见食管其他的恶性肿瘤,如未分化癌等。

(二) 转移途径

早中期食管癌主要为壁内扩散,因食管无浆膜层,容易直接侵犯其邻近器官。食管癌主要通过淋巴管转移,晚期可通过血行转移至肺、肝、肾、骨、肾上腺、脑等处,种植转移较少见。

【临床表现】

食管癌依据其部位、大小、分期、有无并发症或转移而表现出不同的临床症状或体征。

(一) 早期食管癌

早期食管癌症状通常比较轻微,时轻时重,间歇时间长短不一,部分患者早期可无症状。主要症状为胸骨后不适、烧灼感或疼痛,进食时有停滞感或轻度梗阻感,尤其以进食干硬、粗糙食物或刺激性食物时明显。下段食管癌可出现剑突下或上腹部不适、呃逆或嗳气等消化道症状。

(二) 中晚期食管癌

1. **吞咽困难**　持续性进行性吞咽困难是食管癌最常见、最典型的症状,吞咽困难的程度与病理类型有关,缩窄型和髓质型较为严重,其他类型较轻,吞咽困难症状明显时,肿瘤常常已经侵犯食管周径的 2/3 以上。也有约 10% 的患者就诊时并无明显的吞咽困难。

2. **梗阻**　当食管腔狭窄时,食管近端发生扩张,食物及分泌物潴留,即发生呕吐黏条或白色泡沫黏痰,或咽下即吐,有时可吐出血液或脱落的坏死组织等,带有腐臭味。

3. **疼痛**　表现为胸骨后疼痛或背部肩胛区持续性钝痛,多因食管周围炎症、纵隔炎症、肿瘤破溃或直接浸润邻近器官所致。胸下段或贲门部肿瘤的疼痛可以发生在上腹部,若合并穿孔时,疼痛往往剧烈加重并伴有发热。

4. **进行性消瘦**　因梗阻而进食减少,营养不良逐渐加重,加上肿瘤消耗、呕吐及精神压力,常导致患者体重进行性下降,晚期甚至呈恶病质状态。

5. **常见并发症**　肿瘤浸润穿透食管侵犯纵隔、气管、支气管、肺门、心包、大血管等,引起纵隔炎、纵隔脓肿、肺炎、肺脓肿、气管食管瘘、致死性大出血等;侵犯膈神经引起持续性膈肌痉挛,甚至膈肌麻痹;侵犯迷走神经可使心动加速;压迫上腔静脉,可引起上腔静脉压迫综合征等;压迫气管可引起呼吸困难,形成气管食管瘘时可出现进食后呛咳、肺炎;压迫或侵犯喉返神经可引起声带麻痹、声音嘶哑等。肿瘤全身广泛转移可引起相应的症状,如肝转移引起黄疸、腹水等。

【辅助检查】

1. **内镜检查及病理学检查**　胃镜检查可以了解肿瘤的部位、大小、长度以及管腔的阻塞情况,内镜下对病灶进行刷检或组织活检行病理学检查可获得确诊。如果内镜检查时使用亚甲蓝或碘溶液等色素染色食管黏膜,又称色素内镜检查,对提高早期食管癌的诊断具有一定的意义。食管超声内镜检查(EUS)能显示食管癌的壁内外浸润深度、异常肿大的淋巴结以及肿瘤与周围器官的相互关系,可以提供较为准确的肿瘤 T 分期。支气管镜对于评价颈段、胸上段食管癌对气管、支气管的侵犯情况非常重要;若 CT 上发现隆突下方巨大肿块或隆突下淋巴结肿大,应行气管镜检查以明确隆突有无肿瘤侵犯。

内镜下获得的组织应该进行病理学检查以明确诊断,对于腺癌患者还应该检测 *Her-2* 表达情况,有条件的医院或检测机构还应该检测错配修复蛋白或基因缺失情况(dMMR 或 pMMR)或微卫星不稳定情况(MSI)。

2. **影像学检查** 食管或胃吞钡 X 线检查可用于观察食管黏膜形态、食管壁的蠕动张力及充盈缺损、梗阻等。早期食管癌可见食管局部黏膜增粗、中断、紊乱以致消失,或者小龛影形成;中晚期食管癌可见病变处管腔不规则狭窄及充盈缺损,狭窄近段食管可有不同程度的扩张;管腔僵硬,蠕动减弱甚至消失;软组织肿块致密阴影;钡剂流速减慢或排空障碍等。

CT 增强扫描检查可以清晰显示食管与邻近器官的关系,可测量食管壁的厚度、肿瘤的大小,观察外侵程度和范围及淋巴结转移情况,对确定放疗靶区、制定手术计划具有指导意义。若怀疑有远处转移者,应完善相应部位的 CT 或 MRI 检查以明确分期,有条件的医院可考虑 PET/CT 或骨 ECT 检查明确,PET/CT 检查在判断淋巴结转移和远处转移方面的敏感性和特异性高于 CT。由于食管黏膜不能在 CT 扫描中显示,故 CT 或 PET/CT 不能发现早期食管癌。

【诊断策略】

(一) 诊断依据

临床见典型的吞咽困难并进行性加重、胸骨后疼痛、进行性消瘦等症状和体征,尤其是有家族史或生活居住在高发区的患者出现上述症状者应引起高度重视。经内镜及病理学检查后即可明确诊断。食管超声内镜、胸部 CT 扫描及全身其他影像学检查有助于分期诊断(图 21-1)。

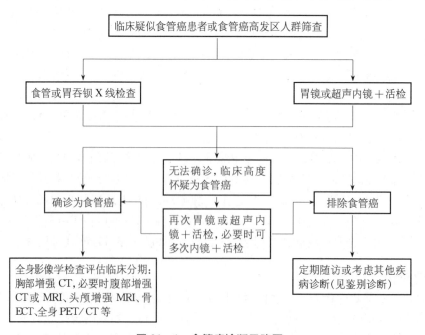

图 21-1 食管癌诊断思路图

(二) 病情评估

临床一般根据 TNM 分期评估病情,目前食管癌的分期采用的是美国联合癌症分类委员会(AJCC)食管癌第 8 版分期(2017 年),见表 21-1、表 21-2、表 21-3。

表 21-1　食管癌的 TNM 分期定义

肿瘤相关项目	分　期
原发肿瘤(T)	T_x:原发肿瘤不能评价 T_0:没有原发肿瘤证据 T_{is}:高度不典型增生,定义为局限于上皮基底膜内的恶性细胞 T_1:肿瘤侵及黏膜固有层、黏膜肌层或黏膜下层 　T_{1a}:肿瘤侵及黏膜固有层或黏膜肌层 　T_{1b}:肿瘤侵及黏膜下层 T_2:肿瘤侵及固有肌层 T_3:肿瘤侵及纤维膜 T_4:肿瘤侵及邻近结构 　T_{4a}:肿瘤侵及胸膜、心包、奇静脉、膈肌或腹膜 　T_{4b}:肿瘤侵及其他邻近结构,如主动脉、椎体或气管
区域淋巴结(N)	N_x:区域淋巴结不能评价 N_0:没有区域淋巴结转移 N_1:1~2 枚区域淋巴结转移 N_2:3~6 枚区域淋巴结转移 N_3:≥7 枚区域淋巴结转移
远处转移(M)	M_0:没有远处转移 M_1:有远处转移
病理分级(G)	G_x:不能评估分级 G_1:分化好 G_2:分化中等 G_3:分化差或未分化
肿瘤部位	X:部位未知 上段:颈段食管到奇静脉下缘 中段:奇静脉下缘到下肺静脉下缘 下段:下肺静脉下缘到胃,包括胃食管结合部

表 21-2　食管鳞状细胞癌病理分期与 TNM 分期关系

分　期		T	N	M	病理分级	肿瘤部位
0 期		T_{is}	N_0	M_0	N/A	任何部位
I 期	I_A	T_{1a}	N_0	M_0	G_1,G_x	任何部位
	I_B	T_{1a}	N_0	M_0	G_2~G_3	任何部位
		T_{1b}	N_0	M_0	G_1~G_3,G_x	任何部位
		T_2	N_0	M_0	G_1	任何部位
II 期	II_A	T_2	N_0	M_0	G_2~G_3,G_x	任何部位
		T_3	N_0	M_0	任何	下段
		T_3	N_0	M_0	G_1	上段,中段
	II_B	T_3	N_0	M_0	G_2~G_3	上段,中段
		T_3	N_0	M_0	G_x	任何部位
		T_3	N_0	M_0	任何分级	部位未知
		T_1	N_1	M_0	任何分级	任何部位

分　期		T	N	M	病理分级	肿瘤部位
Ⅲ期	Ⅲ$_A$	T_1	N_2	M_0	任何分级	任何部位
		T_2	N_1	M_0	任何分级	任何部位
	Ⅲ$_B$	T_2	N_2	M_0	任何分级	任何部位
		T_3	$N_{1\sim2}$	M_0	任何分级	任何部位
		T_{4a}	$N_{0\sim1}$	M_0	任何分级	任何部位
Ⅳ期	Ⅳ$_A$	T_{4a}	N_2	M_0	任何分级	任何部位
		T_{4b}	$N_{0\sim2}$	M_0	任何分级	任何部位
		任何 T	N_3	M_0	任何分级	任何部位
	Ⅳ$_B$	任何 T	任何 N	M_1	任何分级	任何部位

表 21-3　食管腺癌病理分期与 TNM 分期关系

分　期		T	N	M	病理分级
0 期		T_{is}	N_0	M_0	N/A
Ⅰ期	Ⅰ$_A$	T_{1a}	N_0	M_0	G_1,G_X
	Ⅰ$_B$	T_{1a}	N_0	M_0	G_2
		T_{1b}	N_0	M_0	$G_1\sim G_2,G_X$
	Ⅰ$_C$	T_1	N_0	M_0	G_3
		T_2	N_0	M_0	$G_1\sim G_2$
Ⅱ期	Ⅱ$_A$	T_2	N_0	M_0	G_3,G_X
	Ⅱ$_B$	T_1	N_1	M_0	任何分级
		T_3	N_0	M_0	任何分级
Ⅲ期	Ⅲ$_A$	T_1	N_2	M_0	任何分级
		T_2	N_1	M_0	任何分级
	Ⅲ$_B$	T_2	N_2	M_0	任何分级
		T_3	$N_{1\sim2}$	M_0	任何分级
		T_{4a}	$N_{0\sim1}$	M_0	任何分级
Ⅳ期	Ⅳ$_A$	T_{4a}	N_2	M_0	任何分级
		T_{4b}	$N_{0\sim2}$	M_0	任何分级
		任何 T	N_3	M_0	任何分级
	Ⅳ$_B$	任何 T	任何 N	M_1	任何分级

(三) 鉴别诊断

1. 食管外压性吞咽困难　由于食管外肿物或食管邻近器官病变压迫食管导致吞咽困难,常见的包括主动脉瘤、胸内甲状腺、纵隔原发或转移性肿瘤等。患者虽有吞咽梗阻感,但食管黏膜完好,胃镜结合影像学检查可帮助鉴别。

2. 食管功能(运动)失常　由于食管的功能性疾病或一些全身性疾病导致食管功能异常,从而引起吞咽困难,如贲门失弛缓症、功能性食管痉挛、食管贲门弛缓症,或硬皮病、糖尿病、皮肌炎、强直性肌营养不良等全身性疾病导致食管功能改变引起吞咽困难,食管或胃吞钡 X 线检查可见食管黏膜完好,但管壁运动异常,结合胃镜检查可帮助鉴别。

3. 食管其他疾病　由于食管的一些其他疾病引起食管狭窄或吞咽困难,如反流性食管炎、

Barrett 食管、食管憩室、食管良性狭窄、食管消化性溃疡、食管良性肿瘤、食管结核、食管其他恶性肿瘤等,常需要食管镜检查及活检以鉴别。

【治疗策略】

食管癌的治疗应当根据患者的身体状况、肿瘤部位及分期情况,采取多学科综合治疗(MDT)的模式,有计划、合理地应用综合治疗手段。① 早期食管癌应以治愈为目的,手术(或内镜下治疗)和放疗仍是治疗食管癌的主要手段,多数患者推荐术前新辅助同期放化疗,部分患者术后需辅助同期放化疗。对于颈段、上胸段肿瘤或不能耐受手术者可接受根治性同期放化疗。② 晚期食管癌治愈的可能性已很小,应以延长生存时间、提高生活质量为治疗目的,除部分患者需做减症手术外,大多数患者已不能接受手术治疗,而以放疗、化疗、分子靶向治疗、免疫哨卡抑制剂及中医药治疗为主。

(一) 手术或内镜下治疗

Ⅰ~Ⅱ期和部分可完全切除的Ⅲ期食管癌患者应行以治愈为目标的手术治疗。早期(T_{is}或T_{1a})食管癌由于病变局限,可以内镜下治疗,一般认为病灶长度应<3 cm,宽度应<1/2 食管周径。多数患者推荐术前先接受新辅助治疗(放疗或同期放化疗),肿瘤明显缩小后再行手术治疗。需要注意的是,食管癌患者往往合并营养不良,甚至恶病质,术前需要充分评估患者的一般状况以及心肺肝肾等重要器官的功能,以评估手术风险。

(二) 放射治疗

放疗可分为根治性和姑息性两大类,其方法包括腔内放疗及体外放疗。对于病灶局限而因解剖原因(如颈段、部分胸上段肿瘤)不便手术或因其他内科疾病不能手术的患者,可考虑根治性同步放化疗;术前的新辅助放疗或新辅助同期放化疗可通过缩小肿瘤以增加手术 R_0 切除率,增加治愈率;对于未接受术前新辅助治疗而术后病理提示切缘阳性的患者,推荐接受术后辅助放疗或辅助同期放化疗。姑息性放疗的目的在于抑制肿瘤生长,缓解症状,如进食困难、气管受压引起的呼吸窘迫、骨转移引起的疼痛等。腔内放疗距离短,局部剂量高,深部剂量递减,减少了对周围正常组织的放射损伤,生物效应好,可单纯腔内照射,亦可联合体外照射,以控制吻合口复发或残存肿瘤。

(三) 化学药物治疗

目前,手术和放疗仍然是食管癌治疗的主要手段。然而,由于临床上确诊时的食管癌病例大多数已属中晚期,因此化疗在食管癌的治疗中同样占有重要的地位。若患者一般状况较好,一般推荐拟接受放疗的各期患者接受同期放化疗;淋巴结阳性的腺癌患者建议接受围手术期的辅助或新辅助化疗;对于无法通过手术或放疗等局部治疗方法治愈的晚期患者,化疗往往是首选的治疗方案。常用的化疗药物包括:氟尿嘧啶类(包括 5-氟尿嘧啶、卡培他滨)、铂类(包括顺铂、卡铂、奥沙利铂)、紫杉类(包括紫杉醇、多西紫杉醇)、蒽环类(包括表柔比星、脂质体表柔比星)、吉西他滨、伊立替康等。一般推荐两药或三药联合的方案治疗。

(四) 分子靶向及免疫哨卡抑制剂治疗

目前主要用于局部晚期及Ⅳ期食管癌患者。对于 Her-2 阳性的腺癌患者,推荐一线使用曲妥珠单抗联合化疗(推荐氟尿嘧啶＋顺铂方案)治疗;雷莫芦单抗或联合化疗可用于二线治疗晚期腺癌患者;错配修复蛋白或基因缺失(dMMR)或微卫星高不稳定(MSI-H)的食管癌患者二线治疗时可尝试使用帕博利珠单抗(pembrolizumab)免疫治疗。

（五）对症支持治疗及并发症治疗

如合并食管梗阻时,可考虑内镜下放置食管支架治疗;合并营养不良时,可考虑放置鼻胃管或胃造瘘术行肠内营养,联合肠外营养以改善患者营养状况,为抗肿瘤治疗争取条件;合并出血内科治疗无效时可考虑血管造影栓塞止血等。

（六）中医药治疗

中医药治疗可贯穿于食管癌治疗的整个过程,中医学中有许多单方、验方以及中成药和中药辨证处方在食管癌的治疗中可以与西医产生协同作用。

（张海波　朱燕娟）

第二十二章 胃 炎

导学

1. 掌握：急、慢性胃炎的病因、临床表现与并发症、诊断依据与鉴别诊断要点、治疗原则。

2. 熟悉：急、慢性胃炎的发病机制、病理生理特点、辅助检查特点、病情评估、常用治疗药物种类。

3. 了解：急、慢性胃炎的流行病学、常用治疗药物用法、用量与不良反应、预后和预防。

胃炎(gastritis)是一种病理状态,指胃黏膜对各种损伤的炎症反应过程,通常包括上皮损伤、黏膜炎症反应和上皮再生三个过程。其发病率占消化系疾病首位,诊断主要依靠胃镜检查和病理组织学检查。根据临床发病特点可分为急性胃炎和慢性胃炎两类。

第一节 急 性 胃 炎

急性胃炎(acute gastritis)是由多种病因引起的胃黏膜急性炎症。临床上呈急性发病,表现为上腹部疼痛或不适,内镜下可见胃黏膜充血、水肿、糜烂、浅表溃疡等一过性病变。按照病理改变不同通常分为急性单纯性胃炎、急性糜烂出血性胃炎、特殊病因引起的急性腐蚀性胃炎、急性化脓性胃炎等。

【病因及发病机制】

1. 应激 包括全身感染、严重创伤、颅内高压、严重灼伤、大手术、休克、过度紧张劳累等。应激状态下胃黏膜微循环障碍,黏膜缺血缺氧,由此导致黏液和碳酸氢盐分泌减少、局部前列腺素合成不足、上皮再生能力下降,出现胃黏膜糜烂和出血。

2. 理化性损伤 过冷、过热、过于粗糙的食物,饮料如浓茶、咖啡、烈酒等,特殊类型的药物如阿司匹林、吲哚美辛等非甾体抗炎药(NSAIDs)、肾上腺皮质激素及某些抗生素,均可刺激胃黏膜,破坏黏膜屏障,造成黏膜损伤和炎症。非甾体抗炎药还能干扰胃黏膜上皮细胞合成硫糖蛋白,使胃内黏液减少,脂蛋白膜的保护作用削弱,引起胃腔内氢离子逆扩散,导致黏膜固有层肥大细胞释放组胺,血管通透性增加,引起胃黏膜充血、水肿、糜烂甚至出血的病理过程,同时还抑制前列腺素合成,使黏膜修复受到影响。

3. **生物因素** 包括细菌及其毒素。常见致病菌为沙门菌、嗜盐菌、致病性大肠埃希菌等,常见毒素为金黄色葡萄球菌及肉毒杆菌毒素。进食污染细菌或毒素的不洁食物数小时后即可引起胃黏膜急性炎症。现已证实幽门螺杆菌(Hp)感染亦可引起急性胃炎。

【病理及病理生理】

急性胃炎是胃黏膜的一种急性炎症反应,病变多为弥漫性,也可仅限于胃窦部黏膜。大体表现为黏膜充血水肿,表面常有渗出物及黏液覆盖,可有散在点状出血和(或)轻度糜烂,严重时可见多发性糜烂和浅表性溃疡。显微镜下表现为黏膜固有层炎症细胞浸润,以中性粒细胞为主,也有淋巴细胞、浆细胞及少数嗜酸性粒细胞浸润。严重时可见胃黏膜上皮失去正常柱状形态而成立方形或四方形,并有脱落,黏膜层有多发局灶性出血坏死,有中性粒细胞群聚于腺颈周围而形成小脓肿,亦可见毛细血管充血及血栓形成。

临床上根据病因及病理变化的不同,可将急性胃炎分为急性单纯性胃炎、急性糜烂性胃炎、急性腐蚀性胃炎、急性化脓性胃炎四种类型。

1. **急性单纯性胃炎** 急性单纯性胃炎可由化学物质、物理因素、微生物感染或细菌毒素等引起。其胃黏膜病变主要为充血、水肿,黏液分泌增多,表面覆盖白色或黄色渗出物,可伴有点状出血和轻度糜烂。

2. **急性糜烂性胃炎** 急性糜烂性胃炎是以胃黏膜多发性糜烂为特征的急性胃炎,常伴有出血。

3. **急性腐蚀性胃炎** 急性腐蚀性胃炎是由于吞服强碱、强酸或其他腐蚀剂而引起的胃黏膜损伤。胃部病变在轻者表现为黏膜充血、水肿、糜烂,重者可有急性溃疡、胃壁坏死甚或穿孔。

4. **急性化脓性胃炎** 急性化脓性胃炎是胃壁细菌感染引起的化脓性病变。最常见的致病菌为链球菌,其次为葡萄球菌和肺炎双球菌及大肠埃希菌。

【临床表现】

(一)症状与体征

有饮食不当史、服药史、酗酒或急性应激状态等明确病史,起病较急,有恶心、呕吐、厌食、中上腹不适或疼痛或伴水样腹泻等;重者脱水、酸中毒、休克;体检中上腹部及脐周轻度压痛,肠鸣音亢进;个别患者以上消化道大出血为主要表现。

(二)并发症

1. **胃出血** 急性糜烂出血性胃炎可表现为突然呕血和(或)黑粪,确诊依靠急诊胃镜。
2. **急性肠炎** 沙门菌、嗜盐菌或葡萄球菌及其毒素污染食物引起者常伴腹泻。
3. **水、电解质紊乱** 急性胃炎患者反复吐泻可引起低钾血症、脱水等,需及时纠正。

【辅助检查】

急诊胃镜检查是诊断急性胃炎的最可靠方法。内镜下可见胃黏膜充血、水肿、糜烂、出血等改变,甚至有一过性浅表溃疡形成。若主要病损是糜烂和出血,则称之为急性糜烂出血性胃炎,因这类炎症多由药物、急性应激造成,故亦称急性胃黏膜损害。

有呕血者和(或)便血者,可造成不同程度的血红蛋白下降。如有感染,则可有中性粒细胞增高;如出血,大便常规肉眼可见黑便,或大便隐血试验阳性;如系感染,大便中可见脓细胞和红细胞。

【诊断策略】

根据患者病史及临床表现可考虑急性胃炎。胃镜检查可明确诊断。必要时行腹部B超、血淀粉酶检测与急性胰腺炎、急性胆囊炎相鉴别(图22-1)。

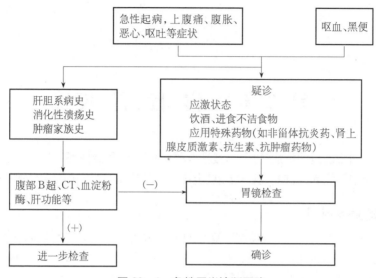

图22-1　急性胃炎诊断思路

(一)诊断依据

(1)有饮食不当或服用药物或应激状态等。

(2)起病急,上腹部不适或疼痛。可有呕吐、腹泻严重者,可有脱水、酸中毒,甚至休克等临床表现。

(3)体征不明显,上腹及脐周有压痛,无肌紧张及反跳痛,肠鸣音多亢进。

(4)胃镜显示急性胃炎特点。

(二)鉴别诊断

1.消化性溃疡　大部分患者上腹部疼痛有节律性、周期性,病程长,通过胃镜检查即能确诊。

2.急性胰腺炎　急性胃炎时上腹部疼痛伴恶心、呕吐,与急性胰腺炎相似。但急性胰腺炎上腹部疼痛剧烈且常向腰背部放射,甚至可引起休克。可伴恶心、呕吐,但呕吐后腹痛不缓解,而急性胃炎呕吐后腹痛常缓解,腹痛程度也轻。检查血淀粉酶或腹部B超更易于鉴别。

3.急性胆囊炎　急性胆囊炎时右上腹痛,墨菲征阳性,可伴黄疸。腹部B超检查易于鉴别。

(三)病情评估

本病临床表现轻重不一,呈急性起病,轻者仅有上腹痛、饱胀、恶心、呕吐等,常见于不洁食物引起的急性单纯性胃炎,可伴有急性肠炎,过程短暂。急性腐蚀性胃炎和急性化脓性胃炎患者上腹痛剧烈,可有脱水、酸中毒及休克等表现。急性应激和服用非甾体抗炎药则易引起呕血、黑便。

【治疗策略】

应积极治疗原发病,除去可能的致病因素。停止对胃有刺激性的饮食及药物,进食清淡流质饮食,必要时禁食 1～2 d。细菌性胃炎及胃肠炎者可予相应抗菌药物治疗。上腹痛较剧烈者可予阿托品类解痉剂。呕吐频繁者可予甲氧氯普胺,并注意纠正水、电解质、酸碱平衡紊乱。糜烂性胃炎在祛除病因同时应酌情给予抑酸剂如质子泵抑制剂、H_2 受体拮抗剂及胃黏膜保护剂如硫糖铝、铝碳酸镁等。

(吕　宾　陈姗姗)

第二节　慢性胃炎

慢性胃炎是胃黏膜的慢性炎症,可分为慢性非萎缩性胃炎和慢性萎缩性胃炎,为临床常见病,组织学表现为炎症细胞浸润,或伴有腺体萎缩、上皮增殖异常等。Hp 感染是最常见的病因。

【病因及发病机制】

1. Hp 感染　目前认为 Hp 感染是慢性胃炎的主要病因。Hp 通过污染的水和食物经口感染。Hp 为革兰阴性微需氧菌,呈弯曲状、S 形或弧状,而在体外培养后,常呈杆状。Hp 有鞭毛,可穿过黏液层,移向胃黏膜,Hp 有黏附素,能贴紧上皮细胞而长期定居于胃窦黏膜小凹处或其邻近上皮表面并繁衍。Hp 产生的尿素酶可分解尿素,产生的氨可中和反渗入黏液内的胃酸,形成有利于 Hp 定居和繁殖的局部微环境;Hp 可凭借其产生的氨及空泡毒素导致细胞损伤,促进上皮细胞释放炎性介质;菌体细胞壁 Lewis X、Lewis Y 抗原引起自身免疫反应。多种机制使炎症反应迁延或加重损伤黏膜。Hp 对胃黏膜炎症发展的转归取决于 Hp 毒株及毒力、宿主个体差异和胃内微生态环境等多因素的综合结果。

2. 免疫机制　部分慢性胃炎以胃体胃炎为主,血清中能检测到壁细胞抗体(PCA)。壁细胞抗原存在于壁细胞分泌小管的微绒毛膜上,和 PCA 形成的免疫复合体,在补体参与下,破坏壁细胞。部分慢性胃炎患者可检出内因子抗体(IFA),IFA 与内因子结合后阻断维生素 B_{12} 与内因子结合,影响维生素 B_{12} 吸收,故此类患者多出现恶性贫血。

3. 其他

(1) 物理因素:机械性、温度、化学性、射线和生物性因子长期反复损伤胃黏膜,造成炎症持续不愈。如长期饮浓茶、烈酒、咖啡,过热、过冷、过于粗糙刺激的食物。

(2) 化学因素:长期大量服用非甾体抗炎药可抑制胃黏膜前列腺素的合成,破坏黏膜屏障;长期吸烟,烟草中的尼古丁可导致幽门括约肌功能紊乱,造成胆汁反流;各种原因引起的胆汁、胰液和肠液大量反流入胃,使胃黏膜遭到消化液的损伤,削弱了黏膜屏障,引起炎症、糜烂、出血和肠上皮化生等。

【病理及病理生理】

慢性胃炎的过程是胃黏膜损伤与修复的慢性过程,主要组织病理学特征是炎症、化生和萎缩。

1. 炎症 初在黏膜浅层,表现为以淋巴细胞和浆细胞为主的慢性炎症细胞浸润,当见有中性粒细胞浸润时提示有活动性炎症,称为慢性活动性胃炎,常与幽门螺杆菌感染有关。病变继续发展,可波及黏膜全层。由于 Hp 感染常呈簇状分布,胃窦黏膜炎症也有多病灶分布的特点,常有淋巴滤泡出现。

2. 化生 长期慢性炎症使胃黏膜表层上皮和腺上皮被杯状细胞和幽门腺细胞所取代,即化生。化生分布范围越广,发生胃癌的危险性越高。胃腺化生有 2 种:① 肠上皮化生(intestinal metaplasia):以杯状细胞为特征的肠腺替代了胃固有腺体。② 假幽门腺化生(pesudopyloric metaplasia):泌酸腺的颈黏液细胞增生,形成幽门腺样腺体,它与幽门腺在组织学上一般难以区别,需根据活检部位做出判断。

3. 萎缩 病变扩展至腺体深部,腺体破坏、数量减少,固有层纤维化,黏膜变薄。根据是否伴有化生而分为非化生性萎缩及化生性萎缩等,以胃角为中心,波及胃窦及胃体的多灶萎缩发展为胃癌的风险增加。

慢性胃炎进一步发展,胃上皮或化生的肠上皮在再生过程中发生发育异常,可形成异型增生(dysplasia),又称不典型增生,表现为细胞异型性和腺体结构的紊乱。WHO 国际癌症研究协会推荐使用的术语是上皮内瘤变(intraepithelial neoplasia)。上皮内癌变又分为高级别上皮内癌变和低级别上皮内癌变。低级别上皮内癌变对应的是轻度、中度不典型增生,高级别相当于重度不典型增生或原位癌。

不同类型胃炎上述病理改变在胃内的分布不同。幽门螺杆菌引起的慢性胃炎,炎症弥漫性分布,但以胃窦为重。由于大多数慢性胃炎由幽门螺杆菌感染引起,因此病理组织学检查多可在黏液层和胃黏膜上皮表面以及小凹间发现幽门螺杆菌。自身免疫性胃炎,萎缩和肠化生主要局限在胃体。多灶萎缩性胃炎,萎缩和肠化生呈多灶性分布,多起始于胃角小弯侧,逐渐波及胃窦,继而胃体,灶性病变亦逐渐融合。

为了区分慢性胃炎的类型并了解其严重程度,要求判明病变所累及的部位,并对主要的形态学变化(幽门螺杆菌、活动性、慢性炎症、萎缩、肠化生)按无、轻、中、重进行分级。有异形增生时要注明,按轻度、中度和重度分级。

【临床表现】
(一)症状与体征
大多数患者无明显症状。有症状者表现为中上腹痛或不适、饱胀、嗳气、恶心等消化不良症状,这些症状之有无及严重程度与慢性胃炎的内镜所见及组织病理学改变并无肯定的相关性。体征多不明显,可有上腹部轻压痛。自身免疫性胃炎患者可伴有贫血,在典型恶性贫血时除贫血外还可伴有维生素 B_{12} 缺乏的其他临床表现。

(二)并发症
如果慢性胃炎不进行治疗,可能导致很多并发症。如:① 贫血:多见于自身免疫性胃炎。② 消化性溃疡。③ 癌变:慢性胃炎到癌变的演变过程为慢性非萎缩性胃炎—慢性萎缩性胃炎—肠化生或不典型增生—胃癌。慢性胃炎的癌变与肠化生或不典型增生关系密切。

【辅助检查】
1. 胃镜及活组织检查 胃镜检查并同时取活组织作病理组织学检查是诊断慢性胃炎的最可

靠方法。胃镜下,慢性非萎缩性胃炎及萎缩性胃炎均可见红斑(点、片状或条状)、黏膜粗糙不平、出血点或斑、黏膜水肿、渗出、胆汁反流等基本表现;萎缩性胃炎主要表现为黏膜红白相间或白相为主、血管显露、色泽灰暗、皱襞变平甚至消失;也可表现为黏膜呈颗粒状或结节状。根据病变在胃内的分布,慢性胃炎可分为:① 胃窦炎,多由 Hp 感染所致,部分患者炎症可波及胃体。② 胃体炎,多与自身免疫有关,病变主要累及胃体和胃底。③ 全胃炎,可由 Hp 感染扩展而来。近年慢性胃炎 OLGA(operative link for gastritis assessment)分期诊断要求胃镜检查至少应取 5 块活检,部位如图 22 - 2。

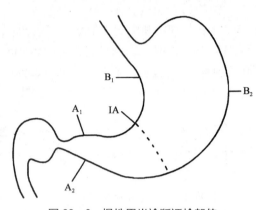

图 22 - 2 慢性胃炎诊断活检部位
$A_1 \sim A_2$:胃窦小弯及大弯;
IA:胃角;$B_1 \sim B_2$:胃体小弯及大弯

2. **Hp 检测** Hp 的检测方法包括侵入性和非侵入性两大类。侵入性方法指依赖胃镜取材的检测方法,包括组织学检测、细菌培养、快速尿素酶实验、分子生物学方法等。组织学检测对活检胃黏膜进行 HE 等特殊染色,能诊断 98% 的幽门螺杆菌感染,是侵入性检测方法的金标准。非侵入性方法包括^{13}C 或^{14}C 尿素呼气试验、单克隆粪便抗原试验、血清学试验等。其中,^{13}C 或^{14}C 尿素呼气试验准确性高,易于操作,是非侵入性检测方法中的金标准。

3. **自身免疫性胃炎的相关检查** 疑为自身免疫性胃炎者应检测血 PCA 和 IFA,如为该病 PCA 多呈阳性,伴恶性贫血时 IFA 多呈阳性。血清维生素 B_{12} 浓度测定及维生素 B_{12} 吸收试验有助恶性贫血诊断。正常人空腹血清维生素 B_{12} 的浓度为 300～900 ng/L。

4. **血清胃泌素 G17、胃蛋白酶原 I 和 II 测定** 属于无创性检查,有助判断萎缩是否存在及其分布部位和程度。胃体萎缩者血清胃泌素 G17 水平显著升高、胃蛋白酶原 I 和(或)胃蛋白酶原 I/II 值下降;胃窦萎缩者血清胃泌素 G17 水平下降、胃蛋白酶原 I 和胃蛋白酶原 I/II 值正常;全胃萎缩者则两者均低。

【诊断策略】

(一) 诊断依据

有慢性胃炎的临床表现及相关病因者,经胃镜及组织学检查可确诊。

(二) 鉴别诊断

1. **胃癌** 胃癌发病年龄以 40～60 岁为多见。早期胃癌多数患者无明显症状,少数人有恶心、呕吐或是类似溃疡病的上消化道症状。疼痛与体重减轻是进展期胃癌最常见的临床症状。胃镜及病理检查即可明确诊断。

2. **消化性溃疡** 两者均有慢性上腹痛,但消化性溃疡以上腹部规律性、周期性疼痛为主,而慢性胃炎疼痛很少有规律性并以消化不良为主。鉴别依靠胃镜检查。

3. **慢性胆道疾病** 慢性胆囊炎、胆石症常有慢性右上腹痛、腹胀、嗳气等消化不良的症状,易误诊为慢性胃炎。胆道 B 超或 CT 或磁共振检查可帮助诊断。

4. **其他** 如肝炎、肝癌及胰腺疾病亦可出现食欲不振、消化不良等症状。肝炎、肝癌常以右上腹痛为主,可出现黄疸、脾大等体征,病毒肝炎标志物、肝功能、腹部 B 超、CT 或磁共振有助于鉴别。胰腺疾病如急、慢性胰腺炎,可出现反复发作的上腹痛,血淀粉酶升高,可伴有不同程度的胰腺内、外分泌功能不全,腹部 B 超或增强 CT 有助于鉴别。

(三) 病情评估

慢性萎缩性胃炎作为一种癌前病变,已越来越引起临床医师的关注。对其准确诊断、早期治疗及定期随访检查是预防早期胃癌的关键。因此,对慢性胃炎的病情评估主要是评估胃黏膜萎缩程度和范围,进行胃癌风险分层,为临床医生预测病变进展和制定疾病管理措施提供直观的信息。

1. OLGA 和 OLGIM　可操作的与胃癌风险联系的胃炎评估(OLGA)和可操作的与胃癌风险联系的肠化生评估(OLGIM)是目前评估萎缩或肠化严重程度和范围相对准确性较高方法,OLGIM 优于 OLGA(萎缩判断有主观性,肠化容易识别,重复性高),Ⅲ期或Ⅳ期属胃癌高风险患者(表 22-1)。

表 22-1　OLGA 分期评价

萎缩评分		胃 体 萎 缩			
		无(0)	轻度(1)	中度(2)	重度(3)
胃窦 (包括胃角) 萎缩	无(0)	0 期	Ⅰ期	Ⅱ期	Ⅱ期
	轻度(1)	Ⅰ期	Ⅰ期	Ⅱ期	Ⅲ期
	中度(2)	Ⅱ期	Ⅱ期	Ⅲ期	Ⅳ期
	重度(3)	Ⅲ期	Ⅲ期	Ⅳ期	Ⅳ期

表 22-2　OLGIM 分期评价

肠化评分		胃 体 肠 化			
		无(0)	轻度(1)	中度(2)	重度(3)
胃窦 (包括胃角) 肠化	无(0)	0 期	Ⅰ期	Ⅱ期	Ⅱ期
	轻度(1)	Ⅰ期	Ⅰ期	Ⅱ期	Ⅲ期
	中度(2)	Ⅱ期	Ⅱ期	Ⅲ期	Ⅳ期
	重度(3)	Ⅲ期	Ⅲ期	Ⅳ期	Ⅳ期

2. 木村—竹本分类法　OLGA 系统需要以内镜下胃黏膜多次活检为基础,为有创性检查。易致患者胃黏膜损伤,并增加患者痛苦及费用。木村—竹本分类法根据内镜下胃黏膜萎缩范围来进行评估。以萎缩是否超越贲门分为闭合型(close type)、开放型(open type)。萎缩局限于胃窦为 C1,累及胃体中下部小弯侧为 C2,累及胃体上部小弯侧为 C3。萎缩超越贲门为 O1,累及胃体前后壁为 O2,累及大弯侧为 O3。应用简化的木村—竹本分类分为 4 级:正常(无萎缩)、轻度萎缩(C1、C2)、中度萎缩(C3、O1)、重度萎缩(O2、O3)。

(四) 诊断思路

根据临床症状如餐后上腹部饱胀、疼痛、嗳气、恶心等,询问患者病史找出可能的病因或诱因。确诊必须依靠胃镜检查及胃黏膜活组织病理学检查,并对慢性胃炎进行内镜下分类并进行病情评估。幽门螺杆菌检测有助于病因诊断。怀疑自身免疫性胃炎应检测相关自身抗体及血清胃泌素。同时需除外溃疡病、胃癌、慢性肝病及慢性胆囊病(图 22-3)。

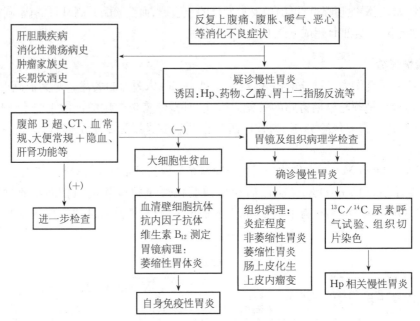

图 22-3　慢性胃炎诊断思路图

【治疗策略】

慢性胃炎的治疗目的是去除病因、缓解症状和改善胃黏膜组织学。慢性胃炎的消化不良症状的处理主要是对症治疗。无症状、Hp 阴性的慢性非萎缩性胃炎无须特殊治疗;但对慢性萎缩性胃炎,特别是严重的慢性萎缩性胃炎或伴有异型增生者应注意预防其恶变。

1. 抗 Hp 治疗　证实 Hp 阳性的慢性胃炎,有无症状和(或)并发症,均属感染性疾病,推荐或强烈推荐(表 22-3)根除 HP 治疗。我国第 5 次 Hp 感染处理共识推荐采用铋剂四联 Hp 根除方案,即质子泵抑制剂(PPI)+铋剂+两种抗菌药物(表 22-4),疗程为 10 d 或 14 d。Hp 根除治疗后所有患者均应行 Hp 复查,评估根除治疗效果;最佳的非侵入性评估方法是尿素呼气试验;评估应在治疗完成后不少于 4 周进行。

表 22-3　Hp 根除指征

Hp 阳性	强烈推荐	推　荐
消化性溃疡(不论是否活动和有无并发症史)	√	
胃 MALT 淋巴瘤	√	
慢性胃炎伴消化不良症状		√
慢性胃炎伴胃黏膜萎缩、糜烂		√
早期胃肿瘤已行内镜下切除或胃次全手术切除		√
长期服用质子泵抑制剂		√
胃癌家族史		√
计划长期服用非甾体消炎药(包括低剂量阿司匹林)		√
不明原因的缺铁性贫血		√

续　表

Hp 阳性	强烈推荐	推　荐
特发性血小板减少性紫癜		√
其他 Hp 相关性疾病(如淋巴细胞性胃炎、增生性胃息肉、Menetrier 病)		√
证实有 Hp 感染		√

表 22-4　具有杀灭和抑制 Hp 作用的药物

抗生素	阿莫西林、克拉霉素、呋喃唑酮、四环素、甲硝唑、替硝唑、喹诺酮类
PPI	埃索美拉唑、奥美拉唑、兰索拉唑、泮托拉唑、雷贝拉唑
铋剂	枸橼酸铋、果胶铋、次碳酸铋

2. **关于消化不良症状的治疗**　有消化不良症状可采取对症治疗。以上腹痛、反酸为主要表现者,可采用抑酸药治疗,以上腹饱胀、嗳气等为主者,常使用促胃动力药。通常使用 2～4 周,也可联合使用。这些药物除对症治疗作用外,对胃黏膜上皮修复及炎症也可能有一定作用。

3. **自身免疫性胃炎的治疗**　目前尚无特异治疗,有恶性贫血时注射维生素 B_{12} 后贫血可获纠正。

4. **异型增生的治疗**　异型增生是胃癌的癌前病变,应予高度重视。对轻度异型增生除给予上述积极治疗外,关键在于定期随访。对肯定的重度异型增生则可采取内镜下切除行全面的病理判断。

（吕　宾　陈姗姗）

第二十三章 消化性溃疡

导学

1. 掌握：消化性溃疡的病因、临床表现与并发症、诊断依据与鉴别诊断要点、治疗原则。

2. 熟悉：消化性溃疡的发病机制、病理生理特点、辅助检查特点、病情评估、常用治疗药物种类。

3. 了解：消化性溃疡的流行病学、常用治疗药物用法、用量与不良反应、预后和预防。

消化性溃疡(peptic ulcer,PU)指胃肠道黏膜被自身消化而形成的溃疡,可发生于食管、胃、十二指肠、胃—空肠吻合口附近以及含有胃黏膜的 Meckel 憩室,以胃、十二指肠球部溃疡最为常见。

【病因及发病机制】

在导致各类胃炎的病因持续作用下,黏膜糜烂可进展为溃疡。消化性溃疡发病的机制是胃酸、胃蛋白酶的侵袭作用与黏膜的防御能力间失去平衡,胃酸和胃蛋白酶对黏膜产生自我消化。尽管胃溃疡和十二指肠球部溃疡同属于消化性溃疡,但胃溃疡在发病机制上以黏膜屏障功能降低为主要机制,十二指肠球部溃疡则以高胃酸分泌起主导作用。

1. **Hp 感染** Hp 感染是消化性溃疡的主要原因。十二指肠球部溃疡患者的 Hp 感染率高达90%～100%,胃溃疡为 80%～90%。HP 对胃黏膜的影响机制参见慢性胃炎章节。根除 Hp 可加速溃疡的愈合,显著降低消化性溃疡的复发。

2. **药物** 长期服用 NSAIDs、糖皮质激素、化疗药物、双磷酸盐等药物的患者可以发生溃疡。其中 NSAIDs 是导致胃黏膜损伤最常见的药物,其发生率为 10%～25%。NSAIDs 是环氧合酶(cyclooxygenase,COX)抑制剂。COX 有两种异构体:COX‐1 有助于上皮细胞修复,COX‐2 促进炎症介质产生。NSAIDs 旨在抑制 COX‐2,从而减轻炎症反应,但因特异性差,同时也抑制了COX‐1,导致维持黏膜正常再生的前列腺素 E 不足,黏膜修复障碍,出现糜烂、出血、溃疡,多位于胃窦及球部,也可见于全胃。

3. **遗传易感性** 部分消化性溃疡患者有该病的家族史,提示可能的遗传易感性。

4. **胃排空障碍** 十二指肠—胃反流可导致胃黏膜损伤;胃排空延迟及食糜停留过久可持续刺激胃窦 G 细胞,使之不断分泌促胃液素。

5. **其他病因** 应激、吸烟、长期精神紧张、进食无规律等也是消化性溃疡发生的常见诱因。血供应不足或血流淤滞(如肝硬化、休克)、浸润性疾病(如克罗恩病、结节病)、手术后状态(如胃窦切除术后)、放射治疗等也可引起消化性溃疡。

【病理及病理生理】

胃镜下所见典型的胃溃疡多见于胃角和胃窦小弯,活动期消化性溃疡一般为单个,也可多个,呈圆形或卵圆形,大多数活动性溃疡直径<10 mm,边缘光整,底部由肉芽组织构成,覆以灰黄色渗出物,周围黏膜常有炎症水肿。溃疡深者可累及胃壁肌层甚至浆膜层,累及血管时可导致出血,累及浆膜层时可引起穿孔。愈合期溃疡可见瘢痕。十二指肠球部溃疡形态与胃溃疡相似,多发生在球部,以紧邻幽门环的前壁或后壁多见,十二指肠球部可因反复发生溃疡,瘢痕收缩形成假性憩室。显微镜下,溃疡所致的黏膜缺损至少超过黏膜肌层。

【临床表现】

(一) 症状与体征

1. 症状与体征　消化性溃疡以上腹痛或不适为主要症状,性质可有钝痛、灼痛、胀痛、剧痛、饥饿样不适,可能与胃酸刺激溃疡壁的神经末梢有关,常有以下特点: ① 慢性过程,病史可达数年或十余年。② 周期性发作,发作期可为数周或数月,缓解期亦长短不一,发作有季节性,多在秋冬和冬春之交发病。③ 部分患者有与进餐相关的节律性上腹痛,如饥饿痛或餐后痛。④ 腹痛可被抑酸或抗酸剂缓解。部分病例无上述典型症状的疼痛,仅表现腹胀、厌食、嗳气、反酸等消化不良症状。消化性溃疡发作时剑突下可有局限性压痛,缓解后无明显体征。

2. 特殊溃疡

(1) 复合溃疡:指胃和十二指肠均有活动性溃疡,多见于男性,幽门梗阻发生率较高。

(2) 幽门管溃疡:餐后很快发生疼痛,早期可有呕吐,易出现幽门梗阻、出血和穿孔等并发症。

(3) 球后溃疡:指发生在十二指肠降段、水平段的溃疡。多位于十二指肠降段的初始部及乳头附近,溃疡多在后内侧壁,可穿透入胰腺。疼痛可向右上腹及背部放射。易出血,严重的炎症反应可导致胆总管引流障碍,出现梗阻性黄疸或引发急性胰腺炎。

(4) 巨大溃疡:指直径>2 cm 的溃疡,常见于有 NSAIDs 服用史及老年患者。巨大十二指肠球部溃疡常在后壁,易发展为穿透性,周围有大的炎性团块,疼痛剧烈而顽固,多放射至背部。巨大胃溃疡并不一定都是恶性的。

(5) 老年人溃疡:临床表现多不典型,常无症状或症状不明显,疼痛多无规律,较易出现体重减轻和贫血。胃溃疡多位于胃体上部,溃疡常较大,易误认为胃癌。由于 NSAIDs 在老年人中使用广泛,老年人溃疡有增加的趋势。

(6) 儿童期溃疡:主要发生于学龄儿童,发生率低于成人。患儿腹痛多在脐周,时常出现呕吐,可能和幽门、十二指肠水肿和痉挛有关。

(7) 无症状溃疡:患者无腹痛或消化不良症状,常以上消化道出血、穿孔等并发症为首发症状,可见于任何年龄,以长期服用 NSAIDs 患者及老年人多见。

(8) 难治性溃疡:指经正规抗溃疡治疗而溃疡仍未愈合者。可能的因素有: ① 病因尚未去除,如仍有 Hp 感染,仍继续服用 NSAIDs 等。② 穿透性溃疡。③ 特殊病因,如克罗恩病,促胃液素瘤。④ 某些疾病或药物影响抗溃疡药物的吸收或效价降低。⑤ 误诊,如胃或十二指肠恶性肿瘤。⑥ 不良诱因的存在,包括吸烟、酗酒及精神应激等。

（二）并发症

1. 出血 消化性溃疡是上消化道出血中最常见的病因，约占所有病因的 50%，十二指肠球部溃疡较胃溃疡更易发生。轻者表现为黑便，重者出现呕血，有慢性腹痛患者，出血后腹痛可减轻。

2. 穿孔 当溃疡向深处发展，穿透胃、十二指肠壁，可有三种后果：① 溃破入腹腔引起弥漫性腹膜炎：呈突发剧烈腹痛，持续而加剧，先出现于上腹，继而延及全腹。体征上可有腹壁板样僵直，压痛、反跳痛，肝浊音界消失，部分患者出现休克。② 溃破穿孔并受阻于毗邻实质性器官，如肝、胰、脾等（穿透性溃疡）：发生较慢，改变了腹痛规律，变得顽固而持续。③ 穿入空腔脏器形成瘘管：十二指肠球部溃疡可穿破入胆总管，胃溃疡可穿破入十二指肠或横结肠。

3. 幽门梗阻 多由十二指肠球部溃疡及幽门管溃疡引起。炎性水肿和幽门平滑肌痉挛所致暂时性梗阻可因药物治疗、溃疡愈合而消失；瘢痕收缩或与周围组织粘连而阻塞胃流出道，则呈持续性梗阻，需要手术治疗。

4. 癌变 溃疡由良性演变为恶性的概率很低，估计<1% 胃溃疡有可能癌变，十二指肠球部溃疡一般不发生癌变。

【辅助检查】

1. 胃镜 胃镜是消化性溃疡诊断的首选方法，在胃镜直视下，消化性溃疡通常呈圆形、椭圆形或线形，边缘锐利，基本光滑，为灰白色或灰黄色苔膜所覆盖，周围黏膜充血、水肿，略隆起。胃镜检查的目的在于：① 确定有无病变、部位及分期。② 鉴别良恶性。③ 治疗效果的评价。④ 对合并出血者给予止血治疗。

2. X 线钡餐 X 线钡餐的效果逊于胃镜，适用于：① 了解胃的运动情况。② 胃镜禁忌者。③ 不愿意接受胃镜检查者和没有胃镜时。溃疡的直接 X 线征象为龛影，间接征象为局部压痛、胃大弯侧痉挛性切迹、十二指肠球部激惹及球部畸形等。

3. Hp 检测 有消化性溃疡病病史者，无论溃疡处于活动期还是瘢痕期，均应检测 Hp。

4. 粪便隐血 了解溃疡有无合并出血。

【诊断策略】

（一）诊断依据

慢性病程、周期性发作的、节律性上腹疼痛是疑诊消化性溃疡的重要病史，胃镜可以确诊。不能接受胃镜检查者，X 线钡餐发现龛影，可以诊断溃疡。

（二）鉴别诊断

1. 其他引起慢性上腹痛的疾病 虽然通过胃镜可以检出消化性溃疡，但部分患者在溃疡愈合后症状仍不缓解，应注意是否有肝、胆、胰及其他疾病等与消化性溃疡共存。

2. 胃癌 胃镜发现胃溃疡时，应注意与癌性溃疡鉴别，典型胃癌溃疡形态多不规则，常>2 cm，边缘呈结节状，底部凹凸不平，覆污秽状苔，部分癌性溃疡与良性溃疡难以区分，因此，对于胃溃疡，应常规在溃疡边缘取活检。对有胃溃疡的中老年患者，当溃疡迁延不愈时，应多点活检，并在正规治疗 6～8 周后复查胃镜，直至溃疡完全愈合。

3. 卓-艾综合征（Zollinger-Ellison 综合征） 又称胃泌素瘤，当溃疡为多发或者位于不典型部位、对正规抗溃疡药物疗效差、病理检查已除外胃癌时，应考虑 Zollinger-Ellison 综合征。该综合征由促胃泌素瘤或促胃液素细胞增生所致，临床以高胃酸分泌，血促胃液素水平升高，多发、顽固及不典型部位消化性溃疡及腹泻为特征。促胃泌素瘤通常较小,生长缓慢,但最终都将发展为恶性。良恶性之间的鉴别主要依据其细胞的增殖指数及有无肝胃淋巴结转移。

(三) 病情评估

病情程度与消化性溃疡是否出现并发症及分期有关,如合并大出血、穿孔为急危重症,需积极治疗。消化性溃疡在胃镜下可分为活动期、愈合期和瘢痕期,各期又可分为两个阶段。

1. **活动期** 又称厚苔期或急性期,此期又分为 A_1 期和 A_2 期。A_1 期表现为溃疡底部有厚苔,但周围黏膜肿胀,无再生上皮形成,无黏膜皱襞集中;A_2 期表现为溃疡底部有厚苔,但周围黏膜肿胀减轻,周围出现再生上皮形成的红晕,开始出现溃疡黏膜皱襞集中。

2. **愈合期** 又称薄苔期,分为 H_1 期和 H_2 期。H_1 表现为溃疡白苔变薄,溃疡缩小,再生上皮增生形成的红晕向上隆起;H_2 表现为溃疡缩小,溃疡底白苔变薄变白,溃疡可缩小为线状或小点状。

3. **瘢痕期** 又称无苔期,分为 S_1 期和 S_2 期。S_1 期表现为溃疡面消失,瘢痕开始形成瘢痕中心发红,成为红色瘢痕;S_2 期表现为再生上皮由红色逐渐变为白色,与周围黏膜颜色一致,成为白色瘢痕期。

(四) 诊断思路

首先详细询问病史情况,如有无周期性发作的、节律性上腹疼痛等。进行腹部 B 超、CT、血常规、大便常规＋隐血、肝肾功能等相关检查排除其他疾病。胃镜检查可明确诊断,不可接受胃镜者,行 X 线钡餐检查。有溃疡者,需进一步行 Hp 检查,并了解有无服用 NSAID、阿司匹林等药物史、有无应激、心理疾病等相关病史,以便于病因治疗(图 23-1)。

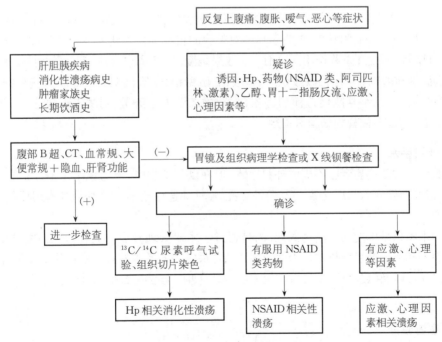

图 23-1 消化性溃疡诊断思路

【治疗策略】

消化性溃疡治疗目标为:去除病因,控制症状,促进溃疡愈合、预防复发,避免并发症。有效的药物治疗可使溃疡愈合率达95%,使得青壮年患者消化性溃疡死亡率接近于0,而老年患者主要死于严重的并发症,尤其是大出血和急性穿孔,病死率<1%。

(一) 药物治疗

1. 根除 Hp 消化性溃疡不论活动与否,都需根除 Hp 治疗,并对有并发症和经常复发的消化性溃疡者,应追踪抗 Hp 的疗效。常用方案见慢性胃炎章节。

2. 抑制胃酸分泌

(1) H_2受体拮抗剂:是治疗消化性溃疡的主要药物,疗效尚可,用药方便,价格适中,长期服用不良反应少。H_2受体拮抗剂治疗胃溃疡和十二指肠球部溃疡的 6 周愈合率分别为 80%～95% 和 90%～95%。常用药物有法莫替丁、西咪替丁等。

(2) PPI:使 H^+-K^+-ATP 酶失去活性,抑制壁细胞分泌胃酸的最终过程,具有很强的抑酸作用,能显著提高胃内 pH 值、降低胃内酸度,是目前缓解消化性溃疡症状、愈合溃疡的首选药物。PPI 多在 2～3 d 控制症状,溃疡愈合率高于 H_2 受体拮抗剂,治疗胃和十二指肠球部溃疡的 4 周愈合率分别为 80%～96% 和 90%～100%。此外,PPI 可增强抗 Hp 抗生素的杀菌作用、降低上消化道出血等并发症的发生率。常用药物有奥美拉唑、兰索拉唑、雷贝拉唑、泮托拉唑、埃索美拉唑等。

为使溃疡愈合率超过 90%,抑酸药物的疗程通常为 4～6 周,部分患者可能需要 8 周。根除 Hp 所需的 10～14 d 疗程可重叠在 4～8 周的抑酸药物疗程内。消化性溃疡愈合后,大多患者可以停药,但如果反复溃疡发生或反复溃疡并发出血,而其他危险因素已去除的患者,可采用 PPI 或 H_2 受体拮抗剂维持治疗,维持方案包括按需治疗、短程维持和长程维持。

3. 保护胃黏膜

(1) 铋剂:这类药物分子量较大,在酸性溶液中呈胶体状态,与溃疡基底面的蛋白形成蛋白-铋复合物,覆盖于溃疡表面,阻断胃酸、胃蛋白酶对黏膜的自身消化。此外,铋剂还可以通过包裹 Hp 菌体,干扰 Hp 代谢,发挥杀菌作用。铋剂止痛效果缓慢,4～6 周愈合率与 H_2 受体拮抗剂相仿。

(2) 弱碱性抗酸剂:常用铝碳酸镁片、磷酸铝、硫糖铝、氢氧化铝凝胶等。这些药物可中和胃酸,短暂缓解疼痛。由于其能促进前列腺素合成,增加黏膜血流量、刺激胃黏膜分泌 HCO_3^- 和黏液,碱性抗酸剂目前多被视为黏膜保护剂。

(二) 外科手术

大多数消化性溃疡患者已不需要外科手术,但在以下情况时,可考虑手术治疗:① 大量出血经药物、内镜及血管介入治疗无效。② 急性穿孔、慢性穿透性溃疡。③ 瘢痕性幽门梗阻。④ 胃溃疡怀疑癌变。

外科手术不只是单纯切除溃疡病灶,而是通过手术永久地减少胃酸和胃蛋白酶分泌的能力。胃大部切除术和迷走神经切断术是治疗消化性溃疡最常用的手术方式。术后并发症可有:术后胃出血、十二指肠残端破裂、胃肠吻合口破裂或瘘、术后梗阻、倾倒综合征、胆汁反流性胃炎、吻合口溃疡、缺铁性贫血等。

(三) 患者教育

适当休息,减轻精神压力;停服 NSAIDs,如不能停服 NSAIDs,可遵医嘱同时加用抑酸和黏膜保护剂;规律进食、戒烟戒酒、少饮浓咖啡等。

（吕 宾 徐 丽）

第二十四章 胃 癌

导学

1. 掌握：胃癌的病因、临床表现、诊断依据与鉴别诊断要点、治疗原则。
2. 熟悉：胃癌的发病机制、病理生理特点、辅助检查特点、病情评估。
3. 了解：胃癌的流行病学、预后和预防。

胃癌(gastric carcinoma)是指发生在胃上皮组织的恶性肿瘤，早期多无明显症状，中晚期出现上腹部疼痛、消化道出血、穿孔、梗阻、消瘦、乏力、代谢障碍以及肿瘤扩散转移而引起相应症状。世界上胃癌的发病情况存在明显的地区差异，日本、中国、东欧、南美洲为高发区，而北美、西欧、澳大利亚等地为低发区，高、低发区之间的发病率可相差10倍以上，男性发病率约为女性的2倍。2012年全国肿瘤登记地区的统计报告显示，我国胃癌的发病率和病死率分别为31.28/10万和22.04/10万，其中男性发病率和病死率分别为42.93/10万和29.67/10万，居恶性肿瘤发病率和死亡率的第2位和第3位；女性发病率和病死率分别为19.03/10万和14.02/10万，居恶性肿瘤发病率和死亡率的第4位和第2位。根据2018年公布的CONCORD-3数据，2010—2014年我国胃癌患者5年生存率为35.9%(35.3%～36.5%)，严重危害我国人民的生命健康。

【病因及发病机制】

目前胃癌的病因和发病机制尚未完全明确，可能与下列因素有关。

1. **Hp感染** 流行病学调查发现，Hp感染的高发地区和人群，大多是胃癌的高发地区和高发人群；Hp抗体阳性人群发生胃癌的危险性是阴性人群的2.8～6倍。1998年日本学者在Hp感染的蒙古沙鼠中诱发出胃癌，为Hp是致癌原提供了更有力的证据。目前认为，Hp感染是人类胃癌发病的重要因素，但仅有Hp感染还不足以引起胃癌，还需要其他因素的参与，一些毒力较强的Hp菌株感染可能与胃癌发病的关系更密切。Correa曾提出胃癌发病的多阶段模式，即Hp感染可普遍引起慢性浅表性胃炎，一些毒力较强的Hp感染后，在环境和遗传等多种因素作用下，依次演变为萎缩性胃炎、肠型化生、异型增生，最终导致胃癌。

2. **饮食因素** 流行病学调查显示，处于低社会经济水平、吸烟、饮酒过度、缺乏新鲜蔬菜和水果、过多摄入食盐、经常食用腐烂霉变食品、油炸食品、腌制烟熏食品的人群，胃癌发病率较高。这可能与上述食物引起胃黏膜损伤、食物中含有硝酸盐、亚硝酸盐、苯并芘、亚硝胺等前致癌物或致癌物、食物中缺乏具有保护作用的抗氧化剂等因素有关。

3. **环境因素** 胃癌的发病情况存在明显的地区差异，流行病学调查资料显示，从胃癌高发区国家向低发区国家的移民,第1代仍保持胃癌高发病率,但第2代显著下降,而第3代发生胃癌的风险已接近当地居民,从而提示环境因素与胃癌发病相关。这可能与水土中含过多硝酸盐、化学污染、微量元素比例失调等因素有关。

4. 遗传因素 遗传因素在胃癌发病中的作用不如在结直肠癌中那么重要,然而,在一些青少年胃癌病例中,遗传因素的作用可能更大些。一般认为,遗传因素使易感者对致癌物质更敏感。

5. 癌前状态 包括癌前疾病和癌前病变。癌前疾病指与胃癌相关的胃良性疾病,有发生胃癌的危险性,包括:① 慢性萎缩性胃炎。② 胃息肉,特别是>2 cm的广基息肉。③ 胃溃疡。④ 残胃炎,如毕Ⅱ式胃切除术后10~15年。癌前病变指较易转为癌组织的病理学变化,包括肠型化生和异型化生。

【病理及病理生理】

(一) 按解剖学部位分类

胃癌的好发部位依次为胃窦、胃体、贲门。

(二) 按大体形态分类

1. 早期胃癌 癌组织局限于黏膜层和黏膜下层,而无论有无淋巴结转移,称为早期胃癌。按日本内镜学会分为隆起型(Ⅰ型)、平坦型(Ⅱ型,再分为浅表隆起型Ⅱa、浅表平坦型Ⅱb或浅表凹陷型Ⅱc)、凹陷型(Ⅲ型)。病灶直径<1 cm者称为小胃癌,<0.5 cm者为微小胃癌,胃黏膜活检病理诊断为胃癌,而手术切除标本经病理节段性连续切片组织病理学检查未能发现癌组织者称为一点癌,通常认为是微小胃癌的特殊的罕见表现。

2. 进展期胃癌 癌组织浸润超过黏膜下层,达肌层(中期)、浆膜层或浆膜外(晚期)称为进展期胃癌。多采用Borrmann分型,分为隆起型(Ⅰ型)、局部溃疡型(Ⅱ型)、浸润溃疡型(Ⅲ型)、弥漫浸润型(Ⅳ型)和无法确定型(Ⅴ型)。临床以Ⅱ型和Ⅲ型多见,Ⅳ型胃癌当累及胃大部或全胃时称为"皮革胃"。

(三) 按组织病理学分类

组织学上,胃癌以腺癌为主,少见的有腺鳞癌、鳞状细胞癌、未分化癌、类癌等。腺癌可分为乳头状腺癌、管状腺癌、黏液腺癌和印戒细胞癌,按分化程度分为高分化、中分化和低分化癌。按胃癌起源,Lauren将之分为肠型和弥漫型,肠型起源于肠化黏膜,大多分化良好;弥漫型起源于胃固有上皮,分化较差。

(四) 转移途径

1. 直接蔓延 癌灶直接蔓延至相邻器官,如食管、胰腺、肝、脾、横结肠、大网膜等。

2. 淋巴转移 是最早和最常见的转移方式,可转移至胃周围局部淋巴结和远处淋巴结,如转移至左锁骨上窝淋巴结称为Virchow淋巴结。

3. 血行转移 出现较晚,最常转移至肝脏,也可转移至肺、骨、中枢神经系统、肾上腺等。

4. 种植转移 癌细胞侵及浆膜层后脱落到腹腔,种植于腹膜、肠壁、盆腔。如种植于女性卵巢形成实体肿瘤,称为Krukenberg瘤。

【临床表现】

胃癌依据其发生部位、病理类型、病程长短、分期、有无并发症或转移而表现出不同的临床症状或体征。

(一) 症状

早期胃癌 70% 以上无明显症状,或仅有非特异性的轻微消化道症状,如类似消化性溃疡或胃炎的上腹疼痛不适,或隐痛、泛酸、恶心、嗳气、饱胀感等,偶有呕吐、食欲减退、黑便等。这些症状易被疏忽,服药后常可缓解,待出现明显症状时已属晚期。

进展期胃癌症状与部位相关:① 贲门癌主要表现为剑突下不适,疼痛或胸骨后疼痛,伴进食梗阻感或吞咽困难。② 胃底及贲门下区癌常无明显症状,直至肿瘤巨大而发生坏死溃破引起上消化道出血时才引起注意,或因肿瘤浸润延伸到贲门口引起吞咽困难后才引起重视。③ 胃体部癌常无明显症状,疼痛不适出现较晚。④ 胃窦小弯侧以溃疡型癌最多见,故上腹部疼痛的症状出现较早,当肿瘤延及幽门口时,则可引起恶心、呕吐等幽门梗阻症状。进展期胃癌的疼痛与进食常无明显关系,且不能被抑酸剂所缓解。此外上腹部饱胀沉重感、厌食、恶心、呕吐、腹泻、消瘦、贫血、水肿、发热等亦为常见症状;当肿瘤转移时可引起相应转移部位的症状,如腹水、黄疸、神经系统症状、骨痛等。

(二) 体征

早期可无明显体征,当出现明显体征时多已进入中晚期。

1. 腹部肿块　为胃癌的主要体征,多位于上腹部,伴压痛。肿瘤转移至肝脏或卵巢(Krukenberg 瘤)时,可在相应部位扪及肿块。

2. 淋巴结肿大　胃癌的淋巴转移发生较早,而胃的淋巴系统通过胸导管回流至左锁骨上,故常在左锁骨上窝触及肿大淋巴结(Virchow 淋巴结)。

3. 腹水　当肿瘤发生腹膜种植转移时,可出现血性腹水;当肿瘤转移至肝脏,或侵犯至门静脉导致门脉高压亦可引起腹水。

4. 伴癌综合征　少部分胃癌可发生血栓性静脉炎、过度色素沉着、膜性肾炎、黑棘皮病、皮肌炎等,并有相应的体征。有时可在消化系统症状出现前先独立发生。

(三) 并发症

1. 消化道出血　可出现头晕、心悸、解柏油样大便、呕吐咖啡色物,甚至呕血、便血。

2. 幽门、贲门梗阻　胃窦癌引起幽门梗阻可出现恶心呕吐,呕吐物为黏液及宿食,伴腐臭味,上腹部可见扩张的胃型,闻及振水声;胃底、贲门癌引起贲门梗阻时可出现吞咽困难及食物反流。

3. 穿孔　多见于幽门前区的溃疡型胃癌,可致弥漫性腹膜炎,出现板状腹,腹部压痛、反跳痛等腹膜刺激征。

4. 其他　胃癌腹腔转移使胆总管受压时,可出现梗阻性黄疸,大便陶土色;形成胃肠瘘管时可排出不消化食物。

【辅助检查】

1. 内镜检查及病理学检查　胃镜检查是诊断早期胃癌最重要、最可靠的手段,大多数胃癌通过胃镜检查加活检可以得到确诊,但仍有少部分胃癌,特别是小胃癌或微小胃癌可能被漏诊,因此需要仔细观察,避免盲区,内镜检查时使用亚甲蓝或碘溶液等色素染色有助于指导活检,对可疑病灶应该加强随访。超声内镜检查(EUS)能显示胃壁的五层结构,根据胃癌在各层中的位置和回声类型评估肿瘤的浸润深度,提供较为准确的肿瘤 T 分期,并可帮助诊断区域淋巴结转移。

内镜下获得的组织应该进行病理学检查以明确诊断,同时检测 Her-2 表达情况,有条件的医院可尝试检测 PD-L1 表达、错配修复蛋白或基因缺失情况(dMMR 或 pMMR)或微卫星不稳定情况(MSI)以帮助临床决策。

2. 影像学检查　X线钡餐检查下胃癌主要表现为充盈缺损(息肉样或隆起型病变)、腔内龛影(溃疡)、边缘欠规则或胃壁僵硬蠕动消失(肿瘤浸润)等。应用气钡双重对比法、压迫法等技术可更清楚地显示病灶,提高诊断准确率。对于一些恶性特征不明显的充盈缺损或龛影,在很大程度上还是依赖于胃镜加活检明确。

腹部 CT 或 MRI 增强扫描可显示胃癌累及的范围,并观察肿瘤与邻近器官的关系、局部淋巴结转移情况以及有无肝转移或腹腔内转移等,对制定治疗计划具有指导意义。为明确有无远处转移,可考虑完善相应部位的 CT 或 MRI,或考虑 PET‐CT、骨 ECT 等检查,利用肿瘤细胞摄取放射性核素与正常细胞之间的差异进行肿瘤定位、定性及骨转移诊断,以帮助明确有无远处转移,确定分期。

3. 实验室检查　约半数患者有缺铁性贫血,粪便隐血试验可持续性阳性,这些对诊断有一定的提示作用。肿瘤标志物虽然对诊断有一定的帮助,但缺乏特异性,一般临床用于疗效和病情的监测,包括癌胚抗原(CEA)、CA199、CA‐724、CA‐242、CA‐125 等。合并肝转移时可出现肝功能异常。

【诊断策略】

(一)诊断依据

胃镜检查及病理活检是胃癌诊断的主要依据。临床见原因不明的食欲不振、上腹不适、消瘦、呕血、黑便,或原有长期慢性胃病史而近期症状明显加重,应引起重视,进一步完善检查。早期胃癌常常无典型临床症状,而胃癌的早期诊断尤为重要,因此推荐胃癌的高危人群接受筛查,对于 40 岁以上人群符合以下任意一条者即为高危人群:① 胃癌高发地区。② Hp 感染者。③ 胃癌前疾病或癌前病变者。④ 胃癌患者的一级亲属。⑤ 存在胃癌的其他高危因素(高盐、腌制饮食、吸烟、重度饮酒等)。内镜及组织病理活检可明确诊断,影像学检查有助于定位及明确临床分期(图 24‐1)。

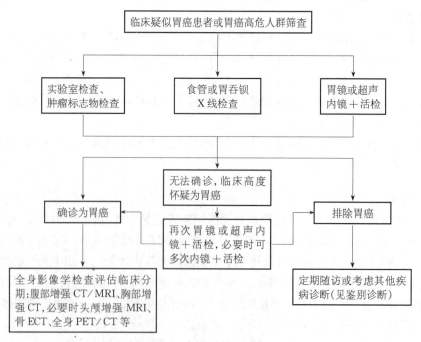

图 24‐1　胃癌诊断思路图

(二) 病情评估

临床一般根据 TNM 分期评估病情,目前胃癌的分期采用的是美国联合癌症分类委员会(AJCC)胃癌第八版 TNM 分期,于 2017 年发表,见表 24-1、表 24-2。

表 24-1 胃癌的 TNM 分期定义

肿瘤项目	分 期
原发肿瘤(T)	T_x:原发肿瘤无法评估 T_0:没有原发肿瘤证据 T_{is}:原位癌,黏膜内癌未侵及固有层,或高级别异型增生 T_1:肿瘤侵及固有层、黏膜肌层或黏膜下层 　　T_{1a}:肿瘤侵及固有层或黏膜肌层 　　T_{1b}:肿瘤侵及黏膜下层 T_2:肿瘤侵及固有肌层 T_3:肿瘤侵及浆膜下结缔组织,而尚未侵犯脏层腹膜或邻近结构 T_4:肿瘤侵及浆膜(脏层腹膜)或邻近结构 　　T_{4a}:肿瘤侵及浆膜(脏层腹膜) 　　T_{4b}:肿瘤侵及邻近结构
区域淋巴结(N)	N_x:区域淋巴结不能评价 N_0:没有区域淋巴结转移 N_1:1～2 枚区域淋巴结转移 N_2:3～6 枚区域淋巴结转移 N_3:≥7 枚区域淋巴结转移 　　N_{3a}:7～15 枚区域淋巴结转移 　　N_{3b}:≥16 枚区域淋巴结转移
远处转移(M)	M_0:没有远处转移 M_1:有远处转移

备注:① 若肿瘤穿透固有肌层并侵及胃结肠韧带、肝胃韧带或大小网膜,但没有穿透这些结构的脏层腹膜,则定义为 T_3;如果穿透了这些结构的脏层腹膜,则定义 T_4。② 胃的邻近结构包括脾、横结肠、肝、膈、胰腺、腹壁、肾上腺、肾、小肠以及后腹膜。③ 经胃壁内扩展至十二指肠或食管的肿瘤分期取决于包括胃在内的这些部位的最深浸润深度

表 24-2 胃癌 TNM 与病理分期的关系

胃癌分期	N_0	N_1	N_2	N_{3a}	N_{3b}
T_{is}	0 期				
T_1	ⅠA	ⅠB	ⅡA	ⅡB	ⅢB
T_2	ⅠB	ⅡA	ⅡB	ⅢA	ⅢB
T_3	ⅡA	ⅡB	ⅢA	ⅢB	ⅢC
T_{4a}	ⅡB	ⅢA	ⅢA	ⅢB	ⅢC
T_{4b}	ⅢA	ⅢB	ⅢC	ⅢC	ⅢC
M_1	Ⅳ	Ⅳ	Ⅳ	Ⅳ	Ⅳ

(三) 鉴别诊断

1. **胃溃疡** 溃疡型胃癌需与良性胃溃疡鉴别。由于早期胃癌和消化性溃疡在症状上很相似,临床常常相互混淆,胃镜结合组织活检常可确诊。内镜下见溃疡型胃癌特点为:① 溃疡一般较大,形状不规则。② 底部不平,苔污秽。③ 溃疡边缘呈结节状隆起。④ 周围皱襞中段,胃壁僵硬,

蠕动减弱或消失。值得注意的是,即使是胃癌患者,由于取材的原因,有时候一次活检往往会出现假阴性的结果,因此建议多次取材活检。初诊为胃溃疡的患者,必须在完成正规治疗后胃镜复查,并行重复活检以证实。

2. 慢性萎缩性胃炎 患者可有上腹部胀满不适、恶心、食欲减退等消化不良症状,与早期胃癌症状相似,但一般大便隐血试验阴性,胃镜检查可帮助鉴别。

3. 胃内其他恶性肿瘤 如胃原发性淋巴瘤、胃息肉、胃平滑肌瘤或平滑肌肉瘤等,在症状、X线钡餐等表现上往往与胃癌相似,一般需借助胃镜加组织活检病理检查明确诊断。

【治疗策略】

胃癌的治疗推荐多学科综合治疗(MDT)的模式,要求多学科专家(肿瘤影像学、肿瘤外科、肿瘤内科、肿瘤放疗科、营养学、病理学及内镜专家)共同参与,根据患者的机体状况、肿瘤病理类型及分期等情况,有计划、合理地应用手术(或内镜下治疗)、放疗、化疗、分子靶向治疗、免疫哨卡抑制剂及中医药等治疗手段。目前主张:① 0 期和 I_a 期患者以根治性手术治疗为主,其中 T_{is} 或 T_{1a} 的患者可考虑内镜下黏膜切除术或消融术。② $T_2N_0M_0$ 的患者一般采用根治性手术治疗的方式,可考虑联合或不联合围手术期的化疗。③ T_3 以上或淋巴结阳性的患者一般建议手术联合围手术期化疗(包括术前新辅助化疗或术后辅助化疗),若未接受 D_2 淋巴结清扫,推荐接受围手术期的放疗。④ Ⅳ期患者以姑息治疗(化疗、放疗、分子靶向治疗、临床试验、最佳支持治疗等)为主。

(一) 手术或内镜下治疗

胃癌手术治疗以根治为目的,应切除足够的胃以保证 R_0 切除(镜下切缘无癌细胞),同时行区域淋巴结清扫。早期(T_{is} 或 T_{1a})患者可考虑内镜下治疗,在选择内镜治疗前必须完善检查(如超声内镜)以达到精确分期的目的,避免肿瘤残留。需要注意的是,胃癌患者往往合并营养不良,甚至恶病质,术前需要充分评估患者的一般状况以及心、肺、肝、肾等重要器官的功能,以评估手术风险。

(二) 化学药物治疗

包括新辅助化疗、辅助化疗和姑息性化疗。T_2 以上或淋巴结阳性的患者可考虑先接受术前新辅助化疗或新辅助放化疗,肿瘤明显缩小后再行手术治疗。若术前未接受新辅助治疗,T_3 以上或淋巴结阳性的患者术后需要接受辅助化疗;对于未选择 D_2 式手术的患者,推荐术后接受辅助化疗和放疗。晚期或复发转移的患者,化疗往往是首选的治疗方案。常用的化疗药物包括:氟尿嘧啶类(包括氟尿嘧啶、卡培他滨)、铂类(包括顺铂、卡铂、奥沙利铂)、紫杉类(包括紫杉醇、多西紫杉醇)、蒽环类(包括表柔比星、脂质体表柔比星)、吉西他滨、伊立替康等。一般推荐两药或三药联合的方案治疗。

(三) 放射治疗

放射治疗同样包括新辅助放疗、辅助放疗和姑息性放疗。术前新辅助化放疗的适应证如上所述,然而证据级别不如术前单纯新辅助化疗级别高,因此目前并不作为首选方案。接受 D_2 式手术,且术后病理提示 R_0 切除的患者,不推荐术后辅助放疗;然而,对于 R_1 切除(镜下见切缘有癌细胞)或 D_1 式手术(仅清扫胃周淋巴结)的患者,推荐术后接受辅助化放疗。局部晚期,一般状况良好,预期可耐受治疗的患者亦可考虑同期放化疗以控制肿瘤。姑息性放疗的目的在于抑制肿瘤生长,缓解症状,如缓解进食困难、肿瘤压迫、骨转移引起的疼痛等。

（四）分子靶向及免疫哨卡抑制剂治疗

目前主要用于局部晚期及Ⅳ期胃癌患者。对于 Her - 2 阳性的胃癌患者,推荐一线使用曲妥珠单抗(赫赛汀)联合化疗;雷莫芦单抗或联合化疗可用于二线治疗晚期胃癌患者;有临床研究显示,阿帕替尼在胃癌二线治疗中具有一定的疗效。尽管有一些小样本研究显示出 PD - L1 抑制剂(帕博利珠单抗、纳武利尤单抗)或联合 CTLA - 4 抑制剂(伊匹单抗)在晚期胃癌中的疗效,但由于缺乏大样本研究的成熟数据支持,目前选用免疫哨卡抑制剂治疗胃癌仍应当谨慎选用。

（五）中医药治疗

中医药治疗可贯穿于胃癌治疗的整个过程,以达到提高机体免疫力,减轻西医治疗毒副作用、缓解症状、提高生活质量的治疗作用。

（张海波　朱燕娟）

第二十五章 炎症性肠病

导学

1. 掌握：溃疡性结肠炎、克罗恩病的病因、临床表现与并发症、诊断依据与鉴别诊断要点、治疗原则。

2. 熟悉：溃疡性结肠炎、克罗恩病的发病机制、病理生理特点、辅助检查特点、病情评估、常用治疗药物种类。

3. 了解：溃疡性结肠炎、克罗恩病的流行病学、常用治疗药物用法、用量与不良反应、预后和预防。

炎症性肠病(inflammatory bowel disease, IBD)代表了一组特发性、慢性复发性肠道炎症，由多种病因引起，主要表现为腹痛、腹泻，有终身复发倾向，包括溃疡性结肠炎(ulcerative colitis, UC)和克罗恩病(Crohn diseases, CD)，两者的临床及病理特征存在重叠性和差异性。IBD发病高峰年龄为15～25岁，亦可见于儿童或老年，男女发病无明显差异。目前IBD发病机制尚不完全清楚，普遍认为由环境、遗传、感染和免疫多因素相互作用所致。

(1) 环境：饮食、吸烟、卫生条件、生活方式或暴露于某些不明因素，都是可能的环境因素。流行病学调查显示西方发达国家IBD发病率较高，随着生活水平的提高，该病在我国的发病率也逐年升高，这提示环境因素所发挥的重要作用。

(2) 遗传：IBD发病具有遗传倾向。IBD患者一级亲属发病率显著高于普通人群，而患者配偶的发病率不增加。CD发病率单卵双胞显著高于双卵双胞。*NOD2 / CARDI5* 基因突变可能与NF-κB的活化水平有关，但该基因突变主要见于白种人，反映了不同种族、人群遗传背景的不同。

(3) 感染：多种微生物参与了IBD的发生与发展。基于下述研究结果，新近的观点认为，IBD是针对自身正常肠道菌群的异常免疫反应性疾病。① 用转基因或基因敲除方法造成免疫缺陷的IBD动物模型，在肠道无菌环境下不发生肠道炎症，但在肠道正常菌群状态下，则出现肠道炎症。② 临床上观察到肠道细菌滞留易使CD进入活动期，抗生素或微生态制剂对某些IBD患者有益。

(4) 免疫：持续的天然免疫反应及Th1细胞异常激活等释放出各种炎症介质及免疫调节因子，如白细胞介素-16(IL-16)、IL-8、TNF-α、IL-2、IL-4、IFN-γ等参与了肠黏膜屏障的免疫损伤。针对这些炎症反应通路上的重要分子而开发的生物制剂，如抗TNF单克隆抗体等所产生的显著治疗效果，反证了肠道免疫屏障在IBD发生、发展、转归过程中发挥着重要作用。

炎症性肠病的发病机制可概括为：环境因素作用于遗传易感者，在肠道菌群的参与下，启动了难以停止的、发作与缓解交替的肠道天然免疫及获得性免疫反应，导致肠黏膜屏障损伤、溃疡经久不愈、炎性增生等病理改变。

第一节　溃疡性结肠炎

溃疡性结肠炎(ulcerative colitis,UC)又称慢性非特异性溃疡性结肠炎,是一种以大肠黏膜与黏膜下层炎症为特征的病因不明的慢性炎症性疾病。病变多位于直肠和乙状结肠。病理改变主要发生在大肠黏膜与黏膜下层,以溃疡为主。临床表现为腹泻、黏液脓血便、腹痛和里急后重等。病程漫长,病情轻重不一,常反复发作。本病可发生在任何年龄,多见于青壮年,亦可见于儿童或老年,男女发病率无明显差别。

【病因及发病机制】

参见炎症性肠病概述。

【病理及病理生理】

UC病变位于大肠,呈连续性弥漫性分布。主要病变在直肠和乙状结肠,也可延伸至降结肠,甚至整个结肠;个别患者可累及回肠末端,称为"倒灌性回肠炎"。

UC的基本病理变化为：① 腺体紊乱、破坏,基底膜断裂消失。② 多种炎性细胞浸润。③ 隐窝脓肿形成。④ 黏膜下层水肿和纤维化。⑤ 上皮再生。隐窝基底部浆细胞增多被认为是 UC 最早的光学显微镜下特征,且预测价值高。

UC 早期发生在肠腺基底部的隐窝上皮、黏膜弥漫性炎症,可见水肿、充血与灶性出血,黏膜面呈弥漫性颗粒状改变,触之易出血,以后因肠腺隐窝底部聚集大量中性粒细胞而形成小的隐窝脓肿,当隐窝脓肿融合、溃破后黏膜即出现广泛的浅小溃疡,并逐渐融合成不规则的大片溃疡。肠道溃疡、出血和炎症反应常导致腹泻、水样便、黏液血便、腹痛、发热、心率加速、衰弱、消瘦、贫血、水和电解质紊乱、营养障碍等表现,容易发生低血钾。少数重症患者的病变可涉及全结肠,导致中毒性结肠扩张,使肠黏膜重度充血、肠腔扩大、肠壁变薄,常并发肠穿孔。

【临床表现】

起病多缓慢,少数急性起病,偶见急性暴发。病程可为持续性,或呈发作期和缓解期交替的慢性过程。感冒、全身性感染、妊娠、分娩、肠道炎症、外科手术、精神创伤、过度疲劳、食物过敏、甲状腺功能亢进症等常为发病或病情加重的诱发因素。

(一) 症状

1. 腹部症状

(1)腹泻：黏液血便、血便、水样便、黏液便、稀便等粪便性状的异常极为常见,尤其是黏液血便是本病活动期的重要表现,也常是轻型患者唯一的症状。大便次数及便血的程度一般反映了病情的轻重。轻者每日排便 2～4 次,便血轻或无;重者每日 10 次以上,脓血显见,甚至大量便血。粪质亦与疾病轻重有关,多数为糊状,重者可为稀水样。病变若局限在直肠者,可见鲜血附于粪便表面;若病变扩展至直肠以上者,则血混于粪便之中。

(2) 腹痛：轻型及缓解期患者可无此症状。一般腹痛为轻度或中度，多为痉挛性疼痛，常限于左下腹，亦可涉及全腹。有疼痛—便意—排便后缓解的规律。若并发中毒性巨结肠或炎症波及腹膜，有持续性剧烈疼痛。

(3) 其他：重症患者可有食欲不振、恶心、呕吐、上腹部饱满等症状。

2. 全身症状　轻者常不明显。一般出现在中、重度患者，常有发热、心率加速、衰弱、消瘦、贫血、水和电解质紊乱、营养障碍等表现，容易发生低血钾。也可出现高热、关节损伤（如外周关节炎、脊柱关节炎等）、皮肤黏膜表现（如口腔溃疡、结节性红斑和坏疽性脓皮病）、眼部病变（如虹膜炎、巩膜炎、葡萄膜炎等）、肝胆疾病（如脂肪肝、原发性硬化性胆管炎、胆石症等）、血栓栓塞性疾病等。

（二）体征

轻、中度患者除下腹部可稍有压痛外，多无其他体征。重症患者可有腹胀、腹部压痛、腹肌紧张和反跳痛。部分患者可触及乙状结肠或降结肠。若患者出现腹肌紧张、反跳痛，且肠鸣音减弱，应注意中毒性巨结肠、肠穿孔等并发症。

（三）并发症

1. 中毒性巨结肠　约5%的重症 UC 患者可出现中毒性巨结肠（toxic megacolon），此时结肠病变广泛而严重，累及肌层与肠肌神经丛，肠壁张力减退，结肠蠕动消失，肠内容物与气体大量积聚，致急性结肠扩张，一般以横结肠为最严重。低钾、钡剂灌肠、使用抗胆碱能药物或阿片类制剂可诱发。临床表现为病情急剧恶化，毒血症明显，有脱水与电解质平衡紊乱，出现肠型、腹部压痛，肠鸣音消失。血白细胞显著升高。X线腹部平片可见结肠扩大，结肠袋形消失。本并发症易引起急性肠穿孔，预后差。

2. 结肠癌变　多见于广泛性结肠炎、幼年起病而病程漫长者，病程＞20 年的患者发生结肠癌风险较正常人增高 10～15 倍。

3. 其他并发症　结肠大出血发生率约 3%；肠穿孔多与中毒性巨结肠有关；肠梗阻少见，发生率远低于 CD。

【辅助检查】

1. 结肠镜检查　结肠镜检查是本病诊断与鉴别诊断的重要手段之一。应做全结肠及回肠末端检查，直接观察肠黏膜变化，取活检，并确定病变范围。本病病变呈连续性、弥漫性分布。轻度炎症的内镜特征为红斑、黏膜充血和血管纹理消失；中度炎症的内镜特征为血管形态消失，出血黏附在黏膜表面、糜烂，常伴有粗糙呈颗粒状的外观及黏膜脆性增加（接触性出血）；重度炎症内镜下则表现为黏膜自发性出血及溃疡。缓解期可见正常黏膜表现，部分患者可有假性息肉形成，或瘢痕样改变。对于病程较长的患者，黏膜萎缩可导致结肠袋形态消失、肠腔狭窄，以及炎（假）性息肉。

2. X线钡剂灌肠检查　X线钡剂灌肠检查所见 X线征象主要有：① 多发性浅溃疡，表现为管壁边缘毛糙呈矛刺状或锯齿状，以及小龛影或条状存钡区，亦有炎症息肉而表现为多个小的圆形或卵圆形充盈缺损。② 黏膜粗乱或有细颗粒改变。③ 结肠袋消失，肠壁变硬，肠管缩短、变细，可呈铅管状。重症患者一般不宜做钡剂灌肠检查，以免加重病情或诱发中毒性结肠扩张。

3. CT、MRI　在肠腔狭窄时如结肠镜无法通过，可应用 CT、MRI 显示结肠镜检查未及部位。UC 在 CT、MRI 上表现：最先起始于直肠乙状结肠，连续性病变并逆行向上发展。管壁增厚一般小于 10 mm，肠腔可略窄，较对称。管壁分层强化，横断面"靶征"，可见肠壁积气。肠系膜血管增生，纤维脂肪增殖。

4. 血液检查　血红蛋白在轻型患者多正常或轻度下降；中、重度患者轻或中度下降，甚至重度降低。白细胞计数在活动期可有增高。红细胞沉降率和 C 反应蛋白增高是活动期的标志。严重或病情持续患者可有血清白蛋白降低、电解质紊乱、凝血酶原时间延长。

5. 粪便检查　肉眼观察常有黏液脓血便。显微镜检查见红细胞、白细胞，急性发作期可见巨噬细胞。粪便病原学检查是本病诊断的一个重要步骤，需反复多次进行（不少于 3 次），进行排除阿米巴肠病、血吸虫病等的相关检查。有条件的可行粪便钙卫蛋白和血清乳铁蛋白等检查作为辅助指标。

6. 自身抗体检测　近年研究发现，血中外周型抗中性粒细胞胞质抗体（p-ANCA）和抗酿酒酵母抗体（ASCA）分别为 UC 和克罗恩病的相对特异性抗体，联合检测这两种抗体有助于 UC 和克罗恩病的诊断及鉴别诊断。

【诊断策略】

（一）诊断依据

UC 缺乏诊断的金标准，主要结合临床表现、实验室、影像学、内镜检查和组织病理学表现进行综合分析，在排除感染性和其他非感染性结肠炎的基础上进行诊断。若诊断存疑，应在一定时间（一般是 6 个月）后进行内镜及病理组织学复查。

（二）鉴别诊断

1. 急性感染性肠炎　多见于各种细菌感染，如志贺菌、空肠弯曲杆菌、沙门菌、产气单胞菌、大肠埃希菌、耶尔森菌等。常有流行病学特点（如不洁食物史或疫区接触史），急性起病常伴发热和腹痛，具有自限性（病程一般为数日至 1 周，不超过 6 周）；抗菌药物治疗有效；粪便检出病原体可确诊。

2. 阿米巴肠病　有流行病学特征，果酱样粪便，结肠镜下见溃疡较深、边缘潜行，间以外观正常的黏膜，确诊有赖于从粪便或组织中找到病原体，非流行区患者血清阿米巴抗体阳性有助于诊断。高度疑诊病例采用抗阿米巴治疗有效。

3. 肠道血吸虫病　有疫水接触史，常有肝脾大。确诊有赖于粪便检查，可见血吸虫卵或孵化毛蚴阳性。急性期结肠镜下可见直肠、乙状结肠黏膜有黄褐色颗粒，活检黏膜压片或组织病理学检查见血吸虫卵。免疫学检查有助于鉴别。

4. 克罗恩病　与 CD 的鉴别要点见克罗恩病章节，少数情况下，临床上会遇到两病一时难以鉴别者，此时可诊断为未定型结肠炎。

5. 大肠癌　多见于中年以后，结肠镜及活检可确诊。需注意 UC 也可发生结肠癌变。

6. 肠易激综合征　粪便可有黏液但无脓血，显微镜检查正常，隐血试验阴性。结肠镜检查无器质性病变证据。

7. 其他　需与肠结核、真菌性肠炎、抗菌药物相关性肠炎（包括伪膜性肠炎）、缺血性结肠炎、放射性肠炎、嗜酸粒细胞性肠炎、过敏性紫癜、胶原性结肠炎、肠白塞病、结肠息肉病、结肠憩室炎和人类免疫缺陷病毒（HIV）感染合并的结肠病变等鉴别。

（三）病情评估

UC 的病情评估包括病变类型、病变范围、病情分期及疾病活动严重程度。

1. **病变类型** 分为初发型和慢性复发型,后者临床较常见。初发型指无既往病史而首次发作;慢性复发型指自然或经药物治疗进入缓解期后,UC症状再发,最常见的是便血,腹泻亦多见,可通过结肠镜检查证实。复发可分为偶发(发作≤1次/年)、频发(发作2次/年)和持续型(UC症状持续活动,不能缓解)。经治疗达到缓解期开始计算至复发的时间<3个月称为早期复发。

2. **病变范围** 采用蒙特利尔分类:E1,直肠;E2,左半结肠;E3,广泛结肠。

3. **疾病分期及疾病活动严重程度** 分为活动期和缓解期,活动期的严重程度采用改良的Truelove和Witts严重程度分型标准(表25-1),分轻、中、重度。此外,改良Mayo评分因有量化标准,更多用于科学研究和疗效评估。

表 25-1 改良 Truelove 和 Witts 疾病严重程度分型

严重程度	排便次数（次/d）	便血	脉搏（次/min）	体温(℃)	血红蛋白	红细胞沉降率（mm/h）
轻度	<4	轻或无	正常	正常	正常	<20
重度	>6	重	>90	>37.8	<75%	>30

注:中度介于轻、重度之间,2017年欧洲克罗恩病和结肠炎组织(ECCO)发布了第3版《欧洲溃疡性结肠炎循证共识》,指出C反应蛋白(CRP>30 mg/L)也是重症一个指标。

4. **与糖皮质激素治疗相关的特定疗效评价**

(1) 激素无效:经相当于泼尼松剂量达0.75~1 mg/(kg·d)治疗超过4周,疾病仍处于活动期。

(2) 激素依赖:① 虽能维持缓解,但激素治疗3个月后泼尼松仍不能减量至10 mg/d。② 在停用激素后3个月内复发。

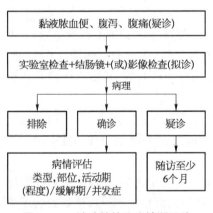

图 25-1 溃疡性结肠炎诊断思路

(四) 诊断思路

具有典型临床表现者为临床疑诊,安排进一步检查以求进一步诊断或者排除其他疾病。同时具备结肠镜和(或)放射影像学特征者,可临床拟诊;如再具备黏膜活检和(或)手术切除标本组织病理学特征者,可以确诊。初发病例如临床表现、结肠镜检查和活检组织学改变不典型,暂不能确诊UC者,应予密切随访(图25-1)。

【**治疗策略**】

UC治疗目标:诱导并维持临床缓解以及黏膜愈合,减少复发,防治并发症,改善患者生活质量。本病活动期治疗方案的选择主要根据病情和病变部位,结合治疗反应决定。缓解期主要以氨基水杨酸制剂或免疫抑制剂(激素依赖或激素无效患者)作维持治疗。本病呈慢性过程,大部分患者反复发作,只有少数患者一次发作或病情呈慢性持续活动。严重发作或有并发症,以及年龄>60岁的患者,预后不良。慢性持续活动或反复发作频繁,预后较差,如能合理择期手术治疗,亦可望恢复。

(一) 一般治疗及患者宣教

活动期患者应充分休息,调节好情绪,避免心理压力过大。急性活动期可给予流质或半流饮食,病情好转后改为富营养、易消化的饮食,调味不宜过于辛辣。注重饮食卫生,避免肠道感染性疾病,不宜长期饮酒。

(二) 药物治疗

1. 控制炎症反应

(1) 5-氨基水杨酸(5-ASA)制剂:5-ASA 可抑制肠黏膜的前列腺素合成和炎症介质白三烯的形成,对肠道炎症有显著的抗炎作用。用于轻中度 UC 或重度经糖皮质激素治疗已有缓解者。

柳氮磺胺吡啶(SASP):通过偶氮键使 5-ASA 连接于磺胺吡啶,以避免 5-ASA 通过胃时被胃酸分解。SASP 的偶氮键在结肠被细菌打断,5-ASA 得以释放,发挥其抗炎作用。此药不良反应分为两类:① 剂量相关副作用,如恶心、呕吐、食欲减退、头痛、可逆性男性不育等,餐后服用可减轻消化道副作用。② 过敏,如有皮疹、粒细胞减少、自身免疫性溶血、再生障碍性贫血等,因此服药期间必须定期复查血象,一旦出现此类副作用,应改用其他药物。

奥沙拉嗪:通过偶氮键连接 2 分子 5-ASA,在胃及小肠中不被吸收也不被分解,到达结肠后,其偶氮键在细菌作用下断裂,分解为 2 分子 5-ASA 并作用于结肠炎症黏膜,疗效与 SASP 相仿,但降低了不良反应率。适宜于对 SASP 不能耐受者。

美沙拉嗪:有两种剂型,甲基丙烯酸酯控释制剂为 pH 值依赖型,在回肠末端和结肠释放,乙基纤维素半透膜控释制剂为时间依赖型,释放部位为远段空肠、回肠、结肠。

5-ASA 的灌肠剂适用于病变局限在直肠及乙状结肠者,栓剂适用于病变局限在直肠者。对病变局限在直肠或直肠乙状结肠者,强调局部用药,口服与局部用药联合应用疗效更佳。轻度远段结肠炎可视情况单独局部用药或口服和局部联合用药;中度远段结肠炎应口服和局部联合用药;对病变广泛者需口服和局部联合用药。

(2) 糖皮质激素:对活动期有较好疗效,作用机制为非特异性抗炎和抑制免疫反应。一般适用于氨基水杨酸制剂无效、中重度活动期患者。一般给予口服泼尼松 0.75~1 mg/kg,口服最大剂量一般为 60 mg/d;重症患者先予大剂量静脉滴注,如氢化可的松每日 300 mg 和甲泼尼龙 48 mg/d,7~10 d 后改为口服泼尼松 60 mg/d。病情缓解后初期以每 1~2 周减少 5 mg,至 20 mg 后需适当延长减药时间至停药。减量期间加用 5-ASA 或免疫抑制剂逐渐接替激素治疗。

病变局限在直肠、乙状结肠的患者可用琥珀酸氢化可的松(不能用氢化可的松醇溶制剂)100 mg 或地塞米松 5 mg 加入生理盐水 100 ml 中保留灌肠,每晚 1 次。病变局限于直肠者也可用布地奈德泡沫灌肠剂 2 mg 保留灌肠,每晚 1 次,该药是以局部作用为主的糖皮质激素,全身不良反应较少。

(3) 免疫抑制剂:常用的免疫抑制剂包括硫唑嘌呤、巯嘌呤、环孢素、他克莫司。硫唑嘌呤或巯嘌呤可用于对激素治疗效果不佳或对激素依赖的患者,加用这类药物后可逐渐减少糖皮质激素用量甚至停用。硫唑嘌呤剂量是 1.5~2.5 mg/(kg·d),巯嘌呤剂量为 1.5 mg/(kg·d),分次口服。但在中国治疗剂量尚未得到共识,严重副作用主要是白细胞减少等骨髓抑制表现。联合应用氨基水杨酸制剂会增加硫嘌呤类药物骨髓抑制的毒性,需要严密监测。对严重 UC 急性发作,静脉用糖皮质激素无效时,可应用环孢素(CsA)2~4 mg/(kg·d)静脉滴注,大部分患者可取得暂时缓解而避免急诊手术。他克莫司(tacrolimus)作用机制与 CsA 类似,属于钙调磷酸酶抑制剂,治疗重度 UC 短期疗效基本与 CsA 相同,其治疗的 UC 患者 44 个月的远期无结肠切除率累计为 57%。一般推荐剂量为 0.01~0.02 mg/(kg·d)静脉滴注或 0.1~0.2 mg/(kg·d)口服,适宜的血药浓度为 10~15 μg/ L。

（4）沙利度胺：适用于难治性 UC 的治疗，但由于国内外均为小样本临床研究，故不作为首选治疗药物。其起始剂量建议为 75 mg/ d 或以上，值得注意的是该药的治疗疗效及不良反应与剂量相关。

（5）英夫利西单克隆抗体(infliximab,IFX)：当激素和上述免疫抑制剂治疗无效或激素依赖或不能耐受上述药物治疗时，可考虑 IFX 治疗。IFX 使用方法为 5 mg/ kg，静脉滴注，在第 0、第 2、第 6 周给予作为诱导缓解；随后每隔 8 周给予相同剂量行长程维持治疗。使用 IFX 前接受激素治疗时应继续原来治疗，在取得临床完全缓解后将激素逐步减量直至停用。对于原先使用免疫抑制剂无效者，没有必要继续合用免疫抑制剂；但对于 IFX 治疗前未接受过免疫抑制剂治疗者，IFX 与硫唑嘌呤合用可提高撤离激素缓解率和黏膜愈合率。

（三）对症治疗

及时纠正水、电解质紊乱；贫血者可输血；低蛋白血症者可输入人血白蛋白。重症患者禁食，通过静脉给予营养治疗，使肠道获得休息。

对腹痛或腹泻的对症治疗，要权衡利弊，使用抗胆碱能药物或止泻药(如地芬诺酯、洛哌丁胺)有诱发中毒性巨结肠的危险，故宜慎重，在重症患者应禁用。精神过度紧张者可适当给予镇静剂。

抗生素治疗对一般患者并无指征。但重症患者有继发感染时应积极抗菌治疗，可予广谱抗生素，静脉给药，合用甲硝唑对厌氧菌感染有效。

（四）手术治疗

多数轻症患者病变局限于直肠和乙状结肠，经休息、饮食控制和药物等内科治疗可以得到缓解。但对于病情严重、病变范围广泛和出现某些严重并发症的患者常需外科手术治疗。其手术适应证为：① 急性发作经正规治疗，症状无缓解者。② 并发结肠穿孔或有肠穿孔倾向者。③ 大量出血经激素治疗或局部止血治疗而不能奏效者。④ 发生中毒性肠扩张，经内科积极治疗无效者。⑤ 病情反复，迁延不愈，对患者生活质量有明显影响者。⑥ 经病理证实已发生癌变者。⑦ 肠外并发症严重者。

（范一宏　龚姗姗）

第二节　克罗恩病

克罗恩病(Crohn disease,CD)是一种原因不明的慢性炎性肉芽肿性疾病，病变呈节段性、跳跃性，在胃肠道的任何部位均可发生，但好发于末端回肠和右半结肠，临床以腹痛、腹泻、腹部包块、体重下降、肠梗阻为特点，可伴有发热、贫血等全身表现及关节、皮肤、眼、口腔黏膜等肠外损害。多数患者迁延不愈，重症患者预后不良。本病好发于 18~35 岁年轻人，男女发病率约 1.5∶1。据不完全统计，我国目前 CD 的发病率为 1.4~2.29/10 万，有地区差异，与地区的经济发展程度呈正相关，且其发病率还在逐渐上升。

【病因及发病机制】

参见炎症性肠病概述。

【病理及病理生理】

该病多累及回肠末端,部分仅累及小肠或结肠,仅累及上消化道者较少见,仅累及皮肤的克罗恩病罕见于儿童。

CD大体病理特点为:① 节段性或者局灶性病变。② 融合的纵行线性溃疡。③ 卵石样外观,瘘管形成。④ 肠系膜脂肪包绕病灶。⑤ 肠壁增厚和肠腔狭窄等特征。

CD光学显微镜下特点为:① 透壁性(transmural)炎。② 聚集性炎症分布,透壁性淋巴细胞增生。③ 黏膜下层增厚(由于纤维化—纤维肌组织破坏和炎症、水肿造成)。④ 裂沟(裂隙状溃疡,fissures)。⑤ 非干酪样肉芽肿(包括淋巴结)。⑥ 肠道壁神经系统的异常(黏膜下神经纤维增生和神经节炎,肌间神经纤维增生)。⑦ 相对比较正常的上皮—黏液分泌保存(杯状细胞通常正常)。

克罗恩病最初黏膜病变为隐窝炎症和脓肿,然后发展为极小的局灶性口疮样溃疡。这些黏膜病变可向深部纵向和横向发展,伴黏膜水肿,形成特征性的"鹅卵石"样外观。透壁性炎症的播散导致淋巴管水肿、肠壁和肠系膜的增厚。肠系膜脂肪延伸到肠壁浆膜层的表面。肠系膜淋巴结常常肿大。弥散的炎症可导致黏膜肌层肥厚、纤维化和狭窄,引起肠梗阻。常有脓肿,瘘管可穿透肠壁进入邻近组织,包括其他的肠襻、膀胱或腰肌。瘘管也可延伸到前腹壁或胁部。肛瘘和脓肿发生在25%~33%的病例中。非干酪样肉芽肿可发生于淋巴结、腹膜、肝脏和肠壁的各层。

【临床表现】

(一)症状与体征

CD发病隐匿,从早期症状出现至确诊往往需数月至数年的时间。病程呈慢性、长短不等的活动期与缓解期交替,有终身复发倾向。少数患者急性起病,可表现为急腹症,如急性阑尾炎、急性肠梗阻等。临床表现多样化,包括消化道表现、全身性表现、肠外表现和并发症。腹泻、腹痛、体质量减轻是CD的常见症状,如有这些症状出现,特别是年轻患者,要考虑本病的可能,如伴肠外表现和(或)肛周病变则高度疑为本病。肛周脓肿和肛周瘘管可为部分CD患者的首诊表现,应予注意。

1. 消化道表现

(1)腹痛:为最常见症状,多位于右下腹或脐周,间歇性发作,呈痉挛性疼痛,伴肠鸣,餐后加重,排便或肛门排气后缓解。体检多有腹部压痛,右下腹多见。如果腹痛持续且压痛明显,提示炎症波及腹膜或腹腔内脓肿形成。全腹剧痛和腹肌紧张可能是病变肠段急性穿孔。

(2)腹泻:本病常见症状,由病变肠段炎症渗出、蠕动增加及继发性吸收不良引起。初起为间歇发作,后期转为持续性,多糊状,一般无脓血或黏液。病变涉及结肠下段或直肠者,可有黏液血便及里急后重感。

(3)腹部包块:见于10%~20%患者,以右下腹与脐周为多见,是由肠粘连、肠壁与肠系膜增厚、肠系膜淋巴结肿大、内瘘或局部脓肿形成所致。固定的腹块提示有粘连,多已有内瘘形成。

(4)瘘管形成:是本病特征性临床表现之一,因透壁性炎性病变穿透肠壁全层至肠外组织或器官而形成。瘘分为外瘘和内瘘。外瘘指瘘管通向腹壁或肛周皮肤。内瘘指瘘管通向其他肠段、肠系膜、膀胱、输尿管、阴道、腹膜后等处。肠段之间内瘘形成可致腹泻加重及营养不良;肠瘘通向的组织与器官因粪便污染可导致继发性感染;如肠瘘通向膀胱、阴道,则可见粪便或气体从尿道、阴道排出。

(5) 肛周病变:包括肛门周围瘘管、脓肿,肛裂等。少部分患者以这些病变为首发或突出的临床表现。

2. 全身表现

(1) 发热:常见的全身表现之一。由肠道炎症活动或继发感染导致,常为间歇性低热或中度发热,少数呈弛张热伴毒血症。少数患者以发热为主要症状,甚至较长时间不明原因发热之后才出现消化道症状。

(2) 营养障碍:本病营养不良发生率大于80%,较溃疡性结肠炎高。常因食欲减退、慢性腹泻及慢性消耗疾病所致,表现为消瘦、贫血、疲劳、低蛋白血症、维生素缺乏、缺钙、骨质疏松等症。青春期前患者常有生长发育迟滞。

3. 肠外表现 本病肠外表现与 UC 的肠外表现相似,发生率较高。有虹膜睫状体炎、葡萄膜炎、杵状指、关节炎、结节性红斑、坏疽性脓皮病、口腔黏膜溃疡、慢性肝炎、小胆管周围炎、硬化性胆管炎等,偶见淀粉样变性或血栓栓塞性疾病。其中口腔溃疡、皮肤结节、关节炎及眼病较为常见。

(二) 并发症

常见的有瘘管、腹腔脓肿、肠腔狭窄和肠梗阻、肛周病变(肛周脓肿、肛周瘘管、皮赘、肛裂等),较少见的有消化道大出血、肠穿孔,病程长者可发生癌变。

【辅助检查】

1. 内镜检查

(1) 结肠镜检查:结肠镜检查和黏膜组织活检应列为 CD 诊断的常规首选检查项目,结肠镜检查应达末段回肠。早期 CD 内镜下表现为阿弗他溃疡,随着疾病进展,溃疡可逐渐增大加深,彼此融合形成纵行溃疡。CD 病变内镜下多为非连续改变,病变间黏膜可完全正常。其他常见内镜下表现为卵石征、肠壁增厚伴不同程度狭窄、团簇样息肉增生等。少见直肠受累和(或)瘘管开口,环周及连续的病变。

必须强调的是,无论结肠镜检查结果如何(确诊 CD 或疑诊 CD),均需选择有关检查(详见下述)明确小肠和上消化道的累及情况,以便为诊断提供更多证据及进行疾病评估。

(2) 小肠胶囊内镜检查(small bowel capsule endoscopy,SBCE):SBCE 对小肠黏膜异常相当敏感,但对一些轻微病变的诊断缺乏特异性,且有发生滞留的危险。主要适用于疑诊 CD 但结肠镜及小肠放射影像学检查阴性者。SBCE 检查阴性倾向于排除 CD,阳性结果需综合分析并常需进一步检查证实。

(3) 小肠镜检查:目前我国常用的是气囊辅助式小肠镜(balloon assisted enteroscopy,BAE)。该检查可在直视下观察病变、取活检和进行内镜下治疗,但为侵入性检查,有一定的并发症发生风险。主要适用于其他检查(如 SBCE 或放射影像学)发现小肠病变或尽管上述检查阴性而临床高度怀疑小肠病变需进行确认及鉴别者,或已确诊 CD 需要 BAE 检查以指导或进行治疗者。小肠镜下 CD 病变特征与结肠镜下所见相同。

(4) 胃镜检查:少部分 CD 病变可累及食管、胃和十二指肠,但一般很少单独累及。原则上胃镜检查应列为 CD 的常规检查项目,尤其是有上消化道症状、儿童和 IBD 类型待定(inflammatory

bowel disease unclassified,IBDU)患者。

2. 影像学检查

(1) CT肠造影、磁共振肠造影(MRE)：CTE或MRE是迄今评估小肠炎性病变的标准影像学检查。该检查可反映肠壁的炎症改变、病变分布的部位和范围、狭窄的存在及其可能的性质(炎症活动性或纤维性狭窄)、肠腔外并发症,如瘘管形成、腹腔脓肿或蜂窝织炎等。活动期CD典型的CTE表现为肠壁明显增厚(>4 mm);肠黏膜明显强化伴有肠壁分层改变,黏膜内环和浆膜外环明显强化,呈"靶症"或"双晕征";肠系膜血管增多、扩张、扭曲,呈"木梳征";相应系膜脂肪密度增高、模糊;肠系膜淋巴结肿大等。

MRE与CTE对评估小肠炎性病变的精确性相似,前者较费时,设备和技术要求较高,但无放射线暴露之虑,推荐用于监测累及小肠患者的疾病活动度。

肛瘘行直肠磁共振检查有助于确定肛周病变的位置和范围,了解瘘管类型及其与周围组织的解剖关系。

(2) 钡剂灌肠及小肠钡剂造影：钡剂灌肠已被结肠镜检查所代替,但对于肠腔狭窄无法继续进镜者仍有诊断价值。小肠钡剂造影敏感性低,已被CTE或MRE代替,但对无条件行CTE或MRE检查的单位则仍是小肠病变检查的重要技术。该检查对肠腔狭窄的动态观察可与CTE/MRE互补,必要时可两种检查方法同用。X线所见为多发性、跳跃性病变,病变处见裂隙状溃疡、卵石样改变、假息肉、肠腔狭窄、僵硬,可见瘘管。

(3) 经腹肠道超声检查：可显示肠壁病变的部位和范围、肠腔狭窄、肠瘘及脓肿等。CD主要超声表现为肠壁增厚(≥4 mm);回声减低,正常肠壁层次结构模糊或消失;受累肠管僵硬,结肠袋消失;透壁炎症时可见周围脂肪层回声增强,即脂肪爬行征;肠壁血流信号较正常增多;内瘘、窦道、脓肿和肠腔狭窄;其他常见表现有炎性息肉、肠系膜淋巴结肿大等。超声造影对于经腹超声判断狭窄部位的炎症活动度有一定价值。超声检查方便、无创,患者接纳度好,对CD的初筛及治疗后疾病活动度的随访有价值。

3. 病理组织学检查　见本节病理与病理生理部分。

4. 实验室检查　评估患者的炎症程度和营养状况等。初步的实验室检查应包括血常规、CRP、ESR、血清白蛋白、维生素D等,有条件者可做粪便钙卫蛋白检测。

【诊断策略】

(一) 诊断依据

CD缺乏诊断的金标准,主要结合临床表现、实验室、影像学、内镜检查和组织病理学表现进行综合分析,在排除感染性和其他非感染性结肠炎的基础上进行诊断。若诊断存疑,应在一定时间(一般是6个月)后进行内镜及病理组织学复查。目前多采用WHO推荐的CD诊断标准(表25-2)。

表25-2　WHO推荐的克罗恩病诊断标准

项　　目	临床表现	影像学检查	内镜检查	活组织检查	手术标本
非连续性或节段性改变	—	+	+	—	+
卵石样外观或纵行溃疡	—	+	+	—	+
全壁性炎症反应改变	+	+	—	+	+
非干酪样肉芽肿	—	—	—	+	+

续　表

项　　目	临床表现	影像学检查	内镜检查	活组织检查	手术标本
裂沟、瘘管	+	+	—	—	+
肛周病变	+	—	—	—	—

注：具有①、②、③者为疑诊断；再加上④、⑤、⑥三者之一可确诊；具备第④项者，只要加上①、②、③三者之二亦可确诊。"—"代表无此项表现。

(二) 鉴别诊断

1.肠结核 与 CD 相鉴别最困难的疾病是肠结核。尤其是回结肠型 CD,强调综合分析。鉴别困难者予诊断性抗结核治疗(2～4 周)内症状明显改善,并于 2～3 个月后结肠镜复查发现病变痊愈或明显好转,支持肠结核(表 25 - 3)。

表 25 - 3　克罗恩病与肠结核的鉴别

鉴 别 类 型	肠 结 核	克 罗 恩 病
肠外结核	多见	一般无
病程	复发不多	病程长、缓解与复发交替
瘘管、腹腔脓肿、肛周病变	少见	较肠结核多见
病变节段性分布	常无	有,≥4 肠段
溃疡形状	典型为环形	多纵形、裂隙状
肠外表现如口腔溃疡、关节皮肤病变	无	可有
环形强化淋巴结	可见	无
PPD 试验	强阳性	可阳性
组织病理抗酸染色	可有	无
肉芽肿	可有干酪样肉芽肿,多在黏膜固有层,数量多,直径大,可融合	可有非干酪样肉芽肿,数量少、直径小,不融合
抗结核治疗	有效	无效

2.小肠恶性淋巴瘤 原发性小肠恶性淋巴瘤可较长时间内局限于小肠,部分患者肿瘤可呈多灶性分布,此时与 CD 鉴别有一定困难。如 X 线检查见一肠段内广泛侵蚀、呈较大的指压痕或充盈缺损,超声或 CT 提示肠壁明显增厚、腹腔淋巴结肿大,有利于小肠恶性淋巴瘤诊断。小肠恶性淋巴瘤一般进展较快。小肠镜下活检或必要时手术探查可获病理确诊。

3.溃疡性结肠炎 鉴别要点见表 25 - 4。

表 25 - 4　克罗恩病与溃疡性结肠炎的鉴别

项　　目	溃疡性结肠炎	克 罗 恩 病
症状	脓血便多见	有腹泻但脓血便较少见
病变分布	病变连续	呈节段性
直肠受累	绝大多数受累	少见
肠腔狭窄	少见,中心性	多见,偏心性

续 表

项 目	溃疡性结肠炎	克罗恩病
内镜表现	溃疡浅,黏膜弥漫性充血水肿、颗粒状,脆性增加	纵行溃疡、卵石样外观,病变间黏膜外观正常(非弥漫性)
活组织检查特征	固有膜全层弥漫性炎症、隐窝脓肿、隐窝结构明显异常、杯状细胞减少	裂隙状溃疡、非干酪性肉芽肿、黏膜下层淋巴细胞聚集

4. 其他 其他需要鉴别的疾病还有感染性肠炎[如 HIV 相关肠炎、血吸虫病、阿米巴肠病、耶尔森菌感染、空肠弯曲菌感染、难辨梭状芽孢菌(C. diff)感染、巨细胞病毒(CMV)感染等]、急性阑尾炎、缺血性结肠炎、放射性肠炎、药物性(如 NSAID)肠病、嗜酸粒细胞性肠炎、以肠道病变为突出表现的多种风湿性疾病(如白塞综合征、系统性红斑狼疮、原发性血管炎等)、憩室炎、转流性肠炎等。

(三) 病情评估

克罗恩病确诊后,常用蒙特利尔分型法需对其进行临床分型(表 25-5),并常采用简化克罗恩病活动指数(Harvey-Bradshow,简化 CDAI)计算法(表 25-6)和 Best 克罗恩病活动指数(Best CDAI)计算法对疾病活动性的严重程度(表 25-7)进行评估,以利于全面评估病情和估计预后、制定治疗方案。

表 25-5 克罗恩病的蒙特利尔分型

项 目	标 准	备 注
确诊年龄(A)		
A1	≥16 岁	—
A2	17~40 岁	—
A3	>40 岁	—
病变部位(L)		
L1	回肠末端	L1+L4[b]
L2	结肠	L2+L4[b]
L3	回结肠	L3+L4[b]
L4	上消化道	—
疾病行为(B)		
B1[a]	非狭窄非穿透	B1p[c]
B2	狭窄	B2p[c]
B3	穿透	B3p[c]

注:a. 随着时间的推移,B1 可发展为 B2 或 B3;b. L4 可与 L1、L2、L3 同时存在;c. p 为肛周病变,可与 B1、B2、B3 同时存在;"—"为无此项。

表 25-6 简化 CDAI

项 目	0分	1分	2分	3分	4分
一般情况	良好	稍差	差	不良	4分
腹痛	无	轻	中	重	4分

续　表

项　目	0分	1分	2分	3分	4分
腹部包块	无	可疑	确定	伴触痛	4分
腹泻			稀便每日1次记1分		
伴随疾病*			每种症状记1分		

注:"—"代表无此项表现。*伴随疾病包括关节痛、虹膜炎、结节性红斑、坏疽性脓皮病、阿弗他溃疡、裂沟、新瘘管和脓肿等。≤4分为缓解期,5～7分为轻度活动期,8～16分为中度活动期,>16分为重度活动期。

表25-7　Best CDAI 计算法

变　　量	权　重
稀便次数(1周)	2
腹痛程度(1周总评,0～3分)	5
一般情况(1周总评,0～4分)	7
肠外表现与并发症(1项1分)	20
阿片类止泻药(0、1分)	30
腹部包块(可疑2分,肯定5分)	10
血细胞比容降低值(正常*:男0.40,女0.37)	6
100×(1－体质量/标准体质量)	1

注:*血细胞比容正常值按国人标准。总分为各项分值之和,CDAI<150分为缓解期,150～220分为轻度活动期,221～450分为中度活动期,>450分为重度活动期。

(四)诊断思路

对于慢性起病,反复发作的右下腹或脐周痛、腹泻、体重减轻,特别是年轻患者,要考虑本病的可能,如伴肠外表现和(或)肛周病变则高度疑为本病。诊断要点:在排除其他疾病的基础上,可按下列要点诊断。① 具备上述临床表现者可临床疑诊,安排进一步检查。② 同时具备上述结肠镜或小肠镜(病变局限在小肠者)特征以及影像学(CTE或MRE,无条件者采用小肠钡剂造影)特征者,可临床拟诊。③ 如再加上活检提示CD的特征性改变且能排除肠结核,可做出临床诊断。④ 如有手术切除标本(包括切除肠段及病变附近淋巴结),可根据标准做出病理确诊。⑤ 对无病理确诊的初诊病例随访6～12个月以上,根据对治疗的反应及病情变化判断,对于符合CD自然病程者可做出临床确诊。如与肠结核混淆不清但倾向于肠结核时,应按肠结核进行诊断性治疗8～12周,再行鉴别。诊断举例:克罗恩病(回结肠型、狭窄型+肛瘘、活动期中度)(图25-2)。

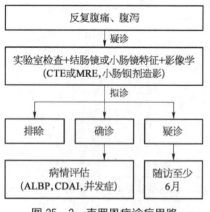

图25-2　克罗恩病诊疗思路

【治疗策略】

CD治疗目的及药物应用与UC相似,但具体实施有所不同。5-ASA应视病变部位选择,对CD的疗效逊于对UC,更多选择免疫抑制剂和生物制剂。相当部分CD患者在疾病过程中最终因并发症而需手术治疗,但术后复发率高。为减少并发症及手术率,治疗目标为黏膜愈合。本病可经治疗好转,极少部分患者可自行缓解。但多数患者反复发作,迁延不愈,其中部分患者在其病程中因出现并发症而行外科手术治疗,预后较差。

(一) 一般治疗与患者教育

必须戒烟,余同本章溃疡性结肠炎。

(二) 控制炎症反应

1. 活动期

(1) 5 - ASA: SASP 仅适用于病变局限在结肠的轻度患者;美沙拉嗪能在回肠末段、结肠定位释放,适用于轻度回结肠型及轻度结肠型患者。

(2) 激素:对控制病情活动有较好疗效,适用于各型中、重度患者以及对 5 - ASA 无效的中度患者。剂量:泼尼松 0.75~1 mg/(kg·d)(其他类型全身作用激素的剂量按相当于上述泼尼松剂量折算),再增加剂量不会提高疗效,反而会增加不良反应。部分患者表现为激素无效或依赖(减量或停药短期复发),对这些患者应考虑加用免疫抑制剂。布地奈德全身不良反应较少,疗效则略逊于系统作用糖皮质激素,有条件可用于轻、中度回结肠型患者,口服剂量每次 3 mg,每日 3 次。

(3) 免疫抑制剂:激素无效或激素依赖时加用硫嘌呤类药物或甲氨蝶呤,但起效慢(硫唑嘌呤用药 12~16 周后才达到最大疗效),因此其作用主要是在激素诱导症状缓解后,继续维持撤离激素的缓解。硫唑嘌呤推荐的目标剂量为 1.5~2.5 mg/(kg·d)。硫唑嘌呤存在量效关系,剂量不足会影响疗效,增加剂量会增加药物不良反应风险。使用硫唑嘌呤严重不良反应主要是白细胞减少等骨髓抑制表现,应用时应严密监测。出现不良反应的患者可换用 6 - MP,部分患者可以耐受。硫嘌呤类药物治疗无效或不能耐受者,可考虑换用甲氨蝶呤。国外推荐诱导缓解期的甲氨蝶呤剂量为每周 25 mg,肌内或皮下注射。12 周达到临床缓解,肌内或皮下注射,亦可改口服,但疗效可能降低。

(4) 沙利度胺:对儿童及成人难治性 CD 有效。起始剂量 75 mg/d 或以上,其疗效与不良反应与剂量相关。

(5) 抗 TNF - α 单克隆抗体(单独应用或与硫唑嘌呤联用):用于激素和上述免疫抑制剂治疗无效或激素依赖者或不能耐受上述药物治疗者。英夫利西单抗(infliximab, IFX)使用方法为 5 mg/kg,静脉滴注,在第 0、第 2、第 6 周给予作为诱导缓解;随后每隔 8 周给予相同剂量行长程维持治疗。对停用 IFX 后复发者,再次使用 IFX 可能仍然有效。

2. 缓解期 用 5 - ASA 或糖皮质激素取得缓解者,可用 5 - ASA 维持缓解,剂量与诱导缓解的剂量相同。因糖皮质激素无效或依赖而加用硫唑嘌呤或巯嘌呤取得缓解者,继续以相同剂量硫唑嘌呤或巯嘌呤维持缓解。使用英夫利西单抗取得缓解者,推荐继续定期使用以维持缓解。维持缓解治疗时间可至 3 年以上。

(三) 对症治疗

纠正水、电解质平衡紊乱;贫血者可输血,低蛋白血症者输注人血清白蛋白。重症患者酌用要素饮食或全胃肠外营养,除营养支持外还有助诱导缓解。

腹痛、腹泻必要时可酌情使用抗胆碱能药物或止泻药,合并感染者静脉途径给予广谱抗生素。

(四) 手术治疗

因手术后复发率高,故手术适应证主要是针对并发症,包括完全性肠梗阻、瘘管与腹腔脓肿、急性穿孔或不能控制的大量出血。应注意,对肠梗阻要区分炎症活动引起的功能性痉挛与纤维狭窄引起的机械梗阻,前者经禁食、积极内科治疗多可缓解而不需手术;对没有合并脓肿形成的瘘管,积极内科保守治疗有时亦可闭合,合并脓肿形成或内科治疗失败的瘘管才是手术指征。手术方式主要是切除病变肠段。术后复发的预防:选用美沙拉嗪者应在半年进行内镜下检查;一旦内镜下复发,建议用硫唑嘌呤或巯嘌呤,对易于复发的高危患者可考虑使用英夫利西单抗。预防用药推荐在术后2周开始,持续时间不少于3年。

(范一宏　戴金锋)

第二十六章 功能性胃肠病

导学

1. 掌握：功能性消化不良、肠易激综合征、功能性便秘的病因、临床表现与并发症、诊断依据与鉴别诊断要点、治疗原则。

2. 熟悉：功能性消化不良、肠易激综合征、功能性便秘的发病机制、病理生理特点、辅助检查特点、病情评估、常用治疗药物种类。

3. 了解：功能性消化不良、肠易激综合征、功能性便秘的流行病学、常用治疗药物用法、用量与不良反应、预后和预防。

功能性胃肠病曾称胃肠功能紊乱，是一组表现为慢性或反复发作性的胃肠综合征的总称，以胃肠功能紊乱为主(包括咽、食管、胃、胆道、小肠、大肠、肛门)的相关症状，而经检查排除器质性病因，常伴有失眠、焦虑、抑郁等其他功能性症状，多伴有精神因素的背景。根据临床表现及发病率，本章重点讨论功能性消化不良、肠易激综合征、功能性便秘。

第一节 功能性消化不良

功能性消化不良(functional dyspepsia，FD)主要是指患者上腹部疼痛、烧灼感、餐后饱胀、早饱感，可伴有食欲不振、嗳气、恶心呕吐等消化不良症状，排除引起上述症状的器质性疾病的一组临床综合征，症状发作时间持续＞3个月，病程＞6个月。研究发现，FD的患病率与性别、年龄、种族、生活环境、家庭文化背景、经济情况均有相关性。而遗传易感性、食物药物、性格特征及目前较受关注的幽门螺杆菌也对其有一定影响。全球性消化不良患病率为7％～45％；亚洲FD患病率为8％～23％，并且随着生活节奏的加快，精神压力的加重，FD的发病率有逐渐升高的趋势。

【病因及发病机制】

(一) 病因与发病机制

1. 病因

(1) 精神心理因素：焦虑和抑郁可导致餐后不适和上腹痛。与促肾上腺皮质素释放激素(CRH)和促肾上腺皮质激素(ACTH)含量增高有关。

（2）食物及异常饮食行为：脂肪、辣椒、牛肉、鸡肉、蟹、虾、小麦等摄入后，可引起胆囊收缩素释放以及胃酸分泌增加、神经内分泌紊乱，甚至可导致胃及十二指肠免疫激活等。难治性 FD 患者多存在跳餐、加餐、偏爱甜食和产气食物等异常饮食行为。

（3）Hp 感染：Hp 感染可导致胃动力障碍；引起血清胃泌素增高，胃酸增加，抑制胃排空，使胃局部神经功能及形态发生变化，从而引起上腹痛等不适。

（4）遗传因素：胃肠道的敏感度增高及胃扩张适应性变差等，与基因的高表达有一定关系，胃黏膜中 α-CGRPmRNA 的表达越高，胃的机械感觉越差，胃的敏感性越高。

2. 发病机制

（1）胃容受性障碍：FD 患者出现早饱、上腹胀、恶心等症状与胃的容受性受损、胃的适应性调节异常、排空延缓有关，同时 FD 患者胃窦部对扩张敏感性增高，也导致相应的症状发生。

（2）胃动力障碍：胃肠运动失调及消化间期胃肠运动异常导致 FD 患者胃排空延迟，从而出现上腹不适、恶心症状等症状。

（3）内脏感觉高敏：包括对化学刺激高敏和对物理刺激高敏。FD 患者在水负荷刺激时内脏敏感性增加，且内脏敏感阈值减低，从而引起感觉障碍。

（4）神经—内分泌调节紊乱：中枢、外周神经参与了 FD 患者的胃肠功能损伤，同时内脏高敏与大脑皮层感觉处理异常有关。

【病理及病理生理】

FD 患者局部胃肠黏膜有炎症反应，Hp 感染的患者胃酸分泌增多，FD 患者胃排空延迟，餐后胃底容受性舒张受限以及对胃扩张的敏感性增加。心理压力，尤其是焦虑，与 FD 显著相关，而消化道症状先于焦虑出现者，提示可能存在胃肠道驱动的脑功能紊乱。40% 的 FD 患者存在十二指肠炎，尤其十二指肠嗜酸性粒细胞增多，部分患者可伴有过多的嗜酸性粒细胞簇和嗜酸性粒细胞在神经附近脱颗粒。高脂饮食可通过改变胃肠道激素的反应影响胃十二指肠的病理生理，如胆囊收缩素在内的多种激素水平升高。

【临床表现】

FD 无特征性的临床表现，主要有上腹痛、上腹胀、早饱、嗳气、食欲不振、恶心、呕吐等。可单独或以一组症状出现。早饱是指进食后不久即有饱感，以致摄入食物明显减少。上腹胀多发生于餐后，或呈持续性进餐后加重。早饱和上腹胀常伴有嗳气。恶心、呕吐并不常见，往往发生在胃排空明显延迟的患者，呕吐多为当餐胃内容物。不少患者同时伴有失眠、焦虑、抑郁、头痛、注意力不集中等精神症状。这些症状在部分患者中与"恐癌"心理有关。在病程中症状也可发生变化，起病多缓慢，经年累月，持续性或反复发作，不少患者有饮食、精神等诱发因素。

【辅助检查】

1. 实验室检查

（1）常规实验室检查：生化检查、尿、血、便三大常规检查，可有助于排除消化道出血和细菌感染等疾病。

（2）血中激素水平：特别值得重视的是对于血中激素水平的监测，如生长激素、甲状腺激素等都可引起胃肠道动力异常，而这些激素的异常往往与某些器质性疾病相关，这可使其成为与功能性疾病相鉴别的重要依据。

(3) Hp 感染的检测：目前可进行的检查方法有细菌培养、免疫学检查、尿素酶试验、内镜病原学检查、分子生物学检测，这些实验各有优缺点，临床上可根据其具体需要选择。

2. 影像检查

(1) 超声：多用于排查肝脏、胰腺、胆道疾病。

(2) 内镜检查：胃肠镜检查为目前胃肠疾病诊断的金标准，有助于除外肿瘤、溃疡等一些器质性疾病。

(3) 钡餐：钡餐检查通过动态摄影测量胃潴留液高度、胃中间横带宽度、蠕动波频率、蠕动波最大宽度、蠕动波最大深度、蠕动波通过时间等一系列指标，评估胃排空率及胃动力正常与否，从而有助于 FD 的诊断。

(4) 多排螺旋 CT：多排螺旋 CT 简单易操作，患者痛苦小、对病变的侵及深度及周围组织累及情况有清楚的判断等优点，在除外胃肠道器质性疾病方面要优于胃镜以外的其他检查，在临床上广泛使用。

【诊疗策略】

(一) 诊断依据

目前临床 FD 诊断常采用罗马 IV 诊断标准。FD 诊断标准时限限定为病程超过 6 个月，近 3 个月有症状发作。另外，对 4 个核心症状(上腹痛、早饱、餐后不适、上腹烧灼)的程度进行评估，即症状程度达到了令人不适的程度，影响日常生活。

1. 餐后不适综合征(PDS)　PDS 的诊断标准必须包括餐后饱胀不适和早饱的 1 项或 2 项，发作至少每周 3 d，如症状在排气、排便后缓解或消失不考虑消化不良症状。

2. 上腹痛综合征(EPS)　EPS 标准必须包括中上腹痛和中上腹烧灼不适中的 1 项或 2 项，发作至少每周 1 d，应除外胆囊或奥迪括约肌功能障碍所致的疼痛。

(二) 鉴别诊断

功能性消化不良当与继发性消化不良相鉴别：继发性消化不良指患者有明确的器质性或代谢性疾病引起的消化不良症状，通过传统诊断方法可以确定。继发性消化不良的症状会随着原发病的改善或控制，症状随之好转(如 Hp 的根除、溃疡的愈合等)。

(三) 诊断思路

(1) 报警症状及体征：45 岁以上，有消化不良症状；有消瘦、贫血、消化道出血、吞咽苦难、腹部包块、黄疸等；消化不良症状进行性加重。

(2) 有报警症状和体征者：彻底检查直至找到病因。

(3) 45 岁以下，且无报警症状和体征者：选择基本的辅助检查，先予以经验性治疗 2～4 周，观察疗效。

功能性消化不良诊断思路见图 26-1。

【治疗策略】

FD 的诊断和治疗仍没有一个特定的金标准。虽然 FD 不会危及生命，但长期困扰患者，严重影响人们的生活质量，浪费医疗资源，给社会、家庭带来了沉重的经济及精神负担。因此，对于 FD 的诊断和治疗还需要继续努力。

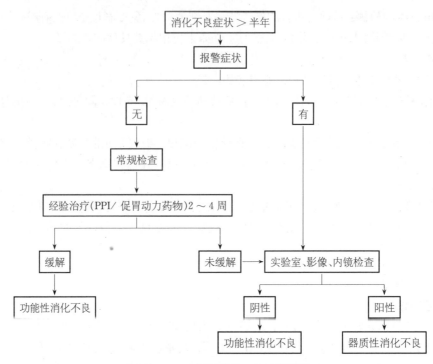

图 26-1　功能性消化不良诊断思路

1. **改变生活方式**　一般方法如少食多餐,避免咖啡、乙醇、非甾体抗炎药、油腻或辛辣食物,规律饮食,尽管没有足够证据证明这些对 FD 有治疗作用,但其对 FD 治疗有辅助作用,另外平时可以进行音乐超声波治疗,可改善身心环境,有利于病情恢复。

2. **抗 Hp 治疗**　Hp 的感染与 FD 的症状有一定相关性,部分患者可通过抗 Hp 治疗获得症状缓解。

3. **促胃肠动力药**　对于上腹不适临床常用,如莫沙必利、依托必利等。

4. **抑酸药**　目前常用的有 H_2 受体拮抗剂和质子泵抑制剂,其通过对胃酸分泌的抑制作用,减少胃酸分泌,使胃肠道敏感性减低,对减轻 FD 患者的上腹疼痛及灼热感有一定效果。

5. **心理治疗**　心理治疗可作为症状严重、药物治疗无效的 FD 患者的补救治疗。

6. **中医中药**　辨证论治及针灸对 FD 有疗效。

第二节　肠易激综合征

肠易激综合征(irritable bowel syndrome, IBS)是一种常见的以腹痛、腹胀、大便习惯改变并伴随大便性状异常为主要特征的临床症候群,该症候群无形态学和生物化学异常改变,常持续存在或间歇发作。近年来本病已被公认为是一类具有特殊病理生理基础的心身疾病。在西方国家,该病约占胃肠门诊的 50%。患者年龄多在 20~50 岁,老年后初次发病者极少见,女性多见(男女比例约为 1:2~5),有家族聚集倾向。IBS 还常与其他胃肠道功能紊乱性疾病如功能性消化不良、功能性呕吐、功能性便秘、癔球症、吞气症等伴发。

【病因及发病机制】

1. 病因

(1) 肠道感染与炎症反应：肠道急性细菌感染后部分患者发展为 IBS,肠道感染引起的黏膜炎症反应、通透性增加及免疫功能激活与 IBS 可能相关。

(2) 食物因素：约 1/3 患者对某些食物(乳制品、豆类等)不耐受而诱发症状加重。

(3) 精神心理因素：心理应激对胃肠运动有广泛而明显的影响。大量调查表明,IBS 患者有心理障碍或精神异常表现。其焦虑、抑郁指数显著高于正常人,应激事件发生频率也高于正常人,且对应激反应更强烈和敏感。

2. 发病机制

(1) 胃肠动力学异常：胃肠动力学异常为症状发生的主要病理学基础,并具有广泛性与高反应性的特征。

(2) 内脏感觉异常：其神经生理基础可能是黏膜及黏膜下的内脏传入神经末梢兴奋阈值降低或(和)中枢神经系统对传入神经冲动感知异常,以及传出神经对传入信息的负反馈抑制的调控能力减弱,从而相对增强了痛觉信号。

(3) 脑—肠轴学说：消化道黏膜的免疫系统和神经体液一起参与胃肠道功能的调节,脑—肠轴上复杂的神经—内分泌—免疫网络的调节及变化与 IBS 的发病有关。其中 5 - HT 作为脑—肠轴调节和维持肠道正常生理功能的重要递质,在 IBS 的发病中起了重要作用。

(4) 免疫机制：近年发现,免疫系统也参与 IBS 的发病。如 $CD4^+T$ 细胞、$CD8^+T$ 细胞、抗原呈递细胞等。

【病理及病理生理】

IBS 患者中,多存在肠黏膜肥大细胞数量的增多和周围神经肽表达的增强。局部黏膜可有轻度充血水肿和过度黏液分泌等。

IBS 患者存在胃肠动力异常,尤其是小肠高幅性收缩明显增加,另外 IBS 患者对胃肠道充盈扩张、肠肌收缩等生理现象极为敏感,甚至对正常状态下的肠蠕动亦较常人更易感觉到,这样会导致腹痛、腹部不适、腹泻等发生。IBS 患者的中枢感觉异常、肠道感染导致的 CRP 分泌异常以及社会心理因素等均可导致或加重胃肠道症状。

【临床表现】

IBS 起病缓慢,症状反复发作或慢性迁延,病程长达数年或数十年,但全身健康状况不受影响。发病年龄多见于 20~50 岁,症状虽有个体差异,但对于某具体患者,则多为相对固定的发病规律和形式。精神刺激、饮食等因素常使症状加重或复发。最主要的临床表现是腹痛与排便的改变。临床类型一般分为腹泻型、便秘型和腹泻便秘交替型。

(一) 症状

1. 消化道症状

(1) 腹痛：几乎所有患者都有不同程度的腹痛。腹痛可发生于任何部位,局限性或弥漫性,以下腹部和左下腹多见。部分患者在进食后出现腹痛,多于排便或排气后缓解。腹痛性质多样,但不会进行性加重,不于睡眠中发作。

(2) 腹泻:一般每日 3~5 次,少数患者可达 10 余次。粪便多呈稀糊状,也可为成形软便或稀水样,多带有黏液。部分患者粪量少黏液多,但无脓血,禁食几小时后腹泻消失,夜间不出现,约 1/4 患者可因进食诱发,部分患者腹泻与便秘交替发生。

(3) 便秘:排便困难与窘迫,粪便干结,量少,排便不尽感明显。粪便呈羊粪状或细杆状,表面可附较多黏液。早期多为间断性,后期可为持续性,甚至长期依赖泻药。

(4) 其他消化道症状:多伴腹胀,且白天加重,夜间睡眠后减轻。近半数患者有烧心、早饱、恶心、呕吐等上消化道症状。症状的出现或加重与精神心理因素或遭遇应激有关。

2. 全身症状 部分患者还有不同程度的心理精神异常,如焦虑、抑郁、多疑、紧张、失眠、头晕、头痛或敌意等。

(二)体征

体格检查通常无阳性发现,部分患者有多汗、脉速、血压增高等自主神经失调表现。可在相应部位有轻压痛,部分患者可触及坚硬的乙状结肠或其他腊肠样肠管。直肠指诊时感到肛门痉挛、张力较高且有触痛。

【辅助检查】

1. 粪便检查 粪便检查可见到黏液,但不应有较多的红、白细胞,隐血试验阴性,无明显致病菌、溶组织阿米巴滋养体和包裹、其他肠原虫、血吸虫虫卵等。

2. 钡剂灌肠 钡剂灌肠 X 射线检查示结肠充盈迅速、结肠腔普遍变细呈索条状(索状征),或阶段性变细,或袋形增多和加深,特别以横结肠为突出和典型;结肠形态可有变化,甚至肠段变细与肠段袋形消失或轻度扩张交替出现,但从无黏膜破坏、溃疡、固定狭窄、充盈缺损等征象。

3. 结肠镜检查 结肠镜可见肠黏膜可有轻度充血水肿和过度黏液分泌,但无出血、黏膜脆弱易碎、颗粒状息肉、溃疡等,黏膜活检正常。

4. 其他相关检查 血常规、尿常规和红细胞沉降率、肝肾功能、甲状腺功能、血糖、电解质等均基本正常。

【诊疗策略】

(一)诊断依据

诊断标准参照罗马标准 IV:

(1) 病程半年以上且近 3 个月反复发作的腹痛,至少每周 1 次,并伴有下列特点中至少 2 项:① 症状在排便后缓解。② 症状发生伴随排便次数改变。③ 症状发生伴随粪便性状改变。

(2) 以下症状不是诊断所必备,但属常见症状,这些症状越多,越支持 IBS 的诊断:① 排便频率异常(每日排便>3 次或每周<3 次)。② 粪便性状异常(块状/硬便或稀水样便)。③ 粪便排出过程异常(费力、急迫感、排便不尽感)。④ 黏液便。⑤ 胃肠胀气或腹部膨胀感。

(3) 缺乏可缓解症状的形态学改变和生化异常。

(二)鉴别诊断

应与溃疡性结肠炎、克罗恩病、结肠癌、慢性细菌性痢疾、憩室炎、甲状腺功能亢进症、肠道吸收不良综合征等鉴别。

（三）诊断思路

在诊断功能性疾病之前当排除器质性疾病。对于有腹痛腹泻等疑似 IBS 症状的患者,当注意有无器质性疾病的报警症状及体征,包括发热、消瘦、便血、腹部包块等。对于有报警症状和体征者当彻底检查直至找到病因;如无报警症状及体征,如患者＞40 岁、有肿瘤家族史及排便习惯异常,应当予以肠镜或钡灌肠;如患者＜40 岁,无肿瘤家族史及排便习惯异常,应行大便常规＋隐血检查作为器质性疾病的筛查。肠易激综合征诊断思路见图 26－2。

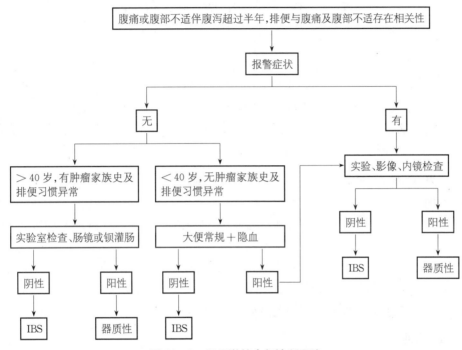

图 26－2　肠易激综合征诊断思路

【**治疗策略**】

1. **一般治疗**　首先详细询问病史以求发现促发因素,并设法予以去除;其次,对患者进行耐心的解释,说明疾病的性质、病因、发病机制、病程和预后,以提高患者的治疗信心,更好地配合治疗,这是治疗最重要的一步。再次,教育患者建立良好的生活习惯,饮食上避免诱发症状的食物,如腹胀患者应避免使用产气的食物,便秘者应多食粗纤维食物及蔬菜瓜果,养成定期排便的习惯。

2. **药物治疗**

（1）解痉药:包括抗胆碱药、平滑肌抑制剂、钙通道拮抗剂、离子通道拮抗剂等。其中胃肠道选择性钙拮抗剂匹维溴铵应用较广。

（2）止泻药:肠黏膜保护剂和吸附剂双八面体蒙脱石微粒有一定疗效。严重患者可适当加用洛哌丁胺或地芬诺酯。

（3）益生菌:如双歧杆菌制剂、乳酸杆菌、酪酸菌等,可纠正肠道菌群失调,对腹泻、腹胀有效。可与抗生素同时应用,适用于各型 IBS。

（4）泻药:便秘型者可用,首选乳果糖等、甲基纤维素、欧车前和普芦卡比利等。

（5）精神药物:常用药物有安定类如地西泮;抗抑郁药如阿米替林,对腹痛较重,一般药物无效且精神症状明显者可试用;安慰剂对部分患者亦有一定的疗效。

IBS 是良性过程,症状可反复或间歇发作,平时应加强健康教育、心理咨询,指导患者注意饮食、合理用药,可在数周至数年内达到症状的缓解。无疗效者可增加精神社会学的干预。

第三节 功能性便秘

功能性便秘(functional constipation,FC)是常见的胃肠道疾病之一,临床表现为持续性排便困难、排便次数减少或排便不尽感。西方国家的研究显示 FC 常见于老年人群,发病率高达 24%,尤其女性多见。有研究显示我国普通人群 FC 患病率为 6%。长期便秘可引起肛裂、痔疮、直肠脱垂等肛肠疾病,还会诱发心脑血管意外事件等,严重影响人们的生活质量,增加患者的经济负担,甚至对患者心理和生理健康造成明显的损害。

【病因及发病机制】

(一) 病因

(1) 饮食因素:食物摄入不足、纤维素含量减少、低渣低纤维素饮食、摄入液体量减少等。

(2) 遗传因素:便秘发生有遗传因素存在,尤其家族性便秘史与便秘密切相关。

(3) 药物因素:神经精神类药物、抗胆碱类药物、治疗心血管疾病药物、利尿药、抗酸剂、含可待因的镇咳剂、铁剂、单胺氧化酶抑制药、含蒽醌类药物等均可引起便秘。

(4) 精神心理因素:长期抑郁和焦虑可以导致功能性便秘。

(二) 发病机制

1. Cajal 间质细胞异常　Cajal 间质细胞可以调控胃肠道自主节律运动,Cajal 间质细胞数量和功能上的缺失可引起肠道神经系统和平滑肌之间的信息传导发生障碍,最终引起便秘。

2. 激素、神经递质等调节因子的异常　与 FC 相关的兴奋型激素的水平减少和(或)抑制型胃肠激素的分泌增多与慢性便秘的发生密切相关。

3. 排便动力学异常　FC 患者往往存在排便反射异常、排便时肛门括约肌不协调运动、盆底肌功能紊乱、排便时肛管括约肌痉挛、肛管内压过高等,从而形成排便障碍。

4. 脑-肠轴异常及心理因素　5-HT 是脑-肠轴调节和维持肠道正常生理功能的重要递质,精神因素刺激可导致 5-HT 分泌异常,从而导致肠道功能异常,发生便秘。

【病理及病理生理】

便秘患者的结肠壁有肌纤维变性、肌肉萎缩、肠壁肌间神经丛变性、变形、数量减少等病理改变。功能性便秘可能与结肠传输和排便功能紊乱有关。根据肠道动力和肛门直肠功能改变特点将功能性便秘分为 4 型。

(1) 慢传输型便秘(slow transit constipation,STC):结肠传输延缓,主要与肠神经元和神经递质异常、Cajal 间质细胞和肠神经胶质细胞减少、结肠黏膜氯离子通道功能障碍、氯离子通道与跨上皮细胞膜的氯离子和液体转运有关。主要症状为便意及排便次数减少、粪便干硬、排便费力。

（2）排便障碍型便秘：即功能性排便障碍,既往称之为出口梗阻型便秘。患者在排便过程中腹肌、直肠、肛门括约肌和盆底肌肉不能有效地协调运动,直肠推进力不足,感觉功能下降,从而导致直肠排空障碍。主要表现为排便费力、排便不尽感、排便时肛门直肠堵塞感、排便费时、需手法辅助排便等。

（3）混合型便秘：患者同时存在结肠传输延缓和肛门直肠排便障碍的证据。

（4）正常传输型便秘(NTC)：IBS - C 多属于这一型,发病与精神心理异常等有关。患者的腹痛、腹部不适与便秘相关。

【临床表现】

（一）症状与体征

（1）便意少,便次减少：此类便秘可见于排空迟缓型和出口梗阻型便秘。前者是由于粪便在肠道内通过缓慢,使便次和便意均减少,但间隔一定时间仍能出现便意,粪便常干硬,用力排便有助于排出粪便。而后者常常是感觉域值升高,不易引起便意,因而便次减少,而粪便不一定干硬。

（2）排便艰难费力：以出口梗阻型便秘更为多见。这种类型的便次不一定少,但费时费力。慢通过型便秘由于通过缓慢,粪便内水分过多被吸收,粪便干结,可发生粪便嵌塞。

（3）排便不畅：常有肛门直肠内阻塞感,虽频有便意,便次不少,但即使费力也无济于事,难有通畅的排便。可伴有肛门直肠刺激症状,如下坠、不适等。体检时,常可在降结肠和乙状结肠部位触及粪块及痉挛的肠段。

（二）并发症

长期便秘可引起痔疮、肛裂、直肠脱垂、肠梗阻等发生,引起抑郁及焦虑等,增加直肠癌风险,严重的诱发急性心脑血管意外。

【辅助检查】

1. **肛门直肠指检**　常能帮助了解肛门狭窄、痔或直肠脱垂、直肠肿块及肛门直肠括约肌功能状况。

2. **球囊逼出试验**　可反映肛门直肠对球囊(可用水囊或气囊)的排出能力,正常人可在 60 s 内排出球囊。但结果正常并不能完全排除盆底肌不协调收缩的可能。

3. **肛门直肠测压**(anorectal manometry,ARM)　分别检测肛门内括约肌、肛门外括约肌的收缩压和用力排便时的松弛压、直肠内注气后有无肛门直肠抑制反射出现,还可以测定直肠的感知功能和直肠壁的顺应性等,有助于评估肛门括约肌和直肠有无动力感觉障碍。

4. **排粪造影**　对难治性排便障碍型便秘,排粪造影结果是外科决定手术治疗方式的重要依据。通常采用 X 线法,即将一定剂量的钡糊注入直肠,模拟生理性排便活动,动态观察肛门直肠的功能和解剖结构变化。磁共振排粪造影可同时对比观察盆腔软组织结构、多平面成像、分辨率高、无辐射。

5. **其他检查**　肛门测压结合腔内超声检查能显示肛门括约肌有无局部张力缺陷和解剖异常,为手术定位提供线索。应用会阴神经潜伏期或肌电图检查,能分辨便秘是肌源性还是神经源性。

【诊疗策略】

（一）诊断依据

根据罗马Ⅳ诊断标准,患者在诊断前 6 个月出现症状,在最近的 3 个月满足以下标准,并排除肠道及全身器质性病因及其他因素(饮食、药物、心理等)导致的便秘后,可诊断为 Fc。

（1）必须包括下列 2 个或 2 个以上的症状：① 至少有 25％的排便感到费力。② 至少 25％的排便为块状便或硬便。③ 至少有 25％的排便有排便不尽感。④ 至少 25％的排便有肛门直肠的阻塞感。⑤ 至少有 25％的排便需要人工方法辅助(如指抠,盆底支持)。⑥ 每周少于 3 次排便。

（2）如果不使用泻药,松散便很少见到。

（3）诊断 IBS 依据不充分。

（二）鉴别诊断

功能性便秘的诊断首先应排除器质性疾病及药物因素,然后根据罗马Ⅳ诊断标准判断是否符合功能性便秘的诊断。

（三）病情评估

1. **轻度** 指症状较轻,不影响日常生活,通过整体调整、短时间用药即可恢复正常排便。

2. **中度** 则介于轻度和重度之间。

3. **重度** 指便秘症状重且持续,严重影响工作、生活,需用药物治疗,不能停药或药物治疗无效。

（四）诊断思路

有便秘症状持续 3 个月以上,症状超过半年,除外其他因素,经相应调节及治疗 2～4 周,症状缓解考虑功能性便秘。治疗无效后要注意是否有报警症状,如便血、大便隐血阳性、贫血、消瘦、腹部包块、有直肠结肠息肉病史、直肠肿瘤家族史、年龄大于 40 岁者,要进行实验室检查如血常规、血生化、电解质、肿瘤标志物、甲状腺功能、血糖等,及影像学如超声、盆底造影、排粪及动态磁共振排粪造影等及结肠镜检查,根据检查结果,可以判断为器质性便秘或功能性便秘。诊断思路见图 26-3。

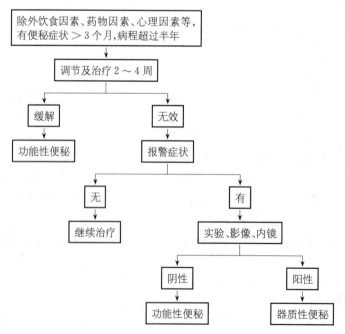

图 26-3 功能性便秘诊断思路

【治疗策略】

1. **一般治疗**　建立合理的饮食习惯,增加膳食纤维及水分的摄入量,保持健康心理状态,养成良好的排便习惯,并同时进行适当有规律的运动是便秘的治疗基础。

2. **药物治疗**

(1) 泻药:主要通过刺激肠道分泌、减少肠道吸收、提高肠腔内渗透压促进排便。不主张长期使用泻药。包括膨胀性泻剂、渗透性泻剂、盐类泻剂、润滑性泻剂、刺激性泻剂等。

(2) 胃动力药:主要有西沙必利和莫沙必利、曲美布丁等。

(3) 益生菌:能改变慢性便秘症状。

3. **生物反馈治疗**　不仅是一种物理治疗方法,且有一定的心理治疗作用,能持续改善便秘患者症状,心理状况及生活质量。

4. **心理治疗**　FC合并有睡眠及精神心理障碍的患者进行心理治疗,必要时可对患者进行认知行为治疗等综合干预,酌情使用抗焦虑、抑郁药,或请精神心理专科医生会诊。

5. **手术治疗**　经严格的内科治疗后症状无改善,辅助检查显示有明确的解剖或功能性异常部位者,方考虑手术治疗。

(武西芳)

第二十七章 结直肠癌

导学

1. 掌握：结直肠癌的病因、临床表现、诊断依据与鉴别诊断要点、治疗原则。
2. 熟悉：结直肠癌的发病机制、病理生理特点、辅助检查特点、病情评估。
3. 了解：结直肠癌的流行病学、预后和预防。

结直肠癌(colorectal carcinoma,CRC)是原发于大肠(结肠、直肠)黏膜上皮的恶性肿瘤,是最常见的消化道恶性肿瘤之一。结直肠癌起病隐匿,以血便或黏液脓血便、大便形状或习惯改变、腹痛、腹部包块为典型临床表现。2015年中国癌症统计数据显示我国结直肠癌的发病率和病死率均位于全国恶性肿瘤的第5位,其中,城市地区远高于农村,且发病率上升显著,多数患者发现时已属晚期,严重危害我国人民的生命健康。结直肠癌远期疗效优于其他消化道恶性肿瘤,预后相对较好,根据2018年公布的CONCORD-3数据,2010—2014年我国结肠癌患者5年生存率为57.6%(56.6%~58.6%),直肠癌患者5年生存率为56.9%(55.8%~58.0%)。

【病因及发病机制】

结直肠癌的病因尚未完全清楚,目前认为主要是环境因素与遗传因素综合作用的结果。

1. **遗传因素** 从遗传学的观点,可将结直肠癌分为遗传性(家族性)和非遗传性(散发性)。前者的典型例子包括林奇综合征(Lynch syndrome)、家族性结肠息肉综合征、家族性腺瘤性息肉病、黑斑息肉综合征、家族性非息肉性大肠癌等。后者的发病原因目前认为是由于环境因素引起基因突变所致。

2. **环境因素** 目前认为,大肠癌的发病与环境因素,特别是饮食因素密切相关。流行病学数据和动物实验研究显示,高脂肪、高动物蛋白食谱以及食物纤维摄入不足是结直肠癌高发的因素。近期的研究发现,不同饮食结构的人群,其肠道微生物菌群不同,而结直肠癌患者、大肠息肉或大肠腺瘤患者的肠道微生物菌群与健康人群亦具有显著差异,其中以核梭形杆菌(*Fusobacterium nucleatum*)为代表的菌群在结直肠癌中显著富集,提示肠道微生物亦可能与结直肠癌的发生相关,不同饮食结构可能通过改变肠道微生物菌群影响结直肠癌的发生。此外,生活方式与结直肠癌风险升高的关系也开始受到关注,缺乏体力活动、久坐的职业人员、超重或肥胖人群结直肠癌发病风险升高;缺钼地区、石棉工人、辐射等均可能是结直肠癌的高危因素。

3. **其他高危因素** 包括:① 大肠息肉(腺瘤性息肉):一般认为,大部分大肠癌起源于腺瘤,故将腺瘤性息肉看作是癌前病变。一般腺瘤越大、形态越不规则、绒毛含量越高、上皮异型增生越重,癌变机会越大。② 炎症性肠病:溃疡性结肠炎、克罗恩病均可发生癌变,多见于幼年起病、病变范围广而病程长者。③ 血吸虫病：有血吸虫病史者发生结直肠癌的风险会升高。④ 有报道胆囊切除术后大肠癌发病率增高，可能与次级胆酸进入大肠增加有关。

【病理及病理生理】

（一）按解剖学部位分类

我国结直肠癌发生部位以直肠癌最多见，其次为乙状结肠癌，其余依次为盲肠、升结肠、降结肠和横结肠。近年来结肠癌的发病率有显著升高的趋势，而直肠癌的发病率在下降。现在主张将结肠癌分为左半结肠(脾曲至直肠)和右半结肠癌(回盲部至脾曲)，两者在发生学、生物学特点上不同，且治疗方案和预后亦有不同。

（二）按病理形态分类

可分为：① 溃疡型：肿瘤形成较深的溃疡，深达甚至超过肌层。根据溃疡之外的生长情况不同又分为局限溃疡型与浸润溃疡型。② 隆起型：肿瘤主体向腔内突出。③ 浸润型：肿瘤向肠壁各层弥漫浸润，使局部肠壁增厚，但表面常无明显溃疡或隆起。

（三）按组织病理学分类

结直肠癌绝大部分为腺癌，包括乳头状腺癌、管状腺癌、黏液腺癌、印戒细胞癌、未分化癌等，腺鳞癌、鳞癌、类癌极罕见。

（四）转移途径

1. 直接蔓延　癌灶直接蔓延至相邻器官，如胰腺、肝、脾、子宫、膀胱、大网膜等。

2. 淋巴转移　是最早和最常见的转移方式，可转移至局部淋巴结和远处淋巴结，如转移至腹膜后淋巴结、腹股沟淋巴结；部分患者甚至出现纵隔淋巴结转移、锁骨上窝淋巴结转移。

3. 血行转移　出现较晚，最常转移至肝脏，也可转移至肺、骨、中枢神经系统、肾上腺等。

4. 种植转移　癌细胞侵及浆膜层后脱落到腹腔，种植于腹膜、肠壁、盆腔。

【临床表现】

结直肠癌起病隐匿，早期可无任何症状，随着病情进展，逐渐出现下列临床表现。

1. 排便习惯及粪便性状改变　结直肠癌早期病变仅限于黏膜，可无症状，或仅有排便习惯改变，如便稀、排便次数增加、大便形状改变、便秘或腹泻与便秘交替。早期可仅表现为粪便隐血阳性，当肿瘤生长到一定程度时，即可出现便血，血色多淡暗，黏附于大便表面，若黏膜破坏、继发感染，可出现黏液便或黏液脓血便。

2. 腹痛和腹胀　腹痛可表现为隐痛、钝痛或绞痛。隐痛多发生在肿瘤侵犯至肠壁肌层后；而当肿瘤侵透肠壁全层并与周围组织发生粘连后，疼痛可加剧并转为持续性疼痛；阵发性绞痛多出现在肠梗阻时，或由于肿瘤造成的肠道刺激引起；突发剧痛并伴有腹膜刺激征则提示肠穿孔；当肿瘤侵及骶丛神经或骶骨后，可引起持续而剧烈疼痛。腹胀多发生于晚期患者，由于肿瘤向腹腔进一步转移扩散或合并急慢性肠梗阻所致。

3. 腹部包块　肿块位置取决于肿瘤的位置，临床扪及腹部包块时多数已属中晚期。右半结肠由于周径较大，粪便稀薄，因此腹部包块是右半结肠癌最常见症状。另外触及的腹部包块不一定是原发肿瘤，也可能是网膜、肠系膜、卵巢等处的转移灶或肿大淋巴结。

4. 直肠肿块　直肠指检是大肠癌筛查不可忽视的诊断方法，多数直肠癌患者经直肠指检可以发现直肠肿块,肿块质地坚硬,表面呈结节状,伴肠腔狭窄,指检后指套上有血性黏液。

5. 全身症状 随病程进展,患者可出现慢性消耗性症状,如贫血、消瘦、乏力及发热,甚至出现恶病质。

6. 并发症 并发症常见于晚期,常见的并发症包括肠梗阻、消化道出血、肠穿孔甚至急性腹膜炎、结肠周围脓肿、直肠膀胱瘘、直肠阴道瘘等。

【辅助检查】

1. 内镜检查及病理学检查 电子肠镜检查可直视下观察病灶情况,必要时钳取病灶组织活检,以明确诊断。近年来超声内镜的应用可观察肿瘤的肠壁浸润深度,在早期尤其是 T_2 以下的结直肠癌中,可提供准确的肿瘤 T 分期。

内镜下获得的组织应该进行病理学检查以明确诊断,同时检测 *RAS*(*K-ras*、*N-ras*)、*BRAF*、*PIK3CA* 基因突变情况,有条件的医院可尝试检测 PD - L1 表达、错配修复蛋白或基因缺失情况(dMMR 或 pMMR)或微卫星不稳定情况(MSI)以帮助临床决策。

2. 影像学检查 钡剂灌肠或气钡双重 X 线造影可作为筛查结直肠癌的方法,可观察癌肿的部位、大小、大体形态等,但怀疑合并肠梗阻或穿孔时应谨慎选择。全腹部 CT 或 MRI 增强扫描可显示肿瘤累及的范围,并观察肿瘤与邻近器官的关系、局部淋巴结转移情况以及有无肝转移或腹腔内转移等,对制定治疗计划具有指导意义。直肠癌患者推荐首选 MRI 增强扫描,其对肿瘤及周围组织的关系显像更优于 CT,尤其是局部晚期直肠癌患者,在新辅助放化疗前后更应该行 MRI 增强扫描以帮助明确局部分期。为明确有无远处转移,可考虑完善相应部位的 CT 或 MRI,或行 PET/CT、骨 ECT 等检查帮助转移肿瘤的定位、定性及骨转移诊断,以帮助明确有无远处转移,确定分期。

3. 实验室检查 粪便隐血试验虽然对本病的诊断无特异性,但方法简单易行,适用于大规模的人群普查,对早期诊断和筛查有帮助。晚期患者可出现贫血,肿瘤侵犯膀胱时可表现出尿常规异常,合并肝转移时可出现肝功能异常,这些对诊断有一定的提示作用。肿瘤标志物虽然对诊断有一定的帮助,但缺乏特异性,一般临床用于疗效和病情的监测,癌胚抗原(CEA)、CA19 - 9 升高在结直肠癌患者中较常见,此外亦可见 CA - 125、CA - 724、CA - 242、CA - 153 等升高。

【诊断策略】

(一)诊断依据

临床见典型的排便习惯改变,大便变形、黏液血便者,结合直肠指检、实验室检查、影像学检查、结肠镜检查和病理学检查一般可以明确诊断。

(二)病情评估

临床一般根据 TNM 分期评估病情,目前结直肠癌的分期采用的是美国联合癌症分类委员会(AJCC)/国际抗癌联盟(UICC)结直肠癌第 8 版分期,于 2017 年发表,见表 27 - 1、表 27 - 2。

表 27 - 1　结直肠癌的 TNM 分期定义

肿瘤项目	分　　期
原发肿瘤(T)	T_x:原发肿瘤无法评估 T_0:没有原发肿瘤证据 T_{is}:原位癌,黏膜内癌(侵犯固有层,未侵透黏膜肌层) T_1:肿瘤侵及黏膜下(侵透黏膜肌层,未侵入固有肌层)

肿瘤项目	分　　　　期
原发肿瘤(T)	T_2：肿瘤侵及固有肌层 T_3：肿瘤穿透固有肌层到达结直肠旁组织 T_4：肿瘤侵犯腹膜脏层,侵犯或粘连于邻近器官或结构 　T_{4a}：肿瘤穿透腹膜脏层,包括肿瘤肠穿孔、肿瘤通过炎性区域连续浸润至腹膜脏层表面 　T_{4b}：肿瘤直接侵犯或粘连于邻近器官或结构
区域淋巴结(N)	N_x：区域淋巴结不能评价 N_0：没有区域淋巴结转移 N_1：1～3枚区域淋巴结转移(淋巴结内肿瘤≥0.2 mm),或存在任何数量的肿瘤结节并且所有可辨识的淋巴结均无转移 　N_{1a}：有1枚区域淋巴结转移 　N_{1b}：有2～3枚区域淋巴结转移 　N_{1c}：无区域淋巴结转移,但有肿瘤结节存在于浆膜下、肠系膜或无腹膜覆盖的结肠旁或直肠旁/直肠系膜组织 N_2：≥4枚区域淋巴结转移 　N_{2a}：4～6枚区域淋巴结转移 　N_{2b}：≥7枚区域淋巴结转移
远处转移(M)	M_x：远处转移不能评价 M_0：没有远处转移 M_1：转移至一个或更多远处部位或器官,或腹膜转移被证实 　M_{1a}：转移至一个部位或器官,无腹膜转移 　M_{1b}：转移至两个或更多部位或器官,无腹膜转移 　M_{1c}：仅转移至腹膜表面或伴有其他部位或器官转移

表 27-2　结直肠癌的解剖/病理分期与 TNM 分期关系

分　期	N_0	N_1/N_{1c}	N_{2a}	N_{2b}
T_{is}	0 期			
T_1	Ⅰ 期	ⅢA	ⅢA	ⅢB
T_2	Ⅰ 期	ⅢA	ⅢB	ⅢB
T_3	ⅡA	ⅢB	ⅢB	ⅢC
T_{4a}	ⅡB	ⅢB	ⅢC	ⅢC
T_{4b}	ⅡC	ⅢC	ⅢC	ⅢC
M_{1a}	ⅣA	ⅣA	ⅣA	ⅣA
M_{1b}	ⅣB	ⅣB	ⅣB	ⅣB
M_{1c}	ⅣC	ⅣC	ⅣC	ⅣC

(三) 鉴别诊断

1. **痔疮**　痔疮患者可以有血便,但多是便后带血、点滴而下甚或一线如箭,血色鲜红。直肠指检结合肛窥镜检查一般不难作出诊断。

2. **大肠腺瘤和息肉**　腺瘤和息肉是最常见的大肠良性肿瘤,是大多数结直肠癌的癌前病变,目前建议肠镜下摘除或消融治疗。腺瘤或息肉体积越大,其癌变机会越高,直径>2 cm 的腺瘤和息肉均应取活组织送病理检查。

3. **细菌性痢疾**　可出现结直肠癌的大部分临床表现及症状,如黏液脓血便、腹痛等,尤其是慢性菌痢,其临床表现与结直肠癌非常相似。但菌痢患者多有不洁饮食史,里急后重感及腹泻症状明显,大便细菌培养呈阳性,结合影像学及肠镜检查可鉴别。

4. 炎症性肠病 溃疡性结肠炎或克罗恩病累及结直肠时亦有黏液血便、消瘦、乏力、贫血等表现,对于有 10 年以上的炎症性肠病病史患者,应高度警惕其癌变的可能,因此,需通过内镜的检查才能鉴别。

5. 大肠其他病变 此外,尚需与肠阿米巴病、肠结核、血吸虫病、结肠憩室炎症、大肠淋巴瘤、大肠恶性间质瘤、大肠平滑肌瘤等疾病相鉴别,一般借助影像学、肠镜及病理检查可以鉴别。

(四) 诊断思路

由于结直肠癌的早期诊断、早期治疗对预后极其重要,而多数早期结直肠癌并无症状或症状不典型,如何早期发现此类患者显得尤为重要。遗传性结直肠癌高危人群,如家族性结肠息肉综合征、家族性非息肉性大肠癌等,应该定期行结肠镜检查;对于有高危因素者(如年龄大于 40 岁、粪便隐血阳性、大肠息肉或腺病史、结直肠癌患者的一级亲属、炎症性肠病患者等)应进行长期随访,定期肠镜检查;对于临床症状不典型的患者也应该提高结直肠癌的警惕,及早完善 X 线钡剂灌肠或电子结肠镜检查(图 27 - 1)。

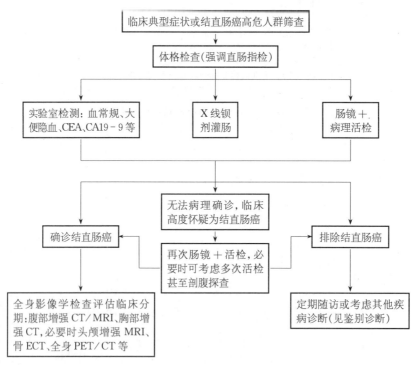

图 27 - 1 结直肠癌诊断思路

【治疗策略】

结直肠癌的治疗推荐多学科综合治疗(MDT)的模式,根据患者的机体状况、肿瘤病变部位及分期等情况,有计划、合理地应用多种治疗手段。目前主张:① 可手术切除的患者,包括Ⅲ期以下及部分可手术切除的肝、肺转移患者以根治性手术治疗为主,其中 T_{is} 或 T_1 的患者可考虑内镜下切除。② 合并高危因素的Ⅱ期结肠癌以及Ⅲ期以上的结肠癌患者术后应接受辅助化疗。③ Ⅱ期、

Ⅲ期以及距肛门小于 12 cm 的直肠癌患者术前应接受新辅助放化疗,术后行辅助化疗,术前未接受过放疗者术后应接受辅助放化疗。④ 可切除的肝、肺转移者应行 MDT 讨论决定术前是否行新辅助治疗。⑤ 部分初始不可手术切除的局部晚期结直肠癌、潜在可切除的肝、肺转移的Ⅳ期结直肠癌患者,通过新辅助化疗或新辅助放化疗可使肿瘤缩小降期,应该再次 MDT 讨论决定是否可以手术,以争取根治机会。⑥ 晚期患者以姑息治疗(化疗、放疗、分子靶向治疗、免疫哨卡抑制剂、临床试验、最佳支持治疗等)为主。

(一) 手术或内镜下治疗

T_{is} 或 T_1 患者由于病变局限,可考虑内镜下切除、局部切除或结肠或直肠切除术,内镜下切除或局部切除必须满足以下条件:① 肿瘤<3 cm。② 切缘距离肿瘤>3 mm。③ 肿瘤活动不固定。④ T_{is}、T_1 期患者(推荐术前超声内镜检查明确 T 分期)。⑤ 高-中分化肿瘤。⑥ 无神经或血管淋巴管浸润。⑦ 治疗前影像学检查无淋巴结转移征象。如果术后病理证实具有预后不良的组织学特征,或者非完整切除、标本破碎切缘无法评价者,推荐追加结肠或直肠切除术加区域淋巴结清扫。

对于 $T_{2\sim4}N_{0\sim2}M_0$ 的患者推荐相应肠段的切除术加区域淋巴结清扫,术中应全面探查肝脏、胃肠道、子宫及附件、盆底腹膜、相关肠系膜和主要血管淋巴结,切除足够肠管并清扫区域淋巴结。对于已失去根治机会的患者,如果患者出现穿孔、梗阻、出血等并发症,应急诊手术治疗,若未出现上述并发症,也可多学科会诊评估确定是否切除原发灶。

(二) 化学药物治疗

包括新辅助化疗、辅助化疗和姑息性化疗。新辅助化疗适用于:① Ⅱ期、Ⅲ期以及距肛门小于 12 cm 的直肠癌患者术前应接受新辅助放化疗。② 可切除的 T_{4b} 结肠癌、可切除或潜在可切除的肝、肺转移患者,可经过 MDT 讨论确定是否新辅助化疗或化疗联合靶向治疗。③ 部分初始不可切除的局部晚期患者或潜在可切除的肝、肺转移患者,经过术前新辅助化疗、化疗联合靶向药物或新辅助放化疗后肿瘤缩小降期,可能获得根治机会。新辅助放化疗中的化疗方案一般选择 5 - FU/LV 或卡培他滨,新辅助化疗方案包括 CapeOx(卡培他滨＋奥沙利铂)、FOLFOX(5 - FU＋四氢叶酸＋奥沙利铂)、FOLFIRI(5 - FU＋四氢叶酸＋伊立替康)或者 FOLFOXIRI(5 - FU＋四氢叶酸＋奥沙利铂＋伊立替康),可联合使用靶向药物(西妥昔单抗、贝伐单抗等),建议治疗时限为 2～3 个月。

辅助化疗适用于:① 合并高危因素的Ⅱ期结肠癌患者,高危因素包括:T_4,组织学分化差(Ⅲ或Ⅳ级),血管淋巴管浸润,术前肠梗阻或肠穿孔,标本检出淋巴结少于 12 枚,神经侵犯,切缘阳性或无法判定切缘。如果肿瘤组织检查为错配修复缺陷(dMMR)或微卫星高不稳定(MSI - H),不推荐氟尿嘧啶类药物的单药辅助化疗。② Ⅲ期结直肠癌患者,其中直肠癌患者若术前未行新辅助放疗,术后应该接受辅助放化疗。③ 肝转移或肺转移灶清除术后,可根据术前新辅助治疗的情况,经过多学科会诊讨论后决定是否接受术后辅助化疗。辅助放化疗中的化疗方案一般选择 5 - FU/LV 或卡培他滨,辅助化疗方案包括 CapeOx(卡培他滨＋奥沙利铂)、FOLFOX(5 - FU＋四氢叶酸＋奥沙利铂),或单药卡培他滨、5 - FU/LV,不推荐辅助方案中使用伊立替康或靶向药物,围手术期的治疗时限建议为 6 个月。

晚期或复发转移的患者,化疗往往是首选的治疗方案。常用的化疗药物包括:5 - FU/LV、卡培他滨、奥沙利铂、伊立替康等,一般推荐两药或三药联合的方案治疗,可联合靶向药物,不能耐受 5 - FU/LV 者可考虑雷替曲塞。

（三）放射治疗

放射治疗同样包括新辅助放疗、辅助放疗和姑息性放疗。术前新辅助放疗和术后辅助放疗的适应证如上所述。局部晚期，一般状况良好，预期可耐受治疗的患者亦可考虑同期放化疗以控制肿瘤。姑息性放疗的目的在于抑制肿瘤生长，缓解症状，如缓解疼痛等。

（四）分子靶向及免疫哨卡抑制剂治疗

目前主要用于局部晚期及Ⅳ期结直肠癌患者的新辅助或姑息治疗。常用药物包括西妥昔单抗（K-ras、N-ras、$BRAF$ 野生型患者）和贝伐单抗。有研究显示，右半结肠癌预后差于左半结肠癌，对于 RAS、RAF 野生型的患者，一线治疗右半结肠癌中 VEGFR 单抗（贝伐单抗）优于 EGFR 单抗（西妥昔单抗），而左半结肠中 EGFR 单抗疗效优于 VEGFR 单抗。其他靶向药物还包括帕尼单抗、阿柏西普、雷莫芦单抗、瑞戈非尼等。免疫哨卡抑制剂（帕博利珠单抗、纳武利尤单抗等）可用于错配修复基因或蛋白缺失（dMMR）或微卫星高不稳定（MSI-H）的晚期结直肠癌患者，部分患者可获得长期生存。

（五）对症支持治疗

包括疼痛管理、营养支持治疗以及精神心理干预等。

（六）中医药治疗

有研究显示，结直肠癌患者术后高剂量口服中药的患者，其复发转移时间较低剂量或未口服中药的患者显著延长，提示中医药在结直肠癌治疗中具有一定的作用。中医药治疗可贯穿于结直肠癌治疗的整个过程，以达到提高机体免疫力，减轻西医治疗毒副作用、缓解症状、提高生活质量的治疗作用。

（张海波　朱燕娟）

第二十八章 病毒性肝炎

导学

1. 掌握：病毒性肝炎的病因、临床表现与并发症、诊断依据与鉴别诊断要点、治疗原则。

2. 熟悉：病毒性肝炎的发病机制、病理生理特点、辅助检查特点、病情评估、常用治疗药物种类。

3. 了解：病毒性肝炎的流行病学、常用治疗药物用法、用量与不良反应、预后和预防。

病毒性肝炎是由多种肝炎病毒引起的一组常见传染病，以肝脏损害为主。目前有甲型、乙型、丙型、丁型、戊型五型肝炎。临床表现以疲乏、食欲减退、厌油、肝功能异常为主，部分病例出现黄疸、发热等。

【病因及发病机制】

肝炎病毒是本病的病原体，目前已证实病毒性肝炎的致病因素包括甲、乙、丙、丁、戊五型肝炎病毒。

1. **传染源** 甲型病毒性肝炎(HAV)的传染源是急性甲型肝炎患者和隐性感染者。乙型病毒性肝炎(HBV)的传染源是急、慢性乙型病毒性肝炎患者和病毒携带者，以慢性患者及病毒携带者最为重要。丙型病毒性肝炎(HCV)的传染源是急、慢性丙型病毒性肝炎患者和无症状病毒携带者，以慢性患者较为重要。丁型病毒性肝炎(HDV)的传染源是急、慢性丁型病毒性肝炎患者。

2. **传播途径** HAV主要由粪口途径传播。粪便污染饮用水源、食物、蔬菜、玩具等可引起流行。水源或食物污染可致暴发流行。HBV主要经输血、注射、手术、针刺、血液透析等方式传播，母婴垂直传播和性接触也是HBV的重要传播途径。一般生活或工作接触，如握手、拥抱等无血液暴露的接触一般不会传染HBV。HCV传播途径类似HBV，主要通过输血和注射传播，也可通过母婴传播。HDV的传播途径同HBV。

3. **易感人群** HAV的易感人群为抗HAV阴性者，多发生于儿童及青少年，随年龄增长而递减。HBV的易感人群为抗HBs阴性者，婴幼儿是获得HBV感染的最危险时期。高危人群包括乙型肝炎病毒表面抗原(HBsAg)阳性母亲的新生儿、HBsAg阳性的家属、反复输血或血制品者、血液透析患者、多个性伴侣者、静脉药瘾者、接触血液的医务工作者等。人类对HCV普遍易感，以成人多见。HDV感染需同时或先有HBV感染基础，人类对HDV普遍易感。

病毒性肝炎的发病机制较复杂，尚无完全阐明。HAV感染机体，抗HAV产生后可能通过免疫复合物机制使肝细胞破坏。目前认为 HBV 不直接引起肝细胞病变,感染后引起的免疫反应是引起肝损伤的主要原因。HBV 侵入机体后,在肝细胞内复制完成并释放到肝细胞外,通过免疫反应引起肝细胞损伤。在肝损害过程中细胞免疫起重要作用,在感染后期体液免疫也参与其中。当机体处于免疫耐受状态,多成为无症状携带者;当机体免疫功能正常时,多表现为急性肝炎经过,大部分患者可彻底清除病毒而痊愈;当机体免疫功能低下、不完全免疫耐受、自身免疫反应产生、HBV 基因突变逃避免疫清除等情况下可导致慢性肝炎;当机体处于超敏反应,大量抗原抗体复合物产生并激活补体系统,以及在 TNF、白细胞介素(如 IL-1、IL-6)、趋化因子黏附分子、内毒素等参与下,导致大片肝细胞坏死,发生重型肝炎。HBV 感染机体后,宿主的免疫应答是肝细胞损伤和炎症发生的主要机制,且炎症反复存在是肝硬化甚至肝细胞癌的重要因素。HCV 肝损害的主要原因是感染后细胞毒性 T 淋巴细胞通过杀伤病毒感染的靶细胞,造成肝脏病变。HDV 的发病机制尚不明确,HDV 只能在 HBsAg 阳性的机体内生长,目前认为 HDV 本身及其表达产物对肝细胞有直接损害作用,但尚缺乏确切证据。HDV 感染常可导致 HBV 感染者的症状加重和病情恶化。戊型病毒性肝炎(HEV)发病机制可能与 HAV 相似,细胞免疫是引起肝细胞损伤的主要原因。

【病理及病理生理】

病毒性肝炎以肝损害为主,部分患者肝外器官可有一定程度的损害。各型肝炎的基本病理改变表现为肝细胞变性、坏死,同时伴有不同程度的炎性细胞浸润、间质增生和肝细胞再生。肝细胞变性主要为气球样变和嗜酸性变,肝细胞膜通透性增加,以及胆红素的摄取、结合、排泄等功能障碍可引起黄疸。肝细胞坏死导致凝血因子合成减少,肝硬化脾功能亢进致血小板减少,当并发 DIC 时消耗凝血因子和血小板,可引发出血;肝细胞大量坏死,肝脏解毒功能降低,引起血氨及其他有毒物质的堆积,则会造成肝性脑病等。间质增生包括间叶细胞和成纤维细胞增生,细胞外基质增多和纤维化形成。再生的肝细胞体积较大,排列成结节状,导致肝小叶结构紊乱。逐渐造成肝硬化,醛固酮分泌增多和利钠激素分泌减少导致水钠潴留,是早期腹水产生的主要原因,而门静脉高压、低蛋白血症和淋巴液生成增多是后期腹水产生的主要原因。

甲型病毒性肝炎以急性肝炎病变为主;乙型、丙型、丁型病毒性肝炎可引起各型肝炎。

1. **急性肝炎**　以肝细胞广泛变性为主,肝小叶内有散在的点状坏死、炎性细胞浸润,亦可有肝细胞再生。

2. **慢性肝炎**　可见:① 轻度慢性肝炎时肝细胞变性,点性、灶状坏死;汇管区有或无炎性细胞浸润、扩大,可见轻度碎片状坏死;小叶结构完整。② 中度慢性肝炎时汇管区炎症明显,伴中度碎片状坏死;小叶内炎症重,伴桥接坏死;纤维间隔形成,小叶结构大部分被保存。③ 重度慢性肝炎时汇管区炎症重或伴重度碎片状坏死;桥接坏死范围广泛,累及多个小叶;大量纤维间隔,致小叶结构紊乱,或引起早期肝硬化。

3. **重型肝炎**　可见:① 急性重型肝炎时肝细胞呈大块性坏死或亚大块性坏死,或大块性坏死伴肝细胞重度水肿。② 亚急性重型肝炎时既有大片肝细胞坏死,又有肝细胞结节状再生。③ 慢性重型肝炎时在慢性肝病的基础上有大块或亚大块坏死。

【临床表现】

各型肝炎的潜伏期长短不一。甲型病毒性肝炎为 2～6 周,平均 30 d;乙型病毒性肝炎为 6～24 周,平均 70 d;丙型病毒性肝炎为 2～22 周,平均 50 d;丁型病毒性肝炎的潜伏期尚未确定,可能相当于乙型病毒性肝炎的潜伏期。

(一) 症状与体征

1. **急性肝炎**　急性肝炎包括急性黄疸型肝炎和急性无黄疸型肝炎,各型病毒均可引起,总病程 2~4 个月。

(1) 急性黄疸型肝炎:可分为以下 3 期:① 黄疸前期:起病较急,临床症状主要有乏力、食欲减退、恶心、呕吐、厌油、肝区疼痛、腹胀、尿色加深等,本期持续 3~7 d。② 黄疸期:巩膜和皮肤发黄,尿色加深,呈浓茶样,部分患者可有梗阻性黄疸表现,如粪便颜色变浅、皮肤瘙痒等。查体肝大,质软、边缘锐利,肝区有压痛、叩击痛,或轻度脾大。本期持续 2~6 周。③ 恢复期:症状逐渐消失,黄疸消退,肝、脾回缩,肝功能逐渐恢复正常,本期持续 1~2 个月。

(2) 急性无黄疸型肝炎:通常起病较缓,症状较轻,除无黄疸外,其他临床表现与黄疸型相似,临床症状有乏力、食欲减退、恶心、腹胀、肝区疼痛,查体肝大、肝区轻度压痛及叩击痛等。病程多在 3 个月内。有些患者无明显症状,易被忽视。实际上,无黄疸型发病率远高于黄疸型。

2. **慢性肝炎**　急性肝炎病程超过半年,或原有急性肝炎发作,再次出现肝炎症状、体征及肝功能异常者,或发病日期不明确、无肝炎病史,但根据肝组织病理学或根据症状、体征、辅助检查综合分析符合慢性肝炎表现者。临床常有乏力、厌油、肝区不适等症状及肝病面容,肝大,质地偏硬,脾大,肝掌、蜘蛛痣等体征。

3. **重型肝炎(肝衰竭)**　可表现为肝衰竭症候群:极度乏力,严重消化道症状,性格改变,嗜睡、烦躁不安、昏迷等神经、精神症状,明显出血现象,黄疸进行性加深,中毒性鼓肠,肝臭及肝肾综合征等。

4. **淤胆型肝炎**　淤胆型肝炎是以肝内胆汁淤积为主要临床表现的一种特殊临床类型,又称为毛细胆管炎型肝炎。急性淤胆型肝炎起病急,类似急性黄疸型肝炎;慢性淤胆型肝炎是在慢性肝炎或肝硬化基础上发生上述表现。临床表现有皮肤瘙痒,粪便颜色变浅,肝大等。肝功能检查血清胆红素明显升高,以直接胆红素为主,谷氨酰转肽酶、碱性磷酸酶、总胆汁酸、胆固醇等升高。

(二) 并发症

肝内并发症主要有脂肪肝、肝硬化、肝细胞癌。肝外并发症包括胆道炎症、胰腺炎、糖尿病、甲状腺功能亢进、再生障碍性贫血、溶血性贫血、心肌炎、肾小球肾炎、肾小管性酸中毒等。

重型肝炎可发生严重并发症,主要有上消化道出血、肝性脑病、肝肾综合征、肝肺综合征、感染等。

【辅助检查】

(一) 肝功能检查

1. **血清酶测定**

(1) 谷丙转氨酶(ALT)、谷草转氨酶(AST):ALT、AST 是临床上反映肝细胞功能的最常用指标。ALT 对肝病诊断的特异性比 AST 高。急性肝炎时 ALT 明显升高,AST/ALT 常<1,黄疸出现后 ALT 开始下降。慢性肝炎和肝硬化时 ALT 轻度或中度升高,AST/ALT 常>1。重型肝炎患者可出现 ALT 快速下降,胆红素不断升高的"胆酶分离"现象,提示肝细胞大量坏死。肝病时血清 AST 升高,提示线粒体损伤,病情易持久且较严重,与肝病严重程度呈正相关。

(2) γ-谷氨酰转肽酶(γ-GT):肝炎和肝癌患者可显著升高,在胆管炎症、阻塞的情况下更明显。

(3) 碱性磷酸酶(ALP 或 AKP):当肝内或肝外胆汁排泄受阻时,肝组织表达的 ALP 不能排出体外而回流入血,导致血清 ALP 活性升高。

(4) 乳酸脱氢酶(LDH)：肝病时可显著升高，但肌病时亦可升高，需结合临床加以鉴别。

2. 血清蛋白　主要由白蛋白及 γ 球蛋白组成。白蛋白主要由肝细胞合成，γ 球蛋白主要由浆细胞合成。慢性肝炎、肝硬化、重型肝炎时白蛋白下降，γ 球蛋白升高，白/球(A/G)比例下降甚至倒置。

3. 胆红素　急性或慢性黄疸型肝炎时血清胆红素升高，活动性肝硬化时亦可升高且消退缓慢，胆红素含量是反映肝细胞损伤严重程度的重要指标。重型肝炎可见胆红素每日上升＞17.1 μmol/L 或大于正常值 10 倍(常超过 171 μmol/L)。直接胆红素在总胆红素中的比例可反映淤胆的程度。淤胆型肝炎血清胆红素明显升高，以直接胆红素为主。

4. 血氨　血氨升高常见于重型肝炎，提示肝性脑病存在。

(二) 病原学检查

1. 甲型病毒性肝炎

(1) 抗 HAV IgM：是新近感染证据，是早期诊断甲型病毒性肝炎最简便可靠的血清学标志。

(2) 抗 HAV IgG：感染后 2～3 个月达到高峰，持续多年或终身，属于保护性抗体。

2. 乙型病毒性肝炎

(1) HBsAg 与抗 HBs：HBsAg 阳性提示现症感染，阴性不能排除 HBV 感染。抗 HBs 为保护性抗体，阳性表示对 HBV 有免疫力。

(2) HBeAg 与抗 HBe：HBeAg 阳性提示病毒复制活跃且有较强的传染性。HBeAg 消失而抗 HBe 产生称为血清转换。抗 HBe 阳转后，病毒复制多处于静止状态，传染性降低。

(3) 抗 HBc：HBcAg 阳性表示 HBV 处于复制状态，有传染性，游离的极少，常规方法不能检出。抗 HBc IgM 是 HBV 感染后较早出现的抗体，高滴度的抗 HBc IgM 可诊断急性乙型病毒性肝炎或慢性乙型病毒性肝炎急性发作。高滴度的抗 HBc IgG 表示现症感染，常与 HBsAg 并存；低滴度的抗 HBc IgG 表示过去感染，常与抗 HBs 并存。

(4) HBV-DNA：是病毒复制和传染性的直接标志，用于判断慢性 HBV 感染的病毒复制水平及疗效。

3. 丙型病毒性肝炎

(1) 抗 HCV：IgM 和抗 HCV IgG：HCV 抗体不是保护性抗体，是 HCV 感染的标志。抗 HCV IgM 阳性提示现症 HCV 感染。抗 HCV IgG 阳性提示现症感染或既往感染。

(2) HCV-RNA：HCV-RNA 阳性是病毒感染和复制的直接标志。

4. 丁型病毒性肝炎

(1) HDV Ag、抗 HDV IgM 及抗 HDV IgG：HDV Ag 阳性是诊断急性 HDV 感染的直接证据。抗 HDV IgM 阳性是现症感染的标志，当感染处于 HDV Ag 和抗 HDV IgG 之间的窗口期时，可仅有抗 HDV IgM 阳性。高滴度抗 HDV IgG 提示感染的持续存在，低滴度提示感染静止或终止。

(2) HDV RNA：是诊断 HDV 感染最直接的依据。

5. 戊型病毒性肝炎

(1) 抗 HEV IgM 和抗 HEV IgG：抗 HEV IgM 是近期感染 HEV 的标志，大多数在 3 个月内转阴。抗 HEV IgG 在急性期滴度较高，恢复期则明显下降。

(2) HEV RNA：可明确诊断。

(三) 其他实验室检查

1. 血常规　急性肝炎初期白细胞总数正常或略高，淋巴细胞相对增多。重型肝炎时白细胞可升高,红细胞及血红蛋白可下降。肝炎肝硬化伴脾功能亢进者可有血小板、红细胞、白细胞减少。

2. **尿常规**　检测尿胆红素和尿胆原有助于黄疸的鉴别。肝细胞性黄疸时尿胆红素和尿胆原均为阳性,溶血性黄疸以尿胆原为主,梗阻性黄疸以尿胆红素为主。

3. **凝血酶原时间(PT)、凝血酶原活动度(PTA)、INR**　PT延长、PTA下降与肝损害严重程度密切相关。PTA≤40%是诊断重型肝炎或肝衰竭的重要依据。INR值越大表示凝血功能越差。

4. **血糖、血浆胆固醇**　超过40%的重型肝炎患者有血糖降低,临床上应注意低血糖昏迷与肝性脑病的鉴别;肝细胞严重损伤时,胆固醇在肝内合成减少,故血浆胆固醇明显下降,胆固醇愈低,预后愈差。

5. **肝纤维化指标**　透明质酸酶(HA)、Ⅲ型前胶原氨基端肽(PⅢP)、Ⅳ型胶原(CL-Ⅳ)、板层素或层粘连蛋白(LN)、脯氨酰羟化酶(PH)等,对肝纤维化的诊断有参考价值,但缺乏特异性。

6. **甲胎蛋白**　甲胎蛋白(AFP)的检测是筛查和早期诊断原发性肝癌(HCC)的常规方法,但存在假阴性的情况。肝炎活动期和肝细胞修复时AFP有不同程度的升高,应动态观察。

7. **补体**　当肝细胞严重损害时,补体合成减少。CH50和C3补体检测可用于评估预后。

(四) 影像学检查

超声有助于鉴别阻塞性黄疸、脂肪肝及肝内占位性病变。在重型肝炎中可动态观察肝脏大小变化等。彩超超声还可观察到血流变化。CT是目前肝脏病变诊断和鉴别诊断的重要影像学方法,了解肝脏形态、有无肝硬化、及时发现占位性病变。MRI或MR无放射性,对肝脏组织结构的变化和肝内结节的显示和分辨率优于CT、超声。

(五) 肝组织病理检查

肝组织病理检查对明确诊断、衡量炎症活动度、纤维化程度及评估疗效具有重要价值。还可在肝组织中原位检测病毒抗原或核酸,以助确定病毒复制状态。

【诊断策略】

(一) 诊断依据

诊断依据根据流行病学资料、临床表现、辅助检查等可明确肝炎诊断。

1. **流行病学资料**　有肝炎流行区生活史,进食未煮熟海产品及饮用水污染等有助于甲型病毒性肝炎与戊型病毒性肝炎诊断;有输血史、有医疗性损伤(如消毒不严的注射、针灸、穿刺、手术等)、HBV感染者密切接触史(特别是HBeAg阳性母亲的婴幼儿),有助于乙型病毒性肝炎与丁型病毒性肝炎诊断;有输血及血制品、静脉吸毒、不洁注射、血液透析、多个性伴侣及纹身等病史有助于丙型病毒性肝炎诊断。

2. **临床表现**　临床症状主要有乏力、食欲减退、恶心、呕吐、厌油、肝区疼痛、腹胀等,或伴有黄疸,可见巩膜和皮肤发黄,尿色加深,呈浓茶样,或有粪便颜色变浅、皮肤瘙痒等肝内梗阻表现。查体肝大,肝区有压痛、叩击痛,或脾大。

3. **辅助检查**　ALT等血清酶升高,血清蛋白质、血胆红素、尿胆红素和尿胆原等肝功能检查异常。各型肝炎的病因诊断主要依靠抗原、抗体的测定。肝脏病理学检查对肝炎的临床分型有较大价值。

(1) 甲型病毒性肝炎:具备下列任何一项及急性肝炎表现可确诊为甲型病毒性肝炎,抗HAV IgG恢复期阳性、粪便中检出HAV颗粒或抗原或HAV-RNA。

(2) 乙型病毒性肝炎：HBsAg 阳性且满足下列条件之一能证实为新发感染者,可确诊为急性乙型病毒性肝炎。① 有明确的证据表明 6 个月内曾检测血清 HBsAg 为阳性者。② 抗 HBc IgM 阳性1:1 000 以上(标准检测试剂)。③ 肝组织学检查符合急性病毒性肝炎改变。④ 恢复期血清 HBsAg 阴转,HBs 阳转。

既往有乙型病毒性肝炎病史或 HBsAg 阳性超过 6 个月,现 HBsAg 和(或)HBV-DNA 仍为阳性者,可诊断为慢性 HBV 感染。根据 HBV 感染者的血清学、病毒学、生物化学试验及其他临床和辅助检查结果,可将慢性 HBV 感染分为:① HBeAg 阳性慢性乙型病毒性肝炎:血清 HBsAg、HBeAg 阳性,HBV-DNA 阳性,抗 HBe 阴性,血清 ALT 持续或反复异常,或肝组织学检查有肝炎病变。② HBeAg 阴性慢性乙型病毒性肝炎:血清 HBsAg 和 HBV-DNA 阳性,HBeAg 持续阴性,抗 HBe 阳性或阴性,血清 ALT 持续或反复异常,或肝组织学检查有肝炎病变。

(3) 丙型病毒性肝炎:抗 HCV IgM 和(或)IgG 阳性,HCV-RNA 阳性,肝组织病理学检查符合慢性肝炎,可诊断丙型病毒性肝炎。

(4) 丁型病毒性肝炎:有现症 HBV 感染,同时血清 HDV Ag、抗 HDV IgM、HDV-RNA 任一阳性或高滴度抗 HDV IgG,或肝内 HDV Ag 或 HDV-RNA 阳性,可诊断丁型病毒性肝炎。

(5) 戊型病毒性肝炎:急性肝炎患者抗 HEV IgG 高滴度,或由阴性转为阳性,或由低滴度到高滴度,或由高滴度到低滴度甚至阴转,或血 HEV-RNA 阳性,或粪便 HEV-RNA 阳性或检出 HEV 颗粒,可诊断戊型病毒性肝炎。

(二) 鉴别诊断

1. **其他原因引起的黄疸**

(1) 溶血性黄疸:常有药物或感染等诱因,表现贫血、腰痛、发热、血红蛋白尿、网织红细胞升高,黄疸大多较轻,主要为间接胆红素升高。治疗后黄疸消退快。

(2) 肝外梗阻性黄疸:常见病因有胆囊炎、胆石症、胰头癌、壶腹周围癌、肝癌、胆管癌、阿米巴脓肿等。有原发病症状、体征,肝功能损害轻,以直接胆红素为主。

2. **其他原因引起的肝炎**

(1) 其他病毒引起的肝炎:如巨细胞病毒感染、传染性单核细胞增多症等。可根据原发病的临床特点和病原学、血清学检查结果进行鉴别。

(2) 感染中毒性肝炎:继发于细菌性感染的肝脏中毒性病变,如流行性出血热、伤寒、钩端螺旋体病、阿米巴肝病、急性血吸虫病等。主要根据原发病的临床特点和实验室检查加以鉴别。

(3) 药物性肝损害:有使用肝损害药物的病史,停药后肝功能可逐渐恢复,肝炎病毒标志物阴性。

(4) 酒精性肝病:有长期大量饮酒的个人史,肝炎病毒标志物阴性。

(5) 自身免疫性肝炎:是具有一定自身免疫基础的非化脓性炎症性肝病,诊断主要依靠自身抗体的检测和病理组织学检查。

(6) 脂肪肝及妊娠急性脂肪肝:脂肪肝患者三酰甘油多增高。妊娠急性脂肪肝多以急性腹痛起病或并发急性胰腺炎,黄疸深,肝缩小,严重低血糖及低蛋白血症,尿胆红素阴性。

(7) 肝豆状核变性:血清铜及铜蓝蛋白降低,眼角膜边沿可发现凯-弗环。

(三) 病情评估

1. **慢性肝炎临床分度**   慢性肝炎可分为轻、中、重三度。

（1）轻度：病情较轻，可表现为乏力、头晕、食欲减退、厌油、肝区不适等，查体肝稍大，有轻触痛，或轻度脾大。部分病例症状、体征缺如。肝功能指标轻度异常。

（2）中度：症状、体征、实验室检查居于轻度和重度之间。

（3）重度：有明显或持续的临床表现，可见全身乏力、食欲缺乏、腹胀、尿黄等症状，查体见肝病面容、肝掌、蜘蛛痣、脾大，实验室检查 ALT 和（或）AST 反复或持续升高，白蛋白降低，凝血酶原时间延长等。

2. 肝衰竭　肝衰竭可表现为极度乏力，严重消化道症状，性格改变、嗜睡、烦躁不安、昏迷等神经、精神症状，明显出血现象，黄疸进行性加深，中毒性鼓肠，肝臭及肝肾综合征等。可见扑翼样震颤及病理反射，肝浊音界进行性缩小。实验室检查可见胆红素每日上升＞17.1 μmol／L 或大于正常值 10 倍，PT 显著延长，PTA＜40％，胆酶分离，血氨升高等。急性黄疸型肝炎于 2 周内出现肝性脑病或其他重型肝炎表现，为急性肝衰竭；15 d～26 周出现上述表现者为亚急性肝衰竭；在慢性肝病基础上出现急性肝功能失代偿表现者，为慢加急性（亚急性）肝衰竭；在慢性肝炎、肝硬化基础上出现重型肝炎者，为慢性肝衰竭。

（四）诊断思路

ALT、AST 等血清酶、血清蛋白、胆红素、尿胆原、尿胆红素等肝功能检查及其他实验室检查异常提示肝炎存在。病原学检查可用于确诊各型病毒性肝炎。了解肝脏形态，是否有肝硬化、肝内占位性病变等病变可进行影像学检查。肝组织病理检查可明确诊断、评估病情及疗效，特别是对于诊断不明确的患者应争取行病理检查（图 28－1）。

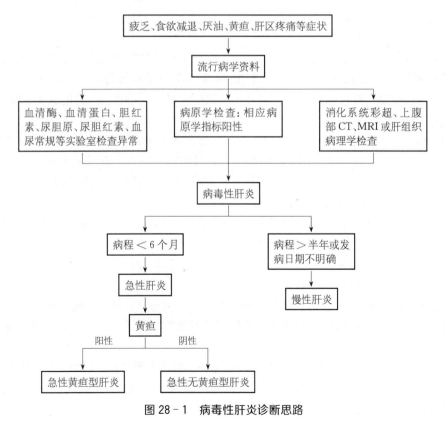

图 28－1　病毒性肝炎诊断思路

【治疗策略】

病毒性肝炎的治疗应根据不同病原、不同临床类型及组织学损害给予不同的治疗方案。治疗原则为足够的休息、合理饮食,辅以适当药物治疗,避免饮酒、过劳和使用肝损害药物。

(一) 急性肝炎

急性肝炎以一般治疗及对症支持治疗为主。急性期应进行隔离,症状明显及有黄疸者应卧床休息,恢复期可逐渐增加活动量,避免过劳。饮食宜清淡、容易消化,适当补充维生素,热量不足者应静脉补充葡萄糖。避免饮酒和应用肝损害药物,辅以药物对症及恢复肝功能,药物不宜过多。一般不采用抗病毒治疗,急性丙型病毒性肝炎除外,早期应用抗病毒治疗可降低转慢率,可选用干扰素。

(二) 慢性肝炎

慢性肝炎根据患者具体情况采用综合性治疗方案,包括合理的休息和营养,心理治疗,改善和恢复肝功能,抗病毒,调节机体免疫,抗纤维化等治疗。在慢性乙型病毒性肝炎的病程中,HBV 复制是肝脏损害和疾病进展的关键。因此,慢性乙型病毒性肝炎治疗的首要目标是持久地抑制病毒复制,以降低病毒的传染性及致病性,从而减少肝组织的损伤。在临床上,治疗的短期目标是达到 HBeAg 血清学转换和(或)HBV - DNA 抑制、ALT 复常的初始应答,预防肝功能失代偿的发生,并确保持久应答,以降低治疗中(后)肝脏炎症和纤维化的发生。治疗的最终目标是预防肝功能失代偿,减少或预防疾病进展至肝硬化和(或)肝细胞癌,以延长存活时间。

1. 一般治疗　适当休息,对于症状明显或病情较重者应卧床休息。应适当进食高蛋白、高热量、高维生素的易消化食物,避免饮酒。患者应有良好的心态,对治疗要有耐心和信心。

2. 药物治疗

(1) 改善和恢复肝功能:可选用① 非特异性保肝药:维生素类、还原型谷胱甘肽、葡醛内酯等。② 降酶药:联苯双酯、苦参碱、甘草提取物、垂盆草等。③ 退黄药物:丹参、茵栀黄;门冬氨酸钾镁、低分子右旋糖酐、前列腺素 E_1 等。另对于症状较轻,肝内淤胆较重,其他退黄药物无效,无禁忌证时可选用糖皮质激素。

(2) 抗病毒治疗:慢性乙型病毒性肝炎患者只要有适应证且条件允许,就应进行规范的抗病毒治疗。其抗病毒治疗适应证为:HBeAg 阳性患者,HBV - DNA $\geqslant 10^5$ 拷贝/ml;HBeAg 阴性者,则应 $\geqslant 10^4$ 拷贝/ml;ALT $\geqslant 2 \times$ ULN。对于确诊为慢性丙型病毒性肝炎的患者,如血液中检测到 HCV - RNA,也即应进行规范的抗病毒治疗。

目前被批准抗病毒治疗的药物的长期疗效均不确定,因此,在决定抗病毒治疗前,需综合考虑患者的年龄、肝病的严重程度、持久应答的概率、发生耐药的可能性、毒副作用及发生并发症的可能性等。治疗时应定期监测和随访,ALT、AST、胆红素、白蛋白及病毒学检查,根据病情需要检测肾功能、血常规、甲状腺功能、血小板、血磷等。

1) 干扰素- α(IFN - α):可用于慢性乙型病毒性肝炎和丙型病毒性肝炎抗病毒治疗,它主要通过诱导宿主产生细胞因子起作用,在多个环节抑制病毒复制。以干扰素为基础的治疗通常应用于年轻患者。

禁忌证:ALT>正常值上限 10 倍,血清胆红素>正常值上限 2 倍;失代偿性肝硬化;有自身免疫性疾病;妊娠或短期内有妊娠计划者;有重要器官病变,如严重心、肾疾病,糖尿病,甲状腺功能亢进和低下及神经精神异常等。

不良反应：① 类流感综合征,可在睡前注射干扰素或给予解热镇痛剂。② 骨髓抑制,表现为粒细胞及血小板计数减少,多为一过性,必要时减量或停药,一般停药后可自行恢复。③ 精神异常,如焦虑、抑郁、兴奋、精神病等。④ 自身免疫性疾病,如甲状腺疾病、血小板减少性紫癜、溶血性贫血、风湿性关节炎、系统性红斑狼疮等,严重者应停药。⑤ 少见的不良反应如癫痫、肾病综合征、间质性肺炎、心律失常等,应停药观察。

2) 核苷(酸)类似物：目前该类药物仅用于乙型病毒性肝炎的抗病毒治疗,可分为两类,即核苷类似物和核苷酸类似物,前者包括拉米夫定、恩替卡韦、恩曲他滨、替比夫定、克拉夫等,后者包括阿德福韦酯、替诺福韦酯等。临床初治者常优先选用恩替卡韦或替诺福韦酯等抗病毒能力强、耐药基因屏障高的药物单药治疗。

长效干扰素与核苷类似物联合治疗方案是否提高慢性乙型病毒性肝炎疗效尚不明确,但在治疗结束时的 HBeAg 血清学转换、HBsAg 清除、病毒学应答、生化学应答等方面有一定优势,但未能显著改善停药后的持久应答率。长效干扰素联合利巴韦林是目前我国 HCV 感染者接受抗病毒治疗的首先推荐方案,基本治疗周期为 48 周,可用于所有基因型的 HCV 现症感染。

(三) 重症肝炎

1. 支持、对症、抗病毒治疗　同前。

2. 促进肝细胞再生　前列腺 E_1(PGE_1)可保护肝细胞,减少肝细胞坏死、改善肝脏的血液循环,促进肝细胞再生。外源性补充肝细胞及肝干细胞可帮助机体补充或促进新生肝细胞产生。

3. 免疫调节　重症肝炎早期多以免疫亢进为主,可适当使用激素,后期以免疫抑制为主,可应用免疫增强药。激素使用需谨慎,必须严格掌握适应证。

4. 人工肝支持系统及肝移植　其主要作用是清除患者血中毒性物质及补充生物活性物质,对阻止疾病发展是有效的,非生物性人工肝支持系统对早期重型肝炎有较好的疗效,对于晚期重型肝炎亦有助于争取时间让肝细胞再生或为肝移植做准备。肝移植技术基本成熟,近年采用核苷类似物、高效价抗乙型病毒性肝炎免疫球蛋白进行移植前后抗病毒治疗,明显提高了 HBV 感染所致的重型肝炎患者肝移植的成功率。但因手术价格昂贵,供体来源困难,排异反应,继发感染等因素阻碍肝移植广泛应用。

(四) 并发症的防治

上消化道出血参照消化道出血相关处理,肝性脑病、肝肾综合征等并发症可参照肝硬化相关并发症处理。重症肝炎易继发感染,感染多发生于胆道、腹腔、呼吸道、泌尿道等部位,应及时根据细菌培养结果及临床经验选择抗菌药物。

(五) 预防

1. 控制传染源　急性患者应隔离至病毒消失。慢性患者及携带者应定期随访。现症感染者不能从事饮食业、幼托机构等职业或工种。对献血、捐献组织器官者严格筛选。

2. 切断传播途径　搞好环境和个人卫生,加强粪便、水源管理,做好食品卫生、食具消毒等工作。加强幼托保育单位及其他服务行业的监督管理,理发、刮脸、修脚、穿刺、纹身等用具应严格消毒。对各种医疗器械和用具实行严格消毒,提供使用一次性注射器、检查和治疗用具。加强血制品管理,每一个献血人员和每一个单元血液都要经过严格的检测。及时阻断母婴传播。

3. 保护易感人群　接种疫苗是最关键措施,现我国使用有甲型病毒性肝炎疫苗、乙型病毒性肝炎疫苗、戊型病毒性肝炎疫苗,丙型病毒性肝炎、丁型病毒性肝炎尚无特异性免疫预防措施。对于近期密切接触过甲型病毒性肝炎患者的易感者,可给予人丙种球蛋白注射以行免疫预防。乙型病毒性肝炎免疫球蛋白可用于母亲 HBsAg 阳性的新生儿及意外接触 HBV 感染者的血液、体液的易感者。

(武西芳)

第二十九章 肝硬化

肝硬化(hepatic cirrhosis)是由不同原因引起的一种慢性、进行性肝病，以肝脏弥漫性纤维化、假小叶和再生结节形成为特征。临床上可有多个系统受累，主要表现为肝功能减退和门静脉高压。晚期可出现消化道出血、肝性脑病、自发性腹膜炎等严重并发症。它是我国常见疾病和主要死亡病因之一，男性多于女性。其主要死亡原因是肝性脑病、消化道出血、继发感染、肝肾综合征等。

【病因及发病机制】

1. **病毒性肝炎** 病毒性肝炎是国内引起肝硬化的主要原因，占 50%～60%。其主要由乙型、丙型、丁型肝炎病毒感染的慢性肝炎演变而来。

2. **慢性酒精中毒** 长期大量饮酒，引起酒精性肝炎，进而引起肝细胞坏死及纤维组织增生，发展为肝硬化，为欧美国家发生肝硬化的主要原因，在我国近年来有上升趋势。

3. **非酒精性脂肪性肝病** 随着生活水平的不断提高，非酒精性脂肪性肝炎引发的肝硬化呈上升趋势，特别是合并代谢综合征者。

4. **长期胆汁淤积** 持续肝内淤胆或肝外胆管阻塞时可引起原发性或继发性胆汁性肝硬化。

5. **循环障碍** 慢性充血性心力衰竭、缩窄性心包炎、肝静脉和(或)下腔静脉阻塞、肝窦阻塞综合征或肝小静脉闭塞病，可致肝细胞长期淤血缺氧、坏死和结缔组织增生，最终导致淤血性肝硬化。

6. **遗传及代谢障碍** 由遗传性和代谢性疾病的肝脏病变逐渐发展而成肝硬化，称代谢性肝硬化。

7. **寄生虫病** 慢性血吸虫病可发展为肝硬化。

8. **其他** 如工业毒物或药物(长期服用某些药物如双醋酚酊、甲基多巴、四环素等，或长期反复接触某些化学毒物如磷、砷、四氯化碳等)、营养障碍(如慢性炎症性肠病、长期营养不良等)以及免疫紊乱均可引起肝硬化。

9. **原因不明** 发病原因一时难以肯定，称为隐源性肝硬化。

【病理及病理生理】

(一) 病理

1. **大体形态改变** 肝早期肿大,晚期缩小。肝的硬度增加,表面不平,呈弥漫性颗粒状或结节状,以及深浅不同的塌陷区。外观为棕黄色和灰褐色。

2. **组织学改变** 肝硬化的组织学演变过程包括4个方面:① 广泛的肝细胞变性坏死,肝小叶纤维支架塌陷。② 残存肝细胞不沿原支架排列再生,形成不规则状肝细胞团。③ 自汇管区和肝包膜有大量纤维结缔组织增生,形成纤维束,包绕再生结节或将残留肝小叶重新分割、改建称为假小叶。假小叶替代正常的肝脏结构是肝硬化已经形成的标志。④ 上述病理变化,可造成肝内血循环紊乱。肝内门静脉、肝静脉和肝动脉小支之间失去正常关系,并相互出现交通吻合支,这些严重的肝血循环障碍不仅是形成门静脉高压症的病理基础,且更加重肝细胞的营养障碍,促进肝硬化的进一步发展。早期肝纤维化可逆,到后期有再生结节形成时则不可逆。

根据结节形态可将肝硬化分为3类:① 小结节性肝硬化:硬化结节直径<3 cm,大小均匀,纤维间隔较窄,结节中间可有门静脉血管。常见于酒精性肝硬化。② 大结节性肝硬化:结节粗大不均,直径为3~5 cm,最大可达10 cm,结节由纤维分隔开,其中可含正常肝小叶。多见于肝炎后肝硬化。③ 混合性肝硬化:大、小结节均有,兼有大、小结节两型的病理特点,临床上绝大多数肝硬化均为此型。

(二) 病理生理

肝功能减退(失代偿)和门静脉高压(portal hypertension)是肝硬化发展的两大后果。

门静脉高压主要由门静脉系统阻力增加和门静脉血流量增多引起。肝纤维化及再生结节对肝窦及肝静脉的压迫导致门静脉阻力升高是门静脉高压形成的主要机械因素。肝硬化时因肝功能减退,肝脏对去甲肾上腺素等物质清除能力降低,交感神经兴奋,心脏兴奋性增加,心输出量及心率增加;各种因素导致多种血管活性因子失调,如胰高糖素和NO增加,产生扩血管作用,血管对缩血管物质的反应性降低,导致内脏血管扩张,形成心输出量增加、低外周血管阻力的高动力循环状态,此时内脏充血进而导致门静脉血流量增加是维持和加重门静脉高压的重要因素。根据导致门静脉血流阻力上升的部位可将门脉高压分为窦前性(如血吸虫性肝硬化)、窦性、窦后性(如布加综合征)3大类,而以窦性最常见。门静脉高压造成的后果主要包括:门-体侧支循环开放、脾大及腹水形成。

1. **门-体侧支循环开放** 门静脉压力增高,消化器官和脾脏的回心血流经肝受阻,促使门循环、体循环间建立交通支,临床上出现局部静脉曲张。主要侧支循环有:① 食管和胃底静脉曲张:门脉高压可导致门静脉系的胃左、胃短静脉与腔静脉系的奇静脉之间胃底和食管黏膜下静脉开放。静脉曲张最常见的部位见于食管下段2~5 cm处。该处浅静脉缺乏周围组织的支持,易发生破裂出血。近50%门静脉高压症患者可出现食管、胃底静脉曲张,其程度与肝功能损害的严重程度有关。② 腹壁静脉曲张,门静脉高压时脐静脉重新开放,通过腹壁静脉进入腔静脉,而形成腹壁静脉曲张。③ 痔静脉扩张,为门静脉系的直肠上静脉与下腔静脉系的直肠中、下静脉交通,可扩张为痔核。此外,肝与膈、脾与肾韧带、腹部器官与腹膜后组织间的静脉,也可形成侧支相互连接,从而形成临床上少见的异位静脉曲张。

2. **脾大** 门静脉压增高造成脾脏因长期淤血而肿大,脾索纤维组织增生,脾窦扩张,可表现为脾功能亢进,出现外周血白细胞、红细胞和血小板减少。

3. **腹水形成** 腹水形成的主要原因有：① 门静脉压力增高：门脉高压是腹水形成的主要机制。门静脉高压时，肝窦压升高，肝静脉回流受阻，血浆自肝窦壁渗透至窦旁间隙，致肝淋巴液生成增多，当超过胸导管引流的能力，迫使淋巴液自肝包膜及肝门淋巴管渗出至腹腔内。另外，门静脉压力 $>300~mmH_2O$ 时，内脏血管床静水压也增高，组织液回流减少而漏入腹腔。② 低蛋白血症：白蛋白 $<30~g/L$ 时，血浆胶体渗透压降低，致血液外渗。③ RAAS 活性增强：内脏动脉扩张，有效循环血容量不足，可继发性引起肾素血管紧张素醛固酮系统兴奋，交感神经活动增强，抗利尿激素分泌增多，致水重吸收增加。④ 其他血管活性物质分泌增多或活性增强：肝硬化时，其他血管活性物质如心房肽、前列腺素、血管活性肽等分泌增多及活性增强，使脾脏小动脉广泛扩张，促使静脉流入量增加，同时引起小肠毛细血管压力增大和淋巴流量增加，可产生钠潴留效应。⑤ 淋巴回流受阻：肝硬化时肝内血管阻塞，肝淋巴液生成增多，当回流的淋巴液超过胸导管的引流能力时，可引起腹水。如有乳糜管梗阻及破裂，形成乳糜性腹水。

肝功能减退（失代偿）和门静脉高压可引起的多系统、多器官受累所产生的症状和体征，进一步发展可产生一系列并发症。

对肾脏的影响：肾素—血管紧张素系统和肾交感神经兴奋，肾小球入球小动脉痉挛性收缩，导致肾血流量减少。如果肾血管极度收缩导致肾皮质灌注不足，产生急性肾损伤，称为肝肾综合征（hepatorenal syndrome，HRS）。初期未造成显著的组织学改变时，肾功能损伤可逆。但缺血长期持续存在则可导致肾小管变性坏死。如胆红素在肾小管沉积，形成胆栓，也可导致肾小管变性坏死。另外，HBV 抗原抗体循环免疫复合物形成免疫损伤，常造成膜性、膜增殖性和系膜增殖性肾小球肾炎及肾小球硬化。

对肺的影响：肝脏对肺部扩血管活性物质灭活能力降低，肺部 NO 增加，肺内血管扩张，尤其是肺前毛细血管及毛细血管扩张，影响氧分子向血管内弥散，使血红蛋白氧合障碍，引起低氧血症或肺泡—动脉氧梯度增加（大于 20 mmHg），称为肝肺综合征，患者可出现杵状指、发绀等症状。另外，肺动脉收缩、肺动脉内膜纤维化和微小血栓形成可产生继发性肺动脉高压，称为门脉性肺动脉高压，见于 2%～5% 的门脉高压患者。

对心脏的影响：肝硬化患者长期存在高动力循环状态，可导致心肌收缩和舒张功能不全，导致肝硬化性心肌病。

对中枢神经系统影响：肝功能损伤和（或）门—体侧支循环的存在，使肝脏对肠内吸收的有毒物质（氨、γ 氨基丁酸、食物中芳香族氨基酸的代谢产物等）清除功能减弱，和（或）大量门静脉血流不经肝脏而直接流入体循环。循环毒素突破血脑屏障，对脑功能产生损害，产生肝性脑病。

对内分泌系统的影响：主要为雌激素增多、雄激素减少，有时糖皮质激素也减少。肝功能减退时对雌激素的灭活功能减弱，致雌激素在体内堆积，通过负反馈抑制垂体前叶的分泌功能，从而影响垂体性腺轴或垂体肾上腺皮质轴的功能，导致雄激素和糖皮质激素减少，产生系列临床表现。另外，肝病时甲状腺 $5'$ 脱碘酶活性降低，甲状腺素（T_4）转化为三碘甲状腺原氨酸（T_3）减少，可致生化性低 T_3 综合征。可见 T_3、游离 T_3（FT_3）减低，而游离 T_4（FT_4）正常或偏高，严重者 T_4 也减低，反 T_3（rT_3）形成增加。由于肝脏糖原储备不足或对胰岛素分解代谢减弱，可致低血糖，而外周出现胰岛素抵抗，可引起肝源性糖尿病。

【临床表现】

肝硬化起病隐袭，发展缓慢，可潜伏 3～5 年或 10 年以上。临床上分为肝功能代偿期和失代偿期。

（一）代偿期

1. **症状**   较轻,缺乏特异性。可有乏力、食欲减退、消化不良、恶心、呕吐、腹胀等症状,部分患者可出现右上腹隐痛及腹泻。

2. **体征**   不明显,肝脏肿大及质地改变,轻度黄疸,部分患者伴脾肿大、肝掌和蜘蛛痣。

（二）失代偿期

1. **肝脏本身改变及肝功能减退的临床表现**   肝功能损害主要表现为肝脏合成蛋白功能下降(包括白蛋白、凝血酶原)、黄疸、内分泌失调及皮肤表现。

(1) 全身及肝脏表现:一般情况与营养状况较差,出现消瘦、纳减、乏力、精神不振、皮肤干燥,面色黝黑、暗淡、无光泽(肝病面容),可有不规则低热、夜盲及水肿等。半数以上患者有轻度黄疸,少数有中、重度黄疸,提示肝细胞有进行性或广泛坏死。肝脏触诊肿大或缩小,质硬、边钝,可有结节感;病变活动时可有触痛。

(2) 消化道症状:有食欲减退甚至厌食,进食后常感上腹饱胀不适、恶心或呕吐,对脂肪和蛋白质耐受性差,稍进油腻肉食就易引起腹泻,患者因腹水和胃肠胀气而终日腹胀难受。上述症状产生的原因与肝硬化门静脉高压时胃肠道淤血水肿、消化吸收障碍和肠道菌群失调等有关。

(3) 出血倾向和贫血:牙龈、鼻腔出血,皮肤和黏膜有紫癜或瘀点,以及胃肠出血等倾向,与肝合成凝血因子减少、脾功能亢进和毛细血管脆性增加有关。患者常有不同程度的贫血,常由营养不良、肠道吸收障碍、胃肠失血和脾功能亢进等因素引起。

(4) 内分泌紊乱:雌激素在体内堆积,雄激素和糖皮质激素减少,致男性患者出现性欲减退、睾丸萎缩、乳房发育和阴毛分布呈女性化等;女性表现性欲减退、月经紊乱或闭经以及乳房萎缩等。患者面部、颈、上胸、肩背和上肢等上腔静脉引流区域出现的蜘蛛痣,以及在手掌大鱼际、小鱼际和指端腹侧部位的红斑(称为肝掌),也与雌激素水平增高有关。糖皮质激素减少时患者面部(尤其是眼眶周围)及其他暴露部位可见皮肤色素沉着。

2. **门静脉高压症的表现**   脾大、侧支循环的建立与开放、腹水是门静脉高压症的三大临床表现。

(1) 脾大:35％～50％的患者有脾肿大,多为轻、中度肿大,部分可达脐下。上消化道大出血时脾可短暂缩小,甚至不能触及。脾周围炎、脾梗死时可有左上腹疼痛。脾大时常伴脾功能亢进,外周血白细胞、红细胞和血小板计数均可减少。

(2) 侧支循环的建立与开放:侧支循环开放对门静脉高压症的诊断有特征性意义。常见的有食管与胃底静脉曲张、腹壁与脐周静脉曲张、痔静脉曲张及腹膜后组织间隙静脉曲张。

(3) 腹水:是肝硬化失代偿期最突出的临床表现。腹水出现时患者常有腹胀。大量腹水使腹部膨隆,腹壁绷紧发亮,状如蛙腹,患者行走困难,有时膈显著抬高而出现端坐呼吸和脐疝。部分患者伴有胸腔积液,多见于右侧,系腹水通过膈淋巴管或经瓣性开口进入胸腔所致,也可能同低蛋白血症引起的胸膜毛细血管胶体渗透压降低及奇静脉、半奇静脉压力增高等因素有关,称为肝性胸水。

（三）并发症

1. **上消化道出血**   为最常见的并发症,严重时常导致死亡。多突然发生呕血和黑便,往往引起低血容量性休克或诱发肝性脑病。食管与胃底静脉曲张破裂引起的出血占肝硬化患者上消化道出血的 80％左右；门脉高压性胃病(门静脉高压引起的食胃黏膜血管扩张、充血、水肿)和伴发的消化道溃疡也是肝硬化合并上消化道出血的常见原因。因此，在大出血暂停、血压稳定后，急诊胃镜检查可以明确出血部位和鉴别出血原因。

2.肝性脑病　为肝硬化晚期最严重的并发症。急性上消化道出血、大量放腹水、利尿、感染、电解质紊乱、低血糖、手术麻醉、高蛋白质饮食等是常见的诱发因素。根据意识障碍程度、神经系统表现及脑电图改变，可分为 4 期：① 一期(前驱期)：轻度性格改变和行为失常，如欣快、激动或淡漠少言，衣冠不整或随地便溺，可有扑翼样震颤。脑电图多正常。② 二期(昏迷前期)：以意识错乱、睡眠障碍、行为失常为主。定向力和理解力减退，言语不清，书写障碍，举止反常，多有睡眠时间倒错、昼睡夜醒，甚至有幻觉、恐惧、狂躁，可有扑翼样震颤。脑电图有特征性异常。③ 三期(昏睡期)：以昏睡和精神错乱为主。大部分时间患者呈昏睡状态，但可唤醒，醒时尚可应答问话，但常有神志不清和幻觉，肌张力增高，四肢被动运动时常有抵抗力。脑电图有异常波形。④ 四期(昏迷期)：神志完全丧失，不能唤醒，各种反射消失，肌张力降低。脑电图明显异常。

3.肝肾综合征　其临床表现为少尿或无尿，在没有休克、持续细菌感染、失水和使用肾毒性药物情况下，血清肌酐＞132.6 μmol／L 或 24 h 肌酐清除率＜40 ml／min。并且在停用利尿剂和用 1.5 L 血浆扩容后，肾功能没有稳定持续的好转。诊断时需要排除尿路梗阻造成的少尿无尿。尿蛋白＜500 mg／d 是肝肾综合征与其他肾实质疾病的重要鉴别要点。

4.原发性肝癌　并发原发性肝癌者多在大结节性或大小结节混合性肝硬化的基础上发生，如短期内出现肝脏迅速增大、持续性肝区疼痛、肝表面发现肿块或腹水呈血性等，应怀疑并发原发性肝癌。

5.感染　肝硬化患者免疫功能较弱，肠道细菌过度产生，肠壁通透性增加，肠壁局部免疫防御功能下降，使肠腔内细菌经过肠系膜淋巴结进入循环系统产生菌血症，引发细菌感染，如肺炎、胆道感染、大肠埃希菌败血症和自发性腹膜炎。自发性腹膜炎是肝硬化等终末期肝病患者常见并发症(40％～70％)，可迅速发展为肝肾功能衰竭，致使病情进一步恶化，是肝硬化等终末期肝病患者死亡的主要原因之一。约 1/3 的患者具有典型腹膜炎的症状与体征。一般起病较急，表现为腹痛、腹水迅速增长，体格检查发现轻重不等的全腹压痛和腹膜刺激征；大部分患者无典型的腹膜炎症状与体征，可表现为顽固性腹水、休克、肝性脑病等。对可疑细菌感染经抗菌治疗无效的发热，或原因不明的肝功能衰竭、脓毒血症不典型的症状、长时间低血压并且对扩容复苏无反应的腹水患者，要警惕自发性腹膜炎。

6.其他　如电解质和酸碱平衡紊乱、肝源性糖尿病、肝肺综合征、肝硬化性心肌病等。

【辅助检查】

(一)实验室检查

1.肝功能检查　代偿期大多正常或轻度异常。失代偿期患者多有较全面的损害，血清结合胆红素与总胆红素含量均有不同程度的升高。氨基转移酶常有轻、中度增高，一般以 ALT 升高为主，肝细胞严重坏死时 AST 活力高于 ALT，胆固醇酯常低于正常。血清白蛋白降低，白蛋白／球蛋白比例降低或倒置。肝纤维化的血清学指标升高。凝血酶原时间在代偿期正常，失代偿期则有不同程度的延长。

2.病毒标记物　病因为病毒性肝炎者，乙型、丙型或乙型加丁型肝炎病毒标记呈阳性。

3.血清　AFP 可增高，若＞500 μg／L 或持续升高，应考虑合并肝癌的可能。

4. 免疫功能检查

(1) 细胞免疫检查：半数以上 T 细胞数低于正常,CD3、CD4 和 CD8 细胞均降低。

(2) 体液免疫检查：IgG、IgA 均升高,一般以 IgG 升高为著,与 γ 球蛋白增高相平行。

(3) 自身抗体：部分患者还可出现非特异性自身抗体,如抗核抗体、抗平滑肌抗体等。

5. 三大常规 代偿期血常规多正常,失代偿期有轻重不等的贫血。脾功能亢进时白细胞、红细胞和血小板计数均减少。代偿期尿常规一般无变化。有黄疸时可出现胆红素,并有尿胆原。消化道出血时可见黑便或血便,门静脉高压性胃病引起的慢性出血可见隐血试验阳性。

(二) 影像学检查

1. 超声检查 腹部超声检查可反映肝硬化和门静脉高压的严重程度。可见肝脏表面凸凹不平,肝叶比例失调,肝实质回声不均匀,脾大,门静脉增宽,以及腹水情况,也有助于早期发现原发性肝癌。

2. CT 和 MRI 检查 可显示早期肝脏肿大,晚期肝左、右叶比例失调,肝表面不规则,脾肿大,出现腹水。多排螺旋 CT 可作为筛查门静脉高压症食管胃静脉曲张的无创性检查方法,尤其对较大静脉曲张的诊断敏感度和特异度均较高。CT 门静脉血管成像和磁共振血管成像可清晰显示门静脉主干及其分支与侧支循环,但在 GOV 分级方面,与内镜检查之间尚不具有很好的相关性。

3. 放射性核素显像 早期肝影增大,晚期则缩小,影像普遍变淡、稀疏,分布不均匀;脾脏多明显肿大。

4. 上消化道钡餐摄片 食管静脉曲张时行食管吞钡 X 线检查显示虫蚀样或蚯蚓状充盈缺损,以及纵行黏膜皱襞增宽;胃底静脉曲张时可见菊花样充盈缺损。

(三) 特殊检查

1. 腹水检查 一般为淡黄色漏出液。如并发自发性腹膜炎,则透明度降低,比重增高,白细胞增多。

2. 内镜检查 内镜检查可直接观察静脉曲张的部位、程度与范围,是目前筛查是否存在静脉曲张及评估曲张的静脉破裂出血危险性的主要方法。初次确诊肝硬化的患者应常规进行胃镜筛查,并根据病情轻重定期随访,失代偿的患者建议 0.5~1 年随访 1 次胃镜。并发上消化道出血时,在出血间歇及血液动力学稳定的情况下(12~24 h)进行食管胃十二指肠镜检查可确定出血的部位和原因,必要时行镜下止血。食管胃底静脉曲张破裂出血镜下可见破裂处活动性出血(渗血、喷血),或在未发现其他部位有出血病灶但有明显静脉曲张的基础上发现有血栓头。

3. 肝穿刺活检 肝活组织检查可明确诊断及病理分类。尤其是对于代偿性肝硬化患者,是明确诊断的唯一方法。若见有假小叶形成,可确诊为肝硬化。

4. 腹腔镜检查 可直接观察肝外形、表面、色泽、边缘及脾等改变。直视下对病变明显处做穿刺活检对鉴别肝硬化、慢性肝炎、原发性肝癌以及明确肝硬化的病因有帮助。

5. 肝硬度检测 瞬时弹性成像技术通过量化肝脏硬度值来判断慢性肝病肝纤维化程度。无或 1 级纤维化<7.3 kPa;显著肝纤维化(3~4 级)>12.4 kPa;>17.5 kPa,诊断肝硬化的特异性>90%。

【诊断策略】

(一) 诊断依据

依据病史、症状及体征、肝功能检查及影像学检查做出诊断,必要时可行肝活检。

（二）鉴别诊断

1. 与表现为肝肿大的疾病鉴别　应与慢性肝炎、原发性肝癌、脂肪肝或血吸虫病，以及某些累及肝的代谢性疾病和血液病等鉴别。

2. 表现为脾肿大的疾病鉴别　应与慢性粒细胞白血病、特发性门静脉高压症及疟疾相鉴别。

3. 与引起腹水和腹部胀大的疾病鉴别　应与充血性心力衰竭、结核性腹膜炎、慢性肾小球肾炎或腹腔内肿瘤等鉴别。

4. 与肝硬化并发症的鉴别　肝性脑病应与低血糖、尿毒症、糖尿病酮症酸中毒等引起的意识障碍鉴别。肝肾综合征应与慢性肾小球肾炎、急性肾小管坏死鉴别。

（三）病情评估

1. 肝功能评估　由于肝功能指标与肝脏健康的不一致性，所以肝功能的评估应结合患者的症状、体征、影像检查及病理综合判断。目前多采用 Child-Pugh 评分（表 29-1）对肝脏储备功能进行分级评估。分数越高，肝脏储备功能越差。

表 29-1　肝脏储备功能 Child-Pugh 评分

观察指标	分数		
	1	2	3
肝性脑病（期）	无	I～Ⅱ	Ⅲ～Ⅳ
腹水	无	少	多
胆红素（μmol/L）	<34	34～51	>51
白蛋白（g/L）	>35	28～35	<28
PT 延长时间（>对照秒）或 INR	<4 <1.7	4～6 1.7～2.3	>6 >2.3

表 29-2　肝脏储备功能分级与预后

分级	评分	1～2 年存活率（%）
A	5～6	100～85
B	7～9	80～60
C	10～15	45～35

2. 门脉高压评估　门静脉高压的评估分有创和无创两种检测方式，有创性检测中肝静脉压力梯度（hepatic venous pressure gradient, HVPG）是评估门静脉压力的"金标准"，但由于其有创伤性、费用高、难以重复，不作为常规检测方法。无创性检测主要包括血清学指标、影像学指标。

（四）诊断思路

完整的诊断应包括病因、病理、功能和并发症 4 个部分，见图 29-1。

【治疗策略】

主要是预防和治疗肝硬化的并发症。关键在于早期诊断，针对病因和加强一般治疗，延缓病情发展，延长其代偿期；失代偿期主要是对症治疗，改善肝功能及并发症治疗。

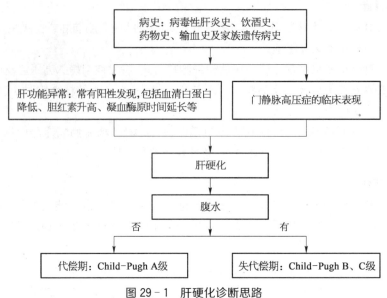

图 29-1 肝硬化诊断思路

(一) 一般治疗

肝硬化代偿期患者宜减少活动;失代偿期患者应卧床休息为主。每日摄入热量应在 2 000 cal 以上,以补充碳水化合物为主。肝硬化低蛋白血症时应补充优质蛋白质及维生素,蛋白质 1～1.2 g/(kg·d),明显肝性脑病时蛋白应限制在 0.5 g/(kg·d)内。

(二) 保护肝细胞

1. 保肝药 常用药物有水飞蓟宾、秋水仙碱等。由于需长期服用,应注意胃肠反应及粒细胞减少的副作用。

2. 维生素 B 族维生素有防止脂肪肝和保护肝细胞的作用。维生素 C 具有促进代谢和解毒的作用。维生素 E 具有抗氧化和保护肝细胞的作用。

(三) 抗病毒治疗

乙型病毒性肝炎后肝硬化患者均需要长期甚至终身口服抗病毒效力强不易耐药的核苷酸类似物,如阿德福韦酯、恩替卡韦等。对于丙型病毒性肝炎进行性肝纤维化和失代偿期肝硬化,首选新一代口服直接抗病毒药物。

(四) 腹水治疗

肝硬化腹水的治疗目标是:腹水消失或基本控制,改善临床症状,提高生活质量,延长生存时间。避免应用肾毒性药物。非甾体抗炎药(如布洛芬、阿司匹林等),可致肾脏前列腺素合成从而减少肾血流灌注,增加出现急性肾衰竭、低钠血症等风险,ACEI 和 ARB 类药物可引起血压降低,肾功能损伤;氨基糖苷类抗菌药物可增加肾毒性;造影剂有可能加重肾功能异常患者肾脏损伤的风险。以上药物肝硬化腹水患者均应慎用,尤其在使用利尿剂时。

1. 一线治疗 包括病因治疗;合理限盐及应用利尿药物、避免应用肾毒性药物。

(1) 限制水、钠的摄入:肝硬化腹水的形成一般都有水钠潴留,每克钠盐可潴留 200 ml 的液体,限制钠盐的摄入可减轻或终止腹水的产生。一般每日限制钠盐量在 2 g 以下。如有稀释性低钠血症、难治性腹水,则应严格控制每日进水量在 500 ml。

(2) 利尿剂:利尿药物是治疗肝硬化腹水的主要方法,常用的利尿药物种类有醛固酮拮抗剂、袢利尿剂及血管加压素 V_2 受体拮抗剂等。螺内酯为潴钾利尿药,不良反应为高钾血症、男性乳房发育胀痛,女性月经失调,行走不协调等。螺内酯起始剂量为 $40\sim80$ mg/d,每 $3\sim5$ d 阶梯式递增剂量,常规用量上限为 100 mg/d,最大剂量不超过 400 mg/d。呋塞米为袢利尿剂,有排钾利尿作用。推荐起始剂量 $20\sim40$ mg/d,每 $3\sim5$ d 可递增 $20\sim40$ mg。呋塞米常规用量上限为 80 mg/d,每日最大剂量可达 160 mg。不良反应为体位性低血压、低钾、低钠、心律失常等,单独使用时应同时服用氯化钾。对轻度腹水患者可单独使用一种利尿剂,首选螺内酯。疗效不佳或腹水较多的患者,联合应用螺内酯和呋塞米。

2. 二线治疗

(1) 合理应用其他利尿药物:当常规利尿药物(呋塞米 40 mg/d,螺内酯 80 mg/d)治疗应答差者,可应用托伐普坦。托伐普坦为高度选择性血管加压素 V_2 受体拮抗剂,可以竞争性结合位于肾脏集合管主细胞上的 V_2 受体,减少集合管对水的重吸收,从而改善肝硬化腹水、稀释性低钠血症及周围组织水肿,且该药几乎不影响心脏、肾脏功能。有可能成为治疗肝硬化腹水特别是伴低钠血症者的新方法。需根据服药后 8 h、24 h 的血钠浓度与尿量调整剂量。

(2) 补充人血白蛋白及放腹水:提高血浆胶体渗透压对肝功能恢复和腹水消退有利。可定期少量、多次静脉输注鲜血或白蛋白。放腹水疗法仅限于利尿剂治疗无效或由于大量腹水引起呼吸困难者。大量放腹水的主要并发症有严重水和电解质紊乱,诱发肝性脑病、肝肾综合征。

(3) 合理应用缩血管活性药物:内脏血管扩张是肝硬化腹水,特别是顽固型腹水或大量放腹水后发生循环功能障碍关键因素。在大量腹腔放液后给予特利加压素联合人血白蛋白可以有效预防大量放腹水后循环功能障碍及肝肾综合征。特利加压素的禁忌证为孕妇及未控制的高血压;相对禁忌证包括缺血性心血管疾病等。不良反应为腹部绞痛、大便次数增多、头痛和动脉压增高等。特利加压素不良反应与剂量及静脉点滴速度有关。

(4) 经颈静脉肝内门体分流术(TIPS):经颈静脉穿刺,在肝静脉和肝内门静脉分支之间,创建一个减压通道降低门静脉高压的方法。TIPS 优点是微创手术,但也可发生分流道再狭窄或闭塞和肝功能受损,易诱发肝性脑病。适用于难治性腹水患者。

3. 三线治疗　包括肝移植、腹水浓缩回输或肾脏替代治疗、腹腔 α 引流泵或腹腔静脉 Denver 分流等。

(五) 食管胃底静脉曲张破裂出血的防治

食管胃底静脉曲张破裂出血是肝硬化的严重并发症和主要死亡原因,应采取急救措施。

1. 一般治疗　生命体征不稳定的患者予以重症监护,少量出血,生命体征稳定的患者可在普通病房观察。禁食、静卧、严密观察生命体征及出血情况。

2. 血容量的恢复　保持有效静脉通路(至少 2 条),以便快速补液输血。根据出血程度确定扩容的量和性质。避免仅用盐溶液补足液体,从而加重或加速腹水或其他血管外部位液体的蓄积。必要时应及时补充血浆和血小板等。予以输血使血红蛋白维持在 6 g/dl 以上。但当避免过度输血或输液,否则可能导致继续或重新出血,有效血容量恢复的指征:① 收缩压 $90\sim120$ mmHg。② 脉搏 < 100 次/min。③ 尿量 > 17 ml/h。④ 临床表现为神志清楚或好转,无明显的脱水貌。而具有以下表现之一提示出血尚未控制:在药物治疗或内镜治疗后 ≥ 2 h,出现呕吐新鲜血液或鼻胃管吸出超过 100 ml 新鲜血液;发生失血性休克;未输血情况下,在任意 24 h 期间,血红蛋白下降 30 g/L(血细胞比容降低约 9%)。

3. 降低门静脉压力 可选择血管加压素及其类似物(特利加压素)或 14 肽生长抑素及其类似物(奥曲肽)。必要时可以联用。注意,急性出血期禁用 β 受体阻滞剂。

血管加压素是治疗急性静脉曲张出血最常用的内脏血管收缩剂。人工合成的血管加压素为 9 肽,通过激活血管平滑肌 V_1 受体,增加肠系膜血管及周围血管的阻力,使平均动脉压增加,心输出量减少,从而导致门静脉血流减少,门静脉压力下降;对窦性及窦后血管阻力无影响。血管加压素持续静脉滴注 0.2~0.4 U/min,最大速度为 0.8 U/min,随剂量的增加全身不良反应增加;如果出血停止,剂量逐渐减少,应每 6~12 h 减 0.1 U/min,疗程一般为 3~5 d。首次控制出血率为 50%~60%,但停药 24~48 h 再出血率高达 45%,约 1/3 患者出现明显的不良反应,多与血管加压素强有力的收缩血管作用有关,包括心脏和外周血管缺血表现,如心律失常、心绞痛、心肌梗死、高血压、肠缺血。联合硝酸甘油(40 μg/min,需维持收缩压>90 mmHg)可以减少血管加压素的不良反应。

三苷氨酰赖氨酸加压素(特利加压素)是人工合成的血管加压素缓释剂,由于其缓慢释放机制,不需要持续静脉给药。该药直接作用肠系膜血管 V_1 受体,具有活性的血管加压素浓度低,故其不良反应少而轻。用法:1 mg,每 4 h 一次,静脉注射或持续点滴,首剂可加倍。出血控制后,维持治疗是 1 mg,每 12 h 一次,疗程 3~5 d。控制出血率为 80%~85%,对于特利加压素控制失败的患者可联用生长抑素及其类似物。

14 肽生长抑素及其类似物(奥曲肽)影响门静脉高压症血液动力学机制尚不完全清楚,但临床观察结果显示生长抑素及其类似物与特利加压素在控制急性静脉曲张出血的疗效相似。用法:14 肽生长抑素 250~500 μg/h、奥曲肽 25~50 μg/h 持续静脉滴注,一般使用 3~5 d。

4. 抗生素的应用 活动性出血时常存在胃黏膜和食管黏膜炎症水肿,因此 20% 左右肝硬化急性静脉曲张出血患者 48 h 内可能发生细菌感染,且早期再出血及病死率与未能控制的细菌感染有关。另外,内镜检查前 8 h,预防性应用抗生素可减少菌血症和自发性细菌性腹膜炎的发生。肠来源的需氧革兰阴性杆菌是最常见的病原菌,因此,对肝硬化急性静脉曲张破裂出血的患者应短期使用抗生素,首选头孢三代类抗生素,若过敏则选择喹诺酮类抗生素,如左旋氧氟沙星、莫西沙星等,一般疗程 5~7 d。

5. 质子泵抑制剂的应用 当胃液 pH<5 时,使用质子泵抑制剂可以提高止血成功率,减少内镜治疗后溃疡及近期再出血率,可作为合并胃黏膜病变或内镜治疗后的辅助治疗。一般情况下,可用奥美拉唑、埃索美拉唑、泮托拉唑等,40~80 mg/d,静脉滴注。

6. 内镜治疗与经颈静脉肝内门体分流术(TIPS) 内镜下静脉套扎、硬化剂注射、喷洒或注射药物可达到止血目的。生长抑素及其类似物、特利加压素辅助内镜治疗,可提高内镜治疗的安全性和效果,降低内镜治疗后近期再出血率,一般应用不超过 72 h。

食管静脉曲张大出血常规药物及内镜下治疗效果不佳;终末期肝病等待肝移植术期间静脉曲张出血;Child 评分 B 或<14 分的 C 级患者,在行最初的内镜或药物止血后 72 h(最好 24 h 内)可考虑行 TIPS 治疗。

7. 三腔二囊管压迫止血 三腔二囊管压迫止血可作为药物或内镜治疗失败或无条件进行急诊内镜或 TIPS 治疗的挽救治疗方法,待血液动力学稳定后行 TIPS 或再次内镜下治疗。压迫止血可使 80%~90% 出血的病例得到控制,但再出血率高达 50% 以上,并且患者痛苦大,并发症多,如吸入性肺炎、气管阻塞、胃底黏膜压迫坏死再出血等。三腔二囊管压迫时间不得超过 24 h,需根据病情 8～24 h 放气囊 1 次,拔管时先放气,气囊放气后观察 24 h,若无活动性出血即可拔管。

8. **手术止血**　对于经上述治疗出血不止,Child-Pugh A/B 级者可行急诊手术治疗。

9. **预防再出血**　早期再出血指出血控制后 72 h～6 周出现活动性出血。迟发性再出血指出血控制 6 周后出现活动性出血。提示再出血的征象有:① 出血控制后再次有临床意义的活动性出血事件(呕血、黑便或便血)。② 收缩压降低>20 mmHg 或心率增加>20 次/min。③ 在没有输血的情况下血红蛋白下降>30 g/L。首次食管、胃底静脉曲张破裂出血停止后,1～2 年内再次出血发生率为 60%～70%,病死率高达 33%。因此,预防再次出血至关重要为预防再出血,对既往有食管静脉曲张出血史或急性出血 5 d 后可开始二级预防治疗。口服非选择性 β 受体阻滞剂如普萘洛尔、卡维地洛可降低肝内血管阻力。对于 β 受体阻滞剂应答差或不能耐受者,可改用或联合使用内镜对曲张静脉注射硬化剂或静脉套扎术。无内镜条件时也可联用单硝酸异山梨酯等降低门静脉压力的药物。长效生长抑素可用于二级预防,能有效降低肝静脉压力梯度。

(六) 肝性脑病的防治

主要针对原发病特点,尽可能改善肝功能,确定并消除诱因,减少肠源性毒物的生成及吸收。

1. **去除诱因**　如上消化道出血,感染,水、电解质和酸碱平衡失调,大量放腹水等。

2. **减少肠道氨源性毒物的生成和吸收**　可限制蛋白质摄入,以碳水化合物为主要食物,病情改善后应逐日增加蛋白质的供给量。口服 25% 硫酸镁、乳果糖导泻,或用生理盐水、弱酸性溶液清洁灌肠,清除肠内积血或其他含氮物质,减少氨的产生和吸收。口服利福昔明、甲硝唑等广谱抗生素,以抑制肠道产尿素酶的细菌,减少氨的生成。含双歧杆菌、乳酸杆菌的益生菌制剂可调节肠道菌群结构,抑制产氨、产尿素酶细菌的生长,减少氨的生成。

3. **促进体内氨的代谢**　L-鸟氨酸-L-天冬氨酸,是一种鸟氨酸和天冬氨酸的混合制剂,可以促进脑、肾利用,消耗氨以合成谷氨酸和谷氨酰胺,从而降低血氨,减轻脑水肿。

4. **调节神经递质**　支链氨基酸抑制性神经递质竞争进入脑内,平衡氨基酸代谢,提供能量,增加支链氨基酸比值,使血浆氨基酸谱正常化。GABA/BZ 复合受体拮抗剂,可以拮抗内源性苯二氮䓬所致的神经抑制,并有促醒作用。注射用氟马西尼,0.5～1 mg 静脉注射,或 1 mg/h 持续静脉滴注。该药起效快,但维持时间很短,通常在 4 h 以内。

5. **其他对症治疗**　纠正水、电解质和酸碱平衡失调,抗感染,防治脑水肿,保持呼吸道通畅等。

(七) 自发性腹膜炎的治疗

并发自发性腹膜炎和败血症后,常加速肝脏损害,应积极加强支持疗法和抗菌药物的应用。强调早期、足量和联合应用抗生素,一经诊断立即进行,不能等待腹水或血液细菌培养报告后才开始治疗。主要选用针对革兰阴性菌并兼顾革兰阳性菌的抗菌药物,如氨苄西林、头孢噻肟钠、头孢他啶、头孢曲松、环丙沙星等,选择 2～3 种联合应用,根据治疗效果和细菌培养结果再作调整。由于本病易复发,用药时间不得少于 2 周。

(八) 肝移植

对于各种不可逆的终末期肝病,肝移植是一种公认的有效治疗方法。

(武西芳)

第三十章 原发性肝癌

导学

1. 掌握：原发性肝癌的病因、临床表现、诊断依据与鉴别诊断要点、治疗原则。
2. 熟悉：原发性肝癌的发病机制、病理生理特点、辅助检查特点、病情评估。
3. 了解：原发性肝癌的流行病学、预后和预防。

原发性肝癌（primary liver carcinoma）是指发生于肝细胞或肝内胆管细胞的恶性肿瘤，是我国第 4 位的常见恶性肿瘤及第 3 位的肿瘤致死病因。本病发病率有明显地区性，亚洲、非洲南部发病率高，而北欧、北美则较低。我国沿海地区发病率高于内地，广西扶绥、江苏启东、福建是高发地区。本病多见于中年男性，男女之比在高发区为 3～4∶1，低发区为 1～2∶1。根据 2018 年公布的 CONCORD-3 数据，2010—2014 年我国肝癌患者 5 年生存率为 14.1%（13.6%～14.7%），严重危害我国人民的生命健康。

【病因及发病机制】

肝癌的发病机制迄今尚未完全明确，根据流行病学调查目前认为可能与下列因素有关。

1. **病毒性肝炎** 病毒性肝炎是原发性肝癌诸多致病因素中最主要的病因。目前比较明确与肝癌有关的病毒性肝炎包括乙型、丙型和丁型三种，其中慢性乙型病毒性肝炎是亚洲（日本除外）和非洲肝细胞癌发生的主要危险因素。我国约 90% 的肝癌患者有乙型肝炎病毒（hepatitis B virus，HBV）的感染背景，其发病机制可能是 HBV 引起肝细胞损害后，HBV-DNA 整合到宿主损伤的肝细胞 DNA 中，从而改变肝细胞的基因表达导致癌变。慢性丙型病毒性肝炎以及酒精等是西方国家及日本肝细胞癌发生的主要危险因素。

2. **黄曲霉毒素** 黄曲霉毒素 B_1 是动物肝癌的强致癌剂，动物实验发现，被黄曲霉菌污染的霉变玉米和花生可以导致肝癌。流行病学调查显示，在东南亚、非洲以及我国肝癌高发区，粮油、食品受黄曲霉毒素 B_1 污染较重。

3. **肝硬化** 大多数肝细胞癌患者同时合并肝硬化，多数是由乙型病毒性肝炎、丙型病毒性肝炎发展而成的结节性肝硬化，部分患者同时合并酒精性肝硬化，后者为西方国家肝癌重要的高危因素。

4. **其他** 池塘中的蓝绿藻产生的藻类毒素可污染水源，可能与肝癌发生有关；华支睾吸虫感染可刺激胆管上皮增生而产生胆管细胞癌；其他化学物质如亚硝胺类、偶氮芥类、有机氯农药、酒精中毒等均是导致肝癌的危险因素。

【病理及病理生理】

(一) 按大体形态分类

1. **块状型**　最常见,直径≥5 cm,可呈单个、多个或融合成块,若直径≥10 cm称巨块型。

2. **结节型**　为大小和数量不等的癌结节,直径<5 cm,分单结节、多结节和融合结节3个亚型,常伴有肝硬化。若单个结节<3 cm,或相邻两个癌结节直径之和<3 cm者称为小肝癌。小肝癌一般癌细胞分化较好,恶性程度低,癌周有较多淋巴细胞浸润,包膜多完整,癌栓发生率低,肝硬化程度轻,预后较好。

3. **弥漫型**　最少见,癌结节小,弥散分布于整个肝脏,有时与肝硬化结节难以区别,患者常因肝功能衰竭而死亡。

(二) 按组织病理学分类

1. **肝细胞型**　癌细胞由肝细胞发生而来,此型约占原发性肝癌的90％。

2. **胆管细胞型**　癌细胞由胆管细胞发生而来,此型少见。

3. **混合型**　少见,上述两型同时存在,或呈过渡形态。

4. **特殊类型**　罕见,包括纤维板层型肝癌、透明细胞癌等。

(三) 转移途径

1. **肝内转移**　肝癌组织有丰富的血窦,因此肝内血行转移发生最早、最常见,癌细胞可向血窦生长进而侵犯门静脉分支并形成癌栓,导致肝内多发性转移灶;门静脉主干的癌栓还可阻塞门静脉,引起门静脉高压和顽固性腹水。

2. **肝外转移**　① 血行转移:肝癌细胞通过肝静脉进入体循环转移至全身其他部位,最常见的为肺转移,此外还可累及肾上腺、骨、肾、脑等器官。② 淋巴结转移:以肝门淋巴结最多见,此外也可转移至主动脉旁、脾、胰及锁骨上淋巴结。③ 直接蔓延:浸润至邻近腹膜及器官组织如膈肌、结肠肝曲、横结肠、胆囊、胃小弯等。④ 种植转移:发生率低,如种植于腹膜可形成血性腹水,女性患者尚可种植于盆腔形成卵巢肿块。

【临床表现】

原发性肝癌起病隐匿,早期症状常不明显,经筛查而检出的早期患者常无任何临床症状或体征;因出现症状而自行就医的患者多数已属中、晚期。

(一) 症状

1. **肝区疼痛**　最常见,多为肝区持续性钝痛或胀痛,这是由于肿瘤快速生长使肝包膜被牵拉所致;如果肿瘤生长缓慢也可无疼痛或仅有轻微的钝痛。疼痛部位与肿瘤位置有关:肝右叶肿瘤多表现为右季肋区疼痛;肝左叶肿瘤常常被误诊为胃部疾病;如病变侵犯膈肌,疼痛常牵涉至右肩。肝表面的肿瘤破裂出血时可致剧烈腹痛和腹膜刺激征,出血量大时可导致休克。

2. **消化道症状**　可由肿瘤压迫、腹水、胃肠道瘀血水肿、肝功能损害引起,如食欲减退、食后饱胀、腹胀、恶心、呕吐、腹泻等。

3. **恶性肿瘤的全身表现**　如进行性消瘦、乏力、发热、营养不良和恶病质等。

4. **伴癌综合征**　伴癌综合征是由于肿瘤本身代谢或内分泌异常,或肿瘤组织对机体产生影响而引起代谢或内分泌异常导致的症候群。以自发性低血糖、红细胞增多症常见,其他还包括高钙血症、高脂血症、类癌综合征、血小板增多、高纤维蛋白原血症等。

5. **转移灶引起的症状** 如肺转移时可出现咳嗽、咯血、呼吸困难等,胸腔转移可出现血性胸水;骨骼或脊柱转移时可有局部疼痛或神经压迫症状;颅内转移时可出现相应的定位症状或体征,颅内高压可导致剧烈头痛,甚至脑疝而突然死亡。

(二) 体征

1. **进行性肝肿大** 为中晚期肝癌的主要体征,肝脏质地坚硬,表面凹凸不平呈结节状,边缘不规则,常伴不同程度的压痛;如肿瘤位于肝实质内,肝表面可光滑,伴或不伴有明显压痛;肝右叶膈面肿瘤可使右侧膈肌明显抬高。

2. **脾肿大** 常为合并肝硬化所致,肿瘤压迫或门静脉内癌栓也可引起瘀血性脾肿大。

3. **腹水** 若腹水为肝硬化或门静脉癌栓、肝静脉癌栓所致,腹水常为草黄色;若肿瘤侵犯或转移至腹膜,常为血性腹水。

4. **黄疸** 多为晚期征象。肿瘤广泛浸润可引起肝细胞性黄疸;肿瘤侵犯胆管或肿大淋巴结压迫胆管可引起梗阻性黄疸。

5. **其他** 肿瘤本身血管丰富、肿瘤压迫大血管时可出现肝区血管杂音;肿瘤侵及包膜时可出现肝区摩擦音,肝外转移时可出现相应部位的体征。

(三) 并发症

1. **消化道出血** 约占肝癌死亡原因的 15%。合并肝硬化或合并门静脉、肝静脉癌栓者可因门静脉高压导致食管胃底静脉曲张破裂出血;胃肠道黏膜糜烂、凝血功能异常也可导致消化道出血。

2. **肝性脑病、肝肾综合征** 肝癌终末期可以发生肝功能不全甚至肝功能衰竭,进而引起肝肾综合征,出现少尿、休克、电解质紊乱、酸碱失衡;肝性脑病常因消化道出血、大量利尿、电解质紊乱、继发感染等诱发,为肝癌终末期死亡的常见原因。

3. **肝癌结节破裂出血** 肝癌组织坏死液化可自发破裂,亦可因外力而导致破裂。若肿瘤出血限于包膜下,可出现疼痛急性加重,肝脏迅速增大等表现;若破入腹腔,可引起急性腹痛和腹膜刺激征,严重者可导致失血性休克甚至死亡。

4. **继发感染** 因肿瘤长期消耗,或肝硬化患者合并腹水,或放化疗期间骨髓抑制等原因,患者免疫力低下,容易并发多种感染,如肺炎、腹膜炎、肠道感染、败血症等。

【辅助检查】

(一) 影像学检查

1. **超声显像** 腹部超声检查因操作简便,灵活直观,无创便携等特点,是临床常用的肝脏影像学检查方法。常规超声检查可以敏感地检出肝内可疑的占位性病变;彩色多普勒血流成像不仅可以观察肿瘤内血流情况,帮助鉴别肿瘤性质,还可明确病灶与肝内重要血管的毗邻关系;实时超声造影技术可以揭示肿瘤的血液动力学改变,帮助鉴别诊断肿瘤性质,并在引导介入治疗方面具有优势。

2. **电子计算机体层扫描(CT)** 常规采用平扫＋增强扫描的方式(常用碘对比剂),其检出和诊断小肝癌的能力略逊于磁共振,临床更多应用于肿瘤局部治疗后的疗效评价,特别是评价经肝动脉化疗栓塞(TACE)后的碘油沉积情况。此外,CT 还广泛应用于评价肺、骨转移情况。

3. **磁共振成像(MRI)** 常规采用平扫＋增强扫描的方式(常用 Gd - DTPA),因其组织分辨率高,可以多方位、多序列成像,且具有功能成像能力(如弥散加权成像、灌注加权成像等),是临床肝癌检出、诊断和疗效评价的常用影像检查方法。若结合肝细胞特异性对比剂(Gd-EOB-DTPA),可进一步提高≤1 cm 小肝癌的检出率以及肝癌诊断、鉴别诊断的准确率。

在 MRI 或 CT 增强扫描的动脉期,肝癌呈不均匀(偶可均匀)明显强化,而门脉期和实质平衡期肿瘤强化明显减弱,这种"快进快出"的增强方式是肝癌诊断的重要特点。

4. 核医学影像检查　如 PET/CT、骨 ECT 等检查,通过放射性核素标记化合物,利用肿瘤细胞与正常细胞之间摄取放射性核素的差异来进行肿瘤定位、定性及骨转移诊断,可以帮助明确有无远处转移,确定分期。

5. 数字减影血管造影(DSA)　DSA 是一种侵入性的有创检查,一般采用选择性或超选择性肝动脉造影的方法,临床很少单纯用于诊断,而是更多用于肝癌局部治疗(TACE)或肝癌破裂出血时的治疗。主要表现为肿瘤的血管染色,可以帮助判断肿瘤大小、数目及血供情况。

(二) 实验室检查

血清 AFP 是当前诊断肝癌最特异的标志物,但仍有约 30% 的肝癌患者 AFP 正常。正常人血清中 AFP 含量极微,小于 20 μg/L。对于 AFP≥400 μg/L 的患者且排除慢性或活动性肝炎、肝硬化、胚胎源性肿瘤或妊娠等情况时,应高度怀疑肝癌可能;对于 AFP 低度升高者,应动态观察,并与肝功能的变化情况对比分析以帮助判断 AFP 升高的原因。其他常用的肝癌肿瘤标志物还包括 α-L-岩藻糖苷酶(α-AFU)、异常凝血酶原等。此外,由于多数肝癌患者常合并肝硬化,常规的血常规、肝功能、凝血功能等检查有助于帮助判断患者的肝脏代偿情况。

(三) 病理学检查

肝脏占位病灶或肝外转移病灶的活检标本或手术切除标本,应行病理组织学检查以帮助明确诊断及病理分型。有条件的医院可尝试检测错配修复蛋白或基因缺失情况(dMMR 或 pMMR)或微卫星不稳定情况(MSI)以帮助临床决策是否选用免疫哨卡抑制剂治疗。

【诊断策略】

(一) 诊断依据

早期发现、早期诊断、早期治疗是提高肝癌疗效的关键,因此,应该加强对高危人群的筛查。在我国,肝癌的高危人群包括:HBV/HCV 感染者、长期酗酒者、非酒精性脂肪性肝炎患者、食用被黄曲霉毒素污染的食物者、肝硬化患者(各种原因)以及有肝癌家族史者,尤其是 40 岁以上男性风险更大。血清 AFP 联合肝脏超声检查是早期筛查的主要手段,建议高危人群至少每 6 个月进行一次检查。

组织病理学检查是诊断原发性肝癌的重要依据。此外,临床亦可依据肝癌的高危因素、影像学特征及血清学肿瘤标志物等进行综合判断对原发性肝癌作出临床诊断(图 30-1)。有乙型病毒性肝炎或丙型病毒性肝炎,或任何原因引起的肝硬化患者,同时合并以下任意一条即可临床诊断为原发性肝癌:① 2 种或以上影像学检查有肝癌的典型表现(增强动脉期病灶明显强化,门脉或延迟期强化下降,呈"快进快出"强化方式)。② 病灶>2 cm,且 1 种或以上影像学检查有肝癌的典型表现。③ AFP 大于血清检测正常值,且 1 种或以上影像学检查有肝癌的典型表现。若临床特征不满足上述诊断标准,可考虑依据诊断思路图随访或穿刺活检以明确诊断。

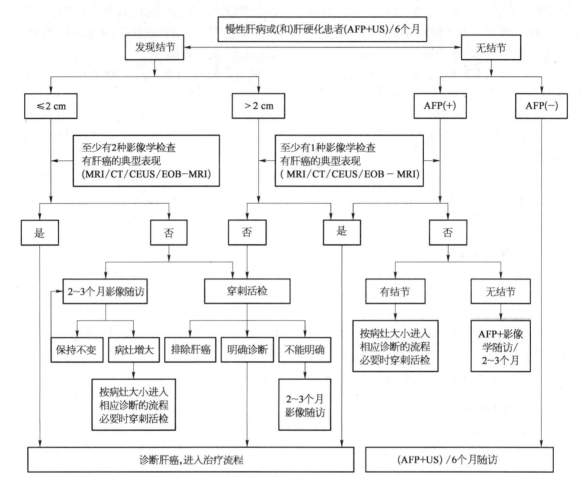

图 30-1 肝癌诊断思路图

注：典型表现,指增强动脉期病灶明显强化,门脉或延迟期强化下降,呈"快进快出"强化方式;CEUS,使用超声对比剂实时观察正常组织和病变组织的血流灌注情况;EOB-MRI：Gd-EOB-DTPA 的增强磁共振扫描;AFP(＋)：AFP 大于血清检测正常值。摘自《原发性肝癌诊疗规范》(2017 年版)。

(二) 病情评估

肝癌的预后因素很多,目前国际上应用较多的为巴塞罗那临床肝癌分期系统(BCLC);我国学者根据国情,提出了符合我国肝癌患者的分期系统,综合考虑了患者的一般状况、肝功能情况(Child-Pugh 分级)、有无肝外转移、有无血管侵犯,以及肿瘤数目和大小,以此为依据选择合适的治疗方案(图 30-2)。

(三) 鉴别诊断

1. 肝硬化 原发性肝癌多发生在肝硬化基础上,少数肝硬化患者在合并活动性肝炎时也可出现 AFP 升高,因此肝癌与肝硬化结节有时鉴别较为困难。肝硬化病情一般发展较慢,AFP 升高通常为一过性,且往往伴有氨基转移酶显著升高;而肝癌患者 AFP 持续性升高,与氨基转移酶曲线呈分离现象,结合增强 CT、MRI 上的典型影像学表现可帮助鉴别诊断,必要时需要穿刺活检以明确。

2. 继发性肝癌 原发于消化道、肺部、泌尿生殖系统、乳房等处的肿瘤常可转移至肝脏,一般

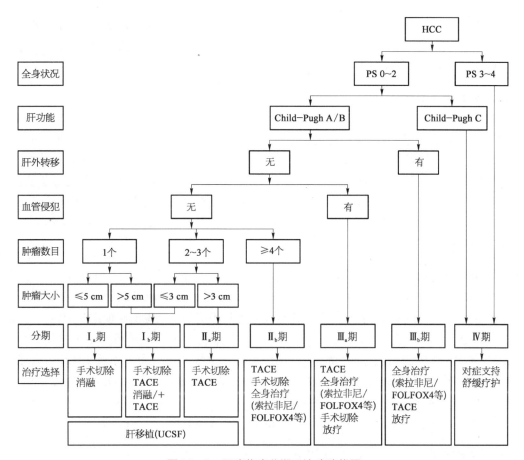

图 30-2　肝癌临床分期及治疗路线图

注：摘自《原发性肝癌诊疗规范》(2017 年版)。

影像学表现呈"牛眼征"而非典型"快进快出"表现,除少数消化道肿瘤外,AFP 多为阴性,通过病理检查和找到肝外原发肿瘤证据可以确诊。

3. **肝脓肿**　急性细菌性肝脓肿与肝癌较易鉴别,临床表现为发热、肝区疼痛和明显触痛,伴血白细胞、降钙素原、C 反应蛋白等炎症指标显著升高,超声检查可探及肝内液性暗区。慢性肝脓肿吸收机化后有时不易鉴别,需结合既往感染史,必要时超声引导下诊断性穿刺方可帮助鉴别诊断。

4. **肝脏良性肿瘤**　AFP 阴性肝癌需与肝血管瘤、肝囊肿、棘球蚴病、脂肪瘤、肝腺瘤等鉴别,超声、CT、MRI 等影像学检查可帮助鉴别诊断,必要时需要穿刺活检以明确。

【治疗策略】

肝癌的治疗手段有多种,应当根据患者的机体状况、肝功能情况以及肿瘤的特点,采取多学科综合治疗(MDT)的模式,有计划、合理地应用手术、肝移植、局部消融、肝动脉介入治疗、放疗、化疗、分子靶向治疗、免疫哨卡抑制剂及中医药等治疗手段。治疗方案的选择需要有高级别证据支持,同时也应该综合考虑地区和经济水平的差异。

(一) 外科治疗

肝癌的外科治疗是肝癌患者获得长期生存最重要的手段之一,包括肝切除术和肝移植术。肝切除术必须保证彻底性和安全性的原则,前者指完整切除肿瘤,切缘无肿瘤残留,后者指保留足够功能的肝组织以保证术后肝功能的代偿。肝移植术亦为肝癌根治性治疗的手段之一,尤其适用于有肝硬化失代偿背景的小肝癌患者。

(二)局部消融治疗

局部消融治疗是指在超声或 CT 等影像技术引导下,通过射频消融(RFA)、微波消融(MWA)、冷冻治疗、高功率超声聚焦消融或无水乙醇注射消融的方法,达到局部灭活肿瘤的目的,消融的路径包括经皮、经腹腔镜或开腹三种方式。对于单个肿瘤直径≤5 cm,或肿瘤结节不超过 3 个,最大肿瘤直径≤3 cm,且无血管、胆管、邻近器官侵犯及远处转移,肝功能 Child-Pugh A 或 B 级的患者,可获得根治性的治疗效果,临床尤其适用于合并肝硬化,或合并其他内科疾病不能耐受手术的肝癌患者。对于肿瘤较大或多发肿瘤患者,局部消融亦可达到减轻肿瘤负荷的目的,通常可考虑联合 TACE 或全身治疗。

(三)肝动脉介入治疗

包括肝动脉灌注化疗(TIA)、肝动脉栓塞(TAE)及肝动脉化疗栓塞(TACE),其中 TACE 是目前公认的最常用的肝癌非手术治疗方法之一,主要用于治疗不能手术切除的中晚期肝细胞癌,包括巨块型肝癌、多发结节型肝癌、门静脉未完全阻塞或者虽完全阻塞但有侧支循环形成者,亦用于肝肿瘤破裂出血、肝动脉-门静脉分流造成门静脉高压出血的紧急抢救。此外,肝癌术前 TACE 可以缩小肿瘤以利于二期切除,切除术后可帮助早期发现残留病灶、预防复发等。对于部分可以手术切除,但由于其他原因不能或不愿意手术切除的患者亦可考虑 TACE 治疗。TACE 对肝功能有一定的损害,因此,接受 TACE 治疗的患者需要肝功能 Child-Pugh 分级为 A 或 B 级,ECOG 评分 0~2 分。

(四)全身治疗

传统的细胞毒药物在肝癌中的单药或联合用药中有效率均不高,且副作用大,奥沙利铂为主的系统化疗(如 FOLFOX4)方案可提高有效率、延长生存时间,且耐受性和安全性较好。索拉非尼、仑伐替尼已获得批准用于一线治疗肝癌,此外,已有研究显示瑞戈非尼、卡博替尼、雷莫芦单抗等靶向药物可以使既往治疗失败的肝癌患者从二线治疗中获益。免疫哨卡抑制剂为晚期肝癌的治疗带来了又一次重大突破,包括帕博利珠单抗、纳武利尤单抗等,其疗效与 PD-L1 表达情况、错配修复基因(MMR)或微卫星不稳定(MSI)情况的关系还有待进一步研究证实。此外,亚砷酸注射液、免疫调节剂如干扰素 α、胸腺肽 $α_1$ 等均有一定的抗肿瘤作用。

(五)放射治疗

应严格掌握放射治疗肝癌的适应证与禁忌证,遵从放射治疗的基本原则。对有肝硬化背景的肝癌,应根据肝脏储备功能情况及患者全身状态设计放疗计划。注意不能将放射治疗作为肝癌根治的手段,而应该将其作为姑息性治疗和综合治疗的手段之一。放疗可分为外放射治疗和内放射治疗两大类,外放疗的适应证包括:伴有门脉或下腔静脉癌栓,或远处转移的 III_a、III_b 期患者,部分通过放疗可能达到降期的目的而获得手术机会;等待肝移植前的治疗;远处转移的姑息性放疗以缓解症状等。内放射治疗是植入放射性粒子局部治疗的一种方法,持续产生低能射线,以最大程度杀伤肿瘤细胞。

(六)抗病毒治疗及其他保肝治疗

肝癌患者病程中往往合并肝功能损伤,因此应该及时应用保肝药物。合并有 HBV 感染且复制活跃的肝癌患者,口服核苷(酸)类似物抗病毒治疗非常重要,包括恩替卡韦、替比夫定、替诺福韦酯等。TACE治疗可能引起HBV复制活跃,因此在治疗前即应该抗病毒治疗。有证据显示,抗病毒治疗还可以显著降低术后复发率。

(七) 中医药治疗

中医药治疗可贯穿于肝癌治疗的整个过程,以达到提高机体免疫力,减轻西医治疗毒副作用、缓解症状、提高生活质量的治疗作用,包括一些单方、验方、辨证处方以及我国药监部门批准的中成药。

（张海波　朱燕娟）

第三十一章 胰腺炎

导学

1. 掌握：急、慢性胰腺炎的病因、临床表现与并发症、诊断依据与鉴别诊断要点、治疗原则。

2. 熟悉：急、慢性胰腺炎的发病机制、病理生理特点、辅助检查特点、病情评估、常用治疗药物种类。

3. 了解：急、慢性胰腺炎的流行病学、常用治疗药物用法、用量与不良反应、预后和预防。

胰腺炎(pancreatitis)是胰腺因各种致病因素导致胰腺组织自身消化作用而引起的疾病，胰腺可有水肿、充血，或出血、坏死。临床上出现腹痛、腹胀、恶心、呕吐、发热等症状，伴有血淀粉酶或脂肪酶升高等。可分为急性及慢性两种。

第一节 急性胰腺炎

急性胰腺炎(acute pancreatitis, AP)是比较常见的一种急腹症。其发病率占急腹症的第3至第5位。其中80％以上的患者病情较轻，即急性水肿性胰腺炎，可经非手术治愈。10％左右的患者属于重症胰腺炎，其炎症非可逆性或自限性，易发生各种严重合并症，导致生命危险，常需多学科治疗。

【病因及发病机制】

急性胰腺炎的病因甚多。常见病因有胆石症、大量饮酒和暴饮暴食。

1. 胆石症与胆道疾病　胆石症、胆道感染或胆道蛔虫等均可引起急性胰腺炎，而胆石症最为常见。这些病变使壶腹部发生梗阻，胆汁通过共同通道反流入胰管，激活胰酶原，从而引起胰腺炎。

2. 酗酒和暴饮暴食　酗酒和暴饮暴食使得胰液分泌旺盛，而胰管引流不畅，造成胰液在胰胆管系统压力增高，致使高浓度的蛋白酶排泄障碍，导致胰腺泡破裂而发病。

3. 手术与损伤　胃、胆道等腹腔手术挤压到胰腺，或造成胰胆管压力过高。

4. 感染　继发于病毒或衣原体感染。病毒或细菌是通过血液或淋巴进入胰腺组织，而引起胰腺炎。一般情况下,这种感染均为单纯水肿性胰腺炎,发生出血坏死性胰腺炎者较少。

5. 代谢障碍　在发生急性胰腺炎病例中约 1/4 的患者有高脂血症。脂肪栓塞胰腺血管造成局部缺血,毛细血管扩张,损害血管壁,导致胰液排泄困难引起胰腺炎。还有高钙血症所引起的胰腺炎,因钙盐沉积形成胰管内钙化,同时高钙促进胰液分泌,导致阻塞胰管而发生胰腺炎。

6. 其他因素　如药物过敏、药物中毒、血色素沉着症、肾上腺皮质激素、遗传等。

急性胰腺炎的发病机制尚未完全阐明。已有共识的是上述各种病因,虽然致病途径不同,却具有共同的发病过程,即胰腺各种消化酶被激活所致的胰腺自身消化。因各种原因导致胰管阻塞,胰腺腺泡仍可持续分泌胰液,可引起胰管内压升高,破坏了胰管系统本身的黏液屏障,HCO_3^-便发生逆向弥散,使导管上皮受到损害。当导管内压力升高时,可导致胰腺腺泡和小胰管破裂,大量含有各种胰酶的胰液进入胰腺实质,胰蛋白酶原被激活成蛋白酶,胰实质发生自身消化作用,因而引起胰腺组织的水肿、炎性细胞浸润、充血、出血及坏死。近年的研究又揭示了在胰腺组织的损伤过程中产生一系列炎症介质,这些炎症介质和血管活性物质还导致胰腺血液循环障碍,引起多脏器损害。

【病理及病理生理】

AP 从病理上可分为急性间质水肿型和出血坏死型两种。

(1)间质水肿型:约占 AP 的 90%。外形肿大、质地结实,胰腺周围有少量坏死组织。显微镜下见胰腺间质充血、水肿和炎症细胞浸润为主,可见少量腺泡坏死,血管变化常不明显。内外分泌腺无损伤表现。间质水肿型进一步发展可发展为出血坏死型。

(2)急性出血坏死型:此型少见。其基本病变为:① 胰实质坏死。② 血管损害引起水肿、出血和血栓形成。③ 脂肪坏死。④ 伴随的炎症反应。大体形态上可见皂化斑,大小不等、稍隆起的灰白色斑点或斑块,散落在大网膜和胰腺上。

【临床表现】

急性胰腺炎的病理变化的不同阶段,其全身反应亦不一样,即使同样为重症胰腺炎,由于发病原因、时间、机体的状况亦可表现有较大的差异。

(一)症状

(1)腹痛:为最早出现的症状,多为突然发作,位于上腹正中或偏左。疼痛为持续性进行性加重,似刀割样。疼痛向背部、肋部放射。剧烈的疼痛多系胰腺水肿或炎性渗出压迫、刺激腹腔神经丛。

(2)恶心、呕吐:为炎症刺激迷走神经所致。

(3)黄疸:黄疸的出现多由于同时存在胆石嵌顿;胆总管开口水肿、痉挛;肿大的胰头部压迫胆总管下端;或因病情重笃,因腹腔严重感染造成肝功损害。

(4)脱水:急性胰腺炎的脱水主要因肠麻痹、呕吐所致,而重型胰腺炎在短短的时间内即可出现严重的脱水及电解质紊乱。出血坏死型胰腺炎,发病后数小时至十几小时即可呈现严重的脱水现象,无尿或少尿。

(5)发热:由于炎性渗出以致胰腺的坏死和局限性脓肿等,可出现不同程度的体温升高。若为轻型胰腺炎,一般体温在 39℃ 以内,3~5 d 即可下降。而重型胰腺炎,则体温常在 39~40℃,常出现谵妄,持续数周不退,并出现毒血症的表现。

(二)体征

上腹部明显压痛,向腰背部放射,轻度腹胀;肠鸣音减少;严重者上腹部或全腹部压痛明显,并可出现腹肌紧张、反跳痛,肠鸣音减弱或消失,可出现移动性浊音,并发脓肿时可扪及有明显压痛的腹块。伴麻痹性肠梗阻有明显腹胀。少数患者因胰酶、坏死组织及出血沿腹膜间隙与肌层渗入腹壁下,两侧胁腹部皮肤呈暗灰蓝色(格雷·特纳征),也可致脐周围皮肤青紫(卡伦征)。

(三)并发症

1. 局部并发症

(1)急性胰周液体积聚:发生于病程早期,常于起病2～3周后出现。表现为胰周或胰腺远隔间隙液体积聚,并缺乏完整包膜,可以单发或多发。此时患者高热伴中毒症状,腹痛加重,可触及上腹部包块,白细胞计数明显升高。穿刺液为脓性,培养有细菌生长。

(2)急性坏死物积聚:发生于病程早期,表现为混合有液体和坏死组织的积聚,坏死物包括胰腺实质或胰周组织的坏死。

(3)包裹性坏死:是一种包含胰腺和胰周坏死组织且具有界限清晰炎性包膜的囊实性结构,多发生于AP起病4周后。

(4)胰腺假性囊肿:有完整非上皮性包膜包裹的液体积聚,起病4周后假性囊肿的包膜逐渐形成。

2. 全身并发症　AP病程进展过程中可引发全身性并发症,包括急性呼吸窘迫综合征(SIRS),脓毒症,多器官功能障碍综合征,多脏器功能衰竭(急性肾衰竭、心包积液、心律失常和心力衰竭),消化道出血,腹腔间隔室综合征。

【辅助检查】

(一)实验室检查

1. 血、尿淀粉酶测定　血清(胰)淀粉酶在起病后6～12 h开始升高,48 h开始下降,持续3～5 d。血清淀粉酶超过正常值3倍可确诊为本病。血清淀粉酶升高未必就是胰腺炎,必须严格区分。淀粉酶的高低不一定反映病情轻重,出血坏死型胰腺炎淀粉酶值可正常或低于正常,原因可能是淀粉酶消耗殆尽。其他急腹症如消化性溃疡穿孔、胆石症、胆囊炎、肠梗阻等都可有血清淀粉酶升高,但一般不超过正常值2倍。尿淀粉酶升高较晚,在发病后12～14 h开始升高,下降缓慢,持续1～2周,但尿淀粉酶值受患者尿量的影响。胰源性腹水和胸水中的淀粉酶值亦明显增高。

2. 血清脂肪酶测定　血清脂肪酶常在起病后24～72 h开始上升,持续7～10 d,对病后就诊较晚的急性胰腺炎患者有诊断价值,且特异性也较高。

3. 白细胞计数　多有白细胞增多及中性粒细胞核左移。

4. CRP　CRP是组织损伤和炎症的非特异性标志物。有助于评估与监测急性胰腺炎的严重性,在胰腺坏死时CRP明显升高。

5. 生化检查　暂时性血糖升高常见,与胰岛素释放减少和胰高血糖素释放增加有关。持久的空腹血糖高于10 mmol/L反映胰腺坏死,提示预后不良。暂时性低钙血症(<2 mmol/L)常见于重症急性胰腺炎,低血钙程度与临床严重程度平行,若血钙低于1.5 mmol/L以下提示预后不良。急性胰腺炎时可出现高三酰甘油血症,这种情况可能是病因或是后果,后者在急性期过后可恢复正常。

（二）影像学检查

1. **腹部平片**　可排除其他急腹症，如内脏穿孔等。"哨兵袢"和"结肠切割征"为胰腺炎的间接指征。弥漫性模糊影、腰大肌边缘不清，提示存在腹水。可发现肠麻痹或麻痹性肠梗阻征。

2. **腹部B超**　应作为常规初筛检查，价格便宜。急性胰腺炎B超可见胰腺肿大，胰内及胰周回声异常；亦可了解胆囊和胆道情况；后期对脓肿及假性囊肿有诊断意义。但因患者腹胀常影响其观察。

3. **CT显像**　CT根据胰腺组织的影像改变进行分级，对急性胰腺炎的诊断和鉴别诊断、评估其严重程度，特别是对鉴别轻和重症胰腺炎，以及附近器官是否累及具有重要价值。轻症可见胰腺非特异性增大和增厚，胰周围边缘不规则；重症可见胰周围区消失；网膜囊和网膜脂肪变性，密度增加；胸腹膜腔积液。增强CT可以清楚地显示胰腺坏死区域、范围，对早期识别及预后判断有实用价值，是诊断胰腺坏死的最佳方法。一般在起病1周左右进行。

【诊断策略】

（一）诊断依据

临床上符合以下3项特征中的2项，即可诊断AP。

（1）急性、持续中上腹痛。

（2）血清淀粉酶和（或）脂肪酶活性至少高于正常上限值3倍。

（3）腹部影像学检查符合AP影像学改变。

（二）鉴别诊断

1. **胆石病**　疼痛部位为右上腹部，可向右肩部放射，合并胆管炎时可伴有寒战、高热及黄疸。

2. **消化性溃疡穿孔**　有较典型的溃疡病史，腹痛突然加剧，腹肌紧张，肝浊音界消失，X线透视见膈下游离气体。

3. **急性肾绞痛**　有时应与肾结石或输尿管结石相鉴别，肾绞痛为阵发性绞痛，间歇期可有胀痛，以腰部为重，并向腹股沟部与睾丸部放射，如有血尿、尿频、尿急，则更有助于鉴别。

4. **冠心病或心肌梗死**　在急性胰腺炎时，腹痛可反射性放射至心前区，但该病可有冠心病史，胸前区有压迫感，腹部体征不明显等，需仔细鉴别。

5. **急性肠梗阻**　腹痛为阵发性，腹胀、呕吐、肠鸣音亢进、有气过水声，无排气，腹部可见肠型。腹部X线可见液气平面。

（三）病情评估

1. **临床评估**

（1）轻症急性胰腺炎（MAP）：占AP的多数，不伴有器官功能衰竭及局部或全身并发症，通常在1～2周恢复，病死率极低。

（2）中度重症急性胰腺炎（MSAP）：临床表现介于MAP与SAP之间，伴有一过性器官功能障碍多在48 h内恢复，早期病死率低，恢复期可出现胰瘘或胰周围脓肿等局部并发症，如坏死组织合并感染，病死率增高。

（3）重症急性胰腺炎（SAP）：占AP的5%～10%，伴有持续（>48 h）的器官功能衰竭。SAP早期病死率高，如后期合并感染则病死率更高。

2. **影像学评估**　从影像学增强CT亦可以评估病情程度。增强CT是诊断胰腺坏死的最佳方法,疑有坏死合并感染者可行 CT 引导下穿刺。Balthazar CT 评级(表 31-1)、改良的 CT 严重指数评分(modified CT severity index, MCTSI)(表 31-2)常用于炎症反应及坏死程度的判断。

表 31-1 Balthazar CT 评级

CT 分级	CT 表现
A 级	胰腺正常
B 级	胰腺局部或弥漫性肿大,但胰周正常
C 级	胰腺局部或弥漫性肿大,胰周脂肪结缔组织炎症性改变
D 级	胰腺局部或弥漫性肿大,胰周脂肪结缔组织炎症性改变,胰腺实质内或胰周单发性积液
E 级	广泛的胰腺内、外积液,包括胰腺和脂肪坏死,胰腺脓肿

注:其中 A~C 级,临床上为轻症胰腺炎;D~E 级,临床上为重症急性胰腺炎,MRI 评分同 CT 评分。

表 31-2 改良的 CT 严重指数评分(MCTSI)标准

特　　征	评　分
胰腺炎症反应	
正常胰腺	0
胰腺和(或)胰周炎性改变	2
单发或多个积液区或胰周脂肪坏死	4
胰腺坏死	
无胰腺坏死	0
坏死范围≤30%	2
坏死范围>30%	4
胰外并发症,包括胸腔积液、腹水、血管或胃肠道受累等	2

注:MCTSI 评分为炎性反应与坏死评分之和;MCTSI 评分 0~2 分者为轻度 AP,4~6 分为中度 AP,8~10 分为重度 AP。

(四) 诊断思路

急性胰腺炎诊断思路见图 31-1。

【治疗策略】

根据病情轻重选择治疗方法。原则上轻型可用非手术疗法,以内科处理为主,对重型胰腺炎及其继发病变则需要积极支持和手术处理,以挽救生命。

(一) 内科治疗

1. 一般治疗　加强监护,尽早发现重症患者。常规禁食,使胰腺充分休息。对伴严重腹胀、麻痹性肠梗阻者应行持续胃肠减压,以减少胃酸和食物刺激胰液分泌,并可减轻腹胀和呕吐。保持大便通畅,可予乳果糖、微生态制剂(如双歧杆菌、乳酸菌等)调节肠道菌群预防和治疗肠道衰竭。

2. 维持水、电解质平衡　急性胰腺炎时胰周、腹腔及腹膜后大量渗液,加之麻痹性肠梗阻、呕吐等,每日失去液体量可达 5~6 L 以上,因此应积极补充体液,纠正水、电解质和酸碱平衡紊乱。以晶体液为主,必要时予新鲜血浆及白蛋白,以提高血浆胶体渗透压,维持有效血循环。每日 500~1 000 ml 低分子右旋糖酐可提高血容量、降低血液黏滞度,可预防胰腺坏死。

3. 营养支持　急性重型胰腺炎时,机体的分解代谢高、炎性渗出、高热、禁食等,使患者处于负

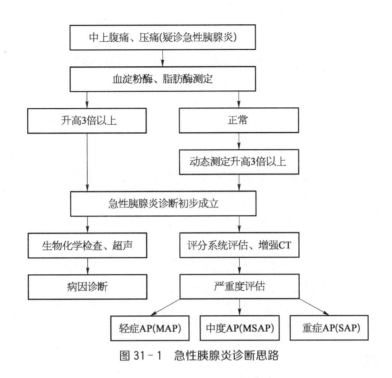

图 31-1　急性胰腺炎诊断思路

氮平衡及低血蛋白症状态,故需营养支持。而在给予营养支持的同时,又要使胰腺不分泌或少分泌。早期禁食期间可采用肠外营养(TPN)。当患者腹痛、腹胀消失,体温、淀粉酶基本正常,肠鸣音恢复正常,出现饥饿感时,方可过渡到肠内营养(EN)。可采用鼻-空肠插管,通过导管注入半要素饮食,以避免食物经过十二指肠时引起胰液的大量分泌,同时可增加内脏血流,增加肠黏膜灌注,抑制肠道通透性增高,并维持大肠的完整性,减少菌群移位和脓毒血症的发生,对预防肠道衰竭具有重要意义。开始以碳水化合物为主,逐步过渡到低脂饮食。

4. **解痉镇痛**　剧烈腹痛可引起或加重休克,还可能导致胰心反射,发生猝死,因此迅速而有效的缓解腹痛十分重要。不推荐应用吗啡或胆碱能受体拮抗剂(如阿托品、山莨菪碱),以免使奥迪括约肌收缩,或诱发和加重肠麻痹。疼痛剧烈时可注射哌替啶 50～100 mg。

5. **抗感染**　轻症患者如不合并胆道感染不推荐常规静脉使用抗生素,但 SAP 患者常有胰腺坏死组织继发感染或合并胆道感染,故应及时、合理地给予抗菌治疗。抗生素应用应遵循抗菌谱以革兰阴性菌和厌氧菌为主,脂溶性高,能有效通过血胰屏障的原则。比较理想的联合用药方案首推喹诺酮类或头孢曲松、头孢噻肟联合甲硝唑或替硝唑静脉滴注,疗效不佳时可改用亚胺培南。应注意真菌感染。

6. **减少胰腺外分泌**　生长抑素及其长效类似物(奥曲肽)为治疗急性胰腺炎疗效较好的药物。该类药物具有多种内分泌活性:抑制胃酸分泌;抑制胰腺的外分泌,使胰液、消化酶分泌减少;抑制胰岛素、胰高血糖素、胆囊收缩素等多种激素,对胰腺细胞起到保护作用,可阻止急性胰腺炎的进展。一般多主张在禁食、胃肠减压和积极补充循环血容量基础上尽早使用,如生长抑素(思他宁),首剂 250 μg 加入 10％葡萄糖溶液 20 ml 中缓慢静脉推注,继而 3～6 mg 加入 10％葡萄糖溶液 500 ml 中静脉滴注维持 12～24 h;奥曲肽(善宁),首剂为 0.1 mg 加入 10％葡萄糖溶液 20 ml 静脉缓慢注射,继而 0.6 mg 加于 10％葡萄糖溶液 500 ml 维持治疗 12～24 h。

H_2受体阻滞剂或质子泵抑制剂可防治应激性溃疡,适用于 SAP 患者,还可通过抑制胃酸分泌而间接减少胰腺分泌。

7. **抑制胰酶活性** 加贝酯和抑肽酶均有抑制蛋白酶的作用,氟尿嘧啶可抑制 DNA 和 RNA 的合成,减少胰液分泌,对磷脂酶 A 和胰蛋白酶有抑制作用。

8. **中医药治疗** 单味中药生大黄、清胰汤、大承气汤等有一定的疗效。

(二)手术治疗

外科手术主要针对胰腺局部并发症继发感染或产生压迫症状。因手术所造成的创伤和应激反应可加重局部和全身炎症反应,对器官衰竭的发生和发展有促进作用,因此需要把握手术指征与手术时机。对消化道梗阻、胆道梗阻,且病程<3 d;胰瘘、消化道瘘、胰腺脓肿或假囊肿;诊断未定,疑有穿孔或肠坏死者可考虑手术治疗。胰腺及胰周无菌性坏死积液无症状者无须手术。

(三)内镜治疗

近 10 年来国内外众多研究结果表明对疑有胆源性胰腺炎的患者应实行早期(发病后 24～72 h)经内镜逆行胰胆管造影术(ERCP),其首选治疗是内镜下行奥迪括约肌切开或放置鼻胆管引流,条件许可时行胆管结石清除,以达到胆管引流通畅、减少胆汁胰管反流的目的,使重症胆源性胰腺炎患者病情迅速改善。疗效明显优于传统常规治疗,成功率可达 90％以上。

(四)防治并发症

ARDS 是 SAP 的严重并发症。处理包括早期吸氧,提高血氧浓度,大剂量、短程糖皮质激素治疗和机械通气。对急性肾功能衰竭患者可行连续肾替代治疗(CRRT),有利于降低血肌酐(Cr)、尿素氮(BUN)水平,并可去除炎症介质。SAP 往往首先累及肝脏,应避免使用对肝脏有损害的抗生素。腹腔灌洗可稀释炎性渗出物中的毒素和病原菌,减轻对腹膜的刺激和腹膜感染,有助于防止败血症和胰外脓肿的形成,同时降低 MODS 的发生率。

第二节 | 慢 性 胰 腺 炎

慢性胰腺炎(chronic pancreatitis,CP)是由于各种因素造成的胰腺组织和功能的持续性、永久性损害。胰腺出现不同程度的腺泡萎缩、胰管变形、纤维化及钙化,并出现不同程度的胰腺外分泌和内分泌功能障碍,从而出现相应的临床症状。其发病率较低,临床诊断存在一定困难。主要临床表现为反复发作的上腹部疼痛和胰腺内外分泌功能不全。

【病因及发病机制】

慢性胰腺炎的发病原因受多种因素影响,常见的原因有胆系疾病(26％)、酒精过量(20％)、创伤与手术(18％),代谢障碍(10％),营养障碍(5％),以及遗传因素、内分泌异常等。

1. **胆系疾病** 主要为胆管结石,引起胆总管开口部或胰胆管交界处狭窄或梗阻,胰液流出受阻,胰管内压增高,造成小胰管与腺泡破裂,胰液深入胰腺间质,胰蛋白酶激活后导致一系列胰酶的连锁反应及自身消化,反复的梗阻及胰液分泌增加,导致胰腺反复的炎症,最终纤维化造成慢性胰腺炎,临床上行胆石症手术时,术者常可扪及肿大、变硬、质地不均的胰头慢性炎症表现,乃典型的胆源性胰腺炎。此外,胆管蛔虫,奥迪括约肌水肿、痉挛、纤维狭窄、畸形、肿瘤等均可造成胆总管下端及胰管梗阻,从而导致慢性胰腺炎。

2. **酗酒** 酒精致慢性胰腺炎的原因尚不完全清楚,通常认为:① 酒精刺激胃酸分泌增多,激发十二指肠分泌胰泌素及促胰酶素,致胰液分泌增加,同时酒精刺激十二指肠黏膜,造成奥迪括约肌痉挛,导致胰管内压增高。② 酒精致胰液中蛋白质和碳酸氢盐浓度增加,胰液中蛋白质与钙结合形成一种稳定的沉积物,附着于小胰管壁上,形成蛋白栓子,造成胰管的狭窄和梗阻,进而造成腺泡上皮的萎缩和坏死,间质的炎症及纤维化形成。③ 酒精直接造成腺泡细胞质的退行性变,线粒体肿胀,脂质堆积,胰管上皮细胞损伤等。

3. **外伤与手术** 外伤与手术是急性胰腺炎的常见原因,只有在创伤严重或损伤主胰管后方可能引起慢性胰腺炎,腹部钝性损伤或手术造成胰腺组织广泛挫伤后可导致慢性胰腺炎,胰腺附近脏器的病变或胃后壁穿透性溃疡,亦可导致胰腺组织破坏而形成慢性胰腺炎。

4. **代谢障碍** 高脂血症患者中,慢性胰腺炎发生率相对较高,多认为与高脂血症时胰毛细血管内有较高浓度的乳糜微粒及游离脂肪酸,造成栓塞并损伤毛细血管内膜所致,亦可能由于高脂血症时,血液黏滞度增高,微静脉及小静脉中的血流阻力增大,血液淤滞,血栓形成导致胰腺组织缺血,形成慢性胰腺炎,酒精、妊娠、口服避孕药、长期应用雌激素及维生素 A 等均可引起高脂血症。

5. **营养障碍** 多见于东南亚、非洲及拉丁美洲各国,因营养不良诱发的(热带)胰腺炎。这些地区食用植物木薯可使血清硫氰酸水平增高,细胞内自由基生成增多,造成胰腺损伤。此外,低蛋白、低脂肪饮食、硒、铜等微量元素缺乏,维生素 A、维生素 B_6 等不足可能导致慢性胰腺炎。

6. **遗传因素** 遗传性胰腺炎(hereditary pancreatitis)较少见,属染色体显性遗传。胆道先天畸形如胰管分离症,胆胰管汇合异常者常伴有慢性胰腺炎发生,多因胰液引流不畅所致。

7. **内分泌异常** 甲状旁腺功能亢进时可出现高钙血症,7%～19%伴有慢性胰腺炎发生,高钙血症时,胰液内含钙量增高,易在酸性胰液中沉淀而形成胰结石;高钙尚可激活胰酶,促使胰腺炎发生。肾上腺皮质功能亢进时,皮质激素可增加胰腺的分泌量及黏稠度,导致胰液排泄障碍,压力增高引起胰腺炎。

【病理及病理生理】

慢性胰腺炎的基本病理变化是不同程度的胰腺腺泡萎缩,有弥漫性纤维化或钙化;腺管有多发性狭窄和囊状扩张,管内有结石、钙化和蛋白栓。胰管阻塞区可见局灶性水肿、炎症和坏死,也可合并假性囊肿。

不同因素导致的慢性胰腺炎其病理改变类似,但病变程度可轻重不一,这主要取决于病程的长短。显微镜下病理改变最突出的就是纤维化;早期可限于局部胰腺小叶,以后累及整个胰腺,腺泡组织完全被纤维化组织替代,纤维化区域见慢性炎性细胞浸润,包括淋巴细胞、浆细胞、巨噬细胞。随着纤维化的发展,腺泡细胞逐渐萎缩或消失,胰实质被破坏,最后影响到胰岛细胞。胰腺导管病变多样,可见变形、狭窄、囊状扩张、胰管钙化、胰管内结石、嗜酸性细胞蛋白栓。后期胰腺假性囊肿形成,以胰头、胰颈部多见。不同病因病理有微小不同,酒精性慢性胰腺炎病变以胰管阻塞为主,非酒精性慢性胰腺炎以弥漫性病变为主,自身免疫性慢性胰腺炎见单核细胞浸润。

【临床表现】

症状轻重不等,可无明显临床症状,亦可以有明显的多种临床表现。

1. **腹痛** 多达90%的患者存在程度不同的腹痛,初为间歇性,后为持续性,多为钝痛或隐痛。轻者只有压重感或灼热感,少有痉挛样感觉。疼痛多位于中上腹部,亦可偏左或偏右。胰头部炎症,疼痛发生在右上腹;胰尾部炎症,疼痛在左上腹。疼痛常放射到背部,少数向下胸部、肾区及睾丸放散;横膈受累可有肩部放射性疼痛。饮酒、高脂、高蛋白饮食可诱发症状,疼痛严重时伴恶心,呕吐。腹痛常有体位的特点,患者喜蜷曲卧位,坐位或前倾位,平卧位或直立时腹痛加重。

2. **腹泻** 轻症患者无腹泻症状,但重症患者腺泡破坏过多,分泌减少,即出现症状,表现为腹胀与腹泻,每日大便3~4次,量多,色淡,表面有光泽和气泡,恶臭,多呈酸性反应。由于脂肪的消化,吸收障碍,粪便中的脂肪量增加。此外,粪便中尚有不消化的肌肉纤维。由于大量脂肪和蛋白质丢失,患者出现消瘦、无力和营养不良等表现。

3. **其他** 一些消化不良症状如腹胀、食欲下降、恶心、乏力、消瘦等症状常见于胰腺功能受损严重的患者。如胰岛受累明显可影响糖代谢,约10%有明显的糖尿病症状。合并胆系疾病或胆道受阻者可有黄疸。假性囊肿形成者可触及腹部包块。少数患者可出现胰性腹水。此外,慢性胰腺炎可出现上消化道出血,其原因为:胰腺纤维化或囊肿形成压迫脾静脉,可形成门静脉血栓造成门脉高压,且慢性胰腺炎患者合并消化性溃疡的概率较高,持续酗酒者可出现酒精性胃黏膜损伤。慢性胰腺炎患者可发生多发性脂肪坏死,皮下脂肪坏死常在四肢出现,也可在皮下形成硬性结节。

【辅助检查】

1. **腹部CT及MRI** CT是首选检查方法。可见胰腺失去正常结构,呈现弥漫性增大或萎缩,密度不均,有时可在胰头部见到局部肿块,表面有分叶;胰管扩张或粗细不匀,有时还可在胰管内见到结石或钙化征象。合并假性囊肿时,CT呈低密度占位病灶。对中、晚期诊断的准确性较高,早期、腺膜病理改变轻微的慢性胰腺炎,CT的诊断作用受到限制。磁共振成像MRI对慢性胰腺炎的诊断价值与CT相似,但对钙化和结石显示不如CT清楚。

2. **胰胆管影像学检查** 包括内镜逆行胰胆管造影术(ERCP)和磁共振胰胆管造影术(MRCP),是诊断慢性胰腺炎的重要依据。ERCP可显示胰管形态改变,因其属于有创检查,仅在诊断困难时应用,且更多是被用作一种治疗手段。MRCP可清楚地显示胰管病变部位、程度、范围。

3. **超声** 腹部超声检查可见胰腺体积增大或萎缩,边缘不光整,质地不匀;胰腺纤维化时,胰腺内部回声增强,胰管有不规则扩张及管壁回声增强;有结石或钙化时可见光团及声影;有囊肿时可见液性暗区。因敏感度和特异度较差,可作为CP的初筛检查。

内镜超声(EUS)可避免肠道气体和肠壁脂肪的干扰,克服体外超声诊断胰腺疾病的不足,它不仅能显示主胰管异常、腺石和(或)钙化灶,而且对炎性假瘤也有很高的诊断符合率。EUS诊断慢性胰腺炎的敏感性和特异性均>85%,其阳性预测值94%,但EUS对慢性胰腺炎的早期诊断尚不敏感。经EUS行细针穿刺细胞学检查,更加提高其敏感性和特异性。EUS除显示影像学特征外,同时可以进行膜腺活检和收集胰液做功能性检查。

胰管内超声(IDUS)是将超声探头经十二指肠乳头逆行插至主胰管中,对主胰管内有局灶性狭窄的病变进行鉴别诊断,对慢性胰腺炎有诊断价值。

4. **实验室检查** 急性发作时血白细胞升高,血清淀粉酶、脂肪酶可升高。发作间期胰酶活性正常或偏低。粪便检查时镜下可见脂肪滴和不消化的肌肉纤维。CA19-9值可增高,但通常升幅较小,如明显升高需警惕合并胰腺癌可能。其他如糖耐量检查、血胆红素、碱性磷酸酶等均有助于慢性胰腺炎的诊断或帮助全面了解肝功能及胆道梗阻的情况。

5. **胰腺外分泌功能检查** 分为直接外分泌功能试验和间接外分泌功能试验两大类,两者均是通过测定胰腺分泌的胰液量、胰液电解质浓度和胰腺酶量来评估胰腺外分泌的功能。包括胰泌素试验、血—尿苯甲酰—酪氨酰—对氨基甲苯酸试验、粪便试验等。仅在胰腺功能严重受损时才有阳性结果,且难以和小肠吸收障碍性疾病相区别。

【诊断策略】

(一)诊断依据

慢性胰腺炎的诊断主要根据临床表现和影像学证据、胰腺内外分泌功能明显降低的临床表现、组织病理学有慢性胰腺炎改变进行诊断。

(二)鉴别诊断

1. **胰腺癌** 鉴别甚为困难。可用的方法:① 血清CA19-9、CA125、CA50、CA242,在胰腺癌中阳性率较高,有一定参考价值,但有假阳性。② 胰液检查:通过ERCP获取胰液,病理检查如发现癌细胞,则诊断肯定;同时胰液CA19-9检查及 *K-ras* 基因检测有一定鉴别诊断价值。③ 实时超声及EUS导引下细针胰腺穿刺,如发现癌细胞,可确诊,但阴性不能否定诊断。④ EUS、CT、MRI和PET有助于鉴别。

2. **消化性溃疡** 十二指肠球部后壁穿透性溃疡可与胰腺粘连而引起顽固性疼痛。内镜检查可鉴别。

3. **原发性胰腺萎缩** 多见于50岁以上的患者,无腹痛、脂肪泻、体重减轻、食欲缺乏和全身水肿等临床表现。超声及CT检查等一般能鉴别。

(三)病情评估

根据临床表现、形态学改变和胰腺内外分泌功能受损程度,CP分为四期。

1. **早期** 出现腹痛、血清或尿淀粉酶升高等临床症状,CT、超声检查多无特征性改变,EUS、ERCP或组织学检查可有轻微改变。

2. **进展期** 主要表现为反复腹痛或急性胰腺炎发作,胰腺实质或导管出现特征性改变,胰腺内外分泌功能无显著异常,病程可持续数年。

3. **并发症期** 临床症状加重,胰腺及导管形态明显异常,胰腺实质明显纤维化或炎性增生改变,可出现假性囊肿、胆道梗阻、十二指肠梗阻、胰源性门静脉高压、胰源性胸腹水等并发症。胰腺内外分泌功能异常,但无显著临床表现。

4. **终末期** 腹痛发作频率和严重程度可降低,甚至疼痛症状消失;胰腺内外分泌功能显著异常,临床出现腹泻、脂肪泻、体重下降和糖尿病。

(四)诊断思路

胰腺炎诊断思路见图31-2。

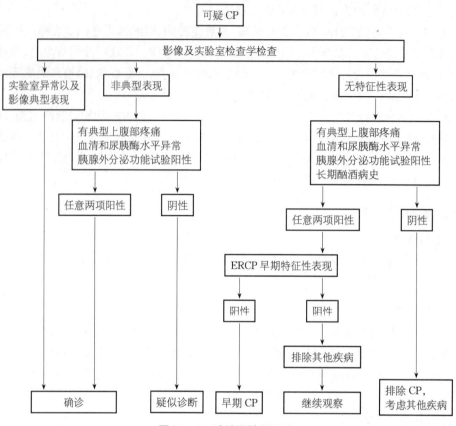

图 31-2 胰腺炎诊断思路

【治疗策略】

慢性胰腺炎的治疗原则为：① 去除病因和纠正存在的胰管梗阻因素、保护胰腺功能。② 控制症状、改善生活质量。③ 预防和治疗并发症,寻求胰腺内、外分泌功能替代治疗。目前常采用的治疗包括非手术治疗、内镜微创治疗和手术治疗。

(一) 内科治疗

1. **去除病因** 戒酒和积极治疗胆道疾病,这是慢性胰腺炎的两大主因。如戒酒能使半数以上酒精性胰腺炎患者疼痛缓解,并可停止或延缓胰实质破坏的进展。三酰甘油增高[>5.7 mmol/L (500 mg/dl)]需以他汀类药物逐步控制。硫唑嘌呤等药物能引起胰腺炎,故应注意清除这些可能的原因。

2. **营养支持** 营养不良者给予足够的热能、高蛋白、低脂饮食(脂肪摄入量限制在总热量的20%~50%以下,一般不超过50~75 g/d),严重脂肪泻患者可静脉给予中长链三酰甘油(MCT/LCT)。少量多餐加上胰酶制剂。补充脂溶性维生素 A、D、K 及水溶性维生素 B_{12}、叶酸等。有条件者可应用要素饮食或全肠外营养。

3. **胰腺内、外分泌功能替代治疗** 胰酶制剂有助于改善消化吸收不良、脂肪泻。比较理想的胰酶制剂应是肠溶型、微粒型、高脂酶含量、不含胆酸。目前常用的有胰酶肠溶胶囊、复方消化酶胶囊、米曲菌酶肠溶胶囊等。内分泌不足的替代主要是针对糖尿病的治疗。

4. 止痛

(1) 胰酶制剂：慢性胰腺炎患者外分泌不足可加重胆囊收缩素(CCK)对胰腺的刺激，使疼痛加剧。补充外源性胰酶可抑制 CCK 的释放和减少胰酶分泌，从而缓解疼痛。CCK 受体阻断药(丙谷胺)也有一定疗效。H_2受体阻断药或质子泵抑制药可降低胰液的分泌量，降低胰管内压以减轻疼痛，另外还能增加胰酶制剂的疗效，因为保持胰酶活性的最佳 pH 应＞6.0。如经治疗，疼痛无改善甚至加重者，可试用生长抑素衍生物奥曲肽治疗。

(2) 镇痛药物：宜以对乙酰氨基酚和非甾体类抗炎药物开始，如果必要可用曲马朵或丙氧酚类的镇痛药物。只有在使用上述药物疼痛不能缓解或加重，或有并发症，或出现胃瘫方可使用麻醉性镇痛药物。吗啡能使肝胰壶腹部括约肌痉挛，应避免使用。

(3) 腹腔神经丛麻醉或内脏神经切除：以上方法不能获得疼痛缓解者，可以使用 CT 或 EUS 介导的腹腔神经丛阻滞治疗。

(二) 内镜介入治疗

内镜下治疗简单、有效、微创、能重复应用，可作为大多数慢性胰腺炎的首选方法。内镜治疗主要用于胰管减压和取石，以及胰腺假性囊肿等。包括十二指肠乳头括约肌切开、鼻胆管和鼻胰管引流、胰管胆管支架置入和扩张、内镜下网篮取石及气囊扩张取石、碎石、囊肿引流等。对内镜取出困难的、大于 5 mm 的胰管结石，可行体外震波碎石术。

(三) 外科治疗

手术的目的为解除胰管梗阻、缓解疼痛及保证胰液和胆汁流出的通畅。手术治疗分为急诊手术和择期手术。急诊手术适应证：① 内科和介入治疗无效者。② 压迫邻近脏器导致胆道、十二指肠梗阻，内镜治疗无效者。③ 假性囊肿或囊肿形成，胰瘘、胰源性腹水，内科和介入治疗无效者。④ 不能排除恶变者。

（武西芳）

第三十二章　胰　腺　癌

导学

1. 掌握：胰腺癌的病因、临床表现、诊断依据与鉴别诊断要点、治疗原则。
2. 熟悉：胰腺癌的发病机制、病理生理特点、辅助检查特点、病情评估。
3. 了解：胰腺癌的流行病学、预后和预防。

　　胰腺癌(pancreatic carcinoma)主要是指来源于胰外分泌腺的恶性肿瘤,大多数来自导管上皮,少数来自腺泡上皮,是消化系统常见的恶性肿瘤,恶性程度高,病情进展快,预后差。临床主要表现为进行性黄疸、食欲减退、消瘦、上腹痛或向背部放射等,晚期则可见腹部包块、腹水、恶病质及远处转移等。在世界范围内,近年来胰腺癌发病率均呈增加趋势,我国近20年增长了4～6倍。由于胰腺位于腹膜后,使之难以得到早期诊断,多数患者就诊时已属中晚期,因此手术切除率和术后5年生存率均低,根据2018年公布的CONCORD-3数据,2010—2014年我国胰腺癌患者5年生存率仅为9.9%(9.1%～10.7%),严重危害我国人民的生命健康。

【病因及发病机制】

　　胰腺癌的病因至今尚不清楚,流行病学调查资料显示,胰腺癌发病率增高与吸烟、饮酒、高脂肪和高蛋白饮食、饮咖啡以及糖尿病、慢性胰腺炎、胆石症等因素有关,尤其是吸烟、饮酒。职业暴露于氯化烃溶剂、镍及镍化合物、铬化合物、多环芳香烃、有机氯杀虫剂、硅尘、脂溶剂的职业史可能会增加胰腺癌的发病率。胰腺癌的遗传因素尚未被明确证实,但胰腺癌家族史的患者胰腺癌发病率显著增加,可能与 K - ras、$p53$、$DPC4$、$p16$、$BRCA1/2$ 突变有关。

【病理及病理生理】

(一)大体形态

　　胰腺癌可发生于胰腺的任何部位,以胰头部最多见,占70%～80%,胰体、尾部占20%～30%,遍及全胰腺者极少。肿瘤多向胰腺表面隆起,形成硬实结节或粗大结节,肿瘤界限往往不清。体积小的胰腺癌可埋于胰实质内,但其周围的胰腺组织往往内陷硬化,有时可导致胰腺变形,因此与慢性胰腺炎有时很难鉴别。胰头癌常侵及十二指肠肠壁,与壶腹部的正常关系模糊不清,但十二指肠黏膜一般尚正常。癌肿的切面呈灰白色、质硬,少数呈胶冻状、乳头状或囊状,较软,若有出血坏死则亦可变软。

（二）组织病理

胰腺癌大多起源于胰管上皮细胞,称为导管细胞腺癌,此型最为常见,约占90％以上。少数起源于胰腺腺泡细胞的称为腺泡细胞腺癌,其他罕见的还包括黏液性囊腺癌、浆液性囊腺癌、胰母细胞癌、胰岛细胞癌等。

（三）转移途径

胰腺癌生长较快,且胰腺血管、淋巴管丰富,胰腺又无包膜,易早期发生转移。

1. **直接蔓延** 胰头癌局部浸润发生早,常早期压迫并浸润邻近的脏器和组织,如胆总管、十二指肠、门静脉、腹膜后组织、结肠等;胰腺癌也常沿神经鞘浸润或压迫腹腔神经丛,引起剧烈腹痛和腰背痛。

2. **淋巴转移** 胰头癌常经淋巴转移至幽门下淋巴结,进一步可累及胃、肝、腹膜、肠系膜、主动脉周围淋巴结,甚至纵隔、支气管周围淋巴结,亦可沿肝镰状韧带的淋巴结而转移至锁骨上淋巴结。

3. **血行转移** 胰体尾癌易早期发生血行转移,最常转移至肝脏,也可转移至肺、骨、中枢神经系统、肾上腺等。

4. **种植转移** 胰尾癌较易发生腹膜转移和癌性腹水,种植于腹膜、肠壁、盆腔。

【临床表现】

胰腺癌的临床表现主要取决于癌肿的部位、胰腺破坏程度以及周围器官浸润的情况等。一般来说,胰头癌(特别是胆总管被浸润或压迫时)常较早出现临床症状,而体尾部癌早期时无特殊表现,待肿瘤增大、累及胆、胰管或胰周围组织时,才会出现症状,此时病程往往已进入晚期。

（一）症状

1. **腹痛** 多数患者以腹痛为首发症状,胰腺癌病程中出现腹痛者占90％以上。早期腹痛常较轻,定位模糊,一般以上腹部最多见;随着病情进展,疼痛逐渐加重,腹痛位置固定,以中上腹部深部持续性或间歇性的钝痛、胀痛为多见;侵犯腹膜后神经丛时常引起严重的腰背痛,且与体位有关,仰卧或脊柱伸展时加重,前倾、弯腰或侧卧时稍有缓解。

2. **黄疸** 主要见于胰头癌患者,部分患者可以黄疸为首发症状,表现为无痛性黄疸。黄疸出现的时间与患者的胆、胰管的解剖关系、肿瘤所在的部位、生物学特性等因素有关,当肿瘤或转移淋巴结压迫、浸润胆总管时,患者可出现梗阻性黄疸,伴皮肤瘙痒、浓茶样小便及白陶土样大便。

3. **消化道症状** 食欲不振、消化不良、恶心呕吐等为常见的消化道症状,但都不具特异性;肿瘤压迫阻塞胰管时,胰液和胆汁淤积则可造成消化吸收障碍,胰腺外分泌功能障碍可引起腹泻、脂肪泻;当胰管内肿瘤坏死或肿瘤侵犯胃壁、十二指肠破溃时可发生上消化道出血,表现为呕血、黑便或大便隐血阳性。

4. **体重减轻** 65％～90％的胰腺癌患者发病后短期内出现显著的体重减轻,部分患者以进行性消瘦为主要表现,晚期多呈恶病质。消瘦原因包括食欲不振或厌食引起的进食减少、胰液、胆汁缺乏导致的消化吸收不良、肿瘤消耗、睡眠及精神负担等。

5. **全身症状** 约10％的患者在病程中有持续或间歇性低热;胰腺癌患者游走性血栓性静脉炎、动脉血栓症等血栓性疾病发病率可达25％左右;部分患者可表现出精神症状,如焦虑、抑郁、个性改变等;少数患者可出现胰原性糖尿病。

(二) 体征

早期可无明显体征,当出现明显体征时多已进入中晚期。典型胰腺癌可见消瘦、黄疸和上腹压痛。如黄疸同时可扪及囊状、无压痛、表面光滑并可推动的肿大胆囊,称 Courvoisier 征,多见于胰头癌患者,是诊断胰腺癌的重要体征。若胆汁淤积引起肝脏肿大,可扪及肿大肝脏,质地硬而表面光滑;晚期亦可因肿瘤肝转移引起肝脏肿大。肿瘤较大时有时可在上腹部扪及肿块,晚期患者可扪及浅表淋巴结肿大。晚期可出现腹水,多为血性腹水,少数由于门脉高压或胰腺假性囊肿破裂引起。肿瘤压迫脾动脉或腹主动脉时,可在左上腹或脐周听到血管杂音。

(三) 并发症

胰腺癌常见的并发症包括腹腔内感染、大出血、肠梗阻、肠系膜血栓、肝功能衰竭、肾功能衰竭等。

【辅助检查】

1. **影像学检查** 腹部超声检查因操作简便、无创便携等特点,是临床常用的胰腺影像学检查方法。常规超声可见胰腺局限性肿大或肿块,轮廓不规则,回声强弱不均或结节状低回声区,伴间接征象,包括:胰管扩张、狭窄或中断;胰头癌尚可见胆管扩张、胆囊胀大;胰管梗阻所致尾部潴留性囊肿等。

腹部 CT 或 MRI 增强扫描可显示胰腺癌累及的范围,并观察肿瘤与邻近器官的关系、局部淋巴结转移情况以及有无肝转移或腹腔内转移等,对制定治疗计划具有指导意义。磁共振胰胆管成像(MRCP)还可以帮助判断胆道有无梗阻、梗阻部位以及梗阻原因。为明确有无远处转移,可考虑完善相应部位的 CT 或 MRI,有条件的医院亦可考虑行全身 PET/CT、骨 ECT 等检查,利用肿瘤细胞摄取放射性核素与正常细胞之间的差异进行肿瘤定位、定性及骨转移诊断,以帮助明确有无远处转移,确定分期。

2. **病理学检查** 病理学检查是确诊胰腺癌的重要手段,获取病理组织的方法有多种,可根据患者实际情况选择合适的活检方式,包括:超声或 CT 引导下经皮细针穿刺活检;ERCP 直视下取壶腹部或胆管内组织活检;EUS 引导下经胃壁、十二指肠壁穿刺活检;腹腔镜或剖腹探查术中直视下活检;伴有浅表淋巴结转移时,也可考虑淋巴结活检。有条件的医院可尝试检测 PD-L1 表达、错配修复蛋白或基因缺失情况(dMMR 或 pMMR)或微卫星不稳定情况(MSI)以帮助临床决策。

3. **实验室检查** 黄疸时血清胆红素可进行性升高,以结合胆红素升高为主,伴血清碱性磷酸酶(AKP)、γ-谷氨酰转肽酶(γ-GT)、乳酸脱氢酶(LDH)等升高,黄疸严重者可出现尿胆红素阳性、尿胆原阴性、粪胆原减少或消失等梗阻性黄疸表现。

肿瘤标志物虽然对诊断有一定的帮助,但缺乏特异性,一般临床用于疗效和病情的监测,最常用的为 CA19-9,约 80% 的胰腺癌患者中 CA19-9 升高,其他肿瘤标志物还包括 CEA、CA50、CA724、CA242 等。

4. **内镜检查** ERCP 在胰腺癌诊断中具有很高的灵敏度,尤其是在小胰癌的诊断中有一定的价值,但由于 ERCP 可引起急性胰腺炎等较凶险的并发症,一般不作为胰腺癌影像学检查的首选方法,常在 B 超、CT 检查为阴性或可疑时用 ERCP 作出诊断。表现为胰管节段性狭窄、僵硬伴远端扩张,或胰管中断、移位及不显影或造影剂排空延迟等,若主胰管和胆总管同时截断,称为双管征。此外,ERCP 可直接观察十二指肠壁及壶腹部有无肿瘤浸润,明确胰管、胆管梗阻情况,并可收集胰液分离细胞作细胞学检查,或在内镜直视下取壶腹部组织活检明确病理诊断。

超声内镜检查(EUS)在小胰癌诊断中具有独特的价值。近年随着技术和设备的不断改进，EUS不但可对胰头部癌作出正确的诊断，而且探头还能紧贴胃后壁，清晰显示出胰体、胰尾及胰周组织血管等，并可根据肿瘤的大小，淋巴结转移与否，对胰腺癌的临床分期作出较为准确的判断。

【诊断策略】

(一) 诊断依据

胰腺癌早期常常无典型临床表现，然而胰腺癌的早期诊断又极为重要。因此，一般认为40岁以上患者近期出现下列表现时，应提高警惕，注意胰腺癌的可能：① 持续上腹不适，餐后加重，食欲减退或惧食。② 原因不明的上腹或腰背部疼痛，进行性加重。③ 无法解释的进行性消瘦。④ 无法解释的糖尿病或糖尿病突然加重。⑤ 无法解释的梗阻性黄疸，进行性加重。⑥ 原因不明的脂肪泻。⑦ 无法解释的多发性深静脉血栓形成或游走性血栓性静脉炎。⑧ 自发性胰腺炎反复发作，尤其是吸烟者更应加倍怀疑。出现这些临床表现者应该进一步完善影像学检查及病理活检，若诊断仍未明确，必要时可考虑剖腹探查(图 32-1)。

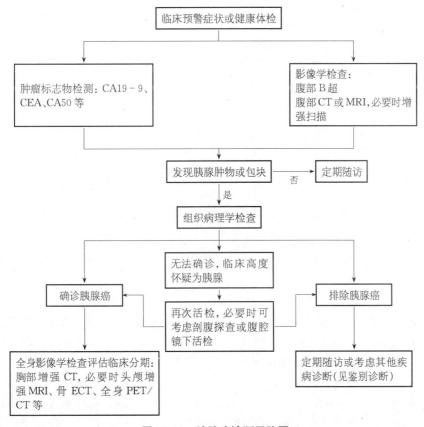

图 32-1　胰腺癌诊断思路图

(二) 病情评估

临床一般根据TNM分期评估病情，目前胰腺癌的分期采用的是美国联合癌症分类委员会(AJCC)胰腺癌第8版TNM分期，于2017年发表，见表32-1、表32-2。

表 32 - 1 胰腺癌的 TNM 分期定义

肿瘤类别	分　期
原发肿瘤(T)	T_x：原发肿瘤无法评估 T_0：没有原发肿瘤证据 T_{is}：原位癌,包括高级别胰腺上皮内瘤样变(PanIn - 3)、导管内乳头状黏液瘤伴高度异型增生、导管内管状乳头状瘤伴高度异型增生以及黏液性囊性瘤伴高度异型增生 T_1：肿瘤最大直径≤2 cm 　　T_{1a}：肿瘤最大直径≤0.5 cm 　　T_{1b}：肿瘤最大直径>0.5 cm,但<1 cm 　　T_{1c}：肿瘤最大直径为 1~2 cm T_2：肿瘤最大直径>2 cm,但≤4 cm T_3：肿瘤最大直径>4 cm T_4：肿瘤侵及腹腔干、肠系膜上动脉和(或)肝总动脉(无论肿瘤大小)
区域淋巴结(N)	N_x：区域淋巴结不能评价 N_0：没有区域淋巴结转移 N_1：1~3 枚区域淋巴结转移 N_2：4 枚或 4 枚以上区域淋巴结转移
远处转移(M)	M_0：没有远处转移 M_1：有远处转移

表 32 - 2 胰腺癌 TNM 与病理分期的关系

分　期		T	N	M
0 期		T_{is}	N_0	M_0
Ⅰ期	Ⅰ$_A$	T_1	N_0	M_0
	Ⅰ$_B$	T_2	N_0	M_0
Ⅱ期	Ⅱ$_A$	T_3	N_0	M_0
	Ⅱ$_B$	$T_{1,2,3}$	N_1	M_0
Ⅲ期	Ⅲ	$T_{1,2,3}$	N_2	M_0
		T_4	任何 N	M_0
Ⅳ期	Ⅳ	任何 T	任何 N	M_1

(三) 鉴别诊断

1. **慢性胃部疾病**　慢性胃炎、消化性溃疡等慢性胃部疾病的症状常与胰腺癌的起病相似,均有上腹饱胀、隐痛、胀痛不适等症状,有些胰腺癌患者和(或)临床医生往往满足于慢性胃肠道疾病的诊断以致延误诊断。因此,对年龄超过 40 岁,有慢性胃肠性疾病症状的患者,尤其是症状进行性加重,并伴有明显消瘦者应高度警惕,做进一步的检查,以排除胰腺癌的可能。

2. **胆囊炎、胆石症**　胰腺癌如以腹痛、黄疸及发热为主要表现时,可与胆囊炎、胆石症相混淆。但胆囊炎或胆石症常为阵发性的绞痛,黄疸常在腹痛发作后 48 h 以内出现,而且经抗炎等治疗后多在短期内消退或有波动,右上腹常有压痛和反跳痛。进一步影像学检查常可明确诊断。

3. **慢性胰腺炎**　胰腺癌与慢性胰腺炎的鉴别十分困难,慢性胰腺炎所具有的上腹饱胀、疼痛不适、消化不良、腹泻、消瘦等症状,在胰腺癌时也同样可见。慢性胰腺炎时也可有肿块和黄疸,酷似胰腺癌,有时即使在手术中以肉眼观察或用手触摸也难以分辨。但一般慢性胰腺炎有反复发作的病史,X线片上常可见钙化点。最主要的鉴别手段在于病理诊断,可通过B超或CT引导下对肿块进行细针穿刺活检或在手术中直视下穿刺取样。

4. Vater 壶腹部癌　Vater 壶腹部癌与胰头癌解剖位置相毗邻,临床表现也十分近似,但由于两者的预后和疗效相差甚远,因此仍须加以鉴别。鉴别方法可通过X线(钡餐检查及低张性十二指肠造影)或ERCP检查;前者常在X线片上可有十二指肠降部内侧有黏膜紊乱、肿块压迹等征象,后者常可直接窥视到壶腹部的病变。

5. 功能性胰岛细胞瘤　功能性胰岛细胞瘤显著的病理特点在于肿瘤血供十分丰富,因此CT增强扫描可显示病灶呈高密度强化特征,鉴别困难时有时需要病理明确诊断。

【治疗策略】

胰腺癌治疗推荐多学科综合治疗(MDT)的模式,强调采用多种方法的综合治疗。一般遵循以下原则：① 凡病变局限,经检查可以手术者,尽量争取开腹探查,行根治术,必要时术前放疗,术后辅助化疗和(或)放疗。经探查不能切除者,可行姑息手术(如胆管减压引流或胃空肠吻合术等),以缓解梗阻性黄疸等症状,术后放疗、化疗等综合治疗。② 病变虽局限,但已不可能行探查术,则采取放疗及化疗等综合治疗。③ 病变广泛,以化疗、中医中药、生物反应调节剂等药物治疗为主,必要时局部放疗。④ 晚期、一般情况差者,则不宜化疗,以支持治疗、对症处理及其他药物治疗为主,以缓解症状,提高生活质量。

(一) 手术治疗

手术治疗是胰腺癌"治愈"的最佳选择。不幸的是,约80%的患者就诊时已失去手术机会。根治性手术包括胰十二指肠切除术(Whipple)、胰体尾+脾切除术、全胰切除术、扩大根治术等,手术范围均很广,危险性较大,因此必须充分做好术前准备。部分无根治手术机会的患者有时需要接受姑息性手术治疗,如胆肠吻合、胃肠吻合、腹腔神经丛阻滞等,以改善患者生活质量,为放化疗及支持治疗创造条件。

(二) 化学药物治疗

包括新辅助化疗、辅助化疗和姑息性化疗。大多数胰腺癌患者在确诊时已进入中晚期,只有少部分人有根治性手术切除的机会,但术后的复发转移率非常高。因此,术后需接受辅助化疗和(或)辅助同期放化疗,以降低复发率,延长生存时间。小样本的回顾性研究显示,部分局部晚期胰腺癌经过术前新辅助化疗或同步放化疗后可能使肿瘤缩小,从而获得手术机会。辅助化疗方案一般选择吉西他滨、卡培他滨、5-FU或吉西他滨联合卡培他滨治疗。

晚期或复发转移的患者,化疗往往是首选的治疗方案。常用的化疗药物包括：吉西他滨、氟尿嘧啶类(包括5-FU、卡培他滨)、铂类(包括顺铂、奥沙利铂)、紫杉类(包括紫杉醇、白蛋白紫杉醇)、伊立替康等。一般推荐两药或三药联合的方案治疗。

(三) 放射治疗

术前的新辅助放疗或新辅助同期放化疗可通过缩小肿瘤以增加手术 R_0 切除率,增加治愈率;接受根治性手术切除的患者,术后都应该接受辅助治疗,包括辅助化疗或辅助同期放化疗。对于术中发现无法根治切除的患者,亦可术中行放射性粒子植入术,以达到控制肿瘤的目的。绝大多数胰腺癌患者就诊时已不能手术治疗,其中局部晚期、未发现远处转移的患者可考虑同步放化疗、放疗或化疗,以达到控制肿瘤的目的。姑息性放疗的目的在于抑制肿瘤生长,缓解症状,如缓解肿瘤压迫或骨转移引起的疼痛等,可考虑姑息性外放疗或经皮穿刺放射性粒子植入治疗。

(四)分子靶向及免疫哨卡抑制剂治疗

目前主要用于局部晚期及转移性胰腺癌患者。厄洛替尼是目前唯一获得批准用于治疗胰腺癌的分子靶向药物,一般与吉西他滨联合应用。一些小样本研究显示错配修复基因缺失(dMMR)或微卫星高不稳定(MSI-H)的胰腺癌患者可能从 PD-L1 抑制剂(帕博利珠单抗)中获益,为晚期胰腺癌患者带来了希望。

(五)对症支持治疗

如合并梗阻性黄疸时可考虑经皮肝穿刺胆管引流(PTCD)或 ERCP 引导下经内镜胆管内支架植入或置管引流等,以缓解梗阻性黄疸。胰腺癌患者多合并营养不良,可选用静脉高能量营养支持治疗改善营养状况,或肠内营养同时补充维生素、胰酶等治疗。对于有顽固性腹痛或腰背部疼痛的患者,应按三阶梯原则止痛治疗,必要时可考虑腹腔神经丛阻滞或硬膜外麻醉药止痛。

(六)中医药治疗

中医药治疗可贯穿于胰腺癌治疗的整个过程,以达到提高机体免疫力,减轻西医治疗毒副作用、缓解症状、提高生活质量的治疗作用。部分中医外治法,如药物外敷、针灸疗法等对缓解疼痛、改善恶心呕吐、减轻黄疸等有一定的帮助。

(张海波　朱燕娟)

第四篇

泌尿系统疾病

第三十三章 原发性肾小球疾病

导学

1. 掌握：急、慢性肾小球肾炎、肾病综合征、IgA 肾病的病因、临床表现与并发症、诊断依据与鉴别诊断要点、治疗原则。

2. 熟悉：急、慢性肾小球肾炎、肾病综合征、IgA 肾病的发病机制、病理生理特点、辅助检查特点、病情评估、常用治疗药物种类。

3. 了解：急、慢性肾小球肾炎、肾病综合征、IgA 肾病的流行病学、常用治疗药物用法、用量与不良反应、预后和预防。

第一节 急性肾小球肾炎

急性肾小球肾炎(acute post-infection glomerulonephritis,PSGN)简称急性肾炎，临床以急性起病，血尿、蛋白尿、水肿和高血压为主要表现，并可伴一过性肾功能不全的一组疾病。多见于链球菌感染后，其他细菌(如肺炎球菌、脑膜炎球菌等)、病毒(水痘带状疱疹病毒、乙型肝炎病毒等)和寄生虫感染后也可发生。此主要介绍链球菌感染后急性肾小球肾炎，多发生于儿童，男性多于女性。

【病因及发病机制】

引起本病的致病菌主要是 β 溶血性链球菌 A 组 12 型和 49 型等"致肾炎菌株"，常见于上呼吸道感染(多为扁桃体炎)、猩红热、皮肤感染(多为脓疱疮)等链球菌感染后。

发病机制主要为感染后免疫介导的炎症反应。链球菌的胞质成分或分泌蛋白可能作为主要致病抗原，诱发免疫反应后可通过循环免疫复合物沉积于肾小球致病，或种植于肾小球的抗原与循环中特异抗体相结合形成原位免疫复合物而致病。自身免疫反应也可能参与了发病机制。此外，补体异常活化也参与了致病机制，导致肾小球内皮及系膜细胞增生；同时有中性粒细胞及单核细胞浸润，导致肾脏病变。

【病理和病理生理】

双肾体积可较正常增大，病变主要累及肾小球。病变类型为毛细血管内增生性肾小球肾炎。光镜下表现为以内皮及系膜细胞增生为主的弥漫性肾小球病变，急性期可伴中性粒细胞和单核细胞浸润。病变严重时，增生和浸润的细胞可压迫毛细血管襻使管腔狭窄或闭塞；肾小管病变多不明显,但肾间质可有水肿及灶状炎性细胞浸润。免疫荧光检查可见 IgG、C3 呈粗颗粒状沉积于系膜区和(或)毛细血管壁。电镜检查可见肾小球上皮细胞下有驼峰状大块电子致密物沉积。

急性肾炎时肾脏的病理生理改变与上述免疫介导所引起的肾小球毛细血管炎症反应有关。肾小球内中性粒细胞浸润、血管活性物质及膜攻击复合物的破坏(甚至在电镜下呈现基底膜断裂),致使血管内血浆蛋白及红细胞、白细胞等逸至尿中,导致蛋白尿。尿蛋白形成的另一个原因是肾小球毛细血管袢上唾液酸及硫酸肝素减少、滤过膜负电荷屏障的破坏。肾小球毛细血管袢因内皮细胞增生而阻塞,肾小球滤过面积减少,故而虽然肾血流量正常但肾小球滤过率下降,导致少尿及无尿,甚至尿毒症。全身性病理生理改变中心环节是水钠潴留,血容量扩张,由此引起高血压及水肿,严重时可引起高血压脑病及心力衰竭等严重并发症。

【临床表现】

急性肾炎通常于链球菌感染后 1～3 周(平均 10 d)起病,本病起病较急,轻者呈亚临床型(仅有尿常规及血清 C3 异常);典型者呈急性肾炎综合征(血尿、蛋白尿、水肿和高血压)表现;重症者可发生急性肾衰竭。小儿有时因头痛、呕吐、气急、心悸等症状被发现。大多预后良好,常可在数月内临床自愈,但部分患者也可遗留慢性肾脏病。

(一) 症状与体征

1. 血尿、蛋白尿　约 30% 患者出现肉眼血尿,常为起病首发症状和就诊原因。肉眼血尿常在数日后转为镜下血尿,多在 6 个月内消失。可伴有轻中度蛋白尿。

2. 水肿　80% 以上患者出现水肿,常为起病的初发表现。轻者晨起眼睑水肿或下肢轻度水肿,少数严重者可波及全身。

3. 高血压　约 80% 患者出现一过性轻、中度高血压,与水钠潴留有关,尿量增多后血压逐渐恢复正常。少数患者出现严重高血压,甚至高血压脑病。

4. 全身表现　可有少尿无尿、疲乏、厌食、恶心、呕吐、嗜睡、头晕、头痛、视力模糊及腰酸痛等。

(二) 并发症

大多数预后良好,少数会出现心力衰竭、高血压脑病、急性肾功能衰竭等,见于重症、不注意休息及治疗不当等。

【辅助检查】

1. 尿液检查　水肿时尿量减少,恢复期尿量增多。几乎所有患者均有肾小球源性血尿(变形红细胞)。可伴有轻、中度蛋白尿,一般为每日 0.5～3 g,少数患者(<20%)呈肾病综合征范围的大量蛋白尿,一般病后 2～3 周尿蛋白转为少量或微量,3 个月内多消失。尿沉渣检查除红细胞外,早期尚可见白细胞和上皮细胞稍增多,并可有红细胞管型。

2. 免疫学检查　起病初期血清 C3 和总补体下降,8 周内逐渐恢复正常,对诊断本病有重要意义。血清抗链球菌溶血素"O"滴度增高,提示近期链球菌感染。部分患者起病早期循环免疫复合物和血清冷球蛋白可呈阳性。

3. 肾功能检查　患者起病早期可因肾小球滤过率下降,水钠潴留而尿量减少,少数患者甚至少尿(<400 ml/L)。肾功能可一过性损伤,表现为血肌酐轻度升高。多于 1～2 周后尿量渐增,肾功能于利尿后数日可恢复正常。仅少数患者可出现急性肾功能衰竭。

4. 肾穿刺活检　肾小球滤过率进行性下降、病情于 2 个月尚未见好转、急性肾炎综合征伴肾病综合征,如无禁忌证者,宜及时行肾活检。

5. 影像学改变　部分 B 超提示双侧肾脏增大。

【诊断策略】

(一)诊断依据

链球菌感染后 1～3 周发生血尿、蛋白尿、水肿和高血压,甚至少尿及肾功能不全等急性肾炎综合征表现,伴血清 C3 下降,病情于发病 8 周内逐渐减轻至完全恢复正常者,可临床诊断为急性肾炎。若肾小球滤过率进行性下降或病情于 2 个月尚未见好转者应及时做肾活检以明确诊断。

(二)鉴别诊断

1. 以急性肾炎综合征表现的肾小球疾病

(1)其他病原体感染后的急性肾炎:许多细菌、病毒及寄生虫感染均可引起急性肾炎。目前较常见于多种病毒(如水痘-带状疱疹病毒、EB 病毒、流感病毒等)感染,感染极期或感染后 3～5 d 发病,常不伴血清补体降低,多数临床表现较轻,少有水肿和高血压,肾功能一般正常,临床过程自限。

(2)系膜毛细血管性肾小球肾炎:又称为膜增生性肾小球肾炎(MPGN)。临床表现除急性肾炎综合征外,经常伴肾病综合征,病变持续无自愈倾向。50%～70%患者有持续性低补体血症,8 周内不恢复。肾活检可明确诊断。

(3)系膜增生性肾小球肾炎:部分 IgA 肾病及非 IgA 肾病系膜增生性肾小球肾炎患者有前驱感染,可表现为急性肾炎综合征,血清 C3 一般正常,病情无自愈倾向。IgA 肾病患者疾病潜伏期短,可在感染后数小时至 72 h 内出现肉眼血尿,血尿可反复发作,部分患者血清 IgA 升高。肾活检可明确诊断。

2. 急进性肾小球肾炎　起病过程与本病相似,但病情进行性恶化,多早期出现少尿、无尿、肾功能急剧恶化。重症急性肾炎呈现急性肾衰竭者与急进性肾小球肾炎鉴别困难时,应及时做肾活检以明确诊断。

3. 全身系统性疾病肾脏受累　过敏性紫癜肾炎、狼疮性肾炎(详见狼疮性肾炎章节)等可呈现急性肾炎综合征,但伴有其他系统受累的典型临床表现和实验室检查有助鉴别。

(三)诊断思路

急性肾小球肾炎诊断思路见图(图 33-1)。

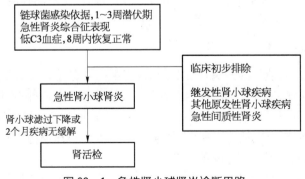

图 33-1　急性肾小球肾炎诊断思路

【治疗策略】

本病为自限性疾病,以休息及对症治疗为主,不宜用糖皮质激素及细胞毒药物。同时防治并发症、保护肾功能。少数患者发生急性肾功能衰竭时可予透析治疗,待其恢复。极少数患者可能遗留肾功能损害。

1. **一般治疗** 急性期应卧床休息,直至肉眼血尿消失、水肿消退和血压恢复正常。摄入富含维生素及适量蛋白质饮食;但肾功能不全时,应限制蛋白质摄入(每日 0.6~0.8 g/kg),并以优质动物蛋白质为主。急性期应予低盐饮食(每日<3 g)。明显少尿者限制液体和钾的入量。

2. **治疗感染灶** 急性肾炎发作时感染灶(扁桃体炎、咽峡炎、皮肤脓疱疮等)多数已经得到控制,因此,以往主张病初注射青霉素 10~14 d(过敏者可用大环内酯类抗生素),但其必要性现有争议。反复发作的慢性扁桃体炎患者可在病情稳定后,即尿蛋白(＋)以下及尿沉渣红细胞<10 个/高倍视野,可行扁桃体摘除术,手术前后 2 周需注射青霉素。

3. **对症治疗**

(1) 利尿:水肿明显者使用利尿剂。如氢氯噻嗪 12.5~25 mg,每日 1~2 次;必要时用呋塞米 20~40 mg,每日 1~2 次口服或注射,但一般不宜过多和长久使用。

(2) 控制高血压、消减尿蛋白:一般情况下利尿后即可达到控制血压的目的,必要时使用 ACEI、血管紧张素 II 受体拮抗剂、钙通道阻滞剂等。如贝那普利 5~10 mg,每日 1 次;或缬沙坦 80~160 mg,每日 1 次;或氨氯地平 5~10 mg,每日 1 次。急性肾炎高血压伴蛋白尿者首选 ACEI 或 ARB(详见慢性肾小球肾炎节)。

4. **透析治疗** 少数患者发生急性肾功能衰竭而有透析指征时,应及时透析治疗以帮助患者渡过急性期。

(茅燕萍)

第二节 慢性肾小球肾炎

慢性肾小球肾炎(chronic glomerulonephritis)简称慢性肾炎,临床以蛋白尿、血尿、高血压和水肿为基本表现,起病方式各不相同,病情迁延,病变缓慢进展,可有不同程度的肾功能减退,最终发展为慢性肾功能衰竭的一组肾小球病。多见于中青年,男性多于女性。

【病因及发病机制】

确切病因尚不清楚,可能与某些病毒、细菌和寄生虫感染有关。仅少数患者由急性链球菌感染后肾炎直接迁延或临床痊愈若干年后再发,绝大多数慢性肾炎系各种不同病理类型的原发性肾小球疾病直接迁延发展的结果,起病即属慢性。慢性肾炎的始发机制是免疫介导炎症,在此基础上炎症介质(如补体、细胞因子、活性氧等)的参与,最后导致肾小球损伤和产生临床症状。在慢性进展过程中,非免疫非炎症因素占有重要作用。

1. **免疫反应** 体液免疫中循环免疫复合物、原位免疫复合物及自身抗体在肾炎发病机制中的作用已得到公认。近年来一些研究证明,细胞免疫在肾小球肾炎发病机制中的重要作用得到认可。

(1) 循环免疫复合物:某些外源性抗原(如致肾炎链球菌的某些成分)或内源性抗原(如 DNA 的降解产物)可刺激机体产生相应抗体,在血循环中形成循环免疫复合物,沉积于肾小球或为肾小球所捕获并激活炎症介质后导致肾炎。

(2) 原位免疫复合物:血循环中游离抗体(或抗原)与肾小球固有抗原(如肾小球基底膜抗原或足细胞的抗原)或已种植于肾小球的外源性抗原(或抗体)相结合,在肾脏局部形成免疫复合物而导致肾炎。

(3) 自身抗体:如抗中性粒细胞胞质抗体(ANCA)可以通过与中性粒细胞、血管内皮细胞及补体活化的相互作用造成肾小球的免疫炎症反应,引起典型的少免疫沉积性肾小球肾炎。

2. 炎症反应　免疫反应需引起炎症反应才能导致肾小球损伤和临床症状。炎症介质系统分为炎性细胞和炎症介质两大类。炎性细胞可产生炎症介质,炎症介质又可趋化、激活炎性细胞,各种炎症介质间又相互促进或制约,形成一个十分复杂的网络关系。

炎性细胞主要包括单核-吞噬细胞、中性粒细胞、嗜酸性粒细胞及血小板等。近年来认识到肾小球固有细胞(如系膜细胞、内皮细胞和足细胞)本身有时就是炎性细胞,并非单纯的受害者,有时是主动的参与者。炎性细胞可产生多种炎症介质,造成肾小球炎症病变。

3. 非免疫机制的作用　剩余的健存肾单位代偿性血流高灌注、高跨膜压、高滤过的"三高"状态,促进肾小球硬化。疾病过程中循环高血压引起肾小球硬化性损伤。此外,大量蛋白尿和高脂血症均是加重肾小球损伤,使病变持续、恶化的重要因素。

【病理及病理生理】

慢性肾炎可见于多种肾脏病理类型,主要为系膜增生性肾小球肾炎(包括 IgA 和非 IgA 系膜增生性肾小球肾炎)、系膜毛细血管性肾小球肾炎、膜性肾病及局灶节段性肾小球硬化等,其中少数非 IgA 系膜增生性肾小球肾炎可由毛细血管内增生性肾小球肾炎(急性肾炎)转化而来。发展至后期,不同病理类型均可转化为程度不等的肾小球硬化,相应肾单位的肾小管萎缩、肾间质纤维化。疾病晚期,肾体积缩小,肾皮质变薄,发展为硬化性肾小球肾炎,称为固缩肾。

肾小球滤过屏障(分子屏障和电荷屏障)破坏,通透性增加,导致血液中白蛋白和高分子量蛋白(IgG、IgM)进入尿液,产生肾小球源性蛋白尿。肾小球源性血尿产生的主要原因为肾小球基底膜(glomerular basement membrane,GBM)断裂,红细胞通过该裂缝时受血管内压力挤压受损,受损的红细胞其后通过肾小管各段又受不同渗透压和 pH 作用,呈现变形红细胞血尿,红细胞容积变小,甚至破裂。高血压的发生机制:① 水钠潴留:血容量增加引起容量依赖性高血压。② 肾素分泌增多:肾实质缺血刺激肾素-血管紧张素分泌增多,小动脉收缩,外周阻力增加,引起肾素依赖性高血压。③ 肾实质损害后肾内降压物质分泌减少:肾内激肽释放酶-激肽、前列腺素等生成减少。肾炎性水肿的主要机制:主要是肾小球滤过率下降,而肾小管的重吸收功能基本正常造成"球-管失衡"和肾小球滤过分数(肾小球滤过率/肾血浆流量)下降,致水钠潴留;血容量常增加,血压升高。毛细血管通透性增加可进一步加重水肿。

【临床表现】

慢性肾炎多数起病缓慢、隐袭。临床表现复杂多样,以蛋白尿、血尿、高血压和水肿为基本临床表现,可有不同程度的肾功能减退,病情时轻时重、迁延,渐进性发展为慢性肾功能衰竭。早期可无任何症状,可有乏力、疲倦、腰痛、纳差,水肿可有可无。多数慢性肾炎患者肾功能呈慢性渐进性损害,肾功能进展快慢主要与肾脏病理类型相关,也与治疗是否合理等有关。部分患者在感染和劳累等诱发因素作用下,数日内病情加重,经及时对症治疗后可一定程度缓解,但亦有因此进入不可逆的慢性肾衰竭。

1. **水肿** 为慢性肾炎的主要症状。轻者仅出现于眼睑及踝部,重者可遍及全身甚至有浆膜腔积液。

2. **高血压** 肾小球疾病常伴高血压,部分以高血压为首发症状。高血压的程度差异很大,轻者 140/90 mmHg,重者在 200/120 mmHg 以上。如血压控制不良,肾功能恶化较快,预后较差。

3. **尿改变** 蛋白尿是慢性肾炎必有的临床表现,主要由于肾小球滤过膜通透性增高,致使大量血浆蛋白质漏出,超过了肾小管重吸收能力而排出体外。由于肾小球滤过膜受损,各种类型的慢性肾炎均可发生血尿,以镜下血尿多见。

【辅助检查】

1. **尿液检查** 多为轻度尿异常,尿蛋白定性(+)～(+++),定量为 1～3 g/d,肾小球性蛋白尿常以白蛋白为主。有不同程度的血尿,常为全程无痛性血尿,相差显微镜示变形红细胞,急性发作时血尿加重,甚至出现肉眼血尿。管型是慢性肾炎活跃或急性发作的特征之一,常见红细胞管型及粗、细颗粒管型等。

2. **肾功能检查** 在疾病早期,肾功能受影响较小,以后肾损害不断加重,肾功能逐渐减退。临床上常以内生肌酐清除率(Ccr)来评估肾小球滤过率(GFR)。

当 Ccr 低于正常的 50% 时,血尿素氮(BUN)和肌酐(Scr)升高,出现氮质血症。至晚期,肾小管浓缩功能、排泄功能和酸碱平衡均发生障碍。

3. **肾活检** 经皮肾活检可明确慢性肾炎的组织病理学诊断,为金标准,这对于指导治疗和估计预后均有重要价值。

【诊断策略】

(一) 诊断依据

凡尿化验异常(蛋白尿、血尿)、伴或不伴水肿及高血压病史达 3 个月以上,无论有无肾功能损害,均应考虑慢性肾炎,在除外继发性肾小球肾炎及遗传性肾小球肾炎后,可诊断为慢性肾炎。

(二) 鉴别诊断

1. **继发性肾小球疾病** 如狼疮性肾炎、过敏性紫癜肾炎、乙型肝炎病毒相关性肾炎、糖尿病肾病、骨髓瘤性肾病等,依据相应的临床表现及特异性实验室检查,可资鉴别。

2. **感染后急性肾炎** 常在链球菌感染后 1～3 周发病,血清 C3 的动态变化,病情多于短期内恢复,上述情况均与有前驱感染并以急性发作起病的慢性肾炎表现不同,可助鉴别,必要时行肾活检。

3. **原发性高血压肾损害** 发病年龄较晚,多在 40 岁以后,高血压病史在先,蛋白尿出现在后,尿改变轻微(微量至轻度蛋白尿,可有轻度镜下血尿),远端肾小管功能损伤(如尿浓缩功能减退、夜尿增多)较肾小球功能损害为早且重,常伴高血压的其他靶器官(心、脑)并发症。

4. **Alport 综合征** 常起病于青少年,患者可有眼(球型晶状体等)、耳(神经性耳聋)、肾(血尿,轻、中度蛋白尿及进行性肾功能损害)异常,并有家族史(多为 X 连锁显性遗传),依靠肾活检及基因检测可明确诊断。

5. 慢性肾盂肾炎　多有反复发作的泌尿系统感染史;尿沉渣以白细胞为主,甚至有白细胞管型;尿细菌培养为阳性;持续性肾小管功能损害;静脉肾盂造影示肾盂、肾盏变形,缩窄;肾外形凹凸不平,双肾大小不等。

(三) 诊断思路

慢性肾小球肾炎诊断思路见图(图 33 - 2)。

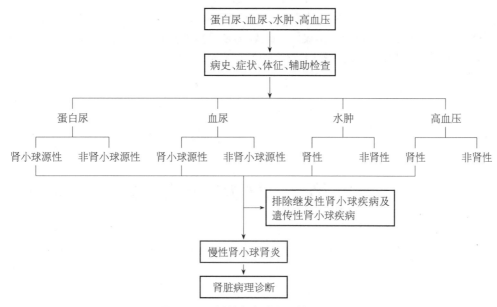

图 33 - 2　慢性肾小球肾炎诊断思路

【治疗策略】

慢性肾炎的治疗应以防止或延缓肾功能进行性恶化、改善或缓解临床症状及防治心脑血管并发症为主要目的,而不以消除尿红细胞或轻度尿蛋白为目标。

1. 积极控制高血压和减少尿蛋白　高血压和蛋白尿是加速肾小球硬化、促进肾功能恶化的重要因素,积极控制高血压和减少蛋白尿是两个重要的环节。高血压的治疗目标:力争把血压控制在理想水平(<130/80 mmHg)。尿蛋白的治疗目标:争取减少至<1 g/d。

慢性肾炎高血压的主要原因是水钠潴留,大部分患者经休息、限盐(NaCl<3 g/d)和使用噻嗪类利尿剂后可获得满意的疗效。氢氯噻嗪 12.5~25 mg 口服,每日 1~2 次。Ccr<30 ml/min 时,噻嗪类无效应改用袢利尿剂,呋塞米 10~40 mg 口服,每日 1~2 次。但一般不宜过多和长久使用。

ACEI 或 ARB 除具有降低血压作用外,还有减少尿蛋白和延缓肾功能恶化的肾脏保护作用。对肾小球血液动力学有特殊的调节作用(扩张入球小动脉和出球小动脉,但对出球小动脉的扩张作用强于入球小动脉),能降低肾小球内高压力、高灌注和高滤过,并能通过非血液动力学作用(抑制细胞因子、减少细胞外基质的蓄积),达到减缓肾小球硬化的发展和保护肾脏的作用,为治疗慢性肾炎高血压和(或)减少蛋白尿的首选药物。肾功能不全患者应用 ACEI 或 ARB 要防止高血钾,血 Cr>265.2 μmol/L(3 mg/ml)时务必在严密观察下谨慎使用,少数患者服用 ACEI 引起持续性干咳。

2. 限制食物中蛋白及磷的入量　肾功能不全患者应限制食物中蛋白及磷的入量,应采用优质低蛋白饮食[小于 0.6 g/(kg·d)]。尽量提供含必需氨基酸丰富的食物,如瘦肉、牛奶、鸡蛋、鱼类等;避免进食含磷高的食物如动物内脏、骨髓等。实践证明,低蛋白质、低磷饮食可减轻肾小球内的"三高",延缓肾小球硬化的进程。

3. **糖皮质激素和细胞毒药物** 鉴于慢性肾炎为一临床综合征,其病因、病理类型及其程度、临床表现和肾功能等变异较大,故此类药物是否应用宜区别对待。一般不主张积极应用。但患者肾功能正常或仅轻度受损,肾脏体积正常,病理类型较轻(如轻度系膜增生性肾炎、早期膜性肾病等),而尿蛋白较多,无禁忌者可试用,但无效者则应及时逐步撤去。

4. **避免加重肾脏损害的因素** 感染、劳累、妊娠及肾毒性药物(如氨基糖苷类抗生素、含马兜铃酸的中药等)均可能损伤肾脏,导致肾功能恶化,应避免。

(茅燕萍)

第三节 肾 病 综 合 征

肾病综合征(nephrotic syndrome,NS)是以大量蛋白尿(>3.5 g/d)、低白蛋白血症(血浆白蛋白<30 g/L)、水肿和(或)高脂血症为基本特征的一组临床综合征,其中大量蛋白尿和低白蛋白血症是诊断的必备条件。

【病因及发病机制】

本病可由多种不同病理类型的肾小球疾病引起,可分为原发性肾病综合征和继发性肾病综合征(表 33-1)。本病的发病机制尚未完全明了,大多数是免疫介导性炎症疾病。免疫机制是本病的始发机制,在此基础上炎症介质(如补体、细胞因子、活性氧等)的参与,最后导致肾小球损伤,而产生临床症状。另外在慢性进展过程中也有非免疫、非炎症机制参与。遗传因素在肾小球疾病的易感性、疾病的严重性和治疗反应上发挥着重要作用。此外,自身免疫导致或参与各种肾炎的证据也引起了广泛重视。

表 33-1 常见肾病综合征

原发性肾病综合征	继发性肾病综合征
微小病变型肾病	过敏性紫癜性肾炎
局灶节段性肾小球硬化	乙型肝炎病毒相关性肾炎
膜性肾病	系统性红斑狼疮肾炎
系膜增生性肾小球肾炎	肾淀粉样变性
膜增生性肾小球肾炎	骨髓瘤性肾炎
	淋巴瘤或实体肿瘤性肾病

【病理及病理生理】

(一)病理

在肾活检基础上完善病理类型的诊断尤为重要,原发性肾小球肾炎所致的肾病综合征常见的主要有 5 种病理类型：微小病变肾病（minimal change disease，MCN）、局灶节段性肾小球硬化（focal segmental glomerular sclerosis，FSGS）、膜性肾病（membranous nephropathy，MN）、系膜增生性肾小球肾炎（mesangial proliferative glomerulonephritis，MsPGN）和膜增生性肾小球肾炎（membranoproliferative glomerulonephritis，MPGN），又称系膜毛细血管性肾小球肾炎。

1. 微小病变型肾病　光镜下肾小球基本正常，近曲小管上皮细胞可见脂肪变性，故又被称为"类脂性肾病"；电镜下仅以足细胞足突的广泛消失为主要特点；免疫病理检查阴性。特征性改变和本病的主要诊断依据为电镜下有广泛的肾小球脏层上皮细胞足突融合。

2. 局灶节段性肾小球硬化　光镜下可见病变呈局灶（部分肾小球）、节段性（部分毛细血管袢）硬化，表现为受累节段的硬化（系膜基质增多、毛细血管闭塞，进程中伴有球囊粘连，足细胞增生、肥大、空泡变性），可伴有少量系膜细胞增生及相应的肾小管萎缩、肾间质纤维化。免疫荧光显示 IgM 和（或）补体 C3 在肾小球病变部位呈星团块状沉积。电镜下可见肾小球脏层上皮细胞足突广泛融合、基底膜塌陷、系膜基质增多、电子致密物沉积。

根据硬化部位及细胞增殖的特点，局灶节段性肾小球硬化可分为以下五种亚型：① 非特殊型：硬化部位主要位于血管极周围的毛细血管袢。② 塌陷型：外周毛细血管袢皱缩、塌陷，呈节段或球性分布，显著的足细胞增生肥大和空泡变性。③ 顶端型：硬化部位主要位于尿极。④ 细胞型：局灶性系膜细胞和内皮细胞增生同时可有足细胞增生、肥大和空泡变性。⑤ 门周型：无法归属上述亚型，硬化可发生于任何部位，常有系膜细胞及基质增生。其中非特殊型最为常见，约占半数以上。

3. 膜性肾病　光镜下可见肾小球毛细血管袢基膜病变，是 MN 的特征性病变。早期肾小球体积正常或稍增大，肾小球毛细血管袢略僵硬，可见肾小球基底膜空泡样改变。病变明显时基底膜弥漫性增厚，进而有钉突形成（嗜银染色），肾小球基底膜"钉突"与"钉突"融合，将嗜复红物包绕，致基底膜增厚不规则。晚期则表现为基底膜明显增厚可呈链环状。免疫病理：以 IgG 和 C3 为主沿毛细血管壁细颗粒状沉积。电镜下见基底膜增厚，上皮细胞足突融合，上皮下颗粒状电子致密物沉积。

4. 系膜增生性肾小球肾炎　光镜下呈弥漫性系膜细胞增生伴有基质增多；依其增生程度可分为轻、中、重度三级。免疫病理检查在我国最常见 IgG 和 C3 沿系膜区或者毛细血管壁团块状或者颗粒状沉积，也可以 IgM 沉积为主，有学者命名为"IgM 肾病"。电镜下显示系膜增生，在系膜区可见到电子致密物。

5. 膜增生性肾小球肾炎　光镜下较常见的病理改变为系膜细胞和系膜基质弥漫重度增生，可插入到肾小球基底膜（GBM）和内皮细胞之间，使毛细血管呈"双轨征"。免疫病理检查常见 IgG 和 C3 呈颗粒状系膜区及毛细血管壁沉积。电镜下系膜区和内皮下可见电子致密物沉积。

（二）病理生理

1. 大量蛋白尿　为本病最根本的病理生理改变，也是导致本征其他特点的根本原因。NS 时，肾小球滤过膜受免疫或其他病因的损伤，电荷屏障和（或）分子筛的屏障功能受损，肾小球滤过膜对血浆蛋白的通透性增加，当原尿中蛋白含量超过肾小管重吸收能力时，蛋白大量漏入尿中。近年还注意到其他蛋白成分的丢失，及其造成的相应后果，如：① 各种微量元素的载体蛋白如转铁蛋白丢失致小细胞低色素性贫血，锌结合蛋白丢失致体内锌不足。② 多种激素的结合蛋白，如 25-羟骨化醇结合蛋白由尿中丢失致钙代谢紊乱。甲状腺素结合蛋白丢失导致 T_3、T_4 下降，进而出现甲状腺功能减退。③ 免疫球蛋白 IgG、IgA 及补体成分 B 因了和 D 因了的丢失致抗感染力下降。④ 凝血酶Ⅲ、Ⅹ、Ⅺ因子及前列腺素结合蛋白丢失导致高凝及血栓形成。

此外肾小球上皮细胞及近端小管上皮细胞可胞饮白蛋白并对其进行降解,如果蛋白过载,可导致肾小球上皮细胞及小管上皮细胞功能受损,这可能与疾病进展及治疗反应减低有关。

2. 低白蛋白血症　大量血浆白蛋白从尿中丢失是低白蛋白血症的主要原因,同时蛋白质分解的增加为次要原因。常见原因如下：① NS 时肝脏对白蛋白的合成轻度增加,但增加程度不足以代偿尿的丢失。② 患者肾小管上皮细胞摄取原尿中由肾小球滤过的白蛋白进行分解的能力增加,但肾外的白蛋白分解过程是下降的。③ 因胃肠道黏膜水肿导致食欲减退、蛋白质摄入不足、吸收不良或丢失。低白蛋白血症是病理生理改变中的关键环节,对机体内环境(尤其是渗透压和血容量)的稳定及多种物质代谢可产生多方面的影响。由于免疫球蛋白和补体成分的丢失,导致机体抵抗力降低,容易感染;药物结合蛋白减少可影响某些药物的药代动力学;金属结合蛋白丢失可致微量元素(铁、铜、锌)缺乏;内分泌激素结合蛋白不足可致低 T_3 综合征;此外低白蛋白血症还可影响脂类代谢。

3. 高胆固醇血症　由于低蛋白血症致肝脏代偿性白蛋白合成增加,有些脂蛋白与白蛋白经共同合成途径而合成增加,再加上脂蛋白脂酶活力下降等因素而出现高脂血症。一般血浆白蛋白<30 g/L 即出现血胆固醇增高;如白蛋白进一步降低,则三酰甘油增高(原因多是分解减少)。

4. 水肿　NS 时水肿机制尚未完全阐明,可能机制：① 由于血浆白蛋白下降,血浆胶体渗透压降低,水分由血管腔内进入组织间隙,直接形成水肿。② 水分外渗致血容量下降,通过容量和压力感受器使体内神经-体液因子发生变化(如抗利尿激素、醛固酮、利钠因子等)引起水钠潴留而导致全身水肿。③ 低血容量使交感神经兴奋性增高,近端小管重吸收钠增多,加重水钠潴留。④ 其他肾内原因导致肾近曲小管回吸收钠增多。因此肾病综合征的水肿可能是上述诸多因素共同作用的。

5. 高凝状态　肾病时对体内凝血和纤溶系统可有如下影响：① 纤维蛋白原增高。② 血浆中Ⅰ、Ⅱ、Ⅴ、Ⅶ、Ⅷ、Ⅹ凝血因子增加。③ 抗凝血酶Ⅲ下降。④ 血浆纤溶酶原活性下降。⑤ 血小板数量可增加,其黏附性和聚集力增高。其结果可导致高凝状态并可发生血栓栓塞。

【临床表现】

(一) 症状与体征

引起原发性肾病综合征的肾小球疾病主要病理类型有微小病变型肾病、局灶节段性肾小球硬化、膜性肾病、系膜增生性肾小球肾炎及膜增生性肾小球肾炎。它们临床特征如下。

1. 微小病变型肾病　微小病变型肾病发病高峰在儿童及青少年,但 60 岁后发病率又呈现第二峰。占 10 岁以内儿童 NS 的 70%～90%,占成人原发性肾病综合征的 10%～30%,男性多于女性。本病典型的临床表现为肾病综合征,一般表现为：① 起病常无明显诱因,但可有上呼吸道感染等前驱表现。② 水肿明显,始于颜面部,逐渐波及全身,随体位发生改变。③ 大量蛋白尿,为选择性蛋白尿,以白蛋白尿为主。④ 低白蛋白血症。⑤ 高血压和血尿少见,镜下血尿仅占患者约 20%,不出现肉眼血尿。⑥ 水肿明显时多有肾前性氮质血症。

2. 局灶节段性肾小球硬化　该病理类型占我国原发性肾病综合征的 5%～10%。本病好发于青少年男性,多为隐匿起病,部分病例可由微小病变型肾病转变而来。本型大多数起病隐匿,主要临床特点为大量蛋白尿及肾病综合征(发生率可达 50%～75%)。10%～30% 的患者为非肾病性蛋白尿。成人无症状蛋白尿的患者多于儿童。约 3/4 患者伴有血尿,常为镜下血尿(约占 2/3),部分可见肉眼血尿。预防接种、上呼吸道感染等因素可加重症状。早期即可出现高血压、肾小管功能受损和肾功能损害。

3. 膜性肾病　膜性肾病约占我国原发性肾小球疾病的 13.5％,肾病综合征的 16.6％。本病好发于中老年,男性多于女性(比例约为 2∶1)。本病隐袭起病,水肿逐渐加重,约 80％表现为肾病综合征,其余为无症状蛋白尿。20％～55％可伴有镜下血尿,一般无肉眼血尿;20％～40％伴有高血压。

4. 系膜增生性肾小球肾炎　大部分患者呈隐匿起病,30％～40％患者有前驱感染,多为上呼吸道感染后急性起病。临床表现多样化,无症状性蛋白尿和(或)血尿,可表现为肾炎综合征或肾病综合征。非 IgA 系膜增生性肾小球肾炎患者约 50％表现为肾病综合征,约 70％伴有血尿;而 IgA 肾病患者几乎均有血尿,约 15％出现肾病综合征。随肾脏病变程度由轻至重,肾功能不全及高血压的发生率逐渐增加。

5. 膜增生性肾小球肾炎　该病理类型占我国原发性肾病综合征的 10％～20％。本病男性多于女性,好发于青壮年。1/4～1/3 患者常在上呼吸道感染后,表现为急性肾炎综合征;50％～60％患者表现为肾病综合征,几乎所有患者均伴有血尿,其中少数为发作性肉眼血尿;其余少数患者表现为无症状性血尿和蛋白尿。肾功能损害、高血压及贫血出现早,病情多持续进展。

(二) 并发症

1. 感染　感染是最常见的并发症及引起死亡的主要原因,也常是病情反复和(或)加重的诱因,并可影响激素的疗效。易发生感染的原因有:① 体液免疫功能低下(免疫球蛋白自尿中丢失、合成减少、分解代谢增加)。② 常伴有细胞免疫功能和补体系统功能不足。③ 蛋白质营养不良、水肿致局部循环障碍。④ 激素、免疫抑制剂的应用。

细菌性感染中既往以肺炎球菌感染为主,近年来革兰阴性杆菌所致感染亦见增加(如大肠埃希菌),常见的有呼吸道感染(肺炎、支气管炎)、胸膜炎、泌尿道感染、皮肤蜂窝织炎等。病毒感染多发生在接受激素和免疫抑制剂治疗的过程中,真菌感染机会也会增加。在严重肾病综合征伴有大量腹水时,易在腹水的基础上发生自发性细菌性腹膜炎。

2. 高凝状态及血栓栓塞　血栓、栓塞是肾病综合征常见的甚至严重致死性的并发症之一。其中膜性肾病者肾静脉血栓发生率可高达 40％～50％。急性肾静脉血栓表现为骤然发作腰痛或肋腹痛伴肉眼血尿及蛋白尿加重,检查可有脊肋角压痛和肾区肿块,双侧者有急性肾功能减退。慢性的肾静脉血栓形成临床症状不明显,常仅为水肿加重、蛋白尿不缓解。除肾静脉外,其他部位的静脉或动脉也可发生此类合并症,如冠状动脉血管血栓、脑血管血栓、肺血管血栓、下肢静脉、下腔静脉等。

3. 代谢紊乱　可见蛋白质及脂类代谢紊乱及电解质紊乱。电解质紊乱主要为低钠血症、低钾血症、低钙血症。长期禁盐、过多应用利尿剂以及呕吐、腹泻均可导致低钠血症及低钾血症。当出现厌食、乏力、懒言嗜睡、血压下降甚至休克惊厥时,应注意有无低钠血症的可能。血液循环中的维生素 D 结合蛋白和维生素 D 复合物从尿中丢失,致使肠吸收钙减低,服用激素的影响以及骨骼对甲状旁腺素调节作用的敏感性降低,均可导致低钙血症,并可出现低钙惊厥及骨质疏松。

4. 低血容量休克　因血浆白蛋白低下,血浆胶体渗透压降低;加上部分患者长期不恰当忌盐,当有较急剧的体液丢失(如吐泻、大剂量应用利尿剂、大量放腹水等)时即可出现程度不等的血容量不足乃至休克的症状,如烦躁不安、四肢湿冷、皮肤花斑纹、脉搏细速、心音低钝及血压下降测不出等表现。血容量不足可致肾血流量下降,诱发肾前性氮质血症,部分患者扩容利尿后恢复,部分患者可致肾小管坏死。

5. 急性肾功能衰竭 肾病综合征患者起病时暂时性轻度氮质血症并不少见,但少数患者在病程中可发生急性肾功能衰竭,尤以微小病变型肾病居多。诱因不明,病理可见肾小球病变轻微,但存在严重的肾间质水肿,肾小管为蛋白管型堵塞,以致肾小囊及近曲小管内静水压力增高,而肾小球滤过减少。

【辅助检查】

1. 尿常规 大量蛋白尿是肾病综合征的必备条件,其标准为:① 2 周连续 3 次定性≥＋＋＋。② 成人尿蛋白定量≥3.5 g/24 h。

2. 肝功能及蛋白电泳 低白蛋白血症:血浆总蛋白降低,白/球蛋白倒置,血浆白蛋白＜30.0 g/L。蛋白电泳示 α_2 球蛋白明显增高,γ 球蛋白降低。

3. 血脂 主要为高胆固醇血症,血胆固醇≥5.7 mmol/L。

4. 影像学检查 慢性肾静脉血栓时,X 线检查可发现患肾增大,输尿管有切迹;B 超有时能检出,必要时肾静脉造影以确诊。

5. 病理学检查 病理学检查是肾病综合征诊断及分型的主要依据。

【诊断策略】

(一) 诊断依据

诊断首先需明确是否为肾病综合征。诊断依据包括:① 大量蛋白尿:24 h 尿蛋白定量大于 3.5 g/24 h。② 低蛋白血症:血浆白蛋白低于 30 g/L。③ 高脂血症。④ 水肿。其中大量蛋白尿及低蛋白血症为必备条件。其次当除外继发性病因和遗传性疾病。最好能进行肾活检,作出病理诊断,并判断有无并发症。

(二) 鉴别诊断

1. 过敏性紫癜肾炎 好发于青少年,有典型的皮疹(常出现于下肢远端,严重时遍及下肢近端、上肢、臀部及腹部,为对称性分布、高于皮表的出血性斑丘疹,按之不褪色,有时融合成片,不痒或微痒,消退后可遗留色素沉着),可伴关节痛、腹痛及黑便,多在皮疹出现后 1～4 周出现血尿和(或)蛋白尿,典型皮疹有助于鉴别诊断。

2. 系统性红斑狼疮肾炎 好发于青少年和中年女性,依据多系统受损的临床表现和免疫学检查可检出多种自身抗体,一般不难明确诊断。

3. 乙型肝炎病毒相关性肾炎 多见于儿童及青少年,以蛋白尿或肾病综合征为主要临床表现,常见的病理类型为膜性肾病,其次为系膜毛细血管性肾小球炎等。国内依据以下三点进行诊断:① 血清乙型肝炎病毒抗原阳性。② 有肾小球肾炎临床表现,并可除外狼疮性肾炎等继发性肾小球疾病。③ 肾活检切片中找到乙型肝炎病毒抗原。我国为乙型病毒性肝炎高发区,对有乙型病毒性肝炎患者,儿童及青少年蛋白尿或肾综合征患者,尤其是膜性肾病,应认真排除之。

4. 糖尿病肾病 好发于中老年,肾病综合征常见于病程 10 年以上的糖尿病患者。早期可发现尿微量白蛋白排出增加,以后逐渐发展成大量蛋白尿、甚至肾病综合征的表现。糖尿病病史及特征性眼底改变有助于鉴别诊断。

5. **肾淀粉样变性**　好发于中老年,肾淀粉样变性是全身多器官受累的一部分。原发性淀粉样变性主要累及心、肾、消化道(包括舌)、皮肤和神经;继发性淀粉样变性常发于慢性化脓性感染、结核、恶性肿瘤等疾病,主要累及肾脏、肝和脾等器官。肾受累时体积增大,常呈肾病综合征。肾淀粉样变性常需肾活检确诊。

6. **骨髓瘤性肾病**　好发于中老年,男性多见,患者可有多发性骨髓瘤的特征性临床表现,如骨痛、血清单株球蛋白增高、蛋白电泳 M 带及尿本周蛋白阳性,骨髓象显示细胞异常增生(占有核细胞的 15％以上),并伴有质的改变。多发性骨髓瘤累及肾小球时可出现肾病综合征。上述骨髓瘤特征性表现有利于鉴别诊断。

(三) 诊断思路

肾病综合征诊断思路见图(图 33 - 3)。

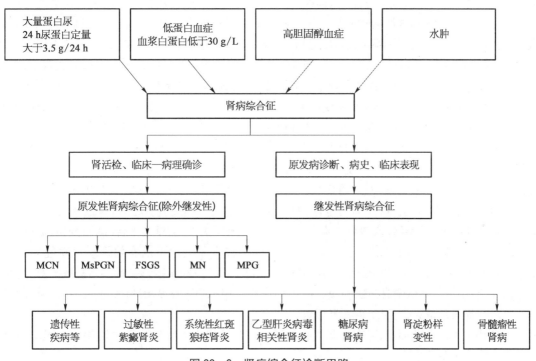

图 33 - 3　肾病综合征诊断思路

【治疗策略】

(一) 一般治疗

1. **饮食**

(1) 水肿时应低盐(<2～3 g/d)饮食。为减轻高脂血症,应少进富含饱和脂肪酸(动物油脂)的饮食,而多吃富含多聚不饱和脂肪酸(如植物油、鱼油)及富含可溶性纤维(如燕麦、米及豆类)的饮食。

(2) 给予正常量 1.2～1.5 g/(kg·d)的优质蛋白(富含必需氨基酸的动物蛋白)饮食。热量要保证充分,每日每千克体重不应少于 126～147 kJ(30～35 kcal)。尽管患者丢失大量尿蛋白,但由于高蛋白饮食增加肾小球高滤过,加重蛋白尿并促进肾病变进展,故目前一般不再主张应用。

2.**休息** 凡有严重水肿、低蛋白血症者需卧床休息。水肿消失、一般情况好转后,可起床活动。

(二) 对症治疗

1.**利尿消肿** 对肾病综合征患者利尿治疗的原则是不宜过快过猛,以免造成血容量不足,加重血液高黏滞倾向,发血栓、栓塞并发症。

(1) 利尿剂:① 噻嗪类利尿剂:常用氢氯噻嗪 50～80 mg/d,分次口服。长期服用应注意防止低钾、低钠血症。② 保钾利尿剂:适用于低钾血症的患者。单独使用时利尿作用不显著,可与噻嗪类利尿剂合用。③ 醛固酮拮抗剂:螺内酯 20～40 mg,每日 2～3 次。长期服用需防止高钾血症,对肾功能不全患者应慎用。④ 袢利尿剂:常用呋塞米 20～80 mg/d,分次口服。在应用袢利尿剂时需防低钠血症、低钾血症及低氯血症的发生。⑤ 渗透性利尿剂:常用不含钠的右旋糖酐 40(低分子右旋糖酐)或淀粉代血浆(706 代血浆),分子量均为 2.3 万～4.5 万,250～500 ml 静脉点滴,隔日 1 次。随后加用袢利尿剂可增强利尿效果。但对少尿(尿量<400 ml/d)患者应慎用此类药物,因其易与肾小管分泌的 Tamm - Horsfall 蛋白和肾小球滤过的白蛋白一起形成管型,阻塞肾小管,并由于其高渗作用导致肾小管上皮细胞变性、坏死,诱发"渗透性肾病",导致急性肾损伤。

(2) 提高血浆胶体渗透压:血浆或白蛋白等静脉输注可提高血浆胶体渗透压,促进组织中水分回吸收并利尿,如继而用呋塞米 60～120 mg 加于葡萄糖溶液中缓慢静脉滴注,有时能获得良好的利尿效果。但由于输入的蛋白均将于 24～48 h 由尿中排出,可引起小球高滤过及肾小管高代谢造成肾小球脏层及肾小管上皮细胞伤、促进肾间质纤维化,轻者影响激素疗效,重者可损害功能。故应严格掌握适应证,对严重低蛋白血症、高度水肿而又少尿(尿量<400 m/d)的肾病综合征患者,在必须利尿的情况下方可考虑使用,但也要避免过频过多。心力衰竭患者应慎用。

2.**减少蛋白尿** 持续性大量蛋白本身可导致肾小球高滤过、加重肾小管-间质损伤,促进肾小球硬化,是影响肾小球疾病预后的重要因素。已证实减少尿蛋白可以有效延缓肾功能的恶化。ACEI 或 ARB,除有效控制高血压外,均可通过降低肾小球内压和直接影响肾小球基底膜对大分子的通透性,有不依于降低全身血压的减少尿蛋白作用。用 ACEI 或 ARB 降低尿蛋白时,所用剂量一般比常规降压剂量大,才能获得良好疗效。

3.**降脂治疗** 一般而言,存在高脂血症的肾病综合征患者因其发生心血管疾病的风险增高,可以考虑给予降脂药物治疗。

(三) 抑制免疫与炎症反应

应用激素及细胞毒药物治疗肾病综合征可有多种方案,原则上应以增强疗效的同时最大限度地减少副作用为宜。对于是否应用激素治疗、疗程长短以及是否联合使用细胞毒药物等,应结合患者肾小球病理类型、年龄、肾功能和有否相对禁忌证等情况不同而区别对待,制定个体化治疗方案。

1.**糖皮质激素** 通过抑制免疫炎症反应,抑制醛固酮和抗利尿激素分泌,影响肾小球基底膜通透性等综合作用而发挥其利尿、消除尿蛋白的疗效。使用原则和方案是:① 起始足量:常用药物为泼尼松(或泼尼松龙)每日 1 mg/kg(成人)、2 mg/kg(儿童),最高剂量不超过 60～80 mg/d,口服 4～12 周,必要时可延长至 16 周。② 慢减药:足量治疗后每 2～3 周减原用量的 10%,当减至 20 mg/d 时病情易复发,应更加缓慢减量。③ 长期维持:最后以最小有效剂量(10 mg/d 左右)再维持半年或更长时间。激素可采取全日量服或在维持用药期间两日量隔日一次顿服,以减轻激素的副作用。水肿严重、有肝功能损害或泼尼松疗效不佳时,可更换为甲泼尼龙(等剂量)口服或静脉滴注。因地塞米松半衰期长,副作用大,现已少用。

根据患者对糖皮质激素的治疗反应,可将其分为"激素敏感型"(用药 8～12 周肾病综合征缓解)、"激素依赖型"(激素治疗有效,减量或停药后两周内复发)和"激素抵抗型"(足量激素治疗 8～12 周无效,FSGS 的判断时间应延长为 16 周)3 类,其各自的进一步治疗有所区别。长期应用激素的患者可出现感染、药物性糖尿病、骨质疏松等副作用,少数病例还可能发生股骨头无菌性缺血性坏死,因此需加强监测,及时处理。

2. **细胞毒药物** 目前国内外最常用的细胞毒药物为环磷酰胺,可用于"激素依赖型"或"激素抵抗型"的患者,协同激素治疗。若无激素禁忌,一般不作为首选或单独治疗用药。

3. **钙调神经磷酸酶抑制剂** 如环孢素、他克莫司等药物可以选择性抑制 T 辅助细胞及细胞毒效应而起作用,已作为二线药物用于治疗激素及细胞毒药物无效的难治性肾病综合征。

4. **吗替麦考酚酯(MMF)** 在体内代谢为吗替麦考酚酯,后者为次黄嘌呤单核苷酸脱氢抑制剂,抑制鸟嘌呤核苷酸的经典合成途径,选择性抑制 T、B 淋巴细胞增殖及抗体形成达到治疗目的。已广泛用于移植后排斥反应,副作用相对较小。近年一些报道表明,该药对部分难治性肾病综合征有效,虽然缺乏随机对照试验(RCT)的研究依据,但已受到重视。

(四) 中医药治疗

单纯中医中药治疗肾病综合征疗效出现较缓慢,一般主张与激素及细胞毒药物联合应用。雷公藤多苷 10～30 mg,每日 3 次口服,有降低尿蛋白作用,可配合激素应用。国内研究显示该药具有抑制免疫、抑制肾小球系膜细胞增生的作用,并能改善肾小球滤过膜通透性。主要副作用为性腺抑制、肝功能损害及外周血白细胞减少等,及时停药后可恢复。本药毒副作用较大,甚至可引起急性肾损伤,用时要小心监护。

(五) 并发症防治

1. **感染** 通常在激素治疗时无须应用抗生素预防感染,否则不但达不到预防目的,反而可能诱发真菌二重感染。免疫增强剂(如胸腺素、转移因子及左旋咪唑等)能否预防感染尚不完全肯定。一旦发现感染,应及时选用对致病菌敏感、强效且无肾毒性的抗生素积极治疗,有明确感染灶者应尽快去除,严重感染难控制时应考虑减少或停用激素,但需视患者具体情况决定。

2. **血栓及栓塞并发症** 一般认为,当血浆白蛋白低于 20 g/L 时,提示存在高凝状态,即应开始预防性抗凝治疗。可给予肝素钠或低分子肝素,维持试管法凝血时间于正常 1 倍;也可用华法林,维持 INR 于 1.5～2.0。抗凝同时可辅以抗血小板药,如双嘧达莫 300～400 mg/d,分 3～4 次口服,或阿司匹林 75～100 mg/d,口服。对已发生血栓、栓塞者应尽早(6 h 内效果最佳,但 3 d 内仍可望有效)给予尿激酶或链激酶全身或局部溶栓。

3. **急性肾损伤** 肾病综合征并发急性肾损伤如处理不当可危及患者生命,若及时给予正确处理,大多数患者可望恢复。可采取以下措施:① 袢利尿剂:对袢利尿剂仍有效者应予以较大剂量,以冲刷阻塞的肾小管管型。② 血液透析:利尿无效,并已达到透析指征者,应给血液透析以维持生命,并在补充血浆制品后适当脱水,以减轻肾间质水种。③ 原发病治疗:因其病理类型多为微小病变型肾病,应予以积极治疗。④ 碱化尿液:可口服碳酸氢钠碱化尿液,以减少管型形成。

4. **蛋白质及脂肪代谢紊乱** 在肾病综合征缓解前常难以完全纠正代谢紊乱,但应调整饮食中蛋白和脂肪的量和结构(如前所述),力争将代谢紊乱的影响降到最低限度。目前,不少药物可用于治疗蛋白质及脂肪代谢紊乱,如 ACEI 或 ARB 均可减少尿蛋白;中药黄芪(30~60 g/d,煎服)可促进肝脏白蛋白合成,并可能兼有减轻高脂血症的作用。降脂药物可选择降胆固醇为主的,如洛伐他汀等他汀类药物;或降三酰甘油为主的贝特类,如非诺贝特等。肾病综合征缓解后高脂血症可自然缓解,则无须再继续药物治疗。

(六) 预后

肾病综合征预后的个体差异很大,决定预后的主要因素包括:

1. 病理类型

(1) 微小病变型肾病:30%~40%的患者可在发病后数月内自发缓解,治疗缓解率高,90%的病例对糖皮质激素治疗敏感,尿蛋白转阴,血清白蛋白逐渐恢复正常水平,最终可达临床完全缓解;但缓解后易复发,但本病复发率高达 60%,若反复发作或长期大量蛋白尿未得到控制,本病可能转变为系膜增生性肾小球肾炎,进而转变为局灶节段性肾小球硬化。一般认为,成人的治疗缓解率和缓解后复发率均较儿童低。

(2) 膜性肾病:早期膜性肾病有较高的治疗缓解率,有 20%~35%患者的临床表现可自发缓解,60%~70%的早期膜性肾病患者(尚未出现钉突)经糖皮质激素和细胞毒药物治疗后可达临床缓解。晚期虽难以达到治疗缓解,但病情多数进展缓慢,发病 5~10 年后逐渐出现肾功能损害。发生肾衰竭较晚。

(3) 系膜增生性肾小球肾炎:本病呈肾病综合征者对糖皮质激素及细胞毒药物的治疗反应与其病理改变轻重相关,轻者预后好,重者疗效差。

(4) 膜增生性肾小球肾炎:本病呈肾病综合征者治疗困难,糖皮质激素及细胞毒药物治疗可能仅对部分儿童病例有效,成人疗效差。病变进展较快,发病 10 年后约有 50%的病例进展至慢性肾衰竭。

(5) 局灶节段性肾小球硬化:对局灶节段性肾小球硬化影响预后的最主要因素是尿蛋白程度和对治疗的反应,自然病程中无肾病综合征表现者 10 年肾存活率为 90%,而表现为肾病综合征的患者为 50%;肾病综合征中激素能使之缓解者 10 年肾存活率达 90%以上,对激素治疗无效者相应的存活率仅为 40%。

2. 临床因素 大量蛋白尿、高血压和高血脂均可促进肾小球硬化,上述因素如长期得不到控制,则成为预后不良的重要因素。存在反复感染、血栓栓塞并发症者常影响预后。

(王立范 刘 娜)

第四节 IgA 肾病

IgA 肾病是指肾小球系膜区以 IgA 或 IgA 沉积为主的原发性肾小球疾病,是肾小球源性血尿最常见的病因。为目前世界范围内最常见的原发性肾小球疾病,占全部肾活检病例的 10%~

40%、原发性肾小球疾病的 20%～50%。亚洲地区最高,占肾活检病例的 30%～40%;欧洲地区占 20%,北美为 10%。也是我国最常见的肾小球疾病,已成为终末期肾病(ESRD)的重要病因之一。

【病因及发病机制】

不少 IgA 肾病患者常在呼吸道或消化道感染后发病或出现肉眼血尿,故以往强调黏膜免疫与 IgA 肾病发病机制相关。近年的研究证实:IgA 肾病患者血清中 IgA$_1$ 较正常人显著增高,肾小球系膜区沉积的 IgA 免疫复合物(IgAIC)或多聚 IgA 为 IgA$_1$,相似于血清型 IgA,提示为骨髓源性 IgA。此外,研究还发现 IgA 肾病患者血清中 IgA$_1$ 的铰链区存在糖基化缺陷,糖基化位点减少,不易被肝脏清除,导致其与肾小球系膜细胞膜上 IgA$_1$ Fc 受体结合力增强,提示缺陷的 IgA$_1$ 与肾小球系膜细胞 Fc 结合所产生的受体-配体效应在 IgA 肾病的发病机制中起着重要的作用,诱导系膜细胞分泌炎症因子、活化补体,导致 IgA 肾病的病理改变和临床症状。

【病理及病理生理】

IgA 肾病病理变化多种多样,病变程度轻重不一,可涉及肾小球肾炎几乎所有的病理类型:轻微病变性肾小球肾炎、局灶增生性肾小球肾炎、毛细血管内增生性肾小球肾炎、系膜毛细血管性肾小球肾炎、新月体性肾小球肾炎、局灶性节段性肾小球硬化和增生硬化性肾小球肾炎等。目前广泛采用 IgA 肾病牛津分型,具体内容涵盖:系膜细胞增生(M0/1)、内皮细胞增生(E0/1)、节段性硬化或粘连(S0/1)及肾小管萎缩或肾间质纤维化(T0/1/2)等主要病理指标。

免疫荧光以 IgA 为主呈颗粒样或团块样在肾小球系膜区分布,伴或不伴毛细血管袢分布,常伴有 C3 沉积,一般无 C1q、C4 沉积。也可有 IgG、IgM 沉积,与 IgA 的分布相似,但强度较弱。电镜下可见电子致密物主要沉积于系膜区,有时呈巨大团块样,具有重要辅助诊断价值。

IgA 肾病的血尿病理生理为 GBM 断裂,形成变形红细胞血尿。蛋白尿为肾小球滤过屏障损伤,通透性增加。高血压的发生机制为水钠潴留,肾素分泌增多,肾实质损害后肾内降压物质分泌减少。

【临床表现】

本病好发于青少年,男性多见。起病前多有感染,常为上呼吸道感染(咽炎、扁桃体炎),其次为消化道、肺部和泌尿道感染。本病可包含原发性肾小球疾病的各种临床表现,以血尿最为常见。

1. 血尿　部分患者常在上呼吸道感染后(24～72 h,偶可更短)出现突发性肉眼血尿,持续数小时至数日。肉眼血尿发作后,尿红细胞可消失,也可转为镜下血尿;少数患者肉眼血尿可反复发作。

2. 蛋白尿　典型血尿患者可伴或者不伴有蛋白尿。部分反复发作肉眼血尿患者发作间期可有持续尿检异常,但尿蛋白一般<1.5 g/d,最多不超过 2.0 g/d,无明显低蛋白血症,肾功能正常或轻度异常。10%～20% IgA 肾病患者呈肾病综合征表现,以大量蛋白尿和水肿为主症。

3. 高血压　IgA 肾病早期高血压并不常见(<5%～10%),随着病程延长高血压发生率增高。部分 IgA 肾病患者可呈恶性高血压,为继发性肾实质性恶性高血压的最常见病因之一。

4. 急性肾衰竭　少数肉眼血尿发作的 IgA 肾病患者(<5%)可合并急性肾衰竭,肾功能进行性恶化,可合并高血压、血肌酐升高。

【辅助检查】

尿沉渣检查常显示尿红细胞增多,相差显微镜显示变形红细胞为主,提示肾小球源性血尿,但有时可见到混合性血尿。尿蛋白可阴性,少数患者呈大量蛋白尿(>3.5 g/d)。血清 IgA 升高者可达 30%~50%。

【诊断策略】

(一)诊断依据

本病诊断依靠肾活检免疫病理学检查,即肾小球系膜区或伴毛细血管壁 IgA 为主的免疫球蛋白呈颗粒样或团块样沉积。诊断原发性 IgA 肾病时,必须排除肝硬化、过敏性紫癜等继发性 IgA 沉积的疾病后方可成立。

(二)鉴别诊断

1. 链球菌感染后急性肾小球肾炎 应与呈现急性肾炎综合征的 IgA 肾病相鉴别,前者潜伏期长,有自愈倾向;后者潜伏期短,病情反复,并结合实验室检查(如血 IgA、C3、ASO)可与其鉴别。

2. 薄基底膜肾病 多为持续性镜下血尿,常有阳性血尿家族史,肾脏免疫病理显示 IgA 阴性,电镜下弥漫性肾小球基底膜变薄。一般不难鉴别。

3. 继发性 IgA 沉积为主的肾小球疾病

(1) 过敏性紫癜肾炎:肾脏病理改变与 IgA 肾病相似,但前者常有典型的肾外表现,如皮肤紫癜、关节肿痛、腹痛和黑便等,可鉴别。

(2) 慢性酒精性肝硬化:50%~90%的酒精性肝硬化患者肾组织可显示以 IgA 为主的免疫球蛋白沉积,但仅少数患者有肾脏累及的表现。与 IgA 肾病鉴别主要依据肝硬化存在。

(三)诊断思路

IgA 肾病诊断思路见图(图 33-4)。

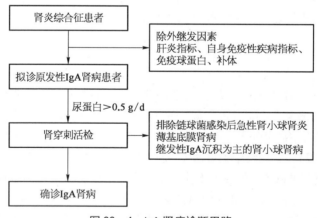

图 33-4 IgA 肾病诊断思路

【治疗策略】

IgA 肾病是肾脏免疫病理一致,但临床表现、病理改变和预后变异甚大的原发性肾小球疾病,其治疗则应根据不同的临床表现、病理类型和程度等综合给予合理治疗。

1. 单纯镜下血尿 一般无特殊治疗,避免劳累、预防感冒和避免使用肾毒性药物。此类患者一般预后较好,肾功能可较长期地维持在正常范围。

2. 蛋白尿 建议 ACEI 或 ARB 治疗并逐渐增加至可耐受的剂量,以使尿蛋白<1 g/L,延缓肾

功能进展。经过 3～6 个月优化支持治疗(包括服 ACEI/ARB 和控制血压)后,如尿蛋白仍持续＞1 g/L且 GFR＞50 ml/(min·1.73 m²)的患者,使用糖皮质激素治疗,必要时加用其他免疫抑制剂。大量蛋白尿长期得不到控制者,常进展至慢性肾衰竭,预后较差。

3. **肾病综合征** IgA 肾病表现肾病综合征的不多,有些病例可能同时合并微小病变,具体治疗参见肾病综合征节。

4. **急性肾衰竭** 如病理显示主要为细胞性新月体伴肾功能迅速恶化,可予糖皮质激素及免疫抑制剂(如环磷酰胺、硫唑嘌呤、吗替麦考酚酯等)治疗,若患者已达到透析指征,应给予透析治疗。该类患者预后较差。如病理显示为红细胞管型阻塞肾小管引起的急性肾衰竭,给予支持治疗,必要时给予透析治疗,大多数自发缓解。

5. **慢性肾小球肾炎** 可参照一般慢性肾炎治疗原则,以延缓肾功能恶化为主要治疗目的。合并高血压者(包括恶性高血压),应积极控制血压达标(＜130/80 mmHg)。近年的部分研究显示,富含长链 w-3 多聚不饱和脂肪酸的鱼油,服用 6 个月～2 年有延缓 IgA 肾病肾功能恶化和减少尿蛋白的作用,但尚待更多研究进一步验证。

(茅燕萍)

第三十四章 继发性肾小球疾病

导学

1. 掌握：狼疮性肾炎、糖尿病肾病、高血压肾损害的临床表现、诊断依据与鉴别诊断要点、治疗原则。

2. 熟悉：狼疮性肾炎、糖尿病肾病、高血压肾损害的发病机制、病理生理特点、辅助检查特点、病情评估、常用治疗药物种类。

3. 了解：狼疮性肾炎、糖尿病肾病、高血压肾损害的流行病学、常用治疗药物用法、用量与不良反应、预后和预防。

继发性肾小球疾病是指由全身系统性疾病导致的肾脏小球损害，包括系统性红斑狼疮肾炎(lupus nephritis，LN)、糖尿病肾病 (diabetic nephropathy，DN)、高血压肾损害(良性小动脉性肾硬化症及恶性高血压所致肾损害)、乙型肝炎病毒相关性肾炎、过敏性紫癜肾炎 (HSPN)、干燥综合征肾损害、肾淀粉样变、多发性骨髓瘤相关肾损害、系统性血管炎肾损害等。临床表现除原发病表现外，可出现血尿和(或)蛋白尿、水肿、高血压，伴或不伴肾功能受损。近年来由于人口老龄化、环境及生活方式改变等，继发性肾病患病率有增加趋势。本章仅介绍狼疮性肾炎、糖尿病肾病和高血压肾损害。

第一节 狼疮性肾炎

狼疮性肾炎(LN)是系统性红斑狼疮(systemic lupus erythematosus，SLE)的肾脏损害，其临床表现多样。约50%以上 SLE 患者会发生肾损害的临床表现，严重影响系统性红斑狼疮的预后。

【病因及发病机制】

LN 的发病机制非常复杂，包括免疫学、激素和遗传因素等。免疫复合物(immune complex，IC)形成与沉积是引起 SLE 肾脏损害的主要机制。其他可能与遗传缺陷、环境危险因子、内分泌紊乱以及免疫系统异常等多个方面有关。上述致病因素的相互作用下导致损伤性抗体和免疫复合物的产生，免疫复合物沉积于肾小球，激活补体，引起炎性细胞浸润、凝血因子活化及炎症介质释放，导致肾脏损伤。

【病理及病理生理】

SLE 的肾脏受累包括肾小球肾炎、肾小管间质疾病和血管病变。目前采用 2003 年国际肾脏病学会/肾脏病理学会(ISN/RPS)2003 年分型标准将狼疮性肾小球肾炎分为 6 型(表 34 - 1),各病理类型间可相互转变。SLE 肾间质病变则表现为肾小管损伤和间质纤维化。有间质或血管病变的患者肾脏受损往往较重,预后较差。肾血管病变则包括"狼疮血管病"、血栓性微血管病、血管炎、非特异性血管硬化。狼疮性肾炎患者典型的肾小球免疫病理表现为 IgG、IgA、IgM、C3、C4、Clq 均阳性,称为"满堂亮(full house)"。

表 34 - 1　狼疮性肾炎组织学分型

级别	分型名称	病　理　改　变	临床特点
Ⅰ型	微小病变性	光镜正常,但免疫荧光和电镜可见系膜区免疫复合物沉积	
Ⅱ型	系膜增殖性	光镜下单纯的系膜区细胞或基质增生,伴系膜区免疫复合物沉积;免疫荧光或电镜可有少量上皮下或内皮下沉积,但光镜下上皮以及内皮下无异常发现	肾外表现较为突出,绝大多数以肾外损害为首发症状,临床以"皮肤—关节—发热—肾病"为特征
Ⅲ型	局灶节段增殖性	活动性或非活动性之局灶、节段性或球性血管内皮或血管外肾小球肾炎(<50%的肾小球受累),通常并伴有局灶内皮下免疫复合物沉积,伴或不伴系膜改变 Ⅲ(A):活动性病变,局灶增殖性 LN Ⅲ(A/C):活动性+慢性病变,局灶增殖性+硬化性 LN Ⅲ(C):慢性非活动性病变伴肾小球瘢痕,局灶硬化性 LN	肾损害以血尿为主,毛细血管祥内皮细胞损害较为突出(尤其肾小球病变较广者)
Ⅳ型	弥漫增殖性	活动性或非活动性之弥漫性、节段性或球性血管内皮或血管外肾小球肾炎(>50%的肾小球受累),通常伴有弥漫性内皮下免疫复合物沉积,伴或不伴系膜改变。其中弥漫节段性 LN(Ⅳ-G)是指有≥50%的小球存在节段性病变,节段性是指<1/2 的小球血管祥受累;弥漫性球性 LN(Ⅳ-G)是指≥50%的小球存在球性病变,包括弥漫的"金属圈"而无或少有小球增生改变者 Ⅳ-S(A):活动性病变,弥漫性节段性增殖性 LN Ⅳ-G(A):活动性病变,弥漫性球性增殖性 LN Ⅳ-S(A/C):活动性+慢性病变,弥漫性节段性增殖性+硬化性 LN Ⅳ-G(A/C):活动性+慢性病变,弥漫性球性增殖性+硬化性 LN Ⅳ-S(C):慢性非活动性病变伴肾小球瘢痕,弥漫性节段性硬化性 LN Ⅳ-G(C):慢性非活动性病变伴肾小球瘢痕,弥漫性球性硬化性 LN	主要表现为蛋白尿或少量血尿,容易发生深静脉血栓、肺动脉栓塞,临床症状不突出
Ⅴ型	膜性	球性或节段性上皮下免疫复合物沉积的光镜及免疫荧光或电镜表现,伴或不伴系膜改变。Ⅴ型 LN 可合并于Ⅲ或Ⅳ型 LN,应予分别诊断;Ⅴ型 LN 可有严重的硬化表现	主要表现为蛋白尿或少量血尿,容易发生深静脉血栓、肺动脉栓塞,临床症状不突出
Ⅵ型	终末硬化性	≥9%的小球表现为球性硬化,且不伴残余的活动性病变	主要表现为肾功能衰竭

注:活动性病变包括内皮细胞增殖伴或不伴白细胞浸润致祥腔狭小,核碎裂,纤维素样坏死,基底膜断裂,细胞或纤维细胞性新月体,光镜观察到内皮下沉积(金属圈样),祥腔内透明栓塞。慢性化病变包括:肾小球硬化(节段性、球性),纤维性粘连,纤维性新月体。

【临床表现】

狼疮性肾炎的临床表现多样,轻者仅表现为无症状性蛋白尿和(或)血尿;部分患者可呈肾病综合征表现,伴有水肿、高血压、肾功能损害;少数患者起病急骤,短期内出现肾功能恶化或发生急性肾衰竭。如活动性病变未得到控制,病情迁延不愈,可发展至慢性肾衰竭。

1. **尿液改变**

(1) 蛋白尿:是狼疮性肾炎最常见的临床表现,轻重不一,大量蛋白尿常见于重度增生性和(或)膜性狼疮性肾炎。

(2) 血尿:镜下血尿多见,持续肉眼血尿或镜下大量血尿多见于肾小球出现毛细血管襻坏死、有较多新月体形成者。

(3) 管型尿:约有1/3患者尿液中可出现管型,主要为颗粒管型。红细胞管型多见于严重增生性狼疮性肾炎。

2. **高血压** 高血压与肾脏病变程度有关,当存在肾内血管病变时,高血压多常见,甚至可有恶性高血压发生。

3. **肾衰竭** 狼疮性肾炎患者出现肾小球弥漫性新月体形成、毛细血管襻内广泛血栓、非炎症坏死性血管病变、急性间质性肾炎等病理改变时,可并发急性肾衰竭。若患者病情未有效控制时,可进展为慢性肾衰竭。

【辅助检查】

狼疮的诊断详见系统性红斑狼疮章节。

1. **尿常规检查** 可有不同程度的尿蛋白、镜下血尿、白细胞、红细胞及管型尿等。

2. **免疫学检查** 血清多种自身抗体阳性,γ球蛋白显著增高,血循环免疫复合物阳性,低补体血症,尤其在活动期。血红斑狼疮细胞阳性,皮肤狼疮带试验阳性。

3. **肾活检** 其病理改变及活动性评价(表34-2)对狼疮性肾炎的诊断治疗和判断预后有较大价值。

表34-2 狼疮性肾炎病理改变的活动性评价

	活 动 性 病 变	慢 性 化 病 变
肾小球病变	细胞增生 纤维素样坏死 多形核细胞浸润或核碎裂 细胞性新月体 微血栓 白金耳样改变 苏木素小体	肾小球硬化 纤维性新月体 陈旧性球囊粘连
肾小管-间质病变	单个核细胞浸润 肾小管坏死 水肿	间质纤维化 肾小管萎缩
血管病变	纤维素样坏死	血管硬化

【诊断策略】

患者在确诊为SLE的基础上,有肾脏损害的表现,如持续性蛋白尿($>0.5\ g/L$,或$>+++$)

或管型尿(可为红细胞、血红蛋白、颗粒等),则可诊断为狼疮性肾炎。对于 SLE 累及肾脏的患者,一般情况下应行肾穿刺活检,以明确病理类型,这对指导治疗方案和判断疾病预后有重要意义(图 34-1)。

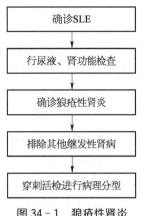

图 34-1 狼疮性肾炎诊断流程

【治疗策略】

目前狼疮性肾炎尚无统一的治疗方案,治疗原则为积极控制 SLE 的活动性,坚持长期、正规、合理的药物治疗,并加强随访;尽可能恢复肾功能或保护残存肾功能,避免狼疮性肾炎复发,避免或减少药物不良反应。

应根据临床表现、病理特征及疾病活动程度制定个体化治疗方案,同时应重视其肾外损害。

(一) 一般治疗

避免紫外线照射和光辐射;限制盐摄入,限制蛋白摄入;治疗和预防感染;避免致敏性药物和肾损害的药物;减少蛋白尿,使用 ACEI 或 ARB 类药物控制蛋白尿;降脂治疗;抗凝、抗血小板聚集治疗。

(二) 免疫抑制治疗

包括诱导缓解治疗和维持治疗两个阶段。

1. 诱导缓解治疗　疗程为 3～6 个月,推荐联合应用糖皮质激素和免疫抑制剂(如环磷酰胺或霉酚酸酯)。

2. 维持治疗　在完全缓解后,建议维持治疗至少持续 1 年以上,推荐小剂量糖皮质激素与霉酚酸酯或硫唑嘌呤联合治疗。

第二节　糖尿病肾病

糖尿病肾病(diabetic nephropathy,DN)是糖尿病最常见、最严重的微血管并发症之一。近 1/3 的 1 型糖尿病患者和近 1/2 的 2 型糖尿病患者进展为糖尿病肾病,是导致全球 ESRD 的重要原因,约 50% 终末期肾病是由 DN 引起。

2007 年,美国肾脏病基金会(NKF)制定了《肾脏病生存质量指导指南》(NKF/KDOQI),建议用 DKD(diabetic kidney disease)取代 DN;2014 年,美国糖尿病协会(ADA)与 NKF 达成共识。DKD 是指由糖尿病引起的 CKD,主要包括 GFR 低于 60 ml/(min·1.73 m²)或尿白蛋白与肌酐比值(ACR)高于 30 mg/g 持续 >3 个月。

【病因及发病机制】

(一) 糖代谢异常

在糖尿病状态下,肝脏、肌肉、脑等出现糖代谢严重障碍,而肾脏、神经、眼等的组织或器官糖代谢明显增强,此时约 50% 的葡萄糖在肾脏代谢,一方面缓解了机体发生酮症酸中毒、高渗性昏迷等;另一方面也加重了肾脏的糖负荷。

(二)肾脏血液动力学改变

肾小球高灌注、高压力和高滤过在糖尿病肾病的发生中起关键作用。肾小球体积增大、毛细血管表面积增加,导致肾小球血流量及毛细血管压力升高、蛋白尿生成。肾脏局部 RAS 兴奋、PKC、血管内皮生长因子(VEGF)等进一步激活加重了疾病的发展。

(三)氧化应激

糖尿病状态下,由于过多的葡萄糖自生氧化,造成线粒体负荷过度,产生过多的反应性氧化物质(ROS);另一方面机体抗氧化能力下降,细胞 NADPH 量不足,导致 ROS 在体内过多积聚。ROS的高表达可促进肾小球细胞外基质合成增多、降解减少,导致小球纤维化;ROS 也促进间质的细胞外基质降解,造成上皮细胞黏附性消失,小管基底膜破坏和间质细胞浸润增加,导致小管间质纤维化。同时过多的 ROS 还可损害多种正常蛋白质、脂质、核酸等,最终通过激活一些重要信号分子,包括 ERK、P38、JNK/ SARK 以及 NF-κB 等,诱导产生多种损伤介质,加重肾脏损害。

(四)细胞因子的作用

细胞因子主要通过自分泌、旁分泌和内分泌途径而发挥作用,参与糖尿病肾病的发生和发展。如转化生长因子 β_1(TGFβ_1)、结缔组织生长因子(CTGF)、血管紧张素 II、VEGF、内皮素(ET)、前列腺素(PG)及一氧化氮(NO)等。这些因子同样也参与了非糖尿病肾脏疾病的发病。

(五)遗传因素

遗传因素在决定糖尿病肾病易感性方面也起着重要作用,目前认为糖尿病肾病是一个多基因病。

【病理及病理生理】

1. 光镜 早期可见肾小球肥大,肾小球基底膜轻度增厚,系膜区轻度增宽。随着病情进展,肾小球基底膜弥漫增厚,基质增生,形成典型的 K-W 结节,称为结节性肾小球硬化症,部分患者无明显结节,称为弥漫性肾小球硬化。另外常可见毛细血管瘤样扩张、肾小球毛细血管袢纤维素帽状病变、小动脉透明样变、球囊滴,同时有近端肾小管上皮细胞空泡变性、肾小管萎缩、肾乳头坏死及间质炎症细胞浸润等。

2. 免疫荧光 可见 IgG 沿肾小球毛细血管袢、肾小管和肾小球基底膜线状沉积,还可伴有IgM、补体 C3 等沉积。

3. 电镜 肾小球基底膜增厚,系膜基质增多,晚期则形成结节状。渗出性病灶可显示为微细颗粒状电子致密物,还可见足突融合等。

糖尿病引起血液动力学的异常、肾小球基底膜增厚、结构重塑及其通透性增大,足细胞病变和内皮细胞损伤,是患者蛋白尿发生的基础。足细胞及内皮细胞病变,又会殃及系膜细胞,最终使肾小球结构破坏,肾小球基底膜弥漫增生,基质增生,形成典型的 K-W 结节,肾小球硬化病变,导致大量蛋白尿发生,继而出现肾功能衰竭。此外,糖尿病引起其他微血管病变,可表现为糖尿病视网膜病变、周围神经和自主神经病变、周围血管和心血管、脑血管并发症。

【临床表现】

根据疾病所处的不同阶段糖尿病肾病的临床表现有所差异,主要表现为不同程度蛋白尿及进行性肾功能减退。由于1型糖尿病发病起始较明确,与2型糖尿病相比,高血压、动脉粥样硬化等的并发症较少,目前还是根据1型糖尿病的临床过程将其分为4期。

(1) Ⅰ期:临床无肾病表现,仅有血液动力学改变,此时肾小球滤过率升高,肾脏体积增大,小球和小管肥大,可有一过性微量蛋白尿,特别是在运动、应急、血糖控制不良等情况下出现。1型糖尿病可无高血压,而2型糖尿病则可出现高血压。

(2) Ⅱ期:出现持续性微量白蛋白尿,大多数患者肾小球滤过率正常或升高,临床无明显自觉症状。肾脏病理已出现肾小球或肾小管基底膜增厚、系膜区增宽等。

(3) Ⅲ期:已有明显的临床表现,蛋白尿/白蛋白尿明显增加(尿白蛋白排泄率>200 mg/24 h,蛋白尿>500 mg/24 h),部分患者可有轻度血压升高,GFR开始下降,但血肌酐尚在正常范围。肾脏病理出现局灶/弥漫性硬化,出现K-W结节、入/出球小动脉透明样变等。

(4) Ⅳ期:出现大量蛋白尿,可达肾病综合征程度并出现相关症状,肾功能持续减退直至终末期肾衰竭。高血压明显加重。同时合并糖尿病其他微血管并发症,如视网膜病变、周围血管病变。

2型糖尿病肾损害的过程与1型糖尿病基本相似,只是高血压出现早、发生率更高,其他并发症更多。

糖尿病肾病的其他临床表现尚可有:Ⅳ型肾小管酸中毒,特别是在RAS抑制的情况下更要小心;易发生尿路感染;单侧或双侧肾动脉狭窄;梗阻性肾病(神经源性膀胱);肾乳头坏死等。

【诊断策略】

(一) 诊断依据

我国目前仍无统一的糖尿病肾病诊断标准,《糖尿病肾病防治专家共识(2014年版)》推荐以下标准,包括:① 大量白蛋白尿。② 糖尿病视网膜病变伴任何一期慢性肾病。③ 在10年以上糖尿病病程的1型糖尿病中出现微量蛋白尿。符合任何一项者可考虑为糖尿病肾脏病变(适用于1型及2型糖尿病)。必要时肾穿刺病理检查以明确诊断。

(二) 鉴别诊断

如果出现下列情况,虽然有明确的糖尿病史,也应考虑糖尿病合并其他肾脏病的可能:① 无糖尿病视网膜病变。② 肾小球滤过率在短期内快速下降。③ 短期内蛋白尿明显增加。④ 顽固性高血压。⑤ 尿沉渣镜检可见红细胞(畸形红细胞、多形性细胞管型)。⑥ 存在其他系统的症状和体征。

(三) 诊断思路

对于1型糖尿病患者在发病后5年,2型糖尿病患者在确诊的同时,出现持续的微量白蛋白尿,就应怀疑糖尿病肾病的存在。如果病程更长,临床表现为蛋白尿,同时合并有糖尿病的其他并发症,如糖尿病眼底病变,就应考虑糖尿病肾病。肾穿刺病理检查有助明确诊断(图34-2)。诊断糖尿病肾病后,需对预后作出评估。影响糖尿病肾病预后的因素主要包括:糖尿病类型、蛋白尿程度、肾功

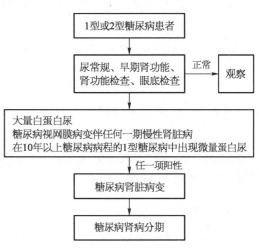

图34-2　糖尿病肾病诊断思路

能和身外心脑血管并发症等病变的严重性。

【治疗策略】

1. 一般治疗

(1) 饮食治疗是糖尿病肾病基础治疗之一,其目的是控制体重在正常范围内,配合药物治疗获得理想的代谢控制(血糖、血脂和血压),进一步保护肾功能。

(2) 限制蛋白摄入,对于肾功能正常患者,给予蛋白质 0.8 g/(kg·d),对已有大量蛋白尿、水肿、肾功能不全患者给予蛋白质 0.6 g/(kg·d)。

2. 对症处理

(1) 利尿消肿:见肾病综合征章节。

(2) 控制血糖:糖尿病肾病患者糖化血红蛋白应控制在 7% 以下。对于糖尿病 1~2 期患者,降糖药的使用主要根据患者胰岛的功能、血糖增高的特点以及是否存在肥胖来选择。糖尿病 3~4 期,应选用较少经肾排泄的药物,5 期患者建议停用所有口服降糖药,使用胰岛素。

(3) 控制血压:应将血压控制在 <130/80 mmHg,如 24 h 尿蛋白定量 >1 g,应控制在 <125/75 mmHg。降压药物中以 ACEI、ARB 作为首选药物,血压控制不佳的患者,可加用钙通道阻滞剂(CCB)、利尿剂、β受体拮抗剂等。

(4) 降脂治疗:以血清总胆固醇增高为主的高脂血症,首选他汀类降脂药物,以三酰甘油增高为主的患者选用纤维酸衍生物类药物治疗。

3. 透析和肾脏移植 当肾小球滤过率 <15 ml/min,或伴有尿毒症症状和体征、不能控制的高血压和水钠潴留、进行性营养不良等,应根据条件选用透析(血透或腹透)、肾移植或胰肾联合移植。

第三节　高血压肾损害

高血压肾损害也称高血压性小动脉性肾硬化,是导致终末期肾病的第 2 位病因(约占 25%)。本病可分为良性小动脉性肾硬化症(benign arteriolar nephrosclerosis)及恶性小动脉性肾硬化症(malignant arteriolar nephrosclerosis)两种。

一、良性小动脉性肾硬化症

【病因及发病机制】

因长期未控制好的高血压引起,高血压持续 5~10 年可导致肾脏细小动脉(入球小动脉,小叶间动脉及弓状动脉)内膜增厚、管腔狭窄,致肾脏供血不足,继而发生缺血性肾病,晚期出现肾小球硬化、肾小管萎缩、间质纤维化。

【病理】

1. 光镜 主要为入球动脉等细动脉玻璃样变性,肾小球毛细血管袢皱缩、缺血;系膜区增宽,可有纤维性新月体形成;肾小管弥漫萎缩,直径变小,管腔狭窄或不开放,上皮细胞立方状排列,胞质清晰,类似内分泌腺样改变;间质纤维化也较常见。

2. **免疫荧光** 透明变性的动脉可见非特异性的 IgM、C3 沉积,有时肾小球、包囊壁甚至肾小管也可见 IgM 和 C3 沉积。

【临床表现】

主要见于 50 岁以上的中老年人,有长期的高血压病史。因肾小管对缺血敏感,故临床首先出现肾小管浓缩功能障碍表现(夜尿多、低比重及低渗透压尿),当肾小球缺血病变发生后,尿常规检查出现轻度异常(轻度蛋白尿,少量红细胞及管型),肾小球功能渐进受损(肌酐清除率下降,血肌酐增高),并逐渐进展至终末期肾病。与肾损害同时,常伴随高血压眼底病变及心、脑并发症。

【诊断策略】

(一) 诊断依据

有长期的高血压病史患者,有肾功能受损的表现如夜尿多、低比重及低渗透压尿、蛋白尿、管型尿等,排除原发性肾脏病可诊断。肾穿刺可发现肾动脉硬化,对明确诊断有一定价值。

(二) 鉴别诊断

1. **原发性肾小球疾病** 高血压肾损害的患者一般年龄较大,常常有原发性高血压家族史,先有高血压,后才有肾损害,如蛋白尿、肾功能异常等。此外,出现高血压肾损害的同时往往还有高血压引起心、脑、外周血管或眼底损害的表现等。

2. **恶性小动脉性肾硬化症** 恶性小动脉性肾硬化症患者多有血压明显增高达 200/130 mmHg 以上,除有大量蛋白尿、进行性肾功能下降外,还有充血性心衰、视乳头水肿等心、脑功能的严重受损。肾活检有助于鉴别。

(三) 诊断思路

良性小动脉性肾硬化症诊断思路见图(图 34-3)。

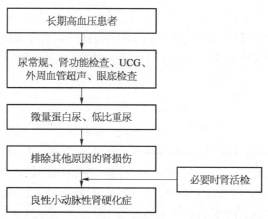

图 34-3 良性小动脉性肾硬化症诊断思路

【治疗策略】

1. **生活调适** 减轻体重,尽量将体重指数(BMI)控制在 25 kg/m² 以下。注意饮食控制,低盐饮食(<6 g/d);限制蛋白质摄入 0.8～1.0 g/(kg·d),可加用 α-酮酸片;减少脂肪摄入。限烟限

酒,增加运动。

2. **口服降压药**　首选 ACEI、ARB 类药物,一般血压控制目标应＜140/90 mmHg,若能耐受,血压应降至＜130/80 mmHg。

二、恶性小动脉性肾硬化症

【病因及发病机制】

恶性小动脉性肾硬化症是恶性高血压引起的肾小动脉弥漫性病变,从而导致肾功能急剧恶化。既往恶性高血压几乎都引起肾损害,但是随着诊治手段进展,近年来报道 63%～90% 的恶性高血压患者发生恶性小动脉性肾硬化症。肾脏既是高血压的受累器官,反过来肾脏过度分泌肾素也是促进血压进一步增高的原因。

【病理】

本病主要侵犯肾小球前小动脉,但是病变性质及程度与良性小动脉肾硬化症不同。本病的特征性病理改变为入球小动脉、小叶间动脉及弓状动脉纤维素样坏死,小叶间动脉和弓状动脉内膜以及平滑肌细胞增生,使血管切面呈"洋葱皮"样改变,小动脉管腔高度狭窄,乃至闭塞。

本病肾小球有两种病变:一为缺血性病变,与良性小动脉肾硬化症相似;另一为节段坏死增生性病变(节段性纤维素样坏死、微血栓形成、系膜细胞增生,乃至出现新月体)。恶性高血压的肾实质病变进展十分迅速,很快导致肾小球硬化、肾小管萎缩及肾间质纤维化,肾功能进行性恶化。

【临床表现】

血压常高达 200/130 mmHg 以上,除恶性高血压的心、脑病变外(视乳头水肿、视网膜出血、充血性心力衰竭、中风),患者出现尿检明显异常,出现大量蛋白尿、肉眼血尿或镜下血尿、管型尿,肾功能进行性恶化,常于发病数周至数月进入终末期肾病。

【诊断策略】

(一) 诊断依据

有高血压病史患者,血压明显增高可达 200/130 mmHg 以上,伴尿检明显异常,出现大量蛋白尿、肉眼血尿或镜下血尿、管型尿,肾功能进行性恶化排除了原发性肾脏病可诊断。肾穿刺活检对明确诊断价值。

(二) 鉴别诊断

1. **原发性肾小球疾病**　高血压肾损害的患者一般年龄较大,常常有原发性高血压家族史,先有高血压,后才有肾损害,如蛋白尿、肾功能异常等。此外,出现高血压肾损害的同时往往还有高血压引起心、脑、外周血管或眼底损害的表现等。原发性肾小球疾病引起的高血压,先有肾损害,后有高血压,蛋白尿、肾功能异常的情况下出现血压升高,可能合并贫血、代谢性酸中毒、高钾血症、肾性骨病、皮肤瘙痒等慢性肾功能不全的其他并发症。

2. **肾血管性高血压**　肾血管性高血压是指单侧或双侧肾动脉入口、主干或其主要分支狭窄或完全闭塞从而引起肾实质缺血产生的继发性高血压。

(三) 诊断思路

恶性小动脉性肾硬化症诊断思路见图(图 34-4)。

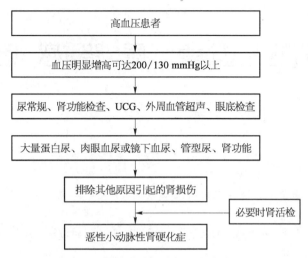

图 34-4 恶性小动脉性肾硬化症诊断思路

【治疗策略】

恶性高血压是内科急症,及时控制严重高血压,防止威胁生命的心、脑、肾并发症发生是救治关键。一般首选静脉用药快速控制血压,然后改为口服降压药物维持。但是,血压也不宜下降过快、过低,以免心、脑、肾等组织灌注不足。推荐方案是在治疗开始 2 h,将舒张压降到 100～110 mmHg,然后继续在 12～36 h,将血压进一步降至 90 mmHg。如果恶性小动脉性肾硬化症已发生并已出现肾衰竭,应及时进行透析治疗。

(张 泉 李雪英)

第三十五章 尿路感染

导学

1. 掌握：尿路感染的病因、临床表现及并发症、诊断依据与鉴别诊断要点、治疗原则。

2. 熟悉：尿路感染的发病机制、病理生理特点、辅助检查特点、病情评估、常用治疗药物种类。

3. 了解：尿路感染的流行病学、常用治疗药物用法、用量与不良反应、预后和预防。

尿路感染(urinary tract infection,UTI)，是指各种病原微生物在尿路中生长、繁殖而引起的感染性疾病，常伴随有菌尿和脓尿等。尿路感染根据感染发生部位可分为上尿路感染和下尿路感染，前者系指肾盂肾炎(pyelonephritis)，后者主要指膀胱炎。根据有无尿路结构或功能的异常，又可分为复杂性和非复杂性尿路感染。复杂性尿路感染是指尿路感染同时伴有获得感染或者治疗失败风险的合并疾病，如泌尿生殖道的结构或功能异常，或其他潜在疾病。不伴有上述情况者称为非复杂性尿路感染。

除婴儿和老年人外，女性尿路感染发病率明显高于男性，比例约 8：1。未婚女性发病率为 1%～3%；已婚女性发病率增高，约 5%，与性生活、月经、妊娠、应用杀精子避孕药物等因素有关。60 岁以上女性尿路感染发生率高达 10%～12%，多为无症状性细菌尿。除非存在易感因素，成年男性极少发生尿路感染。50 岁以后男性因前列腺肥大的发生率增高，尿路感染发生率也相应增高，约为 7%。

【病因及发病机制】

(一) 病原微生物

尿路感染最常见致病菌为革兰阴性杆菌，其中以大肠埃希菌最为常见，占全部尿路感染的 85% 左右，其次为克雷伯杆菌、变形杆菌等。有 5%～15% 的尿路感染由革兰阳性细菌引起，主要是肠球菌和凝固酶阴性的葡萄球菌。腺病毒可以在儿童和一些年轻人中引起急性出血性膀胱炎，甚至引起流行。此外，结核分枝杆菌、衣原体、真菌等也可导致尿路感染。近年来，由于抗生素和免疫抑制剂的广泛应用，革兰阳性菌和真菌性尿感增多，耐药甚至耐多药现象也呈增多趋势。

(二) 发病机制

1. 感染途径

(1) 上行感染：指病原菌经由尿道上行至膀胱，甚至输尿管、肾盂引起的感染，约占尿路感染的95%。正常情况下前尿道和尿道口周围定居着少量细菌,如链球菌、乳酸菌等,并不致病。性生活、尿路梗阻、医源性操作、生殖器感染等因素可导致上行感染的发生。

(2)血行感染:指病原菌通过血循环到达肾脏和尿路其他部位引起的感染。此种感染途径少见,不足2%。多发生于患有慢性疾病或接受免疫抑制剂治疗的患者,常见致病菌有金黄色葡萄球菌、假单胞菌属、沙门菌属、白念珠菌等。

(3)直接感染:外伤或邻近泌尿系统的周围器官、组织发生感染时,致病菌偶可直接侵入到泌尿系统导致感染。

(4)淋巴道感染:盆腔和下腹部的器官感染时,病原菌可从淋巴道感染泌尿系统,但罕见。

2. **机体防御功能**　在正常情况下,尿道口及其附近虽有细菌寄生,但并不引起尿路感染。是否发生尿路感染除与细菌的数量、毒力有关外,还取决于机体的防御功能。尿液不断冲刷尿道、正常尿路黏膜有杀菌能力,男性前列腺液有杀菌作用,故不易致病。

3. **易感因素**

(1)尿路梗阻:结石、前列腺增生、狭窄、肿瘤等均可导致尿液积聚,细菌不易被冲洗清除,而在局部大量繁殖引起感染。

(2)膀胱输尿管反流:指输尿管壁内段及膀胱开口处的黏膜屏障结构或功能异常。正常输尿管与膀胱连接处的活瓣具有防止尿液、细菌进入输尿管的功能,当其功能或结构异常时尿液可从膀胱反流到输尿管甚至肾盂,导致感染。

(3)机体免疫力低下:见于长期使用免疫抑制剂、糖尿病、长期卧床、严重的慢性病和艾滋病等。

(4)神经源性膀胱:支配膀胱的神经功能障碍,见于脊髓损伤、糖尿病、多发性硬化等疾病,导致尿潴留引起感染。

(5)妊娠:孕期输尿管蠕动功能减弱、暂时性膀胱-输尿管活瓣关闭不全及妊娠后期子宫增大致尿液引流不畅。

(6)性别和性活动:女性尿道较短而宽,距离肛门较近,开口于阴唇下方,是女性容易发生尿路感染的重要因素。前列腺增生导致的尿路梗阻是中老年男性尿路感染的一个重要原因,包茎、包皮过长是男性尿路感染的诱发因素。

(7)医源性因素:导尿或留置导尿管、膀胱镜和输尿管镜检查、逆行性尿路造影等可致尿路黏膜损伤。

(8)其他:如肾发育不良、肾盂及输尿管畸形、移植肾、多囊肾及遗传因素等。

【病理及病理生理】

急性膀胱炎主要为膀胱黏膜血管扩张、上皮细胞肿胀、黏膜下组织充血、水肿及炎症细胞浸润,膀胱黏膜及黏膜下病变,临床表现为尿频、尿急、尿痛、排尿不适、下腹部疼痛,较重者可有点状或片状出血,甚至出现黏膜溃疡,故部分患者可有血尿。

急性肾盂肾炎可单侧或双侧肾脏受累,表现为局限或广泛的肾盂、肾盏黏膜充血、水肿,表面有脓性分泌物,黏膜下可有细小脓肿,于一个或几个肾乳头可见大小不一、尖端指向肾乳头、基底伸向肾皮质的楔形炎症病灶。病灶内可见不同程度的肾小管上皮细胞肿胀、坏死、脱落,肾小管腔中有脓性分泌物。肾间质水肿,内有白细胞浸润和小脓肿形成。炎症剧烈时可有广泛性出血,较大的炎症病灶愈合后局部形成瘢痕。肾盂、肾盏、肾小管、肾间质的炎性病变,临床表现为受累侧腰痛、肾区叩击痛、两侧肋脊角或输尿管点压痛,若感染未控制,炎症通过肾血管进入全身,可引起发热、寒战、头痛、全身酸痛、恶心、呕吐等,严重者可引起革兰阴性杆菌败血症。肾小球一般无形态学改变。

慢性肾盂肾炎除具有不同程度炎症改变外,肾盂肾盏黏膜和乳头部瘢痕形成、变形、狭窄。肾小管上皮细胞萎缩、退化,管腔内有渗出物。肾小球周围有不同程度的纤维增生和白细胞浸润。双侧肾脏病变常不一致,随着炎症的发展和肾实质损害的加重,纤维组织不断增生,肾脏体积缩小,表面凹凸不平。

【临床表现】

(一)膀胱炎

膀胱炎占尿路感染的 60% 以上。主要表现为尿频、尿急、尿痛、排尿不适、下腹部疼痛等尿路刺激征,部分患者迅速出现排尿困难。尿液常混浊,并有异味,约 30% 可出现血尿。一般无全身感染症状,少数患者出现腰痛、发热,但体温常不超过 38℃。致病菌多为大肠埃希菌,约占 75% 以上,次为凝固酶阴性葡萄球菌。

(二)肾盂肾炎

1. 急性肾盂肾炎　可发生于各年龄段,育龄期女性最多见。通常起病较急,临床表现与感染程度有关。

(1)全身症状:发热、寒战、头痛、全身酸痛、恶心、呕吐等,体温多在 38℃ 以上。部分患者可出现革兰阴性杆菌败血症。

(2)泌尿系统症状:除尿路刺激症状外,还可有腰痛、下腹部疼痛等。部分患者膀胱刺激症状不典型或缺如。

(3)体格检查:可有一侧或两侧肋脊角或输尿管点压痛,肾区叩击痛。

2. 慢性肾盂肾炎　临床表现较为复杂,全身及泌尿系统局部表现可不典型,有时仅表现为无症状性菌尿。约 50% 以上患者可有急性肾盂肾炎病史,后出现程度不同的低热、间歇性尿频、排尿不适、腰部酸痛及肾小管功能受损表现,如夜尿增多、低比重尿等。急性发作时有类似急性肾盂肾炎的明显症状。病情持续可发展为慢性肾衰竭。

(三)无症状细菌尿

无症状细菌尿是指患者有真性细菌尿,而无尿路感染的症状。以老年女性及男性发病率较高,为 40%~50%。致病菌多为大肠埃希菌,患者可长期无症状,尿常规可无明显异常,但尿培养有真性菌尿。

(四)并发症

尿路感染如能及时治疗,并发症很少,但伴有糖尿病和(或)存在复杂因素的肾盂肾炎未及时治疗或治疗不当可出现肾乳头坏死、肾周围脓肿、感染性结石、革兰阴性杆菌败血症等并发症。

【辅助检查】

(一)尿液检查

1. 常规检查　尿液外观常混浊,可有异味。尿沉渣镜检白细胞>5 个/HP 称为白细胞尿,对尿路感染诊断意义较大;部分尿路感染患者有镜下血尿,极少数急性膀胱炎患者可出现肉眼血尿;

蛋白尿多为阴性、微量。如发现白细胞管型,有助于肾盂肾炎的诊断。

2. **白细胞排泄率** 准确留取患者 3 h 尿液,立即进行尿白细胞计数。正常人白细胞计数$<2\times10^5/h$,白细胞计数$>3\times10^5/h$为阳性,介于$(2\sim3)\times10^5/h$为可疑。

3. **细菌学检查**

(1) 涂片细菌检查:本法设备简单、操作方便,检出率达 80%~90%,可初步确定是杆菌或球菌、是革兰阴性还是革兰阳性细菌,对及时选择有效抗生素有重要参考价值。

(2) 细菌培养:可采用清洁中段尿、导尿及膀胱穿刺尿做细菌培养。清洁中段尿细菌定量培养$>10^5/ml$,如临床上无尿路感染症状,则要求做两次中段尿培养,细菌数均$>10^5/ml$,且为同一菌种,称为真性菌尿,可确诊尿路感染;尿细菌定量培养 $10^4\sim10^5/ml$,为可疑阳性,需复查;如$<10^4/ml$,可能为污染。膀胱穿刺尿细菌定性培养有细菌生长,即为真性菌尿。

4. **硝酸盐还原试验** 其原理为大肠埃希菌等革兰阴性细菌可使尿内硝酸盐还原为亚硝酸盐,此法诊断尿路感染的敏感性为 70% 以上,特异性为 90% 以上,可作为尿路感染的筛选试验。

5. **其他辅助检查** 急性肾盂肾炎可有肾小管上皮细胞受累,出现尿 N-乙酰-p-D-氨基葡萄糖苷酶(NAG)升高。慢性肾盂肾炎可有肾小管和(或)肾小球功能异常,表现为尿比重和尿渗透压下降等。

(二) 血液检查

1. **血常规** 急性肾盂肾炎时血白细胞常升高,中性粒细胞增多,核左移。慢性肾盂肾炎常有轻至中度贫血。红细胞沉降率可轻度加快。

2. **肾功能** 慢性肾盂肾炎肾功能受损时可出现肾小球滤过率下降,血肌酐升高等。

(三) 影像学检查

影像学检查如 B 超、X 线腹平片、IVP、排尿期膀胱输尿管反流造影、逆行性肾盂造影等,以了解泌尿系有无畸形、结石、肾盂和输尿管受压、肾下垂及膀胱输尿管反流等导致尿路感染反复发作的因素。

【诊断策略】

(一) 诊断依据

1. **尿路感染的定性诊断** 典型的尿路感染有尿路刺激征、感染中毒症状、腰部不适等,结合尿常规检查白细胞增多和尿液细菌学检查阳性,可诊断。

中段尿标本培养的病原学检查是诊断尿路感染的金标准。凡是有真性细菌尿者,均可诊断为尿路感染。无症状性细菌尿的诊断主要依靠尿细菌学检查,要求两次细菌培养均为同一菌种的真性菌尿。对于留置导尿管的患者出现典型的尿路感染症状、体征,且无其他原因可以解释,尿标本细菌培养菌落计数$>10^3/ml$ 时,应考虑导管相关性尿路感染的诊断。

2. **尿路感染的定位诊断** 上、下尿路感染者均有真性菌尿的存在,诊断尿路感染后还需进行定位诊断。

(1) 根据临床表现定位:下尿路感染,一般少有发热、腰痛等,常以膀胱刺激征为突出表现。上尿路感染则常有寒战、发热,甚至出现毒血症症状,伴明显腰痛,输尿管点和(或)肋脊点压痛、肾区叩击痛等。

(2) 根据实验室检查定位:有下列情况出现提示上尿路感染。① 膀胱冲洗后尿培养阳性。

② 尿沉渣镜检有白细胞管型,并排除间质性肾炎、狼疮性肾炎等疾病。③ 尿 NAG 升高、尿微球蛋白(β_2- MG)升高。④ 尿渗透压降低。

3. **慢性肾盂肾炎的诊断**　除反复发作尿路感染病史之外,尚需结合影像学及肾脏功能检查。

(1) 肾外形凹凸不平,且双肾大小不等。

(2) 静脉肾盂造影可见肾盂、肾盏变形,缩窄。

(3) 持续性肾小管功能损害。

具备上述第(1)、第(2)的任何一项再加第(3)条可诊断慢性肾盂肾炎。

(二) 鉴别诊断

1. **尿道综合征**　常见于女性,部分可能由于逼尿肌与膀胱括约肌功能不协调、妇科或肛周疾病、神经焦虑等引起,也可能是衣原体等非细菌感染造成。患者可有尿频、尿急、尿痛及排尿不适等尿路刺激症状,但多次检查均无真性细菌尿。

2. **肾结核**　本病膀胱刺激症状特别明显,一般抗生素治疗无效,尿沉渣可找到抗酸杆菌,尿培养结核分枝杆菌阳性。部分患者伴有肺、附睾等肾外结核,抗结核治疗有效,可资鉴别。

3. **慢性肾小球肾炎**　慢性肾盂肾炎当出现肾功能减退、高血压时应与慢性肾小球肾炎相鉴别。后者多为双侧肾脏受累,且肾小球功能受损较肾小管功能受损突出,并常有较明确的蛋白尿、血尿和水肿病史,抗菌治疗无效;而慢性肾盂肾炎则常有尿路刺激征,细菌学检查阳性,影像学检查可表现为双肾不对称性缩小改变。

(三) 诊断思路

尿路感染的诊断思路见图(图 35 - 1)。

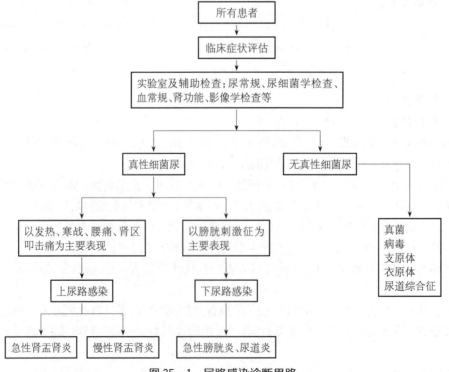

图 35 - 1　尿路感染诊断思路

【治疗策略】

(一) 一般治疗

急性期注意休息,鼓励多饮水,勤排尿。膀胱刺激征和血尿明显者,可口服碳酸氢钠片 1 g,每日 3 次,以碱化尿液、缓解症状、抑制细菌生长。

(二) 抗感染治疗

用药原则:① 选用致病菌敏感的抗生素。无病原学结果前,一般首选对革兰阴性杆菌有效的抗生素。治疗 3 d 症状无改善,应按药敏结果调整用药。② 抗生素在尿和肾内的浓度要高。③ 选用肾毒性小的抗生素。④ 单一药物治疗失败、严重感染、混合感染、耐药菌株出现时应联合用药。⑤ 对不同类型的尿路感染给予不同治疗时间。

1. 急性膀胱炎

(1) 单剂疗法:单剂疗法的缺点是较易再发,目前多采用 3 d 疗法。

(2) 短疗程疗法:可选用磺胺类、喹诺酮类、半合成青霉素或头孢菌素类等抗生素,任选一种药物,连用 3 d,约 90% 的患者可治愈。此法可减少复发,增加治愈率,而耐药性无增高。

但应注意:老年患者、男性患者、糖尿病患者、孕妇和复杂性尿路感染均不宜采用单剂或 3 d 疗法,宜采用 14 d 疗程。

2. 肾盂肾炎

首次发生的急性肾盂肾炎的致病菌 80% 为大肠埃希菌,在留取尿细菌检查标本后应立即开始治疗,首选对革兰阴性杆菌有效的药物。72 h 显效者无须换药,否则应按药敏结果更改抗生素。

(1) 病情较轻者:可在门诊口服药物治疗,疗程 10~14 d。常用药物有喹诺酮类、半合成青霉素类、头孢菌素类等。如尿菌仍阳性,应参考药敏试验选用有效抗生素继续治疗 4~6 周。

(2) 严重感染全身中毒症状明显者:需住院治疗,应静脉给药。常用药物,如氨苄西林、头孢噻肟钠、头孢曲松钠、左氧氟沙星等,必要时联合用药。经过上述治疗若好转,可于热退后继续用药 3 d 再改为口服抗生素,完成 2 周疗程。治疗 72 h 无好转,应按药敏结果更换抗生素,疗程不少于 2 周。经此治疗,仍有持续发热者,应注意肾盂肾炎并发症,如肾盂积脓、肾周脓肿、感染中毒症等。

慢性肾盂肾炎治疗的关键是积极寻找并去除易感因素。急性发作时治疗同急性肾盂肾炎。

3. 再发性尿路感染

再发性尿路感染包括重新感染和复发。

(1) 重新感染:治疗后症状消失,尿菌阴性,但在停药 6 周后再次出现真性细菌尿,菌株与上次不同,称为重新感染。多数病例有尿路感染症状,治疗方法与首次发作相同。对半年内发生 2 次以上者,可用长程低剂量抑菌治疗,即每晚临睡前排尿后服用小剂量抗生素 1 次,如复方磺胺甲噁唑 1~2 片或呋喃妥因 50~100 mg 或氧氟沙星 200 mg,每 7~10 d 更换药物 1 次,连用半年。

(2) 复发:治疗后症状消失,尿菌阴转后在 6 周内再出现菌尿,菌种与上次相同(菌种相同且为同一血清型),称为复发。复发且为肾盂肾炎者,特别是复杂性肾盂肾炎,在去除诱发因素的基础上,应按药敏选择强有力的杀菌性抗生素,疗程不少于 6 周。反复发作者,给予长程低剂量抑菌疗法。

4. 无症状性菌尿

是否治疗目前有争议,一般认为有下述情况者应予治疗:① 妊娠期无症状性菌尿。② 学龄前儿童。③ 曾出现有症状感染者。④ 肾移植、尿路梗阻及其他尿路有复杂情况者。根据药敏结果选择有效抗生素,一般短疗程用药,如治疗后复发,可选长程低剂量抑菌疗法。

（三）预防

最有效的预防方法是多饮水、勤排尿；女性注意会阴部清洁，积极治疗阴道炎、宫颈炎等；尽量避免和减少导尿和尿路器械的使用，应用时严格无菌操作；如必须留置导尿管，前 3 d 给予抗生素可延迟尿路感染的发生；有膀胱—输尿管反流者，要养成"二次排尿"习惯，即每次排尿后数分钟，再排尿 1 次；与性生活有关的尿感，应于性交后立即排尿，并口服 1 次常用量抗生素。

（张　泉　李雪英）

第三十六章 急性肾损伤

导学

1. 掌握：急性肾损伤的病因、临床表现及并发症、诊断依据与鉴别诊断要点、治疗原则。

2. 熟悉：急性肾损伤的发病机制、病理生理特点、辅助检查特点、病情评估、肾脏替代治疗的应用。

3. 了解：急性肾损伤的流行病学、用量与不良反应、预后和预防。

急性肾损伤(acute kidney injury, AKI)以往称为急性肾衰竭(acute renal failure, ARF)是指各种病因引起的肾功能快速下降而出现的临床综合征,临床主要表现为氮质潴留,水、电解质和酸碱平衡失调,常伴少尿或无尿,以及全身各系统并发症。与 ARF 相比,AKI 的提出更强调对这一综合征早期诊断、早期治疗的重要性。广义的 ARF 包括肾前性、肾性、肾后性三类原因所致的急性肾功能损害;狭义的 ARF 特指急性肾小管坏死(acute tubular necrosis, ATN)所致的肾实质损害。临床上肾前性、肾性、肾后性因素可同时作用于同一患者。

【病因及发病机制】

病因复杂,根据病因发生的解剖部位不同,常概括为三大类。

1. **肾前性 AKI** 最常见,是各种原因引起肾脏低灌注、肾小球滤过率下降形成的肾功能损害,常见原因有:① 有效血容量不足:如吐泻、药物利尿、烧伤、出汗等液体丢失,严重低蛋白血症和出血等。② 心排量降低:心力衰竭。③ 全身血管扩张:如败血症、过敏反应等。④ 肾脏血液动力学改变:包括疾病或药物导致的肾血管收缩(如高钙血症、肝肾综合征和应用非甾体消炎药、血管收缩剂等)和出球小动脉扩张(如应用 ACEI)。

在肾前性 AKI 早期,肾脏血流自我调节机制通过肾小球出球和入球小动脉的血管张力,即入球小动脉扩张和出球小动脉收缩,以维持肾小球滤过率(GFR)和肾血流量,可使肾功能维持正常。当血压过低,超过自我调节能力即可导致 GFR 降低,但短期内并无明显的肾实质损伤。如果肾灌注量减少能在 6 h 内得到纠正,则血液动力学损害可以逆转,肾功能也可迅速恢复。若不能及时、有效地纠正,则可发生肾小管上皮细胞明显损伤,将发展为 ATN。

2. **肾性 AKI** 是肾实质疾病造成的肾功能损害,见于:① 急性肾小管坏死(ATN):是最常见的(约80%)ARF 类型,由肾缺血(如脱水、失血、休克等)或肾中毒(如药物,蛇毒、毒蕈等生物毒素,砷、铅等重金属等中毒)引起。② 急性肾小管间质疾病:如药物、感染等引起急性间质性肾炎、肾乳头坏死。③ 肾脏血管疾病和肾小球疾病:如急性肾小球肾炎、急进性肾炎、肾病综合征、微血管病变、肾静脉血栓或动脉栓塞。④ 肾内梗阻：如高钙血症、高尿酸血症、多发性骨髓瘤。⑤ 急性肾皮质坏死：如感染性流产、胎盘早期剥离、败血症等。

以 ATN 为代表，其发病机制目前认为是由于缺血性肾损伤，肾内、肾小球内血液动力学改变，内皮细胞损伤，缩血管物质与舒血管物质失衡，肾内血管收缩，肾皮质血流量减少、肾髓质淤血、组织缺氧。肾内血管收缩及外层髓质低灌注的机制仍未完全明了，可能涉及多种因素，如内皮素可能与缺血性、中毒性损伤后肾小管损伤和肾功能不全有关。缺血、缺氧也引起肾小管上皮细胞代谢异常和生化紊乱，使其细胞内三磷腺苷（ATP）耗竭、游离钙超载，细胞膜通透性增加，细胞肿胀，肾小管上皮细胞结构破坏，细胞脱落、相互粘连，最后导致肾小管管腔阻塞，肾小球滤液反漏至肾间质，肾小管管球反馈机制失调等。上述多种因素综合作用使肾小球滤过率降低。另外，肾毒物质也可直接损伤肾小管，使其代谢紊乱、功能丧失、结构破坏，细胞脱落阻塞肾小管，出现 ARF。在可逆损伤期，患者的预后取决于肾小管上皮细胞损伤和修复过程的动态平衡。

3. 肾后性 AKI 双侧尿路梗阻或孤立肾患者单侧尿路出现梗阻时可发生肾后性 AKI，约占 AKI 的 5%。常见原因有尿路结石或血块、前列腺疾病和肿瘤等。尿路发生梗阻时，尿路内反向压力首先传导到肾小球囊腔，由于肾小球入球小动脉扩张，早期 GFR 尚能暂时维持正常。如果梗阻持续无法解除，肾皮质大量区域出现无灌注或低灌注状态，GFR 将逐渐降低。

【病理及病理生理】

病理改变与病因、病情程度相关。一般大体检查见肾脏肿大、苍白、重量增加，切面皮质苍白，髓质呈暗红色。典型 ATN 常表现为小管上皮细胞滑脱和近端小管上皮细胞刷状缘的改变。光学显微镜下肾小管上皮细胞片状和灶性坏死，从基底膜上脱落，脱落的上皮细胞与细胞碎片 Tamm-Horsfall 蛋白和色素等构成管型，引起小管管腔堵塞。肾缺血严重者，肾小管基底膜常遭破坏。如基底膜完整性存在，则肾小管上皮细胞可迅速再生，否则上皮细胞不能再生。

病理生理尚未完全阐明，ATN 致肾小球滤过率下降主要与两方面因素有关：一是肾脏血液动力学改变，包括肾内血管收缩、肾脏外髓区域的淤血以及球管反馈机制的激活；二是肾小管上皮细胞变化，包括上皮细胞脱落形成管型并导致肾小管腔阻塞、肾小球滤液回漏以及肾间质炎症反应；此外缺血或部分肾毒素也可能直接作用于肾小球导致滤过率下降。在上述过程中，肾小管上皮细胞可能经历细胞损伤、细胞凋亡、细胞修复与再生等不同的病理生理过程。

【临床表现】

典型 AKI 临床病程可分为三期。

(一) 起始期

此期患者常遭受低血压、缺血、脓毒血症和肾毒素等因素影响，但尚未发生明显肾实质损伤，在此阶段 AKI 是可预防的。但随着肾小管上皮细胞发生明显损伤，GFR 下降，则进入维持期。

(二) 维持期

又称少尿期。一般持续 7~14 d，但可短至数日，长至 4~6 周。GFR 保持在低水平。许多患者可出现少尿（<400 ml/d）和无尿（<100 ml/d）。但也有些患者尿量在 400 ml/d 以上，称为非少尿型 AKI，其病情大多较轻，预后较好。

1. AKI 的全身症状

(1) 感染：尿路感染最多见，其次为肺部感染和败血症。感染是 AKI 常见而严重的并发症。在 AKI 同时或在疾病发展过程中还可合并多个脏器衰竭，称为 ARF 合并多脏器衰竭，其患者病死率可高达 70% 以上。

(2) 心血管系统表现：主要是高血压和心力衰竭，部分患者出现心律失常、心包炎和心肌病变。

(3) 呼吸系统表现：除容量过多和感染症状外，尚可见呼吸困难、咳嗽、憋气、胸痛等尿毒症肺炎症状。

(4) 消化系统表现：食欲减退、恶心、呕吐、腹胀、腹泻、消化道出血等。

(5) 血液系统表现：正细胞正色素性贫血、血小板减少和功能障碍、凝血功能异常等。

(6) 神经系统表现：焦虑、烦躁、嗜睡、神志不清等意识障碍，扑翼样震颤、强直性肌痉挛甚至癫痫样发作等脑病症状。

2. 水、电解质和酸碱平衡紊乱

(1) 水过多：随少尿期延长，易发生水过多，表现为稀释性低钠血症、全身水肿、体重增加、高血压、肺水肿、急性心力衰竭和脑水肿等。

(2) 高钾血症：是本病常见的死亡原因，可有恶心、呕吐、烦躁、乏力、手足麻木等症状，临床可缺乏特征性表现。心电图示心率减慢、T 波高尖、QRS 波群增宽、PR 间期延长、P 波消失、Ⅰ度至Ⅲ度房室传导阻滞，最后出现心室颤动或心搏骤停。需注意血清钾浓度与心电图表现两者有时存在不一致。

(3) 代谢性酸中毒：表现为深大而快的呼吸、嗜睡、恶心、呕吐等。

(4) 低钠血症和低氯血症：低钠血症可致细胞水肿，出现急性水中毒及脑水肿症状。低氯血症除稀释性外，尚可因呕吐、腹泻而加重，表现为腹胀、呼吸表浅、抽搐等。

(5) 低钙血症、高磷血症：其程度都远不如慢性肾功能衰竭时明显，可无明显临床症状。但在纠正酸中毒之前如不补充钙剂，常诱发低钙性抽搐发作。

（三）恢复期

从肾小管细胞再生、修复，直至肾小管完整性恢复称为恢复期。GFR 逐渐恢复正常或接近正常范围。少尿型患者开始出现利尿，可有多尿表现，在不使用利尿剂的情况下，每日尿量可达 3 000～5 000 ml 或更多。通常持续 1～3 周，继而逐渐恢复。与 GFR 相比，肾小管上皮细胞功能（溶质和水的重吸收）的恢复相对延迟，需数月后才能恢复。少数患者可遗留不同程度的肾脏结构和功能缺陷。

【辅助检查】

1. 血液检查　可出现轻度贫血、血肌酐和尿素氮进行性上升，高分解代谢者可上升更高。血清钾浓度可升高，常＞5.5 mmol/L。血 pH 常＜7.35，碳酸氢根离子浓度多＜20 mmol/L，血清钠浓度可正常或偏低，血清钙可降低，血磷升高。

2. 尿液检查

(1) 尿量改变：少尿型每日尿量在 400 ml 以下，非少尿型尿量可正常或增多。

(2) 尿常规检查：外观多混浊，尿色深，尿蛋白多为(±)～(+)，以小分子蛋白为主。尿沉渣检查可见肾小管上皮细胞、上皮细胞管型、颗粒管型及少许红细胞、白细胞等，尿比重降低，大多固定在 1.015 以下。尿红细胞形态检查有利于病因诊断。

（3）其他检查：尿渗透压＜350 mOsm/(kg · H$_2$O)，尿与血渗透压之比＜1.1。尿钠含量增高，多在 20~60 mmol/L。肾衰指数[尿钠/(尿肌酐/血肌酐)]常＞1。钠排泄分数[(尿钠/血钠)/(尿肌酐/血肌酐)]常＞1。尿液指标检查需在输液、使用利尿剂或高渗药物前进行，否则影响结果。

3. 影像学检查

（1）B超检查：对排除尿路梗阻很有帮助。双肾大小正常或偏大，CKD 基础上的 AKI 患者多发现双肾已缩小。但需注意糖尿病肾病、淀粉样变性和多囊肾时肾脏可不缩小。

（2）放射检查：怀疑尿路梗阻时可选择腹部平片，必要时可做 CT、逆行性或下行性肾盂造影等检查；考虑肾脏血管阻塞性疾病时需行肾血管造影。但应特别注意避免造影剂肾毒性副作用加重 AKI。

4. 肾活检　在排除肾前性及肾后性原因后，致病原因不明确（肾缺血或肾毒素）的肾性 AKI，如急性肾小球肾炎、系统性血管炎、急进性肾炎、溶血性尿毒症综合征、血栓性血小板减少性紫癜及急性间质性肾炎等。此外，原有肾脏疾病出现 AKI 以及肾功能持续不能恢复等情况，肾活检是特别有用的重要的诊断手段。

【诊断策略】

（一）诊断依据

根据原发病因，数日至数周内肾小球滤过功能呈进行性急剧下降，肾功能急性进行性减退，结合相应临床表现和实验室检查，一般不难作出 AKI 诊断。诊断明确后，应除外肾前性和肾后性原因。在确定为肾性 AKI 后，尚应进一步病因诊断，鉴别是肾小球、肾血管还是肾间质病变引起（图 36 - 1）。

AKI 诊断标准为：肾功能在 48 h 内突然减退，血清肌酐绝对值升高≥0.3 mg/dl(26.5 μmol/L)，或 7 d 内血清肌酐增至 1.5 倍基础值，尿量＜0.5 ml/(kg · h)，持续时间＞6 h。临床根据尿量变化，可将 AKI 分为少尿型(＜400 ml/24 h)和非少尿型(＞400 ml/24 h)。

（二）鉴别诊断

1. CKD 基础上的 AKI　有 CKD 病史，或存在老年、高血压、糖尿病等 CKD 易患因素，双肾体积缩小，显著贫血、肾性骨病和神经病变等提示 CKD 基础上的 AKI。

2. 肾性 AKI 与肾前性及肾后性的鉴别

（1）肾前性少尿：有导致肾缺血的明显因素（如脱水、失血、休克、心力衰竭、严重肝功能不全等）；患者尿量明显减少(不一定达到少尿)，尿比重增高(＞1.018)，尿渗透压≥500 mmol/L，尿钠＜10 mmol/L，尿沉渣常无异常；BUN/Scr 不成比例增加，可达 20∶1 或更高。在仍不易鉴别的患者，可通过补液试验，试用输液(5%葡萄糖液 200~250 ml)和注射利尿剂(呋塞米 40~100 mg)，仔细观察输液后循环系统负荷情况。如果已补足血容量，血压恢复正常，尿量增加，则支持肾前性的诊断。如仍无尿，应怀疑肾前性 AKI 已发展为 ATN。

（2）肾后性尿路梗阻：有导致尿路梗阻的因素(常有肿瘤、结石、前列腺肥大、血块阻塞等病史)；临床无尿与多尿交替出现，或起病后突然无尿；肾绞痛，季肋部或下腹部疼痛；肾区叩击痛阳性；影像学检查见肾盂扩张、肾盂积水、输尿管上端扩张或膀胱尿潴留。1 周内解除梗阻因素，AKI 多为可逆性。

3. **ATN 与其他肾性 AKI 鉴别**　急性间质性肾炎、急性肾小球肾炎、肾病综合征等以及全身性疾病的肾损害(如狼疮性肾炎、过敏性紫癜肾炎等)也可引起 AKI。

(1) 急性间质性肾炎：常有药物过敏史，如发热、皮疹、关节疼痛。实验室检查有镜下血尿、蛋白尿，尿沉渣染色可见嗜酸性粒细胞，外周血嗜酸性粒细胞增加，IgE 增高，停用致敏药物后肾功能可逐渐恢复。用糖皮质激素治疗有效。如由重症急性肾盂肾炎所致，常有高热、血白细胞升高、脓尿及白细胞管型，尿培养常获阳性结果，抗生素治疗有效。

(2) 肾血管疾病或肾小球疾病：临床上少尿更突出，尿蛋白严重等。可根据无导致 ATN 的致病因素，而具有特殊病史、特征性临床表现、检验异常及对药物治疗的反应作出诊断。肾活检可帮助鉴别。

(3) 坏死性乳头炎：常因肿胀、坏死的乳头阻塞尿流而发生 AKI，可依据尿路感染史及尿中发现坏死乳头的碎片等进行鉴别。

此外，系统性血管炎、血栓性微血管病、恶性高血压等有时也可引起 AKI。通常根据各种疾病所具有的特殊病史、临床表现、实验室检查及对药物治疗的反应可做出鉴别诊断。肾活检可帮助鉴别。

(三) 病情评估

根据血清肌酐和尿量进一步分期(表 36-1)。

表 36-1　AKI 的分期标准

分　期	血　清　肌　酐	尿　量
1 期	增至基础值 1.5~1.9 倍或升高≥0.3 mg/dl(26.5 μmol/L)	<0.5 ml/(kg·h),持续 6~12 h
2 期	增至基础值 2.0~2.9 倍	<0.5 ml/(kg·h),时间≥12 h
3 期	增至基础值 3 倍 或升高≥4.0 mg/dl(353.6 μmol/L) 或开始肾脏替代治疗 或<18 岁患者 eGFR<35 ml/(min·1.73 m²)	<0.3 ml/(kg·h),时间≥24 h 或无尿≥12 h

(四) 诊断思路

急性肾损伤诊断思路见图(图 36-1)。

【治疗策略】

根据严重 AKI 后肾脏具有完全或基本恢复功能的特点，治疗关键是立刻纠正可逆的病因、控制原发病、增加肾血流量、停用影响肾灌注或肾毒性药物，以预防额外的损伤，维持内环境稳定、营养支持、防治并发症及肾脏替代治疗等。

1. **尽早纠正可逆病因**　治疗积极针对个体引起肾功能衰竭的原发病进行治疗，特别是抗感染、补充血容量、抗休克、纠正心力衰竭、解除梗阻及清除创伤坏死组织。停用影响肾灌注或肾毒性的药物。

2. **维持体液平衡**　应坚持"量出为入"的原则，控制液体入量。24 h 补液量＝显性失液量＋不显性失液量－内生水量，临床一般用前 1 d 的尿量加 500 ml 估算。对合并肾前性因素者过分限制补液量常致血容量不足，加重肾损害，故应根据患者实际情况调节补液量，可通过观察患者体重、呼吸、血压、中心静脉压、血清钠、肺水肿症状和体征等，识别水负荷程度，保持水液的出入平衡。发

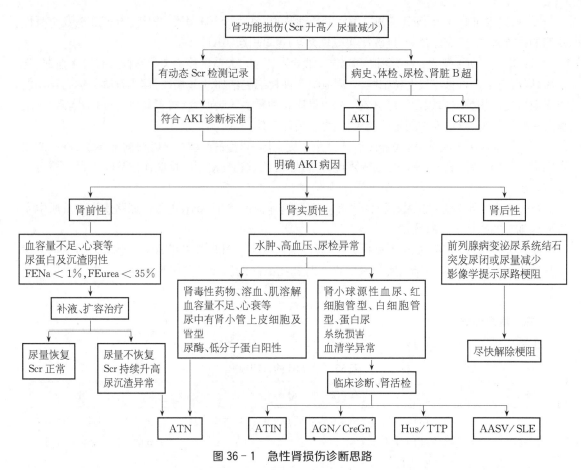

图 36-1 急性肾损伤诊断思路

注：FENa,钠排泄分数＝(尿钠/血钠)/(尿肌酐/血肌酐);FEurea,尿素排泄分数＝(尿尿素/血尿素)/(尿肌酐/血肌酐);ATN,急性肾小管坏死;ATIN,急性肾小管间质性肾炎;AGN,急性肾小球肾炎;CreGN,新月体肾炎;Hus,溶血性尿毒症综合征;TTP,血栓性血小板减少性紫癜;AASV,抗中性粒细胞胞质抗体相关性小血管炎 ;SLE,系统性红斑狼疮。

热患者只要体重不增加即可增加进液量。在容量控制治疗中应用袢利尿剂可增加尿量,从而有助于清除体内过多的液体。当使用后尿量并不增加时,应停止使用以防止不良反应发生。

3. **饮食和营养** 饮食的原则是高热量,以碳水化合物和脂肪供应为主,减少蛋白质供应[必需氨基酸、高质量蛋白质 0.8 g/(kg·d)],并尽可能地减少钠、钾、氯含量。对于高分解代谢或营养不良及接受透析的患者,蛋白质摄入量可适度放宽。营养支持尽可能利用胃肠道,危重患者则需肠外营养。

4. **高钾血症** 若血钾≥6.5 mmol/L,心电图表现为 QRS 波增宽等明显变化时,应予紧急处理,包括10%葡萄糖酸钙 10～20 ml 稀释后缓慢静脉注射;5%碳酸氢钠 100～200 ml 静脉滴注纠正酸中毒并同时促进钾离子向细胞内流动;50%葡萄糖加胰岛素缓慢静脉滴注;口服交换树脂聚磺苯乙烯 10～30 g,每日 3 次。以上措施无效,或为高分解代谢型 ATN 的高钾血症患者,需急诊血液透析治疗。

5. **代谢性酸中毒** 当血二氧化碳结合力<15 mmol/L 时,应予 5%碳酸氢钠 100～250 ml 静滴。对于严重酸中毒患者,应立即予以透析治疗。

6. **感染** 是常见并发症,也是患者主要的死亡原因。应尽早使用抗生素,但不提倡预防使用抗生素。常见感染部位为肺、尿路、胆道等,根据细菌培养和药敏试验结果合理选用无肾毒性的抗生素治疗,并按 GFR 调整用药剂量。

7. **肾脏替代治疗**　严重高钾血症($\geqslant$6.5 mmol/L)、代谢性酸中毒(pH<7.15)、有水钠潴留或出现容量负荷性高血压、急性肺水肿、心力衰竭、心包炎、消化道或神经精神症状;药物治疗效果不佳等都是透析治疗指征。对非高分解型、无尿患者,可试行内科综合治疗,重症患者倾向于早期进行透析。

AKI 的透析治疗可选择腹膜透析(PD)、间歇性血液透析(IHD)和连续性肾脏替代治疗(CRRT)。腹膜透析无须抗凝和很少发生心血管并发症,适合于血液动力学不稳定、血液透析不适应者,优点是对中分子物质清除率高,缺点是解除高钾、脱水、高分解代谢速率慢,且有发生腹膜炎等并发症的危险,在重症 AKI 已少采用。血液透析(IHD)的优点是代谢废物清除率高、治疗时间短,一周透析 2~3 次,但易发生心血管功能不稳定及症状性低血压,且需要应用抗凝剂,对出血倾向者不利。CRRT 包括连续性动—静脉血液滤过(CAVH)和连续性静—静脉血液滤过(CVVH)等,特别适用 AKI 伴心力衰竭、脑水肿、高分解代谢、急性呼吸窘迫综合征等多脏器衰竭患者,具有操作简便、血液动力学稳定、持续恒定模拟生理肾滤过的特点,每日可清除水分 10~14 L,较好地保证了静脉内高营养,但要加强监护,注意肝素用量。

8. **多尿期的治疗**　多尿期早期,治疗原则和方法与少尿期相同。随着尿量增加,逐渐减少透析次数直至停止。大量利尿后要防止脱水及电解质的丢失,提倡及时口服补充。饮食应注意营养充足,给予高糖、高维生素和高热量饮食。

9. **恢复期治疗**　此期应注意加强营养,增强体质,定期随访检查肾功能,尽量避免一切对肾脏有害的因素。少数转为慢性肾功能衰竭的患者,应按慢性肾功能衰竭进行治疗。

10. **中医治疗**　中药生大黄 9~15 g,煎水服,或结肠灌注,每日 1~2 次。可增加代谢产物的排泄,缓解病情。

(茅燕萍)

第三十七章　慢性肾脏病

导学

1. 掌握：慢性肾脏病的病因、临床表现及并发症、诊断依据与鉴别诊断要点、治疗原则。

2. 熟悉：慢性肾脏病的发病机制、病理生理特点、辅助检查特点、病情评估、常用治疗药物种类及肾脏替代治疗的应用。

3. 了解：慢性肾脏病的流行病学、常用治疗药物用法、用量与不良反应、预后和预防。

慢性肾脏病(chronic kidney disease,CKD)的定义包括以下 2 种情况：① 有肾损伤的证据(即存在血、尿成分或泌尿系统影像学检查异常或肾脏病理学检查异常)≥3 个月,伴或不伴肾小球滤过率(glomerular filtration rate,GFR)下降。② GFR<60 ml/(min·1.73 m²)≥3 个月,伴或不伴肾损伤证据。CKD 进行性进展引起肾单位和肾功能不可逆地丧失,导致代谢产物和毒物潴留,水电解质和酸碱平衡紊乱以及内分泌失调为特征的临床综合征称为慢性肾衰竭(chronic renal failure,CRF)。CRF 常常进展为终末期肾病(end stage renal disease,ESRD),CRF 晚期称为尿毒症。

【病因及发病机制】

(一) 病因

CRF 病因多样、复杂,包括：肾小球肾炎、肾小管间质性疾病、肾血管性疾病、代谢性疾病和结缔组织性疾病肾损害、感染性肾损害以及先天性和遗传性肾脏疾病等多种疾病。在我国以 IgA 肾病为主的原发性肾小球肾炎最为多见,其次为高血压肾小动脉硬化、糖尿病肾病、狼疮性肾炎、慢性肾盂肾炎以及多囊肾等,但近年糖尿病肾病、高血压肾小动脉硬化的发病率有明显的提高。

(二) 发病机制

1. **肾小球血液动力学改变**　各种病因引起的肾单位减少,导致健存肾单位代偿性肥大,单个肾单位的肾小球滤过率增加,肾小球出现高压力、高灌注和高滤过,即所谓"三高"。这是机体为适应大部分功能性肾单位丢失的一种自身调节。肾小球内三高可引起肾小球上皮细胞足突融合,系膜细胞和基质显著增生,肾小球肥大,发生硬化;肾小球内皮细胞损伤,诱发血小板聚集、微血栓形成,肾小球硬化;肾小球通透性增加,蛋白尿增加损伤肾小管、间质。上述过程形成恶性循环,使肾功能不断恶化。

2. **肾小管间质损害**　肾小管间质炎症、缺血及大量蛋白尿均可以损伤肾小管间质,引起：① 肾小管萎缩产生"无小管"肾小球,导致肾小球萎缩。② 肾小管周围毛细血管床减少引起肾小球毛细血管内压升高,导致肾小球硬化。③ 浸润的炎性细胞和肾小管上皮细胞分泌的细胞、生长因子加重肾组织炎症和纤维化。④ 肾小管上皮细胞在各种细胞、生长因子刺激下发生转分化,分泌细胞外基质而促进肾组织纤维化。⑤ 引发肾小管重吸收、分泌和排泄障碍,导致球管失衡、肾小球滤过率降低。

3. **蛋白尿学说**　蛋白尿的程度和慢性肾衰竭的发展速率密切相关。蛋白滤过增多,近端肾小管回吸收增加超过了回吸收能力时,在远端肾小管形成管型,导致小管阻塞和扩张,小管压力继续上升,小管基底膜破裂,远端肾小管产生的 Tamm - Horsfall 蛋白经小管裂隙进入间质,启动间质炎症反应,释放生物活性因子,导致间质纤维化和肾小管萎缩,以致肾单位功能丧失。

4. **肾素—血管紧张素—醛固酮系统作用**　肾脏富含肾素—血管紧张素—醛固酮系统成分,血管紧张素Ⅱ(Ang Ⅱ)的含量比血液循环中高1 000倍,Ang Ⅱ升高可上调多种细胞、生长因子的表达,促进氧化应激反应,刺激内皮细胞纤溶酶抑制因子的释放,从而促进细胞增殖、细胞外基质积聚和组织纤维化。

5. **脂质代谢紊乱**　脂质肾毒性包括损伤内皮细胞及肾小球基底膜;诱导血小板聚集,引起系膜细胞增殖,合成基质增多,导致肾小球硬化;诱导单核巨噬细胞浸润及泡沫细胞形成,释放多肽生长因子和前列腺素等介质,参与肾小球损伤;还可使血液黏滞度增高,循环动力学异常,促进凝血、血栓形成和炎症反应,加重肾小球损害和硬化。

6. **其他影响因素**　① CRF随着肾单位的损害和丧失,残余肾单位出现代偿性高代谢,残余肾耗氧量增加,氧自由基产生增多,而机体的抗氧化功能下降,造成肾单位损伤的进行性加重。② 肾脏的钙磷代谢紊乱可加重脏损伤。③ 饮食中蛋白质负荷可加重肾小球高滤过状态,促进肾小球硬化,增加尿蛋白排泄而加重蛋白尿的损伤作用。④ 细胞因子对系膜细胞和成纤维细胞具有有丝分裂原作用,促进增殖和代谢,进而产生更多的细胞因子形成恶性循环,加速肾纤维化发生、发展。

【临床表现】

1. **消化系统**　消化系统症状是最早、最常见症状。常见厌食(食欲不振常较早出现);晨起恶心、呕吐、腹胀;舌、口腔溃疡;口腔有氨臭味;尿毒症晚期患者胃肠道的任何部位都可出现黏膜糜烂、溃疡,而发生胃肠道出血。

2. **血液系统**

(1) 贫血:贫血是CRF重要表现之一,CRF不同阶段均可以出现不同程度的贫血。CKD患者合并贫血原因多样。肾组织病变使肾脏生成促红细胞生成素(EPO)减少;尿毒症毒素蓄积与红细胞抑制因子及甲状旁腺素影响骨髓造血,可造成肾性贫血;另外,红细胞寿命缩短;消化道出血、血液透析失血等引起的出血性贫血;合并营养不良性贫血(以缺铁性贫血最常见);合并血液系统肿瘤等也是CKD患者出现贫血的常见原因。需要注意的是:肾性贫血是指除外其他贫血原因,且血清肌酐≥176 μmol/L的CRF患者合并的贫血,肾性贫血的程度与患者肾功能损害程度呈正相关;合并肾间质病变的CRF患者更易早期出现贫血,且贫血程度较重;与肾功能损害程度不平行的中重度贫血要积极查找病因,注意是否合并血液系统疾病。

(2) 出血倾向:临床表现为鼻出血、月经量增多、术后伤口出血、胃肠道出血及皮肤瘀斑,严重者可出现心包、颅内出血。与尿毒症毒素引起的血小板功能障碍,出血时间延长等有关,透析可纠正。

3. **心血管系统**

(1) 高血压:进展到终末期肾衰竭的患者约95％合并高血压,引起高血压的主要原因是水钠潴留、细胞外液增加引起的容量负荷过重,肾素升高、交感神经反射增强、一氧化氮产生减少和内皮素分泌增加所致的内皮细胞功能异常。

(2) 左心室肥厚或扩张型心肌病:是 CRF 患者最常见、最危险的心血管并发症和死亡原因。其发生与长期高血压、容量负荷过重、贫血及动-静脉吻合术引起的心输出量增加有关。

(3) 充血性心力衰竭:是 CRF 患者重要的死亡原因之一。其原因有水钠潴留、高血压、贫血、酸中毒、电解质紊乱以及心肌缺氧、心肌病变和心肌钙化。

(4) 心包炎:尿毒症性心包炎发生率>50%,但仅 6%～17% 有明显症状。早期表现为随呼吸加重的心包周围疼痛,伴有心包摩擦音。病情进展出现心包积液,甚至心包填塞。

(5) 动脉粥样硬化和血管钙化:冠状动脉、脑动脉、全身周围动脉均可发生。高血压、高同型半胱氨酸血症和脂质代谢紊乱促进动脉粥样硬化的发生,钙磷代谢紊乱可引起血管转移性钙化。

4. 神经、肌肉改变

(1) 尿毒症脑病:临床表现非特异,初期表现为淡漠、注意力减退、乏力、失眠等。随病情恶化,出现定向力、计算力障碍,以致精神错乱。扑翼样震颤是诊断尿毒症脑病的重要指标,常与意识障碍同时出现。震颤常在扑翼样震颤之前出现,为尿毒症脑病早期表现。肌阵挛如在面部肌肉、近端肢体肌肉出现,此为晚期脑病症状,几乎与昏迷同时存在,也可同时出现抽搐。癫痫发作可为局灶性或全身性大发作,后者可引起突然死亡,多出现在尿毒症的晚期。

(2) 尿毒症性周围神经病变:当 GFR<12 ml/min 后,下肢深部可出现异样感、蚁走样以及刺痛等,活动后可减轻,常称为不宁腿综合征,下肢肢端还可出现灼痛以及神经麻痹、听力障碍等。

(3) 失衡综合征:失衡综合征是指血液透析数小时后出现头痛、恶心、呕吐及意识障碍等脑病症状,其发生原因是透析后血液和脑组织形成渗透压差,或中高分子物质形成高渗透梯度,导致水向脑组织转移。

5. 肾性骨病 CRF 时由于钙磷代谢改变、维生素 D 代谢障碍、继发性甲状旁腺功能亢进均可导致骨骼改变,称为肾性骨营养不良或肾性骨病。包括:① 高转运性骨病,即甲状旁腺功能亢进性骨病和纤维性骨炎,特征为骨重塑增加和骨量异常。② 低转运性骨病,表现为骨矿化和骨形成的减少,包括骨软化症和无动力性骨病。③ 混合性骨营养不良,特征为甲状旁腺功能亢进性骨病和骨矿化障碍并存。

6. 呼吸系统 晚期 CRF 患者即使在没有容量负荷的条件下也可发生肺充血和肺水肿,称之为"尿毒症肺"。临床表现为弥散功能障碍和肺活量减少。15%～20% 患者可发生尿毒症性胸膜炎。伴随钙磷代谢障碍可发生肺转移性钙化,表现为肺功能减退。

7. 皮肤表现 皮肤瘙痒是尿毒症常见的难治性并发症,其发生原因部分是继发性甲状旁腺功能亢进症和皮下组织钙化所致。

8. 内分泌代谢紊乱

(1) 肾脏本身内分泌功能紊乱:如 1,25-二羟维生素 D_3、红细胞生成素不足和肾内肾素-血管紧张素 II 过多。

(2) 外周内分泌腺功能紊乱:大多数患者均有继发性甲状旁腺功能亢进、胰岛素受体障碍、胰高血糖素升高等。约 1/4 患者有轻度甲状腺素水平降低。部分患者可有性腺功能减退,表现为性腺成熟障碍或萎缩、性欲低下、闭经、不育等,可能与血清性激素水平异常等因素有关。

9. 感染 CRF 患者常合并淋巴组织萎缩和淋巴细胞减少,并且由于酸中毒、高血糖、营养不良以及血浆组织高渗透压,导致白细胞功能障碍。临床表现为呼吸系统、泌尿系统和皮肤等部位各种感染,是 CRF 患者重要的死亡原因。

10. **代谢性酸中毒**　成人每日蛋白代谢将产生 1 mmol/kg H^+。肾功能衰竭患者由于肾小管产氨、泌 NH_4^+ 功能低下,每日尿中酸总排泄量仅 30~40 mmol;每日有 20~40 mmol H^+ 不能排出体外而在体内潴留。长期的代谢性酸中毒加重慢性肾衰竭患者的营养不良,肾性骨病和心血管并发症,严重的代谢性酸中毒是慢性肾衰竭患者的重要死亡原因。

11. **水、电解质平衡失调**

(1) 水钠平衡失调:① 失水或水过多:肾衰竭时由于浓缩功能不良,夜尿增多、多尿,加上进食减少、呕吐、腹泻,易引起失水。由于肾排水能力差,多饮水或补液不当,易发生水潴留,表现为水肿、高血压、心力衰竭,甚至发生肺水肿、脑水肿等严重后果。② 低钠血症与高钠血症:由于呕吐、腹泻,钠丢失过多,肾小管对钠重吸收减少,易发生低钠血症,表现为乏力、进食减少,重者发生低血压,甚至昏迷。如突然增加钠摄入时,易出现水钠潴留,发生高血压、水肿和心力衰竭等。

(2) 钾平衡失调:CRF 患者远端肾小管和皮质集合管排钾的能力无明显障碍,除非 GFR<10 ml/min,并有明显的钾负荷,否则临床上明显的高钾血症并不常见。发生高钾血症的主要原因包括:① 钾负荷增加:钾摄入增加、蛋白分解增强、溶血、出血及输入库存血。② 细胞内钾释出增加或钾进入细胞内受到抑制:代谢性酸中毒、使用 β 受体阻断剂。③ 钾在远端肾小管排泄受到抑制:使用 ACE 抑制剂、保钾利尿药和非甾体抗炎药。④ 远端肾小管排泄障碍:低肾素、低醛固酮。高钾血症表现为嗜睡、严重心律失常,甚至心脏停搏。

CRF 患者体内钾含量常不足,但低钾血症并不多见。低钾血症主要原因:① 钾摄入过少。② 肾外钾排出增多:大量出汗和呕吐、腹泻等胃肠道失钾。③ 肾脏排泄钾增多:过度利尿、长期应用排钾性利尿剂及某些原发性肾脏病导致的钾丢失。低钾血症表现为乏力、肌无力、腹胀、肢体瘫痪,重者发生严重心律失常和呼吸肌麻痹。

(3) 低钙血症:肾衰竭时肾脏维生素 D_3 的 25 羟化障碍、活性维生素 D_3 合成减少,小肠钙吸收减少导致低钙血症。但由于晚期 CRF 患者多伴有酸中毒,掩盖了低钙引起的神经肌肉症状,而常在纠正酸中毒后使游离钙降低而发生手足抽搐等低钙症状。

(4) 高磷血症:当 GFR<20 ml/min 时血清磷开始升高,出现高磷血症。高磷血症是造成继发性甲状旁腺功能亢进的主要原因。

【辅助检查】

(一) 常用的实验室检查

1. **肾功能检查**　对慢性肾衰竭患者需要做肾小球滤过率的评估。① 临床常用评估方法是血清肌酐(Scr)和 Ccr 清除率。但 Ccr 重复性不佳;而 Scr 受种族、性别、年龄、营养状态等因素影响,并且慢性肾衰竭时,因肾小管分泌肌酐的增多而降低了 Scr 反映肾功能状态的敏感性。② 应用 MDRD 公式和(或)Cockcroft-Cault 公式,利用血肌酐、尿素氮和白蛋白水平,经性别、种族、年龄和体表面积校正后计算肾小球滤过率。③ 慢性肾脏病流行病学合作研究(CKD-EPI)公式是目前推荐的评估肾功能的精确方法。

2. **血常规和凝血功能检查**　合并肾性贫血的患者可表现为正细胞、正色素性贫血,并随肾功能的减退而加重;白细胞计数一般正常;血小板计数及凝血时间正常,出血时间延长,血小板聚集和黏附功能障碍,但凝血酶原时间、部分凝血活血激活时间一般正常。

3. **尿液检查**　① 尿比重和尿渗透压低下,晨尿比重<1.018,尿渗透压<450 mOsm/L;尿毒症

晚期尿比重和尿渗透压固定在 1.010 mOsm/L 和 300 mOsm/L,称之为等比重尿和等渗尿。② 尿蛋白量因原发病不同而异。肾小球肾炎所致慢性肾衰竭晚期尿蛋白可明显减少,但糖尿病肾病患者即使进入尿毒症期也常常存在大量蛋白尿。③ 尿沉渣可见不同程度的红细胞、颗粒管型,肾小管间质性疾病和合并尿路感染的患者尿中白细胞增多,蜡样管型的出现可反映肾小管间质瘢痕形成和肾小管肥大、直径增加,标志肾功能衰竭进展至严重阶段。

4. 血液生化及其他检查　肾功能不全晚期血清钙、碳酸氢盐水平降低,血清磷水平升高。高转化性骨病患者血清碱性磷酸酶水平升高。

(二) 影像学检查

1. 超声检查　超声检查可以检测肾脏的大小、对称性,区别肾实质性疾病、肾血管性疾病及梗阻性肾病。① 双侧肾脏对称性缩小支持慢性肾脏病所致慢性肾衰竭的诊断。② 如果肾脏大小正常或增大则提示急性肾损伤或多囊肾、淀粉样变、糖尿病肾病和异型球蛋白血症引起的肾损害(骨髓瘤肾病)导致的慢性肾衰竭。③ 双侧肾脏不对称提示单侧肾或尿路发育异常,或者是慢性肾血管疾病。

2. 其他影像学检查　某些特殊情况下,可能需做放射性核素肾图、静脉肾盂造影、肾脏 CT 和磁共振(MRI)检查等。肾图检查对急、慢性肾衰的鉴别诊断有帮助。如肾图结果表现为双肾血管段、分泌段、排泄功能均很差,则一般提示有 CRF 存在;如肾图表现为双肾血管段较好,排泄功能很差,呈"梗阻型"(抛物线状),则一般提示可能有急性肾衰竭存在。

【诊断策略】

(一) 诊断依据

有慢性肾脏病史,出现肾脏以外的各系统各脏器功能障碍,实验室检查显示代谢产物在血中堆积,有一系列电解质紊乱、酸碱平衡失调、内分泌障碍,一般可确立诊断,确立诊断之后应进一步明确引起慢性肾衰竭的原因,即原发病的诊断。

(二) 鉴别诊断

需与急性肾衰竭相鉴别:慢性肾衰竭病程长,主要因长期的肾脏病变,随着时间及疾病的进行,肾脏的功能逐渐下降,伴有贫血、肾脏萎缩,最终进展至尿毒症进行透析和肾移植。急性肾衰竭因多种疾病致使肾脏在短时间内丧失排泄功能,病情进展快速,表现为少尿、无尿,肾脏大小正常或增大,轻度贫血。经积极治疗很多可以完全治愈,个别少尿持续时间较长、年龄偏大、体质差或并发症较多的患者可能肾功能不能完全恢复,而转成慢性肾衰竭。

(三) 病情评估

由于肾功能损害是一个较长的发展过程,不同阶段,有其不同的程度和特点,一般应按肾功能水平分为 5 期,以便于对该病进行合理的治疗(表 37-1)。

表 37-1　美国肾脏病基金会 DOQI 专家组对 CKD 和 CRF 分期的建议

分期	特　征	GFR[ml/(min·1.73 m²)]	说　明
1	已有肾病,GFR 正常	≥90	GFR 无异常,重点诊治原发病
2	GFR 轻度降低	60~89	重点减慢 CKD 进展,降低心血管病危险

分期	特　征	GFR[ml/(min·1.73 m²)]	说　明
3	GFR中度降低	30～59	减慢CKD进展,评估、治疗并发症
4	GFR重度降低	15～29	综合治疗,治疗并发症
5	终末期肾病(ESRD)	<15	如GFR 6～10 ml/min并有明显尿毒症,需进行透析治疗(糖尿病肾病可适当提前安排透析)

(四) 诊断思路

首先明确慢性肾损伤的存在,分析慢性肾损伤进展程度,明确有无并发症,积极寻找引起慢性肾损害进展的可逆因素及加剧肾功能进行性恶化减退的因素。诊断原发疾病,应搞清楚肾脏损害是以肾小球损害为主,还是以肾间质小管病变为主,抑或以肾血管病变突出,以便根据临床特点,有针对性治疗。

【治疗策略】

(一) 原发病和加重因素的治疗

CKD治疗的基础和前提是积极有效治疗原发疾病、消除引起肾功能恶化的可逆因素,一延缓肾功能衰竭的进展、保护肾脏功能。

(二) 营养治疗

营养治疗的核心是低蛋白质饮食,低蛋白质饮食可以减少蛋白尿排泄,延缓慢性肾衰竭进展;改善蛋白质代谢,减轻氮质血症;改善代谢性酸中毒;减轻胰岛素抵抗,改善糖代谢;提高酯酶活性,改善脂代谢;减轻继发性甲状旁腺功能亢进。

1. 热量摄入　126～147 kJ(kg·d)[30～35 kcal(kg·d)]。

2. 蛋白质摄入　① 非糖尿病肾病的CRF患者,在CKD1、2期推荐0.8 g/(kg·d);3期起减至0.6 g/(kg·d),进入4期后,进一步减至0.4 g/(kg·d)左右。② 糖尿病肾病患者,从临床肾病期起,推荐0.8 g/(kg·d);肾小球滤过率下降后减至0.6 g/(kg·d)。

饮食中动物蛋白质与植物蛋白质应保持合理比例,一般为1∶1;对蛋白质摄入量限制在0.6 g/(kg·d)以下的患者,动物蛋白质的摄入比例应达到50%～60%;对于蛋白质摄入在0.4～0.6 g/(kg·d)的患者,可补充必需氨基酸或α-酮酸制剂0.1～0.2 g/(kg·d)。

3. 其他营养素　脂肪摄入量不超过总热量的30%,不饱和脂肪酸∶饱和脂肪酸应为2∶1,胆固醇摄入量<300 mg/d,磷摄入量<800 mg/d(合并高磷血症者应<500 mg/d)。注意补充叶酸、水溶性维生素及钙、铁、锌等矿物质。

(三) 药物治疗

CRF药物治疗的目的包括:① 缓解CRF症状,减轻或消除患者痛苦,提高生活质量。② 延缓CRF病程的进展,防止其进行性加重。③ 防治并发症,提高生存率。

1. 纠正酸中毒和水、电解质紊乱

(1) 纠正代谢性中毒:主要为口服碳酸氢钠片。中、重度患者必要时可静脉输入,在72 h或更长时间后基本纠正酸中毒。对有明显心功能衰竭的患者,要防止碳酸氢钠输入总量过多,输入速度宜慢,以免使心脏负荷加重甚至心功能衰竭加重。

(2) 水钠失调的防治:适当限制钠摄入量,一般 NaCl 的摄入量应不超过 6~8 g/d。有明显水肿、高血压者,钠摄入量一般为 2~3 g/d(NaCl 摄入量 5~7 g/d),个别严重病例可限制为 1~2 g/d(NaCl 2.5~5 g)。也可根据需要应用袢利尿剂(呋塞米、布美他尼等),噻嗪类利尿剂及保钾利尿剂对 Scr>220 μmol/L 的患者疗效甚差,不宜应用。对急性心功能衰竭、严重肺水肿者,需及时给单纯超滤、持续性血液滤过。

对轻、中度低钠血症,一般不必积极处理,而应分析其不同原因,只对真性缺钠者谨慎地进行补充钠盐。对严重缺钠的低钠血症者,也应有步骤地逐渐纠正低钠状态。

(3) 高钾血症的防治:血清钾水平>5.5 mmol/L 时,应更严格地限制钾摄入。在限制钾摄入的同时,还应采取以下各项措施:① 积极纠正酸中毒,必要时(血钾>6 mmol/L)可静脉滴注碳酸氢钠。② 给予袢利尿剂:最好静脉或肌内注射呋塞米或布美他尼。③ 给予葡萄糖-胰岛素溶液静脉输入。④ 口服降钾树脂:以聚苯乙烯磺酸钙更为适用,因为离子交换过程中只释放出钙,不释放出钠,不致增加钠负荷。⑤ 对严重高钾血症(血钾>6.5 mmol/L),且伴有少尿、利尿效果欠佳者,应及时给予血液透析治疗。

2. 高血压的治疗 对高血压进行及时、合理的治疗,不仅是为了控制高血压的某些症状,而且是为了积极主动地保护靶器官(心、肾、脑等)。ACEI、ARB、钙通道拮抗剂、袢利尿剂、β 受体阻滞剂、α_1 受体阻滞剂等均可应用,以 ACEI、ARB、钙拮抗剂的应用较为广泛。透析前 CRF 患者的血压应<130/80 mmHg,维持透析患者血压一般不超过 140/90 mmHg 即可。

3. 肾性贫血的治疗 肾性贫血的治疗主要包括 3 个方面。

(1) 补充红细胞生成刺激剂(ESAS):红细胞生成刺激剂包括 rHuEPO、达依泊汀-α 等。红细胞生成刺激剂治疗应注意开始治疗的血红蛋白水平及靶目标值,血红蛋白(Hb)<100 g/L 时应开始红细胞生成刺激剂治疗,女性的靶目标值为>110 g/L,男性则为>120 g/L,但不宜超过 130 g/L,以免增加高危不良事件风险。红细胞生成刺激剂初始剂量为 100~120 U/(kg·w),每周分 2~3 次皮下给药,诱导治疗阶段每 2~4 周检测一次 Hb 水平,控制 Hb 增长速度每月 10~20 g/L,4 个月达到靶目标值。如每月增长速度<10 g/L,则增加使用剂量 25%;如每月增长速度>20 g/L,则增加使用剂量的 25%~50%,或暂停使用。维持治疗阶段每 1~2 个月检测 1 次 Hb 水平,使用剂量应为诱导剂量的 2/3,若 Hb 浓度改变每月>10 g/L,应酌情增加或减少 25% 的剂量。

(2) 铁剂的补充:几乎所有的肾性贫血都需要补铁。补铁应通过血清铁蛋白和血清转铁蛋白饱和度等检查明确患者是否缺铁及其缺铁程度并以此确定补铁的途径和剂量,在治疗过程中应注意评估补铁效果,以防止治疗不满意或铁负荷过度,对于疗效不满意者应注意检查是否存在其他因素导致铁吸收或利用障碍。

(3) 纠正影响治疗或促进贫血的因素:对红细胞生成刺激剂疗效不佳的患者,除注意是否存在红细胞生成刺激剂剂量不足或铁缺乏外,仍应注意是否有其他因素影响治疗,如炎症、感染、慢性失血、铝中毒、叶酸及维生素 B_{12} 缺乏、体内存在抗促红细胞生成素抗体、继发性甲状旁腺功能亢进、血红蛋白病、多发性骨髓瘤、严重营养不良等。

4. 低钙血症、高磷血症和肾性骨病的治疗 当 GFR<50 ml/min 后,即应适当限制磷摄入量(<800~1 000 mg/d)。当 GFR<30 ml/min 时,在限制磷摄入的同时,需应用磷结合剂口服,以碳酸钙、枸橼酸钙较好。对明显高磷血症(血清磷>7 mg/dl)或血清 Ca、P 乘积>65(mg^2/dl^2)者,则应暂停应用钙剂,以防转移性钙化的加重。此时可考虑短期服用氢氧化铝制剂或司维拉姆,待 Ca、P 乘积<65(mg^2/dl^2)时,再服用钙剂。

对明显低钙血症患者,可口服 1,25 -二羟维生素 D_3,连服 2～4 周后;如血钙水平和症状无改善,可增加用量。治疗中均需要监测血 Ca、P、PTH 浓度,使透析前 CRF 患者血 PTH 保持在 35～110 pg/ml;使透析患者血钙磷乘积＜55 mg^2/dl^2 (4.52 $mmol^2/L^2$),血 PTH 保持在 150～300 pg/ml。

5. 防治感染　平时应注意防止感冒,预防各种病原体的感染。抗生素的选择和应用原则,与一般感染相同,原则上依据肾小球滤过率调整给药剂量和间隔时间。在疗效相近的情况下,应选用肾毒性最小的药物。

6. 高脂血症的治疗　透析前 CRF 患者与一般高血脂者治疗原则相同,应积极治疗。但对维持透析患者,高脂血症的标准宜放宽,如血胆固醇水平保持在 250～300 mg/dl,血三酰甘油水平保持在 150～200 mg/dl 为好。

7. 其他

(1) 高尿酸血症:通常不需治疗,但如有痛风,则予以非布司他;血尿酸水平应控制在 5 mg/dl 以下。

(2) 皮肤瘙痒:外用乳化油剂,口服抗组胺药物,控制高磷血症及强化透析或高通量透析,对部分患者有效。

(四) 尿毒症期的替代治疗

当 CRF 患者 GFR6～10 ml/min(血肌酐＞707 μmol/L)并有明显尿毒症临床表现,经治疗不能缓解时,则应让患者作好思想准备,进行透析治疗。糖尿病肾病可适当提前(GFR 10～15 ml/min)安排透析。

1. 透析治疗　透析(dialysis)是通过小分子经过半透膜扩散到水(或缓冲液)的原理,将小分子与生物大分子分开的一种分离纯化技术。透析疗法是使体液内的成分(溶质或水分)通过半透膜排出体外的治疗方法,一般可分为血液透析和腹膜透析两种。

(1) 血液透析(hemodialysis):简称血透,是血液净化技术的一种。其利用半透膜原理,通过弥散、对流体内各种有害以及多余的代谢废物和过多的电解质移出体外,达到净化血液,并纠正水电解质及酸碱平衡的目的。应预先给患者作动静脉内瘘(位置一般在前臂),内瘘成熟至少需要 4 周,最好等候 8～12 周后再开始穿刺。血透治疗一般每周 3 次,每次 4～6 h。在开始血液透析 6 周内,尿毒症症状逐渐好转。如能坚持合理的透析,大多数血透患者的生活质量显著改善,不少患者能存活 10～20 年以上。

(2) 腹膜透析:腹膜透析是利用腹膜作为半渗透膜,利用重力作用将配制好的透析液经导管灌入患者的腹膜腔,在腹膜两侧存在溶质的浓度梯度差,高浓度一侧的溶质向低浓度一侧移动(弥散作用);水分则从低渗一侧向高渗一侧移动(渗透作用)。通过腹腔透析液不断地更换,以达到清除体内代谢产物、毒性物质及纠正水、电解质平衡紊乱的目的。持续性不卧床腹膜透析疗法(CAPD)应用腹膜的滤过与透析作用,持续地对尿毒症毒素进行清除,设备简单,操作方便,安全有效。将医用硅胶管长期植入腹腔内,应用此管将透析液输入腹腔,每次 1.5～2 L,6 h 交换一次,每日交换 4 次。CAPD 对尿毒症的疗效与血液透析相似,但在残存肾功能与心血管的保护方面优于血透,且费用也相对较低。CAPD 的装置和操作近年已有显著改进,腹膜炎等并发症已大为减少。CAPD 尤其适用于老人、有心血管合并症的患者、糖尿病患者、患儿或做动静脉内瘘有困难者。

2. 肾移植　患者通常应先作一个时期透析,待病情稳定并符合有关条件后,则可考虑进行肾移植术。成功的肾移植可恢复正常的肾功能(包括内分泌和代谢功能),使患者几乎完全康复。移植肾可由尸体或亲属供肾(由兄弟姐妹或父母供肾),亲属肾移植的效果更好。要在 ABO 血型配型和 HLA 配型合适的基础上,选择供肾者。肾移植需长期使用免疫抑制剂,以防治排斥反应,常用的药物为糖皮质激素、环孢素、硫唑嘌呤和(或)麦考酚吗乙酯(MMF)等。近年肾移植的疗效显著改善,移植肾的 1 年存活率约为 85%,5 年存活率约为 60%。HLA 配型佳者,移植肾的存活时间较长。

(王立范　刘　娜)

第五篇

血液系统疾病

第三十八章 缺铁性贫血

导学

1. 掌握：缺铁性贫血的病因、临床表现、诊断依据与鉴别诊断要点、治疗原则。

2. 熟悉：缺铁性贫血的发病机制、病理生理特点、辅助检查特点、病情评估、常用治疗药物种类。

3. 了解：缺铁性贫血的流行病学、预后和预防。

缺铁性贫血（iron deficiency anemia,IDA）是由于体内贮存铁耗尽（iron depletion, ID），继之红细胞内铁缺乏（iron deficient erythropoiesis, IDE），不能满足正常红细胞的生成需要所发生的贫血。缺铁性贫血的特点是骨髓及其他组织中缺乏可染铁，血清铁蛋白及转铁蛋白饱和度均下降，呈小细胞低色素性贫血及其他异常。缺铁和铁利用障碍影响血红素合成，故有学者称该类贫血为血红素合成异常性贫血。IDA 是最常见的贫血。其发病率在发展中国家、经济不发达地区及婴幼儿、育龄妇女明显增高。

【病因及发病机制】

（一）病因

人体内的铁呈封闭式循环，正常情况下，铁的吸收和排泄保持着动态平衡，人体一般不会缺铁，只在需要增加、铁的摄入不足及慢性失血等情况下造成长期铁的负平衡才导致缺铁。

1. **需铁量增加而铁摄入不足** 最常见的原因是食物中铁含量不足、偏食，常见人群为婴幼儿、青少年、妊娠和哺乳期妇女。婴幼儿需铁量较大，若不补充蛋类、肉类等含铁量较高的辅食，易造成缺铁。青少年偏食易缺铁。女性月经过多、妊娠或哺乳，需铁量增加，若不补充高铁食物，易造成 IDA。

2. **铁吸收障碍** 萎缩性胃炎、胃及十二指肠手术后胃酸减少可影响铁的吸收。制酸剂中的碳酸钙和硫酸镁，H_2受体抑制剂等均可抑制铁的吸收。此外，多种原因造成的胃肠道功能紊乱，如长期不明原因腹泻、慢性肠炎、克罗恩病等均可因铁吸收障碍而发生 IDA。部分氧化剂、磷酸盐、碳酸盐及某些金属制剂（如铜、镁）、鞣酸（茶叶中富含）、多酚（茶叶、咖啡和某些豆科植物富含）亦可延缓铁的吸收。

3. **铁丢失过多** 长期慢性铁丢失而得不到纠正可造成 IDA，常见原因有：① 慢性胃肠道失血：包括痔疮、胃十二指肠溃疡、食管裂孔疝、消化道息肉、胃肠道肿瘤、寄生虫感染、食管或胃底静脉曲张破裂、酗酒、服用阿司匹林及类固醇和非类固醇抗炎药物等。② 月经过多：如宫内放置节育环、子宫肌瘤及月经失调等妇科疾病。③ 咯血和肺泡出血：如肺含铁血黄素沉着症、肺出血肾炎综合征、肺结核、支气管扩张、肺癌等。④ 血红蛋白尿：如阵发性睡眠性血红蛋白尿、冷抗体型自身免疫性溶血、人工心脏瓣膜、行军性血红蛋白尿等。⑤ 其他：如遗传性出血性毛细血管扩张症、慢性肾衰竭行血液透析、多次献血等。

（二）发病机制

铁是人体必需的微量元素,存在于所有细胞内。主要参与血红蛋白的合成和氧的运输,还参与一些生物学过程,包括线粒体的电子传递、儿茶酚胺代谢及 DNA 合成。此外约半数参加三羧酸循环的酶和辅酶均含有铁或需要铁存在。

正常人体内铁的总量为 3～5 g(男性为 50～55 mg/kg,女性为 35～40 mg/kg)。在生理情况下,铁的补充和消耗呈动态平衡。正常人每日造血需 20～25 mg 铁,主要来自衰老破坏的红细胞。正常人维持体内铁平衡需应每日从食物中摄铁 1～2 mg,孕、乳妇需达 2～4 mg。正常情况下,每日摄入食物内铁的总含量约 10～20 mg,动物食品中的铁为血红素结合铁,其吸收率高,可达 20%;植物食品中的铁为非血红蛋白铁或无机铁,其吸收率低,为 1%～7%。铁的吸收受多种因素的影响,如胃肠功能(酸碱度等)、食物铁状态(三价、二价铁)、体内铁贮量、骨髓造血状态及某些药物等。铁吸收部位主要在十二指肠及空肠上段,当缺铁时,空肠远端也可以吸收。肠道对于不同食物种类的铁的吸收采用不同的方式：① 非血红素铁途径：食物中的 Fe^{3+} 在黏膜细胞肠腔面由铁还原酶十二指肠细胞色素 b 转变为 Fe^{2+},再通过二价金属离子转运蛋白-1 吸收入细胞内。部分还原剂药物(如维生素 C、枸橼酸、乳酸、丙酸及琥珀酸等)可促进食物中的 Fe^{3+} 在肠道中还原成 Fe^{2+} 而利于铁吸收。肠细胞吸收的铁由基膜侧的膜铁输出蛋白 1 携带穿过细胞膜,并经铜蓝蛋白氧化成 Fe^{3+},在 pH>7 的条件下与转铁蛋白结合后转运到组织或通过幼红细胞膜转铁蛋白受体胞饮入细胞内,再与转铁蛋白分离(当 pH=5 时)并还原成 Fe^{2+},参与形成血红蛋白。② 血红素铁吸收途径：血红素铁不被络合,其吸收几乎不受食物其他成分的影响。血红蛋白经酶解与珠蛋白分离,血红素由亚铁血红素携带蛋白 1 转运入小肠细胞,在细胞内再通过血红素氧化酶作用,分解为原卟啉和二价铁,其后进入与非血红素铁的共同途径。肝脏产生的铁调素可降低肠上皮细胞的铁的输出。当铁储备降低或红系造血铁需求增多时,肝脏生成铁调素减少,使铁吸收率增加;当铁储备降低或红系造血铁需求减少时,则反之。

人体内铁呈两种存在形式：① 功能状态铁：包括血红蛋白铁(约占 67%)、肌红蛋白铁(占 15%)、转铁蛋白铁(总量为 4 mg)、乳铁蛋白、酶和辅因子结合的铁。② 贮存铁：贮存于肝、脾、骨髓等器官的单核巨噬细胞系统,待铁需要增加时动用,主要形式为铁蛋白和含铁血黄素,男性约 1 000 mg,女性为 300～400 mg。

铁的排泄不受肝和肾的调控,多余的铁主要通过肠黏膜脱落细胞随粪便排出,少量通过尿、汗液排出,哺乳期妇女还通过乳汁排出。人体每日排铁不超过 1 mg,生育年龄妇女平均每日排出铁为 1.5～2 mg。

【病理及病理生理】

当人体内贮铁减少到不足以补偿功能状态的铁时,铁代谢指标发生异常：贮铁指标(铁蛋白、含铁血黄素)减低、血清铁和转铁蛋白饱和度减低、总铁结合力和未结合铁的转铁蛋白升高。转铁蛋白受体表达于红系造血细胞膜表面,其表达量与红细胞内 Hb 合成所需的铁代谢密切相关,当红细胞内铁缺乏时,转铁蛋白受体脱落进入血液成为血清可溶性转铁蛋白受体(sTfR)。

缺铁对造血系统产生影响,红细胞内缺铁,血红素合成障碍,大量原卟啉不能与铁结合成为血红素,以游离原卟啉(FEP)的形式积累在红细胞内或与锌原子结合成为锌原卟啉(ZPP),血红蛋白合成不足,造成小细胞低色素性贫血;严重时粒细胞、血小板的生成也受影响。铁缺乏将影响到全身多种酶的活性,特别是呼吸链反应的酶类。组织缺铁,细胞中含铁酶和铁依赖酶的活性降低,影响细胞线粒体的氧化酵解循环,进而影响患者的精神、行为、体力、免疫功能,在婴幼儿可以引起生长发育和智力受损。缺铁可引起黏膜组织病变和外胚叶组织营养障碍。

【临床表现】

缺铁性贫血的临床表现是由贫血常见症状、缺铁的特殊表现及造成缺铁的基础疾病所致。

1. 贫血常见症状　贫血的发生隐伏的。症状进展缓慢,患者常能很好地适应,并能从事日常工作生活。常见症状为乏力、易倦、头晕、头痛、眼花、耳鸣、心悸、气短、纳差等;有苍白、心率增快。

2. 特殊表现　缺铁的特殊表现有:口角炎,舌炎,舌乳头萎缩,口角皲裂,吞咽困难,舌体异常,精神行为异常(如烦躁、易怒、注意力不集中、异食癖);体力,耐力下降;易感染;儿童生长发育迟缓、智力低下;毛发干枯、脱落;皮肤干燥、皱缩;指(趾)甲缺乏光泽、脆薄易裂,严重的缺铁可有匙状甲(反甲),食欲减退、恶心及便秘。

3. 缺铁原发病表现　患者如有消化性溃疡、消化道肿瘤或痔疮导致的黑便、血便或腹部不适;肠道寄生虫感染导致的腹痛或大便性状改变;妇女月经过多;肿瘤性疾病的消瘦;血管内溶血的患者有血红蛋白尿等。

【辅助检查】

1. 血象　呈典型小细胞低色素性贫血,平均红细胞体积(MCV)<80 fl,平均红细胞血红蛋白量(MCH)<27 pg,平均红细胞血红蛋白浓度(MCHC)<32%。血片中可见红细胞染色浅淡,中央淡染区扩大,大小不一。网织红细胞计数大多正常或轻度增多。白细胞计数正常或轻度减少,分类正常。血小板计数在出血者常偏高,在婴儿及儿童中多减低。

2. 骨髓象　骨髓一般不作为常规检查,主要用于与其他疾病的贫血相鉴别时。缺铁性贫血的骨髓涂片表现为增生活跃或明显活跃;以红系增生为主,红系中以中、晚幼红细胞为主,其体积小、核染色质致密、胞质少、边缘不整齐,铁粒幼细胞极少(<15%)或消失,细胞外铁缺如,即骨髓涂片用亚铁氰化钾(普鲁士蓝反应)染色后,在骨髓小粒中无深蓝色的含铁血黄素颗粒;粒系、巨核细胞系正常;有血红蛋白形成不良的表现,即所谓的"核老浆幼"现象。

3. 铁代谢　血清铁降低<8.95 μmol/L(50 μg/dl),总铁结合力增高>64.44 μmol/L(360 μg/dl),转铁蛋白饱和度降低(<15%);血清可溶性转铁蛋白受体(sTfR)浓度超过8 mg/L;血清铁蛋白低于12 μg/L。

4. 红细胞内卟啉代谢　FEP增高>0.9 μmo/L(全血),表示血红素合成有障碍,反映缺铁的存在,ZPP>0.96 μmol/L(全血),FEP/Hb>4.5 μg/gHb。

5. 血清转铁蛋白受体测定　血清可溶性转铁蛋白受体(sTfR)测定是迄今反映缺铁性红细胞生成的最佳指标,一般sTfR浓度>26.5 nmol/L(2.25 μg/ml)可诊断缺铁。

6. 其他检查　明确贫血的病因或原发病,尚需多次进行大便隐血、尿常规检查。必要时还应进一步查肝肾功能、胃肠X线、胃镜检查及相应的生化、免疫学检查等;月经过多的妇女应检查有无妇科疾病。

【诊断策略】

(一)诊断依据

仔细询问及分析病史,加上体格检查可以得到诊断缺铁性贫血的线索,确诊诊断还需由实验室证实。依据红细胞平均容积(MCV)、红细胞平均血红蛋白含量(MCH)、红细胞平均血红蛋白浓度(MCHC)可初步筛检缺铁性贫血(表38-1)。临床上将缺铁及缺铁性贫血分为:体内贮存铁耗尽(ID),继之红细胞内铁缺乏(IDE)和缺铁性贫血(IDA)(图38-1)。

表 38-1　贫血常见病因初筛

	红细胞平均容积 MCV (fl)	红细胞平均血红蛋白含量 MCH(pg)	红细胞平均血红蛋白浓度 MCHC(%)	常 见 病 因
大细胞性贫血	>100	>34	32~36	巨幼细胞贫血、恶性贫血
正常细胞性贫血	80~100	27~34	32~36	再生障碍性贫血、急性失血、溶血性贫血、骨髓病性贫血等
小细胞低色素性贫血	<80	<27	<32	缺铁性贫血、珠蛋白生成障碍性贫血、铁粒幼细胞性贫血、转铁蛋白缺乏症
单纯小细胞性贫血	<80	<27	32~36	慢性病贫血,如感染、炎症、肝病、尿毒症、恶性肿瘤、风湿性疾病等

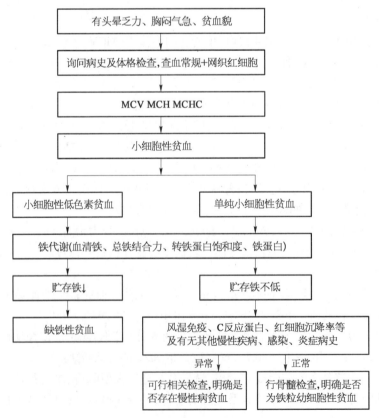

图 38-1　缺铁性贫血的诊断思路

1. **体内贮存铁耗尽**　是铁缺乏症的最早阶段。在此阶段,储存铁减少或消失,但血清铁和血红蛋白仍维持正常。诊断标准为:① 血清铁蛋白<12 μg/L。② 骨髓铁染色显示骨髓小粒可染铁消失,铁粒幼细胞<15%。③ 血清铁及血红蛋白等指标正常。

2. **红细胞内铁缺乏**　是比铁耗竭更进一步的阶段,即缺铁性贫血早期,除储存铁减少或耗竭外,出现血清铁及转铁蛋白饱和度降低,但没有明显的贫血。诊断标准为:符合 ID 诊断,且满足① 转铁蛋白饱和度<15%。② FEP/Hb>45 μg/gHb。③ 血红蛋白正常。

3. **缺铁性贫血**　是铁缺乏症的最明显阶段。除储存铁减少或消失外,出现血清铁、转铁蛋白饱和度、血红蛋白浓度和红细胞比容的降低以及明显的小细胞和低色素性贫血:男性 Hb<120 g/L,女性 Hb<110 g/L,孕妇 Hb<100 g/L;MCV<80 fl,MCH<27 pg,MCHC<32%。铁剂治疗有效。某些少见的疾病,如特发性肺含铁血黄素沉着症或阵发性睡眠性血红蛋白尿,由于铁在体内重新分布,IDA 可以出现而没有铁耗竭。

(二) 鉴别诊断

1. **珠蛋白生成障碍性贫血(地中海贫血)**　常有家族史,有溶血表现,血片中可见多数靶形红细胞,并有珠蛋白肽链合成数量异常的证据,血红蛋白电泳可见胎儿血红蛋白(HbF)或血红蛋白 A_2(HbA_2)增加,出现血红蛋白 H 包涵体等。血清铁蛋白、骨髓可染铁、血清铁和铁饱和度不低且常增高。

2. **慢性病性贫血**　慢性炎症、感染或肿瘤等引起的铁代谢异常性贫血。贫血为小细胞性,血清铁虽然降低,但总铁结合力不会增加或降低,故转铁蛋白饱和度正常或稍增加。贮铁(血清铁蛋白和骨髓小粒含铁血黄素)增多。

3. **铁粒幼细胞性贫血**　临床上不多见,好发于老年人。遗传或不明原因导致的红细胞铁利用障碍性贫血。表现为小细胞性贫血,但血清铁蛋白浓度增高、骨髓小粒含铁血黄素颗粒增多、铁粒幼细胞增多,并出现环形铁粒幼细胞。血清铁和铁饱和度增高,总铁结合力不低。

4. **转铁蛋白缺乏症**　系常染色体隐性遗传所致(先天性)或因严重肝病、肿瘤继发(获得性)。表现为小细胞低色素性贫血。血清铁、总铁结合力、血清铁蛋白及骨髓含铁血黄素均明显降低。先天性者幼儿时发病,伴发育不良和多脏器功能受累。获得性者有原发病的表现。

(三) 病情评估

根据血红蛋白减少的程度进行贫血分级:Hb>90 g/L 为轻度贫血,60～90 g/L 为中度贫血,30～60 g/L 为重度贫血,<30 g/L 为极重度贫血。注意:高原地区居民 Hb 正常值较海平面者高;血容量的变化也可以影响红细胞、Hb 检测结果,如脱水、失血所致血液浓缩,可能掩盖贫血;妊娠晚期、充血性心力衰竭、水肿等使血容量扩张,可能导致稀释性假性贫血,血清铁、血清铁蛋白明显降低,骨髓细胞外铁染色消失。

【治疗策略】

治疗 IDA 的原则是:根除病因,补足贮铁。单纯营养不足者,易恢复正常;继发于其他疾病者,取决于原发病能否根治。

1. **病因治疗**　应尽可能地去除导致缺铁的病因。单纯的铁剂补充只能使血象恢复,如对原发病忽视,不能使贫血得到彻底的治疗。如婴幼儿、青少年和妊娠妇女营养不足引起的 IDA,应改善饮食;月经过多引起的 IDA 应调理月经;寄生虫感染者应驱虫治疗;恶性肿瘤者应手术或放、化疗;

消化性溃疡引起者应进行抑酸治疗。

2. **补铁** 每日补充元素铁150~200 mg,首选口服铁剂。治疗性铁剂有无机铁和有机铁两类。无机铁以硫酸亚铁为代表,有机铁则包括右旋糖酐铁、葡萄糖酸亚铁、山梨醇铁、富马酸亚铁、琥珀酸亚铁和多糖铁复合物等。常用的是亚铁制剂,如硫酸亚铁0.3 g,每日3次;或右旋糖酐铁50 mg,每日2~3次。餐后服用胃肠道反应小且易耐受。进食谷类、乳类和茶等会抑制铁剂的吸收,而鱼、肉类、维生素C可加强铁剂的吸收。口服铁剂后自觉症状可以很快恢复,外周血网织红细胞一般服后3~4 d上升,7 d左右达成高峰。2周后血红蛋白浓度上升,一般2个月左右恢复正常。铁剂治疗应在血红蛋白恢复正常后至少持续3~6个月,待铁蛋白正常后停药。若口服铁剂不能耐受或胃肠道正常解剖部位发生改变而影响铁的吸收,可用铁剂肌内注射。右旋糖酐铁是最常用的注射铁剂,首次给药需用0.5 ml作为试验剂量,1 h后无过敏反应可给余下量治疗,注射用铁的总需量按公式计算:(需达到的血红蛋白浓度-患者的血红蛋白浓度)×0.33×患者体重(kg)。

3. **预防** 缺铁性贫血大多是可以预防的。主要是重视营养知识教育及妇幼健康工作。重点是婴幼儿、青少年和妇女的营养保健。对婴幼儿应及早添加富含铁的食品,如蛋类、肝等;对青少年应纠正偏食,定期查、治寄生虫感染;对孕妇、哺乳期妇女可补充铁剂;对月经期妇女应防治月经过多。做好肿瘤性疾病和慢性出血性疾病的人群防治。

(项静静 沈建平)

第三十九章 再生障碍性贫血

导学

1. 掌握：再生障碍性贫血的病因、临床表现、诊断依据与鉴别诊断要点、治疗原则。

2. 熟悉：再生障碍性贫血的发病机制、病理生理特点、辅助检查特点、病情评估、常用治疗药物种类。

3. 了解：再生障碍性贫血的流行病学、预后和预防。

再生障碍性贫血(aplastic anemia, AA)，简称再障，是一组由化学物质、生物因素及不明原因引起的骨髓造血功能衰竭(BMF)综合征。主要表现为骨髓造血功能低下、外周血细胞减少和贫血、出血、感染综合征，免疫抑制剂治疗有效。我国 AA 的年发病率为 0.74/10 万人；可发生于各年龄段，老年人发病率较高；男、女发病率无明显差别。

【病因及发病机制】

AA 从病因上可分为先天性(遗传性)和后天性(获得性)。绝大多数 AA 属获得性，发病原因不明确，可能为：① 病毒感染，如肝炎病毒、EB 病毒、微小病毒 B19 等。② 化学物质，如氯霉素类抗生素、磺胺类药物、抗肿瘤化学药物和苯及衍生物等。③ 电核辐射，如长期接触 X 射线、镭及放射性核素等。

传统学说认为 AA 可能通过三种机制发病：原发和继发性造血干祖细胞("种子")缺陷、造血微环境("土壤")及免疫("虫子")异常。

1. **造血干祖细胞缺陷**　包括造血干祖细胞量和质的异常。AA 患者骨髓 $CD34^+$ 细胞较正常人明显减少，减少程度与病情相关；其 $CD34^+$ 细胞中具有自我更新及长期培养启动能力的"类原始细胞(blast-like)"明显减少。有学者报道，AA 造血干祖细胞集落形成能力显著降低，体外对造血生长因子(HGFs)反应差，免疫抑制治疗后恢复造血不完整，部分 AA 有单克隆造血证据且可向具有造血干细胞质异常性的阵发性睡眠性血红蛋白尿症(PNH)、骨髓增生异常综合征(MDS)甚至白血病转化。

2. **造血微环境异常**　AA 患者骨髓活检除发现造血细胞减少外，还有骨髓"脂肪化"、静脉窦壁水肿、出血、毛细血管坏死；部分 AA 骨髓基质细胞体外培养生长情况差，其分泌的各类造血调控因子明显不同于正常人；骨髓基质细胞受损的 AA 做造血干细胞移植不易成功。

3. **免疫异常**　AA 患者外周血及骨髓淋巴细胞比例增高，T 细胞亚群失衡，T 辅助细胞Ⅰ型(Th1)、$CD8^+$ T 抑制细胞和 $\gamma\delta TCR^+$ 细胞比例增高，T 细胞分泌的早期负调控因子(IL-2、IFN-γ、

TNF)明显增多,髓系细胞凋亡亢进,多数患者用免疫抑制治疗有效。

近年来,多数学者认为 AA 的主要发病机制为 T 淋巴细胞异常活化、功能亢进造成骨髓损伤;造血微环境与造血干祖细胞量的改变是异常免疫损伤所致,新近研究显示遗传背景在 AA 发病及进展中也可能发挥一定作用,如端粒酶基因突变,也有部分病例发现体细胞突变。

【病理及病理生理】

大量实验研究表明再障骨髓中造血干细胞数量明显减少,细胞集落形成能力显著降低。同基因骨髓造血干细胞移植仅补充正常造血干细胞,而不加任何其他预处理能使部分患者很快恢复正常造血功能,支持再障骨髓造血干细胞减少或有内在缺陷。除数量减少外,再障骨髓造血干/祖细胞本身还可能有缺陷。

再障患者经免疫抑制治疗后其自身造血功能可能得到改善,此为异常免疫反应损伤造血干细胞最直接的证据。大量体外实验证明,再障患者 T 淋巴细胞(主要是 CD8+ T 细胞亚群)与造血功能衰竭密切相关,AA 患者外周血、骨髓穿刺及骨髓活检标本中淋巴细胞的比例明显增高,其参与自身免疫 IFN-γ 单阳性 Th1 细胞只是轻度升高,而参与抑制自身免疫 IL-4 单阳性 Th2 细胞却显著降低,Th1/Th2 值显著升高,Th1 和 Tc1 细胞活化增生,从而启动了自身免疫应答。

研究显示,AA 患者来源的 CD34+ 细胞群落中凋亡细胞所占比例增加。Fas(Apo-1/CD95)蛋白属于 TNF 和神经生长因子(nerve growth factor, NGF)受体成员之一,Fas 配体(FasL)属于 TNF 家族成员,两者是一对促凋亡基因。有研究阐明 AA 患者 T 细胞被激活后过度表达 FasL,且尤以细胞内高表达 FasL,从而激活 Fas/FasL 途径,最终诱导细胞凋亡,这进一步证实在 AA 患者中 T 细胞通过 Fas/FasL 途径调节造血干祖细胞凋亡。

【临床表现】

(一) 重型再生障碍性贫血(SAA)

起病急,进展迅速,病情重,常以出血和感染发热为主要表现;少数可由非重型进展而来。

(1) 出血:均有不同程度皮肤、黏膜及内脏出血,皮肤、黏膜出血广泛而严重,主要表现为皮肤出血点及瘀斑,口腔黏膜有血疱,有鼻出血、牙龈出血、眼结膜出血等。内脏出血主要表现为消化道出血、血尿、眼底出血(常伴有视力障碍)和颅内出血,后者常危及患者生命。

(2) 感染:病程中几乎均有发热,以呼吸道感染最常见,感染菌种以革兰阴性杆菌、金黄色葡萄球菌和真菌为主,常在口咽部和肛门周围发生坏死性溃疡,从而导致败血症。肺炎也很常见。

(3) 贫血:多呈进行性加重,苍白、乏力、头昏、心悸和气短等症状。

(二) 非重型再生障碍性贫血(NSAA)

起病和进展较缓慢,病情较重型轻。

(1) 出血:出血倾向较轻,以皮肤、黏膜出血为主,内脏出血少见。多表现为皮肤出血点、牙龈出血,女性患者有阴道出血。久治无效者可发生颅内出血。

(2) 感染:高热比重型少见,感染相对易控制,很少持续 1 周以上。上呼吸道感染常见,其次为牙龈炎、支气管炎等,而肺炎、败血症等重症感染少见。常见感染菌种为革兰阴性杆菌和各类球菌。

(3) 贫血:慢性过程,常见苍白、乏力、头昏、心悸和气短等症状。

【辅助检查】

1. **血常规**　患者就诊或首次医疗接触后应完成血常规(包括:白细胞计数及分类、红细胞计数及形态、血红蛋白水平、血小板计数和形态等项目)、CRP、网织红细胞百分比和绝对值检查,以判断患者是否有血细胞减少。AA 呈全血细胞减少,少数病例早期可仅 1 系或 2 系细胞减少。贫血属正常细胞型,亦可呈轻度大红细胞。红细胞轻度大小不一,但无明显畸形及多染现象,一般无幼红细胞出现。网织红细胞绝对值和比例显著减少,中性粒细胞减少低于 $0.5 \times 10^9 / L$,血小板低于 $20 \times 10^9 / L$。

2. **骨髓常规**　诊断需要依据多部位骨髓穿刺(至少包括髂骨和胸骨),进行骨髓涂片分析,包括造血细胞增生程度;粒、红、淋巴系细胞形态和阶段百分比;巨核细胞数目和形态;小粒造血细胞面积;是否有异常细胞等。SAA 呈多部位骨髓增生减低或重度减低,三系造血细胞明显减少,尤其是巨核细胞和幼红细胞;非造血细胞增多,尤其淋巴细胞增多。NSAA 多部位骨髓增生减低,可见较多脂肪滴,粒、红系及巨核细胞减少,淋巴细胞及网状细胞、浆细胞比例增高,多数骨髓小粒空虚。

3. **骨髓活检**　至少取 2 cm 骨髓组织(髂骨)标本用以评估骨髓增生程度、各系细胞比例、造血组织分布(有无灶性 $CD34^+$ 细胞分布等)情况,以及是否存在骨髓浸润、骨髓纤维化等。AA 可见全切片增生减低,造血组织减少,脂肪组织和(或)非造血细胞增多,网硬蛋白不增加,无异常细胞。

4. **其他检查**　用以筛查其他原因导致的造血异常。如:流式细胞术检测骨髓 $CD34^+$ 细胞数量;肝、肾、甲状腺功能及其他生化,病毒学(包括肝炎病毒、EBV、CMV 等)及免疫固定电泳检查;血清铁蛋白、叶酸和维生素 B_{12} 水平;流式细胞术检测阵发性睡眠性血红蛋白尿症(PNH)克隆(CD55、CD59、Flaer);免疫相关指标检测:T 细胞亚群(如 $CD4^+$、$CD8^+$、Th1、Th2、Treg 等)及细胞因子(如 IFN-γ、IL-4、IL-10 等)、自身抗体和风湿抗体、造血干细胞及大颗粒淋巴细胞白血病相关标志检测;细胞遗传学:常规核型分析、荧光原位杂交[del(5q33)、del(20q)等]以及遗传性疾病筛查(儿童或有家族史者推荐做染色体断裂试验),胎儿血红蛋白检测;心电图、肺功能、腹部超声、超声心动图及其他影像学检查(如胸部 X 线或 CT 等)。

【诊断策略】

(一) 诊断依据

(1) 血常规检查示全血细胞(包括网织红细胞)减少,淋巴细胞比例增高。至少符合以下三项中两项:Hb<100 g/L;血小板计数(PLT)$<50 \times 10^9 / L$;中性粒细胞绝对值(ANC)$<1.5 \times 10^9 / L$。

(2) 骨髓穿刺可见多部位(不同平面)骨髓增生减低或重度减低;小粒空虚,非造血细胞(淋巴细胞、网状细胞、浆细胞、肥大细胞等)比例增高;巨核细胞明显减少或缺如;红系、粒系细胞均明显减少。

(3) 骨髓活检(髂骨)全切片增生减低,造血组织减少,脂肪组织和(或)非造血细胞增多,网硬蛋白不增加,无异常细胞。

(4) 除外先天性和其他获得性、继发性 BMF(表 39-1)。

对于拟诊 AA 的患者,当结合患者病史、症状、生命体征、体检发现和实验室检查,作出初始诊断并进行最初严重性分层。如发现生命体征不稳定及时进行对症处理(图 39-1)。

表 39-1 全血细胞减少和骨髓低增生的其他疾病

疾病或临床表现	鉴别要点
PNH 相关(AA/PNH)	依据疾病及 PNH 向 AA 转化的阶段不同,患者的临床表现不同。检测外周血红细胞和白细胞表面 GPI 锚链蛋白可以鉴别
低增生性 MDS/AML	低增生性 MDS 具备如下特点:粒系、巨核系增生减低,外周血、骨髓涂片和骨髓活检中存在幼稚细胞。骨髓活检标本中,网状纤维、CD34+ 细胞增加以及较多的残存造血面积提示为低增生性 MDS 而非 AA。若存在前体细胞异常定位(ALIP)则更加提示MDS。红系病态造血在 AA 中非常常见,不能据此鉴别 MDS 和 AA
自身抗体介导的全血细胞减少	包括 Evans 综合征等。可检测到外周成熟血细胞的自身抗体或骨髓未成熟血细胞的自身抗体,患者可有全血细胞减少且骨髓增生减低,但外周血网织红细胞或中性粒细胞比例往往不低甚或偏高,骨髓红系细胞比例不低且易见"红系造血岛",Th1/Th2 降低(Th2 细胞比例增高)、CD5+B 细胞比例增高,血清 IL-4 和 IL-10 水平增高,对糖皮质激素和(或)大剂量静脉滴注丙种球蛋白的治疗反应较好
霍奇金淋巴瘤或非霍奇金淋巴瘤	可表现为全血细胞减少、骨髓增生减低、骨髓涂片可见局部淋巴瘤细胞浸润。AA 患者淋巴细胞显著增高,但系正常淋巴细胞,可通过免疫分型和基因重排检测与淋巴瘤细胞进行区分。其他如脾肿大等特征也可作为鉴别 AA 与淋巴瘤的依据
原发性骨髓纤维化	原发性骨髓纤维化常伴随出现泪滴样异常红细胞、幼稚红细胞、脾肿大。骨髓纤维化不合并脾肿大的患者则提示有可能是继发于其他恶性肿瘤
分枝杆菌感染	有时表现为全血细胞减少和骨髓增生减低,可见肉芽肿、纤维化、骨髓坏死和嗜血征象。结核分枝杆菌一般没有特征性肉芽肿。抗酸杆菌属于不典型分枝杆菌感染,其常被泡沫样巨噬细胞吞噬。如果考虑结核,应进行骨髓抗酸染色和培养
神经性厌食或长期饥饿	可表现为全血细胞减少、骨髓增生减低、脂肪细胞和造血细胞丢失,骨髓涂片背景物质增多,HE 染色为浅粉色,吉姆萨染色亦可观察到
原发免疫性血小板减少症(ITP)	部分 AA 患者初期仅表现为血小板减少,后期出现全血细胞减少,需与 ITP 相鉴别。这类 AA 患者骨髓增生减低、巨核细胞减少或消失。这种表现在 ITP 中并不常见。可用于鉴别早期 AA 及 ITP
MonoMac 综合征	骨髓增生减低同时外周血单核细胞减低或极度减低可能提示该诊断

注:AA,再生障碍性贫血;PNH,阵发性睡眠性血红蛋白尿症;GPI,糖基磷脂酰基醇;MDS,骨髓增生异常综合征;AML,急性髓系白血病;MonoMac 综合征,分枝杆菌易感的单核细胞缺乏综合征。

(二)鉴别诊断

AA 应与其他引起全血细胞减少的疾病相鉴别(表 39-1)。AA 属于 BMF。BMF 可以分为先天性和获得性两种,而获得性 BMF 又分为原发性和继发性。

1. **原发性 BMF**　原发性 BMF 主要包括:① 源于造血干细胞质量异常的 BMF,如 PNH 和骨髓增生异常综合征(MDS)。② 自身免疫介导的 BMF,其中又包括细胞免疫介导的 BMF(如 AA)和自身抗体介导的 BMF。③ 意义未明的血细胞减少(ICUS),包括非克隆性 ICUS、意义未明克隆性血细胞减少(CCUS)。这些情况可以是某特定疾病的过渡阶段,可发展为 MDS 或其他血液病,也可能是尚未认知的某疾病。

2. **继发性 BMF**　造成继发性 BMF 的因素较多,主要包括:① 造血系统肿瘤,如毛细胞白血病(HCL)、T 细胞型大颗粒淋巴细胞白血病(T-LGLL)、多发性骨髓瘤(MM)等。② 其他系统肿瘤浸润骨髓。③ 骨髓纤维化。④ 严重营养性贫血。⑤ 急性造血功能停滞。⑥ 肿瘤性疾病因放化疗所致骨髓抑制等。

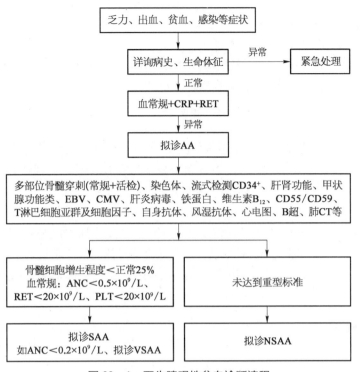

图 39-1　再生障碍性贫血诊断流程

(三) 病情评估

根据患者的病情、血象、骨髓象及预后,通常将 AA 按严重程度分为重型再生障碍性贫血(SAA)和非重型再生障碍性贫血(NSAA),还有学者从重型中分出极重型(VSAA)。

1. 重型 AA 诊断标准(Camitta 标准)

(1) 骨髓细胞增生程度<正常的 25%;如≥正常的 25%但<50%,则残存的造血细胞应<30%。

(2) 血常规:需具备下列三项中的两项。① ANC<0.5×10^9/L。② 网织红细胞绝对值<20×10^9/L。③ PLT<20×10^9/L。

(3) 若 ANC<0.2×10^9/L 为极重型 AA。

2. 非重型 AA 诊断标准　未达到重型标准的 AA。

【治疗策略】

(一) 支持疗法

1. 成分血输注

(1) 红细胞:红细胞输注指征一般为 Hb<60 g/L。下列情况时红细胞输注指征可放宽为 Hb≤80 g/L:老年(≥60 岁)、代偿反应能力低(如伴有心、肺疾患)、需氧量增加(如感染、发热、疼痛等)、氧气供应缺乏加重(如失血、肺炎等)等。尽量输注红细胞悬液,拟行异基因造血干细胞移植者应输注辐照或过滤后的红细胞悬液。

(2) 血小板:存在血小板消耗危险因素者,如感染、出血、使用抗生素或抗胸腺/淋巴细胞球蛋白(ATG/ALG)等,或重型 AA 预防性血小板输注指征为 PLT<20×10^9/L,病情稳定者指征为

$PLT<10\times10^9/L$。发生严重出血者则不受上述标准限制,应积极输注单采浓缩血小板悬液。因产生抗血小板抗体而导致无效输注者应输注 HLA 配型相合的血小板。拟行异基因造血干细胞移植者应输注辐照或过滤后的血小板悬液。

(3) 粒细胞:当粒细胞缺乏且伴不能控制的细菌和真菌感染,广谱抗生素及抗真菌药物治疗无效时,可以考虑粒细胞输注治疗。粒细胞寿命仅 6～8 h,建议连续输注 3 d 以上。治疗过程中预防及密切注意粒细胞输注相关不良反应,如输血相关性急性肺损伤、同种异体免疫反应及发热反应。

2. 其他保护措施　重型 AA 患者应予保护性隔离,有条件者应入住层流病房;避免出血,防止外伤及剧烈活动;必要的心理护理。需注意饮食卫生,可预防性应用抗真菌药物。欲进行移植及 ATG/ALG 治疗者建议给予预防性应用抗细菌、抗病毒及抗真菌治疗。造血干细胞移植后需预防卡氏肺孢子菌感染,如用复方磺胺甲噁唑(SMZco),但 ATG/ALG 治疗者不必常规应用。已有一些报道提示接种疫苗可导致 BMF 或 AA 复发,除非绝对需要,否则不主张接种疫苗。

3. 感染的治疗　AA 患者发热应按中性粒细胞减少伴发热的治疗原则来处理。

4. 祛铁治疗　长期反复输血超过 20 U 和(或)血清铁蛋白水平增高达铁过载标准的患者,可酌情予祛铁治疗。

(二) AA 本病治疗

1. 促造血治疗

(1) 雄激素:可以刺激骨髓红系造血,减轻女性患者月经期出血过多,是 AA 治疗的基础促造血用药。可与环孢素(CsA)配伍使用,治疗非重型 AA 有一定疗效。常用四种:司坦唑醇(康力龙) 2 mg,每日 3 次;十一酸睾酮(安雄)40～80 mg,每日 3 次;达那唑 0.2 g,每日 3 次;丙酸睾酮 100 mg/d 肌内注射。疗程及剂量应视药物的作用效果和不良反应(如男性化、肝功能损害等)调整。

(2) 造血生长因子:常用粒-单系集落刺激因子(GM-CSF)或粒系集落刺激因子(G-CSF)配合免疫抑制剂使用可发挥促造血作用。剂量为 5～10 $\mu g/(kg\cdot d)$;红细胞生成素(EPO),常用 50～100 $U/(kg\cdot d)$。重组人血小板生成素(rhTPO),剂量 300 $\mu g/(kg\cdot d)$。艾曲波帕是血小板受体激动剂,美国食品药品监督管理局(FDA)已批准用于难治性重型 AA 的治疗。

2. 免疫抑制治疗　免疫抑制治疗(IST)是对年龄>35 岁或年龄虽≤35 岁但无 HLA 相合同胞供者的患者首选标准疗法,最常用的药物是抗淋巴/胸腺细胞球蛋白(ATG/ALG)和环孢素 A (cyclosporin A,CsA)。输血依赖的 NSAA 可采用 CsA 联合促造血(雄激素、造血生长因子)治疗,如治疗 6 个月无效则按 SAA 治疗。非输血依赖的 NSAA,可应用 CsA 和(或)促造血治疗。

(1) 抗淋巴/胸腺细胞球蛋白(ATG/ALG):兔源 ATG/ALG(法国、德国产)剂量为 3～4 $mg/(kg\cdot d)$,猪源 ALG(中国产)剂量为 20～30 $mg/(kg\cdot d)$。输注之前均应按照相应药品制剂说明进行皮试和(或)静脉试验,试验阴性方可接受 ATG/ALG 治疗。每日用 ATG/ALG 时同步应用肾上腺糖皮质激素防止过敏反应。血清病反应(关节痛、肌痛、皮疹、轻度蛋白尿和血小板减少)一般出现在 ATG/ALG 治疗后 1 周左右,因此糖皮质激素应足量用至 15 d,随后减量,一般 2 周后减完(总疗程 4 周)。

(2) 环孢素 A(cyclosporin A,CsA):CsA 联合 ATG/ALG 用于重型 AA 时,CsA 口服剂量为 3～5 $mg/(kg\cdot d)$,可以与 ATG/ALG 同时应用,或在停用糖皮质激素后,即 ATG/ALG 开始后

4周始用。CsA可用于非重型AA的治疗。CsA治疗AA的确切有效血药浓度并不明确，一般目标血药浓度(谷浓度)为成人100～200 μg/L、儿童100～150 μg/L。临床可根据药物浓度及疗效调整CsA的应用剂量。CsA的主要不良反应是消化道反应、齿龈增生、色素沉着、肌肉震颤、肝肾功能损害，极少数出现头痛和血压变化，多数患者症状轻微或经对症处理减轻，必要时减量甚至停药。

3. 造血干细胞移植　造血干细胞移植适用于重型或极重型AA患者。移植前必须控制出血和感染。对年轻且有HLA相合同胞供者的SAA患者，首选HLA相合同胞供者造血干细胞移植。对于无HLA相合同胞供者的重型或极重型AA患者，可使用HLA完全相合的无关供者造血干细胞移植治疗，启动治疗需同时满足以下条件：① 供者和患者HLA完全相合(在DNA水平Ⅰ类抗原和Ⅱ类抗原)。② 患者年龄<50岁。③ 至少1次ATG/ALG和CsA治疗失败。

SAA治疗选择如图(图39-2)。

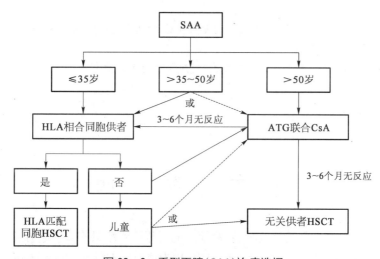

图 39-2　重型再障(SAA)治疗选择
注：CsA，环孢素A；HSCT，造血干细胞移植。

（邓　姝　沈建平）

第四十章 溶血性贫血

导学

1. 掌握：溶血性贫血的病因及分类、共性及特异性的临床表现、诊断依据与鉴别诊断要点、治疗原则。

2. 熟悉：常见溶血性贫血的发病机制、病理生理特点、辅助检查特点、病情评估、常用治疗药物种类。

3. 了解：常见溶血性贫血的流行病学、预后和预防。

第一节 概 述

溶血(hemolysis)是红细胞遭到破坏，寿命缩短的过程。骨髓具有正常造血6～8倍的代偿能力，当溶血发生而骨髓能够代偿时，可无贫血发生，称为溶血状态(hemolytic state)；当溶血超过骨髓的代偿能力引起的贫血即为溶血性贫血(hemolytic anemia，HA)。

【病因及发病机制】

溶血性疾病的病因可分为红细胞内在缺陷与红细胞外因素两大类。绝大多数红细胞内在缺陷为遗传性疾病，红细胞外因素基本为后天获得性。

1. 红细胞内在缺陷

(1) 红细胞膜异常：红细胞膜上分布有多种膜蛋白，其中骨架蛋白是维持红细胞正常形态及变形性的一类特殊蛋白(包括α收缩蛋白、β收缩蛋白、锚蛋白、带3蛋白、蛋白4.1、蛋白4.2及肌动蛋白)，其数量和(或)质量缺陷以及蛋白之间的相互作用异常可造成红细胞膜支架异常，使红细胞不能维持正常的双凹圆盘状。不同骨架蛋白的缺陷造成相应几何形状的红细胞。常见：① 遗传性红细胞膜缺陷：如遗传性球形细胞增多症、遗传性椭圆形细胞增多症、遗传性棘形细胞增多症、遗传性口形细胞增多症等。② 获得性血细胞膜糖化肌醇磷脂(GPI)锚连膜蛋白异常：如阵发性睡眠性血红蛋白尿(PNH)即为后天获得性体细胞基因突变所致，受累红细胞对补体介导的溶血敏感性增高，造成血管内溶血。

(2) 遗传性红细胞酶缺乏：目前已发现20余种红细胞酶缺陷可引起溶血。① 无氧糖酵解途径酶缺陷：红细胞内所含的酶参与葡萄糖的代谢过程，正常情况下90%的葡萄糖通过糖酵解途径代谢,产生 ATP,为保持细胞膜完整性、柔韧性和血红蛋白的生理功能提供能量支持。该途径上的酶缺陷可导致能量来源缺乏和细胞膜功能异常,产生溶血。常见于丙酮酸激酶缺乏症等。② 磷酸戊糖旁路途径酶缺陷:5%～10%的葡萄糖通过磷酸戊糖旁路途径代谢,生成还原性烟酰胺腺嘌呤二核苷酸磷酸(NADPH),作为重要辅酶参与谷胱甘肽代谢。该途径代谢缺陷导致还原型谷胱甘肽生成减少,使红细胞易受氧化损伤而发生溶血,最常见的是葡萄糖-6-磷酸脱氢酶(G-6-PD)缺乏症。③ 此外,红细胞核苷代谢酶系缺陷,使红细胞的嘌呤及嘧啶代谢异常,也可导致 HA。

(3) 遗传性珠蛋白结构异常和生成障碍:异常血红蛋白可使血红蛋白在红细胞能形成聚合体、结晶体或包涵体,造成红细胞的柔韧性和变形性降低,通过单核巨噬细胞系统(特别是脾脏)时破坏增加。主要可见:① 珠蛋白肽链结构异常:如异常血红蛋白病(不稳定血红蛋白病,血红蛋白病 S、D、E 等)。② 珠蛋白肽链合成数量异常:如珠蛋白生成障碍性贫血(地中海贫血)。

(4) 血红素异常:见于① 先天性红细胞卟啉代谢异常:如红细胞生成性血卟啉病,根据生成的卟啉种类,又分为原卟啉型、尿卟啉型和粪卟啉型。② 铅中毒影响血红素合成。

2.红细胞外部异常

(1) 免疫因素:免疫性溶血是抗原抗体介导的红细胞破坏。抗体分为 IgG 和 IgM 两种。IgG 抗体致敏的红细胞可直接被巨噬细胞识别,造成溶血;而 IgM 包被的红细胞则需通过补体系统激活而引起溶血。可分为:① 自身免疫性 HA:根据抗体的最佳活动温度可分为温抗体型 HA(原发性或继发性自身免疫性溶血性贫血,如 SLE、病毒或药物等)和冷抗体型 HA(冷凝集素型、阵发性冷性血红蛋白尿症)。② 同种免疫性 HA:如血型不符的输血反应、免疫性新生儿 HA 等。

(2) 血管性 HA:常见① 微血管病性 HA:如血栓性血小板减少性紫癜/溶血尿毒症综合征(TTP/HUS)、DIC、败血症、免疫相关性(如移植排异和免疫复合物)、癌症等。② 瓣膜病:如钙化性主动脉瓣狭窄及人工心瓣膜、血管炎等。③ 血管壁受到反复挤压:如行军性血红蛋白尿。

(3) 生物、化学、物理因素:常见如蛇毒、细菌感染(梭状芽孢杆菌败血症、巴尔通体病、霍乱、伤寒)、原虫感染(如疟疾、弓形虫病、利什曼原虫病、锥虫病等)、化学毒素(砷、铜、苯肼、亚硝酸盐类等)、高温、大面积烧伤、血浆中渗透压改变等。

(4) 其他:如脾功能亢进、低磷血症、肝病的畸形红细胞贫血、新生儿维生素 E 缺乏症。

【病理及病理生理】

根据溶血的发生部位,可以分为血管内溶血和血管外溶血。

1.血管内溶血　是指红细胞在血液循环过程中被破坏,释放游离血红蛋白形成血红蛋白血症。正常血浆内有少量游离血红蛋白(一般不超过 50 mg/L),当大量血管内溶血时,血浆游离血红蛋白浓度增高可达 2.0 g/L。血浆中有高铁血红白蛋白存在时,血浆变成金黄色或棕色,用分光光度计或血清电泳可证明其存在。在血管内溶血后,它在血液中存在的时间为几小时至几日。游离的血红蛋白能与血液中的结合珠蛋白结合。结合体分子量大,不能通过肾小球排出,需经肝细胞摄取并在肝内进行胆红素代谢(同血管外)。未被结合的游离血红蛋白从肾小球滤出,形成血红蛋白尿排出体外;其中部分血红蛋白被近曲小管上皮细胞重吸收并分解为卟啉、珠蛋白及铁。反复血管内溶血时,铁以铁蛋白或含铁血黄素的形式沉积在近曲小管上皮细胞内并可随尿排出,最终形成含铁血黄素尿。因此,血管内溶血的典型特征是血红蛋白血症和血红蛋白尿。

2.血管外溶血　溶血主要发生单核-巨噬细胞系统中。红细胞被脾脏等单核-巨噬细胞系统吞噬消化,释出的血红蛋白分解为珠蛋白和血红素。后者被分解为铁和卟啉,卟啉进一步分解为游离胆红素。游离胆红素入血后经肝细胞摄取,与葡萄糖醛酸结合形成结合胆红素随胆汁排入肠道,经肠道细菌作用还原为粪胆原并随粪便排出。少量粪胆原又被肠道重吸收入血并通过肝细胞重新随胆汁排泄到肠道中,即"粪胆原的肠肝循环";其中小部分粪胆原通过肾脏随尿排出,称为尿胆原。当溶血程度超过肝脏处理胆红素的能力时,会发生溶血性黄疸。慢性血管外溶血由于长期高胆红素血症导致肝功能损害,可并发肝细胞性黄疸。血管外溶血临床表现一般较轻,可有血清游离血红素轻度升高,而不出现血红蛋白尿。

无效性红细胞生成(ineffective erythropoiesis)或原位溶血,指骨髓内的幼红细胞在释入血液循环之前已在骨髓内破坏,可伴有黄疸,其本质是一种血管外溶血。常见于巨幼细胞贫血等。

溶血后由于循环红细胞减少,引起骨髓红系代偿性造血活跃,可达到正常的8倍。骨髓涂片检查显示骨髓增生活跃,红系比例增高,以中幼和晚幼红细胞为主,粒红比例可倒置。部分红细胞内含有核碎片,如 Howell - Jolly 小体和 Cabot 环。此时外周血网织红细胞比例增加,可达 0.05~0.20。血涂片检查可见有核红细胞,严重溶血时可见到幼稚粒细胞。

【临床表现】

溶血性贫血的临床表现主要取决于溶血的场所、程度、速率及持续时间及心肺代偿能力及基础疾病。不同类型的溶血性贫血的临床表现可有明显差异,但也具有某些共性。

1. **急性溶血性贫血** 多为血管内溶血,起病急骤,急性发作多表现为严重的腰背及四肢酸痛,伴头痛、呕吐、寒战,随后出现高热、面色苍白和血红蛋白尿、黄疸。严重者出现周围循环衰竭和急性肾衰竭。

2. **慢性溶血性贫血** 多为血管外溶血,临床表现为贫血、黄疸、脾大三大特征。因病程较长,机体有良好的代偿,症状较轻。溶血所致的黄疸为轻中度,一般不伴有皮肤瘙痒。长期高胆红素血症可并发胆石症和肝功能损害。慢性溶血病程中,感染等诱因可使溶血加重,发生溶血危象及再生障碍性危象。慢性重度溶血性贫血时,长骨的部分黄髓可变成红髓,骨髓腔扩大,骨皮质变薄,骨骼变形。髓外造血可致肝、脾大。

【辅助检查】

(一)贫血的一般实验室检查

血常规提示红细胞计数下降,一般呈正细胞正色素性贫血。

(二)HA 的筛查

用于确定是否存在溶血及溶血部位,包括:① 红细胞破坏增加的检查,与红细胞计数下降共同作为红细胞破坏过多的直接证据。② 红系代偿性增生的检查,是红细胞破坏过多的间接证据(表 40 - 1)。

表 40 - 1 溶血性贫血的筛查

红细胞破坏增加的检查		红系代偿性增生的检查	
检 查 项 目	支持诊断的结果	检 查 项 目	支持诊断的结果
血清结合珠蛋白	降低	网织红细胞计数	升高
血浆游离血红蛋白*	升高	外周血涂片	可见有核红细胞

续　表

红细胞破坏增加的检查		红系代偿性增生的检查	
检查项目	支持诊断的结果	检查项目	支持诊断的结果
尿血红蛋白*	阳性	骨髓检查	红系增生旺盛,粒红比例降低或倒置
尿含铁血黄素*	阳性		
胆红素代谢	游离胆红素升高 胆原升高 尿胆红素阴性		
外周血涂片	破碎和畸形红细胞升高		
红细胞寿命^{51}Cr标记	缩短(临床上较少使用)		

注：* 为血管内溶血的实验室检查。

1. 红细胞破坏过多的检查

(1)血浆结合珠蛋白：结合珠蛋白是在肝脏产生的能与血红蛋白结合的清糖蛋白,正常值为0.7～1.5 g / L(70～150 mg/ dl)。血管内和血管外溶血时,结合珠蛋白含量均降低。但在感染、炎症、恶性肿瘤或皮质类固醇治疗时可以增多。因此,在解释结果时需考虑其他因素的影响。

(2)血浆游离血红蛋白：正常血浆内有少量游离血红蛋白,一般正常不超过50 mg/ L,当大量血管内溶血时,血浆游离血红蛋白浓度增高可达2.0 g/ L。血浆中有高铁血红白蛋白存在时,血浆变成金黄色或棕色,可用分光光度计或血清电泳证明其存在。在血管内溶血后,它在血液中存在的时间为几小时至几日。

(3)尿液检查：尿内出现血红蛋白(急性溶血)或含铁血黄素(慢性溶血),提示严重的血管内溶血。尿内尿胆原和尿胆素常增加,尿内胆红素阴性。在肝功能减退的患者中,由于肝脏无法重复处理从肠内吸收来的尿胆原,尿中尿胆原也会增加,故尿胆原的增加对溶血性贫血的诊断价值不是很大。

(3)血清胆红素：血清未结合胆红素增多。血清胆红素浓度不仅决定于溶血的程度,还决定于肝脏处理胆红素的能力,故黄疸为轻度或中度,血清胆红素一般在17.1～51.3 μmol/ L(1～3 mg/ dl)左右,很少超过136.8 μmol/ L(8 mg/ dl),当黄疸不显时,并不能排除溶血性贫血。

(4)用^{51}Cr标记红细胞测定红细胞生存期：红细胞生存时间缩短,红细胞的生存时间因溶血的轻重不同可有不同程度的缩短,可用放射性铬(^{51}Cr)加以测定,正常红细胞的T1/2(51Cr)为25～32 d,此值低于正常表示红细胞的生存时间缩短,也表示溶血增多。由于放射性核素检验的技术操作不够简单方便,观察时间又长,故临床工作中应用较少,大多用于科研工作。

2. 红系代偿性增生的检查

(1)骨髓检查：骨髓红细胞系统代偿性增生,骨髓内幼红细胞增生明显增多,粒红比例下降或倒置。少数病例如有叶酸缺乏,可出现类巨幼细胞,经用叶酸治疗后即消失,个别病例如正值"再生障碍危象时",红系细胞显著减少。

(2)网织红细胞增多：这是溶血性贫血重要证据之一。网织红细胞增多至5%～20%,急性溶血者可高达50%～70%,但在发生再障危象时,网织红细胞数可减低或消失。

(3)外周血红细胞形态：末梢血中出现有核红细胞,其数量一般不多。并可见到嗜多色性和嗜碱性点彩红细胞,红细胞大小不匀和异形较明显。可见到球形、靶形、镰形、盔形或破碎红细胞。

血小板和白细胞计数大多正常或增多,但在某些溶血性贫血时也可以减少。急性大量溶血可引起类白血病反应。

(三) HA 的特殊检查

该检查是针对红细胞自身缺陷和外部异常的检查,用于确立病因和鉴别诊断。抗人球蛋白试验(Coombs 试验)可用于筛选免疫性溶血性贫血。

【诊断策略】

(一) 诊断依据

依据临床表现,结合实验室检查有红细胞破坏增多和红系造血代偿性增生的证据,可初步诊断为溶血性贫血。然后在选用针对各种溶血性贫血的特殊检查,确定溶血的性质和类型。诊断思路见图 40-1。

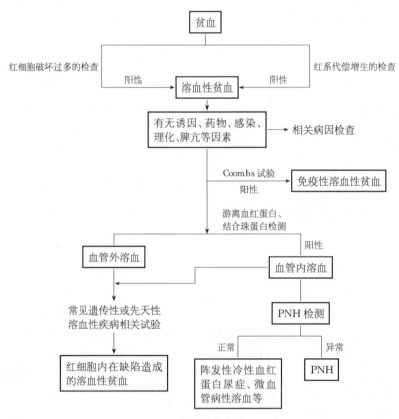

图 40-1 溶血性贫血诊断思路

(二) 鉴别诊断

需下列几类临床表现易与 HA 混淆的疾病相鉴别。

(1) 同时有红细胞产生和破坏过多证据的疾病:如网织红细胞增多、贫血、胆红素升高,常见失血性、缺铁性或巨幼细胞贫血的恢复早期。

(2) 非胆红素尿性黄疸:如家族性非溶血性黄疸(日尔贝综合征等)。

(3) 幼粒幼红细胞性贫血伴轻度网织红细胞增多:如骨髓转移瘤等。

（4）骨髓无效造血：网织红细胞不高，红细胞寿命不短。

以上情况虽类似 HA，但本质不是溶血，实验室诊断溶血的三方面的证据可用以鉴别。

【治疗策略】

（一）病因治疗

清除及去除病因，如药物诱发的溶血性贫血，应立即停药并避免再次用药；自身免疫性溶血性贫血采用糖皮质激素或脾切除术治疗等。

（二）对症治疗

大部分溶血性疾病患者虽能明确病因，多尚无有效方法根治病因，只能根据适应证的治疗，如肾上腺皮质激素，脾切除；根据并发症治疗，如输注红细胞，纠正急性肾衰竭、休克、电解质紊乱，抗血栓形成，补充造血原料等。注意，长期依赖输血的患者应进行祛铁治疗以防止血色病造成器官损害。造血干细胞移植可用于部分重型珠蛋白生成障碍性贫血及难治性阵发性血红蛋白尿症。基因治疗对于遗传性溶血性贫血有潜在的应用前景。

第二节　遗传性球形红细胞增多症

遗传性球形红细胞增多症（hereditary spherocytosis, HS）是红细胞膜先天性缺陷引起外周血中出现许多小球形红细胞的家族遗传性溶血性疾病，是先天性红细胞膜异常疾病中最常见的一类。多有阳性家族史，由于遗传方式和蛋白质异常程度不同，病情异质性很大。渗透试验阳性是诊断 HS 的重要指标。任何年龄均可发病，但多见于婴幼儿。男女发病无明显差异。全球均有报道，北欧发病率为 $1/2\,000$，国内发病率暂无明确报道。

【病因和发病机制】

本病病因明确，为先天性、遗传性的红细胞膜缺陷，多数为常染色体显性遗传，少数为常染色体隐性遗传，无家族史的散发病例可能为当代基因突变所致。

【病理及病理生理】

HS 的病理基础为红细胞膜骨架蛋白基因异常，致膜骨架蛋白缺陷，细胞膜脂质丢失，细胞表面积减少，细胞球形变；红细胞膜骨架蛋白缺陷还可引起若干继发性代谢变化。以上原因导致红细胞变形性和柔韧性降低，当通过脾脏时容易被破坏，出现血管外溶血性贫血。HS 受累的膜蛋白主要有锚蛋白、带 3 蛋白、α收缩蛋白、β收缩蛋白、蛋白 4.2，其中锚蛋白是典型 HS 最常见的突变。

【临床表现】

（一）症状与体征

贫血、黄疸和脾大是 HS 最常见的临床表现，三者可同时存在，也可以单独发生。主要临床表现为反复发生的溶血性贫血，间歇性黄疸，不同程度的脾大、肝大，在感染等因素下可有急性溶血发作。IIS临床表现轻重不一,自无表现至重度溶血。大多数患者表现为轻中度贫血。约1/3的患者在新生儿期出现病理性黄疸,严重者出现核黄疸,但此后少有严重黄疸。

(二) 并发症

1. 造血危象 多数患者在其疾病过程中可发生各种造血危象,加重贫血。

(1) 溶血危象:最常见,症状轻微,常无显著临床意义,病程呈自限性,一般继发于各种感染所致单核—巨噬系统功能一过性增强。

(2) 再障危象:少见,症状重,可危及生命。多由微小病毒B19所致。临床表现为血红蛋白急剧下降和网织红细胞减少或缺如,持续为1~2周。

(3) 巨幼细胞贫血危象:当饮食中叶酸供给不足或机体对叶酸需求增加而补充不足时发生,如反复溶血导致长期代偿性红系造血、妊娠、肝病可出现巨幼细胞贫血。

2. 胆囊结石 胆囊结石为常见的并发症(约50%),10~30岁发病率最高(55%~75%),30岁以后的发病率与普通人群相同,10岁以下的儿童发病率低于5%,最年轻的患者仅为3岁。

3. 其他 少见的并发症有下肢复发性溃疡、慢性红斑性皮炎、痛风、髓外造血性肿块。

【辅助检查】

1. 溶血的筛查试验 参见本章概述。

2. 血象及红细胞形态 外周血红细胞平均压积(MCV)下降(<80 fl),红细胞平均血红蛋白浓度(MCHC)升高(>354 g/L),红细胞分布宽度(RDW)增大(>14%)时,诊断HS灵敏度为63%,特异度为100%。典型病例中外周血涂片球形红细胞增多可达15%~20%,网织红细胞增多可达6%~20%,中央淡染区消失。但往往在高网织红细胞和高RDW情况下,患者MCHC无明显增高、小球形变化不明显,浓染细胞(红细胞中空淡染区消失,染色深)增多(>4%)可提示HS。当外周血球形红细胞少时也可进一步行骨髓穿刺找球形红细胞。

3. 红细胞渗透脆性试验 渗透脆性试验(osmotic fragility test,OFT)是测定红细胞在不同浓度的低渗盐水溶液内的吸水膨胀能力,它主要受红细胞表面积和体积比率的影响,其与球形红细胞数量呈正比,与血红蛋白量无关。HS的红细胞表面积/体积比率低,因此渗透性增高。HS的红细胞开始溶血的浓度多为0.52%~0.72%,少数为0.87%。过去认为红细胞渗透脆性试验是诊断HS的金标准,但其敏感度较低,对新鲜血液样本的敏感度仅为68%。缺铁、阻塞性黄疸、再障危象恢复期均可对试验产生负性影响。

4. 酸化甘油溶解试验 酸化甘油溶解试验(acidified glycerol lysis test,AGLT)的灵敏度和特异度优于OFT。即使是网织红细胞正常和(或)外周血无球形红细胞的不典型患者,AGLT仍为高度敏感。但其易受其他因素影响,如叶酸缺乏可使其敏感度降低。

5. 伊红-马来酰亚胺结合试验(EMA) EMA是目前公认最便于操作且特异度和灵敏度最高的HS诊断方法。该方法是用流式细胞仪来测定荧光强度的降低,可以检测Rh相关的膜内蛋白和带3蛋白的相对数量,其中检测带3蛋白缺陷的敏感度为92.7%,特异度为99.1%。且易操作,在2~3 h得到结果,有可能成为筛选HS的首选方法。

6. 其他试验 十二烷基硫酸钠-聚丙烯酰胺凝胶电泳法(SDS-PAGE)可检测包括α血影蛋白、β血影蛋白、锚蛋白、带3蛋白、带4.2蛋白的相对含量变化,但其测定还是不够准确,尤其是测定含量少的蛋白。目前,临床上也采用放射免疫法或酶联免疫吸附试验(enzyme-linked immunosorbent assay,ELISA)法直接测定每个红细胞的膜蛋白含量。对于伴球形红细胞增多的其他溶血性贫血患者,它还具有鉴别诊断价值,如与 CDAⅡ型及难以确诊的、依赖输血的患者鉴别。膜蛋白基因突变分析可以确定导致膜蛋白缺陷的突变基因,分辨原发缺陷与继发缺陷,分辨隐性遗传及新生突变。

【诊断策略】

(一) 诊断依据

有 HS 的临床表现和血管外溶血为主的实验室依据(参见本章概述),外周血小球形红细胞增多(>10%),红细胞渗透脆性增加,结合阳性家族史,本病诊断成立。

(二) 鉴别诊断

若家族史阴性,需排除自身免疫性溶血性贫血等原因造成的继发性球形红细胞增多;部分不典型患者诊断需要借助更多实验,如红细胞膜蛋白分析及测定、伊红-马来酰亚胺结合试验(EMA BT)。可与以下疾病鉴别。

1. 葡萄糖-6-磷酸脱氢酶缺乏症　我国南方多见,常见有蚕豆病、药物诱发的溶血性贫血,呈发作性,多能找到诱因,病程多有自限性。测红细胞 G-6-PD 活性降低和 Heinz 小体生成试验阳性可鉴别。

2. 地中海贫血　该贫血在细胞形态分类上属于小细胞低色素性贫血,主要因遗传的珠蛋白基因缺陷,导致珠蛋白合成障碍引起,表现为轻度至中度的阳性家族史,行家系基因检测可鉴别。

3. 新生儿溶血病　最常见为 ABO 溶血病,其次为 Rh 溶血病,因母婴血型不合,可一过性球形红细胞增多,出生后 24 h 出现黄疸、贫血、肝脾肿大等,严重者发生胆红素脑病,无阳性家族史,查直接抗人球蛋白试验阳性或抗体释放试验阳性可确诊。

4. 自身免疫性溶血性贫血　临床中较常见,有溶血症状及球形红细胞增多,但无家族史,Coombs 试验或特异性单价抗体试验和 D-L 试验阳性可诊断,流式细胞仪检测特异性抗体(包括抗 IgG、抗 IgA、抗 IgM、抗 C3 等)可鉴别。对于 Coombs 试验阴性者,需反复查 Coombs 试验、MCHC 测定,必要时可行红细胞膜蛋白分析或测定。

(三) 病情评估

球形红细胞增多症分级及脾切除适应证见表 40-2。

表 40-2　球形红细胞增多症分级及脾切除适应证

项　　目	分　　级			
	轻　微	轻　度	中　度	重　度
血红蛋白(g/L)	正常	110～150	80～109	60～79
网织红细胞(%)	正常(<3)	3～6	7～10	>10
胆红素(μmol/L)	≤17	17～34	>34	>51
渗透脆性试验	正常	正常或轻度↑	明显↑	明显↑
收缩蛋白相对含量(占正常百分比)	100	80～99	50～79	40～49
脾切除术	不需要	通常儿童和青少年期不需要	需要。青春期前或学龄期	需要。尽可能在 6 岁前

注: 本表参考周霖,杨建明. 小儿溶血性贫血诊疗手册[M]. 上海:第二军医大学出版社,2016.

【治疗策略】

1. **脾切除** 脾切除对本病有显著疗效。术后90%的患者贫血及黄疸可改善,但球形细胞依然存在。<6岁时行脾切除可导致免疫力低下,易发生严重细菌感染,因感染导致的病死率明显上升。因此,中重度HS患儿可根据具体情况选择不同的手术时间及手术方式。除非患儿病情重,需经常输血或影响生长发育,应尽量待年龄超过6岁后行手术治疗。若患儿年龄小且贫血极重时,可先行部分脾切除术或脾动脉栓塞术。年龄在10岁以上,贫血症状影响生活质量,无手术禁忌证,可考虑脾切除;如病情轻微,无须输血,则无强烈手术指征。切脾前后需定期接种肺炎球菌等疫苗,加强感染的预防。

2. **叶酸补充** HS患者应补充叶酸量为1 mg/d,每周5 mg,以防叶酸缺乏而加重贫血或诱发危象。

3. **输血** 溶血严重者或出现溶血危象时应给予输血。

第三节 红细胞葡萄糖-6-磷酸脱氢酶缺乏症

红细胞葡萄糖-6-磷酸酸脱氢酶(G-6-PD)缺乏症(erythrocyte glucose-6-phosphate dehydrogenase deficiency)是指参与红细胞磷酸戊糖旁路代谢的G-6-PD活性降低和(或)酶性质改变导致的以溶血为主要表现的一种遗传性疾病。是已发现的20余种遗传性红细胞酶病中最常见的一种。本病是一种全球性疾病,以东南亚、非洲、中东和地中海沿岸为多。全世界约4亿人口受累,男性多于女性。我国呈南高北低趋势,广东、广西、海南、云南、贵州等地区人群患病率高。以广西某些地区(15.7%)、海南岛黎族(13.7%)和云南省傣族多见,淮河以北较少见。

【病因及发病机制】

调控G-6-PD的基因位于X染色体(Xq28),呈X连锁不完全显性遗传,男性多于女性。杂合子女性因Lyon现象(两条X染色体中一条随机失活),细胞G-6-PD活性差异很大。目前发现140余种调控G-6-PD的基因变异,约半数的变异可导致参与红细胞磷酸己糖旁路代谢的G-6-PD活性降低和(或)性质改变,使红细胞葡萄糖磷酸己糖旁路代谢异常,还原性烟酰胺腺嘌呤二核苷酸磷酸(NADPH)生成减少,影响谷胱甘肽(GSH)代谢,使还原型谷胱甘肽生成减少,使红细胞易受氧化损伤而发生溶血。

【病理及病理生理】

当机体接触到某些氧化物(如蚕豆、氧化药物)时,谷胱甘肽耗竭,氧化作用产生的H_2O_2不能被及时还原成水,过多的H_2O_2可致血红蛋白和膜蛋白发生氧化损伤,并生成高铁血红素和变性珠蛋白包涵体,即海因小体(Heinz body)。上述改变可使红细胞易于被脾脏巨噬细胞吞噬发生血管外溶血,也可发生血管内溶血。溶血发生后,骨髓代偿增生,因新生的红细胞G-6-PD活性较高,对氧化剂药物有较强的"抵抗性",当衰老红细胞酶活性过低而被破坏后,新生红细胞即代偿性增加,故不再发生溶血,故溶血过程呈自限性。

氧化剂为本病的常见诱因,如蚕豆(蚕豆嘧啶核苷对红细胞有氧化作用)、某些氧化药物等;其他如细菌或病毒等病原体感染也可诱发本病。根据诱发溶血的原因分为药物性溶血、蚕豆病、新生儿高胆红素血症、先天性非球形细胞性溶血性贫血及其他诱因(感染、糖尿病酸中毒等)所致溶血等,以前两者多见。

【临床表现】

(一)药物性溶血

典型表现为服药后24~72 h急性血管内溶血发作,程度与酶缺陷程度及药物剂量有关。表现为全身不适、乏力、发热、寒战、血红蛋白尿、黄疸、贫血。严重者短期内出现溶血危象、急性肾功能衰竭、酸中毒,危及生命。临床症状具有自限性,停药后7~10 d溶血逐渐停止,20 d后即使继续用药,溶血也有缓解趋势。

诱发溶血的常见药物包括:抗疟药(伯氨喹、奎宁等),解热镇痛药(阿司匹林、对氨基水杨酸等),硝基呋喃类(呋喃妥因、呋喃唑酮),磺胺类,酮类(噻唑酮),砜类(硫砜、噻唑砜),其他(维生素K、樟脑、丙磺舒、萘、苯胺、奎尼丁等)。

(二)蚕豆病

一般食新鲜蚕豆或其制品后2 h至几日(一般1~2 d,最长15 d)突然发生急性血管内溶血。多见于10岁以下儿童,男性多于女性,母乳喂养的婴儿可通过母亲服用蚕豆后,通过乳汁诱发溶血。40%的患者有家族史。平时无症状,发病集中于每年蚕豆成熟季节(3—5月)。溶血程度与食蚕豆的量无关。病程自限性,溶血持续1周左右停止。

(三)其他病因所致溶血

慢性溶血性贫血以血管外慢性溶血为主,可见脾大、网织红细胞增高、胆红素和乳酸脱氢酶升高,可伴有胆结石。新生儿高胆红素血症,通常出生后1~4 d发生黄疸,血主要机制可能为红细胞破坏加速而肝脏处理胆红素能力不足。先天性非球形细胞性溶血性贫血从新生儿期发病,表现为黄疸和贫血,溶血程度变化较大,大多数为轻中度,常因感染、氧化性物质引起的红细胞氧化应激反应。

【辅助检查】

1. 溶血的筛查试验　参见本章概述。

2. G-6-PD活性筛选试验　国内常用者为高铁血红蛋白还原试验、荧光斑点试验、硝基四氮唑蓝纸片法。可半定量判定G-6-PD活性,分为正常、中度及严重异常。高铁血红蛋白还原试验敏感性最强,荧光斑点试验特异性最高。

3. 红细胞G-6-PD活性测定　最可靠,是主要的诊断依据。方法有多种,但对本病各种测定结果均应低于正常平均值的40%。溶血高峰期及恢复期酶的活性可正常或接近正常,通常在急性溶血后2~3个月后复查能较为准确反映患者的G-6-PD活性。

4. 红细胞海因小体(Heinz body)生成试验　G-6-PD缺乏的红细胞内可见海因小体,计数>5%有诊断意义。但该试验缺乏特异性,也可见于其他原因引起的溶血。

【诊断策略】

(一)诊断依据

G-6-PD缺乏症的诊断主要依靠实验室证据。对于有阳性家族史,病史中有急性溶血特征,有食蚕豆或服药等诱因者,应考虑本病并进行相关检查。如筛选试验中有两项中度异常或一项严重异常,或定量测定异常即可确立诊断。

（二）鉴别诊断

免疫性溶血性贫血与 G-6-PD 缺乏性溶血临床表现相似,但直接和间接 Coombs 试验阳性,红细胞 Heinz 小体阴性,血红蛋白电泳无异常区带。

【治疗策略】

无溶血发作时无须特殊治疗,对急性溶血者,应去除诱因,注意纠正水、电解质、酸碱失衡和肾功能不全等。输红细胞(避免亲属血,输注 G-6-PD 活性正常的红细胞或全血)及使用糖皮质激素可改善病情。慢性患者可使用叶酸。切脾一般无效。患本病的新生儿发生溶血伴核黄疸,可应用换血、光疗或苯巴比妥注射,对 G-6-PD 缺乏的产妇于产前 2~4 周在医生指导下小剂量地服用苯巴比妥,诱导肝内产生胆红素代谢相关酶。

在高发地区应常规开展 G-6-PD 缺乏症的新生儿筛查。对于 G-6-PD 缺乏症患者及家属需及时给予健康教育,避免进食干鲜蚕豆及其制品,避免接触樟脑丸等日用品,尤其避免使用、慎用氧化类药物。当出现急性溶血时,应立即停止接触和摄入可疑食物、药物,并按急性溶血性贫血的处理原则进行治疗。

第四节　血红蛋白病

血红蛋白病(hemoglobinopathy)是一组遗传性溶血性贫血。包括珠蛋白生成障碍性贫血和异常血红蛋白病两大类,是常见的人类遗传性疾病之一。

珠蛋白生成障碍性贫血是由于控制珠蛋白链合成的基因异常造成一种或几种链减少,链结构正常但比例失衡,以溶血、无效红细胞生成及不同程度的小细胞低色素性贫血为特征。本病多见于地中海地区、中东、印度、东南亚地区及我国的西南和华南一带,旧称地中海贫血(thalassemia),亦译为海洋性贫血。异常血红蛋白病是由于基因突变导致珠蛋白结构异常,导致血红蛋白功能和理化性质的变化或异常。表现为珠蛋白链多聚体形成(镰状细胞贫血)、氧亲和力变化、形成不稳定血红蛋白或高铁血红蛋白等,以溶血、发绀、血管阻塞为主要临床表现。

一、珠蛋白生成障碍性贫血(地中海贫血)

【病因及发病机制】

珠蛋白的 α 链和非 α 链(β 链、γ 链、δ 链)分别和一个血红素连接,构成一个血红蛋白单体。2 对血红蛋白单体聚合构成血红蛋白。正常人出生后有三种血红蛋白:① 血红蛋白 A(HbA):由一对 α 链和 β 链组成(即 $\alpha_2\beta_2$),占 95% 以上。② 血红蛋白 A_2(HbA_2):由一对 α 链和 δ 链组成(即 $\alpha_2\delta_2$),占 2%~3%。③ 胎儿血红蛋白(HbF):由一对 α 链和 γ 链组成(即 $\alpha_2\gamma_2$),是胎儿时期的主要血红蛋白,出生时占 Hb 总量的 50%~95%,半年后下降至 1%。由于正常的血红蛋白是由两对不同珠蛋白肽链以 1∶1 的比例构成的,如果一种肽链合成减少,即可使另一种肽链在配对时过剩。过剩的肽链在红细胞内聚集形成不稳定产物,引起红细胞破坏。另外,正常血红蛋白合成减少造成低色素性小细胞性贫血。

【病理及病理生理】

珠蛋白生成障碍性贫血属常染色体不完全显性遗传,涉及基因突变的种类较多,故本组疾病呈高度异质性。根据受累的珠蛋白命名,可分为 α、β、γ、δ、δβ 和 εγδβ 珠蛋白生成障碍性贫血,临床以 α、β 珠蛋白生成障碍性贫血最为重要。

1. α珠蛋白生成障碍性贫血　α珠蛋白基因簇位于 16 号染色体短臂,含有 3 个基因。相关基因缺失或缺陷导致 α 珠蛋白链合成减少乃至消失。未能与 α 链结合的过剩的 γ 和 β 链产生不同程度的相应的四聚体,即 γ_4(HbBart's)和 β_4(Hb-H)。在胎儿和新生儿时期 γ 过剩,成人 β 过剩为主。这些四聚体是一种不稳定的 Hb,易被氧化、变性、沉淀积聚形成包涵体,附于红细胞膜上,损伤细胞膜,降低可塑性,可发生血管内或血管外溶血;受累珠蛋白肽链合成减少,导致含有 α 链的血红蛋白(HbA、HbA_2、HbF)合成减少,形成小细胞、低色素性贫血。且 HbBart's 和 Hb-H 两种血红蛋白对氧有高度亲和力,含有此类血红蛋白的红细胞不能为组织充分供氧,造成组织缺氧。

2. β珠蛋白生成障碍性贫血　β珠蛋白基因簇位于 11 号染色体,含有 5 个基因,相关基因缺失或缺陷导致正常 β 珠蛋白肽链合成减少或不合成或产生异常肽链。α珠蛋白肽链相对过剩,形成包涵体沉积于红细胞膜上,使红细胞变形能力降低,易被破坏导致溶血性贫血及无效造血(骨髓内破坏)。β链缺乏不能合成 HbA,γ 和 δ 链代偿合成,致 $HbA_2(\alpha_2\delta_2)$ 和 $HbF(\alpha_2\gamma_2)$ 增多。HbF 取代 HbA 成为主要的血红蛋白成分,HbF 的氧亲和力高,加重组织缺氧。

【临床表现】

(一) α珠蛋白生成障碍性贫血

正常人自父母双方各继承 2 个 α 基因(αα/αα),α 基因缺失的程度不同可产生不同的临床表现。

1. HbBart's 胎儿水肿综合征　胎儿 4 个 α 基因均缺乏,无 α 链合成,不能合成正常的 HbF,过剩的 γ 链聚合成 HbBart's(γ_4),为所有珠蛋白生成障碍性贫血中病情最严重者。绝大多数胎儿于妊娠期 30～40 周(平均 34 周)时死于宫内,或娩出后数小时内因严重缺氧死亡。胎儿全身重度水肿,腹水,呈蛙腹,少数病例无水肿及腹水。重度贫血、苍白、可有轻度黄疸,肝肿大比脾肿大明显,可无脾大。可见皮肤出血点。胎盘巨大且粗厚、苍白、质脆。

2. 血红蛋白 H 病　患者 3 个 α 基因受累,患者仅能合成少量 α 链,依本病发病年龄,病情轻重等可分为以下 3 型。

(1) 重型:多于婴儿期发病,类似重症 β 地中海贫血,有严重的慢性溶血性贫血,库氏面容,脾肿大明显,需依靠输血维持生命。新生儿期无贫血,HbBart's 含量 25%,少量 HbH。

(2) 慢性溶血性黄疸型:本型少见,轻至中度贫血,持续性轻至中度黄疸,轻度肝、脾肿大,感染和(或)药物加重溶血,可合并胆石,高间接胆红素血症,切脾后黄疸不消退。

(3) 轻型:本型常见,儿童或青少年期发病,轻度或无贫血,轻度或无肝、脾肿大。感染和(或)氧化性药物可诱发或加重溶血性黄疸,甚至"溶血危象",类似红细胞 G-6-PD 缺陷症临床表现,应注意鉴别。

3. 血红蛋白 Constant Spring(HbCS)　此种类型的血红蛋白病最早于 1971 年在牙买加的 Constant Spring 地区发现,此类患者红细胞中除有 HbH 外,还有 HbCS。单纯携带此种异常 Hb 的患者,临床症状常不明显,故不易被发现,但如复合 α 地中海贫血 1(基因型为 $\alpha CS\alpha/--$)时,其临床表现和血象与 HbH 病相似,称为 CS 型 HbH 病。

(1) HbCS 的纯合子状态:可有轻度低色素性贫血,有时发生黄疸,肝脾轻度肿大。红细胞大小不等,有靶型细胞,MCH 偏低,网状红细胞计数增多。HbCS 为 0.05～0.06,微量 HbBart's,HbA₂ 及 F 均正常,其余为 HbA。这种病例很少见。

(2) HbCS 的杂合子状态(即 HbCS 特性):无血液学异常,或轻度贫血,红细胞异常,小红细胞症等。HbCS 约 0.01,HbA 及 A₂ 均正常。

(二) β 珠蛋白生成障碍性贫血

正常人自父母双方各继承 1 个 β 基因。重型 β 珠蛋白生成障碍性贫血者(Cooley 贫血)表现为纯合子(2 个 β 基因相同异常)或双重杂合子(2 个 β 基因不同异常)。

因胎儿血红蛋白主要为 HbF,故患儿出生时无症状,多于婴儿期发病,生后 3～6 个月发病者占 50%,偶有新生儿期发病者。发病年龄愈早,病情愈重。表现为严重的慢性进行性贫血,需依靠输血维持生命,3～4 周输血 1 次,随年龄增长日益明显。伴骨骼改变,首先发生于掌骨,再至长骨、肋骨,最后为颅骨,形成特殊面容(Down's 面容):头大,额部突起,两颧略高,鼻梁低陷,眼距增宽,眼睑水肿。皮肤斑状色素沉着。食欲不振,生长发育停滞,肝脾日渐肿大,以脾大明显,可达盆腔。

【辅助检查】

1. 血红蛋白 H 病

(1)外周血象:贫血程度轻重不一,红细胞(0.41～4.06)×10¹²/L,血红蛋白 18～110 g/L,网织红细胞增加,范围 0.004～0.22(平均 0.046),偶有中、晚红细胞。外周血涂片呈明显红细胞大小不等、浅染、异形、靶形和碎片。一般白细胞和血小板正常。

(2) HbH 包涵体和 Heinz 小体生成试验:HbH 包涵体和 Heinz 小体生成试验均阳性,含 HbH 包涵体红细胞阳性率为 3.0%～100.0%,Heinz 小体阳性细胞为 30.0%～100%。

(3) 异丙醇试验:强阳性。

(4) 红细胞渗透脆性:降低。

(5) 血红蛋白电泳:可见 HbH,含量 1.5%～44.3%,约 76%复合 HbBart's 含量(抗碱比值计)0.12%～19.5%(平均 4.6%±3.3%);约 13%复合 HBCS,含量 0.82%～6.80%。

(6) 骨髓象:红细胞系明显增生,以中、晚幼红细胞为主。

(7) α 地贫基因诊断:方法主要有 4 种,限制性酶切图谱直接分析法,限制性片段长度多态性(RLFP)间接分析法,寡核苷酸探针(ASO)分析法,聚合酶链式反应(PCR)基因诊断法。目前对缺失型的 HbH 病基因多采用 PCR 法,对非缺失型者则常用 PCR 加 ASO,仍未知突变点者则用测序法明确。迄今发现的非缺失型突变点有 16 种,近有报道 α_2 基因 CDL24(C-G)突变。

2. HbBart's 胎儿水肿综合征

(1) 外周血象:重度至中度贫血,Hb 30～110 g/L(平均 49～70 g/L),红细胞计数(2.1～4.8)×10¹²/L,网织红细胞 0.038～0.48,有核红细胞增加达 76～522 个/100 白细胞。外周血涂片红细胞明显大小不等、异形、靶形,伴特征性低色素性巨红细胞。

(2) 红细胞 HbH 包涵体和 Heinz 小体生成试验可阳性。

(3) 红细胞渗透脆性降低。异丙醇试验阳性。

(4) 血清未结合胆红素可轻度增加(85 mmol／L)。

(5) 血红蛋白分析：HbBart's 含量 70％～100％，HbPortland 7.0％～25％，尚有少量 HbH，无 HbAl、HbA 及 HbF，抗碱 Hb 32％～76％(HbBart's 弱抗碱性)。

(6) 肽链分析：用高效液相层析(HPLC)技术检测微量珠蛋白肽链生物合成水平，证实本症无 α 链。基因诊断证实无 α 链基因。

3. β珠蛋白生成障碍性贫血

(1) 外周血象：红细胞减少，血红蛋白下降，红细胞大小不等，呈小细胞低色素性贫血，中央浅染。外周血涂片红细胞异形明显，可见梨形、泪滴状、小球形、三角形、靶形及碎片。嗜碱性点彩红细胞、多嗜性红细胞、有核红细胞增加。网织红细胞增加，白细胞及血小板计数增加，并发脾功能亢进。

(2) 骨髓象：有核红细胞增生极度活跃，粒红比值倒置，以中、晚幼红细胞为主，胞体小，核固缩，胞质少偏蓝，甲基紫染色可见晚幼红细胞含包涵体(仅链沉淀)。

(3) 红细胞盐水渗透性试验：红细胞渗透脆性减低，0.3％～0.2％或更低才完全溶血。

(4) HbF 测定：这是诊断重型 β珠蛋白生成障碍性贫血的重要依据。HbF 含量轻度升高(<5％)或明显增高(20％～99.6％)；HbA₂常降低、正常或中度增高，HbA₂ 3.5％～8.0％。

(5) 肽链分析：采用高效液相层析分析法可测定 α、β、γ、δ 肽链的含量，Cooley 贫血时，β／α 值<0.1(正常值为 1.0～1.1)。因本病多为点突变，故常用 PCR 加 ASO 才能明确突变点，我国各民族的 β地中海贫血基因突变情况有一定差异，南方汉族的突变基因以 *CD41-42*(-TCTT)、*CDL7*(A→T)、*IVS-Ⅱ-654*(C→T)和 *TATA-box28*(A→G)为主，占 85％～90％。双重杂合子的突变组合可达近 100 种。

【诊断策略】

(一) 诊断依据

1. 血红蛋白 H 病 根据临床特点及 Hb 电泳分离出 HbH 即可确诊。有条件单位尚可进一步作基因诊断。

2. HbBart's 胎儿水肿综合征 依本症临床特征，肝肿大比脾肿大明显，特征性红细胞形态及 Hb 电泳主要 Hb 为 HbBart's 即可确诊。

3. β珠蛋白生成障碍性贫血 根据临床表现和血液检查特别是 HbF 含量增高及家系调查可确诊，有条件者可进一步作肽链分析或基因诊断。

(二) 鉴别诊断

1. 血红蛋白 H 病 本病须与β珠蛋白生成障碍性贫血、红细胞 G-6-PD 缺陷症、黄疸型病毒型肝炎、HS 和缺铁性贫血鉴别。

2. HbBart's 胎儿水肿综合征 与新生儿同族免疫性溶血所致胎儿水肿鉴别，临床特征肝肿大比脾肿大明显，特征性红细胞形态及 Hb 电泳主要 Hb 为 HbBart's，以此即可鉴别。

3. β珠蛋白生成障碍性贫血 轻型地中海贫血的临床表现和红细胞的形态改变与缺铁性贫血有相似之处，故易被误诊，但缺铁性贫血常有缺铁诱因，血清铁蛋白含量减低，骨髓外铁粒幼红细胞减少，红细胞游离原卟啉升高，铁剂治疗有效等可资鉴别。

【治疗策略】

根据类型和病情轻重制定治疗策略。轻型地中海贫血不需治疗;血红蛋白＞75 g/L 地中海贫血一般不输血,但遇感染、应激、手术等情况下,可适当予浓缩红细胞输注。重型地中海贫血,高量输血联合除铁治疗是基本的治疗措施。每年输注浓缩红细胞量＞200～250 ml/kg,脾功能亢进和巨脾产生压迫症状者,可选择脾切除术或大部分脾栓塞术。切脾尽可能在 6 岁后实行,并术前疫苗注射降低感染机会。有条件者可选择造血干细胞移植(包括骨髓、外周血、脐血),这是目前根治本病的唯一临床方法。注意补充叶酸。其他如使用 γ 珠蛋白基因诱导药物如羟基脲可试用于重型 β 珠蛋白生成障碍性贫血。基因治疗从分子水平上纠正致病基因的表达,目前正在研究中。

二、异常血红蛋白病

异常血红蛋白病是一组遗传性珠蛋白链结构异常的血红蛋白病,珠蛋白肽链出现单个或双氨基酸替代、缺失、插入、链延伸、链融合等肽链结构改变导致血红蛋白功能和理化性质的变化或异常,表现为珠蛋白链多聚体形成(镰状细胞贫血)、氧亲和力变化、形成不稳定血红蛋白或高铁血红蛋白等,以溶血、发绀、血管阻塞为主要临床表现,绝大多数为常染色体显性遗传病。

(一) 镰状细胞贫血

又称血红蛋白 S(HbS)病,主要见于黑种人。因 β 珠蛋白链第 6 位谷氨酸被缬氨酸替代所致。HbS 在缺氧情况下形成溶解度很低的螺旋形多聚体,使红细胞扭曲成镰状细胞(镰变)。这类细胞机械脆性增高,变形性差,易发生血管外和血管内溶血。僵硬的红细胞在微循环中淤滞,也可造成血管阻塞。临床表现为黄疸、贫血及肝、脾大。病情可急剧加重或出现危象,血管阻塞危象最为常见,可造成肢体或脏器的疼痛或功能障碍甚至坏死,其他急性事件包括再生障碍性贫血危象、巨幼细胞危象和脾扣留危象等,可出现病情急剧恶化,甚至危及生命。杂合子一般不发生镰变和贫血。红细胞镰变试验时可见大量镰状红细胞、血红蛋白电泳发现 HbS 将有助于诊断。本病治疗主要是对症治疗,包括各种急性事件、危象的预防和处理,抗感染、补液和输血等,羟基脲能够诱导 HbF 合成,HbF 有抗镰变作用,可以在一定程度上缓解病情和疼痛。

(二) 不稳定血红蛋白病

本病是由于珠蛋白链氨基酸替换或缺失导致血红蛋白空间构象改变,形成不稳定血红蛋白,有 120 余种。不稳定的珠蛋白链在细胞内发生沉淀,形成海因小体,使红细胞变形性降低和膜通透性增加,易于在脾脏内被破坏。轻者无贫血,发热或氧化性药物可诱发溶血。患者海因小体生成试验阳性,异丙醇试验及热变性试验阳性。本病一般不需特殊治疗,控制感染和避免服用磺胺类及其他氧化药物。

(三) 血红蛋白 M(HbM)病

HbM 是由于珠蛋白链氨基酸替代,使血红素的铁易于氧化为高铁(Fe^{3+})状态,至今共发现 7 种变异类型。本病的发病率很低,仅发现杂合子。患者可有发绀,溶血多不明显。实验室检查可见高铁血红蛋白增高,但一般不超过 30%,有异常血红蛋白吸收光谱。本病不需治疗。

(四) 氧亲和力增高的血红蛋白病

本病是由于珠蛋白肽链发生氨基酸替代,改变了血红蛋白的立体空间构象,造成其氧亲和力增高,氧解离曲线左移,引起动脉血氧饱和度下降和组织缺氧,可出现代偿性红细胞增多症,测定氧解离曲线有助于与真性红细胞增多症相区别,如出现明显的血液高黏滞征象应予对症治疗。

(五)其他

HbE 病是由于珠蛋白 β 链第 26 位谷氨酸被赖氨酸替代,为我国最常见的异常血红蛋白病,广东及云南省多见。纯合子仅有轻度溶血性贫血,呈小细胞低色素性,靶形细胞可达 25%～75%。

第五节　自身免疫性溶血性贫血

自身免疫性溶血性贫血(autoimmune hemolytic anemia,AIHA)系由于机体产生针对红细胞的自身抗体或某些特殊情况下同种抗体作用于红细胞,致红细胞寿命缩短、破坏加速而引起的一组溶血性贫血,多为慢性血管外溶血。根据致病抗体最佳活性温度分为温抗体型和冷抗体型 AIH;根据有无病因分为原发性和继发性 AIHA。

一、温抗体型 AIHA

【病因及发病机制】

温性抗体型溶血性贫血,按其病因均可分为原发性和继发性两大类。原发性温性抗体型 AIHA 原因不明,约占温性抗体型 AIHA 的 50%。

继发性温抗体型 AIHA 的病因包括:

(1)淋巴增殖性疾病:最为常见,约占一半,包括所有的造血系统肿瘤,如白血病、淋巴瘤、骨髓瘤和原因不明性巨球蛋白血症等。

(2)自身免疫性疾病:如系统性红斑狼疮、硬皮病、类风湿性关节炎。

(3)免疫缺陷状态:如低丙种球蛋白血症、异常球蛋白血症、免疫缺陷综合征。

(4)感染性疾病:特别是儿童病毒感染。

(5)药物诱导性:包括药物吸附型(如青霉素型)、新抗原型(奎宁丁/锑波芬型)、自身免疫型(甲基多巴型)。

(6)其他:亦可见于其他恶性肿瘤(如肺癌)、良性肿瘤(如卵巢皮样囊肿)、胃肠系统疾病(如溃疡性结肠炎)。近年报道尚有甲状腺功能亢进、血卟啉病、急性重型肝炎、阵发性睡眠性血红蛋白尿症及戈谢病等伴发 AIHA 者。

AIHA 患者产生红细胞自身抗体的机制不明确,温抗体型 AIHA 的红细胞抗体为不完全抗体,致敏红细胞在通过单核-巨噬细胞系统器官(主要是肝和脾,尤其是脾)时,抗体的 Fc 和巨噬细胞的 Fc 受体结合,并被吞噬破坏,发生血管外溶血。与致敏红细胞结合的温抗体 Fc 也可激活补体 C1,但不能形成 C5～C9 膜攻击复合物,只能达到 C3 阶段,不产生血管内溶血。

【临床表现】

(一)症状与体征

多为慢性血管外溶血,起病缓慢,成年女性多见,以贫血、黄疸和脾大为特征,1/3 的患者有贫血及黄疸,半数以上有轻、中度脾大,1/3有肝大。长期高胆红素血症可并发胆石症和肝功能损害。可并发血栓栓塞性疾病,以抗磷脂抗体阳性者多见。感染等诱因可使溶血加重,发生溶血危象及再生障碍性危象。10%~20%的患者可合并免疫性血小板减少,称为伊文思综合征。继发性患者有原发病的表现。

(二) 并发症

温抗体型自身免疫性溶血性贫血并发甲状腺功能亢进、骨髓增生异常综合征、血卟啉病、肺癌、急性重型肝炎、阵发性睡眠性血红蛋白尿症及戈谢病等。

【辅助检查】

1. **溶血的筛查试验** 见本章概述。

2. **血象及骨髓象** 贫血轻重不一,多呈正细胞正色素性;网织红细胞比例增高,溶血危象时可高达 0.50;白细胞及血小板多正常,急性溶血阶段白细胞可增多。外周血涂片可见数量不等的球形红细胞及幼红细胞;骨髓呈代偿性增生,以幼红细胞增生为主,可达 80%。再生障碍性危象时全血细胞减少,网织红细胞减低,甚至缺如;骨髓增生减低。

3. **抗人球蛋白试验(Coombs 试验)** 直接抗人球蛋白试验(DAT)阳性是本病最具诊断意义的实验室检查,主要为抗 IgG 及抗补体 C3 型。Coombs 试验需注意因红细胞损伤、某些药物或检测技术导致结果假阳性。而部分自身免疫性溶血患者可能由于抗体滴度、类型、分布或检测技术等因素表现为 Coombs 试验阴性。间接抗人球蛋白试验(IAGT)可为阳性或阴性。

【诊断策略】

(一) 诊断依据

(1) 血红蛋白水平达贫血标准。

(2) 检测到红细胞自身抗体。

(3) 至少符合以下一条:网织红细胞百分比>4%或绝对值>120×10^9/L;结合珠蛋白<100 mg/L;总胆红素≥17.1 μmol/L(以非结合胆红素升高为主)。

如患者临床表现典型,但抗人球蛋白试验阴性,肾上腺皮质激素或脾切除治疗有效,除外其他溶血性贫血后可诊断为 Coombs 试验阴性的自身免疫性溶血。

(二) 鉴别诊断

需与其他类型的溶血性贫血相鉴别。同时,AIHA 的诊断做出后,应确定是否继发于其他疾病,需进一步查明其原发疾病或同时并存的疾病,这对治疗有重要意义。

【治疗策略】

治疗原则病因治疗;控制溶血发作包括免疫抑制剂单用或是联合脾切除;对症支持治疗,单克隆抗体治疗。

1. **病因治疗** 积极寻找病因,治疗原发病。

2. **控制溶血发作**

(1) 肾上腺皮质激素:是本病的首选治疗,有效率80%以上。常用泼尼松 1~1.5 mg/(kg·d)口服,急性溶血者可用甲泼尼龙静脉滴注。贫血纠正后,治疗剂量维持 1 个月后以每周 5~10 mg 的速度缓慢减量,小剂量泼尼松(5~10 mg/d)持续至少 3~6 个月。治疗有效者 1 周左右血红蛋白开始上升,每周可升高 20～30 g/L,足量糖皮质激素治疗 3 周无反应则视为激素治疗无效,需考虑是否有激素抵抗(约 10％的患者)或诊断错误。

(2) 脾切除:为本病的二线治疗,有效率约 60％。指征:① 糖皮质激素无效。② 泼尼松维持量大于 10 mg/d。③ 有激素应用禁忌证或不能耐受。术后复发病例再用糖皮质激素治疗,仍可有效。

(3) 免疫抑制剂:常用环磷酰胺、硫唑嘌呤或霉酚酸酯(MMF)等,可与激素同用,总疗程需半年左右。指征:① 糖皮质激素和脾切除都不缓解者。② 有脾切除禁忌证。③ 泼尼松维持量大于 10 mg/d。

(4) 利妥昔单抗(rituximab):为人鼠嵌合型 CD20 抗体,可特异性清除 B 淋巴细胞。作用机制复杂,是肾上腺激素和脾切除无效的难治 AIHA 患者的有效治疗选择,用法 375 mg/(m² · w),连续 4 周,有效率 40％～100％不等。

(5) 其他:大剂量免疫球蛋白静脉注射或血浆置换术可有一定疗效,但作用不持久。

3. 对症治疗　贫血较重者应输洗涤红细胞,且速度应缓慢。

二、冷抗体型 AIHA

相对少见,占 AIHA 的 10％～20％。最适反应温度在 30℃以下的自身红细胞抗体为冷抗体。由冷抗体介导的溶血性贫血为冷抗体型 AIHA。分为冷凝集素介导的冷凝集素综合征(cold agglutinin syndrome,CAS) 及 D－L 抗体介导的阵发性冷性血红蛋白尿(paroxysmal cold hemoglobinuria,PCH)

(一) 冷凝集素综合征(cold agglutinin syndrome,CAS)

常继发于支原体肺炎、传染性单核细胞增多症及血液系统恶性肿瘤。抗体多为冷凝集素性 IgM,是完全抗体,在 28～31℃即可与红细胞反应,0～5℃表现为最大的反应活性。遇冷时 IgM 可直接在血液循环中使红细胞发生凝集反应并激活补体,发生血管内溶血。临床表现为末梢部位发绀,受暖后消失,伴贫血、血红蛋白尿等,冷凝集素实验阳性。DAT 阳性者多为 C3 型。

(二) 阵发性冷性血红蛋白尿(paroxysmal cold hemoglobinuria,PCH)

多继发于病毒或梅毒感染。抗体是 IgG 型双相溶血素,又称 D－L 抗体(即 Donath－Landsteiner antibody),20℃以下时其吸附于红细胞上并固定补体,当复温至 37℃时补体被迅速激活导致血管内溶血。临床表现为遇冷后出现血红蛋白尿,伴发热、腰背痛、恶心、呕吐等;反复发作者可有脾大、黄疸、含铁血黄素尿等。冷热溶血试验(D－L 试验)阳性是诊断本病的重要实验室依据,发作时 DAT C3 可呈强阳性,但 IgG 阴性。

保暖是冷抗体型 AIHA 最重要的治疗措施,输血时血制品应预热至 37℃。激素疗效不佳,切脾无效;免疫抑制治疗是主要的治疗选择,如环磷酰胺、苯丁酸氮芥;研究显示利妥昔单抗有效率约为 50％。

第六节　阵发性睡眠性血红蛋白尿

阵发性睡眠性血红蛋白尿(paroxysmal nocturnal hemoglobinuria,PNH)是一种后天获得性造

血干细胞基因突变所致的红细胞膜缺陷性溶血病,是良性克隆性疾病。异常血红蛋白缺乏一组通过糖肌醇磷脂连接在红细胞表面的膜蛋白,导致红细胞性能发生改变。临床主要表现为与睡眠有关、间歇发作的慢性血管内溶血和血红蛋白尿,可伴有全血细胞减少和反复静脉血栓形成。发病高峰年龄在 20～40 岁,国内男性多于女性。

【病因及发病机制】

PNH 患者的造血干细胞发生基因突变,血细胞膜上糖化磷脂酰肌醇(glycosyl phosphatidyl inosital,GPI)锚合成障碍,造成具有抑制补体激活功能的 GPI 锚连蛋白(CD55 和 CD59)缺失,导致红细胞易被补体破坏,发生血管内溶血。

PNH 是一种获得性疾病(先天性 CD59 缺乏除外),无家族聚集倾向。导致造血干细胞发生病变的确切原因尚不清楚。

【病理及病理生理】

由于基因突变发生于造血干细胞水平,故 PNH 患者的红细胞、粒细胞、单核及淋巴细胞的上 GPI 锚连膜蛋白均可部分或全部丢失。PNH 患者病态血细胞和正常血细胞同时存在,病态血细胞都来自同一克隆。PNH 患者的异常克隆不具有自主的无限扩增的本质,但毕竟要有一定的扩增能力,才能使异常细胞增多到足以产生疾病表现。目前对异常克隆的病态细胞为何逐渐获得增殖优势而发病的原因不明确。有推测认为正常克隆细胞对 PNH 异常克隆诱发的免疫反应更敏感而遭到破坏。另有观点认为,鉴于 PNH 常与再生障碍性贫血(AA)相互转化或同时存在,推测两者是否在病因上也有关联,即 PNH 克隆只在正常造血细胞受抑制时才得以扩张。这样,就要在致突变原之外,还要想到能引起 AA 的诸多病因,由于某种因素如病毒、药物等所致的能抑制造血细胞的自身免疫性疾病等。这就是 PNH 的双重病因或两步发病的观点。

【临床表现】

(一) 症状与体征

PNH 发病隐匿,病程迁延,病情轻重不一。有乏力、头晕、苍白、心悸等慢性溶血性贫血的表现,半数患者有肝和(或)脾肿大。PNH 的典型三联征为血红蛋白尿、血细胞减少和血栓形成。

1. 血红蛋白尿 血红蛋白尿是 PNH 的典型表现,以此为首发症状者占 1/4,重者尿液外观呈酱油或红葡萄酒样,伴乏力、胸骨后及腰腹疼痛、发热等;轻者仅为尿隐血试验阳性。因为补体作用最适宜的 pH 是 6.8～7.0,而睡眠时酸性代谢产物积聚,pH 值下降,所以血红蛋白尿常与睡眠有关,早晨较重,下午较轻。此外,感染、月经、输血、手术、情绪波动、饮酒、疲劳或服用铁剂、维生素C、阿司匹林、氯化铵等都可诱发血红蛋白尿。

2. 血细胞减少 可有不同程度的贫血。贫血原因除血管内溶血外,少部分患者可转为再生障碍性贫血- PNH 综合征,因骨髓衰竭导致贫血;若溶血频繁发作,尿铁丢失过多,可出现小细胞低色素性贫血。中性粒细胞减少及功能缺陷可致各种感染。血小板减少可有出血倾向。

3. 血栓形成 PNH 易伴发血栓性疾病,此为 PNH 的一个重要特征。患者多有血栓形成倾向,常发生于肝静脉(巴德-吉亚利综合征),表现为腹痛、肝脏迅速肿大、黄疸和腹水。其次为肠系膜、脑静脉和下肢深静脉等,并引起相应临床表现。另外,少数患者有不明原因的持续腹痛,除考虑血栓形成外,可能与游离血红蛋白导致组织中的一氧化氮减少,诱发平滑肌痉挛有关。

（二）并发症

1. 感染　PNH 患者容易遭受各种感染,特别是呼吸道和泌尿道感染,感染又可诱发血红蛋白尿发作。在我国,严重的感染往往是 PNH 患者死亡的主要原因。

2. 胆石症　PNH 作为长期溶血病可合并胆石症。

3. 肾功能衰竭　PNH 患者肾内有含铁血黄素沉着,但临床上发生肾功能损伤者并不多见。小部分病例有轻度蛋白尿和(或)血中尿素氮增高。有人认为若长期仔细观察可发现本病患者的肾功能逐渐减低。感染或严重的溶血可引起急性肾功能衰竭,但经处理往往可以恢复。近年用磁共振影像分析发现,大多数 PNH 患者的肾皮质信号强度减弱,提示有含铁血黄素沉着,为长期血管内溶血的结果,自身免疫溶血性贫血的患者则无。

4. 其他　长期贫血可发生贫血性心脏病,严重者可致心力衰竭。个别患者有致死的严重出血如脑出血、消化道出血。

【辅助检查】

1. 血管内溶血的检查　见本章概述。

2. 血象及骨髓象　贫血常呈正细胞或大细胞性,也可出现小细胞低色素性贫血;网织红细胞增多,但不如其他 HA 明显;粒细胞通常减少;血小板多为中到重度减少。约半数患者全血细胞减少。血涂片可见有核红细胞和红细胞碎片。骨髓增生活跃或明显活跃,尤以红系明显,有时可呈增生低下骨髓象。长期尿铁丢失过多,铁染色示骨髓内、外铁减少。

3. 诊断性试验　蔗糖溶血试验(糖水试验)可作为本病的筛查试验,敏感性较高,但特异性较差。酸化血清溶血试验(Ham 试验)特异性高,曾为本病的确诊试验。蛇毒因子溶血试验特异性高于糖水试验,敏感性高于 Ham 试验。目前常用流式细胞检测进行红细胞表型分析确诊。补体溶血敏感试验可用于测得患者红细胞对补体的敏感程度,区分不同的 PNH 红细胞群体。

【诊断策略】

（一）诊断依据

临床表现符合 PNH。实验室检查中外周血 CD55 或 CD59 阴性的红细胞或中性粒细胞>10％可确诊。如无条件进行流式细胞检测,则酸溶血、蔗糖溶血、蛇毒因子溶血试验和尿含铁血黄素试验中有 2 项阳性,或只有 1 项阳性,但 2 次以上复查阳性并有确切溶血依据者,也可诊断。临床表现分级:

(1) 贫血分级: ① 极重度,Hb≤30 g/L。② 重度,Hb 31～60 g/L。③ 中度,Hb 61～90 g/L。④ 轻度,Hb>90 g/L。

(2) 血红蛋白尿分级: ① 频发: ≤2 个月发作 1 次。② 偶发: >2 个月发作 1 次。③ 不发: 观察 2 年无发作(观察不足 2 年未发为暂不发)。

（二）鉴别诊断

1. 其他类型的贫血　① 与再生障碍性贫血相鉴别: PNH 容易与再生障碍性贫血混淆,原因是 47.3％病例也有全血细胞减少。两者的主要鉴别点是再生障碍性贫血应该骨髓增生减低,而 PNH 是骨髓增生活跃(特别是红系)。若骨髓增生减低而又能查出类似 PNH 的异常红细胞,或是有 PNH 的临床及实验室所见但骨髓增生低下者,应怀疑是否有疾病的转化或是兼有二病(属再生障碍性贫血-PNH 综合征)。② 与缺铁性贫血鉴别: PNH 因长期反复血红蛋白尿而失铁,可伴有缺铁现象,但与缺铁性贫血不同的是补铁后不能使贫血得到彻底纠正。③ 与营养性巨幼细胞贫血鉴别:因溶血促使骨髓代偿性过度增生,叶酸可能相对不足,造成巨幼细胞贫血,但补充叶酸后并不能彻底纠正本病所致贫血。

2. **骨髓增生异常综合征(MDS)** 个别 PNH 患者骨髓象可看到病态造血现象,甚至原始粒细胞轻度增高或在外周血中看到少量原始粒细胞。有些学者甚至将 PNH 也视为 MDS 的一种。但 PNH 的病态造血或原始细胞增多现象系一过性,可以消失。极个别患者可完全变为 MDS。另一方面,一些 MDS 患者也可具有类似 PNH 的异常血细胞,但其基本特点和疾病的发展仍以 MDS 为主,很少发生典型的血红蛋白尿或 PNH 的表现。

3. **自身免疫溶血性贫血** 个别 PNH 患者直接抗人球蛋白试验可阳性,另一方面,个别自身免疫溶血性贫血患者的糖水溶血试验可阳性,但经过追查这些试验都可转为阴性,更重要的是这两种病各有自己的临床和实验检查特点,鉴别不困难。此外,在大多数情况下肾上腺皮质激素对自身免疫溶血性贫血的治疗效果远比 PNH 为好。

【治疗策略】

1. **控制溶血发作**

(1) 糖皮质激素:对部分患者有效。可给予泼尼松 0.25~1 mg/(kg·d),为避免长期应用的副作用,应酌情短周期应用。

(2) 碳酸氢钠:5%碳酸氢钠可碱化血液、尿液。可口服或静脉滴注。

(3) 抗氧化药物:对细胞膜有保护作用,如大剂量维生素 E,效果并不肯定。

(4) 抗补体单克隆抗体:Eculizumab 是抗补体 C5 的单克隆抗体,阻止膜攻击复合物的形成。国外已用于治疗 PNH,并取得良好效果。

2. **支持及对症治疗**

(1) 输血:必要时输注红细胞,宜采用去白红细胞。

(2) 雄激素:可用十一酸睾酮、达那唑、司坦唑醇等刺激红细胞生成。

(3) 铁剂:如有缺铁证据,小剂量(常规量的 1/3~1/10)铁剂治疗,如有溶血应停用。

3. **血栓形成的防治** 对于发生血栓,应给予抗凝治疗。对是否采取预防性抗凝治疗尚无定论。

4. **异基因造血干细胞移植** 是目前唯一可能治愈本病的方法。但 PNH 并非恶性病,部分患者还有可能自愈,且移植有一定风险,故应权衡利弊,慎重选择。

(项静静 沈建平)

第四十一章 白血病

导学

　　1. 掌握：急、慢性白血病的病因与分类、临床表现、诊断依据与鉴别诊断要点、治疗原则。

　　2. 熟悉：急、慢性白血病的发病机制、病理生理特点、辅助检查特点、病情评估、常用化疗方案。

　　3. 了解：急、慢性白血病的流行病学、预后和预防。

　　白血病(leukemia)是一类造血干祖细胞的恶性克隆性疾病。白血病细胞大量增生累积在骨髓和其他造血组织中，使正常造血受抑制，同时浸润其他器官和组织。由于异常的白血病细胞自我更新能力增强、增殖失控、分化障碍、凋亡受阻，导致细胞停滞在不同的发育阶段。根据白血病细胞的分化成熟程度和自然病程，将白血病分为急性和慢性两大类。急性白血病(acute leukemia, AL)的细胞分化停滞在较早阶段，以原始细胞或早期幼稚细胞为主，病情发展迅速，自然病程仅几个月。慢性白血病(chronic leukemia, CL)的细胞分化停滞在较晚的阶段，以较成熟幼稚细胞或成熟细胞为主，病情发展缓慢，自然病程达数年。根据主要累及的细胞类型，可将 AL 分为急性淋巴细胞白血病(acute lymphocytic leukemia, ALL)和急性髓系白血病(acute myelogenous leukemia, AML)。CL 则分为慢性髓系白血病(chronic myelogenous leukemia, CML)、慢性淋巴细胞白血病(chronic lymphocytic leukemia, CLL)及其他少见类型白血病，如毛细胞白血病、幼淋巴细胞白血病等。

第一节　急性白血病

　　急性白血病是造血干祖细胞的恶性克隆性疾病，发病时骨髓中异常的原始细胞及幼稚细胞(即白血病细胞)大量增殖并抑制正常造血，同时可广泛浸润肝脏、脾脏和淋巴结等各种脏器，以贫血、出血、感染和浸润为主要表现。我国白血病总发病率为(3~4)/10 万，急性白血病比慢性白血病多见，其中 AML 发病率最高，约 1.62/10 万，其次是 ALL，约 0.69/10 万，男性发病率略高于女性。成人急性白血病以 AML 多见，儿童则以 ALL 多见。

　　根据法英美(FAB)分型，将 AML 分为以下类型。

M_0(急性髓细胞白血病微分化型)：骨髓原始细胞＞30％，无嗜天青颗粒及 Λuer 小体，核仁明显，光镜下髓过氧化物酶(MPO)及苏丹黑 B 阳性细胞＜3％；电镜下 MPO 阳性；CD33、CD13 等髓系抗原可呈阳性，淋系抗原通常阴性。

M_1(急性粒细胞白血病未分化型)：原粒细胞(Ⅰ型＋Ⅱ型，原粒细胞质中无颗粒为Ⅰ型，出现少数颗粒为Ⅱ型)占骨髓非红系有核细胞(NEC，指不包括浆细胞、淋巴细胞、组织嗜碱细胞、巨噬细胞及所有红系有核细胞的骨髓有核细胞计数)的 90％以上，其中至少 3％以上细胞为 MPO 阳性。

M_2(急性粒细胞白血病部分分化型)：原粒细胞占骨髓 NEC 的 30％～89％，其他粒细胞≥10％，单核细胞＜20％。

M_3(急性早幼粒细胞白血病，acute promyelocytic leukemia，APL)：骨髓中以颗粒增多的早幼粒细胞为主，此类细胞在 NEC 中≥30％。

M_4(急性粒-单核细胞白血病)：骨髓中原始细胞占 NEC 的 30％以上，各阶段粒细胞≥20％，各阶段单核细胞≥20％。

M_4Eo：除符合 M_4 特点外，嗜酸性粒细胞在 NEC 中≥5％。

M_5(急性单核细胞白血病)：骨髓 NEC 中原单核、幼单核≥30％，且原单核、幼单核及单核细胞≥80％。如果原单核细胞≥80％为 M_{5a}，＜80％为 M_{5b}。

M_6(红白血病，erythroleukemia，EL)：骨髓中幼红细胞≥50％，NEC 中原始细胞(Ⅰ型＋Ⅱ型)≥30％。

M_7(急性巨核细胞白血病)：骨髓中原始巨核细胞≥30％。血小板抗原阳性，血小板过氧化酶阳性。

根据法英美(FAB)分型，将急性淋巴细胞白血病(ALL)分为以下类型。

L_1：原始和幼淋巴细胞以小细胞(直径≤12 μm)为主。

L_2：原始和幼淋巴细胞以大细胞(直径＞12 μm)为主。

L_3(Burkitt 型)：原始和幼淋巴细胞以大细胞为主，大小较一致，细胞内有明显空泡，胞质嗜碱性，染色深。

【病因及发病机制】

急性白血病的病因尚不完全明确，目前认为发病由多因素导致，包括遗传因素和环境因素。

1. **遗传因素** 遗传因素导致的家族性白血病约占白血病的 0.7％。先天性再生障碍性贫血(Fanconi 贫血)、唐氏综合征以及先天性免疫球蛋白缺乏症等患者的白血病发病率均较高，表明白血病与遗传因素有关。

2. **环境因素** 包括病毒感染、电离辐射、化学物质等，其中病毒感染通过内源性病毒整合并潜伏在宿主细胞内，在某些理化因素作用下，可能激活表达从而诱发白血病，或通过传播感染直接致病，例如人类 T 淋巴细胞病毒Ⅰ型(HTLV-Ⅰ)可导致成人 T 细胞白血病/淋巴瘤。电离辐射包括 X 射线、γ 射线等，大面积和大剂量的电离辐射照射可抑制骨髓和使机体免疫力下降，同时导致 DNA 突变、断裂和重组，从而诱发白血病发生。研究表明，长期接触苯及含有苯的有机溶剂也与白血病发生有关。另外，某些血液病最终可能发展为白血病，包括骨髓增生异常综合征、淋巴瘤、多发性骨髓瘤和阵发性睡眠性血红蛋白尿等。

白血病的发生目前"二次打击"学说认为至少有两类分子事件共同参与发病。其一，各种原因所致的造血细胞内一些基因(如 *ras*、*myc* 等基因)发生决定性突变,激活某种信号通路,导致细胞获得增殖和(或)生存优势、凋亡受阻,最终克隆性异常造血细胞生成;其二,一些遗传学改变(如形成 *PML* - *RARα* 等融合基因)可能会涉及某些转录因子,导致造血细胞分化阻滞或分化紊乱。

【病理及病理生理】

急性白血病主要病理生理表现为正常骨髓造血功能受抑制和白血病细胞的局部增殖浸润。

由于急性白血病的异常克隆性细胞的优势生长,正常的骨髓造血干祖细胞增殖分化功能受抑制,因此急性白血病患者表现为骨髓抑制,即正常的三系细胞均明显低下。其中具有正常功能的白细胞减少导致机体易于感染,半数患者以发热为早期表现。红细胞减少导致贫血,机休出现乏力、头晕等表现。血小板减少则导致出血,以皮肤瘀点瘀斑、鼻出血、牙龈出血和月经过多常见。

异常增殖的白血病细胞在不同部位浸润导致不同的表现,淋巴结肿大多见于 ALL,浸润肝脾则出现肝脾肿大。浸润骨骼则可能出现局部压痛,常见的如胸骨下段压痛,也可出现关节、骨骼疼痛。部分 AML 可伴粒细胞肉瘤(即绿色瘤),以眼眶部位最常见,可引起眼球突出、复视或失明。其中 M4 和 M5 常因浸润口腔导致牙龈增生、肿胀。最常见的髓外浸润部位是中枢神经系统,可发生在疾病的各个时期,尤其是治疗后缓解期,以 ALL 最常见,其次是 M4、M5 和 M2。当白血病细胞浸润睾丸时导致一侧睾丸无痛性肿大,多见于 ALL 化疗缓解后的幼儿和青年。其他器官和系统如肺、心、消化道、泌尿生殖系统等均可受累。

【临床表现】

急性白血病的临床表现主要以感染、贫血、出血和浸润为主要表现。

1. **感染**　发热为最常见的表现,半数患者以发热为早期表现,白血病疾病本身可引起发热,可低热,也可高热达 39~40℃以上,可能伴畏寒、出汗症状,高热往往提示继发感染。不同部位感染呈现不同表现,以口腔、牙龈、咽峡部感染最为常见,可发生溃疡或坏死。其他如肺部感染、肛周脓肿亦常见,则出现咳嗽咳痰或肛周红肿热痛等相应的临床表现,严重时导致血流感染。

最常见的致病菌为革兰阴性杆菌,如肺炎克雷伯杆菌、铜绿假单胞菌和大肠埃希菌等,近年来革兰阳性球菌的发病率有所上升,常见如金黄色葡萄球菌、表皮葡萄球菌和肠球菌等。长期应用抗生素或粒细胞缺乏者,可出现真菌感染,如念珠菌、曲霉菌和隐球菌等,免疫功能缺陷者,也可发生病毒感染,如单纯疱疹病毒、带状疱疹病毒和巨细胞病毒等,偶见卡氏肺孢子菌病。

2. **贫血**　半数患者就诊时已有重度贫血,尤其是继发于 MDS 患者,表现为头晕、乏力、记忆力减退、注意力不集中、皮肤黏膜苍白、心悸、气急、食欲减退、腹部胀满等多系统症状。但部分患者因病程短,可无贫血。

3. **出血**　近 40% 患者以出血为早期表现,出血可发生在全身各部位,以皮肤瘀点瘀斑、鼻出血、牙龈出血和月经过多常见。其中急性早幼粒细胞白血病易并发凝血异常出现全身广泛性出血,甚至出现 DIC。当出现眼底出血,可导致视力障碍;出现颅内出血时,可导致头痛、呕吐、瞳孔大小不对称,甚至昏迷,最终导致死亡。急性白血病患者出血不仅仅由于血小板减低,白血病细胞在血管中瘀滞及浸润、凝血异常以及感染也是引起出血的主要原因。

4. **浸润**　白血病细胞浸润骨髓以外组织器官引起不同的临床表现,常见浸润部位包括淋巴结、肝脏、脾脏、骨骼、中枢神经系统等。

白血病最常浸润的髓外部位是中枢神经系统。由于多数化疗药物难以通过血脑屏障,隐藏在中枢神经系统中的白血病细胞难以杀灭,引起中枢神经系统白血病(CNSL)。轻症表现为头晕、头痛,重症可出现呕吐、颈项强直,甚至抽搐、昏迷。浸润睾丸表现为一侧无痛性肿大,多见于 ALL 化疗缓解后的幼儿和青年,是仅次于 CNSL 的白血病髓外复发部位。

淋巴结浸润以 ALL 多见,表现为肿大,纵隔淋巴结肿大常见于 T 细胞 ALL。浸润肝脾大多表现为轻至中度肿大,除 CML 急性变外,巨脾罕见。

浸润骨骼主要表现为疼痛,急性白血病常有胸骨下段局部压痛。发生骨髓坏死时可引起骨骼剧痛。AML 伴绿色瘤累及眼眶可引起眼球突出、复视或失明。M_4 和 M_5 常出现牙龈浸润,导致牙龈增生和肿胀。皮肤浸润可出现蓝灰色斑丘疹,局部皮肤隆起变硬,呈紫蓝色结节。肺、心、消化道和泌尿生殖系统等均可受累。

【辅助检查】

1. **血象** 多数白血病患者白细胞增多($>10\times10^9/L$),称为白细胞增多性白血病;部分患者白细胞计数正常或减少(严重减低者可$<1\times10^9/L$),称为白细胞不增多性白血病。血涂片行白细胞形态手工分类检查可见数量不等的原始和幼稚细胞,但白细胞不增多型血片可能难以找到原始细胞。

患者常出现不同程度的正细胞性贫血,少数患者血片上红细胞大小不等,可找到幼红细胞。半数患者出现血小板低于 $60\times10^9/L$,晚期患者血小板往往极度减低。

2. **骨髓形态学检查** 骨髓常规是诊断急性白血病的必要检查。AML 患者骨髓检查发现异常增多的原始细胞,FAB 分型≥骨髓有核细胞的 30% 为 AML 诊断标准,WHO 分型则要求原始细胞≥骨髓有核细胞的 20%,或原始细胞$<20\%$但伴有 t(15;17)、t(8;21) 或 inv(16)/t(16;16)。多数 AML 患者骨髓表现为有核细胞显著增生,以原始或幼稚细胞为主,少数低增生性 AL 患者骨髓表现为增生低下。

3. **骨髓特殊检查**

(1) 细胞化学染色:骨髓涂片通过进一步细胞化学染色可用于鉴别各类急性白血病,常见的细胞化学染色包括 MPO、糖原染色(PAS)和非特异性酯酶(NSE)。

急性淋巴细胞白血病表现为 MPO 阴性、NSE 阴性,而 PAS 染色表现为成块或粗颗粒状的阳性;对于急性髓系白血病,分化差的粒系原始细胞和急性单核细胞白血病 MPO 阴性或弱阳性,而分化好的粒系原始细胞可有不同程度的阳性表现;PAS 染色对于粒系和单核系均表现为阴性或阳性,阳性呈弥漫性淡红色或细颗粒状表现;NSE 染色粒系表现为阴性或弱阳性,NaF 抑制$<50\%$,但单核系均表现为阳性,并且可以被 NaF 抑制$\geq50\%$。

(2) 免疫学检查:白血病细胞根据其来源表达不同系列的相关抗原,利用流式细胞学方法可对白血病细胞进行相关抗原分子的检测,从而鉴别各类急性白血病。造血干/祖细胞独特地表达 CD34,髓系常见表达的抗原包括 CyMPO、CD117、CD13、CD33、CD65 和 CD14 等,B 细胞淋系常见表达抗原包括 CyCD79a、CyCD22、CD19、CD20 和 CD10 等,T 细胞淋系常见抗原包括 CD3、TCRα/β、CD2、CD5 和 CD7 等。

(3) 染色体和分子生物学:白血病常伴有特异的染色体和基因改变,例如 M3 常有 t(15;17)(q22;q12)染色体易位,使得 15 号染色体上的 *PML*(早幼粒白血病基因)与 17 号染色体上 *RARα*(维 A 酸受体基因)形成 *PML - RARα* 融合基因,这也是 M_3 发病和应用全反式维 A 酸及砷剂治疗有效的分子基础。染色体和分子生物学异常的检测也是对急性白血病患者进行预后危险度分级的依据。

4. **其他血液生化检查** 由于白血病细胞崩解可出现血清尿酸浓度增高,特别在化疗期间,尿酸排泄量增加,甚至出现尿酸结晶。患者出现凝血异常时需警惕 DIC。血清乳酸脱氢酶可增高。白血病侵犯中枢神经系统时可出现脑脊液压力升高,白细胞数增加,蛋白质增多,糖定量减少,涂片中可找到白血病细胞。

【诊断策略】

(一) 诊断依据

根据临床表现、血象和骨髓象特点,诊断白血病一般不难,目前根据 WHO 分型,急性白血病诊断标准定为外周血或骨髓中原始细胞比例≥20%;或当原始细胞<20%但伴有克隆性重现性 t(15;17)、t(8;21)或 inv(16)/t(16;16)时也应诊断为 AML。

由于白血病细胞类型、染色体、免疫表型和融合基因不同,治疗方案及预后亦随之改变,因此对于外周血三系减少并伴有相关临床表现的患者,当结合患者病史、症状和实验室检查,作出初步诊断并进行危险度预后和分层,以便评价预后,指导治疗,并应注意与相应疾病进行鉴别诊断(图 41-1)。对于 ALL、M₄、M₅ 等容易浸润中枢神经系统的急性白血病需进行腰椎穿刺术+脑脊液检查,脑脊液中找到白血病细胞是确诊中枢神经系统白血病(CNSL)的依据(图 41-1)。

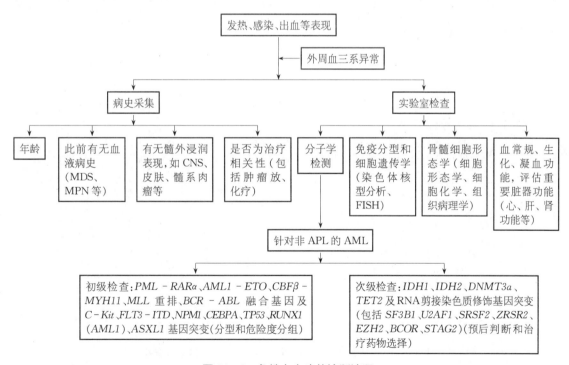

图 41-1 急性白血病的诊断流程

(二) 鉴别诊断

1. **骨髓增生异常综合征** MDS 患者的 RAEB 型除病态造血外,外周血和骨髓中有原始和幼稚细胞,全血细胞减少和染色体异常,因此容易与白血病混淆,但骨髓中原始细胞应小于 20%。

2. **某些感染引起的白细胞异常** 特殊病原体引起的感染可继发白细胞异常。例如传染性单核细胞增多症,外周血中可见异形淋巴细胞,其形态需与原始细胞仔细鉴别。传染性单核细胞增多症患者血清中嗜异性抗体效价逐步上升,病程短,可自愈。百日咳、传染性淋巴细胞增多症、风疹等病毒感染时,血象中可出现淋巴细胞增多,但淋巴细胞形态正常,病程良性,骨髓原始幼稚细胞不增多可鉴别。

3. **巨幼细胞性贫血** 巨幼细胞性贫血易与红白血病混淆,但骨髓中原始细胞不增多,幼红细胞 PAS 反应常为阴性可鉴别,并且予叶酸、维生素 B_{12} 治疗有效。

4. **急性粒细胞缺乏症恢复期** 在继发性粒细胞缺乏症(如药物或某些感染引起)恢复期时,骨髓中原始幼稚粒细胞增多,但该病有明确病因,血小板计数正常,原始幼稚细胞中无 Auer 小体或染色体异常,并且短期内骨髓粒细胞可成熟恢复正常。

(三) 病情评估

1. **预后判断** 通过对染色体和分子生物学异常的检测,对急性髓系白血病(非急性早幼粒细胞白血病)患者进行预后危险度分级(表 41-1)。成人急性淋巴细胞白血病预后危险度分组见表(表 41-2)。

表 41-1 成人急性髓系白血病的预后危险度分级

预后等级	细胞遗传学	分子遗传学
预后良好	inv(16)(p13q22)或 t(16;16)(p13;q22) t(8;21)(q22;q22)	NPM1 突变但不伴有 FLT3-ITD 突变 CEBPA 双突变
预后中等	正常核型 t(9;11)(p22;q23) 其他异常	inv(16)(p13q22) 或 t(16;16)(p13;q22)伴有 C-kit 突变 t(8;21)(q22;q22) 伴有 C-kit 突变
预后不良	单体核型 复杂核型(≥3 种),不伴有 t(8;21)(q22;q22)、inv(16)(p13q22) 或 t(16;16)(p13;q22)或 t(15;17)(q22;q12) −5 −7 5q- −17 或 abn(17p) 11q23 染色体易位,除外 t(9;11) inv(3)(q21;q26.2)或 t(3;3)(q21;q26.2) t(6;9)(p23;q34) t(9;22)(q34.1;q11.2)	TP53 突变 RUNX1(AML1)突变 ASXL1 突变 FLT-ITD3 突变

注:摘自《成人急性髓系白血病(非急性早幼粒细胞白血病)中国诊疗指南(2017 年版)》。

表 41-2 成人急性淋巴细胞白血病(ALL)预后危险度分组

指 标	预 后 好	预 后 差	
		B-ALL	T-ALL
诊断			
白细胞计数(×10⁹/L)	<30	>30	>100*
免疫表型	胸腺 T	早期前 B(CD10⁻) 前体 B(CD10⁻)	早期前 T(CD1a⁻,sCD3⁻) 成熟 T(CD1a⁻,sCD3⁺)

续　表

指　标	预 后 好	预 后 差	
		B - ALL	T - ALL
遗传学或基因表达谱	TEL - AML1* HOX11 过表达* NOTCH1* 9p 缺失* 超二倍体*	t(9;22)/BCR - ABL t(4;11)/ALL1 - AF4 t(1;19)/E2A - PBX* 复杂异常* 低亚二倍体/近四倍体*	HOX11L2 过表达* CALM - AF4 过表达* 复杂异常* 低亚二倍体/近四倍体*
治疗反应			
泼尼松反应	好*	差*	
达 CR 的时间	早期	较晚(>3~4 周)	
CR 后微小残留病	<10^{-4}或阴性	>10^{-4}或阳性	
年龄	<25 岁,<35 岁	>35 岁,>55 岁,>70 岁	

注:*可能有意义,但尚未达成共识,出自《中国成人急性淋巴细胞白血病诊断与治疗专家共识》。

2.疗效判断标准

(1) 完全缓解(CR):① 形态学 CR:骨髓中原始细胞<5%,患者不依赖输血情况下,中性粒细胞绝对值>$1.0×10^9$/L,血小板≥$100×10^9$/L,无髓外疾病残留。② 细胞遗传学 CR:细胞遗传学正常(有异常细胞遗传学的患者)。③ 分子完全缓解:分子检测阴性。④ CRi(CR 伴血细胞不完全恢复):原始细胞<5%,中性粒细胞绝对值<$1.0×10^9$/L 或血小板<$100×10^9$/L,可不依赖输血但血细胞减少(常为血小板减少)持续存在。

(2) 部分缓解(PR):骨髓原始细胞至少减少 50%,达 5%~25%,且血细胞计数正常。

(3) CR 后复发:是指外周血再次出现白血病原始细胞或骨髓中原始细胞>5%而无其他原因(如巩固治疗后骨髓再生),或髓外复发。

【治疗策略】

(一) 一般治疗

1.紧急处理高白细胞血症　当循环血液中白细胞数>$200×10^9$/L,患者可出现白细胞淤滞,表现为呼吸困难、低氧血症、反应迟钝、言语不清、颅内出血等相应症状。当外周血中白细胞>$100×10^9$/L 时,应紧急使用血细胞分离机,单采清除过高的白细胞(M_3 型不推荐行此治疗),同时予以水化和化疗。化疗前对 ALL 可以静脉应用地塞米松 10 mg/m^2,AML 可用羟基脲 1.5~2.5 g/6 h(总量 6~10 g/d)约 36 h,然后进行联合化疗。同时需预防白血病细胞崩解导致的高尿酸血症、酸中毒、电解质紊乱和凝血异常等并发症。

2.防治感染　伴有粒细胞减少或缺乏的白血病患者,以及化疗后粒细胞减少或缺乏的患者,条件允许宜住层流病房或消毒隔离病房。发热患者应行细菌培养和药敏试验,并迅速进行经验性抗生素治疗。对于 ALL 和老年、强化疗或伴感染的 AML 可应用 G - CSF 治疗。

3.成分输血支持　严重贫血可吸氧、输注浓缩红细胞,血小板过低需输注单采血小板予以支持。

4.防治高尿酸血症肾病　由于白血病细胞大量破坏,血清中和尿中尿酸浓度增高,肾小管中积聚大量尿酸易引起阻塞,导致高尿酸血症性肾病。鼓励患者多饮水,并予静脉补液,水化和碱化。

当患者出现少尿、无尿、肾功能不全时应按急性肾衰竭处理。

5. **营养支持**　白血病是高消耗性疾病,同时化疗等药物容易引起患者消化道黏膜及功能紊乱,应注意补充营养,维持水、电解质平衡,必要时经静脉补充营养。

(二) 抗白血病治疗

抗白血病治疗的第 1 阶段是诱导缓解治疗,主要方法是联合化疗,目标是使患者迅速获得完全缓解(CR)。患者经第 1 阶段诱导缓解治疗获 CR 后,体内白血病细胞由发病时的 $10^{10} \sim 10^{12}$ 降至 $10^{8} \sim 10^{9}$,这些残留的白血病细胞称为微小残留病灶(MRD),可引起复发。因此,获得 CR 的患者当进入缓解后治疗阶段(包括强化巩固和维持治疗),以进一步降低 MRD,防止复发,争取长期无病生存甚至治愈(即无病生存 10 年以上)。第 2 阶段治疗主要方法有化疗和造血干细胞移植(HSCT)。如第 1 阶段接受诱导缓解治疗后达部分缓解(PR)者,继续原诱导方案治疗;第 1 次诱导后未 PR 或第 2 次诱导治疗未达 CR 者接受挽救性治疗(图 41 - 2、图 41 - 3)。

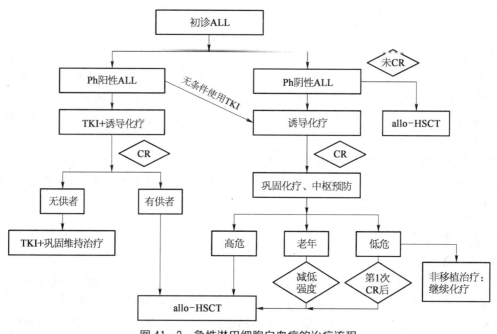

图 41 - 2　急性淋巴细胞白血病的治疗流程

1. **急性淋巴细胞白血病(ALL)**

(1) 诱导缓解治疗:ALL 的基础用药是长春新碱(VCR)和泼尼松(P),组成 VP 方案。该方案的 CR 率达 50%,CR 期 3~8 个月。VCR 主要毒副作用是末梢神经炎和便秘。VP 加蒽环类药物(如柔红霉素,DNR)组成 DVP 方案,CR 率可提高至 70% 以上,但蒽环类药物具有心脏毒性。DVP 方案再加左旋门冬酰胺酶(L - ASP)即为 DVLP 方案,是目前最常用的 ALL 诱导方案。L - ASP 可提高患者无病生存,其主要副作用包括肝功能损害、胰腺炎、凝血因子及白蛋白合成减少和过敏反应。其他方案在 DVLP 基础上加入环磷酰胺(CTX)或阿糖胞苷(Ara - C),可提高部分 ALL 的 CR 率和无病生存。推荐采用 VDP 联合 CTX 和 L - ASP 组成的 VDCLP 方案。诱导治疗第(28±7)日判断疗效,未达 CR 的患者进入挽救治疗。

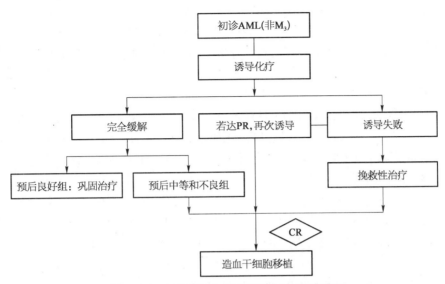

图 41-3 急性髓系白血病(非 M₃)的治疗流程

（2）缓解后治疗：本阶段需进一步进行强化巩固和维持治疗。达 CR 后应根据患者的危险度分组情况判断是否需要行异基因造血干细胞治疗(allo-HSCT)，若需行 allo-HSCT 应积极寻找供者，行 HLA 配型。异基因造血干细胞治疗对治愈成人 ALL 至关重要，主要适应证包括：① 复发难治 ALL。② CR2 期 ALL。③ CR1 期高危 ALL：如细胞遗传学分析为 Ph⁺、亚二倍体者；MLL 基因重排阳性者；白细胞计数≥30×10⁹/L 的前 B-ALL 和白细胞计数≥100×10⁹/L 的 T-ALL；获 CR 时间>4~6 周；CR 后在巩固维持治疗期间 MRD 持续存在或不断升高者。

强化巩固的化疗方案主要采用间歇重复原诱导方案，定期给予其他强化方案治疗。强化巩固治疗时化疗药物剂量宜大并且要求不同种类交替轮换以避免蓄积毒性。对于 ALL 的患者(成熟 B-ALL 除外)，即使经过强烈的诱导和强化巩固治疗，也必须给予维持治疗。目前普遍采用的方案是在口服 6-MP 和甲氨蝶呤(MTX)维持的同时间断给予 VP 方案化疗。如未行异基因造血干细胞治疗，则 ALL 患者取得 CR 后总的巩固维持治疗周期至少为 2 年。而由于成熟 B-ALL，经采用含高剂量 CTX 和高剂量 MTX 方案反复短程强化治疗后，其长期无病生存可达 50%以上，且缓解期超过 1 年者复发率很低，故一般不要求对此类患者进行维持治疗。

对于 Ph 阳性 ALL(Ph⁺-ALL)的治疗，开始和一般 Ph 阴性的相同，建议予 VCR 或 VDP 为基础的方案诱导治疗。一旦融合基因或染色体分析证实为 Ph/BCR-ABL 阳性 ALL 则可以不再应用 L-ASP。自第 8 日或第 15 日开始加用酪氨酸激酶抑制剂(TKI)，常用伊马替尼 400~600 mg/d，当持续应用。若出现粒细胞缺乏持续时间超过 1 周，出现感染、发热等并发症，需暂停。Ph⁺-ALL 缓解后治疗原则参考一般 ALL，但可以不再使用 L-ASP，伊马替尼应尽量持续应用至维持治疗结束，一般维持治疗至 CR 后 2 年，可以联合 VCR、糖皮质激素。无条件应用 TKI 患者按一般 ALL 的治疗方案进行，维持治疗可改干扰素为基础的方案。

（3）中枢神经系统白血病(CNSL)的预防和治疗：治疗中应注意早期开始、充分的 CNSL 预防和治疗，包括鞘内化疗和头颅放疗。诱导治疗过程中没有 CNS 症状者可以在 PLT≥50×10⁹/L 后行腰椎穿刺＋鞘内注射。常用药物为 MTX 10~15 mg/次或 MTX＋Ara-C(30~50 mg/次)＋地塞米松三联或二联方案。巩固强化治疗中也应进行积极的 CNSL 预防,一般应 6 次以上,高危组患者可 12 次以上,鞘内注射频率一般每周不超过 2 次。18 岁以上的高危组或 35 岁以上的患者可进行预防性头颅放疗,一般在缓解后的巩固化疗期或维持治疗时进行。预防性照射头颅总剂量 1 800～2 000 cGy,分次完成。

如确诊 CNSL,尤其是症状和体征较明显的患者,建议先行腰椎穿刺＋鞘内注射:MTX 每次 10～15 mg＋Ara-C(每次 30～50 mg)＋地塞米松三联或二联,每周 2 次,直至脑脊液无白血病细胞,以后每周 1 次,共 4～6 周。也可以在鞘内化疗至脑脊液正常、症状体征好转后再行放疗(头颅＋脊髓),剂量建议头颅 2 000～2 400 cGy、脊髓 1 800～2 000 cGy,分次完成。

2. 急性髓系白血病(AML)

(1) 诱导缓解治疗:对于非 M_3 患者,常采用(3＋7 方案)化疗。即蒽环类药物使用 3 d 联合标准剂量 Ara-C 使用 7 d,最常用的是 IA 方案和 DA 方案。IA 方案中使用的蒽环类药物为去甲氧柔红霉素(IDA)12 mg/$(m^2 \cdot d)$连用 3 d;DA 方案中使用柔红霉素(DNR)60～90 mg/$(m^2 \cdot d)$连用 3 d,两个方案均联合标准剂量 Ara-C[100～200 mg/$(m^2 \cdot d)$,连用 7 d]。我国学者率先以高三尖杉酯碱(HHT)替代蒽环类药物联合组成 HA 方案,CR 率为 60%～65%。1 个疗程获 CR 患者无病生存期长,2 个标准疗程仍未获得 CR 提示存在原发耐药,需换化疗方案或行 allo-HSCT。

对于 M_3(APL)患者,多采用全反式维 A 酸(ATRA)＋蒽环类药物,ATRA 可通过作用于 RARA 诱导带有 t(15;17)(q22;q12)/PML-RARα 的 APL 细胞分化成熟,剂量为 20～45 mg/$(m^2 \cdot d)$,在此基础上加用砷剂(如三氧化二砷,ATO)能缩短达 CR 时间。无法耐受蒽环类药物的患者可采用 ATRA＋ATO 双诱导方案。治疗过程中需警惕分化综合征,表现为发热、肌肉骨骼疼痛、呼吸窘迫、肺间质浸润、胸腔积液、心包积液、体重增加、低血压、急性肾衰竭甚至死亡,一旦出现立即给予糖皮质激素,同时予吸氧、利尿,暂停 ATRA。对于 APL 合并凝血功能障碍或出血者可输注血小板、新鲜冰冻血浆和冷沉淀。

大多数大于 60 岁的老年患者化疗需减量以降低治疗相关的病死率,少数体质好、支持条件佳者可参照年轻人治疗。对于年龄大于 75 岁患者,或具有不良预后因素患者可予低强度化疗,如地西他滨[20 mg/$(m^2 \cdot d)$,连用 5 d(单用或联合)]或 G-CSF 联合小剂量化疗、小剂量 Ara-C(20 mg,每日 2 次,连用 10 d,4～6 周为 1 个疗程)。

(2) 缓解后治疗:年龄＜60 岁,按遗传学预后危险度分组治疗。蒽环、米托蒽醌 6～10 mg/$(m^2 \cdot d)$连用 3 d 的剂量同诱导治疗方案。预后良好组首选大剂量 Ara-C(3 g/m^2,q12 h,6 个剂量)3～4 个疗程,复发后再行 allo-HSCT。预后中等组可选择 allo-HSCT 和大剂量 Ara-C 为基础的化疗。预后不良组应尽早性 allo-HSCT,寻找供者期间行 1～2 个疗程的中大剂量 Ara-C 为基础的化疗或标准剂量化疗。无条件移植患者予大剂量 Ara-C(3 g/m^2,q12 h,6 个剂量)3～4 个疗程,单药应用。无法进行危险度分组则参考预后中等组治疗,若诊断时白细胞≥100×10^9/L,则按预后不良组治疗。CR 后对于年龄小于 70 岁、一般状况良好、重要脏器功能基本正常、伴有预后不良因素、有合适供者的患者,可进行非清髓预处理的 allo-HSCT。

(3) CNSL 的治疗:AML 的 CNSL 发生率不到 3%,对无症状患者不建议行腰椎穿刺检测,当出现头痛、精神错乱、感觉改变时先行 CT 或 MRI 检测排除神经系统出血或肿块。对于初诊白细胞计数≥100×10^9/L,伴髓外病变、M_4、M_5、伴 t(8;21)或 inv(16)的患者,应在 CR 后行腰椎穿刺＋鞘内预防性用药至少 1 次。对于 APL 患者 CR 后至少预防性鞘内用药 3 次。

第二节　慢性白血病

慢性白血病根据白血病细胞来源分为慢性髓系白血病(chronic myelogenous leukemia, CML, 简称慢粒)和慢性淋巴细胞白血病(chronic lymphocytic leukemia, CLL, 简称慢淋)。慢性髓系白血病是一种发生在髓系多能造血干细胞的恶性骨髓增生性肿瘤。其特点为外周血中不成熟的粒细胞显著性增多, 白血病细胞中可找到 Ph 染色体和(或)BCR-ABL 融合基因, 病程发展缓慢。慢性淋巴细胞白血病则是一种累及 B 淋巴细胞的增殖性肿瘤, 表现为骨髓、外周血、脾脏和淋巴结等淋巴组织中出现大量克隆性 B 淋巴细胞, 这种淋巴细胞免疫学不成熟且功能异常, 形态上类似成熟淋巴细胞, 病程发展缓慢。小淋巴细胞淋巴瘤(SLL)与 CLL 是同一种疾病的不同表现, 淋巴组织具有 CLL 的细胞形态与免疫表型特征。CLL 与 SLL 的主要区别在于前者主要累及外周血和骨髓, 而后者主要累及淋巴结和骨髓。

CML 占成人白血病的 15%, 全球年发病率为(1.6~2)/10 万, 国内流行病学调查显示年发病率为(0.39~0.55)/10 万。国内中位发病年龄 45~50 岁, 男性多于女性。慢性淋巴细胞白血病在西方国家是最常见的成人白血病, 而在我国、日本及东南亚国家较少见, 多见于 50 岁以上患者, 男性多于女性。

【病因及发病机制】

慢性白血病的病因亦不完全明确, 其发病由多因素导致, 如遗传因素和环境因素。与急性白血病相似, 影响其发病的环境因素包括病毒感染、电离辐射、化学物质等。而其中证实与 CML 发病具有相关性的是 Ph 染色体以及由 9 号染色体长臂上 C-ABL 基因易位至 22 号染色体长臂的断裂点簇集区(BCR)形成的 BCR-ABL 融合基因, 该融合基因编码具有酪氨酸激酶活性的蛋白, 如最常见的 P210, 导致 CML 发生, 而出现＋Ph、＋8、i(17q)、＋19、＋21 等额外染色体及基因异常可能构成了疾病进展的分子机制。

【病理及病理生理】

临床上将 CML 分为慢性期(chronic phase, CP)、加速期(accelerated phase, AP)和最终急变期(blastic phase, BP)。对于 CML, 由于白血病细胞的异常克隆性增生, 导致白细胞淤滞, 可影响呼吸系统、神经系统等出现相应的表现。其最显著体征是脾脏肿大, 当疾病进入加速期或急变期, 由于白血病细胞抑制骨髓正常造血, 而出现贫血和血小板减少的表现。

CLL 由于白血病细胞聚集在淋巴组织中, 导致淋巴结肿大, 肿大的淋巴结可导致相应器官的压迫症状。疾病晚期同样由于骨髓抑制出现贫血、血小板减少和粒细胞减少, 易于并发感染。由于 CLL 患者免疫功能失调, 常并发自身免疫性疾病, 如自身免疫性溶血性贫血、免疫性血小板减少性紫癜等。

【临床表现】

(一) 慢性髓系白血病(CML)

CML 起病缓慢, 早期常无自觉症状, 患者常因体检或因其他疾病就诊时发现血象异常或脾大而被确诊。慢性期患者可有乏力、低热、盗汗或体重减轻等代谢亢进的症状，如有脾大可出现左上腹坠胀感，该期一般持续 1～4 年。白细胞极度升高时可发生"白细胞淤滞症"，表现为呼吸窘迫、头晕、语言不清、中枢神经系统出血、阴茎异常勃起等。加速期可维持数月到数年，患者可出现骨骼疼痛，并逐渐出现贫血和出血症状。而当进入急变期，其临床表现与急性白血病类似，多数发生急粒变，少数为急淋变或急单变。

CML 最显著的体征是脾脏肿大，可达脐或脐以下，质地坚实、平滑无压痛。若发生脾梗死，则脾区压痛明显，并有摩擦音。肝脏明显肿大较少见，部分患者可出现胸骨中下段压痛。

（二）慢性淋巴细胞白血病（CLL）

CLL 起病缓慢，亦多无自觉症状。有症状者早期可表现为乏力、疲倦，而后出现食欲减退、消瘦、低热、盗汗等。60%～80% 的患者有淋巴结肿大，浅表淋巴结均可累及，一般为无痛性肿大，硬度中等，无粘连，随病程进展可逐渐增大或融合。纵隔、腹膜后和肠系膜等深部淋巴结肿大可通过 CT 扫描发现，当肿大的淋巴结压迫血管或脏器如气管、上腔静脉、胆道或输尿管等，可出现相应症状。半数以上患者可出现轻至中度脾大和轻度肝大，胸骨压痛少见。晚期患者由于正常骨髓造血受抑制，可出现贫血、血小板减少和粒细胞减少，易并发感染。由于免疫功能失调，常并发自身免疫性疾病，如自身免疫性溶血性贫血和免疫性血小板减少性紫癜。部分患者可转化为幼淋巴细胞白血病、淋巴瘤（即 Richter 综合征），或继发第二肿瘤。

【辅助检查】

1. **血象** CML 患者白细胞数明显增高，常超过 20×10^9/L，甚至达到 100×10^9/L 以上，血片中粒细胞显著增多，表现为各阶段粒细胞均有，以中性中幼、晚幼和杆状核等偏成熟粒细胞居多。外周血中原始（Ⅰ+Ⅱ）细胞<10%，嗜酸、嗜碱性粒细胞增多的特点有助于慢粒的诊断。早期血小板多正常，部分患者可增多，晚期血小板减少，并出现血红蛋白减少。

CLL 患者外周血以淋巴细胞持续性增多为主要特征。白细胞计数>10×10^9/L，淋巴细胞比例≥50%，淋巴细胞绝对值>5×10^9/L（至少持续 3 个月）。CLL 白血病细胞形态类似成熟小淋巴细胞，胞质少，胞核染色质呈凝块状。少数可出现形态异常、胞体较大的不成熟的白血病细胞，胞核有深切迹（Reider 细胞）。CLL 患者外周血偶见原始淋巴细胞，晚期也可出现血小板减少和贫血。

2. **骨髓象** 慢性白血病骨髓有核细胞增生明显活跃或极度活跃。CML 骨髓以粒细胞为主，粒红比例明显增高，原始细胞<10%，粒系以中性中幼、晚幼及杆状核粒细胞增多为主，同时伴有嗜酸、嗜碱性粒细胞增多。红细胞则相对减少，巨核细胞正常或增多，晚期减少。偶见 Gaucher 样细胞。

CLL 淋巴细胞≥40%，以成熟淋巴细胞为主，红系、粒系及巨核系增生均受抑制，晚期患者可明显减少。CLL 伴有溶血时，幼红细胞可代偿性增生。

3. **细胞遗传学及分子生物学改变** 95% 以上的 CML 细胞中出现 Ph 染色体，由 t(9;22)(q34;q11) 染色体异位形成的小的 22 号染色体，即 9 号染色体长臂上 C-ABL 基因易位至 22 号染色体长臂的断裂点簇集区（BCR）形成的 BCR-ABL 融合基因，该融合基因编码具有酪氨酸激酶活性的蛋白，主要是 P210，参与 CML 的致病机制。该染色体也可见于粒、红、单核、巨核及淋巴细胞中。另 5% 的 CML 有 BCR-ABL 融合基因阳性而 Ph 染色体阴性。加速期 CML 患者出现其他染色体异常，如+8、双 Ph 染色体、17 号染色体长臂的等臂等。并且粒-单系祖细胞培养出现集簇增加而集落减少，骨髓活检显示胶原纤维显著增生。进入急变期则与急性白血病相似。

通过荧光原位杂交(FISH)技术可检测到＞80％的 CLL 患者存在染色体异常,如 13q14 缺失、12 号染色体三体、11q22－23 缺失、17p13 缺失和 6q 缺失等。50％～60％的 CLL 发生免疫球蛋白重链可变区(IgVH)基因体细胞突变,这种突变状态不随病程改变。IgVH 突变发生于经历了抗原选择的原始 B 细胞(前生发中心),此类患者多为典型成熟 B 细胞形态,临床分期多在早期,病程进展缓慢,生存期长。无 IgVH 突变者起源于未经抗原选择的原始 B 细胞(前生发中心),这类患者易出现不典型的细胞形态,临床分期多为晚期,病情进展快速且生存期短。无 IgVH 突变的 CLL 细胞多数高表达 CD38、ZAP70,均与不良预后有关。少数患者存在 $p53$ 基因突变,与疾病进展有关,对治疗有抵抗,生存期短。

4. 免疫学检查　CLL 白血病细胞的免疫表型具有以下特征:表达 B 细胞相关标志:CD19、CD20^{dim}和 CD23;表面免疫球蛋白(sIg)弱表达,Ig 常为 IgM 或 IgM＋IgD;轻链限制性表达:即单纯表达 kappa 或 lambda 轻链,证实 CLL 细胞的克隆性;共表达 CD5 与 B 细胞标志;不表达 CCND1 与 CD10;FMC7、CD22 和 CD79β 常阴性或弱表达。

5. 血生化　CML 患者的中性粒细胞碱性磷酸酶(NAP)活性通常减低,治疗有效时可恢复,复发时再次减低,而合并细菌性感染时可略升高。由于白细胞异常增多和破坏,血清及尿中尿酸浓度增高。血清乳酸脱氢酶增高。

【诊断策略】

(一) 诊断依据

1. 慢性髓系白血病(CML)　根据白细胞增高、脾大、NAP 积分低或 0 分、Ph 染色体和(或)$BCR－ABL$ 融合基因阳性可对 CML 做出诊断。CML 临床上可分为慢性期(CP)、加速期(AP)和急变期(BP)。

(1) 加速期(AP):与治疗无关的白细胞计数进行性升高(＞$10×10^9$／L)、血小板持续性减少(＜$100×10^9$／L)或增多(＞$1000×10^9$／L)、脾脏进行性增大;外周血中嗜碱粒细胞≥20％;原始细胞在血和(或)骨髓有核细胞中占 10％～19％;新增的染色体异常如"主要路径"[＋Ph、＋8、i(17q)、＋19]、复杂核型、3q26.2异常;治疗过程中 Ph 阳性克隆出现新的染色体异常。

(2) 急变期(BP):原始细胞在血和(或)骨髓有核细胞中≥20％;原始细胞髓外浸润;骨髓活检示原始细胞聚集。

(3) 慢性期(CP):不符合加速期或急变期标准。

2. 慢性淋巴细胞白血病(CLL)　根据外周血 B 淋巴细胞绝对值≥$5×10^9$／L,且≥3 个月;形态以成熟小淋巴细胞为主,幼稚淋巴细胞＜10％;典型的免疫表型特征;排除其他一些易误诊为 CLL 的 B 细胞慢性淋巴增殖性疾病(B－CLPD)可作出 CLL 诊断。如幼稚淋巴细胞在外周血淋巴细胞中占 10％～54％,则诊断为 CLL／PL(CLL 伴幼淋细胞增多)。

(二) 鉴别诊断

由于 Ph 染色体尚可见于 AML 和 ALL,CML 应注意与其鉴别。不具有 Ph 染色体和 $BCR－ABL$ 融合基因而临床特征类似于 CML 的疾病归入骨髓增生异常综合征或骨髓增生性肿瘤。同时还需与其他引起脾大的疾病、类白血病反应以及骨髓纤维化相鉴别。血吸虫病、慢性疟疾、黑热病、肝硬化和脾功能亢进等均有脾大的表现,需根据不同疾病各自原发病的临床特点和血象骨髓象特点予以鉴别,上述疾病 Ph 染色体和 $BCR－ABL$ 融合基因均阴性。类白血病反应常并发于严重感染和恶性肿瘤等,粒细胞胞质中常有中毒颗粒和空泡,外周血中嗜酸和嗜碱粒细胞不增多,NAP 反应呈强阳性,Ph 染色体和 *BCR - ABL* 融合基因均阴性,不难鉴别。原发性骨髓纤维化脾大显著,血象中白细胞增多,并可出现幼粒细胞,易与 CML 混淆,但骨髓纤维化外周血白细胞多不超过 $30×10^9$/L,且 NAP 阳性,Ph 染色体和 *BCR - ABL* 融合基因均阴性,部分患者存在 *JAK2V617F* 基因突变,多次多部位骨髓穿刺干抽,骨髓活检网状纤维染色阳性,上述特点可与 CML 鉴别。

根据上述诊断标准,CLL 不难确诊,但需与病毒感染引起的反应性淋巴细胞增多症相鉴别,后者淋巴细胞增多呈多克隆性和暂时性的,感染控制则恢复正常。侵犯骨髓的小 B 细胞淋巴瘤(如滤泡淋巴瘤、套细胞淋巴瘤、脾边缘区 B 淋巴瘤等)与 CLL 易混淆,需通过淋巴瘤相关病史、淋巴结和骨髓病理、免疫表型特征和细胞遗传学等特点与 CLL 鉴别。当幼稚淋巴细胞在外周血淋巴细胞中占 10%～54%,诊断为 CLL 伴幼淋细胞增多(CLL/PL),当幼稚淋巴细胞>55%,则应诊断为幼淋巴细胞白血病(PLL)。该病白细胞数增高,脾大明显,淋巴结肿大少见,外周血和骨髓涂片可见较多的带核仁的幼稚淋巴细胞。PLL 细胞高表达 FMC7、CD22 和 SmIg,CD5 阴性。由于少数毛细胞白血病(HCL)患者白细胞升高达 $(10～30)×10^9$/L,需与 CLL 相鉴别,HCL 常有脾大,外周血及骨髓中可见有纤毛状胞质突出物的 HCL 细胞,抗酒石酸的酸性磷酸酶染色阳性,CD5 阴性,并且高表达 CD25、CD11c 和 CD103,有助于鉴别。

(三) 病情评估

1. CML 目前 CML 常用的预后评价评分系统包括 Sokal、Euro 和 EUTOS,以临床特征以及血液学指标作为预后评分因素(表 41-3)。无论采取何种预后评估方式,建议对高危患者采用更为积极的治疗和监测。

表 41-3 CML 常用的评分系统

积分系统	积 分 方 法	预 后 判 断
Sokal 积分	exp[0.0116(年龄-43.4)]+0.0345(脾脏大小-7.51)+0.188[(血小板计数/700)^2-0.563]+0.0887(原始细胞-2.1)	<0.8 评为低危,0.8～1.2 为中危,>1.2 评为高危
Euro 积分	0.666(当年龄≥50 岁)+(0.042×脾脏大小)+1.0956(当血小板计数≥1500×10^9/L)+(0.0584×原始细胞)+0.20399(当嗜碱粒细胞>3%)+(0.0413×嗜酸粒细胞)×100	≤780 评为低危,781～1480 为中危,>1480 评为高危
EUTOS 积分	脾脏大小×4+嗜碱粒细胞×7	≤87 评为低危,>87 评为高危

注:血小板计数单位为×10^9/L,年龄单位为岁,脾脏大小单位为肋下厘米数,原始细胞、嗜酸粒细胞、嗜碱粒细胞为外周血分类百分数。所有数据应在任何 CML 相关治疗开始前获得。

2. CLL 目前以 Rai 分期系统(表 41-4)和 Binet 分期系统(表 41-5)对 CLL 进行分期,可对预后进行预测,以及通过回顾性分析得出的国际 CLL 预后积分系统(CLL-IPI,表 41-6)。

表 41-4 CLL 的 Rai 临床分期系统

分 期	改 良 分 期	临 床 特 点	中位生存期(年)
0	低危	淋巴细胞增多*	>10
I	中危	淋巴细胞增多+淋巴结肿大	7～9
II	中危	淋巴细胞增多+脾大	7～9

续表

分　期	改良分期	临　床　特　点	中位生存期(年)
Ⅲ	高危	淋巴细胞增多+Hb<110 g/L	1.5～5
Ⅳ	高危	淋巴细胞增多+PLT<100×10⁹/L	1.5～5

注: * 外周血淋巴细胞>$15×10^9$/L(持续 4 周)和骨髓淋巴细胞≥40%。

表 41－5　CLL 的 Binet 临床分期系统

分　期	临　床　特　点	中位生存期(年)
A	淋巴细胞增多* +<3 个区域的淋巴组织肿大**	>10
B	淋巴细胞增多+≥3 个区域的淋巴组织肿大	7
C	Hb<100 g/L 和(或)PLT<100×10⁹/L	5

注: * 外周血淋巴细胞>$4×10^9$/L 和骨髓淋巴细胞≥40%。** 5 个淋巴组织区域包括: 颈、腋下、腹股沟(单侧或双侧均记为 1 个)、肝和脾。

表 41－6　国际 CLL 预后积分系统(CLL－IPI)

特　点	积　分	分　期
TP53 突变或缺失	4 分	低危: 0～1 分
IGHV 无突变	2 分	低中危: 2～3 分
β_2-MG>3.5 mg/L	2 分	高中危: 4～5 分
临床分期 Binet B/C 或 Rai Ⅰ～Ⅳ	1 分	高危: ≥6 分
年龄>65 岁	1 分	

【治疗策略】

(一) 慢性髓系白血病(CML)

CML 的治疗应着重于慢性期早期,避免疾病转化,力争细胞遗传学和分子生物学水平的缓解,一旦进入加速期或急变期(统称为进展期)则预后不良。

1. 慢性期 CML 的治疗　白细胞计数极高或有白细胞淤滞综合征表现的可行治疗性白细胞单采,或应用药物羟基脲和别嘌醇。明确诊断后,首选第 1 代酪氨酸激酶抑制剂(TKI)伊马替尼治疗,推荐剂量为 400 mg 每日 1 次,或尼洛替尼 300 mg 每日 2 次。治疗期间应定期监测血液学、细胞及分子遗传学反应(表 41－7),定期评估患者 TKI 治疗耐受性,随时调整治疗方案。早期的分子学反应至关重要,特别是 TKI 治疗 3 个月的 BCR－ABL 融合基因水平。临床治疗反应包括最佳反应、警告以及治疗失败(表 41－8、表 41－9),警告以及治疗失败者在评价治疗依从性、患者的药物耐受性、合并用药的基础上及时行 BCR－ABL 激酶区突变检测,适时更换其他 TKI,二代 TKI 治疗失败者可考虑行异基因造血干细胞移植(allo－HSCT)。

表 41－7　CML 治疗反应的监测

治疗反应	监　测　频　率	监 测 方 法
血液学反应	每 1～2 周进行 1 次,直至确认达到 CHR 随后每 3 个月进行 1 次,除非有特殊要求	全血细胞计数和外周血分类

治疗反应	监 测 频 率	监测方法
细胞遗传学反应	初诊、TKI 治疗 3、6、12 个月进行 1 次,获得 CCyR 后每 12～18 个月监测 1 次;未达到最佳疗效的患者应当加强监测频率	骨髓细胞遗传学分析;荧光原位杂交
分子学反应	每 3 个月进行 1 次,直至获得稳定 MMR 后可 3～6 个月 1 次	qPCR 检测转录本水平(国际标准化)
激酶区突变分析	未达到最佳疗效的患者应当加强监测频率 转录本水平明显升高并丧失 MMR 时应尽早复查 进展期患者 TKI 治疗前 未达最佳反应或病情进展时	PCR 扩增 *BCR - ABL* 转录本后测序

表 41-8 CML 治疗反应

反应类别	细分反应类别	评 价 标 准
血液学反应	完全血液学反应(CHR)	$WBC<10\times10^9/L$,$PLT<450\times10^9/L$,外周血无原始粒细胞、早幼粒细胞和中幼粒细胞,嗜碱粒细胞<5%,无 CML 的症状和体征,脾脏不能触及
细胞遗传学反应	完全细胞遗传学反应(CCyR) 部分细胞遗传学反应(PCyR) 次要细胞遗传学反应(mCyR) 微小细胞遗传学反应(miniCyR) 无细胞遗传学反应(noCyR)	无 Ph 染色体中期分裂象 Ph 染色体中期分裂象比例为 1%～35% Ph 染色体中期分裂象比例为 36%～65% Ph 染色体中期分裂象比例为 66%～95% Ph 染色体中期分裂象比例为>95%
分子学反应	主要分子学反应	$(MMR)/MR^{3.0}$:$BCR-ABL^{IS}\leqslant0.1\%$ $MR^{4.0}$:$BCR-ABL^{IS}\leqslant0.01\%$ 或 $BCR-ABL^{IS}=0$ 同时 ABL 拷贝数≥10 000 $MR^{4.5}$:$BCR-ABL^{IS}\leqslant0.003\,2\%$ 或 $BCR-ABL^{IS}=0$ 同时 ABL 拷贝数≥32 000 $MR^{5.0}$:$BCR-ABL^{IS}\leqslant0.001\%$ 或 $BCR-ABL^{IS}=0$ 同时 ABL 拷贝数≥100 000

注:$MR^{4.0}\geqslant4$ log 下降,$MR^{4.5}\geqslant4.5$ log 下降,$MR^{5.0}\geqslant5$ log 下降,各中心自身的 *BCR-ABL* 检测值×已获得的有效转换系数=$BCR-ABL^{IS}$,经 Adelaide 国际参比实验室认可,北京大学血液病研究所作为中国区参比实验室,与国内实验室之间进行样本交换比对,成功通过确认的实验室获得转换为 $BCR-ABL^{IS}$ 的有效转换系数。

表 41-9 一线 TKI 治疗 CML 慢性期患者治疗反应评价标准

时 间	最佳反应	警 告	治疗失败
3 个月	至少达到 PCyR $BCR-ABL^{IS}\leqslant10\%$	未达到 PCyR $BCR-ABL^{IS}>10\%$	未达到 CHR noCyR
6 个月	至少达到 CCyR $BCR-ABL^{IS}<1\%$	达到 PCyR 但未达到 CCyR $BCR-ABL^{IS}$ 1%～10%	未达到 PCyR $BCR-ABL^{IS}>10\%$
12 个月	$BCR-ABL^{IS}\leqslant0.1\%$	$BCR-ABL^{IS}>0.1\%$ 且≤1%	未达到 CCyR $BCR-ABL^{IS}>1\%$
任何时间	稳定或达到 MMR	CCA/Ph^-（-7 或 7q-）	丧失 CHR 或 CCyR 或 MMR 出现耐药性突变 出现 CCA/Ph^+

注:最佳反应和警告中的评价标准均指在达到 CHR 的基础上;CCA/Ph^-,Ph^- 细胞基础上的其他克隆性染色体异常;CCA/Ph^+,Ph^+ 细胞基础上的其他克隆性染色体异常。

无法使用 TKI 治疗的患者则考虑干扰素为基础的方案或 allo-HSCT。干扰素(IFN-α)是分子靶向药物出现之前的首选药物。目前用于不适合 TKI 和 allo-HSCT 的患者。常用剂量 300 万～500 万 U/(m² · d),皮下或肌内注射,每周 3～7 次,推荐和小剂量阿糖胞苷(每日 10～20 mg/m²)合用,每个月连用 10 d。主要副作用包括乏力、发热、头痛、纳差、肌肉骨骼酸痛等流感样症状和体重下降、肝功能异常等,可引起轻到中度的血细胞减少。异基因造血干细胞移植仍是慢性白血病的唯一治愈手段,患者如有移植意愿以及具备以下条件,方考虑选择 allo-HSCT:新诊断的儿童和青年;依据年龄、脾脏大小、血小板计数和原始细胞数等综合的疾病进展风险预测可能性高者,并具有全相合供者的年轻患者;TKI 治疗失败或者不耐受的患者。

2. 加速期 CML 的治疗　参照患者既往治疗史、基础疾病以及 BCR-ABL 激酶区突变情况选择适合的 TKI,若病情回复至慢性期,可继续 TKI 治疗。如有合适供者,可考虑行 allo-HSCT。存在 T315I 突变或第 2 代 TKI 不敏感突变的患者应及早行 allo-HSCT,有条件者推荐新药临床试验。

3. 急变期 CML 的治疗　参照患者既往治疗史、基础疾病以及 BCR-ABL 激酶区突变情况选择 TKI 单药或联合化疗提高诱导缓解率,缓解后应尽快行 allo-HSCT。

(二) 慢性淋巴细胞白血病(CLL)

不是所有 CLL 都需要治疗,根据《中国慢性淋巴细胞白血病/小淋巴细胞淋巴瘤的诊断与治疗指南(2018 年版)》,具备以下至少 1 项时开始治疗:① 进行性骨髓衰竭的证据:表现为血红蛋白和(或)血小板进行性减少。② 巨脾(如左肋缘下>6 cm)或进行性或有症状的脾肿大。③ 巨块型淋巴结肿大(如最长直径>10 cm)或进行性或有症状的淋巴结肿大。④ 进行性淋巴细胞增多,如 2 个月内淋巴细胞增多>50%,或淋巴细胞倍增时间(LDT)<6 个月,当初始淋巴细胞<30×10^9/L,不能单凭 LDT 作为治疗指征。⑤ 外周血淋巴细胞计数>200×10^9/L,或存在白细胞淤滞症状。⑥ 自身免疫性溶血性贫血(AIHA)和(或)免疫性血小板减少症(ITP)对皮质类固醇或其他标准治疗反应不佳。⑦ 至少存在下列一种疾病相关症状:在前 6 个月内无明显原因的体重下降≥10%;严重疲乏(如 ECOG 体能状态≥2 分,不能进行常规活动);无感染证据但体温>38.0℃≥2 周;无感染证据但夜间盗汗>1 个月。⑧ 临床试验:符合所参加临床试验的入组条件。

不符合上述治疗指征的患者,每 2～6 个月随访 1 次,随访内容包括临床症状及体征,肝、脾、淋巴结肿大情况和血常规等。在 CLL 患者的治疗中,应定期进行疗效评估,诱导治疗通常以 6 个月疗程为宜,建议治疗 3～4 个疗程时进行中期疗效评估,疗效标准见表 41-10。

表 41-10　慢性淋巴细胞白血病的疗效标准

参　　数	CR (完全缓解)	PR (部分缓解)	PR-L(伴有 淋巴细胞增高的 PR)	PD (疾病进展)
A 组:评价肿瘤负荷				
淋巴结肿大	无>1.5 cm	缩小≥50%	缩小≥50%	缩小≥50%
肝脏肿大	无	缩小≥50%	缩小≥50%	缩小≥50%
脾脏肿大	无	缩小≥50%	缩小≥50%	缩小≥50%
骨髓	增生正常,淋巴细胞比例<30%,无 B 细胞性淋巴小结;骨髓增生低下则为 CR 伴骨髓造血不完全恢复	骨髓浸润较基线降低≥50%,或出现 B 细胞性淋巴小结	骨髓浸润较基线降低≥50%,或出现 B 细胞性淋巴小结	

续 表

参 数	CR (完全缓解)	PR (部分缓解)	PR-L(伴有淋巴细胞增高的PR)	PD (疾病进展)
外周血淋巴细胞绝对值	$<4\times10^9/L$	较基线降低≥50%	淋巴细胞升高或较基线下降≥50%	较基线升高≥50%
B组：评价骨髓造血功				
血小板(不使用生长因子)	$>100\times10^9/L$	$>100\times10^9/L$ 或较基线升高≥50%	$>100\times10^9/L$ 或较基线升高≥50%	CLL 本病所致下降≥50%
血红蛋白(无输血、不使用生长因子)	>110 g/L	>110 g/L 或较基线升高≥50%	>110 g/L 或较基线升高≥50%	CLL 所致下降>20 g/L
外周血中性粒细胞绝对值(不使用生长因子)	$>1.5\times10^9/L$	$>1.5\times10^9/L$ 或较基线升高≥50%	$>1.5\times10^9/L$ 或较基线升高>50%	

注：参考《中国慢性淋巴细胞白血病/小淋巴细胞淋巴瘤的诊断与治疗指南(2018年版)》。

1. **化学治疗** 常用的化疗药物包括烷化剂(苯丁酸氮芥、环磷酰胺、苯达莫司汀)和嘌呤类似物(氟达拉滨)。苯丁酸氮芥目前多用于年龄较大、不能耐受其他药物化疗或有并发症的患者以及维持治疗，但该药 CR 率低。苯达莫司汀为新型烷化剂，同时具有抗代谢功能和烷化剂作用，相比苯丁酸氮芥具有更高的 CR 率和治疗反应率。氟达拉滨常作为替换药物，对于烷化剂耐药者仍有效，与环磷酰胺联用，效果优于单药，能有效延长初治 CLL 的无进展生存期，也可用于难治复发患者。

2. **免疫治疗** 利妥昔单抗作为抗 CD20 单克隆抗体，可有效增强嘌呤类似物的抗肿瘤活性，联合氟达拉滨治疗 CLL 可有效提高 CR 率和生存率。氟达拉滨、环磷酰胺联合利妥昔单抗(FCR 方案)治疗初治 CLL，其 CR 率可达 70%，总治疗反应率大于 90%，是目前初治 CLL 的最佳治疗方案。

3. **CLL 的维持治疗** 一线治疗后的患者，结合 MRD 评估和分子遗传学特征进行，MRD≥10-2 或 MRD<10-2 伴 *IGHV* 基因无突变状态或 del(17p)/*TP53* 基因突变者，可考虑使用来那度胺进行维持治疗，初始使用伊布替尼治疗则持续伊布替尼治疗。而二线治疗后患者取得 CR 或 PR 后，使用来那度胺维持治疗，初始使用伊布替尼治疗则持续伊布替尼治疗。

4. **异基因造血干细胞移植** 有可能改善 CLL 患者的无进展生存，但并不延长总生存期，不推荐采用，其适应证为：一线治疗难治或持续缓解<2~3 年的复发患者或伴 del(17p)/*TP53* 基因突变 CLL 患者；Richter 转化患者。

(朱 妮 沈建平)

第四十二章 骨髓增生异常综合征

导学

1. 掌握：骨髓增生异常综合征的病因与分类、临床表现、诊断依据与鉴别诊断要点、治疗原则。

2. 熟悉：骨髓增生异常综合征的发病机制、病理生理特点、辅助检查特点、病情评估、常用化疗方案。

3. 了解：骨髓增生异常综合征的流行病学、预后和预防。

骨髓增生异常综合征(myelodysplastic syndromes,MDS)是起源于造血干细胞的一组异质性髓系克隆性疾病,特点是髓系细胞发育异常,表现为无效造血、难治性血细胞减少,具有向 AML 转化的高风险。30%～60%的 MDS 转化为白血病,其死亡原因除白血病之外,多数由于感染、出血,尤其是颅内出血。MDS 发病率为(10～12)/10 万人,多累及中老年人,50 岁以上的病例占 50%～70%,男女比例为 2∶1;继发性 MDS 可见于任何年龄。

【病因及发病机制】

原发性 MDS 的病因尚不明确,继发性 MDS 见于烷化剂、放射线、有机毒物等密切接触者。

MDS 是起源于造血干细胞的克隆性疾病,其发生和进展是一个多步骤过程。自发性突变或环境、职业或生活中的毒害因素,在易感个体中造成造血干、祖细胞的初始性变故。这种受损的干、祖细胞逐渐形成生长或存活优势,成为单克隆造血。异常克隆细胞在骨髓中分化、成熟障碍,出现病态造血,在骨髓原位或释放入血后不久被破坏,导致无效造血。另一方面,可诱发免疫反应,导致 T 细胞介导的自身免疫骨髓抑制,进一步损害造血细胞的增殖和成熟。

造血干、祖细胞的初始性变故常伴有基因组不稳定性,易于发生继发性细胞遗传学异常。持续性自身免疫性攻击诱发单个核细胞和基质细胞过多产生 TNF - α、TNF - γ 等细胞因子,后者诱发造血细胞过度凋亡。过度的增殖和凋亡导致端粒过度缩短,进一步加剧基因组不稳定性。部分 MDS 患者可发现有原癌基因突变(如 N - ras 基因突变)或染色体异常(如＋8、－7),这些基因的异常可能也参与 MDS 的发生和发展。继发 MDS 常见 5q-、7q-、20q-等染色体异常。同时有其相应抑癌基因如 $p53$、$p15INK4B$ 的灭活,从而造成细胞周期失控和加剧基因组不稳定性,终至转化为 MDS 后 AML。MDS 终末细胞的功能,如重型粒细胞超氧阴离子水平、碱性磷酸酶也较正常低下。

【临床表现】

几乎所有 MDS 患者都有贫血症状,如乏力、疲倦等。约 60%的 MDS 患者有中性粒细胞减少。

由于同时存在中性粒细胞功能低下,使得 MDS 患者容易发生感染,约有 20% 的 MDS 患者死于感染。40%～60% 的 MDS 患者有血小板减少,随着疾病进展可出现进行性血小板减少,易并发颅内出血。

【辅助检查】

1. **血常规**　持续性(≥6 个月)一系或多系血细胞减少:血红蛋白<110 g/L、中性粒细胞绝对值(ANC)<1.5×10⁹/L、PLT<100×10⁹/L。网织红细胞不减少。外周血涂片可见各系血细胞发育异常,可见原始细胞。

2. **骨髓常规**　骨髓增生度多在活跃以上,少部分呈增生减低,骨髓涂片示各系细胞发育异常、原始细胞比例增高、环形铁粒幼红细胞比例增高。

3. **细胞遗传学检测**　40%～70% 的 MDS 有克隆性染色体核型异常,多为缺失性改变,以＋8、－5/5q－、－7/7q－、20q－和－Y 最为常见。MDS 患者常见的染色体异常中,部分异常具有特异性诊断价值,包括－7/7q－、－5/5q－、i(17q)/t(17p)、－13/13q－、11q－等。

4. **流式细胞术检测**　目前尚未发现 MDS 特异性的抗原标志或标志组合,但流式细胞术对于低危 MDS 与非克隆性血细胞减少症的鉴别诊断有应用价值。对于无典型形态、细胞遗传学证据、无法确诊 MDS 的患者,流式细胞术检测有≥3 个异常抗原标志,提示 MDS 的可能。

5. **骨髓病理检查**　正常人原粒和早幼粒细胞沿骨小梁内膜分布,MDS 患者在骨小梁旁区和间区出现 3～5 个或更多的呈簇状分布的原粒和早幼粒细胞,称为不成熟前体细胞异常定位(abnormal localization of immature precursor,ALIP)。

6. **其他实验室检查**　分子遗传学检测,如单核苷酸多态性微阵列(SNP - array)等基因芯片技术可以在多数 MDS 患者中检测出 DNA 拷贝数异常和单亲二倍体,从而进一步提高 MDS 患者细胞遗传学异常的检出率。在有条件的单位,SNP - array 可作为常规核型分析的有益补充。随着基因芯片、第 2 代基因测序等高通量技术的广泛应用,多数 MDS 患者中可检出体细胞性基因突变,常见突变包括 *TET2*、*RUNX1*、*ASXL1*、*DNMT3A*、*EZH2*、*N - RAS / K - RAS*、*SF3B1* 等。对常见基因突变进行检测对于 MDS 的诊断有潜在的应用价值。

【诊断策略】

(一) 诊断依据

MDS 诊断需满足 2 个必要条件和 1 确定标准。

(1) 必要条件:① 持续一系或多系血细胞减少:血红蛋白<110 g/L、ANC<1.5×10⁹/L、PLT<100×10⁹/L。② 排除其他可以导致血细胞减少和发育异常的造血及非造血系统疾患。

(2) 确定标准:① 骨髓涂片中红细胞系、粒细胞系、巨核细胞系中发育异常细胞的比例≥10%。② 环状铁粒幼红细胞占有核红细胞比例≥15%。③ 原始细胞:骨髓涂片中达 5%～19%。④ MDS 常见染色体异常。

(3) 辅助标准:① 流式细胞术检查结果显示骨髓细胞表型异常,提示红细胞系和(或)髓系存在单克隆细胞群。② 遗传学分析提示存在明确的单克隆细胞群。③ 骨髓和(或)外周血中祖细胞的 CFU(±集簇)形成显著和持久减少。

当患者符合必要条件、未达确定标准(不典型的染色体异常、发育异常细胞<10%、原始细胞比例≤4% 等)、存在输血依赖的大细胞性贫血等常见 MDS 临床表现、临床表现高度疑似 MDS 时,应

进行 MDS 辅助诊断标准的检测。符合者基本为伴有骨髓功能衰竭的克隆性髓系疾病,此类患者诊断为高度疑似 MDS。若辅助检测未能进行,或结果呈阴性,则对患者进行随访,或暂时归为意义未明的特发性血细胞减少症(idiopathic cytopenia of undetermined significance,ICUS)。部分 ICUS 可逐渐发展为典型 MDS,因此应严密监测,随访过程中如患者出现典型的细胞遗传学异常,即使仍然缺乏原始细胞增加及细胞发育异常的表现,应诊断为 MDS。

(二) 鉴别诊断

MDS 的诊断依赖于骨髓细胞分析中所发现细胞发育异常的形态学表现、原始细胞比例升高和细胞遗传学异常。MDS 的诊断一定程度上仍然是排除性诊断,应首先排除其他可能导致反应性血细胞减少或细胞发育异常的因素或疾病,常见需要与 MDS 鉴别的因素或疾病包括:维生素 B_{12} 和叶酸缺乏;接受细胞毒性药物、细胞因子治疗或接触有血液毒性的化学制品或生物制剂等;慢性病性贫血(感染、非感染性炎症或肿瘤)、慢性肝病、HIV 感染;自身免疫性血细胞减少、甲状腺功能减退或其他甲状腺疾病;重金属中毒、过度饮酒;其他可累及造血干细胞的疾病,如再生障碍性贫血、原发性骨髓纤维化(尤其需要与伴有纤维化的 MDS 相鉴别)、大颗粒淋巴细胞白血病(LGL)、阵发性睡眠性血红蛋白尿症(PNH)、急性白血病(尤其是伴有血细胞发育异常的形态学特点的患者或急性髓系白血病)及其他先天性或遗传性血液病(如先天性红细胞生成异常性贫血、遗传性铁粒幼细胞性贫血、先天性角化不良、范可尼贫血、先天性中性粒细胞减少症和先天性纯红细胞再生障碍性贫血等)。

(三) 病情评估

1. 分型　1982 年 FAB 协作组提出以形态学为基础的 MDS 分型体系(表 42-1),主要根据 MDS 患者外周血和骨髓细胞发育异常的特征,特别是原始细胞比例、环形铁粒幼细胞比例、奥尔小体及外周血单核细胞数量,将 MDS 分为 5 型:难治性贫血(refractory anemia,RA)、环形铁粒幼红细胞性难治性贫血(RA with ringed sideroblasts,RAS)、难治性贫血伴原始细胞增多(RA with excess blasts,RAEB)、难治性贫血伴原始细胞增多转化型(RAEB in transformation,RAEB-t)、慢性粒-单核细胞白血病(chronic myelomonocytic leukemia,CMML),具体见表 42-1。2016 年 WHO 将 MDS 分为 9 型(表 42-2)。

表 42-1　骨髓增生异常综合征的 FAB 分型

FAB 类型	外 周 血	骨 髓
RA	原始细胞<1%	原始细胞<5%
RAS	原始细胞<1%	原始细胞<5%,环形铁粒幼细胞>有核红细胞的 15%
RAEB	原始细胞<5%	原始细胞 5%～20%
RAEB-t	原始细胞≥5%	原始细胞>20% 而<30%;或幼稚粒细胞出现奥尔小体
CMML	原始细胞<5%,单核细胞绝对值> $1×10^9/L$	原始细胞 5%～20%

2. 国际预后评分系统　国际预后评分系统(International Prognostic Scoring System,IPSS)基于 FAB 分型,可评估患者的自然病程,见表 42-3。

表 42-2　骨髓增生异常综合征的 WHO(2016 年)分型

类 型	外 周 血	骨 髓
MDS 伴单系病态造血(MDS-SLD)	1 或 2 系血细胞减少	单系病态造血≥10%,原始细胞<5%
MDS 伴环形铁粒幼红细胞(MDS-RS)	贫血,无原始细胞	环状铁粒幼红细胞≥15%,或环状铁粒幼红细胞≥5%伴有 SF3B1 突变
MDS 伴多系病态造血(MDS-MLD)	血细胞减少,单核细胞<1×10⁹/L	2 系以上出现病态造血≥10%,伴或不伴 15% 环状铁粒幼红细胞,原始细胞<5%
MDS 伴原始细胞增多-1(MDS-EB-1)	血细胞减少,原始细胞<2%~4%,单核细胞<1×10⁹/L	单系或多系病态造血,原始细胞 5%~9%,无奥尔小体
MDS 伴原始细胞增多-2(MDS-EB-2)	血细胞减少,单原始细胞 5%~19%,单核细胞<1×10⁹/L	单系或多系病态造血,原始细胞 10%~19%,伴或不伴奥尔小体
MDS,未分类(MDS-U)	血细胞减少,至少两次原始细胞 1%	单系或无病态造血,MDS 特征性的血细胞减少,原始细胞<5%
MDS 伴有单纯 5q-	贫血,PLT 正常或升高	红系病态造血,单纯 5q-,原始细胞<5%
儿童难治性血细胞减少症	血细胞减少,原始细胞<2%	1~3 系病态造血,原始细胞<5%
转化中的 MDS 伴原始细胞增多(MDS-EB-T)	血细胞减少,原始细胞 5%~19%	多系病态造血,原始细胞 20%~29%,伴或不伴奥尔小体

表 42-3　国际预后评分系统(IPSS)

预后变量	积分(分)						
	0	0.5	1	1.5	2	3	4
细胞遗传学ª	极好		好		中等	差	极差
骨髓原始细胞(%)	≤2		>2~<5		5~10	>10	
HGB(g/L)	≥100		8~<100	<80			
PLT(×10⁹/L)	≥100	50~<100	<50				
ANC(×10⁹/L)	≥0.8	<0.8					

注:ª极好,Y,del(11q);好,正常,del(5q),del(12p),del(20q),del(5q)附加另一种异常;中等,del(7q),+8,+19,i(17q),其他 1 个或 2 个独立克隆的染色体异常;差,-7,inv(3)/t(3q)/del(3q),-7/del(7q)附加另一种异常,复杂异常(3 个);极差,复杂异常(>3 个);IPSS-R 危险度分类,极低危≤1.5 分;低危>1.5~3 分;中危>3~4.5 分;高危>4.5~6 分;极高危>6 分;低中危≤3.5 分;高危>3.5 分。

MDS 诊断思路见图 42-1。

【治疗策略】

1. 支持治疗　支持治疗最主要目标为提升患者生活质量,包括:① 成分输血和祛铁治疗。② 促造血治疗:促红细胞生成素(erythropoietin,EPO)、粒-巨噬细胞集落刺激因子(GM-CSF)或粒细胞集落刺激因子(G-CSF)、雄激素等。③ 粒细胞减少或缺乏的患者应注意防治感染。

2. 免疫调节治疗　常用的免疫调节药物包括沙利度胺和来那度胺等,主要用于 5q⁻ MDS 患者,能直接抑制 5q⁻ 克隆的增殖,还可通过抑制炎症因子释放、抑制血管新生,发挥免疫调节和改变骨髓微环境的作用。部分患者接受沙利度胺治疗后可改善红系造血,减轻或脱离输血依赖,部分

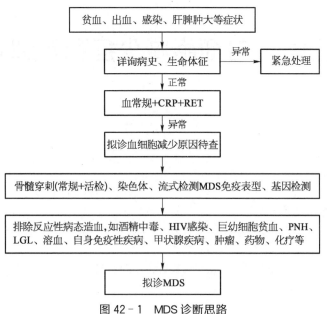

图 42-1　MDS 诊断思路

还可获得细胞遗传学缓解。然而患者常难以耐受长期应用沙利度胺治疗后出现的神经毒性等不良反应。

3. 免疫抑制治疗(IST)　抗胸腺细胞球蛋白单药或联合环孢素治疗,可考虑用于具备下列条件的患者:≤60 岁的低危或中危患者(IPSS 分级)、骨髓原始细胞比例<5% 或骨髓增生低下、正常核型或单纯+8、存在输血依赖、HLA-DR15 或存在 PNH 克隆。

4. 去甲基化药物　常用的去甲基化药物包括 5-阿扎-2-脱氧胞(decitabine,地西他滨)和 5-阿扎胞苷(azactiedine,AZA)。去甲基化药物可应用于相对高危组 MDS 患者,与支持治疗组相比,去甲基化药物治疗组可降低患者向 AML 进展的风险、改善生存。相对低危组 MDS 患者如出现严重血细胞减少和(或)输血依赖,也可应用去甲基化药物治疗,以改善血细胞减少、减轻或脱离输血依赖。

5. 联合化疗　相对高危组尤其是原始细胞比例增高的患者预后较差,化疗是其治疗方式之一,但标准 AML 诱导方案完全缓解率低、缓解时间短,且高龄患者常难以耐受,小剂量阿糖胞苷的缓解率亦仅有 30% 左右。预激方案为小剂量阿糖胞苷(10 mg/m²,每 12 h 1 次,皮下注射,持续14 d)基础上加用 G-CSF,并联合阿克拉霉素或高三尖杉酯碱或去甲氧柔红霉素。

6. 造血干细胞移植　造血干细胞移植是目前唯一能根治 MDS 的方法,造血干细胞来源包括同胞全相合供者、非血缘供者和单倍型相合血缘供者。IPSS 中危、高危,IPSS-R 中危、高危,WPSS 中危、高危伴严重的血细胞减少患者,结合年龄、体能状况、主要并发症状、心理状态等可进行造血干细胞移植治疗,在等待移植的过程中或移植前进行高强度化疗或者去甲基化治疗(阿扎胞苷/地西他滨)桥接治疗。

（邓　姝　沈建平）

第四十三章　白细胞减少症和粒细胞缺乏症

导学

1. 掌握：白细胞减少症和粒细胞缺乏症的病因、临床表现、诊断依据与鉴别诊断要点、治疗原则。

2. 熟悉：白细胞减少症和粒细胞缺乏症的发病机制、病理生理特点、辅助检查特点、病情评估、常用治疗药物种类。

3. 了解：白细胞减少症和粒细胞缺乏症的流行病学、预后和预防。

白细胞减少症是指外周血白细胞绝对计数持续低于 $4.0 \times 10^9 / L$。中性粒细胞减少是指外周血中性粒细胞绝对计数，成人低于 $2.0 \times 10^9 / L$，10 岁以上(包括 10 岁)儿童低于 $1.8 \times 10^9 / L$ 或 10 岁以下低于 $1.5 \times 10^9 / L$。当中性粒细胞严重减少至低于 $0.5 \times 10^9 / L$ 时，即为粒细胞缺乏症。

【病因及发病机制】

白细胞减少症和粒细胞缺乏症可分为原发性和继发性两大类，原发性指病因不明，继发性指由感染、药物(表 43-1)、免疫和理化因素等导致白细胞或中性粒细胞减少。

表 43-1　可导致白细胞减少的常用药物

药 物 类 型	常 用 药 物
细胞毒类抗肿瘤药物	烷化剂、抗代谢药
解热镇痛药	吲哚美辛、布洛芬等
抗生素	氯霉素、青霉素、磺胺类
抗结核药	异烟肼、对氨基水杨酸、利福平、乙胺丁醇等
抗疟药	氯喹、伯氨喹
抗甲状腺药	丙基硫氧嘧啶、甲巯咪唑
降糖药	甲苯磺丁脲、氯磺丙脲
抗惊厥/癫痫药	苯妥英钠、苯巴比妥、卡马西平
抗精神病药	氯丙嗪、三环类抗抑郁药
免疫调节剂	硫唑嘌呤、左旋咪唑、吗替麦考酚酯
其他	卡托普利、甲基多巴

白细胞减少症和粒细胞缺乏症的发病机制可分为三类：生成缺陷、破坏或消耗过多、分布异常。

1. 生成缺陷　包括生成减少和成熟障碍。

(1) 生成减少：主要病因有：① 破坏或损失造血干／祖细胞的细胞毒类药物和其他理化因素(如电离辐射等)。② 影响造血干细胞的疾病,如再生障碍性贫血。③ 骨髓造血组织被肿瘤细胞浸润抑制正常造血,如白血病、骨髓瘤、转移瘤等。④ 异常免疫或感染导致细胞生成减少。

(2) 成熟障碍：主要病因包括维生素B_{12}、叶酸等营养物质缺乏、骨髓增生性疾病引起造血细胞分化成熟障碍等。

2. 破坏或消耗过多　主要病因包括：① 某些药物直接杀伤细胞。② 多种自身免疫性疾病(如系统性红斑狼疮、类风湿关节炎)导致中性粒细胞减少。③ 病毒或细菌感染导致细胞在感染局部消耗增多。④ 脾功能亢进引起细胞破坏。

3. 分布异常　主要由于粒细胞转移至边缘池导致能检测到的循环池细胞假性减少,见于异体蛋白反应和内毒素血症等。

【病理及病理生理】

白细胞在体内主要发挥免疫作用,是人体重要的免疫细胞。中性粒细胞具有趋化、吞噬、杀菌等多种生物学功能,是非常重要的杀伤细胞。当局部组织受到细菌等侵害时,中性粒细胞在趋化因子等作用下,穿越毛细血管壁进入周围组织,向病变局部大量集中,并进行活跃的吞噬和分泌活动。同时,中性粒细胞表面具有 IgG Fc 受体和补体 C3b 受体,也可通过调理作用或 ADCC 作用促进和增强其吞噬、杀伤能力。中性粒细胞是机体抗感染尤其是抗化脓性细菌感染的第一道免疫防线的重要组成成分。因此白细胞减少和中性粒细胞减少使得机体免疫功能明显减弱,容易发生多部位感染。

【临床表现】

白细胞减少症患者除原发病临床表现外,主要表现为乏力、头晕、食欲减退等非特异性症状。粒细胞减少症的临床表现取决于中性粒细胞减少的程度,分为轻度($\geqslant 1.0 \times 10^9／L$)、中度[($0.5 \sim 1.0) \times 10^9／L$]和重度($< 0.5 \times 10^9／L$)。轻度患者通常不出现特殊症状,多表现为原发病症状,中度和重度患者除上述非特异性症状外,易发生感染。常见的感染部位包括呼吸道、消化道及泌尿生殖道,可出现高热、严重的败血症、脓毒血症或感染性休克。

【辅助检查】

1. 常规检查　血常规检查发现白细胞减少或中性粒细胞减少,而淋巴细胞百分比可正常或增加。骨髓检查因原发病因不同而出现多种不同表现。

2. 特殊检查　中性粒细胞特异性抗体测定：包括白细胞聚集反应、免疫荧光粒细胞抗体测定,可对抗粒细胞自身抗体进行检测。

肾上腺素试验：肾上腺素具有促使边缘池粒细胞进入循环池的作用,可用于鉴别假性粒细胞减少。

【诊断策略】

(一) 诊断依据

根据血常规检查结果可直接进行白细胞减少症和粒细胞缺乏症的诊断。

(二) 鉴别诊断

白细胞减少症和粒细胞缺乏症的诊断易于明确,主要是对原发病病因的鉴别诊断,寻找原发病并对其进行明确诊断对于治疗具有重要的价值。鉴别诊断可从以下方面进行。

(1) 病史:详细询问病史,如有药物、毒物或放射线的接触史或放化疗史应考虑相关疾病诊断;有感染史,随访血常规,数周后白细胞恢复正常,同时骨髓检查无特殊发现应考虑感染引起的反应性白细胞减少;患自身免疫性疾病者则可考虑是该病累及血液系统的表现。

(2) 体征:查体过程中若发现脾大,骨髓粒系增生者需排查有无脾功能亢进的可能;存在淋巴结、肝脾肿大和胸骨压痛表现,进一步行外周血象和骨髓象检查明确有无白血病、淋巴瘤等细胞浸润。

(3) 家族史:家族中有无相似患者,若怀疑周期性中性粒细胞减少,应定期检测血常规,以明确中性粒细胞减少的发生速度、持续时间和周期性。

(4) 实验室检查:如同时伴有红细胞和血小板减少,需考虑各种导致全血细胞减少的疾病进行鉴别诊断。肾上腺素试验阳性提示存在粒细胞分布异常的假性粒细胞减少可能;如检测出中性粒细胞特异性抗体,提示自身免疫性疾病可能。

【治疗策略】

1. **病因治疗** 寻找并去除病因是治疗的关键。首先停止接触可疑药物或其他致病因素。积极治疗原发病,如急性白血病、风湿性疾病、感染性疾病等,原发病病情缓解或控制后,粒细胞可恢复正常。自身免疫性疾病相关的白细胞减少症、粒细胞减少症应用糖皮质激素治疗往往有效;Felty 综合征和脾功能亢进者可考虑脾切除。

2. **促进白细胞和粒细胞的恢复** 酌情应用造血生长因子可促进白细胞和粒细胞的恢复,如重组人粒细胞-巨噬细胞集落刺激因子(rhGM - CSF)或重组人粒细胞集落刺激因子(rhG - CSF)等。也可使用 B 族维生素、鲨肝醇、利血生等药物辅助治疗。

3. **感染预防及治疗** 轻度粒细胞减少患者不需特别的预防措施。中度减少者避免去公共场所,戴口罩,注意卫生,去除慢性感染病灶。粒缺患者需采取无菌隔离措施、常规用氯己定漱口液漱口,并根据预计粒缺持续的时间决定是否进行预防性抗感染治疗。预计<7 d 者,无须预防性抗细菌、真菌治疗,既往单纯疱疹病毒感染者应预防性抗病毒治疗;预计>7 d 者,应预防性抗细菌、真菌治疗;预计>10 d 者加预防性抗病毒治疗。

以发热、咽喉痛、皮肤或黏膜感染等症状急性起病的中性粒细胞减少症患者应立即进行病原菌培养,在病原菌尚未明确之前,可经验性地应用覆盖铜绿假单胞菌和其他革兰阴性菌的广谱抗菌药物。若经验性抗菌药物治疗后仍持续发热,可每间隔 2 d 进行一次重复培养。早期治疗 3~5 d 后评估疗效,对于早期治疗有反应者,原抗感染方案继续使用至中性粒细胞>0.5×10^9/L 且稳步上升时停药;感染灶明确者根据感染部位决定用药疗程;若中性粒细胞持续<0.5×10^9/L,则用药至>0.5×10^9/L 停药。对早期治疗无反应者,仍无法明确感染灶者且粒缺>10 d、持续发热 4~7 d 应开始抗真菌治疗。对于威胁生命的难治性感染或真菌感染可考虑粒细胞输注和使用静脉用人丙种球蛋白(图 43-1)。

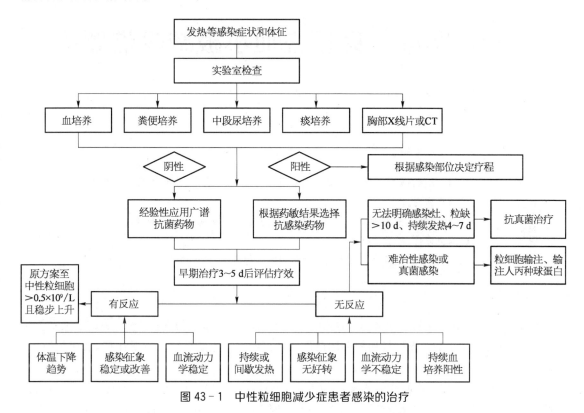

图 43-1　中性粒细胞减少症患者感染的治疗

（朱　妮　沈建平）

第四十四章 免疫性血小板减少性紫癜

导学

1. 掌握：免疫性血小板减少性紫癜的病因、临床表现、诊断依据与鉴别诊断要点、治疗原则。

2. 熟悉：免疫性血小板减少性紫癜的发病机制、病理生理特点、辅助检查特点、病情评估、常用治疗药物种类。

3. 了解：免疫性血小板减少性紫癜的流行病学、预后和预防。

免疫性血小板减少性紫癜(immune thrombocytopenic purpura, ITP)是一种常见的血液系统疾病，由免疫介导的血小板过度破坏所致的出血性疾病。以广泛皮肤黏膜及内脏出血、血小板减少、骨髓巨核细胞发育成熟障碍、血小板生存时间缩短及存在血小板膜糖蛋白特异性自身抗体为特征。曾用名为原发性血小板减少性紫癜或特发性血小板减少性紫癜。2007年国际工作小组建议将此病统一为免疫性血小板减少性紫癜。该病发病率为(2～6)/10万人口，男女发病率相近，育龄期女性发病率高于同年龄段男性，65岁以上老年发病率有升高趋势。临床可分为急性型(病程3个月内)、持续型(病程12个月)和慢性型(病程1年以上)。急性型和持续型好发于儿童，慢性型多见于成人。

【病因及发病机制】

ITP的病因迄今未明。与发病相关的因素如下。

1. 免疫因素 60%～70%的ITP存在抗血小板糖蛋白自身抗体。免疫相关基因异常在免疫耐受的丢失中起重要作用，是导致ITP的重要机制。巨噬细胞和树突状细胞吞噬血小板片段，递呈给辅助T细胞，刺激B细胞产生自身抗体，并刺激细胞毒T细胞；使血小板破坏、凋亡。此外，在一些难治性ITP中，细胞毒T细胞和补体C3b还可影响巨核细胞克隆的形成和血小板的生成。

2. 脾 脾是自身抗体产生的主要部位，也是血小板髓外破坏的重要场所。脾脏对包裹抗体的血小板"扣押"，是ITP患者血小板生存期缩短的主要原因，且与静脉血小板计数密切相关。

3. 感染 感染和炎症会促进血小板抗原对免疫细胞的刺激。细菌或病毒感染与ITP的发病有密切关系。急性ITP患者，在发病前2周左右常有上呼吸道感染史；慢性ITP患者，常因感染而致病情加重。

4. 其他因素 鉴于ITP在女性多见，且多发于40岁以前，推测本病发病可能与雌激素有关。现已发现，雌激素可能有抑制血小板生成和(或)增强单核-巨噬细胞系统对与抗体结合之血小板吞噬的作用。

【临床表现】

(一) 急性型

1. **发病特点** 多数患者发病前1～2周有上呼吸道等感染史,特别是病毒感染史。起病急骤,部分患者可有畏寒、寒战、发热。半数以上发生于儿童。

2. **出血倾向**

(1) 皮肤、黏膜出血:全身皮肤瘀点、紫癜、瘀斑,严重者可有血疱及血肿形成。鼻出血、牙龈出血、口腔黏膜及舌出血常见,损伤及注射部位可渗血不止或形成大小不等的瘀斑。

(2) 内脏出血:当血小板低于$20 \times 10^9 / L$时,可出现内脏出血,如呕血、黑粪、咯血、尿血、阴道出血等,颅内出血(含蛛网膜下腔出血)可致剧烈头痛、意识障碍、瘫痪及抽搐,是本病致死的主要原因。但是危及生命的或严重出血少见,儿童中约为20%,成人约为10%。

(3) 其他:出血量过大,可出现程度不等的贫血、血压降低甚至失血性休克。

(二) 慢性型

1. **发病特点** 起病隐匿,多在常规查血时偶然发现,主要见于成人。

2. **出血倾向** 多数较轻而局限,但易反复发生。可表现为皮肤、黏膜出血,如瘀点、紫癜、瘀斑及外伤后止血不易等,鼻出血、牙龈出血亦很常见。严重内脏出血较少见,但月经过多较常见,在部分患者可为唯一的临床症状。患者病情可因感染等而骤然加重,出现广泛、严重的皮肤黏膜及内脏出血。

3. **其他** 长期月经过多可出现失血性贫血。病程半年以上者,部分可出现轻度脾肿大。

【实验室检查】

1. **血液常规及出凝血检查** 本病血小板计数减少,诊断ITP至少需要2次以上化验血小板计数减少,同时血细胞形态无异常;血小板平均体积偏大,90%以上的患者血小板生存时间明显缩短;出血时间延长;血块收缩不良。血小板的功能一般正常。此外,外周血可见有程度不等的正常细胞或小细胞低色素性贫血。

2. **骨髓象** 急性型骨髓巨核细胞数量轻度增加或正常,慢性型骨髓象中巨核细胞显著增加;巨核细胞发育成熟障碍,急性型者尤为明显,表现为巨核细胞体积变小,胞质内颗粒减少,幼稚巨核细胞增加;有血小板形成的巨核细胞显著减少(<30%);红系及粒、单核系正常。

3. **特殊实验室检查** 诊断ITP的特殊实验室检查包括血小板糖蛋白特异性抗体的检测和血浆中血小板生成素(TPO)水平的检测。上述两种实验室检查分析技术复杂、烦琐,目前不作为诊断ITP的常规检测方法,一般在ITP的诊断遇到困难时,或用于一线及二线药物治疗失败的ITP患者或ITP患者拟行脾脏切除前,对患者的诊断进行再评估。

【诊断与鉴别诊断】

(一) 诊断依据

由于血小板抗体分析存在较高的假阴性和假阳性结果,且技术复杂烦琐,故ITP的诊断目前仍以临床排除诊断为主:① 广泛出血累及皮肤、黏膜及内脏。② 2次及以上检验血小板计数减少。③ 脾不大。④ 骨髓巨核细胞增多或正常,有成熟障碍。⑤ 泼尼松或脾切除治疗有效。⑥ 排除其他继发性血小板减少症。少数情况下ITP可伴有Coombs试验阳性的自身免疫性溶血,称为Evans综合征。

（二）鉴别诊断

本病的确诊需排除继发性血小板减少症，如再生障碍性贫血、脾功能亢进、MDS、白血病、SLE、药物性免疫性血小板减少等。本病与过敏性紫癜不难鉴别。

（三）病情评估

1. 分期　根据 ITP 国际工作组建议，ITP 分为：① 初诊 ITP：疾病诊断 3 个月之内。② 持续性 ITP：病程为 3~12 个月，包括没有获得自发性缓解或者已停止治疗但没有获得缓解的患者。③ 慢性 ITP：病程大于 12 个月。

2. 分型

（1）重型 ITP：血小板小于 $10\times10^9/L$，且存在需要治疗的出血症状或常规治疗中发生了新的出血而需要加用其他升血小板的药物或增加现有治疗药物的剂量。

（2）难治性 ITP：在排除其他原因引起的血小板减少症的基础上，需同时满足 2 个标准：① 行脾切除术失败或脾切除术后复发。② 患者为重症 ITP 或有出血的风险。

3. 出血评估　自 2002 年以来，已有多个出血评分系统被用于量化 ITP 患者的出血情况及风险评估，目前在临床实践中被广泛采纳。2013 年国际工作组公布了 ITP 特异性出血评价工具（ITP BAT），将 ITP 患者的出血程度及生活质量评估标准化，对涉及出血表现的专业术语进行规范定义，是目前公认的可用于 ITP 病史采集、病情风险评估、相关因素分析、药物临床试验疗效评估的评价工具。但该评分系统数据采集相对耗时，为简化评估流程，增加可操作性，中国专家 ITP 共识参考 ITP-BAT 等评分系统拟定了 ITP 出血评分量表，该评分系统综合考虑了患者年龄及出血症状，ITP 患者的出血分数＝年龄评分＋出血症状评分（患者所有出血症状中最高的分值）（表 44-1）。

表 44-1　ITP 出血评分系统

分值	年龄		出血症状								
			皮肤		黏膜			深部器官			
			瘀点/瘀斑/皮下血肿		鼻出血/牙龈出血/口腔血疱/结膜出血			内脏出血（肺、胃肠道、泌尿生殖系统）			中枢神经系统
	≥65岁	≥75岁	头面部	其他部位	偶发、可自止	多发、持续不止	伴有贫血	不伴贫血	伴有贫血	危及生命	
1	√			√							
2		√	√		√						
3						√		√			
5							√		√		
8										√	√

【治疗策略】

1. 治疗目标　按照我国 2016 年关于成人原发 ITP 的诊断治疗的专家共识，成人 ITP 治疗的目的是使患者血小板计数提高到安全水平，降低病死率，而不是使患者的血小板计数达到正常，所以应尽量避免过度治疗。对于血小板计数高于 $30\times10^9/L$，无出血表现，且不存在增加出血风险的危险因素，可予以观察和随访。对儿童 ITP 无出血表现或仅有皮肤出血的，无论血小板数多少，均无须治疗。如果患者有出血症状,无论血小板减少程度如何,都应该积极治疗。如果患者存在增加出血风险的因素,则需提升患者血小板计数至 $50×10^9/L$ 或正常值。如患者需要进行有创检查或手术,可将血小板计数提升至相应的目标值(表 44-2),但这些数值只是临床经验的总结,尚无循证医学的证据,具体数值需要血液科医生根据具体患者的具体情况进行判断。

表 44-2　有创检查及手术时血小板计数的目标值

有创检查及手术	血小板计数目标值	有创检查及手术	血小板计数目标值
口腔科检查	$≥20×10^9/L$	大手术	$≥80×10^9/L$
拔牙或补牙	$≥30×10^9/L$	自然分娩	$≥50×10^9/L$
小手术	$≥50×10^9/L$	剖宫产	$≥80×10^9/L$

2. **紧急治疗**　对于血小板低于 $10×10^9/L$;出血严重、广泛;疑有或已发生颅内出血;近期将实施手术或分娩的患者当进行紧急治疗。

(1) 血小板输注:成人按 $10～20U/$ 次给予,根据病情可重复使用,条件的地方尽量使用单采血小板。

(2) 静脉注射免疫球蛋白:$0.4g/kg$,静脉滴注,$4～5d$ 为 1 个疗程。1 个月后可重复。作用机制与单核巨噬细胞 Fc 受体封闭、抗体中和及免疫调节等有关。

(3) 大剂量甲泼尼龙:$1g/d$,静脉注射,$3～5$ 次为 1 个疗程,可通过抑制单核-巨噬细胞系统而发挥治疗作用。

(4) 其他治疗措施:包括停用抑制血小板功能的药物、控制高血压、局部压迫止血、口服避孕药控制月经以及应用抗纤溶抑制剂(如止血环酸、6-氨基己酸)等。

3. **初诊 ITP 的一线治疗**

(1) 糖皮质激素:一般情况下为首选治疗,其作用机制包括① 减少自身抗体生成及减轻抗原抗体反应。② 抑制单核-巨噬细胞系统对血小板的破坏。③ 改善毛细血管通透性。④ 刺激骨髓造血及血小板向外周血的释放。近期有效率约为 80%,但只有约 30% 的患者可以通过糖皮质激素单药治疗获得长期缓解,大多数患者会出现疾病复发。

剂量与用法:常用泼尼松 $1mg/(kg·d)$,分次或顿服,病情严重者用等效量地塞米松或甲泼尼龙静脉滴注,好转后改口服。待血小板升至正常或接近正常后,逐步减量(每周减 $5mg$),最后以 $5～10mg/d$ 维持治疗,持续 $3～6$ 个月。也可用大剂量地塞米松短程疗法($40mg/d$,连用 $4d$),但两者疗效无明显差别。

(2) 静脉输注丙种球蛋白:主要用于 ITP 的紧急治疗;不能耐受糖皮质激素或者拟行脾切除前的准备;合并妊娠或分娩前;部分慢性作用药物发挥疗效之前。

4. **成人 ITP 的二线治疗**

(1) 脾切除:脾切除治疗的有效率为 $70\%～90\%$,无效者对糖皮质激素的需要量亦可减少。但术前必须对 ITP 的诊断做出重新评估。适应证:① 正规糖皮质激素治疗无效,病程迁延 6 个月以上。② 泼尼松维持量需大于 $30mg/d$。③ 有糖皮质激素使用禁忌证。脾切除禁忌证:年龄小于 2 岁;妊娠早期或晚期;因其他疾病不能耐受手术。

(2) 新型药物:近年来,利妥昔单抗(美罗华)和血小板生成受体激动剂(艾曲波帕、罗米司马亭)等新药逐渐应用于 ITP 治疗,取得了明显的疗效,为 TIP 的治疗带来了新希望。

(3) 其他免疫抑制药物:适用于① 糖皮质激素或脾切除疗效不佳者。② 有使用糖皮质激素或脾切除禁忌证。③ 与糖皮质激素合用以提高疗效及减少糖皮质激素的用量。最常用者为长春新碱。除具免疫抑制作用外,还可能有促进血小板生成及释放即作用。每次 1 mg,每周 1 次,静脉注射,4～6 周为 1 个疗程。其他常用药物有环磷酰胺、硫唑嘌呤、环孢素、霉酚酸酯(MMF,骁悉)等。

原发免疫性血小板减少性紫癜诊治思路见图 44-1。

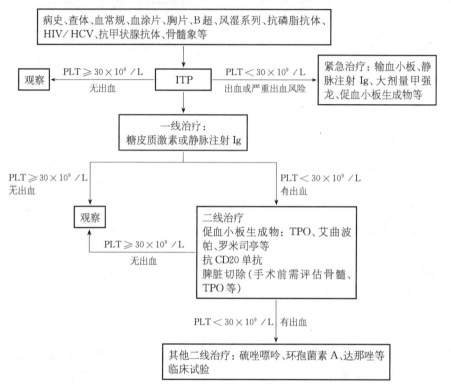

图 44-1 原发免疫性血小板减少性紫癜诊治思路

注:参考《成人原发免疫性血小板减少症诊断与治疗中国专家共识(2016 年版)》。

（尤良顺　钱文斌）

第四十五章　过敏性紫癜

导学

1. 掌握：过敏性紫癜的病因、临床表现、诊断依据与鉴别诊断要点、治疗原则。

2. 熟悉：过敏性紫癜的发病机制、病理生理特点、辅助检查特点、病情评估、常用治疗药物种类。

3. 了解：过敏性紫癜的流行病学、预后和预防。

过敏性紫癜(anaphylactoid purpura)又称 Henoch－Schönlein 紫癜(Henoch－Schönlein purpura)，是一种全身性血管炎性疾病。其主要发病基础是机体接触某些致敏物质后出现的全身性变态反应，引起毛细血管、小动脉和小静脉通透性增加，从而导致皮肤紫癜、关节炎或关节痛、腹痛、消化道出血及肾损害等临床表现。部分患者可同时出现皮肤水肿、荨麻疹等其他过敏表现。本病好发于 3～10 岁儿童，占总数的 80%～90%。男女发病率之比约 1.4：1，以冬春季发病多见。

【病因及发病机制】

(一) 病因

本病病因尚未完全阐明，目前认为与以下因素密切相关。

1. **感染**　细菌以 β 溶血性链球菌引起的上呼吸道感染最常见，亦可见于幽门螺杆菌、金黄色葡萄球菌、结核分枝杆菌和肺炎球菌等感染。病毒如柯萨奇病毒、EB 病毒及水痘、风疹、麻疹、流行性腮腺炎病毒等较为常见。寄生虫如阿米巴原虫、蛔虫等可诱发本病。

2. **食物**　系机体对异性蛋白过敏所致，如奶制品、蛋类、鱼、虾、蟹等。

3. **药物**　如青霉素、头孢菌素类抗生素、噻嗪类利尿药、解热镇痛药、磺胺类、阿托品、异烟肼、苯巴比妥等。

4. **遗传因素**　本病具有一定的家族聚集倾向，白种人发病率明显高于黑种人，相关研究显示人类白细胞抗原(HLA)、家族性地中海基因、血管紧张素转换酶基因(ACE 基因)、血管内皮生长因子基因等可能与本病发病相关。

5. **其他**　花粉、粉尘、虫咬、疫苗接种和寒冷刺激等因素可导致本病。

(二) 发病机制

本病发病机制尚不完全清楚，主要与 IgA 免疫复合物沉积与速发型超敏反应有关。

(1) IgA 免疫复合物沉积：蛋白质及其他大分子变应原作为抗原，刺激机体产生抗体(IgA 为主)，抗原抗体复合物广泛沉积于皮肤、胃肠道及肾脏等不同组织脏器的小血管壁上，激活补体，导致多种炎症介质的释放，最终引起血管炎性反应和组织损伤。

（2）速发型超敏反应：变应原刺激机体产生特异性 IgE 类抗体,后者吸附于血管及其周围的肥大细胞表面使其致敏。相同变应原再度进入体内时,即与致敏肥大细胞上的 IgE 特异性结合使其脱颗粒,释放炎性介质和血管活性物质,介导血管变态反应。

【病理及病理生理】

本病主要病理变化为累及全身毛细血管、小动脉和小静脉的血管炎,受累血管显微镜下可见 IgA 为主的免疫复合物沉积。累及皮肤的病理变化主要为真皮层的小血管周围出现炎症细胞(中性粒细胞、淋巴细胞、嗜酸性粒细胞为主)浸润、浆液和红细胞渗出所致的间质性水肿,可伴有小血管壁纤维素样坏死和血管腔内微血栓形成。累及肠道的病理改变以水肿和出血为主要表现,以黏膜下受损最为显著,重者可出现黏膜溃疡。累及肾脏时多为局灶性肾小球病变,可表现为毛细血管内皮增生,局部纤维化和血栓形成,灶性坏死,亦可见新月体形成。严重时可呈弥漫性肾小球肾炎改变。关节受累时,可见滑膜片状出血。此外,本病累及肺、心脏、肝脏及颅内血管时,可分别出现肺血管周围炎、心肌炎、肝脏损害和颅内出血等改变。

【临床表现】

本病发病急骤,约 2/3 的患者于发病前 1～3 周可有急性上呼吸道感染史,随之出现发热、皮肤紫癜、腹痛、关节疼痛、血尿等典型临床表现。某些患者发病早期仅有发热、乏力、头痛、腹痛等非特异性症状,此时需与其他疾病仔细鉴别。本病病程在绝大多数患者尤其是儿童患者中呈自限性,一般持续 4 周时间。依据临床表现,可分为以下几种类型。

（一）单纯型（紫癜型）

为最常见的类型。主要表现为皮肤紫癜,多出现于下肢和臀部等负重部位。其他部位如上肢、面部也可出现,躯干部极少累及。紫癜初为深红色,压之不褪色,可呈略高出于皮面的小型荨麻疹或斑丘疹,也可融合成片形成瘀斑。严重者皮损部位可形成血疱,甚至出现坏死、溃疡。紫癜具有成批反复发生、对称分布的特点,可同时伴有血管神经性水肿、荨麻疹、表皮坏死继而溃疡形成等。紫癜由深红色逐渐变为棕黄色,一般可于 1～2 周消退不留痕迹,亦可迁延数周或数月。

（二）腹型（Henoch 型）

儿童较成人多见。除皮肤紫癜外,10%～40% 的患者因消化道黏膜及腹膜脏层毛细血管受累而引起一系列消化道症状和体征,如恶心、呕吐、腹痛、腹泻、呕血、黏液便及便血等。其中以腹痛最为常见,多表现为脐周或腹部其他部位阵发性绞痛,可有腹肌紧张和腹部压痛,反跳痛少见,可伴随呕吐症状。腹痛多与紫癜同时出现,偶可先于皮肤症状出现,易被误诊为外科急腹症。约半数患者粪便隐血阳性,部分患者出现血便、呕血。少数患者可并发肠套叠、肠梗阻、肠穿孔及出血性小肠炎,需外科手术治疗。

（三）关节型（Schönlein 型）

除皮肤紫癜外,尚有关节肿胀、疼痛、压痛及功能障碍等症状。有 70% 患者累及关节。膝关节、踝关节为最常受累部位,其他关节如肘关节、腕关节及手指亦可累及。关节症状常呈游走性、反复性发作,多在数日内消失而不遗留关节畸形。

（四）肾型

约 1/3 患者因肾小球毛细血管受累而出现肾脏损害表现,往往出现在皮疹发生的 3 个月内。此型病情较为严重,在皮肤紫癜的基础上可有血尿、蛋白尿、管型尿等表现,严重者可出现水肿、高血压和肾功能衰竭。肾脏损害多在皮肤紫癜后 1～2 周出现,也可出现于皮疹消失后或疾病静止期。半数以上患者可于 3～4 周恢复,少数因反复发作可演变为慢性肾炎或肾病综合征。

（五）混合型

皮肤紫癜合并 2 项或以上的上述临床表现。

（六）其他

少数患者因颅内血管受累而表现出头痛、意识障碍、抽搐、瘫痪、共济失调等一系列中枢神经系统症状、体征。累及眼部血管可出现视神经炎、虹膜炎和视网膜出血、水肿等。此外,其他组织器官累及还可出血肌肉内、结膜下及肺出血、反复鼻出血、腮腺炎、心肌炎及睾丸炎等。

【辅助检查】

1. 血常规、血小板功能、凝血功能等　血小板计数正常或升高。血小板功能正常。腹型患者可因消化道失血出现正色素性贫血。部分患者白细胞计数可达 $20×10^9$/L,伴核左移。凝血功能除出血时间(BT)可能延长外,其余指标均正常。

2. 毛细血管脆性试验　半数以上呈阳性。毛细血管镜检查可见毛细血管扩张、扭曲及渗出性炎症反应。

3. 免疫检查　抗核抗体(ANA)、可溶性核抗原(ENA)系列及类风湿因子(AF)常阴性。半数患者急性期时可出现血清 IgA、IgE 升高。少数患者抗心磷脂抗体(ACA)阳性。

4. 感染的相关检查　抗链球菌溶血素(抗"O")可呈阳性,咽拭子培养可见 β 溶血性链球菌。红细胞沉降率可增快。C 反应蛋白(CRP)常增高。

5. 受累脏器的实验室检查　肝功能基本正常。肾脏受累的患者肾功能检查可有血尿素氮增加,内生肌酐清除率下降等表现,尿常规检查可有血尿、蛋白尿、管型尿。腹型患者粪便隐血试验可呈阳性。

6. 受累部位的影像学检查　对有消化道症状者可进行腹部 B 超、X 线和 CT 检查,有利于肠套叠、肠梗阻、肠穿孔等急腹症的早期诊断。对受累关节、肾脏进行 B 超、X 线及 CT 等检查有助于鉴别诊断。

7. 根据患者病情可选择的检查　① 骨髓检查:骨髓涂片细胞学分类、NAP 积分、铁染色、流式细胞免疫分型等。② 病理检查:受累部位的组织病理学检查,肾脏、皮肤等受累器官组织活检可见 IgA、补体 C3、纤维蛋白等沉积。③ 过敏原检测。④ 基因检测:10% 左右患者基因检测可发现 MEFV 基因突变,人类白细胞抗原(HLA)A2、A11 和 B35 与儿童过敏性紫癜发病有关。

【诊断策略】

（一）诊断依据

诊断过敏性紫癜首先需要详细询问相关病史,包括:① 可能的病因或诱因:如上呼吸道感染、药物、食物等。② 皮疹:发生的时间和缓急程度,了解皮疹部位、大小、形态、数目及演变过程。③ 自觉症状:如发热、腹痛、关节痛等。④ 诊疗经过、疗效及不良反应。⑤ 既往有无类似皮肤病史、出血史及药物食物过敏史,有无家族史。体格检查应注意观察皮肤紫癜的特点,有无其他皮疹、是否对称分布,了解腹部及关节情况,有无水肿。选择合适的检查进行鉴别诊断与疾病分型(图45-1)。

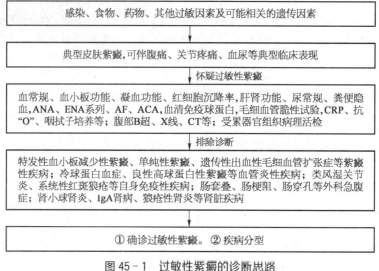

图 45-1　过敏性紫癜的诊断思路

1. 国内诊断标准　① 发病前 1~3 周有低热、咽痛、全身乏力或上呼吸道感染史。② 典型的四肢皮肤紫癜,可伴腹痛、关节肿痛和(或)血尿。③ 血小板计数、功能及凝血检查正常。④ 除外其他原因所致的血管炎及紫癜。

2. 2006 年欧洲风湿联合会和儿科风湿学会制定的过敏性紫癜诊断标准(EULAR / PReS criteria - 2006)　① 必备条件:可触及的紫癜性损害。② 同时具备以下任何一项:急性发作的弥漫性腹痛;任何部位活检 IgA 沉积;急性发作的关节炎或关节痛;肾脏累及[血尿和(或)蛋白尿]。

(二) 鉴别诊断

皮肤紫癜应与免疫性血小板减少性紫癜、单纯性紫癜、遗传性出血性毛细血管扩张症等鉴别。还需与其他疾病引起的血管炎如冷球蛋白血症、良性高球蛋白性紫癜等鉴别。腹型应与外科急腹症鉴别。关节型应与风湿性关节炎鉴别。肾型应与肾小球肾炎、IgA 肾病、系统性红斑狼疮等鉴别。

【治疗策略】

1. 一般治疗与对症处理　注意休息,去除可能的致病因素,防止呼吸道感染,避免服用可能致敏的食物和药物等。腹型患者出现严重腹痛和消化道出血时,可予禁食补液和维持水电解质平衡,应用阿托品、山莨菪碱解痉止痛,以及止血、输血等对症。关节痛症状严重者可酌情使用非甾体类抗炎药止痛治疗。对症治疗能一定程度缓解症状,但不能改善病程。

2. 抗过敏治疗　可使用抗组胺药物,如氯苯那敏、异丙嗪、阿司咪唑、西咪替丁、去氯羟嗪及静脉注射钙剂等。

3. 改善血管壁通透性　如维生素 C、曲可芦丁、卡巴克络等。

4. 糖皮质激素　病情严重者可应用糖皮质激素抑制抗原-抗体反应、减轻炎性渗出及改善血管通透性。一般采用泼尼松或甲泼尼龙 1~2 mg/ (kg · d)应用 1~2 周,后减量至 0.5 mg/ (kg · d)

1周,再减至 0.5 mg/kg 隔日使用,1 周后停药。总疗程一般不超过 30 d,肾型患者可适当延长。有证据显示对上述剂量激素治疗无效的患者采用冲击疗法(如甲泼尼龙 500～1 000 mg/d,连续 3 d)或可有效控制病情。

5. **抑制自身免疫**　病情顽固者可应用免疫抑制类药物,如雷公藤多苷、硫唑嘌呤、环磷酰胺、环孢素 A、霉酚酸酯等,常与大剂量糖皮质激素合用,适用于单用激素疗效不佳者,通常适用于肾型患者和累及肺、脑等部位出血的情况。

6. **抗凝治疗**　适用于肾型患者,可应用肝素、华法林等药物抗凝。

7. **其他治疗**

(1) 抗感染治疗:急性期呼吸道及消化道等感染可适当给予抗生素治疗。

(2) 丙种球蛋白冲击:对于重症紫癜肾炎具有一定疗效。

(3) 血浆置换:适用于急进性紫癜性肾炎患者,以及伴有严重合并症的患者。

(4) 中医中药:以凉血解毒、活血化瘀为主,适用于慢性反复发作或肾型患者。

（黄显博　钱文斌）

第四十六章　淋　巴　瘤

淋巴瘤(lymphoma)是起源于淋巴结和(或)结外淋巴组织的免疫系统恶性肿瘤,具有高度的异质性。按组织病理学的不同可分为霍奇金淋巴瘤(Hodgkin's lymphoma,HL)和非霍奇金淋巴瘤(non Hodgkin's lymphoma,NHL)两大类。淋巴瘤在我国占常见恶性肿瘤的第 8 位,男性发病率为1.39/10 万人口,女性为 0.84/10 万,低于西方国家,近年来随着人口老龄化,发病率有明显增加趋势。

第一节　霍奇金淋巴瘤

霍奇金淋巴瘤有两种亚型:经典型霍奇金淋巴瘤(classical Hodgkin lymphoma,cHL)是起源于生发中心的成熟 B 细胞,约占 HL 的 95%。主型霍奇金淋巴瘤(nodular lymphocytic predominance Hodgkin lymphoma,NLPHL)是除经典型外的另一大类。HL 占恶性淋巴瘤 8%～11%。欧美呈两个发病高峰:20～24 岁和75～79 岁。我国发病率相对低于欧美国家,各年龄组的发病率没有欧美的双峰现象,随着年龄的增加发病率逐渐升高。

【病因及发病机制】

HL 发病原因尚不完全清楚,一般认为与感染、免疫因素、理化因素及遗传因素等有关系,其中病毒学说颇受重视。

1. **病毒因素**　EB病毒与 HL 发病密切相关,大部分 HL 患者体内可检测到 EB 病毒抗体,HL患者淋巴结在电镜下可见 EB 病毒颗粒。在 30%～50% 的 HL 组织中可以持续检测到 EB 病毒DNA 或其基因产物。EB 病毒在 HL 发病中起到慢性炎症刺激作用,促进恶性细胞增殖、生长,抑制其凋亡。其他如 HIV 病毒、人疱疹病毒、麻疹病毒等也有报道和 HL 发病相关。

2. **遗传因素**　HL 有家族成员群发现象，同卵双胞胎患 HL 的风险高于异卵双胞胎，青壮年的同性别兄弟姊妹中 HL 风险比非兄弟姊妹风险高，直系亲属中发病风险高于普通人群。说明遗传性因素在 HL 风险中起作用。

3. **免疫因素**　某些原发性免疫缺陷患者如低 γ 球蛋白血症、高 IgM 综合征，患 HL 的风险增高。一些实体器官移植患者和异基因骨髓移植患者的风险亦增高。HIV 感染的患者 HL 发病率明显增高。

4. **信号通路紊乱**　核因子 κB(NF-κB)和 JAK/STAT 等信号转导通路成员激活和调控因子活性失调，肿瘤细胞基因表达失调，抑癌基因突变失活，而原癌基因表达增加。HL 肿瘤细胞遗传学及表观遗传学改变，MHC Ⅱ 类分子转录激活因子 CⅡTA 的易位，导致 CⅡTA 失活和后续 MHCⅡ类分子的表达下调，从而帮助肿瘤细胞实现免疫逃逸。HL 病例可检测出 Ig 基因位点的断裂、多条染色体的遗传学改变。

【病理与分型】

霍奇金淋巴瘤的病理特征是有少数散在的巨大肿瘤细胞，即 Reed-Sternberg 细胞(RS 细胞)，其中单核的称为霍奇金细胞，双核或多核的称为 RS 细胞。2016 年淋巴瘤 WHO 分类将 HL 分为结节性淋巴细胞为 NLPHL 和 cHL。后者包括结节硬化型、混合细胞型、淋巴细胞为主型和淋巴细胞耗竭型 4 个亚型。

(一) 结节性淋巴细胞为主型

NLPHL 占所有 HL 的 3%~8%。镜下单一性小淋巴细胞增生(多为 CD20⁺的小 B 细胞)，形成结节或结节样结构，其内散在体积较大的肿瘤细胞，胞质丰富，核大，呈爆米花样，称为"爆米花细胞"。可有 CD57⁺的小 T 细胞围绕在瘤细胞周围。肿瘤细胞表达 CD20、CD79a、CD75、CD45 和 bcl-6，不表达 CD15、CD30，可检测到 IgH 或 *TCR* 基因重排。

(二) 经典型

cHL 以混合性非肿瘤细胞(小淋巴细胞、中性粒细胞、嗜酸性粒细胞、组织细胞、浆细胞、成纤维细胞)增生为背景，肿瘤细胞(霍奇金细胞与 RS 细胞)散在其中。瘤细胞体积大，胞质丰富，核大核仁明显，单核或多核。免疫表型为 CD30、CD15、PAX-15 等阳性，其中 CD30 和 CD15 阳性有诊断性意义。其他 B 细胞或 T 细胞标志常为阴性，约 40% 的病例有 CD20 阳性。RS 细胞中可检测到免疫球蛋白重链基因重排和免疫球蛋白可变区(IgV)的高度突变。

1. **结节硬化型(cHL-NS)**　约占 cHL 的 70%。病变组织呈结节状，至少有一个结节被胶原束所围绕以及陷窝型 RS 细胞为特征。cHL-NS 是预后最好的亚型，如有巨大纵隔肿块则示预后不良。

2. **淋巴细胞为主型(cHL-LR)**　由小淋巴细胞构成的结节性或弥散性的细胞背景，霍奇金细胞与 RS 细胞散在分布。

3. **混合细胞型(cHL-MC)**　以混合性非肿瘤细胞组成的炎性背景下，较多 RS 细胞散在分布为特征。淋巴结结构破坏，可有间质纤维化，但没有宽的纤维束。

4. **淋巴细胞耗竭性(cHL-LD)**　预后最差，5 年生存率<30%。但少见，小于 5%。背景中少见非肿瘤性淋巴细胞，大量霍奇金细胞与 RS 细胞，可有纤维化与坏死灶。

【临床表现】

1. **淋巴结肿大** HL首发症状常为无痛性淋巴结肿大,偶有饮酒后受累淋巴结疼痛。容易累及颈部、锁骨上和腋下,纵隔也是好发部位。肿大淋巴结可活动,也可互相粘连,融合成块,触诊有软骨样感觉。肿瘤多沿相邻淋巴结区域发展,较少发生跳跃式发展。深部淋巴结肿大压迫会引起相应局部与全身症状。

2. **淋巴结外组织受累** 少数患者可以累及器官,常为脾脏、肺、胸膜。胃肠道累及少见。结外病变可以与淋巴结病变同时出现,或在淋巴结病变后出现。HL没有独立的结外病变。

3. **全身症状** 发热、盗汗、体重减轻等症状多见,其次是皮肤瘙痒、乏力。20%~40%患者就诊时有发热,1/3患者以不明原因发热为起病症状。佩-埃热(Pel-Ebstein)是HL的特征性热型。表现为周期性发热,体温数日内逐步上升至38~40℃,持续数日,然后逐步下降至正常,间歇10 d~6周后,体温又开始上升,周而复始反复出现。无热间期可逐渐缩短。泛发性皮肤瘙痒也较常见,严重者致表皮脱落、皮肤增厚,可在淋巴结肿大前数月出现,止痒外用药与抗组胺药无效,激素可改善症状。多见于年轻患者,尤其是女性。

【辅助检查】

1. **血液与骨髓检查** 可有白细胞增高,约20%患者有嗜酸性粒细胞升高。骨髓被广泛浸润或发生脾功能亢进时,可有全血细胞减少。骨髓涂片发现RS细胞是HL骨髓浸润的依据,但阳性率低,活检可提高阳性率。

2. **病理学检查** 病理诊断是确诊淋巴瘤及病理类型的主要依据。选取较大的淋巴结,完整地取出,避免挤压,切开后在玻片上做淋巴结切片,然后置固定液中。淋巴结印片Wright's染色后做细胞病理形态学检查,固定的淋巴结经切片和HE染色后做组织病理学检查。深部淋巴结可在B超或CT引导下细针穿刺涂片做病理形态学检查。

免疫酶标和流式细胞术检测淋巴瘤细胞的分化抗原,对淋巴瘤细胞进行表型分析,可为淋巴瘤的进一步分型诊断提供依据。细胞染色体检查对某些淋巴瘤亚型诊断有重要意义。

3. **其他实验室检查** 疾病活动期红细胞沉降率加快,如有乳酸脱氢酶增高,提示预后不良。当血清碱性磷酸酶或血钙增高,提示疾病累及骨骼。β_2微球蛋白与肿瘤负荷相关,病变广泛者高于病变局限者。

4. **影像学检查** 对于浅表淋巴结检查,B超检查与核素显像可更好发现肿大淋巴结。对于纵隔与肺的检查,胸部摄片可了解纵隔增宽、肺门增大、胸水及肺部病灶情况。胸部CT可确定纵隔与肺门淋巴结肿大。对于腹腔、盆腔淋巴结的检查,首选CT检查,不仅能显示淋巴结,还能显示肝、脾、肾等脏器受累情况。CT阴性而临床高度怀疑时,可行下肢淋巴造影。B超检查的准确性不及CT,重复性差,易受肠气干扰,但无CT设备时仍不失为一种较好的检查方法。对于肝、脾的检查,CT、B超、核素显像及MRI只能查出单发或多发结节,难以发现弥漫性浸润或粟粒样小病灶。一般认为两种以上影像检查同时显示实质性占位病变时才能确定肝、脾受累。正电子发射计算机体层显像CT(PET/CT)可显示淋巴瘤大小与部位及淋巴瘤残留病灶,是淋巴瘤分期诊断、疗效评估及随访的重要手段。

【诊断策略】

(一) 诊断依据

无痛性淋巴结肿大者要考虑本病,如肿大淋巴结质韧、饱满更应注意,确诊主要靠淋巴结或肿块病理活检。深部淋巴结可在 B 超或 CT 引导下细针穿刺涂片检查。如有血细胞数量异常,血清碱性磷酸酶增高或有骨骼病变时,行骨髓活检和涂片明确有无骨髓侵犯。根据组织病理检查作出诊断,再结合免疫组化、细胞遗传学、分子生物学等检查,按 WHO 造血与淋巴组织肿瘤的分类(2016 年)作出分类分型诊断(图 46-1)。

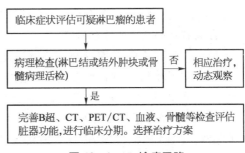

图 46-1 HL 诊疗思路

(二) 病情评估

HL 的分期依据 Ann Arbor 临床分期(表 46-1),同时结合全身症状,分为Ⅰ~Ⅳ期,A、B 两组。头颈部、腋下、腹股沟、肝、脾各记为一个淋巴结区域。结外病变定为Ⅳ期,包括骨髓、肺、骨或肝脏受侵犯。全身症状包括以下三方面:① 不明原因发热 38℃ 以上,连续 3 d 以上。② 半年内体重减轻 10% 以上。③ 盗汗,即入睡后出汗。没有全身症状分为 A 组;至少一项症状存在分为 B 组。此分期方案 NHL 也可参照应用。

表 46-1 Ann Arbor 临床分期

分 期	症 状
Ⅰ期	病变仅限于一个淋巴结区(Ⅰ)或单个结外器官局限受累(ⅠE)
Ⅱ期	病变侵犯横膈同侧的 2 个或更多的淋巴结区(Ⅱ)或横隔同侧一个或多个淋巴结区及局部结外组织(ⅡE)
Ⅲ期	病变侵犯横隔上下的淋巴结区(Ⅲ),可伴有结外组织局限受累(ⅢE)、脾受侵犯(ⅢS),或脾与局限性结外组织同时受侵犯(ⅢSE)
Ⅳ期	一个或多个结外器官受侵犯,伴或不伴淋巴结肿大。肝或骨髓只要受到侵犯均属Ⅳ期

注:分期记录符号:E 结外;X 直径 10 cm 以上的巨块;S 脾;M 骨髓;H 肝;O 骨骼;D 皮肤;P 胸膜;L 肺。

(三) 鉴别诊断

1. 淋巴结肿大的鉴别 淋巴结肿大需注意与感染、免疫、肿瘤转移继发的淋巴结病变相鉴别。淋巴结炎多有感染灶,病变淋巴结肿大伴局部红、肿、热、痛等症状。炎症控制后,淋巴结缩小,疼痛消退。结核性淋巴结炎多累及颈部,淋巴结相互融合,与周围组织粘连,晚期由于软化、破溃形成窦道。结核感染史及乏力、盗汗、午后低热等结核中毒症状有助于鉴别。肿瘤淋巴结转移多有肿瘤史及原发病表现,淋巴结活检可明确。

2. 以发热为主要表现的淋巴瘤 注意与结缔组织病、败血症、坏死性淋巴结炎、嗜血细胞综合征等相鉴别。发热时注意送检体液、血液标本培养,注意完善相关检查,淋巴结活检有助鉴别。

3. 结外淋巴瘤 注意与相应器官的肿瘤相鉴别。

4. RS 细胞 RS 也可见于结缔组织病、传染性单核细胞增多症、其他恶性肿瘤等,故缺乏淋巴瘤其他组织学依据,仅仅见到 RS 细胞不能诊断 HL。

【治疗策略】

HL 是化疗可治愈的肿瘤之一,患者的长期生存率已超过 80%。除了组织学亚型、肿瘤细胞负荷、全身症状等影响预后,还有多种因素影响预后,包括年龄、男性、分期、血红蛋白、白蛋白、外周血白细胞数和淋巴细胞数。具有一项不利预后因素都会使 5 年无事件生存(EFS)率下降 7%,同时具有 4～7 项不利预后因素者 5 年 EFS 率低于 50%。HL 采用化疗联合放疗综合治疗为主。

1. 化疗联合放疗的综合治疗

(1) 早期 HL(Ⅰ、Ⅱ期)：早期病例对放疗敏感，治愈率可达 80% 以上，但因单一放疗的近期和远期毒副作用较大，目前认为最佳治疗方案是 2～4 周期的 ABVD 化疗方案联合 20～30 Gy 的累及野放疗。早期(Ⅰ、Ⅱ期)预后不良的 HL，建议 4～6 周期的 ABVD 方案联合 30 Gy 的累及野放疗。2 周期 ABVD 方案后予 PET/CT 评估病情，如 PET/CT 阴性，按计划完成化疗与放疗；如 PET/CT 阳性，续予 4 周期的 BEACOPP 方案联合 30 Gy 的累及野放疗。Ⅰ A 期 NLPHL(非巨块型)预后较好，可单纯淋巴结切除等待观察或累及野 20～30 Gy 放疗。

(2) 晚期 HL(Ⅲ、Ⅳ期)：建议 6～8 周期的 ABVD 方案，伴有巨块者加上累及野 30～40 Gy 放疗。

(3) 难治或复发 HL：选用与原方案无交叉耐药的新方案，如 BEACOPP 方案等进行治疗，在获得较好缓解后可选择高剂量化疗联合自体造血干细胞移植。

老年患者常使用 ABVD、ChlVPP/EVA、ChlVPP、PVAG 等方案化疗(表 46-2)。

表 46-2 HL 化疗方案

方 案	药 物	用 法	周 期
ABVD	阿霉素	25 mg/m², 第 1、第 15 日静脉	28 d
	博来霉素	10 mg/m², 第 1、第 15 日静脉	
	长春花碱	6 mg/m², 第 1、第 15 日静脉	
	达卡巴嗪	375 mg/m², 第 1、第 15 日静脉	
BEACOPP	博来霉素	10 mg/m², 第 8 日静脉	21 d
	依托泊苷	100 mg/m², 第 1～第 3 日静脉	
	阿霉素	35 mg/m², 第 1 日静脉	
	环磷酰胺	1 200 mg/m², 第 1 日静脉	
	长春新碱	1.4 mg/m², 第 9 日静脉	
	甲基苄肼	100 mg/m², 第 1～第 7 日口服	
	泼尼松	40 mg/m², 第 1～第 14 日口服	
	G-CSF	9 d 直至恢复	
ChlVPP/EVA	瘤可宁	6 mg/m², 第 1～第 7 日口服	28 d
	长春花碱	6 mg/m², 第 8 日静脉	
	甲基苄肼	90 mg/m², 第 1～第 7 日口服	
	泼尼松	50 mg/m², 第 1～第 7 日口服	
	依托泊苷	75 mg/m², 第 1～第 5 日口服	
	长春新碱	1.4 mg/m², 第 1 日静脉	
	阿霉素	50 mg/m², 第 8 日静脉	
ChlVPP	瘤可宁	6 mg/m², 第 1～第 14 日口服	28 d
	长春花碱	6 mg/m², 第 1、第 8 日静脉	
	甲基苄肼	100 mg/m², 第 1～第 14 日口服	
	泼尼松	40 mg/m², 第 1～第 14 日口服	
PVAG	泼尼松	40 mg/m², 第 1～第 5 日口服	22 d
	长春花碱	6 mg/m², 第 1 日静脉	
	阿霉素	50 mg/m², 第 1 日静脉	
	吉西他滨	1 000 mg/m², 第 1 日静脉	

2. **自体造血干细胞移植**　对于原发耐药或缓解不超过 1 年的病例,再次缓解后可以应用大剂量化疗联合自身造血干细胞移植治疗。

3. **免疫治疗**

(1) PD-1/PD-L1 单抗:肿瘤细胞 PD-L1 表达增加,使肿瘤细胞能逃逸 T 细胞介导的杀伤作用,阻断 PD-1/PD-L1 轴可重新活化肿瘤特异性 T 细胞,是治疗难治/复发 HL 的新方法。

(2) CD30 单抗:CD30 可促进淋巴细胞凋亡的膜蛋白,RS 细胞的 CD30 常过度表达。目前仍在实验阶段。

第二节　非霍奇金淋巴瘤

非霍奇金淋巴瘤(NHL)是一组具有不同组织学特点和起源部位的异质性疾病,主要有三大类:前驱肿瘤、成熟 B 细胞肿瘤及成熟 T 细胞和 NK 细胞肿瘤。

【病因及发病机制】

NHL 病因复杂,一般认为感染、免疫因素、理化因素及遗传因素等为致病因素。

1. **感染因素**

(1) 病毒感染:EB 病毒、人类 T 细胞白血病/淋巴瘤病毒 1(HTLV-1)和人疱疹病毒 8 型(HHV-8)均与 NHL 发病有关。EB 病毒与伯基特淋巴瘤(Burkitt's lymphoma)的发病明确相关,此类患者 98% 以上检测到 EB 病毒阳性。EB 病毒与 NHL 其他亚型也有关,约 1/4 的 T 细胞 NHL 中检测到 EB 病毒阳性,约 11% 的 B 细胞 NHL 中检测到 EB 病毒阳性。EB 病毒与免疫缺陷相关淋巴瘤和 NK/T 淋巴瘤密切相关。HTLV-1 是 T 淋巴母细胞性/淋巴瘤的病因。HTLV-8 是一种亲淋巴细胞的 DNA 病毒,也叫 kaposi 肉瘤相关疱疹病毒,被认为是所有 kaposi 肉瘤的病因。在原发渗出性淋巴瘤中也常常可发现此病毒,此类淋巴瘤多见于合并 EB 病毒感染的 HIV 患者。

(2) 细菌感染:胃黏膜相关淋巴组织(MALT)淋巴瘤的发生与幽门螺杆菌(Hp)感染有关,90% 以上的胃 MALT 淋巴瘤合并 HP 感染,抗 HP 治疗后肿瘤可缓解。

2. **免疫因素**　免疫功能低下,如先天性或获得性免疫缺陷患者的 NHL 发病率明显增高。HIV 感染者,NHL 患病率较正常人高 60~100 倍,且随生存时间延长而上升。器官移植后长期服用免疫抑制剂,NHL 的风险增加了 2~15 倍。系统性红斑狼疮等自身免疫性疾病患者 NHL 发病率较正常人群高数倍。

3. **理化因素**　许多化学暴露如化学试剂、杀虫剂、除草剂、农药、燃料、职业性苯暴露史等,与 NHL 发病有一定关系。红色肉类(猪肉、牛羊肉等)和反式不饱和脂肪高摄入使 NHL 发病率增加 2 倍。

4. **遗传因素**　血液或淋巴系统恶性疾病患者,其近亲(尤其是父母、兄弟姐妹)患 NHL 的风险较正常人群高 2~4 倍。细胞遗传学和分子生物学技术发现 80%~90% 的淋巴瘤患者具有多种染色体和基因改变,在淋巴瘤的发生、发展中起重要作用。主要包括基因突变如 *p53*、*ATM* 和

NOTCH1 基因突变,染色体易位、染色体缺失和扩增等。淋巴瘤患者多数具备多种基因和染色体改变表明淋巴瘤是多基因和多步骤的发病机制。

【病理与分型】

病理是诊断 NHL 的金标准。但要结合免疫组织化学检查、流式细胞仪和分子遗传学检测。NHL 分型复杂,2016 年 WHO 提出了造血与淋巴组织肿瘤的新分类,该分类方案在组织病理学基础上结合了免疫分型、细胞遗传学和分子生物学等新技术(表 46-3)。

表 46-3　WHO 淋巴细胞系肿瘤分类(2016 版)

淋巴细胞系肿瘤类别
成熟 B 细胞肿瘤
慢性淋巴细胞白血病/小淋巴细胞淋巴瘤
单克隆性 B 细胞淋巴细胞增多症
B 细胞幼淋巴细胞白血病
脾边缘带淋巴瘤
毛细胞白血病
脾 B 细胞淋巴瘤/白血病,不能归类
➤ 脾脏弥漫性红髓小 B 细胞淋巴瘤
➤ 毛细胞白血病变异型
淋巴浆细胞淋巴瘤
➤ Waldenström 巨球蛋白血症
意义未明的单克隆丙种球蛋白症(MGUS),IgM
μ 重链病
γ 重链病
α 重链病
意义未明的单克隆丙种球蛋白病(MGUS),IgG/A
浆细胞骨髓瘤
孤立性骨浆细胞瘤
髓外浆细胞瘤
单克隆免疫球蛋白沉积病
黏膜相关淋巴组织结外边缘区淋巴瘤(MALT 淋巴瘤)
淋巴结边缘区淋巴瘤
➤ 小儿淋巴结边缘区淋巴瘤
滤泡淋巴瘤
➤ 原位滤泡瘤
➤ 十二指肠球部滤泡淋巴瘤
小儿滤泡淋巴瘤
伴 IRF4 重排大 B 细胞淋巴瘤
原发性皮肤滤泡中心淋巴瘤
套细胞淋巴瘤
➤ 原位套细胞瘤
弥漫性大 B 细胞淋巴瘤(DLBCL),NOS
➤ 生发中心 B 细胞型
➤ 活化 B 细胞型
富于 T 细胞/组织细胞的大 B 细胞淋巴瘤
原发性中枢神经系统(CNS)DLBCL
原发性皮肤 DLBCL,腿型
EBV⁺DLBCL,NOS
EBV⁺黏膜皮肤溃疡

淋巴细胞系肿瘤类别
DLBCL 相关慢性炎症
淋巴瘤样肉芽肿病
原发性纵隔(胸腺)大 B 细胞淋巴瘤
血管内大 B 细胞淋巴瘤
ALK$^+$ 大 B 细胞淋巴瘤
浆母细胞性淋巴瘤
原发性渗出性淋巴瘤
HHV8$^+$ DLBCL,NOS
伯基特淋巴瘤
伴 11q 异常的伯基特样淋巴瘤
伴 MYC、BCL 和(或)BCL6 重排的高级别 B 细胞淋巴瘤
高级别 B 细胞淋巴瘤,NOS
B 细胞淋巴瘤,不可归类,其特征介于 DLBCL 和经典型霍奇金淋巴瘤之间

成熟 T 和 NK 细胞瘤
T 细胞型造血干细胞白血病
T 细胞型大颗粒淋巴细胞白血病
慢性 NK 细胞淋巴增殖性疾病
侵袭性 NK 细胞白血病
儿童系统性 EBV$^+$ T 细胞淋巴瘤
种痘样水疱病样淋巴组织增生性疾病
成人 T 细胞淋巴瘤／白血病
髓外 NK$^-$／T 细胞淋巴瘤,鼻型
肠病相关 T 细胞淋巴瘤
单形性向表皮肠道 T 细胞淋巴瘤
胃肠道惰性 T 细胞淋巴组织增生性疾病
肝脾 T 细胞淋巴瘤
皮下脂膜炎样 T 细胞淋巴瘤
蕈样肉芽肿
Sézary 综合征
原发性皮肤 CD30$^+$ T 细胞淋巴组织增生性疾病
➤ 淋巴瘤样丘疹病
➤ 原发性皮肤间变性大 B 细胞淋巴瘤
原发性皮肤 γδT 细胞淋巴瘤
原发性皮肤侵袭性亲表皮 CD8 阳性细胞毒性 T 细胞淋巴瘤
原发性皮肤肢端 CD8$^+$ T 细胞淋巴瘤
原发性皮肤 CD4$^+$ 小／中型 T 细胞淋巴组织增生性疾病
外周 T 细胞淋巴瘤,NOS
血管免疫母细胞性 T 细胞淋巴瘤
滤泡 T 细胞淋巴瘤
结内外周 T 细胞淋巴瘤,呈 TFH 表型
间变性大细胞淋巴瘤,ALK$^+$
间变性大细胞淋巴瘤,ALK$^-$
乳房植入物相关的间变性大细胞淋巴瘤

WHO(2016)分型中临床上较常见的 NHL 亚型包括以下几种。

1. **弥漫大 B 细胞淋巴瘤**(diffuse large B-cell lymphoma,DLBCL) 是最常见的侵袭性 NHL,占全部 NHL 的 30%～40%,既可原发于淋巴结或结外器官和组织,也可从惰性淋巴瘤转化而来。

所有年龄段均可患病,中位发病年龄 60～64 岁。应用免疫组织化学技术,根据 CD10、bcl6 和 MUM1 的表达将 DLBCL 分为生发中心来源 B 细胞(GCB)和非 GCB 亚型。应用基因表达谱分析可将 DLBCL 分为生发中心来源 B 细胞(GCB)、活化 B 细胞(ABC)亚型;还有一小类不能很明确地归类进入 GCB 或 ABC。DLBCL 的肿瘤细胞表达 B 细胞标记抗原:CD19、CD20、CD22 和 CD79a,也有可能丢失一种或多种抗原。约 87% 患者存在染色体异常,51% 患者可发现 14q32 易位。CD20 单抗(利妥昔单抗)联合化疗可明显提高 DLBCBL 的治疗疗效。ABC 亚型患者有 NF-κB 信号通路激活,预后较差,5 年无进展生存率(PFS)仅为 48%;未归类患者的 PFS 为 54%,而 GCB 亚型患者高达 73%。p53 基因突变提示预后不良。检测 c-MYC、BCL2 或 BCL6 基因重排,如有两或三个阳性,称为"双/三打击"DLBCL,提示预后极差。

2. **滤泡淋巴瘤**(follicular lymphoma,FL) 是滤泡中心(生发中心)发生的 B 细胞肿瘤,为惰性淋巴瘤。FL 主要发生于成年人,中位发病年龄为 60 岁。FL 呈滤泡或结节样生长,肿瘤性滤泡主要由中心细胞和中心母细胞组成。根据中心母细胞比例,FL 被分为 1～3 级,3 级再分为 3A 级与 3B 级。1～3A 级呈惰性发展,3B 级 FL 生物学特性与 DLBCL 相似。40%～70% 的 FL 累及骨髓,FL 诊断时仅 20% 患者为早期(Ⅰ、Ⅱ期)。肿瘤细胞通常 sIg+,表达 B 细胞标记(CD19、CD20、CD22、CD79a),且表达 BCL-6、CD10 等生发中心标志,多数表达 BCL-2。90% 患者伴 t(14;18),其他异常有 1p36 与 6q 的丢失,7、18 与 X 染色体的扩增。本病异质性强,对化疗反应好,CD20 单抗(利妥昔单抗)的应用明显提高了疗效。一线标准方案治疗后中位无进展生存(PFS)期为 6～8 年,6 年总生存(OS)率可达 87.4%。本病不能治愈,病程长,病情反复,可转为侵袭性 NHL。

3. **边缘带淋巴瘤**(marginal zone lymphoma,MZL) 起源于边缘区(淋巴滤泡与滤泡外套之间)的 B 淋巴细胞,属于惰性淋巴瘤。肿瘤细胞表达 B 细胞相关抗原(CD19、CD20、CD22、CD79a),通常 CD3-,CD5-,CD10-,CD23-,CD43±,CD11c±。肿瘤细胞中包含大量异质性细胞浸润,有中心样细胞、单核细胞、B 细胞、小淋巴细胞和浆细胞等,也可能有大细胞和(或)幼稚细胞存在。常有 t(11;18)(q21;q21),发生率为 20%～50%。根据免疫表型、原发部位、生物学特性及治疗反应性,将 MZL 分为三种类型。

(1) 黏膜相关组织结外边缘带淋巴瘤(MALT 淋巴瘤):发生于结外淋巴组织边缘区,占 MZL 的 70%～80%。多发生于成年人,中位发病年龄 61 岁,女性稍多于男性。最常见于胃,其次为肠、肺、唾液腺、眼附属器、甲状腺、皮肤等多种部位。Hp 感染与胃 MALT 淋巴瘤发病密切相关,抗 HP 治疗有效。

(2) 脾脏边缘带淋巴瘤(SMZL):来源于脾脏"边缘区"B 细胞,病变累及脾白髓与骨髓。中位发病年龄 69 岁。自身免疫疾病、HCV 感染可能与发病有关。脾大为常见体征,多有贫血症状,常伴有单克隆免疫球蛋白血症,伴或不伴绒毛淋巴细胞。

(3) 结内边缘带淋巴瘤(NMZL):原发于淋巴结的 B 细胞淋巴瘤,病变局限在淋巴结,偶侵犯骨髓。中位发病年龄 60 岁,偶可见儿童发病。多表现为无症状的局部或全身淋巴结肿大。

4. **套细胞淋巴瘤**(mantle cell lymphoma,MCL) 一种少见的 B 细胞 NHL,来源于滤泡外套的 B 细胞,由形态单一的小至中等大小淋巴细胞构成,核不规则,伴 CyclinD1+。兼具惰性淋巴瘤与侵袭性淋巴瘤的特征。多发于中老年人,中位发病年龄 60 岁,男性好发。易侵犯结外器官,胃肠道、脾脏、骨髓均易被累及。20% 患者表现为白细胞增高,以淋巴细胞为主,呈白血病样表现。CD5、CD19、CD20、CD22、CD79a 等阳性,Bcl-2 也常阳性,sIgM 或 IgD、FMC-7 阳性,有 t(11;14)。

5. **伯基特淋巴瘤**(Burkitt lymphoma,BL) 是一种高度侵袭性的 NHL,由形态单一、中等大小的转化 B 细胞组成。肿瘤细胞起源于生发中心或生发中心后 B 细胞,倍增时间短,在组织切片上呈特殊的"星空"现象(弥漫增生的肿瘤细胞背景下散在的巨噬细胞)。结外是最常见的累及部位,中枢神经系统侵犯较多见。流行区 BL,颌骨与面部骨常被累及。散发型 BL,回盲部是最常见受累部位。累及骨髓和血液时即为 ALL - L3。肿瘤细胞表达 B 细胞相关抗原(CD19、CD20、CD22、CD79a)、CD10、Bcl - 6、CD38、CD77、CD43、Ki67 通常>95%。有 c - MYC 基因异位和 t(8;14)。采用高强度化疗,可有较好预后。

6. **外周 T 细胞淋巴瘤,NOS(PTCL,NOS)**　为一组异质性疾病,细胞多起源于活化的成熟的 T 淋巴细胞,目前不能归入 WHO 分类中任何特殊类型的成熟 T 细胞淋巴瘤。为高度侵袭性 NHL,多发生于成人,男女比约 2∶1。发生于淋巴结内,或结外受累,包括肝脏、骨髓、胃肠道和皮肤。免疫表型多为 $CD4^+/CD8^-$,也可见 CD4/CD8 双阳性或双阴性细胞,CD5 和 CD7 表达下调,可伴有 TCR 基因重排。Ki67 超过 70% 提示预后差。

7. **血管免疫母细胞 T 细胞淋巴瘤(AITL)**　属外周 T 细胞淋巴瘤,肿瘤细胞起源于生发中心 $CD4^+T$ 辅助细胞。本病为侵袭性 NHL,多发生于老年人,中位年龄 60~65 岁。原发于淋巴结,多表现为全身淋巴结肿大,常累及肝、脾、骨髓、皮肤等。EB 病毒感染与 AITL 发病有关。瘤细胞表达 CD2、CD3、CD5,多数患者表达 CD4、CD10、CXCL13 和 PD - 1。75%~90% 有 TCR 基因重排,25%~30% 有克隆性免疫球蛋白基因重排,常见 3、5 号染色体三倍体和附加 X 染色体。化疗可使疾病短期改善,但复发率高。强化化疗方案不能降低复发率和改善长期生存。免疫调节治疗和靶向治疗是治疗新热点。

8. **结外 NK/T 淋巴瘤,鼻型(ENKTCL)**　一种起源于成熟 NK 细胞或 NK 样 T 细胞的高度恶性 NHL。以瘤细胞显著坏死、嗜血管分布和细胞毒性表型为特征。与 EB 病毒感染密切相关。发病年龄较年轻,我国中位发病年龄为 43.1 岁,男女比为 2.6∶1。本病 90% 发生于鼻腔,10% 发生于胃肠道、皮肤、唾液腺、肾上腺、脾、睾丸等,罕有骨髓和中枢神经系统侵犯。6p - 是 ENKTCL 最常见的染色体异常。可有抑癌基因 p53 突变与 PRDM1 失活。放、化疗结合的综合治疗方案可使得部分 ENKTCL 患者获得良好预后。

9. **慢性淋巴细胞白血病/小淋巴细胞淋巴瘤(CLL/SLL)**　一种有特定免疫表型的成熟小 B 淋巴细胞克隆性肿瘤。为惰性 NHL,主要发生于中老年人。以淋巴细胞在外周血、骨髓、脾脏和淋巴结聚集为特征。外周血单克隆 B 淋巴细胞计数$\geqslant 5 \times 10^9/L$。肿瘤细胞体积小,形态成熟,胞质少,核致密,核仁不明显,染色质部分聚集。肿瘤细胞表达 CD5、CD19、CD23、CD200、CD43。免疫球蛋白重链可变区突变状态与预后有关,染色体异常有 del(13)、+12、del(11q)、del(17p)。本病进展慢,早期可等待观察。有治疗指征者可予苯丁酸氮芥、伊布替尼、利妥昔单抗+化疗。本病不能治愈,可转化为侵袭性淋巴瘤。

【临床表现】

NHL 的发病随年龄增加而增多,男性多于女性。NHL 异质性大,易发生远处跳跃式转移与结外侵犯,各器官均可被累及。除惰性淋巴瘤外,一般发展迅速。

1. **淋巴结肿大**　为最常见的首发症状,多为颈部、锁骨上淋巴结无痛性进行性肿大,次为腋下、腹股沟淋巴结。不同于 HL,肿瘤极少沿相邻淋巴结区域发展,早期就可发生远处跳跃式发展。肿大淋巴结表面光滑、饱满、活动,触之无痛、质韧。早期孤立或散在分布,随病情进展,可融合成块,与皮肤及周围组织粘连,不易活动。巨大肿块可因内部出血、坏死,而伴有疼痛、发热。肿大淋巴结可压迫邻近器官引起相应症状。纵隔、肺门淋巴结肿大可致胸闷、胸痛、呼吸困难、上腔静脉综合征等。中枢神经系统淋巴瘤表现为颅内高压及发现部位相应症状。

2. 淋巴结外受累　NHL 极易累及结外器官,可出现相应累及器官的症状和体征。胃肠道、肝、脾、肺、骨髓、皮肤、中枢神经系统、心包、心肌等均可被侵犯。结外病变可与淋巴结病变同时出现,或在淋巴结病变后出现,也可独立存在而无淋巴结病变。

3. 全身症状　NHL 患者发热、盗汗、体重下降等症状较多见,其次是皮肤瘙痒与乏力。发热最常见,可低热,也可高热,热型不规则,持续时间长短不一,抗感染治疗无效,退热药可暂时降温。骨髓受累,可有血细胞减少。脾肿大可有脾功能亢进、溶血等表现。

【辅助检查】

1. 血液与骨髓检查　NHL 白细胞多正常,可有淋巴细胞相对或绝对增多。骨髓累及时可在骨髓涂片中找到淋巴瘤细胞,并发淋巴瘤白血病时,血象和骨髓象类似白血病。

2. 病理学检查　参照本章霍奇金淋巴瘤。

3. 其他实验室检查　多数 NHL 患者乳酸脱氢酶增高,提示预后不良。当血清碱性磷酸酶或血钙增高,提示骨骼被累及。B 细胞 NHL 可合并溶血性贫血,抗人球蛋白试验阳性或阴性,少数患者还有单克隆球蛋白增高。NHL 累及中枢神经系统时有脑脊液异常。

4. 影像学检查　参照本章霍奇金淋巴瘤。

【诊断策略】

参照本章霍奇金淋巴瘤。分期诊断参照 HL,但 DLBCL、FL 和 MCL 等均有各自分期标准。临床上常用且被证明有预后价值的风险评估系统是国际预后指数(IPI)。年龄大于 60 岁、分期为Ⅲ或Ⅳ期、结外病变 1 年以上、血清 LDH 升高、体力状态评分≥2 分是 5 个预后不良因素,各记 1分,将预后分为低危、低中危、高中危、高危四类(表 46 - 4)。

表 46 - 4　NHL 的预后

预　后	IPI 数	CR 率	2 年生存率	5 年生存率
低　危	0～1	87%	84%	73%
低中危	2	67%	66%	50%
高中危	3	55%	54%	43%
高　危	4～5	44%	34%	26%

【治疗策略】

NHL 异质性强,易累及结外器官,有跳跃式转移,故 NHL 中放疗的作用不及 HL,其治疗应以化疗为主。

1. 化学治疗

(1) 惰性淋巴瘤:B 细胞惰性淋巴瘤包括 CLL/SLL、MZL、淋巴浆细胞淋巴瘤和 FL 病理 1～3A 级等患者。T 细胞惰性淋巴瘤指蕈样肉芽肿/Sèzary 综合征。惰性淋巴瘤发展缓慢,对无治疗指征的患者主张等待、观察的姑息性治疗原则,不建议过度积极治疗。

(2) 侵袭性淋巴瘤:B 细胞侵袭性淋巴瘤包括 DLBCL、MCL、FL 病理 3B 级和 BL 等,治疗以CD20 单抗(利妥昔单抗)联合化疗为主,即免疫化疗。T 细胞侵袭性淋巴瘤包括 AITL、PTCL、

ENKTCL 和间变性大细胞淋巴瘤等,治疗均应以化疗为主(表 46-5)。

表 46-5　NHL 常用联合化疗方案

方案	药物	剂量和用法
COP	环磷酰胺	400 mg/m², 每日口服, 第 1~第 5 日
	长春新碱	1.4 mg/m², 静脉注射, 第 1 日
	泼尼松	100 mg/m², 每日口服, 第 1~第 5 日(每 3 周为 1 个周期)
CHOP	环磷酰胺	750 mg/m², 每日口服, 第 1~第 5 日
	阿霉素	50 mg/m², 静脉注射, 第 1 日
	长春新碱	1.4 mg/m², 静脉注射, 第 1 日
	泼尼松	100 mg/m², 每日口服, 第 1~第 5 日(每 3 周为 1 个周期)
m-BACOP	博莱霉素	4 mg/m², 静脉注射, 第 1 日
	阿霉素	45 mg/m², 静脉注射, 第 1 日
	环磷酰胺	600 mg/m², 静脉注射, 第 1 日
	长春新碱	1 mg/m², 静脉注射, 第 1 日
	地塞米松	6 mg/m², 每日口服, 第 1~第 5 日
	甲氨蝶呤	200 mg/m², 静脉注射, 第 8 日及第 15 日
	四氢叶酸	10 mg/m², 口服, q6 h, 共 6 次, 第 9 日及第 16 日开始(每 3 周为 1 个周期)
GDP	吉西他滨	1 000 mg/m², 静脉注射, 第 1 日及第 8 日
	地塞米松	40 mg/d, 口服, 第 1~第 4 日
	顺铂	75 mg/m², 静脉注射 1 h, 第 1 日(每 3 周为 1 个周期)
HyperCVAD		
A 方案	环磷酰胺	300 mg/m², 静脉注射, q12 h, 第 1~第 5 日
	美司纳	600 mg/m², 静脉注射, 第 1~第 3 日
	阿霉素	50 mg/m², 静脉注射, 第 4 日
	长春新碱	2 mg/m², 静脉注射, 第 4 日及第 11 日
	地塞米松	40 mg/d, 静脉注射或口服, 第 1~第 4 日、第 11~第 14 日
B 方案	甲氨蝶呤	1 g/m², 静脉注射, 第 1 日
	四氢叶酸	解救首次 50 mg 静脉注射, 后 15 mg 静脉注射 q6 h 共 6 次。MTX 输注结束后 12 h 始, 至 MTX 血药浓度<0.1 μmol/L
	阿糖胞苷	3 g/m², 静脉注射, q12 h, 第 2~第 3 日

2. **放疗**　放疗在 NHL 作用较弱,惰性淋巴瘤Ⅰ~Ⅱ期可选放疗。侵袭性淋巴瘤伴局部巨大肿块、中枢神经系统累及或化疗后残留肿块可行局部扩大野放疗作为化疗的补充。

3. **生物治疗**

(1) 单克隆抗体:利妥昔单抗适用于 B 细胞 NHL 和淋巴细胞为主型 HL,其联合化疗可明显提高 B 细胞淋巴瘤的完全缓解率与无病生存时间。正在进行临床试验治疗淋巴瘤的有 CD30 单抗、PD-1 单抗和 PD-L1 单抗等。

(2) 干扰素:可抑制多种肿瘤细胞增殖,对蕈样肉芽肿和 FL 有一定效果。

(3) 抗 HP 治疗:胃 MALT 淋巴瘤抗 HP 治疗,可使部分患者获得完全缓解。

4. **造血干细胞移植**　高危 NHL 患者在首次 CR 后建议自体造血干细胞移植。大剂量化疗联合自体造血干细胞移植是治复发或难治 NHL 的标准方案。异基因造血干细胞移植相关风险大,较少用于淋巴瘤。若患者年轻(<55岁),重要脏器功能正常,难治或复发侵袭性淋巴瘤,缓解期短,或伴有骨髓累及,可考虑异基因造血干细胞移植。

5. **手术治疗** 合并脾功能亢进且有切脾指征者,可行切脾手术提高血象,以为后继化疗创造有利条件。

6. **靶向药物**

(1) 伊布替尼:为 BTK 抑制剂,目前是治疗 CLL/SLL 和 MCL 的二线疗法。

(2) 来那度胺:具有抗肿瘤、免疫调节、抗血管生成等多重作用,可联合化疗用于多种淋巴瘤。

(钱文斌)

第四十七章 多发性骨髓瘤

导学

1. 掌握：多发性骨髓瘤的病因、临床表现、诊断依据与鉴别诊断要点、治疗原则。

2. 熟悉：多发性骨髓瘤的发病机制、病理生理特点、辅助检查特点、病情评估、常用治疗药物种类。

3. 了解：多发性骨髓瘤的流行病学、预后和预防。

多发性骨髓瘤(multiple myeloma, MM)是一种常见的浆细胞恶性增殖性疾病,其特征是骨髓中克隆性浆细胞异常增生和大量单克隆免疫球蛋白的出现及沉积。临床表现为广泛骨质破坏、贫血、肾功能不全、感染和高钙血症等。我国 MM 发病率为 1.3～5/10 万人口,发病年龄大多在 50～60 岁,男∶女约为 3∶2。

【病因及发病机制】

MM 发病机制尚未完全明了。目前认为 MM 细胞来源于分化晚期的 B 细胞,多步骤转化包括基因突变、染色体拷贝数异常和表观遗传学异常促进 MM 发病。与 MM 发病有密切关系的癌基因活化有 $K-Ras$、$N-Ras$、$FAM46C$、MYC、$BRAF$ 以及 $p53$ 基因功能异常。信号通路 RAS/MAPK、NF-κB 和凋亡异常是 MM 的重要发病机制。多种淋巴因子,特别是 IL-6 可促使浆细胞和骨髓瘤细胞增殖,与 MM 的发病有关。遗传、环境因素、化学物质、病毒感染、慢性炎症及抗原刺激等可能与骨髓瘤的发病有关。

【病理及病理生理】

MM 的临床表现源于克隆浆细胞无节制地增殖、浸润及其分泌的大量单克隆免疫球蛋白所引起,导致骨髓造血功能抑制;瘤细胞分泌的一些因子引起溶骨性病变及相关的症状;瘤细胞分泌的大量单克隆免疫球蛋白出现血中引起血液黏滞度增高及凝血因子功能障碍,而过量轻链自肾脏排泄引起肾脏损害。

【临床表现】

(一) 症状与体征

1. **贫血** 90% 以上患者出现程度不一的贫血,部分患者以贫血为首发症状。贫血的发生与骨髓瘤细胞浸润抑制造血、肾功能不全等有关。

2. **骨骼损害** 骨髓瘤细胞在骨髓中增生,骨痛为常见症状,以腰骶部最多见,其次为胸背部,肋骨和下肢骨骼。活动或扭伤后剧痛者有自发病理性骨折的可能。单个骨骼损害成为孤立性浆细胞瘤。常见为三种表现：溶骨性病变、骨质疏松、病理性骨折。

3. **肾功能损害** 肾损害由过多的免疫球蛋白轻链在肾小管重吸收损伤肾小管所致，表现为蛋白尿、管型尿和急、慢性肾衰竭。

4. **感染** 正常多克隆免疫球蛋白及中性粒细胞减少导致免疫力下降，容易发生各种感染。细菌感染常见，也可发生病毒感染如带状疱疹。

5. **高钙血症** 呕吐、乏力、意识模糊、多尿或便秘等。发生机制主要是溶骨性病变和肾小球滤过率下降致钙的清除能力下降。

6. **高黏滞综合征** 血液尤其是血清黏滞性过高是由于单克隆免疫球蛋白升高、红细胞聚集导致的，表现为头晕、眼花、耳鸣、手指麻木，甚至意识障碍。老年患者可有冠状动脉供血不足、慢性心力衰竭。

7. **出血倾向** 血小板减少和凝血异常可导致出血，以鼻出血、牙龈出血和皮肤紫癜多见。

8. **淀粉样变性** MM 是继发性淀粉样变性的主要原因，常累及舌、腮腺、皮肤、肾脏和心脏等器官，出现相关临床症状。诊断有赖于组织活检病理检查。

【辅助检查】

1. **血常规** 多为正细胞正色素性贫血。血片中红细胞呈缗钱状（成串状）排列。白细胞总数正常或减少。浆细胞白血病期可见大量瘤细胞。血小板计数多数正常，有时可减少。

2. **血液检查** 单克隆免疫球蛋白血症的检查：蛋白电泳，血清或尿液在蛋白电泳时可见一浓而密集的染色带，扫描呈现基底较窄单突起的 M 蛋白；免疫固定电泳：可确定 M 蛋白的种类并对骨髓瘤进行分型，IgG、IgA、IgD、IgE、IgM。IgG 最常见，约占 50%，IgA 约占 21%，IgD 少见，IgE、IgM 极少见。轻链型：κ、λ。约 1% 血清或尿中无 M 蛋白，称为不分泌型骨髓瘤；约半数患者尿中可出现本周蛋白。血清游离轻链检测：结合蛋白电泳和免疫固定电泳能提高 MM 和其他浆细胞疾病的检测的敏感性；血清 β_2 微球蛋白（β_2-MG）和血清白蛋白检测：β_2-MG 由浆细胞分泌，与全身骨髓瘤细胞总数有显著相关性。血清白蛋白量与 IL-6 的活性呈负相关。均可用于评估肿瘤负荷及预后；CRP 和 LDH：LDH 与肿瘤细胞活动有关，CRP 和 IL-6 呈正相关，故可反映疾病的严重程度。

3. **骨髓检查** 骨髓常规检查骨髓瘤细胞大小形态不一，成堆出现，核内可见核仁 1~4 个，并可见双核或多核浆细胞。骨髓瘤细胞免疫表型 CD38$^+$、CD56$^+$。骨髓活检可发现瘤细胞。

4. **细胞遗传学** 包括中期染色体分析和浆细胞的荧光原位杂交技术（FISH）。染色体异常包括 del(13)、del(17)、t(4;14)、t(11;14) 及 1q21 扩增。FISH 检查可协助进行患者预后分层。

5. **影像学检查** 骨病 X 线表现常见为：圆形、边缘清楚如凿孔样的多个大小不等的溶骨性病变，常见于颅骨、盆骨、脊柱、股骨、肱骨等长骨处；病理性骨折；骨质疏松，多在脊柱、肋骨和盆骨等。为避免急性肾衰竭，应禁止对骨髓瘤患者进行 X 线静脉肾盂造影检查。CT 和 MRI、PET／CT 对本病诊断价值大，各有各的优点。

6. **其他** 尿常规检查、血液生化检查。

【诊断策略】

(一) 诊断依据

症状性、冒烟型 MM 诊断标准参考美国国立综合癌症网络（NCCN）指南。

1. **症状性(活动性)MM**　需满足第(1)条及第(2)条,加上第(3)条中任何1项。

(1) 骨髓中单克隆浆细胞≥10％和(或)组织活检证实有浆细胞瘤。

(2) 血清和(或)尿中有单克隆M蛋白。

(3) 骨髓瘤引起相关表现。① 出现以下1项或多项靶器官损害表现(CRAB)：校正血清钙＞2.75 mmol/L;肾功能损害(肌酐清除率＜40 ml/min或肌酐＞177 μmol/L);贫血(血红蛋白低于正常下限20 g/L或＜100 g/L);溶骨性破坏,通过影像学检查(X线片、CT或PET/CT)显示1处或多处溶骨性病变。② 无靶器官损害表现,但出现以下1项或多项指标异常(SLiM)：[S]骨髓单克隆浆细胞比例≥60％;[Li]受累或非受累血清游离轻链比≥100;[M]MRI检查出现＞1处5 mm以上局灶性骨质破坏。

2. **无症状性MM(冒烟型骨髓瘤)**　需满足第(3)条＋第(1)条或第(2)条。

(1) 血清单克隆M蛋白≥30 g/L,或24 h尿轻链≥0.5 g。

(2) 骨髓单克隆浆细胞比例10％～60％。

(3) 无相关器官及组织损害(无SLiM、CRAB等终末器官损害表现)。

(二) 病情评估

近年来将细胞遗传学因素纳入的修订分期系统(R-ISS)分期也被临床广泛应用。影响MM预后的因素有年龄、CRP水平、血清LDH水平、骨髓浆细胞浸润程度、肾功能、国际分期系统(ISS)分期及细胞遗传学异常等。MM临床分期推荐按照ISS和R-ISS进行分期。ISS分期对于评估患者预后帮助极大。MM自然病程具有高度异质性,中位生存期5～6年,有些患者可存活10年以上。复发时应重新检测细胞遗传学异常,检测出异常时则具有同初发时同样的意义。以细胞遗传学为基础,结合一些临床或生化预后指标建立MM的预后评估体系,进行临床危险分层,并在整体治疗策略下制定适合不同类型的个体化治疗方案(表47-1)。

表47-1　ISS及修订的R-ISS

分　期	ISS标准	R-ISS标准
Ⅰ期	β_2-MG＜3.5 mg/L和白蛋白≥35 g/L	ISSⅠ期和非细胞遗传学高危患者同时LDH水平正常
Ⅱ期	不符合ISSI和Ⅲ期的所有患者	不符合R-ISSⅠ期和Ⅲ期的所有患者
Ⅲ期	β_2-MG≥5.5 mg/L	ISSⅢ期同时细胞遗传学高危*患者或LDH高于正常水平

注：*细胞遗传学高危指间期FISH检出del(17p),t(4;14),t(14,16)。

(三) 鉴别诊断

1. **MM以外的其他浆细胞病**

(1) 巨球蛋白血症：因骨髓中浆细胞样淋巴细胞克隆性增生所致,M蛋白为IgM,无骨质破坏。

(2) 意义未明的单克隆免疫球蛋白血症(MGUS)：单克隆免疫球蛋白一般少于10 g/L,且历经数年而无变化,无骨骼变化,骨髓中浆细胞不增多。血清β_2-MG正常。个别在多年后转化为骨髓瘤或巨球蛋白血症。

(3) 继发性单克隆免疫球蛋白血症：偶见于慢性肝炎、自身免疫病、B细胞淋巴瘤和白血病等,这些疾病均无克隆性浆细胞增生。

2. **反应性浆细胞增多症**　反应性浆细胞增多常见原因为慢性炎症、伤寒、系统性红斑狼疮、肝硬化、转移癌等。反应性浆细胞一般不超过 15% 且无形态异常,免疫表型为 CD38$^+$,CD56$^-$ 且不伴有 M 蛋白,IgH 基因重排阴性。

3. 引起骨痛和骨质破坏的疾病 如骨转移癌、老年性骨质疏松、肾小管性酸中毒及甲状腺功能亢进症等,因成骨过程活跃,常伴血清碱性磷酸酶升高,如查到原发病变或骨髓涂片找到成堆的癌细胞将有助于鉴别诊断。

【治疗策略】

1. 无症状或无进展的 MM 患者 加强观察,每 3 个月复查 1 次。

2. 有症状 MM 患者 有症状的 MM 患者应积极治疗,目前提倡的治疗模式是整体治疗策略。应根据患者的合并症、体能状态、是否需要或能够进行骨髓移植,进行治疗方案的选择。对于年轻的多发性骨髓瘤患者,初始治疗为诱导化疗,在 3～6 个周期包含新药的诱导化疗后予以大剂量美法仑联合自体干细胞移植,之后再依据微小残留病(MRD)及危险分层的情况决定治疗模式,以达到延长生存的目的。以这种策略整体治疗的患者 5 年生存率可达 60%。

(1) 化学治疗:目前的诱导化疗方案建议包含以新药为主的化疗方案(表 47 - 2)。

表 47 - 2 MM 化疗方案

方 案	药 物	一 般 剂 量	用 法
PCD	硼替佐米	1.3 mg/m²	静脉/皮下第 1、第 4、第 8、第 11 日
	环磷酰胺	300 mg/m²	静脉/口服第 1、第 8、第 15 日
	地塞米松	40 mg/d	静脉/口服第 1、第 8、第 15、第 22 日
TD	沙利度胺	100～200 mg/d	口服,持续应用
	地塞米松	20～40 mg/d	口服,第 1～第 4 日,第 9～第 12 日,第 17～第 20 日
Rd	来那度胺	25 mg/d,10 mg/d	口服第 1～第 21 日
	地塞米松	20 mg/d	口服第 1、第 8、第 15、第 22 日
DTPACE	地塞米松	40 mg/d	口服第 1～第 4 日
	沙利度胺	100 mg/d	口服持续
	顺铂	10 mg/(m²·d)	静脉第 1～第 4 日
	阿霉素	10 mg/d	静脉第 1～第 4 日
	环磷酰胺	400 mg/m²	静脉第 1～第 4 日
	依托泊苷	40 mg/(m²·d)	静脉第 1～第 4 日

(2) 干细胞移植:自体干细胞移植可提高缓解率,改善患者总生存期和无事件生存率,是适合移植患者的标准治疗。清髓性异基因干细胞移植可在年轻患者中进行,常用于高危年轻患者或难治复发患者。

(3) 对症处理

1) 贫血:可考虑应用促红细胞生成素治疗。

2) 骨病的治疗:二磷酸盐有抑制破骨细胞的作用,如唑来膦酸钠每月 4 mg 静脉滴注可减少疼痛,部分患者出现骨质修复。放射性核素内照射有控制骨损害,减轻疼痛的疗效。

3) 高钙血症:水化碱化、利尿,每日补液 2 000～3 000 ml,保持尿量>1 500 ml/d;使用二磷酸盐;糖皮质激素和(或)降钙素。

4) 肾功能不全:水化碱化、利尿,减少尿酸形成和促进尿酸排泄;有肾功能衰竭者应积极透析;慎用非甾体类抗炎镇痛药;避免使用静脉造影剂。

5) 高黏滞综合征:血浆置换可用于有症状的患者,能有效缓解症状。

6) 感染:若出现感染症状应用抗生素治疗,对粒细胞减少的患者可给予 G‒CSF 及静脉注射人免疫球蛋白等支持治疗。

（杨　敏　钱文斌）

第四十八章 弥散性血管内凝血

导学

1. 掌握：弥散性血管内凝血的病因、临床表现、诊断依据与鉴别诊断要点、治疗原则。

2. 熟悉：弥散性血管内凝血的发病机制、病理生理特点、辅助检查特点、病情评估、常用治疗药物种类。

3. 了解：弥散性血管内凝血的流行病学、预后和预防。

弥散性血管内凝血（disseminated intravascular coagulation, DIC）是由多种基础疾病引起的一种临床综合征。在原发病基础上，致病因素损伤微血管，导致凝血活化，全身微血管血栓形成、凝血因子大量消耗并继发纤溶亢进，引起出血、微循环衰竭和器官功能衰竭。

【病因及发病机制】

（1）感染：感染性疾病是 DIC 最常见的原因，占 31%～43%，包括革兰阴性及阳性菌、真菌、病毒、立克次体、原虫等感染引起的败血症或病毒血症。

（2）恶性肿瘤：恶性肿瘤（如白血病、淋巴瘤、恶性肿瘤转移等）是引起 DIC 的第二大原因，占 24%～34%。

（3）病理产科：病理产科占 DIC 的 4%～12%，如羊水栓塞、胎盘早期剥离、死胎滞留等。

（4）其他：严重创伤及组织损伤，如烧伤、创伤、挤压伤等；毒蛇咬伤或某些药物中毒等；血管内溶血、输血反应等。严重肝脏疾病等也可引起慢性 DIC。

【病理及病理生理】

生理状态下，血液凝固和纤溶处于平衡状态，DIC 发生的关键环节是凝血酶生成失调和过量，引起进行性的继发性纤溶亢进。DIC 发生机制十分复杂，研究表明，由炎症等导致的单核细胞、血管内皮 TF 过度表达及释放，某些病态细胞（如恶性肿瘤细胞）及受损组织 TF 的异常表达及释放，是 DIC 最重要的始动机制。凝血酶与纤溶酶的形成是 DIC 发生过程中导致血管内微血栓、凝血因子减少及纤溶亢进的两个关键机制。炎症和凝血系统相互作用，炎症因子加重凝血异常，凝血异常又加剧炎症反应，形成恶性循环。感染时蛋白 C 系统严重受损，蛋白 C 水平降低且激活受抑，使活化的蛋白 C（APC）水平降低，导致凝血系统活性降低，加剧了 DIC 发病过程。

（1）凝血激活：组织损伤感染、肿瘤溶解、严重或广泛创伤、大型手术等因素导致组织因子（TF）或组织因子类物质释放入血，启动外源性凝血途径；或血管内皮损伤感染、炎症及变态反应、缺氧等引起血管内皮损伤,导致 FXⅡ 激活及 TF 的释放,启动内源性凝血途径;或各种炎症反应、药物、缺氧等可致血小板损伤,诱发血小板聚集及释放反应,通过多种途径激活凝血。DIC 时,凝血过度激活导致微血管内血栓形成,可引起组织坏死和终末器官损伤;血管内纤维蛋白沉积也可引起微血管病性红细胞破碎,在血涂片上出血破碎红细胞。在急性未经代偿的 DIC 中,凝血因子消耗的速率超过了肝脏合成的速率,表现为凝血酶原时间(PT)延长、APTT 延长;血小板过度消耗超出了骨髓巨核细胞生成和释放血小板的代偿能力,表现为血小板计数降低,可导致出血。

(2) 纤溶系统激活:上述致病因素亦可同时通过直接或间接方式激活纤溶系统,导致纤维蛋白(原)降解产物(FDPs)增多,FDPs 具有强力抗凝的作用,可加重 DIC 的出血症状,致凝血-纤溶平衡进一步失调。

【临床表现】

DIC 不是一个独立的疾病,而是众多疾病复杂病理过程中的中间环节,故而临床表现复杂,除外原发病的临床表现外,还有 DIC 各期的临床特点。最常见的表现有出血倾向、休克、栓塞及微血管病性溶血等。

DIC 的临床表现与其发展程度有关,在早期高凝状态期可能无症状或轻微症状,也可表现为血栓栓塞、休克;而消耗性低凝期以广泛多部位出血为主要表现;发展到继发性纤溶亢进期的患者出血更加广泛且严重,甚至有难以控制的内脏出血;脏器衰竭期可表现为肝、肾功能衰竭、呼吸循环衰竭,是导致患者死亡的常见原因。DIC 典型的临床表现如下。

1. 出血倾向 发生率为 84%～95%。特点为自发性、多部位(皮肤、黏膜、伤口及穿刺部位)出血,严重者有内脏出血甚至颅内出血,可危及生命。

2. 休克或微循环衰竭 发生率为 30%～80%,为一过性或持续性血压下降,休克不能用原发病解释,顽固不易纠正,早期即出现肾、肺、脑等器官功能不全。

3. 微血管栓塞 微血管栓塞分布广泛,发生率 40%～70%。可累及浅层皮肤、消化道黏膜的微血管,也常多见于肾、肺、脑等脏器,根据受累器官差异可表现为:顽固性休克、呼吸衰竭、意识障碍、颅内高压、多器官功能衰竭等。

4. 微血管病性溶血 相对较少发生。表现为进行性贫血、贫血程度与出血量不成比例,偶见皮肤、巩膜黄染。

【辅助检查】

实验室检查包括两方面的证据,具体见诊断标准。

(1) 凝血因子消耗的证据:PT、APTT、纤维蛋白原浓度及血小板计数。

(2) 纤溶系统活化的证据:纤维蛋白原或纤维蛋白降解产物(FDP)、D-二聚体、血浆鱼精蛋白副凝固试验(3P 试验)等。

此外,国外近年来开展分子标志物用于 DIC 早期诊断,发现部分标志物如凝血酶-抗凝血酶复合物(TAT)有诊断意义,有望在临床应用。

【诊断策略】

(一) 诊断依据

结合基础疾病和临床表现是诊断 DIC 的重要策略,两者不可或缺;同时,还要结合实验室指标及其动态变化进行综合评估。任何单一的实验检测指标不能用于诊断或排除 DIC。中华医学会血液学分会血栓与止血学组 2014 年提出了中国弥散性血管内凝血诊断积分系统(CDSS)(表 48-1),符合积分系统标准的可以诊断 DIC。CDSS 对临床诊断 DIC 有重要价值。

表 48-1　中国弥散性血管内凝血诊断积分系统(CDSS)

积 分 项		分 数
存在导致 DIC 的原发病		2
临床表现	不能用原发病解释的严重或多发出血倾向	1
	不能用原发病解释的微循环障碍或休克	1
	广泛性皮肤、黏膜栓塞,灶性缺血性坏死、脱落及溃疡形成,不明原因的肺、肾、脑等脏器功能衰竭	1
实验室指标		
血小板计数(非恶性血液病)	≥100×10⁹/L	0
	80~<100×10⁹/L	1
	<80×10⁹/L	2
	24 h 内下降≥50%	1
血小板计数(恶性血液病)	<50×10⁹/L	1
	24 h 内下降≥50%	1
D-二聚体	<5 mg/L	0
	5~9 mg/L	2
	≥9 mg/L	3
PT 及 APTT 延长	PT 延长<3 s 且 APTT 延长<10 s	0
	PT 延长≥3 s 或 APTT 延长≥10 s	1
	PT 延长≥6 s	2
纤维蛋白原	≥1.0 g/L	0
	<1.0 g/L	1

注: 非恶性血液病,每日计分 1 次,≥7 分时可诊断为 DIC;恶性血液病,临床表现第 1 项不参与评分,每日计分 1 次,≥6 分时可诊断为 DIC。

(二) 鉴别诊断

1. 血栓性血小板减少性紫癜(TTP)　TTP 是一组以血小板血栓形成为主的微血管血栓出血综合征,临床特征包括微血管病性溶血性贫血、血小板减少、神经精神症状、发热和肾脏受累等。TTP 的病因有遗传性和继发性。遗传性 TTP 是因 *ADAMTS13* 基因突变导致酶活性降低或缺乏所致,临床较为少见。继发性多由感染、药物、肿瘤和自身免疫性疾病等引发。

2. 溶血性尿毒症综合征(HUS)　HUS 是以微血管内溶血性贫血、血小板减少和急性肾功能衰竭为特征的临床综合征。HUS 早期可有凝血功能异常,包括 PT 延长、纤维蛋白原降低、FDP 增高及凝血Ⅱ、Ⅷ、Ⅸ及Ⅹ因子减少。但 HUS 病变主要局限于肾脏,少尿、无尿等尿毒症表现更为突出,多见于儿童与婴儿,发热与神经系统症状少见。外周血常有破碎红细胞。

3. 严重肝病　多有肝病病史,黄疸、肝功能损害症状较为突出,血小板减少程度较轻,凝血因子Ⅷ活性(FⅧ: C)正常或升高,纤溶亢进与微血管病性溶血表现少见。但严重肝病也可以合并DIC,需加以注意。

【治疗策略】

DIC死亡率为50％～80％,因此需要积极治疗。原发病的治疗是终止DIC病理过程的最关键和根本的措施。一旦确诊,积极治疗原发病,维持血液灌注,纠正低血容量,监测主要器官功能。在某些情况下,凡是病因能迅速去除或控制的DIC患者,凝血功能紊乱往往能自行纠正。但多数情况下,仅仅针对原发病治疗是不够的,需要针对凝血功能紊乱的治疗。

(一) 治疗基础疾病及消除诱因

根据基础疾病不同分别采取控制感染、治疗肿瘤、积极处理病理产物及外伤等措施,是终止DIC病理过程的最为关键和根本的治疗措施。

(二) 抗凝治疗

抗凝治疗是终止DIC病理过程、减轻器官功能损伤、重建凝血-抗凝平衡的重要措施,但抗凝剂能否降低DIC患者病死率、其使用时机及类别仍存在较多分歧。一般认为,DIC的抗凝治疗应在处理基础疾病的前提下,与凝血因子补充同步进行。临床上常用的抗凝药物为肝素,主要包括普通肝素和低分子量肝素。

1. 适应证　包括:① DIC早期(高凝期)。② 血小板及凝血因子呈进行性下降,微血管栓塞表现(如器官功能衰竭)明显者。③ 消耗性低凝期但病因短期内不能去除者,在补充凝血因子情况下使用。④ 除外原发病因素,顽固性休克不能纠正者。

2. 禁忌证　包括:① 手术后或损伤创面未经良好止血者。② 近期有严重的活动性出血。③ 蛇毒所致DIC。④ 严重凝血因子缺乏及明显纤溶亢进者。⑤ 肝功能衰竭者,凝血因子及凝血抑制物生存减少。

3. 使用方法

(1) 普通肝素:推荐剂量5～10 U/(kg·h),一般不超过12 500 U/d,每6 h用量不超过2 500 U,静脉或皮下注射,根据病情决定疗程,一般连用3～5 d。普通肝素使用时需要血液学监测,最常用者为APTT,肝素治疗使其延长为正常值的1.5～2.0倍时即为合适剂量。普通肝素过量可用鱼精蛋白中和,鱼精蛋白1 mg可中和肝素100 U。

(2) 低分子量肝素:剂量为3 000～5 000 U/d,皮下注射,根据病情决定疗程,一般连用3～5 d。低分子肝素常规剂量下无须严格血液学监测。

(三) 替代治疗

替代治疗以控制出血风险和临床活动性出血为目的。适用于有明显血小板或凝血因子减少证据且已进行病因及抗凝治疗、DIC未能得到良好控制、有明显出血表现者。

(1) 新鲜冷冻血浆等血液制品:每次10～15 ml/kg,也可使用冷沉淀。纤维蛋白原水平较低时,可输入纤维蛋白原:首次剂量2.0～4.0 g,静脉滴注。24 h内给予8.0～12.0 g,可使血浆纤维蛋白原升至1.0 g/L。

(2) 血小板悬液:未出血的患者PLT$<20\times10^9$/L,或者存在活动性出血且PLT$<50\times10^9$/L的DIC患者,需紧急输注血小板悬液。

(3) FⅧ及凝血酶原复合物:偶在严重肝病合并DIC时考虑应用。

(四) 抗纤溶治疗

对于由DIC导致的出血,通常不推荐使用抗纤溶治疗。仅下述情况可适用抗纤溶治疗:

① DIC 的基础病因及诱发因素已经去除或控制。② 有明显纤溶亢进的临床及实验室证据。③ DIC晚期,继发性纤溶亢进已成为迟发性出血的主要或唯一原因者。

　　DIC 的诊断和治疗是临床工作者面临的一个重大挑战。DIC 的诊断使用基于实验室检测和临床表现的积分系统更为科学。目前临床可应用的 DIC 治疗手段非常有限,但可以肯定的是,基础疾病的治疗仍是 DIC 治疗的关键。此外,针对 DIC 的不同病理阶段,给予针对性干预,可以明显改善预后。

(韦菊英　钱文斌)

第四十九章 骨髓增殖性肿瘤

导学

1. 掌握：真性红细胞增多症、原发性骨髓纤维化的病因、临床表现、诊断依据与鉴别诊断要点、治疗原则。

2. 熟悉：真性红细胞增多症、原发性骨髓纤维化的发病机制、病理生理特点、辅助检查特点、病情评估、常用治疗药物种类。

3. 了解：真性红细胞增多症、原发性骨髓纤维化的流行病学、预后和预防。

骨髓增殖性肿瘤(myeloproliferative neoplasms,MPN)系克隆性造血干细胞疾病,其特征是一系或一系以上髓系细胞(即粒系、红系或巨核系)异常增殖。MPN总的年发病率为6~10/10万人口。MPN初始特征是骨髓过度增生,造血细胞呈有效成熟,外周血中粒细胞、红细胞和(或)血小板增多。脾脏及肝脏因阻滞过量的血细胞或异常造血细胞的增殖而常见肿大。尽管起病隐袭,但大部分MPN会逐步进展最终进入骨髓纤维化、无效造血而导致骨髓衰竭或急性变,最终转变为急性白血病。MPN发病高峰在50~80岁。但某些亚型,特别是CML、原发性血小板增多症(ET)在儿童及青少年也有报道。

2016年WHO诊断标准将MPN分为两大类(表49-1)。大多数MPN具有编码胞质或受体酪氨酸激酶的基因异常,包括易位或点突变,导致异常酪氨酸激酶活性增高,激活信号传导通路,使得血细胞异常增殖。CML具有 BCR-ABL1 融合基因,其他均为 BCR-ABL1 阴性的MPN,后者常有9号染色体异常(9p24)或Janus激酶2(Janus kinase 2,JAK2)基因突变,最常见的突变为 JAK2V617F (第617位缬氨酸→苯丙氨酸),此外还有 CARL 以及 MPL 基因突变。随着二代测序的广泛普及,许多其他突变位点的基因被检测到。2016年WHO对常见 BCR/ABL 阴性MPN的遗传学进行评估(表49-2)。本章将重点叙述真性红细胞增多症(PV)及原发性骨髓纤维化(PMF)。

表 49-1　骨髓增殖性疾病分类(2016 WHO)

基 因 类 别	骨髓增殖性疾病分类
BCR-ABL1 阳性 MPN	慢性粒细胞白血病(CML)
BCR-ABL1 阴性 MPN	真性红细胞增多症(PV) 原发性血小板增多症(ET) 原发性骨髓纤维化(PMF) ① 原发性骨髓纤维化,纤维化前期或早期阶段 ② 原发性骨髓纤维化,纤维化明显期 慢性中性粒细胞白血病,CSF3R 阳性(CNL) 慢性嗜酸粒细胞性白血病,不特定基因型(CEL) 骨髓增生性肿瘤,未归类(MPN-U)

表 49-2　*BCR-ABL1* 阴性的骨髓增殖性肿瘤基因突变(2016 WHO)

类　别	JAK2+	CALR+	MPL+	三者均阴性	备　注
真性红细胞增多症(PV)	在几乎所有病例均+	—	—	+/-	*JAK2* 等位基因负荷与预后、转化相关;部分患者可转化为 PMF
原发性骨髓纤维化(PMF)	60%~65%	20%~25%	5%~8%	5%~10%	与 *JAK2+PMF* 相比,*CALR+*者与较年轻、惰性疾病和较好生存期相关。但 *JAK2* 抑制剂芦可替尼可明显改善 *JAK2+*患者的预后 *JAK2+PMF* 有更大的血栓形成风险 三者均阴性患者与较差预后相关并且急性白血病转化率增加
原发性血小板增多症(ET)	60%~65%	20%~30%	3%~5%	5%~10%	*JAK2+ET* 有较高血栓形成率 *CALR+ET* 有较高的血小板数和较高的纤维化转化率 三者均阴性者生存期最长,*MPL* 突变者生存期最短

(吴功强　钱文斌)

第一节　真性红细胞增多症

真性红细胞增多症(polycythemia vera,PV)是一种造血干细胞克隆性疾病,主要特征为红细胞异常增多、脾肿大、血栓风险增大、有发生骨髓纤维化和继发性急性髓细胞白血病趋势的慢性骨髓增殖性肿瘤。出血和血栓形成是 PV 的主要临床表现。

【病因及发病机制】

95%~97%的患者有 *JAK2* 基因突变,多数是 *JAK2V617F* 突变,2%~3%是 *JAK2* 基因第 12 外显子突变,导致下游信号通路(主要是 JAK-STAT 通路)异常激活,促使非促红细胞生成素(EPO)依赖的红系持续增殖。

【病理及病理生理】

高水平的 *JAK2V617F* 可使促红细胞生成素受体(EPOR)及粒细胞集落刺激因子受体(G-CSFR)处于高水平的激活状态,从而导致髓外造血(脾肿大)及细胞因子介导的继发性骨髓纤维化。*TET2* 基因等突变在部分 PV 中可以检测到,其与疾病发展有关。

【临床表现】

PV 可以发生于所有年龄段,但多见于 60 岁以上的老年人,男性稍高于女性。人群中 PV 的发病率是(4~5)/10 万人口。PV 起病隐匿,进展缓慢,可在病变多年后才出现症状或因其他疾病行血常规检查时偶然发现。

1. **皮肤黏膜**　患者通常表现为面部皮肤绛红色,呈"醉酒貌",首先出现在唇部、颊部、鼻尖、耳和颈部。四肢也可出现,远端较近端明显,手指手掌可见明显的绛红色。约40%的患者出现皮肤瘙痒,沐浴后加重,主要可能与皮肤中的肥大细胞增多和组胺水平增高有关。

2. **神经系统**　头痛是最常出现的神经系统症状,但乏力、头晕、眩晕、头胀、视野异常等也经常出现,眼底检查可以看到血管增粗、迂曲。除头痛外患者也可出现四肢疼痛。

3. **消化系统**　疾病晚期患者可出现早饱感、便秘、腹部不适等常见消化道症状。消化道溃疡的发生率要高于一般人群。

4. **血栓形成和出血**　血栓形成是PV最常见也是最重要的并发症,见于约1/3的患者,最常见的血栓事件分别为脑血管意外、心肌梗死和深静脉血栓等。血栓形成占患者死亡原因的37%。部分患者也会出现牙龈出血、鼻出血等。

5. **脾大**　脾大可出现于1/3患者,巨脾罕见。

【辅助检查】

1. **血常规**　血红蛋白浓度、红细胞计数和血细胞比容大多升高,可呈小细胞低色素性,白细胞和血小板计数常升高,伴有核左移、嗜碱粒细胞增多。NAP积分往往也增高。

2. **骨髓**　各系造血细胞均显著增生,红系明显,铁染色提示储存铁减少。早期骨髓病理形态学特征为骨髓三系增生,主要是巨核细胞和红系细胞增生,巨核细胞大小不一,成熟正常,尚有少部分患者在诊断时即存在轻度骨髓网状纤维增生。耗竭期患者骨髓可以出现骨髓纤维化改变。

3. **JAK2 基因检测**　93%～95%PV患者存在 JAK2V617F 突变,2%～3%为 JAK2 第12外显子突变。

4. **血清 EPO 水平测定**　患者血清EPO水平降低,但也有20%患者EPO水平正常。

5. **其他检查**　血容量和血液黏滞度检查可见总血容量和红细胞容量明显增多,血液黏滞度增高,可达正常人的5～8倍。部分患者可能会出现血清溶菌酶、维生素 B_{12} 水平升高和高尿酸血症,血清铁可降低。患者在血气分析检查中,一般没有氧饱和度下降。

【诊断策略】

(一) 诊断依据

根据2016年WHO诊断标准进行诊断,确诊PV需符合3条主要标准或第①、第②条主要标准和次要标准(表49-3)。

表49-3　PV诊断标准

标准类别	具 体 内 容
主要标准	① 男性 Hb>165 g/L,女性 Hb>160 g/L,或男性 HCT>49%,女性>48%或 HCT 在正常预测值的基础上升高>25% ② 骨髓活检:按年龄来说为高度增生,以红系、粒系和巨核细胞增生(全骨髓增生)为主,并伴有多形性成熟巨核细胞(细胞大小不等) ③ 存在 JAK2V617F 突变或 JAK2 第12外显子突变
次要标准	血清 EPO 水平低于正常参考值水平

(二) 鉴别诊断

影响 Hb 增高的因素很多,首先主要排除相对性红细胞增多和其他继发因素,然后通过骨髓检查明确诊断,诊断明确后进一步依据病史和相关检查进一步作血栓危险分层。这里需要特别注意的是95%~97%的患者均存在 *JAK2* 基因突变,如无此基因突变,需再次详细检查排除继发因素(图49-1)。

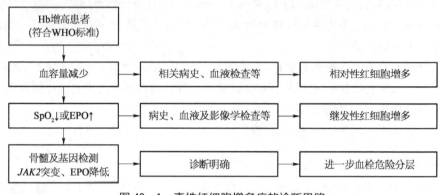

图49-1 真性红细胞增多症的诊断思路

1. **与相对性红细胞增多症鉴别** 由于严重呕吐、腹泻、大量出汗、严重烧伤、休克等导致血容量减少,血液浓缩。

2. **与继发性红细胞增多症鉴别** 长期吸烟、高原居住、先天性心脏病,引起EPO升高的实体肿瘤,通常有相关的疾病病史和临床表现可以帮助鉴别。

(三) 病情评估

PV患者中位生存期为10~15年,血栓事件是影响PV患者生存期的主要并发症,极少部分患者转化为骨髓纤维化或急性白血病/骨髓增生异常综合征。因此,需对PV患者进行血栓危险度分层(表49-4),并可据此作为治疗方法的选择主要依据。

表49-4 PV患者血栓危险度分层

组 别	PV患者血栓危险度相关因素
低危组	年龄<60岁且无血栓病史
中危组	年龄<60岁且无血栓病史;存在心血管危险因素(如抽烟、高血压、高胆固醇血症、糖尿病)
高危组	年龄>60岁或有血栓病史

【治疗】

真性红细胞增多症的治疗目的是在不增加出血风险的前提下预防血栓并发症,使HCT男性控制在0.45以下、女性0.42以下,延缓向骨髓纤维化和急性白血病转化,控制疾病相关症状。低危组患者以低剂量阿司匹林及放血治疗为主,高危组患者则在低剂量阿司匹林及放血治疗的基础上联合羟基脲或干扰素。

1. **抗血小板治疗** 所有PV患者,如无禁忌,均建议使用低剂量阿司匹林(100 mg 每日1次),对于伴有心血管危险因素或对阿司匹林耐药的PV患者,可予100 mg 每日2次。

2. **静脉放血** 静脉放血是低危组PV患者一线治疗方案。所有PV患者均可采用静脉放血,直至血细胞比容在0.45以下,从而降低心血管事件死亡率及血栓事件发生率。

3.**降细胞治疗**　所有高危组患者均应接受羟基脲抑制骨髓增殖,起始剂量为 30 mg/(kg·d)。应注意其不良反应,包括骨髓抑制、口腔溃疡及下肢皮肤溃疡等。干扰素也为高危组患者的一线治疗方案,主要用于羟基脲不能耐受和耐药的患者。同时干扰素可以缓解部分患者皮肤瘙痒。最常见的不良反应为流感样症状,可予解热镇痛对症处理,但禁用于甲状腺疾病和精神疾病患者。白消安、哌泊溴烷或 ^{32}P 等可作为二线治疗药物。

4.**JAK 抑制剂**　芦可替尼是一种强效 JAK 1/2 抑制剂,主要用于治疗羟基脲无效或不耐受的 PV 患者,也用于巨脾和 PV 继发的骨髓纤维化。

(杨春梅　钱文斌)

第二节　原发性骨髓纤维化

原发性骨髓纤维化(primary myelo fibrosis,PMF)是一种克隆性骨髓增殖性疾病,既往也称慢性特发性骨髓纤维化、原因不明的髓样化生、骨髓纤维化伴髓样化生、特发性骨髓纤维化等。以贫血、脾大为常见临床表现,外周血易见幼稚细胞、泪滴状红细胞,骨髓穿刺常有干抽表现。流行病学调查,发病率为 0.2/100 000～2/100 000 人,各年龄段均可发病,多见于 60 岁左右人群,男性略高于女性,一般自然病程平均 5～7 年。

【病因及发病机制】

苯或电离辐射可能和少数患者发病有关。*JAK2* 基因 14 外显子 *V617F* 位点突变,即 *JAK2V617F* 突变与疾病发生有密切关系。50% 的 PMF 患者有此体细胞突变。*JAK2* 突变阴性患者中部分存在血小板生成素受体 MPL 的突变。$CD34^+$ 细胞的持续动员和其进入外周血是本病恶性巨核细胞增殖的主要机制。PMF 患者骨髓中 Ⅰ 型、Ⅲ 型、Ⅳ 型和 V 型胶原均有增生,主要是以 Ⅲ 型增生为主,导致纤维组织增生。Ⅰ 型和 Ⅲ 型胶原增多主因是克隆性异常增生的巨核细胞分泌释放纤维母细胞生长因子、血小板衍生生长因子(PDGF)、表皮生长因子(EGF)、内皮细胞生长因子(ECGF)和 β 转化生长因子(β-TGF)等刺激纤维母细胞反应性高度增生的结果。

【病理及病理生理】

PMF 骨髓增生的特点是以中性粒系和巨核系异常增生为主。但造血前体细胞过度凋亡可导致无效造血或造血低下。骨髓中红系造血减少、脾肿大导致红细胞破坏增多时表现为贫血。造血前体细胞的持续动员和其进入血液循环,迁移到其他器官形成髓外造血,以肝脾髓外造血最为显著。血细胞从初期的骨髓增生活跃而增高,到后期骨髓造血功能减退及髓外造血形成、脾脏肿大或转化为其他疾病类型状态,血细胞数量减低、外周血出现幼稚细胞等改变。晚期患者可转化为急性白血病或淋巴瘤。

【临床表现】

大约 1/3 患者在起病时无自觉不适症状,有些患者感觉乏力、体重减轻、盗汗、腹胀和餐后过早饱胀感。疾病后期可有骨痛、发热、贫血、出血等症状。几乎所有患者脾肿大,部分患者肝肿大,可导致门静脉高压和静脉曲张。部分患者可表现为消化道出血、腹水,甚至肝性昏迷、神经精神系统症状。由于血小板增多和存在心血管危险因素将导致血栓形成风险增加。约有半数患者可有体液免疫功能异常。

【辅助检查】

1. **外周血象** 贫血程度不一,大部分患者呈正细胞正色素性改变,成熟红细胞形态大小不一,可见各种畸形改变,如泪滴状红细胞、幼稚红细胞,网织红细胞计数多有轻微增高。约一半患者白细胞计数增高,以成熟粒细胞为主,嗜酸性粒细胞和嗜碱性粒细胞也可偏高,可见中幼粒和晚幼稚粒细胞。疾病早期血小板计数多增高,随着疾病进展,血小板计数呈下降趋势,可见畸形巨大血小板。少部分患者表现为全血细胞减少。

2. **骨髓象** 骨髓穿刺和骨髓活检是诊断的主要依据及对预后评估的重要因素。骨髓穿刺常常表现为"干抽"。活检常显示细胞增生活跃,粒系和巨核系高度增生,半数患者网状纤维显著增多。巨核细胞可以表现为巨大巨核细胞、小巨核细胞、多分叶巨核细胞、裸核巨核细胞。粒系细胞可见多分叶核细胞、Pelger-Het异常、核碎片及核浆发育不平衡。在纤维化前期,骨髓可以没有或轻度网状纤维化。

3. **基因突变** 基因突变检测是诊断 PMF 的主要诊断依据。主要有 *JAK2V617F*、*MPI* 和钙网蛋白(CALR)基因突变,仍有部分患者未检测到基因突变。其他 *TET2*、*ASXL1*、*SRSF2*、*EZH2*、*IDH1/2* 和 *DNMT3A* 等基因突变作为备选检查推荐。

4. **细胞遗传学** 常见染色体核型异常为 del12(q13-q21)和 20q-,也可见 1、5、7、9、13、20、21 号染色体异常。不良预后染色体核型包括复杂核型或涉及+8、-7/7q-、i(17q)、-5/5q-、12p-、inv(3)或 11q23 重排的单个或 2 个异常,对预后评价有意义。

5. **生化** 大约 70% 患者中性粒细胞碱性磷酸酶增高,血清尿酸、乳酸脱氢酶、胆红素、组胺、维生素 B_{12} 常增高,白蛋白、胆固醇、高密度脂蛋白浓度减低,血钙可高可低。也有患者伴随出血时间延长和聚集试验异常及血清 EPO 水平改变。

6. **影像学** 肝脾超声或 CT 检查,推荐 MRI 测定脾脏容积。

【诊断策略】

(一)诊断依据

PMF 纤维化期诊断标准如下(2016,WHO),诊断需符合 3 条主要标准和次要标准中的 1 个。

主要标准:① 有巨核细胞增生和异型巨核细胞,伴有网状纤维增生和(或)2 级或 3 级胶原纤维增多。② 不能满足真性红细胞增多症、慢性髓性白血病(BCR-ABL 融合基因阳性)、骨髓增生异常综合征(无粒系和红系病态造血)或其他髓系肿瘤的 WHO 诊断标准。③ 有 *JAK2V617F*、*CARL* 或 *MPL* 基因突变;如无这类突变,则有其他克隆性标记。

次要标准:① 贫血。② 白细胞数计数>$11×10^9$/L。③ 可触及的脾大。④ 血清乳酸脱氢酶水平增高。⑤ 幼粒幼红血象。

(二)鉴别诊断

1. **慢性髓系白血病** 特点是无或有轻度纤维化,BCR-ABL 融合基因阳性。

2. **原发性血小板增多症(ET)** 纤维化前期患者需与其鉴别。ET 外周血无异形红细胞、有核红细胞及未成熟髓细胞等骨髓纤维化特点。骨髓纤维化不明显,无或仅有轻度脾肿大。

3. **MDS 伴纤维化**　近 50％的 MDS 患者骨髓中有轻-中度网状纤维增多,其中 10％～15％的患者有明显纤维化。MDS 伴纤维化特征常为全血细胞减少,异形和破碎红细胞较少见,骨髓常提示明显三系发育异常,胶原纤维形成十分少见,且常无肝脾肿大。

4. **反应性骨髓纤维化**　多存在原发基础疾病,如感染性疾病、自身免疫性疾病或其他慢性炎性疾病、毛细胞白血病或其他淋系肿瘤、MDS、转移性肿瘤、中毒性慢性骨髓疾患。常不伴恶性克隆性改变,详细询问病史及相关检查,多能鉴别。

（三）诊断思路

原发性骨髓纤维化诊断思路见图 49-2。

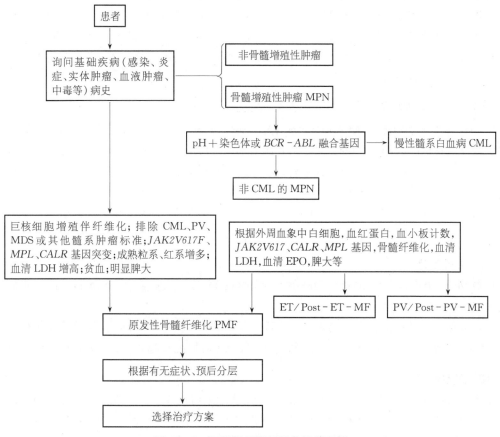

图 49-2　原发性骨髓纤维化诊断思路

【治疗策略】

根据患者年龄、体能性质状态、血细胞计数、原始细胞比例、细胞遗传学情况进行预后分层评估,治疗基本原则：对于无症状的低危组可选择观察或参加临床试验,有症状低危组可选择芦可替尼、干扰素 α-2b、羟基脲或临床试验;中高危组可选择异基因造血干细胞移植、免疫调节剂、*JAK2*抑制剂或临床试验。

（一）药物治疗

1. ***JAK2* 抑制剂**　芦可替尼是唯一已被 FDA 批准用于治疗中高危骨髓纤维化患者的

JAK1/2 抑制剂,能显著改善患者脾大及相关症状,提高生活质量及显著延长生存期。但不能改善骨髓纤维化,不能减少 *JAK2* 基因突变负荷,主要不良反应为贫血和血小板减少。

2. **干扰素** 干扰素 α 可抑制巨核细胞增殖,对治疗某些患者脾肿大、骨痛和血小板增多有效,但对有严重贫血或全血细胞减少的严重骨髓纤维化患者疗效极其有限。常用剂量为每次 3.5×10^6 U,一周 3 次皮下注射,疗程多为 12 个月以上。

3. **免疫调节剂** 沙利度胺单药 100~400 mg/d 治疗骨髓纤维化总有效率约 60%。副作用多表现为嗜睡、乏力、便秘、头晕、抑郁。也有临床试验表明小剂量沙利度胺 50 mg/d 联合泼尼松 0.5 mg/(kg·d) 较沙利度胺单药提高疗效,减少不良反应。雷那度胺是沙利度胺的衍生物,作为第 2 代免疫调节药物,雷那度胺的化学性质比沙利度胺更稳定,通过调节细胞因子生成,影响 T 淋巴细胞共刺激因子作用,增强 NK 细胞的抗肿瘤作用,具有更强的抗肿瘤和免疫调节作用,更少不良反应。雷那度胺单药治疗,贫血、脾大、血小板减少的有效率分别为 22%、33%、50%。

4. **口服化疗药** 羟基脲片都能使部分患者的肝脾缩小,临床症状改善,甚至可使血红蛋白增多,血小板计数、骨髓纤维含量减少。

(二)造血干细胞移植

1. **异基因造血干细胞移植(Allo-HSCT)** Allo-HSCT 是唯一有可能治愈 PMF 的治疗手段。文献报道移植后大约有 2/3 的患者达到血液学完全缓解,5 年存活率 50% 左右,1 年的移植相关病死率 30% 左右。移植前脾脏巨大患者,建议先行脾脏切除术,有利于移植后造血干细胞植入。对于预后评估较差的年轻 PMF 患者,建议选择合适供体行 Allo-HSCT 治疗。

2. **自体造血干细胞移植(Auto-HSCT)** 对于不适合 Allo-HSCT 患者而常规治疗效果差的患者可以尝试。2 年总生存 60% 左右。

(三)局部治疗

1. **脾切除** 脾脏切除术的指征为脾肿大伴脾区疼痛、需要大量输血、难治性溶血性贫血、血小板明显减少、门脉高压症。

2. **放射治疗** 放疗的指征为显著脾大而有切脾禁忌证、严重脾区疼痛、腹膜髓样化生所致的腹水、严重局部骨痛、髓外纤维造血性肿瘤。大部分患者脾脏缩小起效快、疗效显著。

(四)其他治疗

雄激素可使 30%~40% 患者的贫血改善,糖皮质激素可使 40% 严重贫血或血小板减少的患者好转。伴随贫血和(或)血小板减少的 PMF 患者联合雄激素和糖皮质激素治疗 3 个月以上,部分患者获得较好疗效,出现疗效后可以先减糖皮质激素,继续雄激素维持治疗。

(江锦红 钱文斌)

第六篇

内分泌系统与营养代谢疾病

内分泌系统包括垂体、甲状腺、甲状旁腺、肾上腺、性腺和胰岛等内分泌腺，以及分布在心血管、胃肠、肾、脂肪组织、脑（尤其是下丘脑）的内分泌组织和细胞。它们分泌的激素，通过血液、细胞外液、邻近组织、自身细胞等传输，与激素受体结合，再通过第二信使在细胞内进行信号放大和转导，促进蛋白合成和酶促反应，表达其生物学活性。由多种原因引起内分泌系统病理和生理改变，可表现为功能亢进、功能低下或功能正常即为内分泌系统疾病。在甲状腺疾病方面，主要针对甲状腺功能亢进、甲状腺功能减退、桥本甲状腺炎和甲状腺结节进行讲述。

第五十章 甲状腺功能亢进症

甲状腺功能亢进症(hyperthyroidism)简称甲亢,是指甲状腺腺体本身产生甲状腺激素过多而引起的甲状腺毒症,其病因包括弥漫性毒性甲状腺肿(Graves disease,GD)、多结节性毒性甲状腺肿和自主性高功能性甲状腺腺瘤(Plummer disease)等。根据甲状腺功能亢进的程度,还可以分为临床甲亢(clinical hyperthyroidism)和亚临床甲亢(subclinical hyperthyroidism)。我国临床甲亢的患病率为0.8%,其中80%以上是由Graves病引起的。

【病因及发病机制】

目前公认本病的发生与自身免疫有关,属于器官特异性自身免疫病,同时本病还与遗传因素与环境因素密切相关。

1. **自身免疫** GD患者的血清中存在针对促甲状腺激素(TSH)受体的特异性自身抗体,称为TSH受体抗体(TRAb)。TSH受体抗体有两种类型,即TSH受体刺激性抗体(TSAb)和TSH受体刺激阻断性抗体(TSBAb)。TSAb与TSH受体结合,激活腺苷酸环化酶信号系统,导致甲状腺滤泡上皮细胞增生和甲状腺激素合成、分泌增加。TSAb是GD的致病性抗体。50%~90%的GD患者也存在针对甲状腺的其他自身抗体,如甲状腺球蛋白抗体(TGAb)、甲状腺过氧化物酶抗体(TPOAb)等。GD浸润性突眼主要与细胞免疫有关。部分患者伴有其他自身免疫性甲状腺疾病(桥本甲状腺炎等),还可伴有甲状腺以外的其他自身免疫性疾病(重症肌无力、恶性贫血、1型糖尿病等)。

2. **遗传因素** 本病有显著的遗传倾向,是一种复杂的多基因疾病。目前发现与组织相容性复合体(MHC)基因相关。

3. **环境因素** 感染、性激素、应激等因素也参与GD的发病,尤其是强烈的突发的精神刺激可诱发本病。

【病理及病理生理】

1. **甲状腺肿大** 甲状腺呈不同程度弥漫性肿大。腺体内血管增生、充血。滤泡上皮细胞增生,呈高柱状或立方状,滤泡腔内的胶质减少或消失。细胞内高尔基体肥人,内质网发育良好,核糖体、线粒体常增多。滤泡间的淋巴组织增生,淋巴细胞以 T 淋巴细胞为主,伴少量 B 细胞和浆细胞。

2. 突眼   浸润性突眼时,球后结缔组织增生,脂肪细胞浸润,黏多糖和糖胺聚糖沉积,透明质酸增多,淋巴细胞及浆细胞浸润。眼肌纤维增粗、纹理模糊、透明变性、断裂破坏。

3. 胫前黏液性水肿   光镜下可见黏蛋白样透明质酸沉积,肥大细胞、巨噬细胞和成纤维细胞浸润。

4. 其他组织器官   骨骼肌、心肌组织也有类似眼肌的改变,但程度较轻。病久肝脏可能出现脂肪浸润、坏死,乃至肝硬化。少数病例可出现骨质疏松。

【临床表现】

本病多见于女性,20～40 岁多见,常缓慢起病、少数在精神创伤或感染等应激后急性起病。典型者有甲状腺毒症、甲状腺肿大及眼征三组临床表现,可单独或先后出现,程度可不一致。

(一) 甲状腺毒症

1. 高代谢综合征   患者表现有怕热多汗、皮肤潮湿、低热、多食善饥和体重锐减。

2. 精神神经系统   精神焦虑、多言好动、烦躁易怒、失眠不安、思想不集中、记忆力减退甚至幻想、躁狂,舌、手指和闭睑细震颤,腱反射亢进。偶尔表现为寡言抑郁、淡漠。

3. 心血管系统   心悸、气短、胸闷等。体征为:① 心动过速,常为窦性,休息和睡眠时心率仍快。② 第一心音亢进,心尖区常有 Ⅱ 级以下收缩期杂音。③ 收缩压升高、舒张压降低,脉压增大,可见周围血管征。④ 心浊音界扩大。⑤ 心律失常,以心房颤动、房性期前收缩等房性心律失常多见,偶见房室传导阻滞。

4. 消化系统   食欲亢进,稀便、排便次数增加。重症可有肝肿大、肝功能异常、偶有黄疸。少数患者食欲减退、厌食、恶心、呕吐。

5. 肌肉骨骼系统   甲亢性肌病分急性和慢性两种。急性肌病常见于甲状腺毒症性周期性瘫痪(thyrotoxic periodic paralysis,TPP),亚洲年轻男性患者多见,发病数周内出现吞咽困难和呼吸肌麻痹。发病诱因包括饱餐、高糖饮食、运动等,病变主要累及下肢,常伴低钾血症,系与血清钾向细胞内急性转移有关。TPP 呈自限性,甲亢控制后可以自愈。慢性肌病者主要累及近端肌群的肩、髋部肌群,部分累及远端肌群;肌无力为进行性,伴肌萎缩,尿肌酸排泄量增高。登楼、蹲位起立甚至梳头困难,新斯的明治疗无效。另有 GD 伴发重症肌无力,该病和 GD 同属自身免疫病。

6. 生殖系统   女性月经减少或闭经;男性阳痿,偶有乳腺发育。

7. 造血系统   外周血白细胞总数和粒细胞数可降低,淋巴细胞增多,可伴血小板减少性紫癜。

8. 皮肤及指端   少数患者有典型的对称性黏液性水肿,局部皮肤增厚变粗,可伴继发感染和色素沉着,增生性骨膜下骨炎、类杵状指(趾)。

(二) 甲状腺肿大

大多数患者有程度不等的甲状腺肿大。甲状腺呈弥漫性、对称性肿大,质软,久病较硬或呈橡皮感;无压痛,可随吞咽上下移动,可触及震颤,闻及血管杂音。少数患者无甲状腺肿大或肿大不对称。

(三) 眼征

眼部表现分为两类:一类为单纯性突眼,病因与甲状腺毒症所致的交感神经兴奋性增高有关;另一类为浸润性突眼,即 Graves 眼病,病因与眶后组织的炎症反应有关。单纯性突眼包括下述表现:眼球轻度突出,眼裂增宽,瞬目减少。浸润性突眼眼球明显突出,超过眼球突出度参考值上限的 3 mm 以上(中国人群突眼度女性 16 mm,男性 18.6 mm),少数患者仅有单侧突眼。患者自诉眼内异物感、胀痛、畏光、流泪、复视、斜视、视力下降。查体见眼睑肿胀,结膜充血水肿,眼球活动受限,严重者眼球固定,眼睑闭合不全、角膜外露而形成角膜溃疡、全眼炎,甚至失明。

(四) 特殊临床表现及类型

1. 甲状腺危象 也称甲亢危象,是甲状腺毒症急性加重的一个综合征,多发生于较重甲亢未予治疗或治疗不充分的患者,病死率在 20% 以上。其发病机制有:① 血 TH 迅速明显升高。② 机体对 TH 的耐受性下降。③ 肾上腺素能神经兴奋性增高,主要诱因有感染、手术、创伤、精神刺激及放射性碘治疗等。其临床表现有高热(>39℃)、心率快(>140 次/min)、烦躁不安、大汗淋漓、厌食、恶心、呕吐、腹泻,严重者有心衰、休克或昏迷等。白细胞总数及中性粒细胞常升高。TH 升高,TSH 显著降低,病情轻重与 TH 值可不平行。

2. 甲状腺毒症性心脏病 甲状腺毒症对心脏有三方面影响:① 增强心脏 β 受体对儿茶酚胺的敏感性。② 直接作用于心肌收缩蛋白,增强心肌的正性肌力作用。③ 由于甲状腺激素使外周血管扩张,阻力下降,心脏输出量出现代偿性增加。上述作用导致心动过速、心脏排出量增加、心房颤动,甚至出现心力衰竭。此病并发的心力衰竭分为两种类型,一类为"高排出量型心力衰竭",是心动过速和心脏排出量增加后失代偿引起,主要发生在年轻甲亢患者,甲亢控制后心功能多可恢复。另一类为心脏泵衰竭,是诱发和加重已有的或潜在的缺血性心脏病发生的心力衰竭,多发生在老年患者。

3. 淡漠型甲亢 多见于老年人。其起病隐匿,高代谢综合征、眼征及甲状腺肿大均不明显。主要表现为神志淡漠、嗜睡、反应迟钝、心动过缓、明显消瘦,或仅有腹泻、厌食,或以慢性肌病、甲亢性心脏病表现为主。老年人不明原因的突然消瘦、新发心房颤动时应考虑本病。本病易发生甲状腺危象。

4. T_3 型甲状腺毒症 由于甲亢时 T_3 产生量显著多于 T_4 所致。格雷夫斯病、多结节性毒性甲状腺肿和自主性高功能性甲状腺腺瘤都可发生 T_3 型甲状腺毒症,以老年人多见。本病症状较轻,血清总甲状腺激素(TT_4)、血清游离甲状腺素(FT_4)正常,血清总三碘甲腺原氨酸(TT_3)和血清游离三碘甲腺原氨酸(FT_3)升高,TSH 减低,[131]I 摄取率增加。

5. 亚临床型甲亢 其特点是血 T_3、T_4 正常,TSH 降低,不伴或伴有轻微甲亢症状。主要依赖实验室检查结果诊断。可能是甲亢早期或经药物、手术或放射碘治疗控制后的暂时性临床表现,也可持续存在。可能的不良结果有:① 发展为临床甲亢。② 引起心血管系统表现:全身血管张力下降、心率加快、心输出量增加、心房颤动等。③ 骨质疏松。

6. 妊娠期甲亢 妊娠期甲亢需注意以下问题:① 妊娠期甲亢应依据血清 FT_4、FT_3 和 TSH 诊断。② 妊娠 3 个月左右易出现一过性甲状腺毒症。③ 母体甲亢可引起胎儿或新生儿甲亢。④ 产后易出现甲亢。甲亢病情未控制,一般不建议妊娠。

【辅助检查】

1. 血清甲状腺激素测定 包括 TSH、TT_4、TT_3、FT_4 和 FT_3。甲亢发生时,TT_4、TT_3、FT_4、FT_3

出现升高,而 TSH 反应性降低。

2. **甲状腺自身抗体** 甲状腺自身抗体包括 TSH 受体抗体(TRAb)、TPOAb 和甲状腺球蛋白抗体(TgAb)等,其中 TRAb 是鉴别甲亢病因,诊断 GD 的重要指标之一。

3. ^{131}I 摄取率 为诊断甲亢的传统方法,现已不作常规检查。甲亢时^{131}I 摄取率表现为总摄取量增加,摄取高峰前移;非甲亢类型的甲状腺毒症时,^{131}I 摄取率降低。

4. **CT 及 MRI** 主要用于评估 GO 眼外肌肉受累情况。

5. **甲状腺放射性核素扫描** 主要用于甲状腺结节性质判断,可辅助诊断自主性高功能性甲状腺腺瘤("热结节")。

【诊断策略】

(一) 诊断依据

1. **甲亢的诊断** ① 高代谢症状和体征。② 甲状腺肿大或甲状腺结节。③ 血清 TT_3、FT_3、TT_4、FT_4 增高,TSH 减低。具备以上 3 项诊断即可成立。应注意淡漠型甲亢的高代谢症状不明显;少数患者无甲状腺肿大;T_3 型甲亢仅有血清 T_3 增高。

2. **GD 的诊断** ① 甲亢诊断确立。② 甲状腺弥漫性肿大(触诊和 B 超证实),少数病例可以无甲状腺肿大。③ 眼球突出和其他浸润性眼征。④ 胫前黏液性水肿。⑤ TRAb、TSAb、TPOAb 阳性。①②项为诊断必备条件,③④⑤项为诊断辅助条件。

(二) 鉴别诊断

甲状腺功能亢进症是甲状腺毒症(thyrotoxicosis)的类型之一。甲状腺毒症是指血液循环中甲状腺激素(thyroid hormone,TH)过多,引起以神经、循环、消化等系统兴奋性增高和代谢亢进为主要表现的一组临床综合征,可分为甲状腺功能亢进类型(甲状腺功能亢进症)和非甲状腺功能亢进类型(表 50 - 1)。其中非甲状腺功能亢进类型的原因包括破坏性甲状腺毒症(destructive thyrotoxicosis)和外源性甲状腺激素服用过量。破坏性甲状腺毒症是指甲状腺滤泡被炎症(例如亚急性甲状腺炎、桥本甲状腺炎等)破坏,滤泡内储存的甲状腺激素过量进入循环引起的甲状腺毒症,其甲状腺的功能并不亢进。

表 50 - 1 甲状腺毒症的分类及常见原因

甲状腺功能亢进症	非甲状腺功能亢进类型
弥漫性毒性甲状腺肿	亚急性甲状腺炎
多结节性毒性甲状腺肿	桥本甲状腺炎
自主性高功能性甲状腺腺瘤	无痛性甲状腺炎
碘致甲状腺功能亢进症(碘甲亢)	产后甲状腺炎
新生儿甲状腺功能亢进症	外源性甲状腺激素服用过量
垂体 TSH 腺瘤等	异位甲状腺激素产生(卵巢甲状腺肿等)

1. **亚急性甲状腺炎** 有甲状腺肿大及发热等表现,早期 T_3、T_4 增高,需要与甲亢鉴别。该病发病与病毒感染有关,短期内甲状腺肿大,触之坚硬而疼痛。白细胞正常或升高,红细胞沉降率增高,TGAb、TPOAb 正常或轻度升高。

2. **桥本甲状腺炎** 该病发病也与自身免疫有关,多见于中年女性,甲状腺弥漫性肿大,质较坚实。TGAb、TPOAb 阳性,且滴度较高。B 超显示甲状腺内部不均匀低密度回声,核素扫描显示甲状腺功能减低,甲状腺细针穿刺可见成堆淋巴细胞。本病常可逐渐发展为甲状腺功能减退症(简称"甲减")。

3. 多结节性毒性甲状腺肿、自主性高功能性甲状腺腺瘤　鉴别的主要手段是甲状腺 B 超和甲状腺放射性核素扫描。甲状腺放射性核素扫描时,GD 患者核素均质性地分布增强;多结节性毒性甲状腺肿者核素分布不均,增强和减弱区呈灶状分布;自主性高功能性甲状腺腺瘤则仅在病变区域有核素浓聚,其他区域的核素分布稀疏。

(三) 病情评估

1. 格雷夫斯眼病(Graves ophthalmopathy,GO)病情评估　GO 的临床病情评估标准见表 50 - 2。

表 50 - 2　GO 病情评估

分　级	眼睑挛缩	软组织受累	突眼*	复视	角膜暴露	视神经
轻度	<2 mm	轻度	<3 mm	无或一过性	无	正常
中度	≥2 mm	中度	≥3 mm	非持续性	轻度	正常
重度	≥2 mm	重度	≥3 mm	持续性	轻度	正常
威胁视力	≥2 mm	重度	≥3 mm	持续性	严重	压迫

注: * 指超过参考值的突度。中国人群眼球突出参考值:女性 16 mm,男性 18.6 mm。本表参考美国甲状腺学会(ATA)/美国内分泌医师学会(AACE)《甲亢和其他原因甲状腺毒症处理指南》。

2. GO 临床活动状态评估(CAS)　评估评分 CAS≥3 分即判断 GO 活动(表 50 - 3)。

表 50 - 3　GO 临床活动状态评估

序　号	项　　目	本次就诊	与上次就诊比较	评　分
1	球后疼痛>4 周	√		1
2	眼运动时疼痛>4 周	√		1
3	眼睑充血	√		1
4	结膜充血	√		1
5	眼睑肿胀	√		1
6	复视(球结膜水肿)	√		1
7	泪阜肿胀	√		1
8	突眼度增加>2 mm		√	1
9	任一方向眼球运动减少 5°		√	1
10	视力表视力下降≥1 行		√	1

注:CAS≥3 分即为 GO 活动。本表参考美国甲状腺学会(ATA)/美国内分泌医师学会(AACE)《甲亢和其他原因甲状腺毒症处理指南》。

(四) 诊断思路

甲亢的诊断的思路为:① 甲状腺毒症的诊断:测定血清 TSH、TT_3、FT_3、TT_4,FT_4 的水平。② 确定甲状腺毒症是否来源于甲状腺功能亢进。③ 确定甲亢的原因,如 GD、多结节性毒性甲状腺肿、自主性高功能性甲状腺腺瘤等(图 50 - 1)。

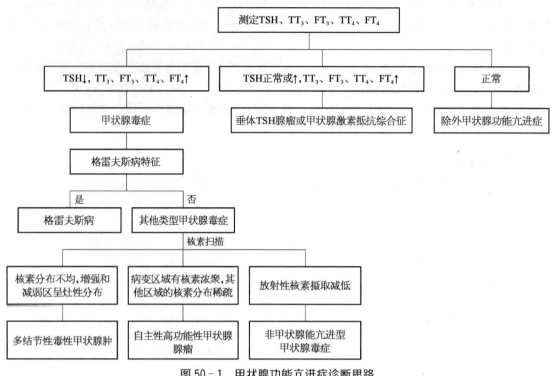

图 50-1 甲状腺功能亢进症诊断思路

【治疗策略】

目前针对 GD 甲亢的治疗主要包括一般治疗、抗甲状腺药物、^{131}I、手术和其他治疗等方法。

(一) 一般治疗

适当休息,避免精神紧张及过度劳累。补充足够热量和营养,包括糖、蛋白质和维生素及钙、磷等微量元素。减少碘摄入量是甲亢的基础治疗之一,过量碘的摄入会加重和延长病程,增加复发率,甲亢患者应食用无碘食盐,忌食含碘食物和药物。精神紧张和失眠患者可酌用镇静剂。

(二) 抗甲状腺药物(ATD)治疗

ATD 治疗是甲亢的基础治疗,可通过抑制甲状腺过氧化物酶(TPO)活性,抑制碘化物形成活性碘,从而阻止 TH 合成。但单纯 ATD 治疗的治愈率仅为 40% 左右,复发率高达 50%~60%。ATD 也用于手术和^{131}I 治疗前的准备阶段。

常用的 ATD 分为硫脲类和咪唑类两类。硫脲类有丙硫氧嘧啶(PTU)等;咪唑类有甲巯咪唑(MMI)和卡比马唑(CMZ)等,我国普遍使用 MMI 和 PTU。MMI 半衰期长,每日单次使用;PTU半衰期短,需要每 6~8 h 给药 1 次。PTU 的肝毒性较强,其中显著性肝损伤为 1.3%,甚至可能导致致命性肝损伤和肝衰竭,因此临床首选 MMI。但 PTU 通过胎盘和进入乳汁的量较少,同时还能阻抑 T_4 转换成 T_3,故甲状腺危象、妊娠早期(13 个月)伴发甲亢时优先选用 PTU。

1. 适应证 ① 病情轻、中度患者。② 甲状腺轻、中度肿大。③ 年龄<20 岁。④ 孕妇、高龄或由于其他严重疾病不适宜手术者。⑤ 手术前和^{131}I 治疗前的准备。⑥ 手术后复发且不适宜^{131}I 治疗者。

2. 剂量与疗程 ① 治疗期：MMI 10～30 mg/d，每日 1 次口服；或者 PTU 每次 50～150 mg，每日 2～3 次口服。病情严重者可以加大剂量。甲状腺内储存的甲状腺激素需要 4～6 周排空，循环内 T_4 的半衰期也在 7 d 以上，所以甲亢症状控制需要 4～8 周时间。治疗期每 4 周监测甲状腺功能 1 次。② 维持期：当血清甲状腺激素达到正常后减量。MMI 维持剂量 5～10 mg/d，每日 1 次口服或者 PTU 每次 50～100 mg，每日 2～3 次口服。维持 12～18 个月。维持期每 2 个月监测甲状腺功能 1 次。ATD 治疗期间不主张联用左甲状腺素（L-T_4）。最佳停药指征是甲状腺功能正常和 TRAb 阴性。

3. 不良反应 包括：① 粒细胞减少：较为常见。应在 ATD 治疗前常规检查白细胞计数，并每周观察其变化。发生白细胞减少（$<4 \times 10^9$/L），但中性粒细胞$>1.5 \times 10^9$/L 时，通常不需要停药，但需减少 ATD 剂量，并加用促进白细胞增生药物。严重时出现粒细胞缺乏症（中性粒细胞绝对值$<1.5 \times 10^9$/L）时，应当停药，不应当换用另外一种 ATD，因为它们之间存在交叉反应。② 药疹：较为常见，可加用抗组胺药物或糖皮质激素，或者换用另外一种 ATD，重者应停药。③ 中毒性肝病：甲亢本身可引起轻度的肝功能异常，需要与 ATD 的肝脏毒性副作用鉴别。PTU 可引起暴发性肝坏死，是药物致肝脏衰竭的重要原因之一，其引起的暴发性肝坏死起病急，进展迅速，直至死亡，难以预测。MMI 的肝脏毒性主要为胆汁淤积，常发生在大剂量和老年患者。因此 ATD 治疗前后必须监测肝脏功能。

4. 疗效判断 甲亢缓解指停服抗甲状腺药物 1 年，血清 TSH 和甲状腺激素正常。甲亢不易缓解的因素包括男性、吸烟、甲状腺显著肿大、TRAb 持续高滴度、甲状腺血流丰富等。复发是指甲亢完全缓解，停药半年后又有反复者，多在停药后 3～6 个月内发生，复发率 40%～60%，其中 75% 在停药后的 3 个月内复发。停药时甲状腺明显缩小及 TSAb 阴性者复发率低，反之则复发率高。复发可以选择继续小剂量 ATD、^{131}I 或者手术治疗。

（三）放射性^{131}I 治疗

甲状腺能高度摄取和浓集碘，^{131}I 释出的 β 射线（在组织内的射程约 2 mm）可破坏甲状腺滤泡上皮细胞从而减少 TH 分泌。^{131}I 治疗是欧美国家成人 GD 甲亢的首选疗法。

（1）适应证：① 甲状腺肿大 II 度以上。② 对 ATD 过敏。③ ATD 治疗或手术治疗后复发。④ 甲亢合并心脏病。⑤ 甲亢伴白细胞减少、血小板减少或全血细胞减少。⑥ 甲亢合并肝、肾等脏器功能损害。⑦ 拒绝手术治疗或者有手术禁忌证。⑧ 浸润性突眼。对轻度和稳定期的中、重度 GO 可单用^{131}I 治疗甲亢，对活动期患者，可以加用糖皮质激素。妊娠和哺乳期禁止放射碘治疗。

（2）禁忌证：妊娠和哺乳期妇女。

（3）不良反应：甲状腺功能减退症为主要并发症，发生率随着病程延长而增高。甲减是^{131}I 治疗甲亢几乎难以避免的后果，选择^{131}I 治疗主要是要权衡甲亢与甲减后果的利弊关系。发生甲减后均需用甲状腺素替代治疗。

（四）手术治疗

通常采取甲状腺次全切除术，两侧各留下 2～3 g 甲状腺组织，复发率为 8%。主要并发症是手术损伤导致甲状旁腺功能减退症和喉返神经损伤，另有创口出血、呼吸道梗阻、感染、甲状腺危象、甲状腺功能减退及突眼征恶化等。

（1）适应证：① 甲状腺肿大显著（>80 g），有压迫症状。② 中、重度甲亢，长期服药无效，或停药复发，或不能坚持服药者。③ 胸骨后甲状腺肿。④ 细针穿刺活检（fine-needle aspiration biopsy，

FNAB)证实甲状腺癌或者怀疑恶变。⑤ ATD治疗无效或者过敏的妊娠患者,手术需要在妊娠 T_2 期(4~6个月)施行。

(2) 禁忌证:① 合并较重心脏、肝、肾疾病,不能耐受手术。② 妊娠 T_1 期(1~3个月)和 T_3 期(7~9个月)。T_1 和 T_3 期手术可以出现流产和麻醉剂致畸副作用。

(五)其他治疗

1. β受体阻滞剂　β受体阻滞剂的作用机制是:① 阻断甲状腺激素对心脏的兴奋作用。② 抑制外周组织 T_4 转换为 T_3。β受体阻滞剂主要在 ATD 治疗初期使用,可较快控制甲亢的临床症状。通常应用普萘洛尔,每次 10~40 mg,每日 3~4 次。甲亢妊娠患者及心衰时慎用;对于有哮喘或慢性阻塞性肺疾病者禁用,此类患者可选用 $β_1$ 受体阻滞剂,如阿替洛尔、美托洛尔等;心脏传导阻滞时禁用。

2. 复方碘化钠溶液　仅在甲状腺手术前和甲状腺危象时使用。

3. 中医中药　可配合中医中药治疗。

(六)GO 的治疗

轻度 GO 病程一般呈自限性,以局部治疗和控制甲亢为主。

1. 一般治疗　① 高枕卧位,限制钠盐及使用利尿剂。② 注意眼睛保护:白天使用人工泪液,可佩戴有色眼镜;夜间使用 1% 甲基纤维素眼药水,睡眠时眼不能闭合者可使用盐水纱布或眼罩保护角膜。③ 戒烟。

2. 糖皮质激素　可根据病情轻重酌情确定治疗方案。

(1) 非活动性 GO:治疗甲亢时不需要加用糖皮质激素。

(2) 轻度活动性 GO:存在以下情况之一者需要同时使用糖皮质激素,吸烟、T_3>5 nmol/L (325 ng/dL)、活动期持续超过 3 个月、甲亢治疗后发生甲减、选择 ^{131}I 治疗。

(3) 中、重度活动性 GO:治疗甲亢时可以选择 ATD 或手术治疗,应同时给予糖皮质激素。活动性 GO 给予泼尼松 40~80 mg/d、每日 2 次口服,持续 2~4 周。然后每 2~4 周减量 2.5~10 mg/d。如果减量后症状加重,要减缓减量速度。糖皮质激素治疗需要持续 3~12 个月。严重病例使用甲泼尼龙 500~1 000 mg/d 冲击治疗,隔日 1 次,连用 3 次。但需要注意该药的肝脏毒性,已有甲泼尼龙引起严重中毒性肝损害的报道。

3. 球后外照射　一般不单独使用,多与糖皮质激素联合使用,以增加疗效。严重病例或不能耐受大剂量糖皮质激素者、糖尿病和高血压视网膜病变者禁用。

4. 眶减压手术　目的是切除眶壁和(或)球后纤维脂肪组织,增加眶容积。适用于糖皮质激素和球后外照射无效者:① 视神经病变可能引起视力丧失。② 复发性眼球半脱位导致牵拉视神经可能引起视力丧失。③ 严重眼球突出引起角膜损伤。

(七)甲状腺危象的治疗

去除诱因,如积极防治感染和做好术前准备,积极治疗甲亢是预防危象发生的关键。

1. 一般治疗　① 保证足够热量和液体补充。② 积极对症治疗,包括降温(高热者给予物理降温,避免用乙酰水杨酸类药物)、镇静、保护脏器功能和防治感染等。

2. ATD　使用大剂量 ATD,首选 PTU。因为该药可阻断外周组织中 T_4 向具有生物活性的 T_3 转换。首剂 500~1 000 mg,口服或者经胃管注入,以后每次 250 mg,每 4 h 口服。

3. **复方碘化钠溶液** 服用 PTU 1 h 后开始服用复方碘化钠溶液,每次 5 滴(0.25 ml 或 250 mg),每 6 h 1 次。一般使用 37 d。其作用机制为抑制 TH 释放。

4. **糖皮质激素** 使用糖皮质激素能抑制 T_4 转换为 T_3,阻止 TH 释放;降低周围组织对 TH 的反应。氢化可的松首次 300 mg 静脉滴注,以后每次 100 mg,每 8 h 1 次。其作用机制是防止肾上腺皮质低功。

(丁治国　李　哲)

第五十一章 甲状腺功能减退症

导学

1. 掌握：甲状腺功能减退症的病因、临床表现、诊断依据与鉴别诊断要点、治疗原则。

2. 熟悉：甲状腺功能减退症的发病机制、病理生理特点、辅助检查特点、病情评估、常用治疗药物种类。

3. 了解：甲状腺功能减退症的流行病学、预后和预防。

甲状腺功能减退症(hypothyroidism)简称甲减，是由各种原因导致的低甲状腺激素血症或甲状腺激素抵抗而引起的全身性低代谢综合征，其病理特征是黏多糖在组织和皮肤堆积，表现为黏液性水肿。我国甲减年发病率为 2.9‰，女性患病率高于男性，随年龄增长患病率升高。根据病变发生的部位，可分为原发性甲减(primary hypothyroidism)、中枢性甲减(central hypothyroidism) 和甲状腺激素抵抗综合征(resistance to thyroid hormones，RTH)。根据病变的原因，可分为药物性甲减、手术后甲减、^{131}I 治疗后甲减、特发性甲减、垂体或下丘脑肿瘤手术后甲减等。根据甲状腺功能减低的程度可分为临床甲减(overt hypothyroidism)和亚临床甲减(subclinical hypothyroidism)。

【病因及发病机制】

自身免疫损伤中最常见的原因是自身免疫性甲状腺炎，包括桥本甲状腺炎、萎缩性甲状腺炎和产后甲状腺炎等。甲状腺手术、^{131}I 治疗等会导致甲状腺破坏。碘过量可引起具有潜在性甲状腺疾病者发生甲减，也可诱发和加重自身免疫性甲状腺炎。抗甲状腺药物，如硫脲类、咪唑类等。染色体突变，如 TRB1 染色体突变等。以上病因影响甲状腺激素的形成或导致甲状腺激素抵抗，从而使机体出现全身性低代谢综合征，导致甲状腺功能减退症。

【病理及病理生理】

甲状腺萎缩性病变多见于桥本甲状腺炎，早期腺体有大量淋巴细胞、浆细胞等炎症性浸润，腺泡受损为纤维组织取代，滤泡萎缩，上皮细胞扁平，泡腔内充满胶质。桥本甲状腺炎后期可伴有甲状腺肿大并出现大小不等的结节。药物性甲减患者甲状腺可呈代偿性弥漫肿大。

原发性甲减由于甲状腺激素减少，对垂体的反馈抑制减弱导致 TSH 细胞增生肥大。嗜碱性细胞变性久之腺垂体增生肥大，甚至发生腺瘤，可同时伴有高催乳素血症。中枢性甲减的发生主要是由于下丘脑—垂体或其邻近部位病变，从而引起 TRH 或 TSH 产生和分泌减少所致。甲状腺激素抵抗综合征为下丘脑—垂体—甲状腺以外病因导致的一类甲减，较为少见。可能的机制为甲状腺激素受体 TRB1 染色体突变,不能传递正常的信号,甲状腺激素抵抗,导致靶组织出现甲状腺激素缺乏的症状和体征,一般仅在成年期出现。

【临床表现】

本病发病隐匿,病程较长,多数患者缺乏特异症状和体征。症状主要表现以代谢率减低和交感神经兴奋性下降为主,病情轻的早期患者可以没有特异症状。

1. 低代谢表现　畏寒、乏力、手足肿胀感、嗜睡、记忆力减退、少汗、关节疼痛、体重增加、便秘、女性月经紊乱或者月经过多、不孕。

2. 其他表现　典型患者可有表情呆滞、反应迟钝、声音嘶哑、听力障碍,面色苍白、颜面和(或)眼睑水肿、唇厚舌大、常有齿痕,皮肤干燥、粗糙、脱皮屑、皮肤温度低、水肿、手脚掌皮肤可呈姜黄色、毛发稀疏干燥、跟腱反射时间延长、脉率缓慢。少数病例出现胫前黏液性水肿。本病累及心脏可以出现心包积液和心力衰竭。重症患者可以发生黏液性水肿昏迷。

【辅助检查】

1. 甲状腺激素和 TSH 测定　原发性甲减血清 TSH 增高,TT_4 和 FT_4 均降低,TSH 增高以及 TT_4 和 FT_4 降低的水平与病情程度相关。血清 TT_3、FT_3 早期正常,晚期减低,因为 T_3 主要来源于外周组织 T_4 的转换,所以不作为诊断原发性甲减的必备指标。亚临床甲减仅有 TSH 增高,TT_4 和 FT_4 正常。

2. 甲状腺自身抗体测定　TPOAb 和 TgAb 是确定原发性甲减病因的重要指标和诊断自身免疫性甲状腺炎(包括桥本甲状腺炎、萎缩性甲状腺炎)的主要指标。一般认为 TPOAb 的意义较为肯定,TgAb 的意义不如 TPOAb。如果 TPOAb 阳性伴血清 TSH 水平增高,说明甲状腺细胞已经发生损伤。

3. 其他辅助检查　可伴轻、中度贫血;血清总胆固醇、心肌酶谱可以升高;血同型半胱氨酸增高;少数病例血清催乳素升高、蝶鞍增大。

【诊断策略】

(一) 诊断依据

1. 症状和体征　低代谢表现和甲减的其他临床表现。

2. 实验室检查

(1) 血清 TSH 增高,FT_4 减低,即可诊断原发性甲减。如果 TPOAb 阳性,可考虑甲减的病因为自身免疫性甲状腺炎。

(2) 血清 TSH 减低或者正常,TT_4、FT_4 减低,考虑中枢性甲减,可通过 TRH 兴奋试验证实。应进一步寻找垂体和下丘脑的病变。

(二) 鉴别诊断

1. 病因鉴别　原发性甲减主要表现为 TSH 水平增高、FT_4 水平降低;中枢性甲减主要表现为 TSH 减低或者正常;甲状腺激素抵抗综合征的实验室检查特征是血清 TSH、TT_3、TT_4 均不同程度升高。

2. 症状鉴别　贫血时应与其他原因的贫血鉴别;蝶鞍增大应与垂体瘤鉴别;心包积液需与其他原因的心包积液鉴别;水肿主要与特发性水肿鉴别。

3. 甲状腺功能正常病态综合征(cuthyroid sick syndrome,ESS) ESS 也称为低 T_3 综合征、非甲状腺疾病综合征,并非甲状腺本身病变,而是由于严重疾病、饥饿状态导致的循环甲状腺激素水平的减低,是机体的一种保护性反应。主要表现在 TT_3、FT_3 水平减低,逆三碘甲腺原氨酸(reverse triiodothyronine,rT_3)增高,TT_4、FT_4、TSH 水平正常。疾病的严重程度一般与 T_3 降低的程度相关,疾病危重时也可出现 T_4 水平降低。

(三) 诊断思路

甲状腺功能减退症的诊断思路见图(图 51-1)。

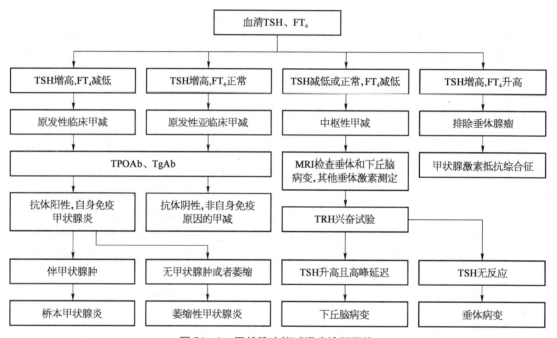

图 51-1 甲状腺功能减退症诊断思路
注: 本图参考中华医学会内分泌学分会《成人甲状腺功能减退症诊治指南》。

【治疗策略】

(一) 原发性临床甲减

目标是甲减的症状和体征消失,TSH 和 TT_4、FT_4 水平维持在正常范围。左甲状腺素(L-T_4)是治疗甲减的主要替代药物,通常需要终身服药。L-T_4 的治疗剂量取决于患者的病情、年龄、体重,应个体化用药。成年甲减患者 L-T_4 替代剂量 $50 \sim 200 \mu g/d$,平均 $125 \mu g/d$。按照体重计算的剂量是 $1.6 \sim 1.8 \mu g/(kg \cdot d)$;儿童需要较高的剂量,大约 $2.0 \mu g/(kg \cdot d)$;老年患者则需要较低的剂量,大约 $1.0 \mu g/(kg \cdot d)$;妊娠时的替代剂量需要增加 $30\% \sim 50\%$;甲状腺癌术后的患者需要剂量大约 $2.2 \mu g/(kg \cdot d)$。T_4 的半衰期是 7 d,所以可以每日早晨服药 1 次。

服药方法: 起始的剂量和达到完全替代剂量的需要时间要根据年龄、体重和心脏状态确定。小于 50 岁,既往无心脏病史患者可以尽快达到完全替代剂量,50 岁以上患者服用 L-T_4 前要常规检查心脏状态。一般从 $25 \sim 50 \mu g/d$ 开始,每 $1 \sim 2$ 周增加 $25 \mu g$,直到达到治疗目标。患缺血性心脏病者起始剂量宜小,调整剂量宜慢,防止诱发和加重心脏病。补充甲状腺激素,重新建立下丘脑—垂体—甲状腺轴的平衡一般需要 4～6 周,所以治疗初期,每 4～6 周测定激素指标。然后根据检查结果调整 L-T$_4$ 剂量,直到达到治疗目标。治疗达标后,需要每 6～12 个月复查 1 次甲状腺功能指标。另有甲状腺片是动物甲状腺的干制剂,因其甲状腺激素含量不稳定和 T$_3$ 含量过高已很少使用;其他还包括中医中药治疗等。

(二) 亚临床甲减

亚临床甲减引起的血脂异常可以促进动脉粥样硬化的发生和发展。部分亚临床甲减可发展为临床甲减。目前认为,重度亚临床甲减(TSH≥10 mIU/L)患者,建议给予 L-T$_4$ 替代治疗;治疗的目标和方法与临床甲减一致。为避免 L-T$_4$ 过量导致心律失常和骨质疏松,替代治疗中要定期监测血清 TSH。轻度亚临床甲减(TSH 5～10 mIU/L)患者,如果伴有甲减症状、TPOAb 阳性、血脂异常或动脉粥样硬化性疾病,应予 L-T$_4$ 治疗。不伴有上述情况的患者,应定期监测 TSH。

(三) 黏液性水肿昏迷的治疗

1. 去除或治疗诱因 如感染等。

2. 补充甲状腺激素 先静脉注射 L-T$_4$ 直至患者的临床表现改善,改为口服给药或肠道给药。如无注射剂可予片剂磨碎后胃管鼻饲。治疗上除了给予 L-T$_4$ 之外,有条件时还需静脉注射 L-T$_3$。

3. 对症治疗 保温、供氧、保持呼吸道通畅,必要时行气管切开、机械通气等;可根据需要补液,但是补液量不宜过多;伴发呼吸衰竭、低血压和贫血时应采取相应的抢救治疗措施。

4. 补充糖皮质激素 静脉滴注氢化可的松 200～300 mg/d。

(丁治国　李金龙)

第五十二章 甲状腺炎

导学

　　1. 掌握：亚急性甲状腺炎与桥本甲状腺炎的病因、临床表现、诊断依据与鉴别诊断要点、治疗原则。

　　2. 熟悉：亚急性甲状腺炎与桥本甲状腺炎的发病机制、病理生理特点、辅助检查特点、病情评估、常用治疗药物种类。

　　3. 了解：亚急性甲状腺炎与桥本甲状腺炎的流行病学、预后和预防。

第一节 亚急性甲状腺炎

　　亚急性甲状腺炎(subacute thyroiditis)又称为肉芽肿性甲状腺炎(granulomatous thyroiditis)、巨细胞性甲状腺炎(giant cell thyroiditis)或 de Quervain 甲状腺炎，是一种与病毒感染有关的自限性疾病，一般不遗留永久性甲状腺功能减退。以 40~50 岁女性多见。

【病因及发病机制】

　　本病病因与病毒感染有关，如柯萨奇病毒、腮腺炎病毒、流感病毒、腺病毒等，可以在患者甲状腺组织发现这些病毒，或在患者血清发现这些病毒的抗体。10%~20%的病例在疾病的亚急性期可于血清内检出甲状腺自身抗体，疾病缓解后这些抗体消失，推测它们可能继发于甲状腺组织破坏。

【病理及病理生理】

　　组织学上，病灶呈灶性分布。初始阶段，以甲状腺滤泡破坏、胶质外溢或消失、中性粒细胞浸润为主。随后出现大量的淋巴细胞或组织细胞侵袭滤泡上皮细胞。淋巴细胞、组织细胞和多核巨细胞围在胶质块周围，出现巨细胞(giant cell)，所以称为巨细胞甲状腺炎。巨细胞内也可吞噬胶质，形成类似结核结节样的肉芽肿，伴多量中性粒细胞、嗜酸性粒细胞、淋巴细胞和浆细胞浸润，形成微脓肿，间质炎症反应和水肿。滤泡间出现不同程度的纤维化和滤泡细胞再生的区域。疾病消退后，甲状腺恢复组织学正常形态。

【临床表现】

　　1. 前驱症状　起病前 1~3 周常有病毒性咽炎、腮腺炎、麻疹或其他病毒感染的症状。可有全身不适、食欲减退、肌肉疼痛、发热、心动过速、多汗等。

2. **甲状腺区特征性疼痛** 甲状腺区发生明显疼痛,可放射至耳部,吞咽时疼痛加重。

3. **甲状腺肿大** 体格检查发现甲状腺轻至中度肿大,有时单侧肿大明显,甲状腺质地较硬,显著触痛。少数患者有颈部淋巴结肿大。

4. **与甲状腺功能变化相关的临床表现** 甲状腺毒症表现多不明显。体格检查甲状腺轻至中度肿大,呈结节样。质地中等或偏硬,触痛明显。甲状腺肿痛持续 4～6 周,部分患者肿痛反复或持续。炎症消失后可出现一过性甲减,多数持续 6～8 周。极少数形成永久性甲减。总病程 2～4 个月,有些病程持续 1 年甚至更长。有些患者亚急性甲状腺炎可反复发生。

【辅助检查】

1. **甲状腺功能检查** 在本病的不同阶段,血清 T_3、T_4 与 TSH 水平呈现动态变化。

2. **超声检查** 甲状腺超声常提示甲状腺呈局灶、多灶或片状弥漫性低回声。

3. **核素扫描** 甲状腺核素扫描也对该病诊断及分期具有一定意义。

【诊断策略】

(一) 诊断依据

1. **全身症状** 如全身不适、食欲减退、肌肉疼痛、发热、心动过速、多汗等。

2. **局部症状与体征** 甲状腺可伴有轻、中度肿大,中等硬度,触痛显著。

3. **实验室检查** 根据实验室检查结果本病可以分为三期,即甲状腺毒症期、甲减期和恢复期。

(1) 甲状腺毒症期:血清 T_3、T_4 升高,TSH 降低,^{131}I 摄取率减低(24 h<2%)。呈现特征性的血清甲状腺激素水平和甲状腺摄碘能力的"分离现象"。此期红细胞沉降率加快,可>100 mm/h。

(2) 甲减期:血清 T_3、T_4 逐渐下降至正常水平以下,TSH 回升至高于正常值,^{131}I 摄取率逐渐恢复。

(3) 恢复期:血清 T_3、T_4、TSH 和 ^{131}I 摄取率恢复至正常。

(二) 鉴别诊断

1. **无痛性甲状腺炎** 是自身免疫性甲状腺炎的一个类型,也称安静性甲状腺炎(silent thyroiditis),是相对于亚急性甲状腺炎的疼痛特征命名的。有甲状腺肿,临床表现经历甲状腺毒症、甲减和甲状腺功能恢复三期,与亚急性甲状腺炎相似。鉴别点:本病无全身症状,无甲状腺疼痛,红细胞沉降率不增快,部分患者发展为永久性甲减。

2. **甲状腺功能亢进症** 根据病程、全身症状、甲状腺疼痛,甲亢时 T_3/T_4 值及红细胞沉降率等方面可以鉴别。

(三) 诊断思路

亚急性甲状腺炎诊断思路见图(图 52-1)。

【治疗策略】

本病为自限性病程,预后良好。轻型患者仅需应用非甾体抗炎药,如阿司匹林、布洛芬、吲哚美辛等;中、重型患者可给予泼尼松每日 20～40 mg,分 3 次口服,能明显缓解甲状腺疼痛,8～10 d 后逐渐减量,维持 4 周。少数患者有复发,复发后泼尼松治疗仍然有效。针对甲状腺毒症表现可给予普萘洛尔;针对一过性甲减者,可适当给予 L-T_4 替代;另外还可配合中医中药治疗。

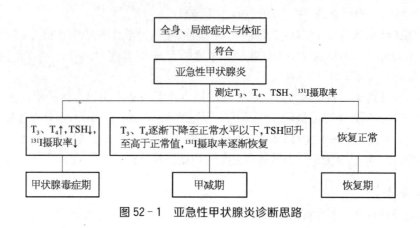

图 52-1 亚急性甲状腺炎诊断思路

第二节 桥本甲状腺炎

桥本甲状腺炎(Hashimoto thyroiditis,HT)又称慢性淋巴细胞性甲状腺炎(chronic lymphocytic thyroiditis),1912 年由日本学者 Hakaru Hashimoto 首次报告,是自身免疫性甲状腺炎(autoimmune thyroiditis,AIT)的经典类型。其特征是甲状腺显著肿大,血清存在针对甲状腺的自身抗体,甲状腺存在浸润的淋巴细胞。50%的患者可伴临床甲减。

【病因及发病机制】

HT 的发生是遗传和环境因素共同作用的结果。HT 甲状腺滤泡破坏的直接原因是甲状腺细胞凋亡。浸润的淋巴细胞有 T 细胞和 B 细胞,表达 Fas-L。T 细胞在甲状腺自身抗原的刺激下释放细胞因子(IFN-γ、IL-2、TNF-α等),后者刺激甲状腺细胞表面 Fas 的表达。Fas 与 Fas-L 结合导致甲状腺细胞凋亡。由于参与的细胞因子都来源于 Th1 细胞,所以 HT 被认为是 Th1 细胞介导的免疫损伤。TPOAb 和 TgAb 都具有固定补体和细胞毒作用,也参与甲状腺细胞的损伤。特别是 TSBAb 占据 TSH 受体,促进了甲状腺的萎缩和功能低下。碘摄入量是影响本病发生发展的重要环境因素,随碘摄入量增加,本病的发病率显著增加,同时可促进甲状腺功能正常的患者发展为临床甲减。

【病理及病理生理】

本病甲状腺多呈弥漫性肿大,质地韧。正常的滤泡结构广泛地被浸润的淋巴细胞、浆细胞及其淋巴生发中心代替。甲状腺滤泡孤立,呈小片状,滤泡变小、萎缩,其内胶质稀疏。残余的滤泡上皮细胞增大,胞质嗜酸性染色,称为 Askanazy 细胞。组织纤维化程度不等,间质内可见淋巴细胞浸润。发生甲减时,90%的甲状腺滤泡被破坏。

自身免疫因素本病是公认的器官特异性自身免疫病,特征是存在 TPOAb 和 TGAb。TPOAb 通过抗体介导的细胞毒(ADCC)作用和补体介导的细胞毒作用影响甲状腺激素的合成。桥本甲状腺炎患者中 TGAb 中 IgG 亚群的分布以 IgG1、IgG2、IgG4 为主,高滴度 IgG1、IgG2 的存在提示由亚临床甲减发展至临床甲减的可能。TSH 受体刺激阻断性抗体(TSBAb)占据 TSH 受体,亦是甲状腺萎缩和功能低下的原因。

【临床表现】

本病临床表现多种多样,多数患者起病较为隐匿,进展缓慢,早期的临床表现常不典型,表现为甲状腺中度肿大,质地坚韧。常有咽部不适或轻度吞咽困难,有时有颈部压迫感。偶有局部疼痛与触痛。随病程延长,甲状腺组织破坏出现甲减。患者表现为怕冷、心动过缓、便秘甚至黏液性水肿等典型症状及体征。少数患者也可出现甲状腺毒症。多数病例则以甲状腺肿大或甲减症状首次就诊。

【辅助检查】

1. 甲状腺功能正常时　TPOAb 和 TgAb 滴度显著增高,是最有意义的诊断指标。

2. 甲状腺功能损伤时　可表现为甲状腺功能减退或甲状腺毒症;^{131}I 摄取率减低,甲状腺扫描核素分布不均,可见"冷结节";FNAB 可见浸润的淋巴细胞。

【诊断策略】

(一) 诊断依据

凡是弥漫性甲状腺肿大,特别是伴峡部锥体叶肿大,不论甲状腺功能有否改变,都应怀疑 HT。如血清 TPOAb 和 TgAb 显著增高,诊断即可成立。

(二) 鉴别诊断

1. 结节性甲状腺肿　甲状腺功能正常,甲状腺自身抗体阴性或低滴度。FNAB 有助鉴别。HT 可见淋巴细胞浸润;结节性甲状腺肿则为增生的滤泡上皮细胞,没有淋巴细胞浸润。

2. 甲状腺癌　甲状腺明显肿大,质硬伴结节者需要与甲状腺癌鉴别。甲状腺癌多以结节首发,不伴甲状腺肿,抗体阴性,FNAB 结果为恶性病变。

3. 出现甲亢或甲减时　鉴别详见甲状腺功能亢进症及甲状腺功能减退症章节。

(三) 诊断思路

桥本甲状腺炎诊断思路见图(图 52-2)。

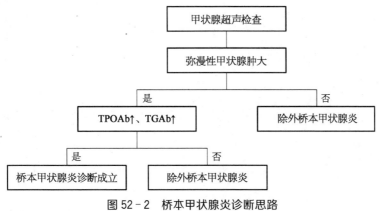

图 52-2　桥本甲状腺炎诊断思路

【治疗策略】

1. **一般治疗**　本病尚无针对病因的治疗措施。限制碘摄入量在安全范围可能有助于阻止甲状腺自身免疫破坏进展。

2. **药物治疗**　L-T_4治疗可以减轻甲状腺肿,但是尚无证据表明有阻止病情进展的作用。临床治疗主要针对甲减和甲状腺肿的压迫症状。针对临床甲减或亚临床甲减主要给予 L-T_4替代治疗。甲状腺迅速肿大、伴局部疼痛或压迫症状时,可给予糖皮质激素治疗(泼尼松 30 mg/d,分 3 次口服,症状缓解后减量)。也可配合中医中药治疗。

3. **手术治疗**　压迫症状明显、药物治疗后不缓解者,可考虑手术治疗,但是手术治疗发生术后甲减的概率甚高。

（丁治国　陈晓珩）

第五十三章 甲状腺结节

导学

1. 掌握：甲状腺结节的病因与分类、临床表现、诊断依据与鉴别诊断要点、治疗原则。

2. 熟悉：甲状腺结节的发病机制、病理生理特点、辅助检查特点、病情评估、常用治疗药物种类。

3. 了解：甲状腺结节的流行病学、预后和预防。

甲状腺结节(thyroid nodule)是临床常见的一类疾病,流行病学调查显示,在女性和男性可分别触及 6% 和 2% 的病变,而借助高清晰超声的检出率可高达 50%,大部分结节为良性腺瘤样结节或囊肿,有 5%~10% 的甲状腺结节为恶性肿瘤。少数甲状腺结节可以导致甲状腺功能亢进,或引起局部压迫症状及影响外观。

【病因及发病机制】

甲状腺结节分为良性和恶性两大类。多数甲状腺结节病因及发病机制尚不明确。良性甲状腺结节多见于多结节性甲状腺肿、桥本甲状腺炎、甲状腺囊肿、局灶性甲状腺炎、滤泡性腺瘤、Hürthle 细胞腺瘤等。恶性甲状腺结节多数为甲状腺癌,少数为原发性甲状腺淋巴瘤或转移性甲状腺癌(乳腺癌、肾癌等)。

【病理及病理生理】

多结节性甲状腺肿的甲状腺结节大小不等,形态多样,部分结节呈囊性改变、囊内充满胶质,滤泡上皮细胞增生明显,纤维化范围广泛,可见出血、坏死、钙化或淋巴细胞浸润。滤泡性腺瘤是由滤泡细胞构成的孤立性有包膜的结节,滤泡细胞排列结构不同于周围组织。Hürthle 细胞腺瘤是腺瘤由含有嗜酸性染色特性的滤泡细胞构成。甲状腺乳头状癌是甲状腺癌中最常见的病理类型,其特征性病理表现包括癌组织形成乳头结构,间质砂砾体和典型的癌细胞核特征。

【临床表现】

大多数甲状腺结节无明显临床症状,常由患者或医生检查时发现,或经颈部超声、颈椎 CT、MRI 或 PET/CT 检查时无意发现。当出现压迫症状或周围组织侵犯时提示恶性结节可能。气管受压时会出现咳嗽、气促,气管被侵犯时会有咯血;喉返神经受累时会出现构音障碍;食管受压时会有吞咽困难或疼痛。巨大的胸骨后甲状腺肿会引起上腔静脉综合征(Pemberton 征)。结节如伴有甲状腺功能减退(桥本甲状腺炎)或甲状腺功能亢进(毒性甲状腺肿)可出现相应的症状,如甲状腺癌发生转移,可出现胸痛、呼吸困难、骨痛和神经系统等相关症状。

【辅助检查】

1. 甲状腺超声 甲状腺超声是确诊甲状腺结节的首选检查。它可确定甲状腺结节的大小、数量、位置、质地(实性或囊性)、形状、边界、包膜、钙化、血供和与周围组织的关系等情况,同时评估颈部区域有无淋巴结和淋巴结的大小、形态和结构特点。实性低回声结节伴以下一个或多个超声征象时,提示恶性的可能性大:① 微小钙化。② 结节纵横比>1。③ 边缘不规则。④ 甲状腺外浸润。⑤ 颈部淋巴结肿大等。

2. 血清 TSH 如果 TSH 减低,提示结节可能自主分泌过多甲状腺激素。应进一步做甲状腺核素扫描,检查结节是否具有自主功能,如为"热"结节,则提示结节为恶性的可能性极小,细胞学检查可不作为必需。如果血清 TSH 增高,应进一步检测甲状腺自身抗体并推荐甲状腺针吸活检(FNAB)。

3. 甲状腺核素扫描 核素扫描对甲状腺结节的良、恶性鉴别诊断价值不大,"冷结节"恶性风险增加,但仍以良性居多;"热结节"绝大多数为良性。

4. 血清降钙素(calcitonin) 该指标可以在疾病早期诊断甲状腺 C 细胞异常增生和甲状腺髓样癌。

5. 血清甲状腺球蛋白(Tg) Tg 在许多甲状腺疾病时升高,诊断甲状腺癌缺乏特异性和敏感性。

6. CT、MRI 对判断甲状腺结节与周围组织关系及向胸骨后的延伸的情况有较大帮助。

7. FNAB 超声引导下 FNAB 是目前术前评估甲状腺结节敏感度、特异度最高的方法。单纯囊性结节无须 FNAB;中、高危(实质性低回声结节不伴或伴上述超声恶性征象)结节或中、高危囊实性结节的实性部分直径≥1 cm 时需行 FNAB;低危(实质性等回声或高回声结节或含偏心实性区域的部分囊性结节不伴上述恶心征象)结节或低危囊实性结节的实性部分直径≥1.5 cm 时则建议行 FNAB;而极低危结节(海绵状结节不伴上述恶性征象)则结节直径≥2 cm 时才建议进行FNAB。

【诊断策略】

(一) 诊断依据

甲状腺结节的诊断需结合病史、临床表现、实验室检查及甲状腺超声检查综合判断,超声引导下 FNAB 可对结节的良恶性进行有效、准确的评估。对于 FNAB 不确定的结节,癌基因突变组合或 RNA 基因表达分类器(gene expression classifier,GEC)检测有助于进一步明确诊断。

(二) 鉴别诊断

1. 多结节性甲状腺肿 甲状腺肿大变形,体检可扪及多个大小不一的结节。实验室检查可见甲状腺功能正常。

2. 自主性高功能性甲状腺腺瘤 由甲状腺内单发或多发的高功能腺瘤而引起甲状腺功能亢进症状的一类疾病。多数患者仅有心动过速、乏力、消瘦或腹泻,不发生突眼,但可有睑裂增宽和凝视征。可通过甲状腺核素扫描以进一步明确。

3. 甲状腺癌 常无特异性临床表现,主要表现为质地坚硬的结节,可存在局部压迫症状,需与结节性甲状腺肿加以鉴别。可通过超声及甲状腺核素扫描检查判断,如有必要,可行超声引导下的 FNAB 加以明确。

提示结节为甲状腺癌的危险因素包括：① 儿童。② 成人年龄＜30 岁或＞60 岁。③ 男性。④ 儿童时期颈部放射线照射史或放射性尘埃暴露史。⑤ 全身放射治疗史。⑥ 有甲状腺癌或多发性内分泌腺瘤病(MEN)2 型家族史。⑦ 结节迅速增大。⑧ 伴持续性声嘶、发音困难、吞咽困难或呼吸困难。⑨ 结节形状不规则、坚硬、固定。⑩ 颈部淋巴结肿大。

(三) 诊断思路

成人甲状腺结节的临床评估和处理流程图(图 53 - 1)。

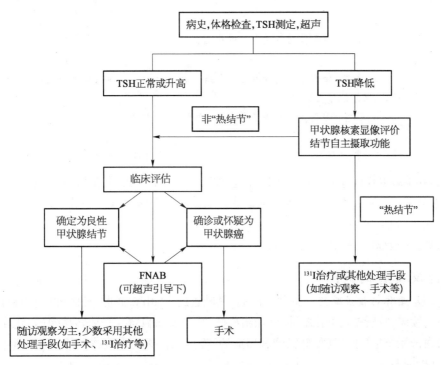

图 53 - 1　成人甲状腺结节的临床评估和处理流程

注：参考《甲状腺结节和分化型甲状腺癌诊治指南》。

【治疗策略】

多数类型甲状腺结节需要定期随诊。必要时可作甲状腺超声检查和重复甲状腺 FNAB,对临床高度怀疑恶性或 FNAB 确定为可疑恶性或恶性的结节,需进行手术治疗。患者出现明显症状时应及时予以治疗,尤其是胸骨后或纵隔内甲状腺肿引起压迫症状时应手术治疗。甲状腺功能正常的增生性结节或结节性甲状腺肿,可应用左甲状腺素,抑制 TSH,6～12 个月无效即应停药。具有自主功能的“热结节”可采用抗甲状腺药物、放射性碘治疗或手术治疗。

（丁治国　陈晓珩）

第五十四章 腺垂体功能减退症

导学

1. 掌握：腺垂体功能减退症的病因、临床表现、诊断依据与鉴别诊断要点、治疗原则。

2. 熟悉：腺垂体功能减退症的发病机制、病理生理特点、辅助检查特点、病情评估、常用治疗药物种类。

3. 了解：腺垂体功能减退症的流行病学、预后和预防。

腺垂体功能减退症(hypopituitarism)是由多种病因损伤下丘脑、下丘脑-垂体通路和垂体,引起腺垂体激素分泌减少所致的疾病。其特点是单种或多种腺垂体激素分泌减少,导致甲状腺、肾上腺、性腺等靶腺功能减退和(或)鞍区功能受损。临床表现因各种垂体激素分泌减少程度不同而各异,补充所缺乏的激素后,症状可迅速缓解。

【病因及发病机制】

1. **下丘脑-垂体占位性病变** 垂体大腺瘤、颅咽管瘤、Rathke 囊肿、鞍区肿瘤(如脑膜瘤、生殖细胞瘤、室管膜瘤、胶质瘤)、下丘脑肿瘤(如错构瘤、神经节细胞瘤)、垂体转移瘤(如乳腺癌、肺癌、结肠癌)及血液系统恶性肿瘤(如淋巴瘤和白血病)等占位性病变直接或间接压迫或损伤垂体,导致腺垂体功能减退症。

2. **脑损伤** 颅脑外伤、蛛网膜下腔出血、垂体瘤术后、鞍区各种肿瘤放射治疗损伤、垂体卒中(包括无功能垂体肿瘤出血及妇女产后大出血、DIC、抗凝治疗、颅内高压、高血压、大手术诱发垂体缺血)等导致垂体损伤、梗死或出血,引起腺垂体功能减退症。妇女产后腺垂体缺血性坏死所致者称希恩综合征(Sheehan syndrome)。

3. **垂体浸润或炎症** 淋巴细胞性垂体炎、结节病、垂体感染性疾病(如结核、真菌、寄生虫、病毒感染)等可使垂体发生浸润或炎症,导致腺垂体功能减退症。

4. **发育障碍和遗传基因突变** 垂体的发育来自中线细胞从鼻咽 Rathke 囊的迁移,中线颅面部疾病常伴随垂体发育障碍;特异性转录因子突变(如 Prop - 1、Pit - 1 突变)可引起生长激素(GH)、催乳素(PRL)、促甲状腺激素(TSH)等多种激素的缺乏;基因突变或缺失(如 *KAL* 基因突变)引起普拉德-威利综合征。

5. **其他** 营养不良、运动过度、神经性厌食、重危患者等可因下丘脑分泌的促性腺激素释放激素(GnRH)减少,导致可逆的功能性腺垂体功能减退症。长期大量使用糖皮质激素类药物可使促肾上腺皮质激素分泌减少,导致腺垂体功能减退症。

垂体本身病变引起原发性腺垂体功能减退症，下丘脑病变或垂体门脉系统障碍导致继发性腺垂体功能减退症。

【病理及病理生理】

病因不同而异。占位性病变及脑损伤者垂体缩小或萎缩；垂体卒中者，垂体前叶呈大片缺血性坏死，垂体动脉有血栓形成；久病者垂体大部分为纤维组织，仅留少许较大嗜酸性粒细胞和少量嗜碱性粒细胞；炎症者可有淋巴细胞浸润；靶腺如性腺、肾上腺皮质、甲状腺等呈不同程度的萎缩。

垂体病变时，腺垂体激素如促性腺激素(GnH)、GH、PRL、TSH、促肾上腺皮质激素(ACTH)等单种或多种激素分泌减少或反应低下，即为腺垂体功能减退症。这些垂体激素异常分别导致性腺激素、甲状腺激素、肾上腺皮质激素减少，引起性腺、甲状腺、肾上腺等靶腺功能减退。在机体处于应激状态时，由于肾上腺糖皮质激素和甲状腺激素减少可诱发垂体危象。下丘脑-神经垂体受累致抗利尿激素(ADH)缺乏，出现尿崩症。垂体受损致黑素细胞刺激素缺乏，皮肤色素减退。

【临床表现】

临床表现取决于原发疾病、腺垂体破坏的程度和速度、垂体激素缺乏的类型以及相应靶腺萎缩的程度。腺垂体组织破坏50%以上开始出现临床表现，破坏达75%以上时临床表现明显，破坏达95%以上时临床表现严重。当伴有急性应激状态时，可诱发垂体危象。

1. 原发疾病的临床表现　下丘脑-垂体肿瘤者可有头痛、视力障碍、视野缺损等占位表现；脑外伤、感染等均有明确病史及相关临床表现；淋巴细胞性垂体炎可伴自身免疫性甲状腺炎、肾上腺炎、卵巢炎等表现；下丘脑-神经垂体受累者出现多尿、烦渴、多饮及尿比重低等尿崩症表现。

2. 腺垂体-靶腺功能减退的临床表现

(1) 腺垂体-性腺(卵巢、睾丸)轴功能减退：不育、性欲减退或丧失、阴毛及腋毛脱落、骨质疏松。女性闭经、阴道分泌物减少、性交困难，产后大出血所致者，产后无乳；男子阳痿、早泄、胡须稀少、肌肉不发达。

(2) 腺垂体-甲状腺轴功能减退：腺垂体功能减退症导致继发性甲状腺功能减退，临床表现与原发性甲状腺功能减退症相似，但通常无甲状腺肿。

(3) 腺垂体-肾上腺轴功能减退：慢性发病者表现为厌食、消瘦、乏力、面色苍白、乳头及乳晕浅淡；急性发病者表现为恶心、呕吐、衰弱、眩晕、休克、发热。

(4) GH不足：儿童期发病者表现为生长停滞，导致垂体性矮小症；成人期发病者症状无特异性，可表现为乏力、腹型肥胖、记忆力受损、血脂异常、早发动脉粥样硬化等。

3. 垂体危象　在机体发生各种应激情况(如严重感染、急性心肌梗死、脑血管意外、手术、外伤、环境寒冷)及使用某些药物(如镇静药、麻醉药和降糖药)时，若未及时使用肾上腺糖皮质激素治疗，可诱发垂体危象。临床表现为呕吐、低血糖、低血压、高热或低温状态、意识模糊、谵妄及昏迷等。

【辅助检查】

(一) 腺垂体功能的评估

检测腺垂体和靶腺激素的水平可以评估腺垂体功能。靶腺激素水平降低而腺垂体促激素水平没有相应升高，提示腺垂体功能减退。

1. 腺垂体-性腺功能　女性雌二醇(E$_2$)水平降低而无相应促卵泡生成素(FSH)、促黄体生成素(LH)升高；男性晨空腹血睾酮水平降低而无相应FSH、LH升高。

2. 腺垂体-肾上腺皮质功能　血清 ACTH 正常或降低。晨 8～9 时血清皮质醇水平＜3 μg/dl（82 nmol/L）时,可诊断为肾上腺皮质功能减退;当皮质醇＞15 μg/dl（414 nmol/L）时,可以排除肾上腺皮质功能减退。近期使用糖皮质激素者,应停用氢化可的松 18～24 h 后检测皮质醇。

3. 腺垂体-甲状腺功能　血清总 T_4、游离 T_4 水平降低,TSH 水平多数正常或偏低,也可轻微升高。

(二) 影像学检查

CT、MRI 检查可了解腺垂体-下丘脑病变的部位、大小、性质及其与邻近组织之间的关系。MRI 是垂体疾病首选的影像学检查,CT 是垂体卒中、颅脑外伤等急症的首选检查。胸、腹部 CT 检查及骨髓和淋巴结等活检可用于判断原发性疾病的病因。

【诊断策略】

(一) 诊断依据

如有腺垂体-靶腺功能减退的临床表现,应评估腺垂体-靶腺功能,结合影像学检查,并排除其他疾病后即可明确诊断。

(二) 鉴别诊断

1. 原发性慢性肾上腺皮质功能减退症　本病大多由肾上腺皮质的炎症所致。此时由于继发性垂体功能增强,黑素细胞刺激激素分泌增多,皮肤及黏膜色素加深;血清 ACTH 升高。

2. 内分泌腺功能减退症　自身免疫功能异常所致多发性内分泌腺病(施密特综合征)表现为肾上腺皮质功能减退、甲状腺功能减退和(或)糖尿病,患者有皮肤色素沉着及黏液性水肿。

(三) 诊断思路

腺垂体功能减退症诊治思路见图(图 54-1)。

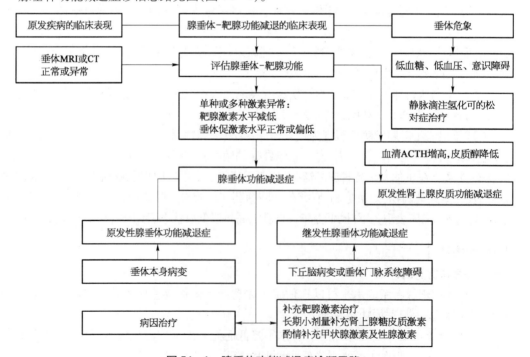

图 54-1　腺垂体功能减退症诊断思路

【治疗策略】

(一) 病因治疗

肿瘤患者可以选择手术、放疗和化疗。治疗和预防引起垂体卒中的诱因。

(二) 靶腺激素治疗

腺垂体功能减退症是慢性终身性疾病,需要长期采用相应靶腺激素治疗。应先补充肾上腺糖皮质激素,再酌情补充甲状腺激素及性腺激素,以防肾上腺危象的发生。合理治疗可改善精神和体力活动,防治骨质疏松,减少心血管疾病的发生,提高生活质量。

1. 肾上腺皮质激素　长期给予患者最低耐受剂量的醋酸氢化可的松治疗。成人通常剂量为醋酸氢化可的松 15~20 mg/d,根据激素的昼夜节律,早上服用全日剂量的 2/3,下午 2 时给余下的 1/3。服药 24 h 后测定血皮质醇,其水平在正常范围的低值为佳。当有应激情况发生时,应增加糖皮质激素的剂量。轻度应激如普通感冒时,口服剂量加倍;中度应激如肺部感染时,静脉滴注氢化可的松 100~200 mg/d;重度应激如大手术时,可用氢化可的松 200~300 mg/d,分次静脉滴注。应激消除后,逐渐恢复原用剂量。

2. 甲状腺激素　酌情补充左甲状腺素钠治疗。对于老年人、冠心病、骨密度低的患者,甲状腺激素宜从小剂量开始,缓慢递增剂量。通常开始剂量为左甲状腺素钠 25~50 μg/d。服药后 4~6 周复查甲状腺功能,目标值为血清总 T_4、游离 T_4 值维持在正常范围中上水平,总 T_3、游离 T_3 值维持在正常范围内。

3. 性腺激素

(1) 女性:育龄期女性可用雌孕激素序贯替代治疗建立人工月经周期。妊马雌酮(结合雌激素)0.625 mg/d 或戊酸雌二醇 1~2 mg/d 于月经周期第 1~第 21 日口服,甲羟孕酮 5~10 mg 或醋酸环丙孕酮 1 mg 于月经周期第 12~第 21 日口服,停药后有撤药性阴道出血,形成人工周期性月经;有生育需求者,应在辅助生育专家指导下治疗;育龄期无子宫者,可单纯使用雌激素治疗;更年期后女性一般无须治疗。

(2) 男性:成年男性可用十一酸睾酮 40~80 mg/d,每日 3 次口服;有生育需求者,应在辅助生育专家指导下治疗;老年男性应减少剂量;前列腺癌及乳腺癌者禁用。

4. 其他　一般不用补充盐皮质激素治疗。除儿童垂体性侏儒症外,一般不必应用重组人生长激素。

(三) 垂体危象处理

1. 糖皮质激素　氢化可的松 200~300 mg/d,分次静脉滴注。

2. 对症治疗　治疗低血糖及休克等。

3. 去除诱因　防治循环衰竭、感染,禁用或慎用麻醉剂、镇静药、催眠药或降糖药等。

(丁　雷　付梦佳)

第五十五章 糖 尿 病

导学

1. 掌握：糖尿病的病因与分类、临床表现及并发症、诊断依据与鉴别诊断要点、糖尿病及其急慢性并发症治疗原则。

2. 熟悉：糖尿病的发病机制、病理生理特点、辅助检查特点、病情评估、常用治疗药物种类。

3. 了解：糖尿病的流行病学、预后和预防。

糖尿病(diabetes mellitus,DM)是由多种病因引起的以慢性高血糖为特征的代谢性疾病。其特点是胰岛素分泌不足和(或)作用缺陷,致使血糖持久升高。典型临床表现为多尿、多饮、多食及体重减轻,病情严重或应激时可发生急性代谢紊乱,如糖尿病酮症酸中毒等。长期高血糖可引起多系统损害,导致眼、肾、神经、血管等组织慢性进行性病变,引起功能缺陷及衰竭,如失明、肾功能衰竭等。

随着人口老龄化及生活方式的改变,DM 患病率快速增长。2013 年我国流行病学调查显示,18 岁及以上人群 DM 患病率已高达 10.9%,2017 年国际糖尿病联盟(IDF)报告,全世界 DM 患者约有 4.25 亿,仅我国就有 1.144 亿,我国 DM 患者已经跃居全球第 1 位。

1999 年 WHO 根据病因将糖尿病分为 4 大类,即 1 型糖尿病(T1DM)、2 型糖尿病(T2DM)、特殊类型糖尿病及妊娠糖尿病(GDM)。T2DM 最为常见,占糖尿病患者 90%~95%。我国 T1DM 约占糖尿病患者的 5%,多于儿童或青少年时期起病。

【病因及发病机制】

DM 的病因与发病机制较为复杂,不同类型的糖尿病病因不同。T1DM、T2DM 的病因至今未完全阐明,大部分患者为多基因遗传病,遗传易感性与环境因素共同参与其发病过程。特殊类型糖尿病病因相对明确。GDM 是指妊娠期间发生的高血糖状态。

(一) T1DM

1. **遗传因素** T1DM 有遗传易感性倾向,同卵双生子中 T1DM 同病率达 30%~40%。从人类染色体研究中已知 T1DM 患者第 6 对染色体短臂上 *HLA* 基因为主效基因,其他为次效基因。*HLA - DR* 及 *DQ* 抗原与 T1DM 的关联最为重要,其中 *HLA - DR3*、*DR4*、*DQ2*、*DQ8* 是高危基因。

2. **自身免疫** 绝大多数 T1DM 是自身免疫性疾病。85%~90% 的 T1DM 患者在发现高血糖时有 1 种或几种自身抗体阳性,如胰岛细胞抗体(ICA)、胰岛素抗体(IAA)、谷氨酸脱羧酶抗体

(GADA)、人胰岛细胞抗原 2 抗体(又称蛋白质酪氨酸磷酸酶抗体)(IA-2A)、锌转运体 8 抗体(ZnT8A)。此外,T1DM 常伴其他自身免疫性疾病如自身免疫性甲状腺疾病、系统性红斑狼疮等。

3. 环境因素和化学毒物　遗传易感性在环境因素(如病毒、化学毒物和饮食因素)的作用下,激活 T 淋巴细胞介导的自身免疫反应,使胰腺 β 细胞发生免疫性损伤,最终导致胰腺 β 细胞破坏和功能衰竭。已知与 T1DM 有关的病毒有柯萨奇病毒、腮腺炎病毒、风疹病毒、腺病毒、巨细胞病毒和脑炎病毒、心肌炎病毒等。病毒感染和化学毒物(如灭鼠剂吡甲硝苯脲)也可直接破坏胰腺 β 细胞。出生后过早接触牛奶及谷类蛋白,发生 T1DM 的风险增大,可能与肠道免疫功能紊乱相关。

(二) T2DM

胰岛素抵抗和胰腺 β 细胞功能缺陷是 T2DM 发病机制的两个基本环节。可能在遗传因素与环境因素等共同作用下导致 T2DM。

1. 遗传因素　T2DM 属多基因遗传性疾病。T2DM 比 T1DM 有更强的遗传易感性,同卵双生子中 T2DM 同病率约 100%。T2DM 的遗传易感性存在种族差异。目前 T2DM 遗传易感位点定位已经超过 100 个,其中与中国人显著相关的遗传易感位点有 40 个。

2. 环境因素　超重或者肥胖(尤其是中心性肥胖)、体力活动减少、年龄增长、精神应激及化学毒物等环境因素与 T2DM 发生密切相关。环境因素可能使游离脂肪酸及代谢产物、某些炎性因子(如 TNF-α、IL-6、抵抗素等)在肝脏、肌肉和脂肪等组织器官中沉积,影响胰岛素信号转导,出现胰岛素抵抗。

3. 胰岛素抵抗　胰岛素抵抗是指肝脏、肌肉和脂肪等组织器官对胰岛素作用的敏感性降低的现象。目前胰岛素抵抗的发生机制尚未阐明,环境因素与胰岛素抵抗的发生密切相关。

4. 胰腺 β 细胞功能缺陷　胰腺 β 细胞功能缺陷的发生机制涉及很多因素,可能主要是遗传基因。目前发现细胞线粒体功能及某些酶异常、糖毒性、脂毒性、氧化应激和内质网应激、糖基化终末产物形成、胰岛脂肪及淀粉样物质沉积、胰岛 β 细胞去分化和过度凋亡等因素导致胰腺 β 细胞功能异常。临床糖尿病前数年,患者机体已经存在胰岛素抵抗。早期 β 细胞代偿性分泌更多的胰岛素,形成高胰岛素血症以维持正常血糖水平;此后胰岛素抵抗逐渐加重,虽有高胰岛素血症,仍不能代偿胰岛素抵抗,最终出现高血糖;随着病情的进展,β 细胞功能逐渐丧失,高胰岛素血症转为低胰岛素血症,血糖进一步升高。

5. 其他　正常肠道黏膜 L 细胞分泌肠促胰素,具有刺激胰岛素的合成和分泌的作用;肾脏近曲小管的钠-葡萄糖共转运蛋白 2(SGLT2)具有促进肾脏对原尿中的葡萄糖重吸收的效应。现已知 T2DM 患者肠促胰素作用减弱、SGLT2 效应增强、胰岛 α 细胞分泌胰高血糖素增加、中枢神经递质功能障碍等因素也参与 T2DM 的发生发展。

(三) 特殊类型糖尿病

病因相对明确。分为以下 8 种亚型。

1. 胰岛 β 细胞功能遗传性缺陷　已知以下胰岛 β 细胞功能遗传性缺陷可导致糖尿病:第 12 号染色体,肝细胞核因子-1α(HNF-1α)基因突变(MODY3);第 7 号染色体,葡萄糖激酶(GCK)基因突变(MODY2);第 20 号染色体,肝细胞核因子-4α(HNF-4α)基因突变(MODY1);线粒体 DNA 突变。绝大多数线粒体基因突变糖尿病是由线粒体亮氨酸转运 RNA 基因[tRNALeu(UUR)]上的线粒体核苷酸序位 3243 上的 A→G(A3243G)突变所致。线粒体 DNA 突变糖尿病是最为多见的单基因突变,占中国成人糖尿病中的 0.6%。

2. **胰岛素作用遗传性缺陷** 已知以下疾病因胰岛素作用遗传性缺陷而导致糖尿病:A型胰岛素抵抗,矮妖精貌综合征(leprechaunism),Rabson - Mendenhall 综合征,脂肪萎缩性糖尿病。

3. **胰腺外分泌疾病** 胰腺炎、创伤或胰腺切除术后、胰腺肿瘤、胰腺囊性纤维化、血色病、纤维钙化性胰腺病等因胰岛 β 细胞受损、减少或缺失而导致糖尿病。

4. **内分泌疾病** 以下疾病因分泌胰岛素拮抗激素而导致糖尿病:肢端肥大症、库欣综合征、胰高糖素瘤、嗜铬细胞瘤、甲亢、生长抑素瘤、醛固酮瘤等。

5. **药物或化学药品** 以下药物长期使用可能导致糖尿病:Vacor(N-3吡啶甲基N-P硝基苯尿素)、喷他脒、烟酸、糖皮质激素、甲状腺激素、二氮嗪、β肾上腺素能激动剂、噻嗪类利尿剂、苯妥英钠、γ干扰素等。

6. **感染** 先天性风疹、巨细胞病毒等直接感染胰岛 β 细胞而导致糖尿病。

7. **不常见的免疫介导性糖尿病** 如僵人(stiff-man)综合征、胰岛素自身免疫综合征、抗胰岛素受体抗体等。

8. **其他可能与 DM 相关的遗传性综合征** 如 Down 综合征、克兰费尔特综合征、特纳综合征、Wolfram 综合征、弗里德赖希共济失调、亨廷顿病、劳-穆-比综合征、强直性肌营养不良症、卟啉病、Prader - Willi 综合征等。

(四) 妊娠糖尿病(GDM)

GDM 是指妊娠期间发生的高血糖状态,但未达到非妊娠人群诊断糖尿病的标准。正常妊娠时空腹胰岛素水平逐渐升高,至妊娠晚期时可能高于非妊娠时的 2 倍,所以正常妊娠妇女血糖水平低于非妊娠妇女。大多数 GDM 患者的病因类似于 T2DM,与胰岛 β 细胞功能受损及胰岛素抵抗有关。

【病理及病理生理】

T1DM 进展快速,早期表现为胰岛炎,晚期胰岛和胰岛 β 细胞数量减少,残存的胰岛 β 细胞很少。T2DM 进展缓慢,早期胰岛病变不明显或胰岛 β 细胞数量增多;晚期胰岛 β 细胞减少,可见胰岛淀粉样变性、脂肪浸润及纤维组织增生;分泌胰高血糖素的胰岛 α 细胞增加。

长期高血糖可出现广泛血管病变。糖尿病性微血管病变具有特征性,典型改变为毛细血管基底膜增厚、微循环障碍和微血管瘤形成,主要表现为肾脏病变、视网膜病变及神经病变。肾脏病变为结节性肾小球硬化型(特异性最强)、弥漫性肾小球硬化型(最常见)及渗出性病变。糖尿病性大血管病变主要是动脉粥样硬化。

DM 代谢紊乱主要是由于胰岛素分泌不足和(或)作用缺陷引起。胰岛素分泌不足和(或)作用缺陷使葡萄糖在肝、肌肉、脂肪组织利用减少及肝糖原输出增多,这是机体发生高血糖的主要原因。血糖升高后因渗透性利尿引起多尿,继而烦渴、多饮;脂肪组织摄取葡萄糖及从血浆移除三酰甘油减少,致脂肪合成减少;同时,脂蛋白酯酶活性低下,导致血游离脂肪酸和三酰甘油浓度升高;在胰岛素极度缺乏时,脂肪组织大量动员、分解,产生大量酮体,若超过机体对酮体的氧化利用能力,大量酮体堆积形成酮症或发展为酮症酸中毒;蛋白质合成减弱,分解加速,导致负氮平衡,出现乏力、易饥、多食、体重减轻。持久高血糖可使蛋白质发生过度非酶糖化,引起组织缺氧;纤维蛋白原、血小板及组织胶原蛋白糖化增高,可导致血黏度增加、血流淤滞、抗凝机制异常和自由基增加等;游离脂肪酸和内毒素等增加诱发慢性代谢性炎症,致组织器官受损。遗传易感性、糖毒性、脂毒性、非酶糖化、氧化应激、慢性代谢性炎症等因素的相互影响导致糖尿病慢性并发症的发生和发展。

【临床表现】

(一) 典型表现

DM 的典型临床表现为"三多一少",即多尿、多饮、多食和体重减轻。每日尿量可超过 2 000～3 000 ml。可有皮肤瘙痒,尤其外阴瘙痒。血糖急剧变化可使眼房水及晶体渗透压改变,导致视物模糊。由于例行体检的普及,很多患者诊断时没有任何症状。部分患者因为其他疾病就诊时偶然发现高血糖。

(二) 临床分类及特点

DM 的分类目前采用 1999 年 WHO 分类标准。根据病因将糖尿病分为 4 大类,即 T1DM、T2DM、特殊类型糖尿病及 GDM。

1. T1DM 的特点　发病年龄多小于 30 岁;起病急,常以酮症或酮症酸中毒起病,"三多一少"症状明显;空腹或餐后 C 肽水平明显低于正常;可出现特异性自身免疫标志物;必须用胰岛素治疗。

T1DM 有 2 种亚型:① 免疫介导性 T1DM(1A 型):多数患者起病初期经过胰岛素治疗后,代谢可以恢复正常,此时只需很少的胰岛素剂量即可控制糖尿病数周或数月,此现象称为"蜜月期"。某些成年起病者发病缓慢,早期无须胰岛素治疗,称为"成年隐匿性自身免疫性糖尿病"(latent autoimmune diabetes in adults,LADA)。② 特发性 T1DM(1B 型):该类型没有自身免疫反应的证据,病因尚不明确。诊断时需排除单基因突变糖尿病。

2. T2DM 的特点　可发生在任何年龄,多见于中老年人;起病缓慢,临床症状较轻或无临床症状;无酮症酸中毒倾向,但在一定诱因作用下也可发生酮症酸中毒;早期空腹血浆胰岛素和 C 肽水平可正常或增高,进食后胰岛素分泌高峰延迟,餐后 3～5 h 血浆胰岛素水平仍较高,可引起反应性低血糖;通常无须胰岛素治疗,当疗效不佳或有并发症时,亦需用胰岛素控制高血糖。

3. 某些特殊类型的糖尿病

(1) 线粒体 DNA 突变糖尿病:对具有下列一种尤其是多种情况者应疑似线粒体基因突变糖尿病:① 符合母系遗传。② 起病早且病程中胰岛 β 细胞功能进行性减低或伴体重指数低,胰岛自身抗体检测阴性。③ 伴神经性耳聋。④ 伴中枢神经系统病变、骨骼肌表现、心肌病、视网膜色素变性、眼外肌麻痹或乳酸性酸中毒的糖尿病患者或家族中有上述表现者。对疑似者首先应做 $tRNALeu(UUR)A3243G$ 突变检测。

(2) 青少年的成人起病型糖尿病(MODY):临床表现类似 T2DM。临床特点是:① 家系内至少三代直系亲属有糖尿病患者,且为常染色体显性遗传。② 家系内至少有一个糖尿病患者的诊断年龄≤25 岁。③ MODY1、3、13 对磺脲类敏感,MODY2 一般无须药物治疗,MODY10 通常需要胰岛素治疗。目前已发现 14 种 MODY 类型。

(3) 糖皮质激素所致糖尿病:使用糖皮质激素治疗某些疾病后,部分患者可诱发糖尿病,与剂量和使用时间有关。多数患者停药后血糖恢复正常。

4. GDM　可能出现羊水过多、先兆子痫及合并感染。GDM 妇女生产巨大儿的风险大,新生儿低血糖发生率高。

(三) 并发症

DM 并发症可分为急性、慢性和感染三类。

1. **急性并发症**

(1) 糖尿病酮症酸中毒及高血糖高渗状态：参照本章附及二维码拓展阅读。

(2) 低血糖：参照低血糖症章节。

2. **慢性并发症**　DM 慢性并发症可遍及全身各重要脏器,这些并发症可单独出现,或以不同组合同时或先后出现。

(1) 微血管病变：糖尿病性微血管病变是糖尿病特异性并发症,危险因素包括年龄、病程、血压、肥胖等,主要发生在视网膜、肾、神经、心肌组织,其中以糖尿病肾病(DKD)和糖尿病视网膜病(DR)尤为重要。① 我国 20%～40% 的糖尿病患者合并糖尿病肾病,现已成为慢性肾脏病(CKD)和终末期肾病的主要原因,是 T1DM 的主要死因。T2DM 患者在诊断时即可发生糖尿病肾病,T1DM 患者一般在 5 年后发生。② DR 尤其是增殖期视网膜病变,是糖尿病特有的并发症,罕见于其他疾病。DR 是成年人不可逆性致盲性疾病。2002 年国际临床分级标准依据散瞳后检眼镜检查,将 DR 分为两大类[非增殖期视网膜病变(NPDR)和增殖期视网膜病变(PDR)]、六期(Ⅰ～Ⅲ期为 NPDR,Ⅳ～Ⅵ为 PDR)。Ⅰ期：微动脉瘤和(或)有小出血点;Ⅱ期：出现黄白色硬性渗出;Ⅲ期：出现白色棉絮状软性渗出;Ⅳ期：新生血管形成、玻璃体出血;Ⅴ期：纤维血管增殖、玻璃体机化;Ⅵ期：牵拉性视网膜脱离、失明。PDR 常与 DKD 同时伴发。糖尿病还可导致黄斑病变,包括黄斑水肿、渗出、缺血以及 PDR 对黄斑的侵犯,成为视力减退的主要原因之一。

(2) 大血管病变：糖尿病是心、脑血管疾患的独立危险因素。与非糖尿病人群相比,糖尿病患者发生心、脑血管疾病的风险增加 2～4 倍。大、中动脉粥样硬化主要侵犯主动脉、冠状动脉、脑动脉、肾动脉和肢体外周动脉等,引起冠心病、缺血性或出血性脑血管病、肾动脉硬化、肢体外周动脉硬化等。

(3) 神经病变：病因复杂,可能与微血管病变、大血管病变、代谢及自身免疫异常等有关。糖尿病神经病变的发生与糖尿病病程、血糖控制等因素相关,病程达 10 年以上者,易出现明显的神经病变临床表现。糖尿病神经病变可累及中枢神经、周围神经及自主神经,以周围神经病变多见。① 中枢神经病变可表现为缺血性脑卒中及脑老化的加速。② 周围神经病变通常为对称性,下肢较上肢严重。早期表现为肢端感觉异常,如麻木、灼热感、感觉过敏等,呈袜套、手套样分布。后期可有运动神经受累,出现肌力、肌张力减弱,肌肉萎缩。周围神经病变尚可表现为单侧颅神经或脊神经损伤：动眼神经受损致上睑下垂最常见,其次为面神经受损致面瘫、外展神经受损致眼球固定、三叉神经受损致面部疼痛及听神经受损致听力损害等。③ 自主神经病变可累及胃肠道、泌尿生殖系统及汗腺等,表现为腹胀、胃轻瘫、顽固性腹泻与便秘或两者交替出现、尿失禁、尿潴留、阳痿、出汗异常等。

(4) 糖尿病足病：糖尿病足病是指糖尿病患者因下肢远端神经异常和不同程度的血管病变导致的足部感染、溃疡和(或)深层组织破坏。体格检查时可发现足背动脉搏动减弱或消失、皮肤深溃疡、肢端坏疽等。重者可以导致截肢和死亡。糖尿病足病一旦诊断,应进行分级评估。糖尿病足病的 Wagner 分级是目前临床及科研中应用最为广泛的分级方法。0 级：有发生足溃疡的危险因素,无溃疡;1 级：足部表浅溃疡,无感染征象,突出表现为神经性溃疡;2 级：较深溃疡,常合并软组织感染,无骨髓炎或深部脓肿;3 级：深部溃疡,有脓肿或骨髓炎;4 级：局限性坏疽(趾、足跟或前足背);5 级：全足坏疽。

3. **感染**　DM 易合并各种感染,多见于血糖控制差患者。化脓性细菌感染多发生于皮肤、口腔、呼吸道、胆道、泌尿道及肛周。DM 合并肺结核者比非 DM 患者高 4～5 倍。结核病灶易扩散及形成空洞。皮肤真菌感染如足癣也常见;真菌性阴道炎和巴氏腺炎是女性 DM 患者常见的并发症。

【辅助检查】

(一) 糖代谢检查

1. 血糖测定　常用葡萄糖氧化酶法测定。诊断时必须测定静脉血浆葡萄糖。病情监测时可用便携式血糖仪测定毛细血管全血葡萄糖。

2. 口服葡萄糖耐量试验(OGTT)　当血糖高于正常范围而又未达到诊断标准时需行 OGTT。OGTT 应在空腹 8~10 h 后的早晨 7~9 时进行。WHO 推荐成人口服 75 g 无水葡萄糖,如用 1 分子水葡萄糖则为 82.5 g,加水至 250~300 ml,5 min 内饮完,于服糖前及服糖后 2 h 测静脉血浆葡萄糖。为了提高试验准确性,试验前 3 d 饮食中每日至少摄入 150~200 g 碳水化合物;试验过程中,受试者不喝茶及咖啡,不吸烟,不做剧烈运动;试验前停用可能影响 OGTT 的药物如避孕药、利尿剂、糖皮质激素或苯妥英钠等 3~7 d。

3. 糖化血红蛋白(HbA1c)和糖化血清白蛋白(GA)测定　糖化血红蛋白 A1(HbA1)是红细胞中血红蛋白的氨基与葡萄糖持续、不可逆地进行非酶催化反应的产物,其量与血糖浓度呈正相关。HbA1 有 a、b、c 三种,以 HbA1c 为主。标准化检测 HbA1c 的正常参考值为 4%~6%。红细胞寿命约 3 个月,所以 HbA1c 反映的是近 2~3 个月的平均血糖水平。由于 HbA1c 与糖尿病并发症的相关性和血糖与糖尿病并发症的相关性一致,所以 HbA1c 是目前评价长期血糖控制的金指标。2011 年 WHO 建议在条件具备的国家和地区采用 HbA1c 诊断糖尿病,诊断切点为 HbA1c≥6.5%。目前我国正逐步推广采用标准化检测方法测定 HbA1c。必须注意的是,许多因素会影响 HbA1c,如血红蛋白异常、贫血等因素会导致结果不准确。

人血浆蛋白质(主要为白蛋白)也可与葡萄糖发生非酶催化的糖基化反应而形成 GA,其形成的量与血糖浓度相关。GA 的正常参考值为 10.8%~17.1%。由于白蛋白在血中的半衰期约为 19 d,GA 测定可反映糖尿病患者近 2~3 周内血糖的平均水平,是糖尿病患者近期病情监测的指标。

4. 尿糖测定　尿糖阳性是诊断 DM 的重要线索,不是诊断 DM 的依据。尿糖阴性也不能排除 DM 的可能。血糖值超过肾糖阈(大约 10 mmol/L)时尿糖阳性。在肾糖阈上升(如并发肾小球硬化症)时,血糖虽高,但尿糖阴性。在肾糖阈下降(如妊娠)时,血糖虽正常,尿糖可阳性。

5. 持续葡萄糖监测(CGM)　CGM 是通过葡萄糖感应探头持续测定组织间液葡萄糖浓度的血糖监测系统。患者佩戴血糖记录器 3~14 d,可以更全面地了解血糖波动的特点,发现无症状低血糖,为糖尿病个体化治疗提供依据。

(二) 胰岛素和 C 肽释放试验

测定血浆胰岛素、C 肽水平对评价胰岛 β 细胞功能有重要意义。胰岛素和 C 肽以等分子数从胰岛细胞生成和释放。胰岛素测定受血清中胰岛素抗体和外源性注射胰岛素的影响;C 肽清除慢,不受外源性胰岛素的影响,能较准确地反映胰岛 β 细胞的功能。正常人空腹基础血浆胰岛素为 35~145 pmol/L(520 mU/L),空腹血清 C 肽基础值为 0.65~2.7 μg/L。正常人口服 75 g 无水葡萄糖后血浆胰岛素和 C 肽水平在 30~60 min 达高峰,胰岛素为基础值的 5~10 倍,C 肽为基础值的 5~6 倍,3~4 h 后恢复到基础水平。早期 T2DM 时,胰岛素和 C 肽达高峰时间延迟和(或)高峰超过正常;胰岛 β 细胞功能严重受损时,空腹胰岛素和 C 肽水平低,口服葡萄糖刺激后,胰岛素和 C

肽高峰延迟且明显低于正常。

（三）自身抗体检查

T1DM 发病与自身免疫有关,已发现 90% 新诊断的 T1DM 患者血清中存在针对 β 细胞的单株抗体,比较重要的有:谷氨酸脱羧酶抗体(GADA)、胰岛细胞抗体(ICA)、胰岛素抗体(IAA)、人胰岛细胞抗原 2 抗体(IA - 2A)、锌转运体 8 抗体(ZnT8A)等。发现两种自身抗体阳性,未来发生 T1DM 的可能性约 70%。因此,胰岛细胞自身抗体检测可预测 T1DM 的发病及确定高危人群,并可协助糖尿病分型及指导治疗。

（四）评估并发症的检查

血或尿酮体测定、电解质和酸碱平衡检查可以评估急性并发症;尿蛋白、肝肾功能、血脂、凝血功能、眼底检查、心脑血管及神经系统检查等可以评估慢性并发症。

【诊断策略】

我国目前采用国际上通用的诊断标准和分类是 WHO(1999 年)标准。

（一）糖代谢状态分类

糖代谢状态分为:正常血糖(NGR)、空腹血糖受损(IFG)、糖耐量异常(IGT)、DM。IFG 和 IGT 统称为糖调节受损(IGR),又称为糖尿病前期。糖代谢状态分类见表(表 55 - 1、表 55 - 2)。

表 55 - 1　糖代谢状态分类(WHO,1999 年)

糖代谢分类	静脉血浆葡萄糖(mmol /L)	
	空腹血糖	糖负荷后 2 h 血糖
正常血糖	<6.1	<7.8
IFG	≥6.1,<7.0	<7.8
IGT	<7.0	≥7.8,<11.1
糖尿病	≥7.0	≥11.1

表 55 - 2　糖尿病的诊断标准(WHO,1999 年)

诊 断 标 准	静脉血浆葡萄糖(mmol /L)
① 典型糖尿病症状(烦渴多饮、多尿、多食、不明原因的体重下降)加上随机血糖	≥11.1　或
② 空腹血糖	≥7.0　或
③ 葡萄糖负荷后 2 h 血糖	≥11.1

注:空腹状态指至少 8 h 没有进食热量;随机血糖指不考虑上次用餐时间及食物摄入量,1 d 中任意时间的血糖,不能用来诊断空腹血糖异常或糖耐量异常。②③ 无典型糖尿病症状者,需改日复查确认。

（二）诊断标准

1. **糖尿病诊断标准**　糖尿病的临床诊断依据是静脉血浆葡萄糖(简称血糖)。采血时间包括空腹、任意时间或 OGTT 葡萄糖负荷后 2 h,测定的血糖分别称为空腹血糖(FPG)、随机血糖及餐后 2 h 血糖(2 hPG)。诊断标准见表 55 - 2。2011 年 WHO 建议在条件具备的国家和地区采用 HbA1c 诊断糖尿病,诊断切点为 HbA1c≥6.5%。

2. **妊娠糖尿病诊断标准**　孕期第 1 次产检时必须检查血糖。具有多种高危因素的孕妇应该尽早筛查。第 1 次筛查阴性者,应在妊娠 24～28 周行 75 g OGTT,达到或超过下列任一指标者可诊断为 GDM: 7.0 mmol/L>空腹血糖≥5.1 mmol/L;1 h 血糖≥10.0 mmol/L;11.1 mmol/L>2 h 血糖≥8.5 mmol/L。孕早期单纯空腹血糖>5.1 mmol/L 不能诊断 GDM,需要密切随访。孕期任何时间发现血糖水平达到非孕人群诊断糖尿病的标准,称为妊娠期间显性糖尿病,不排除在受孕前已存在但未被诊断糖尿病的可能性。妊娠前已有的糖尿病患者妊娠时不属于 GDM。

(三) 分型

T1DM、T2DM 和 GDM 是临床常见类型。血糖水平不能区分 T1DM 还是 T2DM。主要根据发病年龄、起病急缓、有无酮症酸中毒倾向、是否依赖外源胰岛素维持生命等因素,结合胰岛 β 细胞功能和自身抗体检查结果综合分析进行鉴别。T1DM 与 T2DM 的鉴别有时很困难。难以鉴别时可暂不分型,可以根据治疗效果及胰岛 β 细胞功能的恢复情况再进行分型。目前临床上诊断为 T2DM 的患者,随着病程的延长,也许最终诊断为 T1DM,如 LADA;随着糖尿病发病机制的逐步深入及诊断技术的进步,某些 T1DM 和 T2DM 可能归入特殊类型糖尿病。MODY 和线粒体基因突变糖尿病虽有一定临床特点,但确诊有赖于基因检测。

(四) 病情评估

对糖尿病急性、慢性并发症的危险因素及病情程度予以评估,如明确 DR 的分期、糖尿病足病的分级等,以便早期诊断及时治疗。糖尿病常同时伴发血脂异常症、肥胖症等疾病,应及时评估。

(五) 鉴别诊断

尿糖阳性者,注意排除其他病因所致。

1. *家族性肾性糖尿* 是由于肾糖阈减低和(或)近端肾小管重吸收葡萄糖功能减低引起,但空腹血糖和 OGTT 正常。

2. *慢性肾脏疾病* 可因肾小管重吸收功能损伤而发生肾性糖尿。

3. *甲亢及胃空肠吻合术后* 因碳水化合物在肠道吸收快,可引起餐后 30～60 min 血糖过高而出现尿糖阳性,但空腹及餐后 2 h 血糖正常。

4. *慢性肝脏疾病* 患者葡萄糖转化为肝糖原能力减弱,肝糖原贮存减少,餐后 30～60 min 血糖过高而出现糖尿,但空腹及餐后 2～3 h 血糖正常或低于正常。

5. *急性应激状态* 急性应激时胰岛素拮抗激素(如肾上腺素、促肾上腺皮质激素、肾上腺皮质激素和生长激素等)分泌增加,可使糖耐量减低,出现一过性血糖升高,尿糖阳性。必须在应激状态消除后复查血糖。检测 HBA1c 有助于鉴别。急性应激状态时 HBA1c 正常。

6. *妊娠* 少数妊娠妇女有暂时性肾糖阈降低出现糖尿,是妊娠糖尿病的高危人群,应密切随访。

7. *假性糖尿* 尿液中的维生素 C、尿酸、某些随尿液排出的药物(如异烟肼、水杨酸类等),可使尿糖定性检查出现假阳性反应。

【治疗策略】

糖尿病的病因和发病机制尚未完全阐明,仍缺乏针对病因的有效治疗手段。大量循证医学证据表明,早期良好控制血糖及全面控制糖尿病进展的危险因素,可以有效延缓糖尿病慢性并发症的发生和发展。糖尿病的治疗策略是通过控制近期高血糖和代谢紊乱,消除糖尿病症状和预防出现急性并发症;通过长期全面控制代谢紊乱及各种危险因素,从而预防慢性并发症的发生和发展,提高患者生活质量、降低病死率和延长寿命。早期、长期及个体化治疗是糖尿病综合控制达标的保证。目前采用国际糖尿病联盟(IDF)提出糖尿病综合治疗方法"五驾马车",包括糖尿病教育、医学营养治疗、运动治疗、血糖监测和药物治疗。糖尿病诊治流程图见图 55-1。

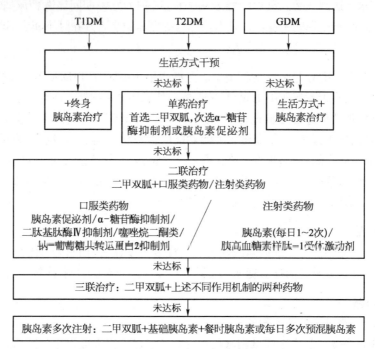

图 55-1　糖尿病治疗策略

(一) 糖尿病综合控制目标

糖尿病综合控制目标(表 55-3)应遵循个体化的原则,结合糖尿病患者年龄、病程、发生低血糖、并发症、预期寿命等情况,制定综合控制目标。年龄轻、病程短、无并发症的糖尿病患者应达到综合控制目标甚至接近健康人水平;高龄、频繁发生低血糖、伴严重并发症、预期寿命短的糖尿病患者应放宽综合控制目标。所有临床决策均需医务人员和患者共同制定。

表 55-3　糖尿病综合控制目标

指　　标	目　标　值
血糖(mmol/L)*	
空腹	4.4~7.0
非空腹	<10.0
糖化血红蛋白(%)	<7.0
血压(mmHg)	<130/80
总胆固醇(mmol/L)	<4.5
高密度脂蛋白胆固醇(mmol/L)	
男性	>1.0
女性	>1.3

续 表

指 标	目 标 值
三酰甘油(mmol/L)	<1.7
低密度脂蛋白胆固醇(mmol/L)	
合并动脉粥样硬化血管疾病	<2.6
未合并动脉粥样硬化性心血管病	<1.8
体质指数(kg/m²)	<24.0

注:* 毛细血管血糖。本表参考《中国2型糖尿病防治指南(2017年)》。

(二)糖尿病的教育和管理

1. **教育和管理的重要意义** 患者日常生活方式的管理和自我血糖管理的能力,直接影响糖尿病的全面控制。每位糖尿病患者被确诊后,都应立即接受糖尿病教育。患者通过教育,充分认识糖尿病、掌握糖尿病的自我管理技巧,改善健康状况和生活质量,避免发生如糖尿病治疗中的低血糖和慢性并发症如糖尿病足病等,最终改善临床结局。

2. **教育的内容** 包括糖尿病的危害、个体化的控制目标、个体化饮食计划和运动处方、规范化使用药物、自我血糖监测的方法及意义、低血糖的防治、皮肤及足部护理的技巧等。

3. **教育的方式** 包括个体教育、集体教育(小组教育和大课堂教育)、个体和集体教育相结合、远程教育等。糖尿病的教育和管理应以患者为中心,尊重患者的个人爱好和需求,并以此来指导临床决策。

(三)血糖监测

1. **血糖监测的意义** 血糖监测是辨识糖尿病综合管理方案是否合理的依据。根据血糖监测的结果可以评估患者糖代谢紊乱的程度和治疗的效果,指导治疗方案的调整。

2. **血糖监测的方法** 包括使用血糖仪进行毛细血管血糖监测、HbA1c和GA的检测及CGM。其中毛细血管血糖监测包括患者自我血糖监测(SMBG)及在医院内进行的快速血糖检查。SMBG是糖尿病综合管理和教育的组成部分,有条件的糖尿病患者均需进行SMBG。SMBG的时间点及频率应根据患者具体的血糖状况、病情及治疗方案来决定。CGM可作为无症状低血糖和(或)频发低血糖患者SMBG的补充。T1DM未达标者应使用CGM,以方便及时调整胰岛素的剂量,预防过高或(和)低血糖。

3. **特定时间点血糖监测** 为了明确饮食、运动、药物对血糖的影响及治疗效果,必须监测特定时间点的血糖水平,包括监测FPG、餐前血糖、2 hPG、睡前血糖、午夜血糖、随机血糖等。

4. **长期血糖控制的指标** HbA1c是评估长期血糖控制状况的金标准,也是临床决定是否需要调整治疗的重要依据。在治疗之初应每3个月检测1次HbA1c,达到治疗目标后可每6个月检查1次。若要了解近期2~3周的血糖水平,可监测GA。

(四)医学营养治疗

医学营养治疗(MNT)是糖尿病综合治疗的基础。每个患者都应接受个体化医学营养治疗,应在糖尿病营养师或综合管理团队(包括糖尿病教育者)的指导下完成。部分轻型糖尿病患者,单纯医学营养治疗即可奏效。

1. **医学营养治疗目标**

(1)维持健康:保证儿童的正常生长发育,维持成年人的正常劳动力。

(2) 维持正常体重：超重或肥胖患者在 3~6 个月减轻体重的 5%~10%。消瘦者提高热量摄入使体重增加到理想体重。

(3) 达到糖尿病综合控制目标，包括血糖、HbA1c、血压、血脂等，以防止或延缓慢性并发症的发生和发展。

2. 合理、均衡各种营养素

(1) 合理控制总热量：热量摄入以达到或维持标准体重为宜。体重低于标准体重者、儿童、孕妇、哺乳期妇女、伴有消耗性疾病者，能量摄入可适当增加 10%~20%；肥胖者酌减，使体重逐渐恢复至理想体重的 ±5% 左右。患者每日总能量根据年龄、身高、体重、劳动强度而定。标准体重的估算公式为：标准体重(kg)＝身高(cm)－105。

(2) 脂肪：每日膳食中脂肪的能量占总能量的 20%~30%。

(3) 碳水化合物：每日膳食中碳水化合物的能量占总能量的 50%~65%。摄入的碳水化合物的数量、质量是影响血糖控制的关键。应定时定量进餐，保持碳水化合物均匀分配，同时需控制单糖和双糖的摄入，可适量摄入糖醇和非营养性甜味剂，避免饮用含糖饮料。

(4) 蛋白质：① 肾功能正常者膳食中蛋白质的能量占总能量的 15%~20%，优质蛋白质比例超过 1/3。② 肾功能异常者蛋白质摄入量约 0.8 g/(kg·d)；已开始透析的患者蛋白质摄入量可适当增加。必要时可补充复方 α 酮酸制剂。

(5) 膳食纤维：膳食纤维丰富的食物可延缓食物吸收，增加饱腹感，改善代谢紊乱。每日推荐摄入量 10~14 g/1 000 kcal。

(6) 食盐：食盐摄入量限制在每日 6 g 以内，限制摄入含钠高的调味品或食物，如味精、酱油、调味酱、腌制品等。

(7) 微量营养素：糖尿病患者容易缺乏维生素 B、维生素 C、维生素 D 以及铬、锌、硒、镁、铁、锰等多种微量营养素，可根据营养评估结果适量补充。

(8) 饮酒：应限制饮酒。女性饮酒的酒精量≤15 g/d，男性≤25 g/d(15 g 酒精相当于 350 ml 啤酒、150 ml 葡萄酒)。每周饮酒≤2 次。

(9) 合理膳食模式：指以谷类食物为主，高膳食纤维摄入、低盐低糖低脂肪摄入的多样化膳食模式。应尽可能满足个体饮食喜好，设计个体化的医学营养治疗方案。每日三餐分配可按照 1/3、1/3、1/3 或 1/5、2/5、2/5 等模式。规律饮食、定时定量、注意进餐顺序。

(五) 运动治疗

运动治疗是指在医生指导下有规律的体育运动，也是糖尿病的基础治疗方法。

1. 运动治疗的意义 能提高机体胰岛素敏感性，有利于控制血糖、改善脂质代谢及调整体重。

2. 运动的方式 根据患者的年龄、性别、体力、病情、有无并发症以及既往运动情况等，医生根据患者的意愿制定运动处方。成年糖尿病患者每周至少进行 150 min 中等强度的有氧运动，如快走、打太极拳、骑车、乒乓球、羽毛球等。尽量增加日常身体活动，减少坐姿时间，久坐时应每隔 30 min 进行一次短暂的身体活动，将有益的体育运动融入日常生活中。如无禁忌证，每周最好进行 2~3 次抗阻运动(两次锻炼间隔≥48 h)，锻炼肌肉力量和耐力。

3. 运动治疗的注意事项 运动前后要监测血糖，运动量大或激烈运动时，应建议患者调整食物及药物，以免发生低血糖。空腹血糖>16.7 mmol/L、反复低血糖或血糖波动较大、伴有急性和严重慢性并发症的患者禁止运动治疗。

(六) 药物治疗

根据糖尿病已知的发病机制及病理生理改变,药物治疗可以归纳为三大类:第 1 类为以促进胰岛素分泌为主要作用的药物,包括磺脲类、格列奈类、二肽基肽酶Ⅳ抑制剂、胰高糖素样肽 1 受体激动剂;第 2 类是通过其他机制降低血糖的药物,包括二甲双胍、α-糖苷酶抑制剂、噻唑烷二酮类药物、钠-葡萄糖共转运蛋白 2 抑制剂;第 3 类是胰岛素。《中国 2 型糖尿病防治指南(2017 年版)》指出,二甲双胍、α糖苷酶抑制剂或胰岛素促泌剂可作为单药治疗的选择,其中二甲双胍是单药治疗的首选;在单药治疗疗效欠佳时,可将上述作用机制不同的药物进行组合,开始二联治疗、三联治疗或胰岛素多次注射。T1DM 必须使用胰岛素治疗。以下分别介绍降糖药物的药理作用和临床应用特点。

1. 二甲双胍

(1) 药理作用和临床应用:通过减少肝脏葡萄糖的输出、改善外周胰岛素抵抗及抑制肠道葡萄糖的吸收,从而降低血糖;可改善血脂谱、增加纤溶系统活性、降低血小板聚集性、使动脉壁平滑肌细胞和成纤维细胞生长受抑制。长期服用可能减轻体重及减少心血管事件发生。二甲双胍是治疗 T2DM 的首选药物,也是联合用药中的基础用药。若无禁忌证,二甲双胍应一直保留在糖尿病的治疗方案中。常用剂量为 $500\sim2\,000$ mg/d,分 $1\sim3$ 次服用。应从小剂量开始使用,根据患者状况,逐渐增加剂量。

(2) 用药注意事项及不良反应:单独使用极少引起低血糖。常见不良反应为胃肠道反应,表现为恶心、呕吐、纳差、腹部不适、腹泻等。长期使用可能发生维生素 B_{12} 缺乏。二甲双胍禁用于肾功能不全[血肌酐水平男性 $>132.6\ \mu mol/L$(1.5 mg/dl),女性 $>123.8\ \mu mol/L$(1.4 mg/dl)或预估肾小球滤过率(eGFR)<45 ml/min]、肝功能不全、严重心衰、严重感染、缺氧或接受大手术、严重营养不良及酗酒的患者。使用碘化对比剂做造影检查时,GFR>60 ml/min 者,检查时停用二甲双胍即可;GFR 在 $40\sim60$ ml/min 者,应于使用前、后暂时停用二甲双胍至少 48 h。

2. 磺脲类降糖药

(1) 药理作用和临床应用:磺脲类药物是胰岛素促泌剂,通过刺激胰岛 β 细胞分泌胰岛素,增加体内的胰岛素水平而降低血糖。常用的磺脲类药物及作用特点见表(表 55 - 4)。磺脲类药物的缓释片或控释片服用方便、低血糖发生较少。对于二甲双胍治疗不耐受或存在禁忌证的患者,可选择磺脲类药物作为 T2DM 药物治疗的首选药物。足量应用磺脲类药物 1 个月后未见明显效果,称为原发性失效;使用磺脲类药物 1 年以上,降糖疗效逐渐消失,称继发性失效。磺脲类药物原发性或继发性失效时可与其他降糖药物联合使用。

表 55 - 4　目前常用的磺脲类药物特点及临床应用

通 用 名	英 文 名	每片剂量 (mg)	剂量范围 (mg/d)	作用时间 (h)	半衰期 (h)
格列本脲	glibenclamide	2.5	$2.5\sim20.0$	$16\sim24$	$10\sim16$
格列吡嗪	glipizide	5	$2.5\sim30.0$	$8\sim12$	$2\sim4$
格列吡嗪控释片	glipizide - XL	5	$5.0\sim20.0$	612(最大血药浓度)	25(末次血药后)
格列齐特	gliclazide	80	$80\sim320$	$10\sim20$	$6\sim12$
格列齐特缓释片	gliclazide - MR	30,60	$30\sim120$		$12\sim20$
格列喹酮	gliquidone	30	$30\sim180$	8	1.5

通 用 名	英 文 名	每片剂量 (mg)	剂量范围 (mg/d)	作用时间 (h)	半衰期 (h)
格列美脲	glimepiride	1,2	1.0～8.0	24	5
消渴丸(含格列本脲)	Xiaoke Pill	0.25 mg 格列本脲/粒	5～30 粒(含 1.25～7.50 mg 格列本脲)		

(2) 用药注意事项及不良反应：本类药物应餐前服用。有轻度肾功能不全的患者,宜选择格列喹酮。格列本脲降糖作用强,极易引起低血糖,老年患者应慎用。同一患者不宜同时应用两种磺脲类或与格列奈类药物联合使用。磺脲类药物如果使用不当可导致低血糖,老年患者和肝肾功能不全者尤易发生;可导致体重增加;少数患者可出现皮疹等过敏反应及上腹不适、食欲减退等消化系统反应。

3. 格列奈类药物

(1) 药理作用和临床应用：格列奈类药物是非磺脲类胰岛素促泌剂,主要通过刺激胰岛素的早时相分泌而快速降低餐后血糖,也有一定的降低空腹血糖的作用。常用药物为瑞格列奈 0.5～4 mg,每日 3 次;那格列奈 60～120 mg,每日 3 次;米格列奈 10～20 mg,每日 3 次。

(2) 用药注意事项及不良反应：此类药物需在餐前即刻服用,可单独使用,不可与预混或餐时胰岛素合用。格列奈类药物可以在肾功能不全的患者中使用。常见不良反应是低血糖和体重增加。严重酮症、感染及围手术期禁用。

4. 噻唑烷二酮类(TZDs)

(1) 药理作用和临床应用：主要通过增加靶细胞对胰岛素作用的敏感性而降低血糖。常用药物为罗格列酮 4～8 mg,每日 1 次;吡格列酮 15～45 mg,每日 1 次。

(2) 用药注意事项及不良反应：TZDs 单独使用时不导致低血糖。常见不良反应是体重增加和水肿,这些不良反应在与胰岛素联合使用时表现更加明显。有心力衰竭(纽约心脏学会心功能分级Ⅱ级以上)、活动性肝病或氨基转移酶升高超过正常上限 2.5 倍及严重骨质疏松和有骨折病史的患者应禁用本类药物。

5. α-糖苷酶抑制剂

(1) 药理作用和临床应用：α-糖苷酶抑制剂是小肠刷状缘 α-糖苷酶的竞争性抑制剂,通过抑制碳水化合物在小肠上部的分解和吸收从而降低餐后血糖和减少血糖波动。口服后很少被吸收,主要在肠道降解或以原型方式随粪便排泄。适用于以碳水化合物为主要食物成分和餐后高血糖的患者。对于二甲双胍治疗不耐受或存在禁忌证时,本类药物可作为 2 型糖尿病药物治疗的首选药物。常用药物为阿卡波糖 50～100 mg,每日 2～3 次;伏格列波糖 0.2～0.3 mg,每日 3 次;米格列醇 50～100 mg,每日 3 次。

(2) 用药注意事项及不良反应：本类药物应进餐时立即服用。单独服用本类药物极少发生低血糖。常见不良反应为胃肠道反应如腹胀、排气等;从小剂量开始,逐渐加量可减少不良反应。不宜用于糖尿病酮症、慢性肠功能紊乱、肝肾功能异常者。不宜与消化酶、抗酸剂合用。服用 α-糖苷酶抑制剂的患者如果出现低血糖,治疗时需使用葡萄糖或蜂蜜,食用蔗糖或淀粉类食物纠正低血糖的效果差,因 α-糖苷酶活性被抑制,寡糖及多糖的消化和吸收受阻,血糖水平不能迅速提高。

6. 二肽基肽酶Ⅳ(DPP-4)抑制剂

(1) 药理作用和临床应用:本类药物以葡萄糖浓度依赖的方式增加胰岛素的合成和分泌、减少胰高糖素的分泌,发挥降糖效果。常用药物为西格列汀 100 mg,每日 1 次;沙格列汀 5 mg,每日 1 次;维格列汀每次 50 mg,每日 1~2 次;利格列汀 5 mg,每日 1 次;阿格列汀 25 mg,每日 1 次。

(2) 用药注意事项及不良反应:单独使用本类药物不发生低血糖;不增加体重;可见超敏反应、肝酶升高、上呼吸道感染、鼻咽炎等不良反应。有肝、肾功能不全者使用利格列汀时不需要调整剂量。有心力衰竭高风险者,慎用沙格列汀。

7. GLP-1 受体激动剂

(1) 药理作用和临床应用:GLP-1 受体激动剂通过激动 GLP-1 受体,以葡萄糖浓度依赖的方式增强胰岛素分泌、抑制胰高糖素分泌,发挥降低血糖的效果。本类药物同时有延缓胃排空、抑制中枢性食欲等作用以减少进食量,可显著降低体重,尤其适用于肥胖的 T2DM。本类药物心血管安全性良好。常用药物为艾塞那肽 5~10 μg,每日 2 次;艾塞那肽微球 2 mg,每周 1 次;利拉鲁肽 0.6~1.8 mg,每日 1 次;利司那肽 10~20 μg,每日 1 次;贝那鲁肽每次 0.1~0.2 mg,每日 3 次。此类药物均需皮下注射。

(2) 用药注意事项及不良反应:单独使用 GLP-1 受体激动剂不会发生低血糖。常见不良反应为胃肠道症状如恶心、呕吐等,常见于初始治疗时,不良反应可随治疗时间延长逐渐减轻。用药宜从小剂量开始。有胰腺炎病史或胰腺炎风险和严重胃肠道疾病者慎用,有甲状腺髓样癌病史或家族史者禁用。

8. 钠-葡萄糖共转运蛋白 2(SGLT2)抑制剂

(1) 药理作用和临床应用:SGLT2 抑制剂通过阻止肾小管中的葡萄糖重吸收、降低肾糖阈、促进尿葡萄糖排泄,发挥降低血糖的作用。此类药物同时具有减轻体重及降低收缩压的效应,心血管安全性良好。常用药物为达格列净 10 mg,每日 1 次;恩格列净 10~25 mg,每日 1 次;卡格列净 100~300 mg,每日 1 次。

(2) 用药注意事项及不良反应:SGLT2 抑制剂单独使用时不会发生低血糖,本类药物在中度肾功能不全的患者中可以减量使用。常见不良反应为生殖泌尿道感染,罕见的不良反应包括酮症酸中毒(主要发生在 T1DM 患者)。可能的不良反应包括罕见的急性肾损伤、骨折风险和足趾截肢(见于卡格列净)。

9. 胰岛素治疗　T1DM 患者需依赖胰岛素维持生命。T2DM 患者当口服降糖药效果不佳或存在口服药使用禁忌时,应当使用胰岛素控制高血糖。

(1) 正常胰岛素的分泌模式:正常人每日分泌胰岛素 40~50 U。胰岛素分泌的生理模式有 2种:基础胰岛素分泌和负荷后胰岛素分泌。基础胰岛素分泌是指没有外源性刺激物、空腹状态时胰岛素的分泌水平,约 1 U/h。负荷后胰岛素分泌是指胰岛 β 细胞对外源性刺激物的反应,葡萄糖是最主要的胰岛素分泌刺激物。

(2) 胰岛素制剂的分类:① 按胰岛素的来源和化学结构的不同,可分为动物胰岛素(从猪、牛胰脏提取出来)、人胰岛素(以基因工程技术由酵母菌或细菌产生)和胰岛素类似物。② 按胰岛素起作用和维持作用时间的长短可分为超短效、短效、中效和长效胰岛素。③ 将短效和中效胰岛素或其类似物按不同比例混合,可做成预混胰岛素。

(3) 各种胰岛素作用特点及临床应用:① 短效胰岛素(正规胰岛素,RI):常用制剂有普通猪胰岛素、基因重组人胰岛素。主要控制餐后高血糖,可于餐前 30 min 皮下及肌内注射,每日 1~3

次,也可静脉滴注。② 超短效胰岛素(速效胰岛素类似物):常用制剂有门冬胰岛素、赖脯胰岛素、谷赖胰岛素。主要控制餐后高血糖,比短效胰岛素吸收快、达峰效应早,能更好地模拟人体生理分泌的胰岛素作用模式,显著减少下一餐餐前低血糖及夜间低血糖的风险。可于餐前或餐后立即注射,每日1~3次。③ 中效胰岛素(中性精蛋白胰岛素,NPH):主要是低精蛋白胰岛素,是混悬液,用前要摇匀,可单用或与 RI 混合注射,只能皮下注射,不可用于静脉滴注,一般需每日皮下注射 2次。④ 长效胰岛素(PZI):是猪鱼精蛋白锌胰岛素,一般不单用,常与短效胰岛素合用,不能用于静脉滴注。鱼精蛋白锌胰岛素中往往含有较多鱼精蛋白,当与 RI 混合使用时,RI 与多余的鱼精蛋白结合,使其成为 PZI。故吸取时必须先吸 RI,后吸 PZI。大约 1 U 鱼精蛋白锌胰岛素可与 0.5 U的 RI 结合,短效和长效胰岛素可按 2~3∶1 的比例混合。现已很少使用。⑤ 长效胰岛素类似物:常用制剂有甘精胰岛素、地特胰岛素、德谷胰岛素。提供基础胰岛素,无明显作用高峰。每日只需皮下注射 1 次,降糖效果持续 24 h 或超过 24 h,可较好地模拟正常基础胰岛素分泌,夜间低血糖发生率低。起始剂量为 0.1~0.3 U/(kg·d)。根据患者空腹血糖水平调整胰岛素用量。⑥ 预混胰岛素及预混胰岛素类似物:是将短效或者超短效胰岛素与中效胰岛素按不同比例预先混合的胰岛素制剂。若短效或者超短效胰岛素分别占 25%、30% 和 50%,相对应的中效胰岛素则占 75%、70% 和 50%。胰岛素预混后并不影响原先 2 种制剂各自的作用效果。此类制剂的起始剂量一般为 0.2~0.4 U/(kg·d),每日 1~2 次皮下注射,根据空腹血糖和(或)晚餐前血糖分别调整早餐前和(或)晚餐前的胰岛素用量。国内临床常用胰岛素及其作用特点见表(表 55-5)。

表 55-5 常用胰岛素及其作用特点

胰 岛 素 制 剂	起效时间(min)	峰值时间(h)	作用持续时间(h)
短效胰岛素(RI)	15~60	2~4	5~8
速效胰岛素类似物(门冬胰岛素)	10~15	1~2	4~6
速效胰岛素类似物(赖脯胰岛素)	10~15	1.0~1.5	4~5
速效胰岛素类似物(谷赖胰岛素)	10~15	1~2	4~6
中效胰岛素(NPH)	2.5~3.0	5~7	13~16
长效胰岛素(PZI)	3~4	8~10	长达 20
长效胰岛素类似物(甘精胰岛素)	2~3	无峰	长达 30
长效胰岛素类似物(地特胰岛素)	3~4	3~14	长达 24
长效胰岛素类似物(德谷胰岛素)	1	无峰	长达 42
预混胰岛素(HI 30R, HI 70/30)	0.5	2~12	14~24
预混胰岛素(50R)	0.5	2~3	10~24
预混胰岛素类似物(预混门冬胰岛素 30)	0.17~0.33	1~4	14~24
预混胰岛素类似物(预混赖脯胰岛素 25)	0.25	0.50~1.17	16~24
预混胰岛素类似物(预混赖脯胰岛素 50,预混门冬胰岛素 50)	0.25	0.50~1.17	16~24

(4)胰岛素使用原则:① T1DM:推荐所有的 T1DM 患者采用强化胰岛素治疗方案。可选择每日多次胰岛素注射方案(multiple dose insulin injections, MDI),即三餐前皮下注射短效或者超短效胰岛素,晚上睡前皮下注射中效或者长效胰岛素类似物。也可用持续皮下胰岛素输注

(continuous subcutaneous insulin infusion, CSII),即使用胰岛素泵治疗。如果不能坚持强化胰岛素治疗方案的患者,可短期使用预混胰岛素治疗。② T2DM:发生下列情况时需使用胰岛素,合并急性严重代谢紊乱和严重感染、围手术期、口服降糖药无效、严重慢性并发症、严重的肝肾功能不全及合并妊娠者。③ 某些特殊类型糖尿病必须使用胰岛素,如胰岛素分泌缺陷 *MODY10*。④ GDM 经生活方式干预无效者应使用胰岛素治疗。

(5) 胰岛素的不良反应:① 低血糖反应:最常见,详见低血糖症章节。② 过敏反应:注射部位瘙痒或皮疹。③ 胰岛素性水肿:治疗初期可发生皮肤水肿,系钠水潴留所致,可自行缓解;部分患者出现视力模糊,系晶状体屈光失常所致,数周后可自行恢复。④ 注射局部出现皮肤红肿、皮下小结、皮下脂肪萎缩或增生。经常更换注射部位可以预防此类现象发生。

10. 黎明现象和 Somogyi 效应　黎明现象是指在使用降糖药物治疗过程中,夜间血糖控制良好且无低血糖发生,但在黎明短暂时间内出现高血糖,可能与黎明时胰岛素拮抗激素如肾上腺素、生长激素、糖皮质激素和胰高糖素分泌增多有关。Somogyi 效应是指夜间睡眠时发生无症状低血糖,导致胰岛素拮抗激素分泌增加,继而发生低血糖后的反跳性高血糖。降糖治疗时如发现清晨高血糖,应注意仔细鉴别黎明现象和 Somogyi 效应。

(七) T2DM 的代谢手术治疗

如经过充分生活方式干预和药物治疗,T2DM 患者的 BMI≥35.0 kg/m^{2}时,可行代谢手术治疗。可通过腹腔镜手术行袖状胃切除术及胃旁路术。术前应评估肥胖的病因。术后仅用生活方式治疗可使 HbA1c≤6.5%,空腹血糖≤5.6 mmol/L,可视为 T2DM 已缓解。

(八) 胰腺及胰岛移植

胰腺移植和胰岛移植是目前唯一可部分或完全恢复生理性胰岛素分泌的治疗方法。由于创伤性大和术后潜在的严重并发症风险,故胰腺移植绝大多数用于同时需要接受肾脏移植的患者。干细胞治疗糖尿病尚处于临床应用前的研究和观察阶段。

(九) 慢性并发症的防治策略

控制糖尿病慢性并发症的危险因素,是防治慢性并发症的关键。除必须严格控制血糖之外,尚需控制血压、纠正血脂紊乱、治疗肥胖或超重及抗血小板治疗。糖尿病足病治疗困难,但预防有效。加强糖尿病患者对糖尿病足病的相关知识教育,定期进行足部检查,可以减少糖尿病足病高危患者足溃疡的发生。

(十) 糖尿病合并妊娠及 GDM 的防治

首先生活方式干预,无效者加用胰岛素治疗。国内尚未批准用二甲双胍治疗。糖尿病合并妊娠及 GDM 孕期血糖控制目标是空腹血糖<5.3 mmol/L,餐后 1 h 血糖<7.8 mmol/L,餐后 2 h 血糖<6.7 mmol/L。

(十一) 危重患者及手术后管理

应综合评估患者的病情,适当放宽血糖控制目标。危重及大手术患者血糖控制目标为 7.8～10.0 mmol/L。血糖较高者,可以给予静脉胰岛素治疗。

(丁　雷　吴吉萍　杨天平)

附 糖尿病酮症酸中毒

糖尿病酮症酸中毒(diabetic ketoacidosis,DKA)是由于胰岛素严重缺乏和胰岛素拮抗激素过多,导致糖、脂肪和蛋白质代谢严重紊乱的综合征。其特点为高血糖、高血清酮体和代谢性酸中毒。DKA是糖尿病常见的严重急性并发症。T1DM有发生DKA的倾向,有些T1DM以DKA为首发表现;T2DM在一定诱因作用下亦可发生DKA。

【诱因】

1. **感染** 是最常见的诱因。

2. **药物治疗不规范** T1DM患者胰岛素剂量不足或中断治疗或因胰岛素泵管理不规范。

3. **应激状态** 外伤、手术、急性心肌梗死、心力衰竭、脑卒中、急性胃肠疾病等。

4. **妊娠和分娩** 妊娠糖尿病或糖尿病伴妊娠时,没有及时和(或)合理使用胰岛素。

5. **饮食不当及心理障碍** 是T1DM患者反复发生DKA的重要诱因。

6. **使用大量拮抗胰岛素的激素** 如使用大量糖皮质激素等。

【病理生理】

1. **血酮生成** 酮体包括β羟丁酸、乙酰乙酸和丙酮。当胰岛素极度缺乏时,脂肪分解加速,脂肪酸在肝脏经β氧化产生大量乙酰辅酶A,糖代谢严重紊乱致草酰乙酸不足,使大量乙酰辅酶A无法进入三羧酸循环氧化供能而缩合成酮体;同时蛋白质合成减少、分解增加,导致成糖氨基酸(甘氨酸、丙氨酸、苏氨酸)、成酮氨基酸(亮氨酸、异亮氨酸)增多,使血糖、血酮进一步升高。仅有酮症而无酸中毒称为糖尿病酮症。

2. **酸中毒** β羟丁酸、乙酰乙酸及蛋白质分解产生的有机酸增多,同时严重脱水导致循环障碍,肾脏不能及时排出酸性代谢产物,从而发生代谢性酸中毒。

3. **脱水** 血糖、血酮体的明显升高引起渗透性利尿;酮体从肺部呼出带走大量水分;呕吐、不能进食使液体的入量严重不足,这些因素致使细胞外失水。同时,血浆渗透压逐渐升高,致使细胞内失水。严重脱水可导致循环衰竭或休克及肾功能受损。

4. **电解质紊乱** 渗透性利尿、呕吐、不能进食、细胞内外水分及电解质的转移等因素,导致电解质紊乱。由于脱水致血液浓缩,血钠浓度可表现为正常;酸中毒时细胞内钾转移到细胞外,血钾浓度可正常甚至升高。大量补液及胰岛素治疗后,酸中毒得到纠正,细胞外钾转移到细胞内,此时若不及时补钾,可出现严重低钾血症,可导致肌无力、心律失常甚至猝死。

5. **脑水肿** 酸中毒时,氧合血红蛋白解离曲线右移,氧合血红蛋白容易释放氧以保证有氧代谢正常进行。若在治疗中过早补碱使酸中毒纠正过快,氧合血红蛋白不易释放氧,可使脑缺氧加重,导致脑水肿。

【临床表现】

1. **糖尿病典型症状** 明显烦渴、多尿伴疲倦、乏力等,但无明显多食。

2. **消化系统症状**　食欲减退、恶心、呕吐、不能进食、腹痛。腹痛酷似急腹症,易误诊。

3. **呼吸系统症状**　酸中毒时呼吸深而大,表现为库斯莫尔(Kussmaul)呼吸。动脉血 pH<7.1 时,由于呼吸中枢麻痹和肌无力,呼吸渐浅而缓慢。呼出气体中可能有丙酮味(烂苹果味)。

4. **脱水表现**　脱水量超过体重 5% 时,尿量减少、皮肤黏膜干燥、眼球下陷;脱水量达到体重 15% 以上,由于血容量减少,出现循环衰竭、心率快、血压下降、四肢厥冷。

5. **意识障碍**　可表现为不同程度的意识障碍如意识模糊、嗜睡、昏睡,严重者出现昏迷。

【诊断策略】

(一) 诊断依据

1. **血糖升高**　血糖≥13.9 mmol/L,一般为 16.7~33.3 mmol/L,血糖≥33.3 mmol/L 时常伴高血糖高渗状态。

2. **酮体阳性**　血清酮体升高。若无法检测血清酮体,可检测尿酮体。血清酮体≥3 mmol/L 或尿酮体阳性(2+以上)为 DKA 诊断的重要标准之一。

3. **酸中毒**　静脉血 pH<7.30(静脉 pH 低于动脉 0.03~0.05 U),或血清 HCO_3^- <15 mmol/L 即可诊断为酸中毒。酸中毒严重程度分类:静脉 pH<7.3 或血清 HCO_3^- <15 mmol/L 为轻度; pH<7.2 或 HCO_3^- <10 mmol/L 为中度;pH<7.1 或血清 HCO_3^- <5 mmol/L 为重度。

(二) 鉴别诊断

对昏迷、酸中毒、失水、休克的患者,均应排除 DKA 的可能性。应注意与低血糖昏迷、高血糖高渗状态及乳酸性酸中毒的鉴别。此外,应与其他疾病所致的昏迷相鉴别如脑卒中、尿毒症等。有些 DKA 患者可能与脑卒中、尿毒症并存。

【治疗策略】

强调预防为主。积极用胰岛素及口服补液治疗糖尿病酮症、及时防治感染等并发症和其他诱因。一旦发生 DKA,应立即治疗。

1. **补液**　是首要治疗措施。首选生理盐水。原则上先快后慢,输入生理盐水,第 1 小时速度为 15~20 ml/(kg·h)(一般成人 1.0~1.5 L)。随后的补液速度需根据患者脱水程度、电解质水平、尿量、心及肾功能等调整。

2. **胰岛素治疗**　多采用小剂量短效胰岛素持续静脉滴注方案,即静脉滴注胰岛素 0.1 U/ (kg·h);重症患者可先静脉注射胰岛素 0.1 U/kg,随后以 0.1 U/(kg·h)速度持续输注胰岛素。血糖下降速度每小时 3.9~6.1 mmol/L 为宜。当 DKA 患者血糖降至 13.9 mmol/L 时,开始给予 5% 葡萄糖液或葡萄糖生理盐水,按葡萄糖与胰岛素比例(2~4)g∶1 U 加入短效胰岛素,胰岛素输注速度减慢为 0.05 U/(kg·h)。此后根据血糖监测结果调整静脉滴注的速度或胰岛素与葡萄糖的比例。当血糖<11.1 mmol/L、血清酮体阴性、静脉血 pH 值>7.3 或血清 HCO_3^- >18 mmol/L 时,可以转为胰岛素皮下注射治疗。尿酮在血清酮体阴性后仍可持续存在。

3. **病情监测**　每 1~2 h 监测血糖 1 次,每 2~4 h 监测血钾、血清酮体及静脉血 pH 值或血清 HCO_3^- 一次。血糖降至 13.9 mmol/L 以后,可减少监测的频率。

4. **补钾**　应尽早补钾。血钾<5.2 mmol/L 并有足够尿量(>40 ml/h)时即可开始补钾。

5. **酸中毒的治疗**　一般无须补碱,只有当重度酸中毒即静脉血 pH<7.1 或血清 HCO_3^- < 5 mmol/L 时才需适当补充碳酸氢钠液。补碱量应先用小量,如 5% 碳酸氢钠 84 ml,加至 300 ml 注

射用水稀释成 1.4% 等渗溶液后静脉滴注。补碱过多、过快,可加重组织缺氧,甚至导致脑水肿。

6. 去除诱因及治疗并发症　如有感染、休克、心力衰竭、脑水肿、肾衰竭等并发症,应给予相应处理措施。

[拓展阅读] 高血糖高渗状态

参见二维码。

（丁　雷　杨天平）

第五十六章 低血糖症

导学

1. 掌握：低血糖症的病因、临床表现、诊断依据与鉴别诊断要点、治疗原则。
2. 熟悉：低血糖症的发病机制、病理生理特点、辅助检查特点、病情评估、常用治疗药物种类。
3. 了解：低血糖症的流行病学、预后和预防。

低血糖症(hypoglycemia disorders)是多种病因引起的血糖浓度过低综合征。典型临床表现为交感神经兴奋和(或)脑功能障碍症状,静脉血浆葡萄糖一般低于 2.8 mmol/L,进食或摄糖后症状缓解。

【病因及发病机制】

1. **药物**　胰岛素制剂、磺脲类及格列奈类等降糖药物是引起低血糖症最常见的原因。主要见于糖尿病患者在使用上述药物时用量及用法不当、饮食及运动不规律等。水杨酸类、对乙酰氨基酚、三环类抗抑郁药、血管紧张素转换酶抑制剂等药物可增强上述药物的降糖效果,诱发低血糖症。

2. **酒精**　空腹大量饮酒可致肝糖原耗竭而于饮酒后 8～12 h 发生空腹低血糖症;大量饮酒可刺激胰岛素分泌,于饮酒后 3～4 h 引起餐后低血糖症。

3. **严重肝脏疾病**　肝功能受损致肝糖原储存和分解、糖异生减弱,易发生空腹低血糖症。

4. **胰岛素瘤**　90%为良性腺瘤,可自主分泌胰岛素,临床特点为反复发作空腹低血糖。

5. **胰外肿瘤**　间皮组织来源的纤维肉瘤、间皮瘤、横纹肌肉瘤、平滑肌肉瘤等,上皮组织来源的肝癌、肾上腺皮质肿瘤、胰及胆管肿瘤、肺癌、卵巢癌、胃肠道癌等,这些肿瘤由于葡萄糖利用增加及肿瘤组织分泌类胰岛素样物质,导致空腹低血糖。

6. **自身免疫性疾病**　格雷夫斯病、红斑狼疮等在使用甲巯咪唑、硫辛酸、硫普罗宁等含巯基药物时易发生低血糖症。可能自身免疫病患者体内有胰岛素抗体或药物触发免疫反应。

7. **内分泌疾病**　单一或多种胰岛素拮抗激素如生长激素、甲状腺激素、糖皮质激素、胰高血糖素等缺乏时,在某种诱因如感染、应激等因素作用下,可发生低血糖症。垂体危象时可伴有严重低血糖症。

8. **胃旁路术后**　发生于胃切除术后,又称为迟发性倾倒综合征,为餐后低血糖症。可能与葡萄糖依赖的肠促胰素分泌增多及诱发胰腺增生有关。

9. **反应性低血糖症**　早期 T2DM 患者因高胰岛素血症及分泌高峰延迟,常常在餐后 3～5 h (相当于下一餐的餐前)出现低血糖。

【病理及病理生理】

低血糖对机体的影响以神经系统为主,尤其是脑部及交感神经。神经细胞没有糖原贮备,也不能利用循环中的游离脂肪酸作为能量来源,脑细胞所需的能量来源于血糖。严重低血糖可致脑细胞充血、水肿,甚至坏死。

正常人血糖昼夜变化受多种因素影响,但在神经、内分泌、肝脏等调节下,血糖稳定在 3.9～8.3 mmol/L。正常人血糖降至 4.5 mmol/L 时,胰岛素停止分泌;血糖降至 3.6～3.9 mmol/L 时,升糖激素分泌增加;血糖降至 2.8～3.0 mmol/L 时,出现交感神经兴奋症状;血糖进一步下降,则出现明显的神经系统表现。糖尿病患者在治疗中如果血糖下降速度过快,即使血糖高于 3.9 mmol/L,也可出现明显的交感神经兴奋症状,称为低血糖反应。糖尿病常伴有自主神经功能障碍,机体对低血糖的调节能力下降,可发生严重低血糖及无症状低血糖。

【临床表现】

1. 交感神经过度兴奋表现　多汗、饥饿感、颤抖、心悸、焦虑、面色苍白、四肢冰凉、收缩压增高、心动过速等。

2. 脑功能障碍表现　记忆力下降、注意力不集中、精神失常、躁动、抽搐、阵挛性及舞蹈性动作、意识模糊、嗜睡等,严重者进入昏迷状态甚至死亡。有些患者屡发低血糖后,可表现为无先兆症状的低血糖昏迷。儿童反复发生低血糖可能导致永久性智力损伤。

3. 其他非典型表现　头痛、视物模糊、四肢乏力、情绪不稳等,常见于早期低血糖者。

【辅助检查】

1. 血糖测定　可取静脉血、末梢毛细血管全血测定血糖值。持续葡萄糖监测有助于了解低血糖的规律及发现无症状性低血糖。

2. 血浆胰岛素和 C 肽测定　对低血糖症的鉴别诊断非常重要。低血糖发作时血浆胰岛素水平明显降低,系正常人低血糖或非胰岛素介导的低血糖症;血浆胰岛素水平明显增多,系外源性胰岛素过多、胰岛素瘤或有胰岛素抗体;血浆 C 肽水平明显增多,可能系内源性胰岛素过多;血浆胰岛素水平明显增多、C 肽水平明显减少,说明外源性胰岛素过多。

3. 混合餐试验　进食后 5 h 内发生低血糖者可做此试验。进食导致低血糖症状的食物,于进餐前及进餐后每 30 min 测静脉血糖直至进餐后 5 h。血糖低于 3.3 mmol/L 时加测胰岛素和 C 肽。血糖<2.8 mmol/L 和出现低血糖表现为阳性。阳性者予 72 h 饥饿试验。

4. 48～72 h 饥饿试验　处于低血糖非发作期和高度怀疑胰岛素瘤的患者可在严密观察下进行试验。试验期间可以进食不含热量的饮料,可做一定量的室内活动。禁食后每 6 h 及结束试验时取外周血测定血糖、胰岛素、C 肽;若血糖<3.3 mmol/L 时,每 1～2 h 测定 1 次;若血糖<3.0 mmol/L 伴典型低血糖表现时结束试验或血糖<2.8 mmol/L 伴低血糖表现时结束试验。正常人禁食后血糖会有所下降,但不会出现低血糖表现。

5. 延长(5 h)口服葡萄糖耐量试验　口服 75 g 无水葡萄糖,于服糖前及服糖后 0.5 h、1 h、2 h、3 h、4 h、5 h 测静脉血糖、胰岛素和 C 肽。此试验可判断有无内源性胰岛素分泌增多。早期 2 型糖尿病反应性低血糖症此试验阳性。

6. 胰岛素释放指数　胰岛素释放指数=血浆胰岛素(mU/L)/血糖(mg/dl)。胰岛素正常分泌者此值<0.3,>0.4 表示胰岛素分泌过多性低血糖症,见于胰岛素瘤。

7.其他 可测定电解质、肝肾功能、腺垂体功能、肾上腺皮质功能、甲状腺功能、胰岛素抗体等鉴别低血糖的病因。影像学检查有助于肿瘤的定位。

【诊断策略】

(一) 诊断依据

1. 低血糖症的诊断标准 根据 Wipple 三联征确定:① 低血糖症状。② 发作时血糖<2.8 mmol/L。③ 供糖后症状迅速缓解。非发作期的患者,应多次检查空腹及 5 h 葡萄糖耐量试验,以确定低血糖存在。必要时行 48～72 h 饥饿试验。

2. 糖尿病低血糖的诊断标准 接受降糖药物治疗的糖尿病患者,低血糖症的诊断标准为血糖≤3.9 mmol/L。糖尿病低血糖分层:① 血糖警惕值:血糖≤3.9 mmol/L。② 临床显著低血糖:血糖<3.0 mmol/L。③ 严重低血糖:没有特定血糖界限,伴有严重认知功能障碍,需要其他人帮助治疗的低血糖。

3. 评估低血糖的危害 评估儿童有无智力损伤;老年、衰弱者有无生命危险。

(二) 鉴别诊断

以交感神经兴奋症状为主者易于识别。以脑功能障碍为主者易误诊为精神病、癫痫、脑血管意外等。详细询问病史、分析临床特点、复查血糖及相关检查等有助于鉴别。

【治疗策略】

根据低血糖产生的不同原因,应采取不同的预防和治疗方法。对于药物引起者更应强调低血糖的预防。低血糖诊治流程图见图(图 56 - 1)。

(一) 低血糖的预防

1. 糖尿病伴低血糖 应谨慎使用引起低血糖的降糖药物;常规随身备用碳水化合物类食品;血糖控制目标应个体化,根据年龄、基础疾病、预期寿命及严重或反复发生低血糖等因素适当调整血糖控制目标;患者应定时定量进餐,如果进餐量减少则相应减少降糖药物剂量,有可能误餐时应提前做好准备;运动量增加时,运动前应增加额外的碳水化合物摄入。反应性低血糖(餐后)者宜低碳水化合物、高蛋白质饮食;α-糖苷酶抑制剂可预防发作。

2. 酒精性低血糖症 避免酗酒和空腹饮酒。饮酒后必须进食碳水化合物。

3. 肝源性低血糖症 平时应予高碳水化合物饮食,睡前或半夜加餐预防空腹低血糖。

4. 胃旁路术后低血糖 宜少食多餐,避免高浓度甜品、羹汤及饮料。宜进食消化较慢的淀粉、吸收较慢的脂肪和蛋白质食物。口服 α-糖苷酶抑制剂可预防低血糖的发作。

(二) 低血糖发作的处理

1. 轻、中度低血糖症 通过摄入葡萄糖或果汁、糖果、饼干等可有效纠正低血糖。

2. 严重低血糖症 应迅速静脉注射 50%葡萄糖液 60～100 ml;已经昏迷者,在给予上述处理神志清醒后又陷入昏迷者,应持续静脉滴注 10%葡萄糖液直到病情稳定,神志清醒后改为进食,同时要继续观察至少 12～24 h;如果静脉注射葡萄糖对低血糖昏迷效果不明显,可肌内注射或静脉注射胰高血糖素 1 mg,通常 10～15 min 后患者意识可以恢复。胰高血糖素适用于有足够肝糖原贮备而无肝病者。静脉滴注氢化可的松 100 mg,有助于低血糖的纠正。

（三）病因治疗

胰岛素瘤及胰外肿瘤者手术切除，不能切除者需平时少食多餐含碳水化合物饮食以维持血糖在正常范围。积极治疗肝脏疾病、腺垂体功能减退症等原发疾病。

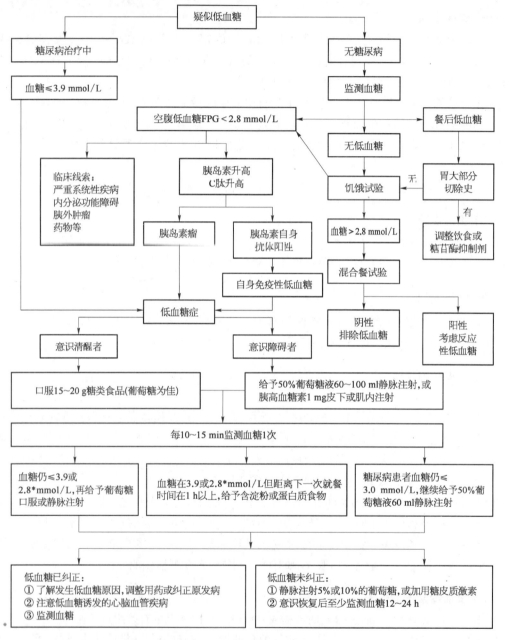

图 56 - 1　低血糖诊治流程图

注：* 糖尿病治疗中为 3.9 mmol/L，无糖尿病为 2.8 mmol/L；FPG：空腹血糖，改编自《中国 2 型糖尿病防治指南（2017 年版）》及《实用内科学（15 版）》。

（丁　雷　杨天平）

第五十七章 血脂异常症

导学

1. 掌握：血脂异常症的病因与分类、临床表现及并发症、诊断依据与鉴别诊断要点、治疗原则。

2. 熟悉：血脂异常症的发病机制、病理生理特点、辅助检查特点、病情评估、常用治疗药物种类。

3. 了解：血脂异常症的流行病学、预后和预防。

血脂异常症(dyslipidemia)是多种病因引起脂质代谢障碍的疾病,多数无明显临床表现,常因血脂检测时发现,表现为总胆固醇(total cholesterol, TC)、低密度脂蛋白胆固醇(low-density lipoprotein cholesterol, LDL-C)、三酰甘油(triglyceride, TG)等一项或多项升高和(或)高密度脂蛋白胆固醇(high-density lipoprotein cholesterol, HDL-C)降低。血脂异常症是动脉粥样硬化性心血管疾病(atherosclerotic cardiovascular disease, ASCVD)最重要的危险因素。

随着生活方式的改变,血脂异常症患病率快速增长。2012 年全国调查结果显示,高胆固醇血症的患病率为 4.9%,高三酰甘油血症的患病率为 13.1%,低高密度脂蛋白胆固醇血症的患病率为 33.9%,成人血脂异常症总体患病率高达 40.4%;儿童、青少年高胆固醇血症患病率也有明显升高。

血脂是血浆中所有脂质的总称,包括脂肪(TG)和类脂(磷脂、胆固醇及其酯),与临床密切相关的血脂主要是胆固醇和 TG。在人体内胆固醇主要以游离胆固醇及胆固醇酯的形式存在;TG 是甘油分子中的 3 个羟基被脂肪酸酯化而形成。血脂来源于外源性和内源性,外源性由食物中的脂质经消化吸收进入血液,内源性由肝、脂肪细胞以及其他组织合成后释放入血。循环中胆固醇的去路包括构成细胞膜,生成类固醇激素、维生素 D、胆酸盐,储存于组织等;排入肠腔的胆固醇和胆酸盐可再吸收,经肠肝循环再利用;未被吸收的胆固醇在小肠下段转化为类固醇随粪便排出。血液中的 TG 是机体的能量来源,在脂蛋白酯酶的作用下分解为游离脂肪酸(FFA)供肌细胞氧化或储存于脂肪组织;脂肪组织中的 TG 可被脂肪酶水解为 FFA 及甘油,进入血循环后供其他组织氧化利用。血脂含量受性别、年龄、饮食以及代谢等多种因素的影响。

血脂不溶于水,必须与特殊的蛋白质即载脂蛋白(apolipoprotein, Apo)结合形成脂蛋白才能溶于血液,被运输至组织进行代谢。载脂蛋白在肝脏和小肠黏膜细胞合成。目前已发现 20 余种Apo,可分为 A、B、C、D、E。每一型 Apo 又可分为若干亚型,如 ApoAⅠ、ApoAⅡ等。

血脂与 Apo 结合形成的脂蛋白为球形大分子复合物称为脂蛋白。脂蛋白分为乳糜微粒(CM)、极低密度脂蛋白(VLDL)、中间密度脂蛋白(IDL)、低密度脂蛋白(LDL)、高密度脂蛋白(HDL)及脂蛋白(a)[Lp(a)]等。不同脂蛋白有不同受体,受体与脂蛋白的结合是胆固醇代谢的主要途径。

【病因及发病机制】

脂蛋白代谢过程非常复杂。调节脂质代谢的关键酶包括脂蛋白脂酶、肝脂酶、卵磷脂胆固醇酰基转换酶和脂蛋白(a)等。各种病因导致脂质吸收、Apo 及脂蛋白代谢过程的关键酶异常或受体通路障碍等因素均可导致血脂异常症。

1. 原发性血脂异常

(1) 遗传因素:目前已知部分原发性高脂血症是因单一基因或多个基因突变所致。家族性高脂血症具有明显的家族聚集性及遗传倾向。LDL 受体基因突变是家族性高胆固醇血症的主要病因。脂蛋白降解酶基因突变是家族性高三酰甘油血症的病因。脂代谢相关基因突变可导致脂蛋白降解酶活性降低;脂蛋白结构或受体缺陷,使脂蛋白在体内的清除减少或分解代谢减慢,或增加脂蛋白的合成,影响脂肪的吸收等。

(2) 环境因素:包括高能量、高脂和高糖饮食、过度饮酒及体力活动过少等因素。高能量、高脂饮食可导致肝内胆固醇含量增加及抑制 LDL 受体的活性;大量摄入单糖使血糖升高,胰岛素分泌增多,进而肝脏合成 TG 和 VLDL 增加;单糖还改变 VLDL 的结构,使其清除减慢;高糖饮食可诱导脂蛋白酯酶抑制因了 ApoCⅢ基因的表达,抑制脂蛋白酯酶的活性,减缓 CM 和 VLDL 中 TG 的水解;乙醇可抑制肝内脂肪酸氧化,使脂肪酸和 TG 合成增多;体力活动过少可使脂蛋白脂酶活性及肝脂酶活性降低,导致 HDL 减少。

2. 继发性血脂异常　继发性血脂异常是指由于其他疾病或药物所导致的血脂异常。肥胖症、糖尿病、肾脏疾病、甲状腺功能减退症、肝脏疾病、多囊卵巢综合征、系统性红斑狼疮、某些药物(如噻嗪类利尿剂、非选择性 β 受体阻滞剂、雌激素或口服避孕药、糖皮质激素)等可引起血脂异常症。

【病理及病理生理】

过多的脂质在血管内皮下沉积引起动脉粥样硬化。LDL 通过血管内皮进入血管壁内,在内皮下层滞留的 LDL 被修饰成氧化型 LDL(Ox-LDL),巨噬细胞吞噬 Ox-LDL 后形成泡沫细胞,后者不断增多、融合,堆积于动脉管壁内,构成动脉粥样硬化斑块的脂质核心;随着病程进展,形成纤维化斑块,使动脉管腔缩窄。异常增多的脂质常沉积于肝、脾,使其体积增大,显微镜下见大量的泡沫细胞。过多的脂质沉积于局部组织形成黄色瘤;光学显微镜下,真皮内有大量泡沫细胞或黄色瘤细胞,早期常有炎性细胞浸润,晚期伴成纤维细胞增生,可见核呈环状排列的多核巨细胞;冰冻切片显示泡沫细胞内含有胆固醇和胆固醇酯。

【临床表现】

多数患者无明显症状和异常体征,仅血脂检测异常。伴动脉粥样硬化者有相应临床表现如冠心病等。部分患者可有以下表现。

1. 黄色瘤　常见于眼睑周围、肌腱、身体的伸侧、手掌等处。局部皮肤黄色、浅黄色或棕色的异常隆起,形状多样,丘疹样、圆形结节或斑块等,质地柔软,边界清楚。

2. 角膜环　又称老年环。若出现于 40 岁以下,多见于家族性高脂血症。

3. 胰腺炎　常见于血三酰甘油超过 10 mmol/L 者。在高脂饮食或饱餐后易于诱发。

4. 视网膜脂质症　为富含 TG 的大颗粒脂蛋白沉积于眼底的小动脉引起光散射所致。

5. 其他 在严重高胆固醇血症时可出现游走性多关节炎。TG 沉积于网状内皮细胞可导致肝脾肿大。

【辅助检查】

1. 血脂测定 是诊断血脂异常症的主要手段。血脂包括空腹(禁食 12 h)血清 TC、TG、LDL-C、HDL-C、Apo-AⅠ、Apo-B、非高密度脂蛋白胆固醇(非-HDL-C)等。TC 是血液中各种脂蛋白所含胆固醇的总和。非-HDL-C 是指除 HDL 以外其他脂蛋白中含有的胆固醇总和,即非-HDL-C=TC-HDL-C。LDL-C 和(或)TC 增高是动脉粥样硬化发生、发展的主要危险因素,LDL-C 比 TC 评估和预测的价值高。HDL-C 水平与动脉粥样硬化发病危险呈负相关。TG 水平轻至中度升高与冠心病危险相关;当 TG 重度升高时,可伴发急性胰腺炎。

2. 其他检查 针对可能导致血脂异常症的病因,进行血糖、肝肾和甲状腺功能等检查。

【诊断策略】

(一)诊断依据

各种血脂成分合适水平和异常分层标准参照《中国成人血脂异常防治指南》(2016 年修订版),见表(表 57-1)。

表 57-1 中国 ASCVD 一级预防人群血脂合适水平和异常分层标准(mmol/L)

分 层	TC	LDL-C	HDL-C	非-HDL-C	TG
理想水平		<2.6		<3.4	
合适水平	<5.2	<3.4		<4.1	<1.7
边缘升高	≥5.2 且<6.2	≥3.4 且<4.1		≥4.1 且<4.9	≥1.7 且<2.3
升高	≥6.2	≥4.1		≥4.9	≥2.3
降低			<1.0		

注:ASCVD,动脉粥样硬化性心血管疾病;TC,总胆固醇;LDL-C,低密度脂蛋白胆固醇;HDL-C,高密度脂蛋白胆固醇;非-HDL-C,非高密度脂蛋白胆固醇;TG,三酰甘油

(二)血脂异常症的筛查和评估

《中国成人血脂异常防治指南》(2016 年修订版)建议,20~40 岁成年人至少每 5 年测定 1 次血脂(包括 TC、LDL-C、HDL-C 和 TG);40 岁以上男性和绝经期后女性每年检测血脂;ASCVD 及其高危人群,应每 3~6 个月测定 1 次血脂。因 ASCVD 住院患者,应在入院时或入院 24 h 内检测血脂。除测定血脂外,还应详细询问患者的病史及家族史,重点对心、脑血管系统、黄色瘤、角膜环及眼底进行检查,评估 ASCVD 的危险因素。

(三)血脂异常症的分类

血脂异常症分类较繁杂,最简单的分类是病因分类和临床分类,临床分类最实用,可以提供治疗依据。

1. 病因分类 分为原发性血脂异常和继发性血脂异常症。

2. 临床分类 高胆固醇血症(TC 或 LDL-C 增高)、高三酰甘油血症(单纯 TG 增高)、混合型高脂血症(胆固醇和 TG 均增高)、低高密度脂蛋白胆固醇血症(单纯 HDL-C 降低)。

(四) ASCVD 危险的评估

血脂异常症的主要危害是增加 ASCVD 风险。ASCVD 包括急性冠状动脉综合征、稳定性冠心病、血运重建术后、缺血性心肌病、缺血性卒中、短暂性脑缺血发作、外周动脉粥样硬化病等。ASCVD 的危险因素包括高血压、糖尿病、肥胖、吸烟等。LDL-C 或 TC 水平可预测 ASCVD 发病危险,其他危险因素的个数和水平也影响动脉粥样硬化的发生和发展。符合下列任意条件者,可直接列为高危或极高危人群:ASCVD 患者属极高危。高危:糖尿病患者(年龄≥40 岁)。单个危险因素极高者,包括:LDL-C≥4.9 mmol/L 或 TC≥7.2 mmol/L;3 级高血压;重度吸烟(吸烟≥30 支/d)。中危和低危:根据 ASCVD 危险因素的个数及血脂水平分层进行组合而判断。

【治疗策略】

血脂异常症的治疗目的旨在降低动脉粥样硬化性疾病的发生风险。应评估 ASCVD 危险,确定治疗的目标值,判断是否启动药物调脂治疗。血脂异常症诊治流程见图(图 57-1)。

(一) 控制血脂的原则

1. 调脂治疗靶点　降低 LDL-C 是首要干预靶点,降低非-HDL-C 可作为次要干预靶点。

2. 调脂治疗的目标值及监测　血脂目标值根据 ASCVD 危险评估设定。极高危者 LDL-C<1.8 mmol/L,非-HDL-C<2.6 mmol/L;高危者 LDL-C<2.6 mmol/L,非-HDL-C<3.4 mmol/L;中危和低危者 LDL-C<3.4 mmol/L,非-HDL-C<4.1 mmol/L。TG 的合适水平为<1.7 mmol/L。首次服用调脂药或改变方案者,应在用药 6 周内复查血脂、氨基转移酶和肌酸激酶;如治疗 3 个月后未达到目标值,则需调整治疗方案;达标后应长期维持治疗,6～12 个月复查 1 次血脂。

3. 需要强化治疗的情况　LDL-C 基线值较高者,经调脂药物治疗 3 个月后不能达目标值,应采用强化治疗,将 LDL-C 降低至少 50% 作为替代目标;极高危患者 LDL-C 基线在目标值以内者,LDL-C 仍应降低 30% 左右。强化治疗时,药物不良反应会明显增多。

(二) 改善生活方式

改善生活方式应贯穿整个治疗过程,并终生实施。良好的生活方式包括控制饮食及体重、进行有规律的体力活动、戒烟和限酒。

(三) 调脂药物治疗

极高危和高危者应立即起始药物调脂治疗。首选中等强度他汀类调脂药物,根据疗效适当调整剂量,若胆固醇水平不能达标,可与其他调脂药物(如依折麦布)联合使用,并注意监测不良反应。对于严重高三酰甘油血症(空腹 TG≥5.7 mmol/L)患者,应首先考虑使用主要降低 TG 和 VLDL-C 的药物(如贝特类、高纯度鱼油制剂或烟酸)。

1. 主要降低胆固醇的药物

(1) 他汀类:是 3-羟基 3-甲基戊二酰辅酶 A(HMGCoA)还原酶抑制剂。HMGCoA 还原酶是体内胆固醇合成的重要限速酶,他汀类抑制此酶减少胆固醇的合成,上调细胞表面 LDL 受体,加速血清 LDL 分解代谢、抑制极低密度脂蛋白的合成。此外,他汀类可能具有抗炎、保护血管内皮功能等作用。

他汀类药物每日服用 1 次,晚上使用效果更好。中等强度他汀可降低 LDL-C 25%～50%,包括阿托伐他汀 10～20 mg、瑞舒伐他汀 5～10 mg、氟伐他汀 80 mg、洛伐他汀 40 mg、匹伐他汀 2～4 mg、辛伐他汀 20～40 mg、普伐他汀 40 mg、血脂康 1.2 g(含洛伐他汀等 13 种天然复合他汀);高强度他汀可降低 LDL-C≥50%，包括阿托伐他汀 40 mg、瑞舒伐他汀 20 mg。

不良反应多见于接受大剂量治疗者，如胃肠道反应、头痛、失眠、皮疹、肌痛、肌炎和横纹肌溶解及肝功能异常等。无法耐受不良反应者，可换用另一种他汀或非他汀类调脂药。

(2) 依折麦布：能有效抑制肠道内胆固醇的吸收。常用剂量为 10 mg/d。可与他汀类联合应用。不良反应轻微，如消化道症状。

(3) 普罗布考：能掺入 LDL 颗粒核心中，影响脂蛋白代谢，使 LDL 易通过非受体途径被清除，促进血中胆固醇转变为胆酸而随粪便排出。常用剂量为每次 0.5 g，每日 2 次。常见不良反应为胃肠道反应。

(4) 考来烯胺：是胆酸螯合剂，为不被肠道吸收的碱性阴离子交换树脂，可阻断肠道内胆汁酸中胆固醇的重吸收，促进胆酸或胆固醇随粪便排出。常用剂量为每次 5 g，每日 3 次，逐渐加量至每日总量≤24 g。不良反应有恶心、腹胀、腹痛、便秘等。

(5) 脂必泰：是一种红曲与中药(山楂、泽泻、白术)的复合制剂，具有轻中度降低胆固醇的作用。常用剂量为每次 0.24～0.48 g，每日 2 次。不良反应少见。

2. 主要降低 TG 的药物

(1) 贝特类(又称苯氧芳酸类或纤维酸类)：通过激活过氧化物酶体增殖物激活受体 α (PPAR-α)和激活脂蛋白脂酶(LPL)而降低血清 TG 水平和升高 HDL-C 水平。常用药物有：非诺贝特 0.1 g，每日 3 次，或微粒化非诺贝特胶囊 0.2 g，每日 1 次；苯扎贝特 0.2 g，每日 3 次；吉非贝齐 0.6 g，每日 2 次。常见不良反应与他汀类药物类似。

(2) 烟酸类：也称维生素 B_3，是人体必需维生素。大剂量时具有降低 TC、LDL-C 和 TG 以及升高 HDL-C 的作用。调脂作用与抑制脂肪组织中激素敏感脂酶活性、减少游离脂肪酸进入肝脏和降低 VLDL 分泌有关。烟酸可用于多种类型高脂血症的治疗。缓释片常用量为每次 1～2 g，每日 1 次。常见不良反应有面部潮红、皮肤灼热或瘙痒和消化道反应，大剂量可引起消化性溃疡及肝损害。

(3) 高纯度鱼油制剂：鱼油主要成分为 n-3 脂肪酸即 ω-3 脂肪酸。作用机制可能为抑制肝内脂质及脂蛋白的合成，促进胆固醇随粪便排出。主要用于治疗高三酰甘油血症。常用剂量为每次 0.5～1.0 g，每日 3 次。不良反应少见。

(四) 其他疗法

1. 血浆净化疗法　仅用于个别对他汀类药物过敏的患者。

2. 手术治疗　适用于少数严重的高脂血症或无法耐受药物治疗者。手术治疗包括回肠末端部分切除术、门腔静脉分流吻合术或肝脏移植术等。

(五) 积极治疗原发病

治疗引起血脂异常的病因如肥胖症、糖尿病、肾脏疾病、甲状腺功能减退症等。

血脂异常症诊治流程图见图 57-1。

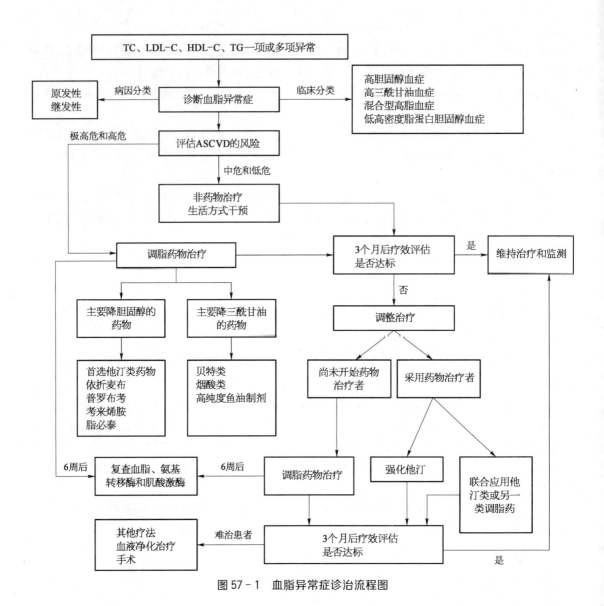

图 57-1 血脂异常症诊治流程图

（丁　雷　吴吉萍　汪忠霞）

第五十八章 肥胖症

1. 掌握：肥胖症的病因与分类、临床表现及并发症、诊断依据与鉴别诊断要点、治疗原则。
2. 熟悉：肥胖症的发病机制、病理生理特点、辅助检查特点、病情评估、常用治疗药物种类。
3. 了解：肥胖症的流行病学、预后和预防。

肥胖症(obesity)是由多种因素引起的以体重增加和(或)体内脂肪堆积过多为特征的慢性代谢性疾病。单纯性肥胖症在肥胖症中最常见,占肥胖症总人数的95%左右,是糖尿病、血脂异常症、高血压病、冠心病、脑卒中和肿瘤的危险因素。继发性肥胖症是某些疾病的临床表现之一。

随着生活方式的改变,肥胖症的患病率逐年增长,发病年龄有下降趋势。《中国居民营养与慢性病状况报告(2015年)》显示,全国18岁及以上成人超重率为30.1%,肥胖率为11.9%;6～17岁儿童、青少年超重率为9.6%,肥胖率为6.4%。

【病因及发病机制】

单纯性肥胖症的病因尚未明确,可能是遗传因素、环境因素等多种因素相互作用的结果。继发性肥胖症病因明确,如下丘脑病变(炎症、创伤、肿瘤等)、垂体病、库欣综合征、原发性甲状腺功能减退症、性功能减退症及某些药物(抗精神病药物、降糖药物、糖皮质激素、避孕药)等。以下介绍单纯性肥胖症的可能病因及发病机制。

1. **遗传因素** 单纯性肥胖症大多数为复杂的多基因系统与环境因素相互作用的结果。某些单纯性肥胖症有明显的家族聚集倾向。瘦素抵抗、瘦素受体及受体后缺陷可能与肥胖症有关。

2. **环境因素** 环境因素中主要是摄食过多和体力活动减少。热量摄入多于热量消耗,能量代谢失衡,多余的热量使脂肪合成增多,最终导致肥胖。

3. **神经内分泌因素** 葡萄糖、游离脂肪酸、去甲肾上腺素、多巴胺、5-羟色胺、胰岛素、糖皮质激素、性激素、神经肽等可调节下丘脑与摄食行为相关的神经核,可能参与了单纯性肥胖的发病机制。当迷走神经兴奋时,胰岛素分泌增多致食欲亢进,此时若热量摄入多于热量消耗,多余的热量使脂肪合成增多导致肥胖。

4. **褐色脂肪组织异常** 褐色脂肪组织具有能量消耗功能,仅分布于肩胛间、颈背部、腋窝部、纵隔及肾周围。褐色脂肪组织异常者能量消耗障碍导致肥胖。

【病理及病理生理】

脂肪细胞数量增多、体积增大、吞噬细胞和其他免疫细胞浸润使脂肪组织增大,体重增加。同时伴高胰岛素血症及低度慢性炎症状态如吞噬细胞和免疫细胞浸润以及细胞因子的轻度增高等。脂肪主要分布于内脏和上腹部皮下,称为"腹型"或"中心性肥胖";脂肪主要分布于下腹部、臀部和股部皮下,称为"外周性肥胖"。

【临床表现】

单纯性肥胖症可见于任何年龄。多有进食过多和(或)体力活动不足病史,常有肥胖家族史。体重一般呈缓慢增加,若短时间内体重迅速增加,应考虑继发性肥胖症。肥胖者身材外形浑圆,颈短粗,双乳因皮下脂肪厚而增大。站立时腹部向前凸出而高于胸部平面,脐孔深凹。继发性肥胖症有原发病的临床表现。轻度肥胖者常无症状,中重度肥胖者可有下列表现。

1. 呼吸系统表现 活动时耗氧量增多及腹部脂肪增多致膈肌上抬而换气困难,表现为气促。可出现阻塞性睡眠呼吸暂停综合征,多见于中年男性肥胖症者,与上呼吸道狭窄有关。

2. 循环系统表现 重度肥胖者心脏负担加重,可伴高血压、心室扩大甚至心力衰竭。

3. 内分泌代谢紊乱 可有糖耐量减低、高胰岛素血症及血脂异常。女性可伴多囊卵巢综合征、月经紊乱、闭经及不育;男性可伴阳痿不育。

4. 消化系统表现 胃食管反流病、多食易饥、腹胀便秘。可伴有非酒精性脂肪性肝病、胆石症。

5. 其他 体重过重致不喜活动且易疲劳、思睡、负重关节痛或骨关节病;精神抑郁;下腹部、臀部外侧、大腿内侧可见皮肤紫纹或白纹;皮肤皱褶处可见黑棘皮症;血尿酸增高等。缺氧可致继发性红细胞增多症。

【诊断策略】

(一) 诊断依据

1. 体质指数(body mass index, BMI) BMI 是较常用的衡量指标。$BMI(kg/m^2)=$ 体重 $(kg) \div$ 身高 $(m)^2$。目前我国成人 BMI 的正常体重范围是 $18.5\ kg/m^2 \leqslant BMI < 24\ kg/m^2$。

2. 标准体重 标准体重(kg)=身高(cm)−105;或[身高(cm)−105]×0.9(男性)或×0.85(女性)。此值±10%的范围为标准体重。

3. 超重标准 若 $24\ kg/m^2 \leqslant BMI < 28\ kg/m^2$ 为超重,或>15%的标准体重为超重。

4. 肥胖症诊断标准

(1) 成人肥胖症的诊断标准:通常用 BMI 进行肥胖症的诊断。考虑中国人种族和形体,目前我国成人 $BMI \geqslant 28\ kg/m^2$ 诊断为肥胖症。BMI 是诊断和评估肥胖严重程度最重要的指标。WHO 肥胖分度标准沿用至今:肥胖Ⅰ度为 $30.0\ kg/m^2 \leqslant BMI \leqslant 34.9\ kg/m^2$;肥胖Ⅱ度为 $35.0\ kg/m^2 \leqslant BMI \leqslant 39.9\ kg/m^2$;肥胖Ⅲ度为 $BMI \geqslant 40.0\ kg/m^2$。也可以根据标准体重进行分度:>20%的标准体重为轻度肥胖,>30%为中度肥胖,>50%为重度肥胖。

(2) 儿童肥胖症的诊断标准:WHO 推荐以身高标准体重法对儿童肥胖进行判定,同等身高、营养良好的儿童体重为标准体重(100%)。肥胖症分度按照上述标准体重分度法进行。

(3) 中心性肥胖:是指男性腰围≥90 cm,女性腰围≥85 cm。

（二）鉴别诊断

单纯性肥胖症应与继发性肥胖症进行鉴别。下丘脑病变(炎症、创伤、肿瘤等)、垂体病、库欣综合征、原发性甲状腺功能减退症、性功能减退症及某些药物(抗精神病药物、降糖药物、糖皮质激素、避孕药)等常引起继发性肥胖症。注意详细询问病史及原发病的临床特点。

（三）评估合并疾病风险

评估是否伴发糖尿病、血脂异常症、高血压病、冠心病、脑卒中和肿瘤等疾病。

【治疗策略】

肥胖症的治疗关键是减少热量的摄取,增加热量的消耗。强调以医学营养治疗和运动治疗为主,必要时辅以药物治疗,少数患者需手术治疗。行为治疗是肥胖症治疗的重要方法,有助于提高治疗的依从性。继发性肥胖症应针对病因进行治疗。肥胖症诊治流程图见图58-1。

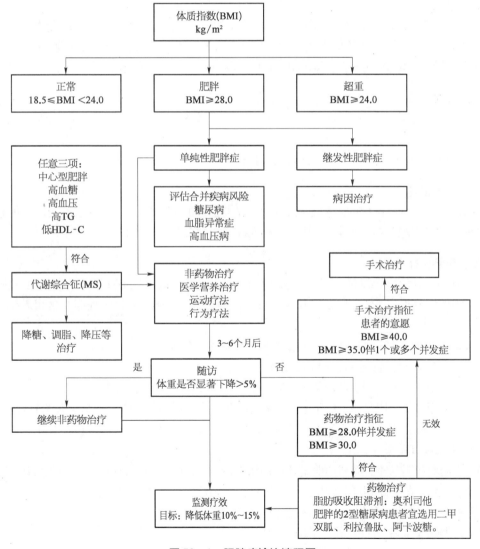

图 58-1　肥胖症诊治流程图

（一）减重目标

减肥周期为 3～6 个月。每周减重 0.5～1.0 kg；3 个月内比原体重减轻≥3%，最好能逐步接近正常体重。初级目标为体重下降≥5%；中级目标为体重下降≥10%；高级目标为体重下降≥15%。

（二）医学营养治疗

每个患者都应接受个体化医学营养治疗，应在临床专业营养师及医疗保健人员的指导下完成。

1. 限制能量平衡膳食（calorie restrict diet，CRD） 脂肪供能比例应与正常膳食（20%～30%）一致；适当提高蛋白质供能量比例（1.2～1.5 g/kg，或 15%～20%）；根据蛋白质、脂肪的摄入量来确定碳水化合物的供给量（40%～55%）。CRD 目前主要有三种类型。

(1) 在目标摄入量基础上按一定比例递减（减少 30%～50%）。

(2) 在目标摄入量基础上每日减少 500 kcal 左右。

(3) 每日供能 1000～1500 kcal。

2. 高蛋白膳食模式 蛋白质的供给量占供热比的 20% 以上，或至少在 1.5 g/kg 体重以上。

3. 轻断食膳食模式 也称间歇式断食 5:2 模式，即 1 周内 5d 正常进食，其他 2d（非连续）则摄取平常的 1/4 能量（女性约 500 kcal/d，男性 600 kcal/d）的饮食模式。

（三）运动疗法

运动对减肥的影响取决于运动方式、强度、时间、频率和总量。2013 年《美国成年人肥胖管理指南》建议增加有氧运动（如快走）至每周 150 min 以上（30 min/d 以上，每周的大多数日）；推荐更高水平的身体活动（每周 200～300 min），以维持体重下降及防止减重后的体重反弹。

（四）行为治疗

行为治疗是肥胖症治疗的重要方法，有助于提高治疗的依从性。行为治疗是通过宣传教育帮助患者理解和认识肥胖症及其危害，让患者配合并坚持饮食和运动治疗。

（五）药物治疗

当饮食和运动治疗无效时，可以开始减肥药物治疗。适应证包括 BMI≥28 kg/m² 合并肥胖并发症（如糖尿病、高血压）的患者及 BMI≥30 kg/m² 的患者。减肥药有助于提高饮食和运动治疗的依从性。

1. 食欲抑制剂 通过抑制食欲、增加饱腹感而发挥减肥效果。

(1) 氯卡色林：是选择性 5-HT2c 受体激动剂。

(2) 芬特明/托吡酯：是拟交感胺类食欲抑制剂和抗癫痫药的复合制剂。

(3) 环丙甲羟二羟吗啡酮/安非他酮：是阿片受体拮抗剂和氨基酮类抗抑郁药的复合制剂。

(4) 利拉鲁肽：适用于 T2DM 伴肥胖症者。皮下注射利拉鲁肽 0.6～1.8 mg，每日 1 次。

2. 消化吸收阻滞剂

(1) 脂肪吸收阻滞剂：奥利司他是胰脂肪酶抑制剂，能阻止脂肪分解吸收。口服每次 120 mg，每日 3 次，主餐时或餐后 1h 内服用。不良反应有脂肪（油）性大便、脂肪泻、大便次数增多和大便失禁，脂溶性维生素和矿物质吸收不良，少数有肝功能受损。

(2) α-糖苷酶抑制剂：适用于 T2DM 伴肥胖症者。

3. 其他 二甲双胍适用于 T2DM 伴肥胖症者。

(六) 外科手术治疗

部分严重肥胖症患者经饮食、运动及药物治疗无效时,结合患者的意愿可考虑手术治疗。肥胖外科手术适应证包括BMI≥40.0 kg/m²,或BMI≥35.0 kg/m²伴1个或多个肥胖相关并发症(如T2DM、高血压、阻塞性睡眠呼吸暂停综合征、非酒精性脂肪性肝病等)的患者。手术方式可选择胃肠道手术(如腹腔镜袖状胃切除术及胃旁路术等)或局部去脂术等。

(七) 减重治疗后的维持

减重计划结束后1年,大多数患者会恢复已减掉体重的30%～35%,4年内基本恢复到减重前水平。为了维持减重效果,医务人员应定期向患者提供面对面、电话、网络等减重维持计划包括保持低能量饮食、进行高强度体力活动及规律监测体重变化等。

(八) 继发性肥胖症的治疗

针对病因进行治疗,如给予甲状腺功能减退症患者补充左甲状腺素钠治疗等。

(九) 并发症和合并症的治疗

针对并发症及合并症进行治疗,如降糖、调脂、降压等治疗。

[拓展阅读] 代谢综合征

参见二维码。

(丁 雷 汪忠霞)

第五十九章 骨质疏松症

导学

1. 掌握：骨质疏松症的病因、临床表现及并发症、诊断依据与鉴别诊断要点、治疗原则。

2. 熟悉：骨质疏松症的发病机制、病理生理特点、辅助检查特点、病情评估、常用治疗药物种类。

3. 了解：骨质疏松症的流行病学、预后和预防。

骨质疏松症(osteoporosis,OP)是一种因骨量减少和骨组织微结构受损,导致骨脆性增加和易于骨折的全身性骨病。典型临床表现为疼痛、骨折及脊柱畸形。骨质疏松性骨折是骨质疏松症的严重后果,是老年患者致残和致死的主要原因之一。

OP根据病因分为原发性和继发性两大类。原发性骨质疏松症包括绝经后骨质疏松症(Ⅰ型)、老年骨质疏松症(Ⅱ型)和特发性骨质疏松症(包括青少年型)。绝经后骨质疏松症一般发生在女性绝经后5～10年;老年骨质疏松症一般指70岁以后发生的骨质疏松症。继发性骨质疏松症是由影响骨代谢的疾病和(或)药物导致的骨质疏松。本章主要介绍原发性骨质疏松症。

2006年流行病学调查显示,我国50岁以上人群骨质疏松症患病率女性为20.7%,男性为14.4%。

【病因及发病机制】

正常人体骨骼随增龄不断变化。从出生至体格发育成熟,骨形成超过骨吸收,骨量逐渐增加,至30岁左右骨量达到峰值骨量;女性自40岁,男性自50岁起,骨吸收超过骨形成,骨量逐渐减少,骨组织微结构逐渐受损而发生骨质疏松症。原发性骨质疏松症病因未明,可能与下列因素有关。

1. **遗传因素** 骨质疏松症的发生与遗传因素密切相关。家系调查研究显示,峰值骨量主要由遗传因素决定;家族中母亲有髋部骨折史,其子女髋部骨折的风险增加;白种人骨质疏松症患病率最高,其次是黄种人,黑种人最低。

2. **骨吸收因素**

(1) 雌激素缺乏:是绝经后骨质疏松症的主要病因,一般发生在女性绝经后5～10年。雌激素缺乏对破骨细胞的抑制作用减弱,破骨细胞的数量增加、凋亡减少、寿命延长,导致骨吸收增加。

(2) 活性维生素D缺乏:高龄者肾功能减退,1,25二羟维生素D_3生成减少,肠道对食物中的钙吸收减少,骨转换率加速,骨吸收增加。

(3) 细胞因子异常:增龄和雌激素缺乏使免疫系统持续低度活化,机体处于促炎性反应状态。护骨素(OPG)、核因子κB受体活化因子/核因子κB受体活化因子配体以及许多细胞因子异常,导致破骨细胞活性增强,骨吸收增加。

3. 骨形成因素 老年人的成骨细胞活性减弱,致骨形成不足。

4. 环境因素 日照减少、体力活动不足、营养不良、蛋白质摄入不足、钙和维生素 D 摄入不足、饮过多含咖啡因的饮料、过量饮酒及吸烟、长期服用糖皮质激素、长期卧床、制动等是老年骨质疏松症的重要原因。

【临床表现】

1. 疼痛 轻症者可无明显临床表现,常在做骨密度检查时或骨折后发现。较重者表现为腰背部疼痛或全身骨痛,疼痛常在翻身时、起坐时、长时间行走后出现,负重时加重。

2. 骨折 骨质疏松性骨折(脆性骨折)是指受到轻微创伤或日常活动如轻微活动、负重、挤压、咳嗽等时即发生的骨折。骨折发生的常见部位为椎体(胸、腰椎)、髋部(股骨近端)、前臂远端和肱骨近端;其他部位如肋骨、跖骨、腓骨、骨盆等亦可发生骨折。脆性骨折可多部位、反复发生,是骨质疏松症的严重后果,是老年患者致残和致死的主要原因之一。

3. 脊柱畸形 严重骨质疏松症患者,因椎体压缩性骨折,可出现身高变矮或驼背等脊柱畸形。多发性胸椎压缩性骨折可因胸廓畸形而影响心肺功能;严重的腰椎压缩性骨折可能引起腹部脏器功能异常,如食欲减低、腹痛、腹胀等不适。

【辅助检查】

(一) 影像学检查

1. 骨密度测定 骨密度是指单位体积(体积密度)或者是单位面积(面积密度)所含的骨量。双能 X 线吸收检测法(DXA)的测量值是诊断骨质疏松症的金标准。骨密度测量的临床指征如下:女性 65 岁以上和男性 70 岁以上者;女性 65 岁以下和男性 70 岁以下,有一个或多个骨质疏松危险因素者;有脆性骨折史的成年人;各种原因引起的性激素水平低下的成年人;X 线影像已有骨质疏松改变者;接受骨质疏松治疗、进行疗效监测者;患有影响骨代谢疾病或使用影响骨代谢药物史者;国际骨质疏松基金会(IOF)骨质疏松症一分钟测试题回答结果阳性者;亚洲人骨质疏松自我筛查工具(OSTA)结果≤−1 者。

2. X 线检查 正、侧位 X 线摄片可确定骨折的部位、类型、移位方向和程度;侧位胸腰椎 X 线摄片可作为判定骨质疏松性椎体压缩性骨折首选的检查方法,摄片的范围应分别包括胸 4 至腰 1 和胸 12 至腰 5 椎体。

3. CT 和 MRI 检查 能诊断椎体骨折和微细骨折,MRI 可鉴别新鲜骨折和陈旧性骨折。

(二) 骨转换标志物测定

1. 骨吸收指标 主要包括空腹尿钙/尿肌酐值、血清抗酒石酸酸性磷酸酶、血清Ⅰ型胶原 C 末端肽交联等。血清Ⅰ型胶原 C 末端肽交联是反映骨吸收敏感性较高的标志物。

2. 骨形成指标 主要包括血清骨源性碱性磷酸酶、骨钙素、血清Ⅰ型原胶原 N 端前肽等。血清Ⅰ型原胶原 N 端前肽是反映骨形成敏感性较高的标志物。

【诊断策略】

(一) 诊断依据

1. 基于骨密度的诊断标准 符合骨密度测量的临床指征者,应及时做骨密度筛查高危人群。

用 T 值(T-score)表示绝经后女性、50 岁及以上男性骨密度。用 Z 值(Z-scorc)表示儿童、绝经前女性和 50 岁以下男性的骨密度。T 值 = (实测值－同种族同性别正常青年人峰值骨密度)/同种族同性别正常青年人峰值骨密度的标准差。WHO 1994 年基于 DXA 测定骨密度的分类标准如下:正常 T 值≥－1.0;骨量低下为－2.5＜T 值＜－1.0;骨质疏松症为 T 值≤－2.5;严重骨质疏松指 T 值≤－2.5 伴脆性骨折。

2. 基于脆性骨折的诊断标准　发现髋部或椎体脆性骨折即可诊断为骨质疏松症;发现肱骨近端、骨盆或前臂远端脆性骨折伴骨密度测定显示骨量低下,即可诊断为骨质疏松症。

(二)病情评估

骨质疏松症发生的风险评估下列危险因素:如老龄、脆性骨折家族史、女性绝经或早绝经(绝经年龄＜40 岁)、日照不足、体力活动少、低体重或消瘦、蛋白质摄入不足或营养失衡、钙和(或)维生素 D 缺乏及引起继发性骨质疏松症的病因。

包括 OSTA、IOF 骨质疏松症风险一分钟测试题及 WHO 推荐的骨折风险预测工具(FRAX)等是骨质疏松症常用风险评估工具。使用 OSTA 可以初步筛查绝经后骨质疏松症。OSTA 指数 = [体质量(kg) －年龄(岁)]×0.2,OSTA＞－1 为骨质疏松症低风险,OSTA 为－1～－4 为中风险,OSTA 为＜－4 为高风险。

(三)鉴别诊断

原发性骨质疏松症应与继发性骨质疏松症相鉴别。引起继发性骨质疏松症的病因繁多,常见的病因有甲状腺功能亢进症、甲状旁腺功能亢进症、库欣综合征、类风湿关节炎、糖皮质激素过量使用、慢性肾功能不全、慢性肝病、多发性骨髓瘤、长期卧床及恶性肿瘤骨转移等。详细询问病史、体格检查、进行相关的辅助检查有助于鉴别诊断。骨转换标志物的测定有助于鉴别原发性和继发性骨质疏松症。原发性骨质疏松症患者的骨转换标志物多正常或轻度升高,若骨转换标志物水平明显升高,需排除继发性骨质疏松症。

【治疗策略】

骨质疏松症的防治措施主要包括基础措施和抗骨质疏松症药物治疗。骨质疏松症诊治流程见图(图 59-1)。

(一)基础措施

1. 改善生活方式及去除危险因素　包括增加日照时间、加强体力活动、避免长期卧床、合理膳食(如充足的蛋白质、每日摄入牛奶 300 ml 等)、戒烟限酒、避免长期使用影响骨代谢的药物等。

2. 补充钙剂　摄入充足的钙有助于获得理想骨峰值、减缓骨丢失、改善骨矿化和维护骨骼健康。中国成人每日元素钙摄入量为 800 mg,50 岁及以上者每日为 1000～1200 mg。尽可能通过饮食摄入充足的钙,饮食中钙摄入不足时,可给予钙剂补充。近年营养调查显示,我国居民每日膳食约摄入元素钙 400 mg,尚需补充元素钙 500～600 mg/d。补充钙剂需适量,超大剂量补充钙剂可能增加肾结石和心血管疾病的风险。

3. 补充维生素 D　充足的维生素 D 可增加肠道对食物中钙的吸收,降低破骨细胞的活性,减少骨吸收。中国成人每日维生素 D 摄入量为 400 U(10 μg/d);65 岁及以上老年人因缺乏日照、摄入和吸收障碍等常有维生素 D 缺乏,摄入量为 600 U(15 μg/d);可耐受最高摄入量为 2000 U(50 μg/d)。维生素 D 用于骨质疏松症防治时,剂量可为 800～1200 U/d。对于日光暴露不足和老年人等维生素 D 缺乏的高危人群,酌情检测血清 25OHD 水平,以了解患者维生素 D 的营养状态,指导维生素 D 的补充。维生素 D 可与钙剂联合使用。

4. 对症治疗　有疼痛者可给予非甾体类抗炎镇痛药。

(二)抗骨质疏松症药物治疗

抗骨质疏松症药物可以增加骨密度,改善骨质量,显著降低骨折的发生风险。适应证是确诊为骨质疏松症的患者及骨量减少但骨折风险高的患者。

1. 骨吸收抑制剂

(1) 双膦酸盐类:通常首选阿仑膦酸钠。阿仑膦酸钠 70 mg,每周 1 次口服;阿仑膦酸钠 D_3 片是阿仑膦酸钠 70 mg 及维生素 D_3 2 800 U 或 5 600 U 的复合片剂,每周 1 次口服;空腹服用,用 200～300 ml 白水送服,服药后 30 min 内避免卧卧及进食;疗程 3～5 年。高骨折风险者,可选唑来膦酸 5 mg,静脉滴注每年 1 次,共 3 次。此外,利塞膦酸钠、伊班膦酸钠、依替膦酸二钠和氯膦酸二钠等双膦酸盐类药物也可选用。本类药物的药效可于停用后保持数年。少数患者可能发生轻度胃肠道不适及一过性"流感样"不良反应。有活动性胃及十二指肠溃疡、反流性食管炎者、功能性食管活动障碍者慎用。

(2) 降钙素类:是钙调节激素,除能抑制骨吸收外,能明显缓解骨质疏松症及骨折引起的骨痛。鳗鱼降钙素类似物(依降钙素),20 U 肌内注射,每周 1 次;鲑降钙素 50～100 U 皮下或肌内注射,每日 1 次。鲑降钙素有鼻喷剂。少数患者使用后出现面部潮红、恶心等不良反应,偶有过敏现象。鲑降钙素连续使用时间一般不超过 3 个月。

(3) 绝经激素治疗:包括雌激素补充疗法和雌、孕激素补充疗法。适应证包括围绝经期和绝经后女性,特别是绝经相关症状明显以及希望预防绝经后骨质疏松症的妇女。激素补充治疗的原则:有子宫的妇女用雌、孕激素补充疗法;绝经早期(<60 岁或绝经 10 年之内)开始治疗收益更大;使用最低有效剂量,强调个体化治疗;乳腺癌和血栓患者禁用。

(4) 选择性雌激素受体调节剂:雷洛昔芬在骨骼与雌激素受体结合,发挥类雌激素的作用;而在乳腺和子宫则发挥拮抗雌激素的作用,因而不刺激乳腺和子宫。雷洛昔芬 60 mg,每日 1 次口服。偶可导致血栓。不适用于男性骨质疏松症患者。

(5) RANKL 抑制剂:适用于有较高骨折风险的绝经后骨质疏松症。迪诺塞麦 60 mg 皮下注射,每半年 1 次。低钙血症者应在治疗前纠正血钙水平。不良反应有低钙血症、严重感染、皮疹等;长期应用可能会过度抑制骨吸收,而出现下颌骨坏死或非典型性股骨骨折。

2. 骨形成促进剂　甲状旁腺素类似物特立帕肽是重组人甲状旁腺素氨基端 1-34 活性片段,能刺激成骨细胞活性,促进骨形成,用于有骨折高风险的绝经后骨质疏松症。特立帕肽 20 μg,每日皮下注射 1 次。少数用药期间伴发高钙血症。禁用于骨骺未闭合的青少年及肿瘤骨转移伴高钙血症者。疗程不应超过 2 年。

3. 其他

(1) 活性维生素 D 及类似物:适用于老年人、肾功能减退以及 1α 羟化酶缺乏或减少的患者,可与其他抗骨质疏松药物联合应用。不宜同时补充较大剂量的钙剂,用药期间注意监测患者血钙和尿钙水平。常用药物 α 骨化醇 0.25～1.0 μg,口服,每日 1 次;骨化三醇 0.25～0.5 μg,口服,每日 1 次。

(2) 维生素 K 类(四烯甲萘醌):具有促进骨形成、抑制骨吸收的作用。四烯甲萘醌胶囊口服每次 15 mg,每日 3 次。主要不良反应包括胃部不适、腹痛、皮肤瘙痒、水肿和氨基转移酶轻度升高。服用华法林的患者禁用。

(3)锶盐:锶是人体必需的微量元素之一,具有抑制骨吸收和促进骨形成的双重作用。用于治疗绝经后骨质疏松症。雷奈酸锶睡前 2 g 口服。常见的不良反应有恶心、腹泻、头痛、皮炎和湿疹等。有血栓风险者慎用。

(4)中药治疗:青娥丸、六味地黄丸、左归丸、右归丸等可改善骨质疏松症的症状。

(三) 治疗监测及评估

抗骨质疏松症药物治疗后可每年监测骨转换标志物及骨密度。每年测定身高,若身高缩短 2 cm 以上,应做脊椎影像学检查以明确是否伴骨折。

骨质疏松症诊治流程图见图 59-1。

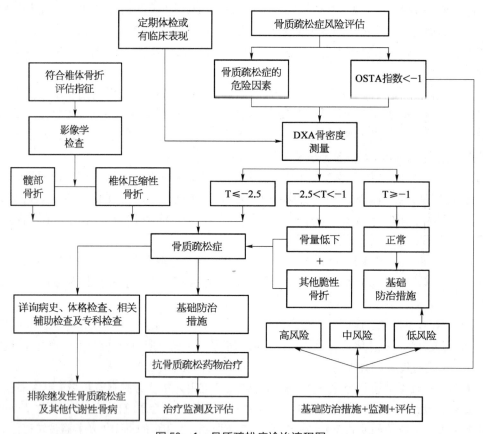

图 59-1 骨质疏松症诊治流程图

注:OSTA,亚洲人骨质疏松自我筛查工具;DXA,双能 X 线吸收检测法;T,骨密度测量值。改编自《中国原发性骨质疏松症诊疗指南(2017 年版)》。

(丁 雷 吴吉萍 王 萍)

第七篇

风湿性疾病

第六十章 风湿性疾病概述

导学

1. 掌握：常用自身抗体的临床意义。
2. 熟悉：风湿性疾病常用药物种类、适应证、禁忌证。
3. 了解：风湿性疾病的分类方法。

风湿性疾病(rheumatic disease)是一组累及关节、骨骼、肌肉、血管及有关软组织或结缔组织为主的一组疾病,涵盖了百余种疾病。各类疾病病因与发病机制及其临床表现复杂多样,小到仅累及 1 个关节,大到累及全身所有的重要器官。目前尚无完善的风湿性疾病的分类方法,依照 1983 年美国风湿病协会(1988 年更名为美国风湿病学会,ACR)所制定的分类方法,将风湿性疾病分为 10 类(表 60-1)。近年来依据风湿性疾病病理机制与疾病特点的不同,将其分为自身免疫性疾病(autoimmune disease,AD)和自身炎症性疾病(auto-inflammatory disease,AID)。AD 通常被认为是由于固有免疫应答激活了适应性免疫应答系统,诱发炎症反应,导致器官、组织受累的疾病,机体内常产生大量针对自身抗原的自身抗体,例如系统性红斑狼疮、类风湿关节炎等结缔组织病、抗中性粒细胞胞质抗体(ANCA)相关性血管炎、原发性胆汁性胆管炎等疾病。AID 则是由于基因突变导致编码蛋白发生改变,导致固有免疫失调引起的全身性炎性反应,通常没有自身抗体或抗原特异性 T 淋巴细胞。最早发现的 AID 是一组单基因遗传性疾病,表现为周期性全身性炎症反应,如突发性周期性发热、皮疹、浆膜腔炎、关节炎等症状,目前发现 AID 还包括一些多基因疾病,如成人 Still 病、全身型幼年特发性关节炎、白塞综合征、痛风等。这些对于疾病的深入了解可能改变当前对风湿性疾病的分类和认知。

表 60-1 风湿性疾病的分类

分　类	细　分　种　类
1. 弥漫性结缔组织病	类风湿关节炎、系统性红斑狼疮、硬皮病、特发性炎性肌病、干燥综合征、重叠综合征、血管炎病
2. 脊柱关节炎	强直性脊柱炎、炎性肠病性关节炎、银屑病性关节炎、反应性关节炎、未分化脊柱关节炎等
3. 退行性变	骨关节炎
4. 与代谢和内分泌相关的风湿病	痛风、假性痛风、马方综合征等
5. 和感染相关的风湿病	风湿热、反应性关节炎等

续表

分 类	细 分 种 类
6. 与肿瘤相关的风湿病	原发性骨关节的肿瘤如滑膜瘤、滑膜肉瘤等,继发性疾病如多发性骨髓瘤、转移瘤等
7. 神经血管疾病	神经性关节病、压迫性神经病变、雷诺病等
8. 骨与软骨病变	骨质疏松、骨软化、肥大性骨关节病、骨炎等
9. 非关节性风湿病	关节周围病变、椎间盘病变、其他痛性综合征(如纤维肌痛症)等
10. 其他有关节症状的疾病	周期性风湿病、间歇性关节积液、药物相关的风湿综合征、慢性活动性肝炎等

【风湿病的诊断】

其他系统疾病的诊断主要依据各疾病的诊断标准,而风湿性疾病往往缺乏诊断金标准。因此,临床风湿性疾病的诊断主要依据的是分类标准(classification criterion)。分类标准原本是为了方便临床研究而制定的,是将症状、临床表现、发病机制相近的患者归纳成一类,以利于对这些患者进行临床观察和研究。在风湿病临床实践中,为了方便诊疗工作的开展,往往也会把分类标准当作诊断标准来应用。同一疾病可能有好几个不同的分类标准,不同的分类标准有其相应的敏感性和特异性,即存在可能是这种疾病的患者却不符合分类标准,或符合分类标准的患者却不是这种疾病的情况。这就是风湿性疾病分类标准和其他系统疾病诊断标准之间的区别。

自身抗体是指针对自身组织、器官、细胞及细胞成分的抗体。自身抗体检测技术的出现,对于风湿性疾病具有里程碑式的意义。

1. 抗核抗体(antinuclear antibody,ANA) ANA 是以哺乳动物的细胞核成分为靶抗原的一组自身抗体,其靶抗原包括细胞核、细胞质、细胞骨架、细胞分裂周期蛋白等全部细胞成分,是自身免疫疾病的重要血清学指标。其常用检测方法有间接免疫荧光法(IIF)、对流免疫电泳(CIE)、免疫双扩散法(ID)、酶联免疫吸附法(ELISA)、免疫印迹法等。间接免疫荧光法适用于初筛;对流免疫电泳及免疫双扩散法的特异性较高;ELISA 敏感性高。根据抗核抗体在显微镜下的荧光类型可分为核均质型、斑点型、核颗粒型、核仁型、细胞骨架型、细胞质颗粒型等,其类型和一定的风湿性疾病相关。其异常的临床意义有:① 结缔组织病:88%～100% 的红斑狼疮(SLE)患者 ANA 阳性,且滴度>1:80,ANA 阴性几乎可除外 SLE。但其滴度与 SLE 活动度无关;其他结缔组织病如类风湿关节炎(RA)、干燥综合征(PSS)也可见 ANA 阳性。② 非结缔组织病:消化系统疾病、肺病、造血系统疾病、感染性疾病、恶性肿瘤、内分泌疾病、神经系统疾病、终末期肾衰竭、器官移植后、重症肌无力。③ 药物反应:普鲁卡因胺、肼曲嗪、苯妥英钠、异烟肼、磺胺类、保泰松、对氨基水杨酸等。④ 正常人:可见低滴度阳性,1:40 的滴度在男性中占 3%、女性约 7%、>80 岁的老年人约 49%。

2. 抗可提取性核抗原抗体(ENA) ENA 是一组针对核内可提取性核抗原的自身抗体,有 10余种(表 60-2)。

表 60-2 ENA 抗体谱

类 型	临 床 意 义
抗 Sm	SLE 的标记抗体,阳性率 5%～30.2%,特异性 92.2%
抗 RNP	与双手肿胀、雷诺现象、肌炎、指端硬化相关,肾脏受累较少;高滴度抗 U1-RNP 为混合性结缔组织病的标志,阳性率 95%～100%;抗 U1RNP 也可出现于 SLE,但总伴有抗 Sm 抗体

续 表

类 型	临 床 意 义
抗 Ro/SSA	抗 SSA 抗体与 60 kD、52 kD 的两条蛋白多肽起反应,抗 60 kD 抗体与 SLE 有关,特异性更高;抗 SSA 52 kD 阳性则与硬皮病、炎性肌病、干燥综合征有关,此外该抗体与新生儿狼疮、先天性完全性房室传导阻滞密切相关
抗 La/SSB	抗 SSB 抗体与分子量 48 kD、45 kD、47 kD 的 3 条蛋白多肽起反应,48 kD 更具特异性
抗 Jo-1	抗 Jo-1 抗体在肌炎的阳性率 18%～20%,抗 Jo-1 抗体阳性的肌炎患者中肺间质病变者占 50%～70%;抗 Jo-1 抗体阳性与阴性相比:发病年龄轻、病情进展快、疗效差、易复发;抗 Jo-1 抗体综合征:肌炎、肺间质病变、关节炎、雷诺现象、技工手
抗 Scl-70	见于硬皮病,阳性率 30%～40%,特异性高,皮肤病变往往弥散广泛、易发生肺间质纤维化、心肾受累少见;对 SSc 的诊断、治疗及预后均有意义
抗 PM-Scl	见于多发性肌炎和皮肌炎,包括重叠综合征,阳性率 50%～70%
抗核糖体 P 蛋白	为 SLE 的高度特异性指标,阳性率 10%～40%;SLE 出现抗核糖体抗体与中枢神经系统、肝脏和肾脏受累有关;有报道多出现于有严重精神症状,特别是抑郁症 SLE 患者
抗着丝粒蛋白	CREST 综合征中检出率高(17%～96%);还可见于 SSc(8%～12%)、MCTD(7%)、SLE(<5%)

3. **抗染色质相关抗原的抗体** 抗染色质相关抗原的抗体包括抗双链 DNA 抗体、抗组蛋白抗体与抗核小体抗体。

(1) 抗双链 DNA 抗体:是一种抗天然 DNA 抗体,针对的靶抗原是 DNA 脱氧核糖核酸骨架。为 SLE 的重要诊断标准,阳性率 60%～90%,高滴度仅见于 SLE。抗体滴度与疾病活动度密切相关。

(2) 抗组蛋白抗体:多见于 SLE,SLE 阳性率 30%～70%,在药物性狼疮中检出率高达 95%。

(3) 抗核小体抗体:是 SLE 高度特异性标志抗体,敏感性 58%～71%,特异性 97%～99%;与疾病活动性相关,多见于活动性狼疮性肾炎。

4. **类风湿因子与抗环瓜氨酸多肽抗体**

(1) 类风湿因子(RF):RF 是一种针对人或动物 IgG 分子 Fc 段上抗原决定簇的自身抗体,是最早发现的一种自身抗体,分为 IgM、IgG、IgA 或 IgE 亚型,其中 RF-IgM 是 RF 的主要类型。常采用比浊度法或 ELISA 法检测。前者正常值范围约为<20 U/ml。RF 阳性常见于六大类疾病,简称为"CHRONIC"。"CH"指慢性疾病(chronic diseases),尤其是肝脏和肺的疾病如肝硬化、慢性活动性肝炎、弥漫性肺间质纤维化、结节病、巨球蛋白血症等;"R"指类风湿关节炎(rheumatoid arthritis),其阳性率高达 80%。且 RF 与类风湿关节炎疾病活动度有关,预示疾病病情严重,易发生进展性、侵蚀性关节炎伴关节功能丧失,坏死性血管炎、类风湿结节等关节外表现。"O"指其他风湿性疾病(other rheumatic diseases);"N"指肿瘤(neoplasms);"I"指感染(infections),如 AIDS、单核细胞增多症等;"C"指冷球蛋白血症(cryoglobulinemia)。

(2) 抗环瓜氨酸肽抗体(anti-Cyclic citrullinated peptide antibody,anti-CCP antibody):抗 CCP 抗体是一种针对环状聚丝蛋白多肽片段的自身抗体,对 RA 诊断特异性高达 96%,敏感性达 60%～82%。有助于类风湿关节炎的早期诊断;抗 CCP 阳性与 RA 骨侵蚀程度相关,较抗体阴性者更严重的关节骨质破坏,提示类风湿关节炎预后不良。

5. **抗磷脂抗体谱**(antiphospholipid antibodies,APLs) APL 是一组针对磷脂或磷脂复合物的

白身抗体的总称。主要包括狼疮型抗凝物(LA)、抗心磷脂抗体(ACL)及抗 β_2 糖蛋白 I(抗 β_2-GP1)抗体等。① 狼疮抗凝物：是一种具有体外抗凝活性的异质性抗体，与血栓形成、病态妊娠以及 SLE 患者血栓密切相关。② 抗心磷脂抗体：在 SLE 中阳性率达 38%，亦可出现于其他的结缔组织病、梅毒、结核等感染性疾病以及肿瘤中，高滴度的 ACL 与血栓形成和流产相关。③ 抗 β_2 糖蛋白 I(抗 β_2-GP1)是一种针对血清磷脂结合蛋白 I 型 β_2 糖蛋白的抗体。该抗体谱常用于联合诊断以习惯性流产、血栓、血小板减少为特征的抗磷脂抗体综合征。

6. 抗中性粒细胞胞质抗体(ANCA)　ANCA 是一组与中性粒细胞和单核细胞胞质成分为靶抗原的自身抗体。抗原成分包括：丝氨酸蛋白酶 3(PR-3)、髓过氧化酶(MPO)、杀菌/通透性增高蛋白(PBI)、人白细胞弹性蛋白酶(HLE)、乳铁蛋白(LF)、组织蛋白酶 G(CG)等(表 60-3)。

表 60-3　ANCA 抗体临床意义

类　别	临 床 意 义
胞质型(cANCA) (间接免疫荧光法)	在活动性肉芽肿性血管炎中阳性率几乎 100%，特异性在 90% 以上，且与疾病活动度具有明显相关性；蛋白酶 3(PR-3)是其中重要的靶抗原
核周型(pANCA) (间接免疫荧光法)	与坏死性血管炎、特发性坏死性新月体性肾小球肾炎(NCGN)、嗜酸性肉芽肿性血管炎有关；也可见于多种其他类别疾病：与炎症性肠病有关，在 SLE 患者中可有 10%～15% 阳性，RA 患者存在关节外损害及血管损害时也可呈阳性，药物、感染等；MPO 是其中重要的靶抗原
抗肾小球基底膜 (GBM)抗体	占自身免疫性肾炎的 5%，在肾小球性肾炎、抗肾小球基底膜(GBM)抗体相关疾病中有 80% 的阳性检出率，新月体形成性肾小球肾炎患者中有 20%～70% 的阳性检出率，也可在增殖性肾炎中检出

7. 其他特异性较强的自身抗体　随着对各类风湿性疾病研究的深入，越来越多的对于疾病诊断预后具有较高价值的自身抗体被发现。

(1) 抗线粒体 M_2 抗体：可见于梅毒(活动期)、SLE、SS 等，高滴度是原发性胆汁性肝硬化标志(95%)，其他慢性肝病和进行性 SSc 也可监测到低滴度抗体。

(2) 肌炎抗体谱：是目前陆续发现的新的与特发性炎性肌病密切相关的一组抗体，推动了肌炎的分型、诊断、预后评价进展。包括两大类，第一类为肌炎特异性抗体，包含抗合成酶抗体谱、抗 SRP 抗体、抗 Mi-2 抗体、抗 MDA5 抗体、抗 TIF1-γ 抗体、抗 NXP2 抗体、抗 SAE 抗体、抗 HMGCR 抗体。第二类为肌炎相关抗体，包括抗 Ku 抗体、抗 PM-Scl 抗体、抗 U1RNP 抗体、抗 U1RNP 抗体。

脑炎相关抗体是近年来发现与中枢神经系统抗体相关的脑部疾病，称为自身免疫性脑炎。依据抗体针对的抗原成分不同，分为抗神经细胞内抗原的抗体和抗神经细胞膜的抗体。其中抗神经细胞内抗原的抗体又称为副肿瘤性自身抗体，此类抗体不直接致病，可作为癌症诊断的生物标志。

【风湿性疾病治疗】

由于风湿病病因不明，且很多药物作用机制复杂，患者在疾病不同阶段对于治疗的应答也往往不尽相同。所以目前指南一般只对治疗方案提出原则性建议，较少严格规定用药剂量。并且，很多风湿性疾病的治疗方案强调个体化治疗，制定治疗方案时综合考虑患者的临床表型、体质、年龄、经济能力等因素。即使是最常用的糖皮质激素，对于同一个患者，不同的医生也可能制定出不同的激素用量。这使得很多医生感觉难以掌握风湿病标准化治疗。当然这一情况也随着靶向治疗时代的到来有所改变。由于靶向治疗药物治疗靶点相对明确,也更多经过现代循证学研究方法的验证,因此其治疗剂量的变异度一般较传统免疫抑制剂要小。这就是风湿性疾病个体化治疗与其他系统疾病标准化治疗之间的区别。风湿性疾病的治疗中普遍存在同病异治和异病同治。也就是同一种疾病,治疗方法可以有非常大的差异;同时,一种药物又往往可以用于各种不同风湿性疾病的治疗。这同样是由于风湿性疾病存在的异质性大、药物作用机制复杂所导致。这要求医生对于风湿性疾病的病理生理和药物的作用机制有深入的理解,才能有针对性地对患者制定符合其需求的治疗。

风湿性疾病常用药物包括非甾体抗炎药、糖皮质激素、免疫抑制剂、抗疟药、靶向药物以及植物药,分述如下。

1. 非甾体抗炎药 非甾体抗炎药(nonsteroidal anti-inflammatory drugs, NSAID)主要通过竞争抑制环氧化酶(COX)而抑制花生四烯酸转化为前列腺素,起到抗炎、解热、镇痛的作用,广泛用于风湿病的治疗中。NSAIDs 抑制的关键是 COX,其中 COX-1 是构成人体正常细胞和组织的基因,在成熟血小板、胃肠道黏膜上高度表达,不受炎症刺激调节;而 COX-2 则与炎症刺激高度相关。依据对 COX-1 和 COX-2 选择性抑制的不同,可以分为选择性 NSAIDs 和非选择性 NSAIDs。

(1) 非选择性 NSAIDs:非选择性 NSAIDs 的药物悠久历史、种类繁多,具有良好的解热镇痛抗炎疗效,包括羧酸类、烯醇酸类、非酸化合物三大类。使用此类药物时需注意其在胃肠道、肾、肝、心血管系统的不良反应,如胃肠道毒性(消化不良、消化道溃疡以及出血、结肠炎等);肝脏以及肾脏损害、哮喘以及过敏风险、过敏性皮炎(甚至中毒性表皮坏死松解症)、血细胞减少、神经系统症状、血栓等。目前临床常用的该类药物有:布洛芬、萘普生、双氯芬酸、吲哚美辛等。

(2) 选择性 NSAIDs:总体而言,选择性 NSAIDs 和非选择 NSAIDs 的不良反应类似,但选择性 NSAIDs 对 COX-2 高选择性,对于血小板上的 COX-1 无抑制作用,较之于非选择性 NSAIDs 具有更好的胃肠道安全性,并具有更低的肝肾毒性。但是部分曾经上市的此类药物存在可能增加心血管不良事件风险,引起了人们对选择性 NSAIDs 潜在心血管风险的警惕。此类药物常见的如塞来昔布,每日最大剂量 400 mg,禁用于磺胺药物过敏的患者;依托考昔每日最大剂量 120 mg,禁用于严重肝肾损害患者。

2. 糖皮质激素 糖皮质激素到目前为止仍然是最有效的抗炎药物,也是许多风湿性疾病治疗的基础,在风湿病领域的应用已经形成一定的规范。依据生物半衰期,可将糖皮质激素分为短效(8～12 h)、中效(18～36 h)、长效(36～54 h)激素;依据其化学成分含氟与否分为无氟激素和含氟激素,前者包括:氢化可的松、醋酸泼尼松、醋酸泼尼松龙、甲泼尼龙;后者包括地塞米松、去炎松。对于风湿病的轻症或维持治疗,常使用小剂量激素;对于疾病活动期,无危重征象者可使用中等或者大剂量激素;对于疾病活动导致的危重征象,可采用冲击量激素(表 60-4)。不同的激素间可以通过等效剂量进行转换。激素使用时当注意:① 常规用法为晨起顿服,必要时可分次服用。病情稳定需要药物撤减时,可以采用隔日给药的方法。② 因人而异寻找最低的维持量,以避免医源性肾上腺皮质功能亢进或不全。③ 逐渐减药以防止反跳。停药后皮质功能低下,可用促肾上腺皮质激素(ACTH)7 d。长期使用糖皮质激素者,皮质功能不全往往 0.5～2 年才得以恢复。④ 用药期间当注意采用低钠、高钾饮食,补蛋白质,控制血压、血脂、血糖。预防骨质疏松、预防感染,有消化道溃疡者应给予制酸剂。⑤ 应尽早联合用药(免疫抑制剂)。下列情况时,糖皮质激素当慎用或禁用,包括:严重精神病、活动性溃疡和新近的胃肠手术、糖尿病、重症高血压、耐药性细菌和真菌、病毒感染不能控制者、活动性结核病、严重皮质醇增多症、严重骨质疏松、青光眼、白内障、角膜溃疡、骨折、创伤或手术修复期、严重心或肾功能不全等。

表 60-4　常用糖皮质激素的等效剂量与分层治疗剂量

类　别	药物名称	单位剂量(mg)	等效剂量(mg)	生物半衰期(h)
短效	可的松	5/10/2	25	8～12
中效	醋酸泼尼松片	5	5	12～36
	醋酸泼尼松龙片	5	5	12～36
	甲泼尼龙片	4	4	12～36
	甲泼尼龙琥珀酸钠	40	4	12～36
长效	地塞米松片	0.75	0.75	36～72
	地塞米松磷酸钠	5	0.75	36～72
剂量分层治疗(以泼尼松为例)				
小剂量	<0.25 mg/(d·kg)		维持治疗,轻症	
中等剂量	$0.5～1$ mg/(d·kg)		疾病活动期,无危重征象	
大剂量	$1～2$ mg/(d·kg)			
冲击量	$250～1\,000$ mg/d		疾病活动导致的危重征象	

3. 免疫抑制剂和改善病情抗风湿药　免疫抑制剂(immunosuppressive drugs)是一类能够抑制人体免疫系统,抑制与免疫有关的细胞(如 T 细胞、B 细胞、巨噬细胞等)的增殖以及细胞功能,降低人体免疫反应的药物,包括环磷酰胺、硫唑嘌呤、来氟米特、甲氨蝶呤、钙调磷酸酶抑制剂、霉酚酸酯、艾拉莫德等。改善病情的抗风湿药(disease-modifying anti-rheumatic drugs,DMARDs)特指一类可改善风湿病患者病情、慢性病程以及预后的药物,是目前治疗类风湿关节炎的主要治疗药物种类之一。传统合成的 DMARDs 主要包括甲氨蝶呤、来氟米特、环孢素、艾拉莫德等免疫抑制剂以及柳氮磺吡啶和抗疟药。目前认为生物制剂也可称为生物原研的 DMARDs,一些靶向新型小分子化合物则被称为靶向合成的 DMARDs。免疫抑制剂侧重于药理学基础上的分类,而 DMARDs 则从疾病治疗中作用和地位进行分类。

(1)环磷酰胺(cyclophosphamide,CTX):CTX 是一种烷化剂,可以耗竭 T、B 细胞以及自身抗体。CTX 血清中半衰期大约 6 h,80% CTX 由肝脏代谢,20% 由肾脏排出。使用静脉 CTX 冲击疗法时,每次剂量为 $0.5～1.0$ g/m^2 体表面积,每月间歇静脉滴注 1 次,时间大于 1 h,持续 6 个月,评估病情后决定是否进入维持治疗方案。CTX 口服剂量为每日 $1～2$ mg/kg,分 2 次口服。CTX 有胃肠道反应、脱发、肝损害、骨髓抑制、出血性膀胱炎、性腺抑制等不良反应。口服 CTX 更容易诱发出血性膀胱炎,增加膀胱肿瘤发生概率,服用后需嘱患者大量饮水。建议每次 CTX 治疗后第 10 日和第 14 日检测血白细胞,当血白细胞计数 $<3×10^9$/L 时,当暂停使用 CTX。闭经与 CTX 使用年龄和累计剂量有关,因此育龄期女性需监测性腺功能,谨慎使用。

(2)硫唑嘌呤(azathioprine,AZA):AZA 是一种嘌呤类似物,通过干扰嘌呤代谢作用于 DNA 合成期细胞,阻碍淋巴细胞的嘌呤补充合成途径,进而影响 DNA、RNA 和蛋白质的合成,能够同时抑制细胞免疫和体液免疫。适用于风湿性疾病的诱导缓解以及维持治疗。剂量为 $1～2$ mg/(kg·d)。硫唑嘌呤不良反应主要是骨髓抑制、肝损害、胃肠道反应等,同时使用别嘌醇可增加 AZA 的毒性。

目前已知巯基嘌呤甲基转移酶(TPMT)缺乏是患者服用 AZA 后出现严重不良反应的重要原因,因此治疗前最好先行 *TPMT* 基因检测。同时 AZA 50 mg/d 起始治疗剂量治疗 1 周后需随访患者血常规、肝功能,如无异常也需后续进行定期随访。

(3) 霉酚酸酯(mycophenolate mofetil,MMF):MMF 可以抑制鸟嘌呤核苷酸从头合成途径必需的次黄嘌呤单核苷酸脱氢酶,半衰期 17 h。诱导缓解时亚裔服用剂量为每日 1.5～2 g/d,分 2 次口服,维持治疗时每日 0.5～1.0 g/d。MMF 不良反应主要为骨髓抑制和诱发感染,无明显性腺抑制,但可能致畸形,怀孕期间避免使用。

(4) 钙调磷酸酶抑制剂(calcineurin inhibitors,CNIs):此类药物可使 T 细胞失活,同时能够减少狼疮 B 细胞的抗原提呈和自身抗体的产生。常用药物包括环孢素 A(cyclosporine A,CsA)和他克莫司(tacrolimus,FK506)。CsA 药物浓度可通过外周血检测,常规用量为 3～5 mg/(kg·d)。他克莫司起始治疗剂量为 1～3 mg/(kg·d)。两者不良反应均为肾功能不全、高血压、电解质紊乱,相对而言,他克莫司致肾毒性、高血压不如 CsA 常见,此类药物在使用时容易与通过细胞色素 P450 酶代谢的药物发生相互影响,导致血药浓度变化,需密切关注。

(5) 甲氨蝶呤(methotrexate,MTX):可抑制细胞内二氢叶酸还原酶,抑制嘌呤合成,同时具有抗炎、免疫抑制作用。每周剂量为 7.5～20 mg,以口服为主(1 d 之内服完),亦可静脉注射或肌内注射。4～6 周起效,疗程至少半年。不良反应有肝损害、肾损害、胃肠道反应、骨髓抑制剂等。

(6) 来氟米特(leflunomide,LEF):是具有抗增殖活性的异噁唑类衍生物,能通过抑制嘧啶的全程生物合成,从而直接抑制淋巴细胞和 B 细胞的增殖。常用 10～20 mg,每日 1 次口服。主要不良反应有皮疹、腹泻、高血压、肝酶增高、诱发感染等。服药期间应定期检查血常规和肝功能。因有致畸作用故孕妇禁服。

(7) 艾拉莫德(iguratimod):是一种新型的改善病情抗风湿药,能够有效抑制炎症因子的分泌,抑制免疫应答以及基质金属蛋白酶的表达,因此被用于类风湿关节炎的治疗中。每次 25 mg,每日 2 次口服。主要不良反应有肝酶增高、血细胞减少、胃肠道反应等。

(8) 柳氮磺吡啶(sulfasalazine,SSZ):是由磺胺吡啶和 5 氨基水杨酸两部分通过偶氮结合形成的药物,具有抗炎、抗菌、抑制多种细胞因子的作用,目前是类风湿关节炎、脊柱关节炎的常用治疗药物,剂量为每日 2～3 g,分 2 次服用,由小剂量开始,以减少不良反应。对磺胺过敏者禁用。

4. 抗疟药 抗疟药主要包括氯喹和羟氯喹,两者被普遍用于存在皮肤和关节症状的患者,以及作为重症 SLE 的辅助治疗,减少疾病复发风险,同时发现抗疟药能够改善血脂以及亚临床动脉粥样硬化。羟氯喹,每次 0.1～0.2 g,每日 2 次口服;氯喹每次 0.25 g,每日 1 次口服。抗疟药的总体耐受性较好,但仍需注意其视网膜毒性,推荐常规进行眼科检查。同时注意患者是否存在房室传导阻滞。

5. 靶向治疗药物 随着基础研究的不断推进,风湿性疾病进入了靶向治疗时代,这是近 20 年来风湿性疾病治疗的突破性进展。靶向治疗药物在细胞分子水平上,针对已经明确的致病位点进行相应设计。依据药物制备方式,分为生物制剂和小分子化合物。

(1) 生物制剂:在风湿性疾病治疗中,生物制剂特指针对各类致病性细胞因子所研发的抗体或受体融合蛋白。包括:① TNF 拮抗剂:以依那西普、英夫利西单抗和阿达木单抗为代表。此类药起效快,能抑制骨破坏,是目前脊柱关节炎和类风湿关节炎治疗的最核心的靶向药物。② IL-6 拮抗剂:代表药物为托珠单抗(tocilizumab),主要用于中重度 RA 以及大动脉炎,对 TNF-α 拮抗剂反应欠佳的患者可能有效。③ IL-1 拮抗剂:代表药物为阿那白滞素(anakinra),目前尚未在国内广泛使用。④ B 细胞抑制剂：常见的为利妥昔单抗(rituximab, RTX)和贝利木单抗(belimumab)，RTX 是一种抗胞膜 CD20 的人-鼠嵌合单克隆抗体，主要用于以 B 细胞功能亢进的常规治疗无效的风湿性疾病。对于 SLE 有神经精神病变、自身免疫性血细胞减少、增殖性 LN 的患者缓解率更高。贝利木单抗是一种人源化的抗 B 淋巴细胞刺激蛋白的单克隆抗体，主要用于常规治疗无效的中重度 SLE。

（2）新型小分子化合物：代表药物为一种酪氨酸激酶抑制剂(JAK 抑制剂)，为口服片剂，用于对甲氨蝶呤疗效不足或对其无法耐受的中度至重度活动性类风湿关节炎。

6. 中药提取物

（1）雷公藤多苷片：雷公藤为卫矛科植物雷公藤的根，其提取物雷公藤多苷能对多个亢进的免疫环节起作用，它不仅能抑制 T 细胞的功能，还能直接抑制亢进的 B 细胞功能。常用剂量为每次 10～20 mg，每日 3 次口服。常见不良反应有胃肠道反应，肝功能损伤，血小板、白细胞减少，性腺抑制等。

（2）白芍总苷：白芍为毛茛科植物芍药的干燥根，可以在多个环节影响自身免疫疾病的细胞免疫、体液免疫以及炎症过程，可以减轻自身免疫性炎症，并有镇痛作用，常用每次 600 mg 每日 2～3 次口服，常见不良反应有腹泻等。

风湿性疾病特别是弥漫性结缔组织病患者常常需要长期甚至终身使用抗风湿药物。对于女性患者，妊娠期以及哺乳期的安全用药是风湿病药物治疗中亟须重视的部分。母体风湿病的控制情况直接影响妊娠结局以及新生儿的预后，可参照相关指南慎重用药。另外，尽管上述抗风湿药物的使用使得风湿性疾病的治疗有了长足进展，但仍然有较多患者需要通过全膝关节置换手术和全髋关节置换手术改善生活质量，其围手术期风湿病药物的应用可参考相关指南进行。

（李　挺　郑玥琪）

第六十一章 系统性红斑狼疮

导学

1. 掌握：系统性红斑狼疮的病因、临床表现及并发症、分类标准与鉴别诊断要点、治疗原则。

2. 熟悉：系统性红斑狼疮的发病机制、病理生理特点、辅助检查特点、病情评估、常用治疗药物种类。

3. 了解：系统性红斑狼疮的流行病学、预后和预防。

系统性红斑狼疮(systemic lupus erythematosus,SLE)是一种累及多系统、多器官的自身免疫病,以具有多种抗细胞核成分的自身抗体为特征。其临床表现多样,具有极高的异质性,病情迁延反复,预后差异较大。本病好发于育龄期女性,发病年龄多为15～45岁。SLE的自然病程多表现为病情的加重与缓解交替。SLE的持续炎症导致不可逆的重要脏器损伤,引起患者生活质量的下降与死亡风险升高。目前SLE患者生存率已有明显提高,10年生存率为85%～95%。

【病因及发病机制】

(一) 病因

本病病因尚不明确,遗传因素、性别因素以及环境刺激是导致疾病发生的主要原因。

1. 遗传因素 SLE是一种多基因决定的遗传易感性疾病。同卵双胞胎的共同发病率最高达57%,比异卵双胞胎发病率增加了约10倍;已经发现8个染色体区域与SLE连锁,全基因组关联分析研究已经鉴定了超过50个基因或基因组与SLE相关。

2. 性别因素 性别是SLE的重要易感因素。育龄期女性患者发病率比同龄男性高9～15倍。女性与男性的发病比例为7～9∶1。妊娠可以诱发SLE。使用性激素替代治疗1年的妇女,SLE复发率显著增加。

3. 环境因素

(1) 紫外线:紫外线可加速SLE疾病进程,而UVB在诱发SLE疾病活动中的作用可能比UVA更重要。

(2) 感染:慢性病毒感染可能是SLE的诱发因素,其中已有大量证据显示Epstein‐Barr病毒(EBV)与SLE相关。

(3) 药物:目前已知部分药物可能诱发药物性狼疮(drug-induced lupus)。目前已知的药物有50余种,包括肼苯哒嗪、普鲁卡因胺、异烟肼、乙内酰脲、氯丙嗪、甲基多巴、苯妥英钠、青霉胺、米诺环素、他汀类药物、肿瘤坏死因子α抑制剂、干扰素α等。

(4) 饮食：食用紫花苜蓿、含有芳香族类氨基酸 L-刀豆氨酸的蔬菜、含有降植烷的食物可能诱发 SLE。

(5) 其他：石棉、硅石、氯化乙烯及含有反应性芳香族胺的染发剂可能与 SLE 发病有关，严重的生理、心理压力皆可诱导 SLE 突然发作。

（二）发病机制

SLE 发病机制极为复杂，靶器官的损伤主要由致病性的自身抗体和免疫复合物攻击组织所致。在遗传因素、性别、环境因素的相互影响下，机体出现持续存在的异常抗原表达，包括 DNA/抗 DNA 复合物中低甲基化的 DNA、其他 DNA/蛋白和 RNA/蛋白自身抗原，这些抗原通过 Toll 样受体活化先天性免疫细胞(如树突状细胞)和获得性免疫细胞(B 淋巴细胞、T 淋巴细胞)，此后 B 淋巴细胞成熟为浆细胞病分泌多种自身抗体，并形成大量致病性免疫复合物，自身抗体和免疫复合物攻击组织引起补体活化和其他致炎反应，造成靶细胞损伤，组织局部炎症、瘢痕形成、动脉斑块沉积、血栓形成，形成不可逆的损害。

【病理及病理生理】

SLE 的基本病理改变是坏死性血管炎。受累器官、组织的中小血管因免疫复合物沉积或抗体直接侵袭造成血管壁的炎症和坏死，继发血栓导致局部组织的缺血和功能障碍。

(1) 狼疮性肾炎：多达 90% 的 SLE 患者在组织学上有肾脏受累的病理表现，因此狼疮性肾炎的病理是 SLE 诊断的核心依据。SLE 的肾脏受累包括肾小球肾炎、肾小管间质疾病和血管病变。目前采用 2003 年国际肾脏病学会/肾脏病理学会(ISN/RPS)2003 年分型标准将狼疮性肾小球肾炎分为 6 型，其病理表现详见狼疮性肾炎章节(表 34-1)，各病理类型间可相互转变。肾间质病变则表现为肾小管损伤和间质纤维化。肾血管病变则包括"狼疮血管病"、血栓性微血管病、血管炎、非特异性血管硬化。有间质或血管病变的患者肾脏受损往往较重，预后较差。狼疮性肾炎患者典型的肾小球免疫病理表现为 IgG、IgA、IgM、C3、C4、Clq 均阳性，称为"满堂亮(full house)"。

(2) 洋葱皮样改变：指小动脉周围出现向心性的纤维组织增生，心包、心肌、肺、神经系统等器官均可出现上述基本病理变化，尤以脾脏中央动脉为明显。

(3) 狼疮小体与狼疮细胞：系统性红斑狼疮患者体内的抗核抗体并无细胞毒性，但可攻击细胞核，使其碎裂崩解而形成游离的染色均匀的小体，称为狼疮(LE)小体。因其在 HE 染色切片中呈紫红色或紫色，又称为苏木素小体。狼疮小体对中性白细胞和巨噬细胞有很强的趋化性，可被其吞噬于胞质中，并将细胞和挤在一旁，称为狼疮细胞。

【临床表现】

本病临床表现多样，可累及人体各个系统，多数缓慢起病，病程迁延反复。

1. 全身症状 发热、乏力是 SLE 常见的临床表现。活动期 SLE 患者常伴有发热、以长期低中度发热多见，也可能合并药物因素与感染，因此需要及早查明原因进行鉴别。

2. 皮肤、毛发、黏膜表现

(1) 急性皮疹：包括颧部蝶形红斑、全身红斑和大疱性病变。典型的蝶形红斑常急性起病，多发生于日晒之后。

(2) 亚急性皮疹：亚急性皮肤性红斑狼疮多表现为环状红斑型或者丘疹鳞屑型皮损，最常累及肩部、前臂、颈部及躯干上部，面部一般不受累。

(3) 慢性皮疹：包括以下皮损，盘状红斑狼疮；肥厚性皮肤狼疮；深部狼疮；黏膜狼疮；肿胀性狼疮；冻疮样皮疹。

(4) 光过敏：在接触日光或荧光中的 UVB 后产生急性、亚急性皮肤狼疮、盘状狼疮、荨麻疹性皮疹，见于 60% 以上的 SLE 患者。

(5) 脱发：多累及头皮、眉毛、睫毛、胡须以及体毛，常沿着正面发际线发生，见于大多数狼疮患者。

(6) 黏膜：可累及口腔、鼻、上呼吸道黏膜组织，常见于软腭、硬腭或颊部黏膜。口腔溃疡可以为 SLE 患者的首发病变，一般为无痛性。SLE 累及鼻部黏膜可表现为鼻部溃疡，通常出现在鼻中隔下缘，少数患者可出现鼻中隔穿孔。累及上呼吸道黏膜，表现为声音嘶哑。

3. 骨骼肌肉病变

(1) 关节炎：约 90%SLE 患者可以出现关节炎和关节痛，临床多表现为累及膝关节、腕关节和手部小关节的对称性关节炎，可以仅为轻度关节痛，也可以因韧带和(或)关节囊松弛和关节半脱位导致手部畸形。在 X 线检查上通常不伴有骨侵蚀，仅少部分患者在骨关节 MRI 中发现侵蚀性病变。除关节炎外，SLE 患者的肌腱炎和腱鞘炎也很常见。

(2) 骨关节非血管性坏死：又称为无菌性坏死和缺血性坏死，最常累及股骨头、胫骨平台和股骨髁，小关节也可受累，表现为骨组织的反应性充血、脱钙和塌陷，是一种疼痛性、致残性疾病，大剂量的激素是导致非血管性坏死的高危因素，但也可发生于未曾使用激素治疗的 SLE 患者。

(3) 肌炎：SLE 患者发生肌炎通常会累及四肢近端肌群，表现为肌痛和肌无力，少数出现血清肌酸激酶升高。

4. 肾脏病变　多达 90% 的 SLE 患者在组织学上有肾脏受累的病理表现，但仅有 50% 的患者发展为临床肾炎。肾脏受累是 SLE 最重要的致残和致命因素，对 SLE 预后影响极大。肾脏受累的临床表现多样，血尿、蛋白尿、脓尿、多型红细胞、红细胞管型和白细胞管型均可出现，进而可表现为肾病综合征、水肿、高血压、肾功能衰竭。蛋白尿是评价肾小球损伤的敏感指标。

5. 神经系统病变　SLE 神经系统受累称为神经精神狼疮，包括多种神经性和精神性表现，可累及中枢和外周神经系统的任何部位。中枢神经系统受累临床可表现为急性意识障碍、头痛、精神错乱、情绪失调、抽搐、脊髓病变和舞蹈症等；累及外周神经系统可表现为肢体感觉和(或)运动障碍。

6. 心血管病变　SLE 可以累及心包、心肌、心瓣膜和冠状动脉。

(1) 心包炎：约 50% 以上的 SLE 患者可以出现心包炎，临床表现为心前区锐痛，端坐位可以缓解，大量心包积液和心包填塞比较少见。

(2) 心肌炎：SLE 患者心肌炎较少见，当出现无法解释的心力衰竭或心脏扩大、无法解释的心动过速和心电图异常时需要考虑本病，心脏超声可见心脏舒张或收缩异常，和(或)整体收缩活动减弱。

(3) 心瓣膜异常：SLE 患者可出现多种心瓣膜异常，研究表明 SLE 患者心瓣膜病发生率高达 61%，包括非典型疣状心内膜炎(Libman-Sacks 心内膜炎)、瓣膜增厚、瓣膜反流和瓣膜狭窄，其中瓣膜增厚最为常见。

(4) 冠状动脉疾病：SLE 患者冠状动脉阻塞多因动脉血栓、原位血栓形成、血管炎或者动脉粥样硬化所致，其中动脉粥样硬化是病程较长的 SLE 患者常见并发症。

7. 呼吸系统病变　SLE 可以累及肺的任何部位。包括胸膜炎、狼疮肺炎、间质性肺疾病、弥漫性肺泡出血以及肺动脉高压。

(1) 胸膜炎：约50%以上的 SLE 患者可以出现胸膜炎,临床表现为胸痛,咳嗽时加重,大量胸腔积液时可表现出呼吸困难。

(2) 狼疮性肺炎：SLE 患者急性狼疮性肺炎较少见,有很高的病残率和病死率,临床表现为严重的急性呼吸系统症状,伴有发热、咳嗽、肺部浸润和低氧血症。

(3) 慢性间质性肺疾病：SLE 的间质性肺疾病可发生在急性肺炎之后,也可隐匿起病,表现为活动后呼吸困难、慢性干咳等。

(4) 弥漫性肺泡出血：是一种严重威胁 SLE 患者生命的临床表现,发生率不超过2%,病死率高达50%,表现为急性或亚急性发作的呼吸困难和咳嗽,肺部摄片有新发肺泡浸润,血清血红蛋白水平下降。

(5) 肺动脉高压：是 SLE 罕见的严重并发症,临床表现为活动后呼吸困难、乏力、胸痛和干咳。心脏超声是发现肺动脉高压的简便有效的办法,但仍需静息状态下进行右心导管测定,若平均肺动脉压力大于25 mmHg,则可诊断。

8. 血液系统病变　SLE 的血液系统受累非常常见,累及三系、淋巴结、脾脏。

(1) 贫血：常见的原因主要自身免疫性溶血性贫血、微血管病性溶血性贫血。前者多由抗红细胞抗体介导,表现为血清非结合胆红素升高、乳酸脱氢酶升高、网织红细胞升高,直接 Coombs 试验阳性;后者则在外周血涂片时出现破碎细胞。失血、肾功能不全,红细胞再生障碍和药物的骨髓毒性也是 SLE 贫血的原因。

(2) 白细胞减少：约50%的患者会出现白细胞减少,多表现为淋巴细胞减少和(或)中性粒细胞减少。白细胞减少需要和免疫抑制剂使用的不良反应相鉴别。

(3) 血小板减少：50%以上的 SLE 患者会出现血小板减少,多由免疫介导的血小板破坏所致,发生血栓性血小板减少性紫癜、抗磷脂抗体综合征、脾大时也容易出现血小板减少。

(4) 淋巴结病和脾大：活动性 SLE 患者可以出现局灶或全身性柔软的无痛性淋巴结肿大,常累及颈部、腋窝、腹股沟淋巴结。部分患者脾大,组织学可见动脉周围纤维化。

9. 消化系统病变　SLE 可以累及胃肠道的任何部分。高达40%的患者出现腹痛,有时伴有恶心、呕吐、腹泻。腹痛的常见原因包括腹膜炎、胰腺炎、肠系膜血管炎和假性肠梗阻。其他少见的胃肠道表现还包括蛋白丢失性肠病。此外,高达60%的患者在其病程中出现肝功能异常,需要与病毒性肝炎、脂肪肝、药物性肝损伤相鉴别,必要时可以通过肝穿刺确诊。在抗磷脂抗体阳性的患者中,还可能出现肝脏血管疾病如 Budd-Chiari 综合征、肝静脉阻塞性疾病和肝梗死。

10. 眼部病变　SLE 累及眼部表现为干燥性角结膜炎,累及眼底表现为视网膜异常,如视网膜出血、血管炎样病变、棉絮状斑点和硬性渗出。SLE 也可出现巩膜外层炎和巩膜炎,但虹膜炎极为罕见。

11. 抗磷脂抗体综合征　本病可以独立发生,也可继发于 SLE 或其他自身免疫性疾病。临床表现为动脉和(或)静脉血栓形成,自发性习惯性流产,血小板减少,抗磷脂抗体谱阳性。

【辅助检查】

1. 一般检查　通过血常规、尿常规、粪便常规、粪便隐血、肝功能、肾功能、心肌酶谱等常规检查,可以协助发现和评估 SLE 各系统受累情况。红细胞沉降率(ESR)在 SLE 活动期常增快。

2. 自身抗体　抗核抗体谱是 SLE 最重要的血清学标志。

(1) 抗核抗体(ANA)：超过95%的 SLE 患者存在 ANA 阳性,在2017年 ACR/EULAR 诊断标准中,ANA Hep2 免疫荧光法滴度≥1∶80属于诊断 SLE 的分类标准,但是仅有 ANA 阳性不足以诊断 SLE。

(2) 抗 dsDNA 抗体：是诊断 SLE 的标记性抗体之一，阳性率不超过 50%～60%，但特异性高达 95%，有助于确诊 SLE。其滴度升高与 SLE 疾病活动有关，有助于评估 SLE 疾病活动度。同时，抗 dsDNA 阳性与肾小球肾炎有关。

(3) 抗 Smith 抗体：是诊断 SLE 的标记性抗体之一，阳性率仅 20%～30%，但特异性抗体高达 99%，有助于确诊 SLE。

(4) 抗磷脂抗体谱：包括抗心磷脂抗体(aCL)、抗 β₂ 糖蛋白 I (抗 β₂GPI)、狼疮抗凝物(LAC)，在 30%～40%SLE 患者中为阳性，与血栓栓塞以及习惯性流产有关，有助于诊断抗磷脂综合征。

(5) 其他自身抗体：SLE 是一种具有丰富自身抗体的疾病，除上述自身抗体外，还有下列抗体与其具有一定相关性。① 抗 Ro/ SSA 抗体和抗 La/ SSB 抗体：阳性率 20%～30%，与并发干燥综合征、光敏感、亚急性皮肤型红斑狼疮有关，超过 90%的新生儿狼疮存在该抗体阳性。② 抗核糖体 P 蛋白抗体：阳性率约为 15%，与 SLE 神经系统损伤有关。③ 抗组蛋白抗体：阳性率仅 70%，与药物性狼疮有关。④ 其他抗组织细胞抗体：包括用于检测抗红细胞不完全抗体的抗人球蛋白试验(Coombs'test)、抗血小板抗体等。

3. 补体 SLE 中免疫复合物所致的补体消耗会导致低补体血症，补体 C3、C4 降低，有助于诊断以及评估 SLE 活动度。

4. 组织学检查 肾脏活检对于狼疮性肾炎的分型、诊断、预后评估均有一定价值。

5. 其他 依据 SLE 系统累及不同，可以通过 X 线、CT、超声、心电图、MRI 来诊断和评估 SLE 各系统损害。

【诊断策略】

(一) 诊断依据

SLE 的诊断目前通行的是 1982 美国风湿病学会(ACR)SLE 分类诊断标准，1997 年对该标准进行了修订，其中 11 项中存在 4 项或以上者可诊断为 SLE。① 颊部红斑。② 盘状红斑。③ 光敏感：患者病史提供或者医生检查发现。④ 口腔溃疡：常为无痛性。⑤ 关节炎：累计两个以上关节的非侵蚀性关节炎。⑥ 浆膜炎：心包炎或胸膜炎。⑦ 肾脏病变：持续性蛋白尿>0.5 g/ d 或尿蛋白(+++)，细胞管型。⑧ 神经系统改变：抽搐或精神障碍。⑨ 血液系统损害：溶血性贫血(伴网织红细胞增多)；或白细胞计数减少(至少两次≤4×10⁹/ L)；或淋巴细胞减少(至少两次≤1.5×10⁹/ L；或血小板计数减少≤100×10⁹/ L)。⑩ 免疫学异常：抗 dsDNA 抗体阳性；或抗 Smith 抗体阳性；或抗磷脂抗体(抗心磷脂抗体或狼疮抗凝物阳性或梅毒血清试验假阳性)。⑪ 抗核抗体阳性。

随着 SLE 诊治手段不断提高，为了提升 SLE 早期诊断效能，2012 年系统性红斑狼疮国际临床协作组 (Systemic Lupus International Collaborating Clinics, SLICC)制定了新的 SLE 分类诊断标准，引入了新的生物学标志物，并强调了其在诊断中的重要作用。提出狼疮的确诊条件为：① 肾脏病理证实为狼疮肾炎并伴 ANA 或抗 dsDNA 阳性。② 以下临床及免疫指标中有 4 条以上符合(至少包含 1 项临床指标和 1 项免疫学指标)。

临床标准：① 急性或亚急性皮肤狼疮表现。② 慢性皮肤狼疮表现。③ 口腔或鼻咽部溃疡。④ 非瘢痕性脱发。⑤ 关节滑膜炎，并可观察到 2 个或更多的外周关节有肿胀或压痛，伴晨僵≥30 min。⑥ 浆膜炎：典型胸膜炎大于 1 d，或胸膜腔积液，或胸膜摩擦音，典型心包炎疼痛超过 1 d，或前倾位缓解，或有心包积液，或心包摩擦感，或心电图证实的心包炎，且除外其他病因。⑦ 肾脏病变：24 h 尿蛋白＞0.5 g/d 或出现红细胞管型。⑧ 神经病变：癫痫发作或精神病，多发性单神经炎，脊髓炎，周围神经病变或颅神经病变，脑炎。⑨ 溶血性贫血。⑩ 白细胞减少（至少1次白细胞计数＜4.0×10^9/L）或淋巴细胞减少（至少1次细胞计数＜1.0×10^9/L）；血小板减少症（至少1次细胞计数＜100×10^9/L）。

免疫学标准：① ANA 滴度高于实验室参考标准。② 抗 dsDNA 抗体滴度高于实验室参考标准（至少2次）。③ 抗 Smith 抗体阳性。④ 抗磷脂抗体：狼疮抗凝物阳性、梅毒血清学试验假阳性或抗心磷脂抗体是正常水平2倍以上或抗 β$_2$GPI 中滴度以上升高。⑤ 低补体血症：C3、C4、CH50 降低。⑥ 直接 Coombs 试验阳性。

（二）鉴别诊断

1. 与感染鉴别 SLE 患者活动期常有发热，需与各种病原体导致的感染相鉴别，其中部分感染可产生类似 SLE 症状和体征，甚至出现自身抗体阳性。病史、血清病原体相关抗体、病原体以及感染相关的生物标志物（如 CRP）等检查有助于进行鉴别诊断。

2. 与淋巴瘤鉴别 恶性肿瘤，例如非霍奇金淋巴瘤可以表现为关节疼痛、血细胞减少（包括自身免疫性溶血性贫血）、淋巴结肿大、皮疹和 ANA 阳性。老年人患者如初发狼疮样综合征，尤其需要警惕恶性肿瘤的可能性，进行恶性肿瘤筛选试验尤为重要。

3. 与其他自身免疫性疾病鉴别 其他自身免疫性疾病如类风湿关节炎、皮肌炎、系统性血管炎等也可以表现为相似的临床特征。在疾病的早期阶段进行区分常常是困难的，例如类风湿关节炎与系统性红斑狼疮患者均易发生手腕和小关节的对称性关节炎、ANA 和类风湿因子（RF）可能在两种疾病中都升高，如抗 CCP 抗体阳性提示 RA，而抗 dsDNA 或抗 Smith 抗体阳性提示 SLE。皮肌炎和系统性红斑狼疮均可出现光敏性皮疹且病理组织学表现类似。因此需要详细的病史询问和自身抗体检查来鉴别上述疾病与 SLE。

（三）病情评估

SLE 疾病的活动度可以分成轻、中、重度。轻度活动是指临床稳定，没有危及生命的器官累及，主要表现为关节炎、皮肤黏膜损害、轻度胸膜炎。中度活动是指更多、更重的临床表现，而重度疾病活动是指危及器官或生命的损害。

目前常用的评估工具包括：SLE 疾病活动指数（systemic lupus erythematosus disease activity index, SLEDAI）（表 61-1）以及英国狼疮评估组（British Isles Lupus Assessment Group, BILAG）评分，后者包括一般情况、皮肤黏膜、神经系统、肾脏、血液系统、肌肉关节、心肺、血管 8 个系统，由 136 项临床指标组成，其敏感性特异性较高，但内容烦琐。

表 61-1 系统性红斑狼疮病情活动度评分（SLEDAI-2K）

临床表现	定　义	计　分
癫痫样发作	近期发作，且除外代谢、感染、药物因素	8
精神症状	严重的认知障碍，因而正常活动能力改变，包括幻觉，思维无连贯性、不合理，思维内容缺乏、无衔接，行为紧张、怪异、缺乏条理。除外尿毒症、药物影响	8
器质性脑病综合征	大脑功能异常，定向力、记忆力或其他智力障碍，临床表现突出并有波动性，包括意识模糊、对周围环境注意力不集中，至少同时有以下两项：认知障碍、语言不连贯，嗜睡或睡眠倒错，精神运动增加或减少。除外代谢、感染、药物所致	8

续 表

临床表现	定 义	计 分
视觉障碍	SLE 视网膜病变,包括絮状渗出、视网膜出血、严重脉络膜渗出或出血及视神经炎。除外高血压、感染、药物所致	8
颅神经病变	累及颅神经的新发的感觉、运动神经病变	8
狼疮性头痛	严重持续性头痛,也可以是偏头痛,但必须对镇痛药治疗无效	8
脑血管意外	新发的脑血管意外,除外动脉粥样硬化	8
血管炎	溃疡、坏疽、痛性指端结节、甲周梗死。片状出血或经活检或经血管造影证实	8
关节炎	2 个以上关节痛和炎症表现(压痛、肿胀、积液)	4
肌炎	近端肌痛或无力,伴肌酸激酶升高,或肌电图改变,或肌活检证实存在肌炎	4
管型尿	颗粒管型或红细胞管型	4
血尿	>5 个红细胞/HP,除外结石、感染和其他原因	4
蛋白尿	>0.5 g/24 h,新出现或近期增加	4
脓尿	>5 个白细胞/HP,除外感染	4
脱发	新出现或复发的异常斑片状或弥散性脱发	2
皮疹	炎性皮疹	2
黏膜溃疡	新出现或复发的口腔或鼻黏膜溃疡	2
胸膜炎	胸膜炎性胸痛伴胸膜摩擦音、胸腔积液或胸膜肥厚	2
心包炎	心包疼痛,加上以下至少一项:心包摩擦音、心包积液或心电图,或超声心动证实	2
低补体血症	CH50、C3、C4 低于正常低限	2
抗 dsDNA 抗体滴度增加	>25%(Farr 氏法)或高于检测范围	2
发热	>38℃,排除感染原因	1
血小板减少	<100×10⁹/L	1
白细胞减少	<3.0×10⁹/L,排除药物原因	1

注:上述计分为前 10 d 之内的症状和检查。SLEDAI 积分对 SLE 病情的判断:0~4 分,基本无活动;5~9 分,轻度活动;10~14 分,中度活动;≥15 分,重度活动。

(四) 诊断思路

由于 SLE 起病时临床表现复杂多样,需综合病史、临床表现、体征,及时进行 SLE 相关自身抗体筛查,并进行完善的鉴别诊断,以期早期诊断,尽早进行评估和治疗。SLE 诊断流程见图(图 61-1)。

【治疗策略】

SLE 强调目标治疗,即通过控制疾病活动度,减少并发症以及药物毒性,确保患者长期生存,防止器官损伤,取得良好的生活质量。在治疗中,需要有针对性实现目标管理。对于中重度狼疮的治疗分为诱导缓解和维持治疗两个部分,其中诱导缓解治疗目的在于迅速控制病情,阻止或逆转内脏损害,以求疾病达到临床缓解或低活动度。维持治疗目的在于巩固诱导缓解治疗成果,使得疾病持续缓解,减少复发,谋求更好的生活质量。

(一) 一般治疗

(1) 避光防晒:使用防护服或防晒霜进行防晒。

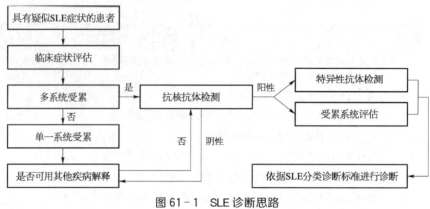

图 61-1 SLE 诊断思路

（2）戒烟：吸烟导致 SLE 患者更容易出现肾脏功能损伤，加重病情，因此提倡戒烟。

（3）健康饮食：选择高蛋白、低脂低糖饮食，避免使用菌菇、芹菜、香菜等增加光敏的食物，避免服用容易诱发 SLE 的药物。

（4）适量运动。

（二）药物治疗

治疗 SLE 的常用药物包括：糖皮质激素、非甾体抗炎药、抗疟药、免疫抑制剂、生物制剂、丙种球蛋白和植物药。

1. **糖皮质激素**（glucocorticoids，GCs） 糖皮质激素是 SLE 的一线治疗药物，其起始剂量以及用法取决于 SLE 器官受累类型和严重程度。轻度的 SLE 患者常选择小到中等剂量激素，中度 SLE 患者选择中到大量激素，重症 SLE 可选择激素冲击治疗。对 SLE 长期维持治疗，应将糖皮质激素降至泼尼松 7.5 mg/d 以下。

2. **非甾体抗炎药**（NSAIDs） NSAIDs 主要用于轻度 SLE，特别是发生关节炎时作为缓解症状的治疗。使用中需特别注意药物对于 SLE 血液系统、肝肾功能的影响，注意评估患者是否存在用药反指征。

3. **抗疟药** 抗疟药主要包括氯喹（chloroquine，CQ）和羟氯喹（hydroxychloroquine，HCQ），作为基础治疗药物被推荐用于所有的 SLE 患者中，除非患者存在禁忌证。抗疟药能够改善 SLE 患者皮肤和关节症状，同时辅助治疗重症 SLE，减少疾病复发风险，此外抗疟药能够改善血脂以及亚临床动脉粥样硬化。羟氯喹，每次 0.1～0.2 g，每日 2 次口服；氯喹每次 0.25 g，每日 1 次口服。

4. **免疫抑制剂**

（1）CTX：静脉 CTX 治疗已经成为重要器官受累（尤其是肾脏、心脏、肺或神经精神系统）的 SLE 患者诱导缓解的核心治疗方案之一。CTX 冲击疗法，每次剂量 0.5～1.0 g/m² 体表面积，每月间歇静脉滴注 1 次，时间大于 1 h，持续 6 个月，如治疗达标，可停止冲击，进入维持治疗。CTX 口服剂量为每日 1～2 mg/kg，分 2 次服。建议每次 CTX 治疗后第 10 日和第 14 日检测血白细胞计数，当血白细胞计数<3×10⁹/L 时，当暂停使用 CTX。闭经与 CTX 使用年龄和累计剂量有关，因此育龄期女性需监测性腺功能，谨慎使用。

（2）MMF：MMF 是目前 LN 的诱导缓解核心治疗药物之一，当 CTX 治疗失败时可与之互换。诱导缓解时亚裔服用剂量为 1.5～2 g/d，分 2 次口服，维持治疗时每日 1.0 g/d，分两次口服。

（3）CNIs：此类药物可使 T 细胞失活，同时能够减少狼疮 B 细胞的抗原提呈和自身抗体的产生。目前主要包括 CsA 和他克莫司（tacrolimus），两者均可用于常规治疗无效的增殖性 LN。CsA

还可用于改善 SLE 血细胞减少,降低抗 dsDNA 的滴度,其药物浓度可通过外周血检测,常规用量为 3～5 mg/(kg·d)。他克莫司起始治疗剂量为 1～3 mg(/kg·d)。

(4) AZA：AZA 适用于轻中度 SLE 的诱导缓解治疗以及重度 SLE 的维持治疗。剂量为每日 1～2 mg/(kg·d)。

(5) LEF：LEF 可用于难治性 LN 治疗,或作为对标准免疫抑制治疗不耐受的患者。治疗难治性 LN 要求起始剂量 100 mg/d,持续 3 d,减为 20 mg/d。

5. 生物制剂　目前治疗 SLE 生物制剂种类繁多,包括 B 细胞抑制剂、共刺激阻断剂、细胞因子拮抗剂,其中使用较多的为 B 细胞抑制剂,主要介绍利妥昔单抗和贝利木单抗。

(1) 利妥昔单抗(rituximab,RTX)：RTX 是一种抗胞膜 CD20 的人-鼠嵌合单克隆抗体,主要用于常规治疗无效的中重度 SLE。其中,有神经精神病变、自身免疫性血细胞减少、增殖性 LN 的患者缓解率更高。

(2) 贝利木单抗(belimumab)：贝利木单抗是一种人源化的抗 B 淋巴细胞刺激蛋白的单克隆抗体,主要用于常规治疗无效的中重度 SLE。

6. 静脉用丙种球蛋白　适用于病情严重或(和)并发全身性严重感染者,一般每日 0.4 g/kg,静脉滴注,连续 3～5 d 为 1 个疗程。

7. 植物药　雷公藤多苷片用于轻中度 SLE 的治疗;常用剂量每次 10～20 mg,每日 3 次口服。白芍总苷用于 SLE 的辅助治疗,常用剂量每次 600 mg,每日 2～3 次口服。

(三) SLE 的治疗策略

1. 非肾脏受累的 SLE 治疗策略　依据 2019 年 EULAR 对于 SLE 的管理建议,对于非肾脏受累的 SLE,当根据下列病情分度进行相应的治疗(表 61－2)。

表 61－2　非肾脏受累的 SLE 治疗策略

辅助治疗	轻度 SLE		中度 SLE		重度 SLE		目标治疗
	常规治疗	难治性 SLE	常规治疗	难治性 SLE	常规治疗	难治性 SLE	
日晒防护;疫苗接种;功能锻炼;戒烟;控制体重、血压、血脂、血糖 在 APL 阳性的患者中：抗血小板治疗;抗凝剂治疗	羟氯喹						临床缓解： SLEDAI=0 羟氯喹维持治疗,停用糖皮质激素 或者 低活动度： SLEDAI≤4;羟氯喹维持治疗;泼尼松 7.5 mg/d;免疫抑制剂保持稳定剂量并有良好耐受性
	糖皮质激素 (口服/肌内注射)		糖皮质激素(口服/静脉)				
	甲氨蝶呤/硫唑嘌呤						
			贝利木单抗				
			钙调磷酸酶抑制剂	钙调磷酸酶抑制剂			
				吗替麦考酚酯			
					环磷酰胺		
						利妥昔单抗	
	证据级别 A		证据级别 B	证据级别 C	证据级别 D		

轻度 SLE：全身症状、轻度关节炎、皮疹≤9%体表面积;血小板计数为(50～100)×10⁹/L;SLEDAI≤6;BILAG C 或 BILAG≤1 个系统 B 级评分。

中度 SLE：类风湿关节炎样的关节受累、皮疹占 9%～18%体表面积、皮肤肉芽肿性血管炎≤18%体表面积;血小板计数为(30～50)×10⁹/(L·浆膜腔积液);SLEDAI 7～12;BILAG≥2 个系统 B 级评分。

重度 SLE：主要脏器受累(肾炎、脑炎、脊髓炎、肺炎、肠系膜血管炎);血小板减少,血小板计数<20×10⁹/L;血栓性血小板减少性紫癜样表现或急性噬血细胞综合征;SLEDAI>12;BILAG≥1 个系统 A 级评分。

2.狼疮性肾炎的治疗策略 狼疮性肾炎(lupus nephritis,LN)最终目标是维持长期肾功能的稳定,防止病情反复,避免治疗相关的副作用、提高生命质量和存活率。具体目标是肾脏功能完全缓解,即尿肌酐/尿蛋白值(UPCR)小于50 mg/mol以及肾功能正常或接近正常(肾小球滤过率下降不超过10%)。在初次治疗后6个月内,最迟不能超过12个月应达到肾脏部分缓解,即蛋白尿降低≥50%后,低于肾病性蛋白尿水平,肾功能正常或接近正常。狼疮性肾炎的治疗策略见图(图61-2)。

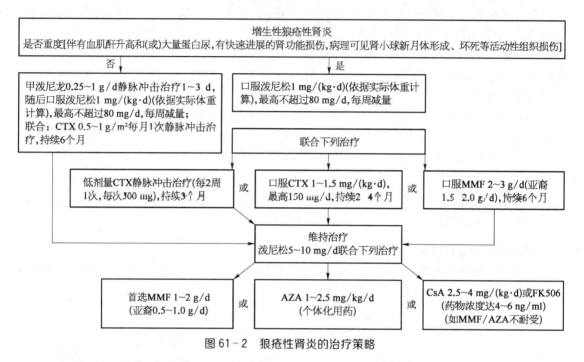

图61-2 狼疮性肾炎的治疗策略

(四) SLE患者妊娠管理

妊娠可增加SLE疾病活动度,促进疾病复发,SLE妊娠失败率约23%,妊娠早产率为39%。对SLE患者妊娠的管理需多个专科进行合作。① 妊娠准备:确保SLE处于疾病非活动状态至少6个月,糖皮质激素的使用剂量为泼尼松15 mg/d以下;24 h尿蛋白排泄定量为0.5 g以下;无重要脏器损害;停用免疫抑制药物如环磷酰胺、甲氨蝶呤、雷公藤、霉酚酸酯等至少6个月;对于服用来氟米特的患者,建议先进行药物清洗治疗后,再停药至少6个月后才可以考虑妊娠。血肌酐大于176.8 μmol/L属于妊娠禁忌证。② 一旦经产科确定妊娠后,LN患者需立即进行肾科、风湿科、产科的孕检,需要三个科室密切配合随访。③ 妊娠过程如疾病活动,可以使用AZA、HCQ、CsA以及泼尼松或甲泼尼龙片,依据疾病活动情况进行具体处理。如合并抗磷脂抗体,必要时需服用阿司匹林,降低胎儿流失风险。

(李 挺 郑玥琪)

第六十二章　类风湿关节炎

导学

　　1. 掌握：类风湿关节炎的病因、临床表现及并发症、分类标准与鉴别诊断要点、治疗原则。

　　2. 熟悉：类风湿关节炎的发病机制、病理生理特点、辅助检查特点、病情评估、常用治疗药物种类。

　　3. 了解：类风湿关节炎的流行病学、预后和预防。

　　类风湿关节炎(rheumatoid arthritis, RA)是一种以关节滑膜炎症为特征的自身免疫性疾病。常从小关节起病,呈多发性、对称性,以双手、腕、肘、膝、踝和足关节受累最为常见。炎症持续或反复发作。可伴有发热、贫血、皮下结节、血管炎、心包炎及淋巴结肿大等关节外表现。病因不清,与感染、遗传等多种因素有关。病理改变为滑膜的慢性炎症、细胞浸润、血管翳形成,软骨及骨组织的改变,导致关节结构的破坏,关节畸形、功能障碍,甚至残废。

　　本病分布广泛,欧美国家的患病率为1%,我国为0.32%～0.36%,是造成我国人群劳动力丧失和致残的主要病因之一。RA可发生于任何年龄,30～50岁女性多发,男女患病比例约为1∶3。

【病因及发病机制】

　　本病病因至今尚未完全明确,可能与下列多种因素有关。

　　1. **感染因素**　本病发病机制与感染原有关,包括直接感染滑膜。许多病原体与RA的发病相关,包括病毒、反转录病毒、细菌及支原体,但是确切的病原学联系尚未确定,尚无数据表明存在某种导致RA的特定病原体。病原体的某些成分与识别受体结合后激活天然免疫,或者通过分子模拟机制诱导适应性免疫反应的发生。在具有遗传易感性的人群中可能存在特异性受体,这些受体能够识别病原体产生的常见分子,反复的炎症应激通过这些专门的受体打破机体的免疫耐受,继而产生自身免疫反应。

　　2. **遗传因素**　流行病学调查显示,RA的发病与遗传因素密切相关。家系调查发现RA患者的一级亲属发生RA的概率为11%,单卵双生子同时患RA的概率为12%～30%,而双卵孪生子同患RA的概率只有4%。许多地区和国家研究发现HLA-DR$_4$单倍型与RA的发病相关。

　　3. **免疫因素**　免疫紊乱被认为是RA主要的发病机制。在类风湿关节炎出现临床关节炎表现前即可检测到自身免疫证据。类风湿关节炎患者产生的自身抗体既可以识别Ⅱ型胶原等关节特异性抗原,还可以识别葡萄糖磷酸异构酶等系统性抗原。这些自身抗体可能通过局部补体激活等多种机制促进滑膜炎症。其中,以活化的CD4$^+$T细胞和MHC-Ⅱ型阳性的抗原递呈细胞(antigen

presenting cell, APC)浸润关节滑膜为主要特点。关节滑膜组织的某些特殊成分或体内产生的内源性物质也可能作为自身抗原被 APC 呈递给活化的 CD4$^+$ T 细胞,启动特异性免疫应答,T 细胞、巨噬细胞活化产生大量细胞因子如 TNF-α、IL-1、IL-6、IL-8 等,促进炎症反应,破坏关节软骨和骨,造成关节畸形。IL-1 是引起 RA 全身症状如低热、乏力、急性期蛋白合成增多的主要细胞因子,是造成 C 反应蛋白和红细胞沉降率升高的主要因素。另外,B 细胞激活分化为浆细胞,分泌大量免疫球蛋白。免疫球蛋白与 RF 形成的免疫复合物,经补体激活后可以诱发炎症。RA 患者中过量的 Fas 分子或 Fas 分子与 Fas 配体比值的失调都会影响到滑膜组织细胞的正常凋亡,使 RA 滑膜炎症得以持续。

【病理及病理生理】

类风湿关节炎的基本病理改变是滑膜炎。急性期滑膜炎表现为渗出和细胞浸润,滑膜下层小血管扩张,内皮细胞肿胀,间质有水肿和中性粒细胞浸润。慢性期滑膜变得肥厚,形成绒毛样突起(又名血管翳,具有极大的破坏性,是造成关节破坏、畸形和功能障碍的病理基础),突向关节腔内或侵入到软骨和软骨下的骨质。滑膜下层有大量淋巴细胞,呈弥漫状分布或聚集成结节状,如同淋巴滤泡。还可以出现新生血管和大量被激活的成纤维细胞以及随后形成的纤维组织。

血管炎可发生在类风湿关节炎患者关节外的任何组织。它累及中、小动脉和(或)静脉,管壁有淋巴细胞浸润、纤维素沉着,内膜有增生,导致血管腔的狭窄或堵塞。类风湿结节为血管炎后的一种肉芽肿性反应,常见于关节伸侧受压部位的皮下组织。结节中心为纤维素样坏死组织,周围有上皮样细胞浸润,排列成环状,外被以肉芽组织,组织间含大量淋巴组织和浆细胞。

【临床表现】

本病的临床表现个体差异大,从轻微的少关节炎到急剧发展的进行性多关节炎,以及全身性血管炎表现均可出现。本病多以缓慢隐匿的方式起病,常伴有晨僵、低热,也可见高热、乏力、贫血、全身不适、体重下降等症状,以后逐渐出现典型的关节症状。少数患者则急剧起病,在数日内出现对称性、多发性关节炎。

(一) 症状与体征

1. 关节表现

(1) 晨僵:晨起后病变关节感觉僵硬,日间静止不动后也可出现,持续时间至少 1 h 者意义较大。95% 以上的 RA 患者均有晨僵。晨僵常被作为观察本病活动指标之一,但主观性较强。

(2) 关节痛与压痛:关节痛往往是最早的关节症状,最常出现在腕、掌指关节,近端指间关节,其次是足趾、膝、踝、肘、肩等关节,为对称性、持续性疼痛,时轻时重。疼痛的关节往往伴有压痛。

(3) 关节肿:多因关节腔内积液或关节周围软组织炎症引起。病程较长者可因滑膜慢性炎症后的肥厚而引起肿胀。凡受累的关节均可肿胀,常见部位为腕、掌指关节、近端指间关节、膝等关节,亦多呈对称性。

(4) 关节畸形:多见于较晚期患者。因滑膜炎的绒毛破坏了软骨和软骨下的骨质结构,造成关节纤维性或骨性强直,又因关节周围的肌腱、韧带受损使关节不能保持在正常位置,出现手指关节的半脱位如尺侧偏斜、屈曲畸形、天鹅颈样畸形等。

(5) 特殊关节受累的表现:颈椎的可动小关节及周围腱鞘受累出现颈痛、活动受限,有时因颈椎半脱位而出现脊髓受压;肩、髋关节受累最常见的症状是局部疼痛和活动受限,髋关节常表现为臀部及下腰部疼痛;有 1/4 的 RA 患者出现颞颌关节受累,早期表现为讲话或咀嚼时疼痛加重,严重者张口受限。

(6) 关节功能障碍:关节肿痛和结构破坏都可引起关节的活动障碍。美国风湿病学会将因本病而影响生活的程度分为四级:Ⅰ级,能照常进行日常生活和各项工作;Ⅱ级,可进行一般的日常生活和某种职业工作,但参与其他项目活动受限;Ⅲ级,可进行一般的日常生活,但参与某种职业工作或其他项目活动受限;Ⅳ级,日常生活的自理和参与工作的能力均受限。

2. 关节外表现

(1) 类风湿结节:类风湿结节是 RA 最常见且具特征性的皮肤表现。好发于经常受摩擦的部位,如前臂伸侧、手指、枕部、背部或足跟,表现为无症状的单个或多个皮下结节,与肤色相同,直径从<5 mm 到数厘米不等,可与下面的骨膜、肌腱或滑囊粘连,也可位于表皮并可活动。

(2) 类风湿血管炎:常见于病情严重、血清学阳性及有类风湿结节的患者,主要表现包括下肢皮肤溃疡、瘀点或紫癜、指端梗死、指端坏疽等。供给神经和内脏血流的血管受累也可引起相应的外周神经病变和内脏梗死,常见的如多发性单神经炎、巩膜炎、角膜炎、视网膜血管炎或肝脾肿大。

(3) 肺间质病变:是引起 RA 患者死亡的主要原因之一。可以先于关节表现出现,起病隐匿,通常在晚期才会出现临床症状,但也可以出现急性纤维化。主要表现为活动后气短、干咳和发热。晚期可出现双肺底爆裂音、杵状指、肺动脉高压体征和呼吸衰竭表现。常见病理表现为常见间质肺炎和非特异性间质性肺炎。

(4) 胸膜病变:单侧多于双侧,以胸膜肥厚粘连为主,伴有少量或中等量渗出性胸腔积液。临床表现为胸痛、发热、呼吸困难,查体可及胸膜摩擦音及胸前积液体征。大多可数月后自愈,治疗首选 NSAIDS,无效时可考虑中等剂量糖皮质激素。

(5) 原发于 RA 的免疫性病变:由于原位或循环免疫复合物在肾小球的沉积激活补体,释放炎性因子,造成肾组织损伤。

(6) 肾淀粉样变:多见于病情严重、病程较长的病例,与血清 AA 蛋白浓度升高和慢性炎症导致 AA 蛋白降解酶受到抑制有关。

(7) 眼部病变:最常见于干燥性结膜角膜病变,是 RA 继发性干燥综合征的一种表现。与 RA 直接相关的眼部表现还包括巩膜炎。巩膜外层炎、边缘性角膜溃疡、虹膜睫状体炎等。

(二) 并发症

本病常见的并发症有:① 冠心病、心肌梗死、血管炎,累及心脏微小血管时,其发病更为隐匿和凶险。② 心包炎和心脏瓣膜病变。③ 本病小血管炎可导致多发性单神经炎。④ 偶有轻微膜性肾病、肾小球肾炎。⑤ 引发寰枢椎半脱位则可导致脊髓受压。⑥ 滑膜炎导致正中神经受压出现腕管综合征。⑦ 30%～40%患者出现继发的干燥综合征。⑧ 小细胞低色素性贫血。⑨ Felty 综合征:是指类风湿关节炎患者伴有脾大、中性粒细胞减少,有的甚至有贫血和血小板减少。

【辅助检查】

1. 血常规　常见轻至中度贫血,活动期患者血小板可增高。

2. 炎性标志物　红细胞沉降率和 CRP 在疾病活动期常升高,并与病情活动度相关。

3. RF　可分为 IgM 型、IgG 型、IgA 型 RF,70%患者血清检测 IgM 型 RF 阳性。RF 是 RA 的非特异性抗体,诊断 RA 必须与临床表现结合。

4. 抗角蛋白抗体谱　抗核周因子(anti-perinuclear factor, APF)抗体、抗角蛋白抗体(anti-keratin antibody, AKA)、抗聚角蛋白微丝蛋白抗体(anti-filaggrin antibody, AFA)、抗 CCP 抗体等,对 RA 的诊断和预后评估有重要意义。

5. 关节滑液检查　正常人关节腔内的滑液不超过 3.5 ml。在关节有炎症时滑液增多,滑液中的白细胞数目明显升高,可达$(2\,000\sim7\,500)\times10^6/L$,且以中性粒细胞占优势。

6. 影像学检查

(1) X 线检查:双手、腕关节以及其他受累关节的 X 线片对本病的诊断有重要意义。根据关节破坏程度可将 X 线改变分为四期:Ⅰ期,在关节两端可见骨质疏松、关节周围软组织肿胀影;Ⅱ期,由于软骨破坏出现关节间隙狭窄;Ⅲ期,出现骨质破坏,可见囊性变和骨侵蚀;Ⅳ期,出现关节半脱位、纤维性或骨性强直。

(2) MRI:MRI 在显示关节病变方面优于 X 线,近年已越来越多地应用到 RA 的诊断中。MRI 可以显示关节炎性反应初期出现的滑膜水肿、骨髓水肿和轻度关节面侵蚀,有益于 RA 的早期诊断。

(3) 超声检查:高频超声能清晰显示关节腔、关节滑膜、滑囊、关节腔积液、关节软骨厚度及形态等,彩色多普勒血流显像(CDFI)和彩色多普勒能量图(CDE)能直观地检测关节组织内血流的分布,具有很高的敏感性。

【诊断策略】

(一) 诊断依据

RA 的诊断一般参照 1987 年修订的美国风湿病学会(American College of Rheumatology, ACR)类风湿关节炎的分类标准:① 晨僵至少 1 h(≥6 周)。② 3 个或 3 个以上关节肿(≥6 周)。③ 腕、掌指或近端指间关节至少一个关节肿胀(≥6 周)。④ 对称性关节肿(≥6 周)。⑤ 有皮下结节。⑥ 手 X 线片改变,包括骨侵蚀及脱钙。⑦ 类风湿因子阳性 (滴度>1:20)。有上述 7 项中 4 项者即可诊断为类风湿关节炎。

1987 年标准过多依赖类风湿结节和骨侵蚀等代表疾病严重度和活动性的特征,不利于早期诊断。骨质破坏为不可逆生理过程,因此治疗 RA 的主要目标之一即为预防骨质破坏。临床医师应尽早开始 RA 治疗以达上述目标,这意味着需在患者满足 1987 年标准前即开始早期治疗。

2010 年 ACR 和欧洲抗风湿病联盟(the European League Against Rheumatism, EULAR)提出了新的 RA 分类标准和评分系统,即:至少 1 个关节肿痛,并有滑膜炎的证据(临床或超声或MRI),同时排除其他疾病引起的关节炎,并有典型的常规放射学 RA 骨破坏的改变,可诊断为 RA。另外,该标准对关节受累情况、血清学指标、滑膜炎持续时间和急性时相反应物 4 个部分进行评分,总评分 6 分以上也可诊断为 RA。具体见表 62-1。

表 62-1　EULAR 的 RA 分类标准和评分系统

分　类	项　　目	评　分
受累关节	1 个中大关节	0
	2~10 个中大关节	1
	1~3 个小关节	2
	4~10 个小关节	3
	超过 10 个关节,至少 1 个为小关节	5

续 表

分 类	项 目	评 分
血清学	RF 和抗 CCP 均阴性	0
	RF 或抗 CCP 至少一项低滴度阳性,低滴度定义为超过正常上限,但不高于 3 倍正常值上限	2
	RF 或抗 CCP 至少一项高滴度阳性,高低度定义为超过 3 倍正常上限	3
滑膜炎持续时间	少于 6 周	0
	6 周或更长的时间	1
急性时相反应物	CRP 和 ESR 均正常	0
	CRP 或 ESR 增高	1

注:在每个部分内,取患者符合条件的最高分。例如,患者有 5 个小关节和 4 个大关节受累,评分为 3 分。

与 1987 年分类标准相比,ACR/EULAR 2010 标准以经超声或磁共振证实的滑膜炎,并排除其他疾病所致为前提,以受累关节多寡作为主要指标,增加了抗瓜氨酸蛋白抗体(ACPA)检测,并重视其和 RF 在 RA 诊断中的作用,并把 ESR、CRP 增高作为参考条件之一;删除了 1987 年标准中的晨僵、皮下结节、对称性关节炎和双手 X 线平片改变 4 项。新标准增加了 RA 诊断的敏感性,有利于 RA 的早期诊断。

(二)鉴别诊断

1. **骨关节炎** 多见于中、老年人,起病更为缓慢而隐匿,主要累及膝、髋等负重关节。活动时关节痛加重,可有关节肿胀和积液。骨关节炎患者的 ESR 多为轻度增快,RF 阴性或低滴度阳性。X 线显示关节边缘增生或骨赘形成,晚期由于软骨破坏出现关节间隙狭窄。

2. **痛风性关节炎** 多见于中年男性,常表现为关节炎反复急性发作。好发部位为第 1 跖趾关节,也可侵犯膝、踝、肘、腕及手关节。本病患者血清自身抗体阴性,而血尿酸水平大多增高。慢性重症者可在关节周围和耳郭等部位出现痛风石。

3. **银屑病性关节炎** 银屑病关节炎的关节症状可在皮疹之前出现,以关节和周围软组织疼痛、肿胀、压痛、僵硬和运动障碍为主要表现,病程迁延、容易复发,晚期可出现关节强直。该病以手指或足趾远端关节受累更为常见,发病前或病程中出现银屑病的皮肤或指甲病变,可有关节畸形,30%~50%的患者表现为对称性指间关节炎,RF 多为阴性。

4. **强直性脊柱炎** 本病以青年男性多发,主要侵犯骶髂关节及脊柱,部分患者出现以膝、踝、髋关节为主的非对称性下肢大关节肿痛。好发于青年男性,骶髂及脊柱关节等中轴关节受累为主,外周关节病变多表现为非对称性下肢大关节的肿胀和疼痛。该病常伴有肌腱端炎,HLA-B27 可阳性,而 RF 阴性。骶髂关节及脊柱的 X 线改变对诊断有重要意义。

5. **其他自身免疫疾病所致的关节炎** 系统性红斑狼疮、干燥综合征、系统性硬化症、系统性血管炎等其他自身免疫病均可引起关节炎,需要与 RA 相鉴别。但上述疾病引起的关节炎较少出现明显的骨质破坏,且各病的特征性表现及实验室检查均有助于鉴别诊断。

(三)病情评估

疾病活动度评分是用来帮助临床医生判断疾病活动情况,以调整治疗方案。

1. **DAS28** 包括人体 28 个关节的压痛数,肿胀数,ESR 或 CRP 的水平以及患者的自身综合评估四个项目,应用一个复杂的公式加以运算,最后得出 个分数,用来评估类风湿关节炎的疾病活动性。一般使用专用的 DAS 计算器或者运用互联网上提供的方法来计算 DAS28 的分数。28 个(组)关节包括:颞颌(2)、胸锁(2)、肩锁(2)、肩(2)、肘(2)、腕(2)、掌指(2)、近端指间(2)、拇指指间(2)、髋(2)、膝(2)、踝(2)、跖趾(2)和第 1 趾间(2)关节。一侧的所有掌指,近端指间和跖趾关节为一组算作一个关节,而其他的关节均单独计算,凡有压痛或肿胀的关节为 1,有压痛的同时又有肿胀的关节为 2,将所有的数目加起来,代入公式计算。

DAS28 将疾病的活动性分为 4 级:缓解(<2.6),轻度活动(2.6~3.2),中度活动(3.2~5.1),重度活动(>5.1)。

2. 患者多维健康评估问卷(MDHAQ)评分 MDHAQ 用于评价 RA 患者的躯体功能、心理活动,能体现患者的生活质量,此表得分越高表明躯体功能越差(表 62 - 2)。

表 62 - 2 MDHAQ 评分表

在过去的一周里,您能够:	没有任何困难	有一点困难	很困难	无法做到
能独立穿衣服,包括系带和系扣子吗	0	1	2	3
能自己上、下床吗	0	1	2	3
能举起一满茶杯或玻璃杯到你的嘴吗	0	1	2	3
能在平坦的地面上步行出门吗	0	1	2	3
能自己洗澡和擦干你的全身吗	0	1	2	3
能弯腰捡起地上的衣服吗	0	1	2	3
能正常地开关水龙头吗	0	1	2	3
能自己上下轿车、公共汽车、火车吗	0	1	2	3
能步行 3 km 吗? 如果你想的话	0	1	2	3
能参加你喜欢的娱乐活动和体育运动吗? 如果你想的话	0	1	2	3
能拥有一个好的夜间睡眠吗	0	1	2	3
能处理好焦虑感和紧张感吗	0	1	2	3
能处理好沮丧感和忧郁感吗	0	1	2	3
能自己打开小汽车的车门吗	0	1	2	3
能从无扶手的直椅中直接站起吗	0	1	2	3
能上 5 个台阶吗	0	1	2	3
能撕开一盒未开封的牛奶吗	0	1	2	3
能打开已开启过的罐头瓶吗	0	1	2	3
能做简单家务吗? 如打扫、园艺	0	1	2	3

(四) 诊断思路

类风湿关节炎诊断思路见图(图 62 - 1)。

【治疗策略】

类风湿关节炎的治疗原则是早期、达标、个体化治疗。达标治疗是达到临床缓解(没有明显的炎症活动症状和体征)或疾病低活动度(防止结构损害,保持机体功能和社会角色,提高远期生活质量)。个体化治疗是通过阶段性评价疾病活动性,调整治疗方案,提高临床效果,从而使其疗效达标。中西医结合治疗在类风湿关节炎治疗中优势显著,根据病程及疾病类型不同,可选择以下治

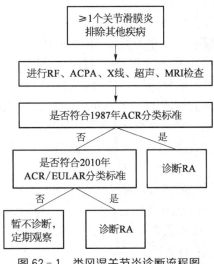

图 62-1　类风湿关节炎诊断流程图

疗策略。

（一）一般治疗

包括休息、关节制动（急性期）、关节功能锻炼（恢复期）、物理疗法等。卧床休息只适宜于发热、急性期以及内脏受累的患者。

（二）药物治疗

治疗 RA 的常用药物可分为四大类：NSAIDs、改善病情抗风湿药（DMARDs）、糖皮质激素和生物制剂。

1. NSAIDs　NSAIDs 是类风湿关节炎治疗中改善症状的常用药物。此类药物可以缓解疼痛、减轻症状、消除关节局部的炎症反应。但不能控制疾病的活动及进展。因此，在应用 NSAIDs 的同时，应加用缓解病情抗风湿药。NSAIDs 分为环氧化酶（COX）非选择性抑制药物，包括美洛昔康、洛索洛芬、尼美舒利、萘丁美酮等，以及 COX-2 特异性抑制药物，包括塞来昔布、依托考昔、萘普生等。此类药物的不良反应包括胃肠道症状、肝肾功能损害以及可能增加的心血管不良事件。使用中应注意种类、剂量和剂型的个体化；尽可能用最低有效量、短疗程；一般先选用一种 NSAIDs，足量应用 1～2 周无效时再换用另一种制剂，避免同时服用 2 种或 2 种以上 NSAIDs；对有消化性溃疡病史者，宜用选择性 COX-2 抑制剂或其他 NSAIDs 加质子泵抑制剂；心血管高危人群应谨慎使用 NSAIDs。

2. DMARDs　DMARDs 一般起效缓慢。但是，这类药物抗炎效果持久，可减轻关节的侵蚀、破坏。

（1）MTX：为目前治疗 RA 的首选药物。它可抑制细胞内二氢叶酸还原酶，抑制嘌呤合成，同时具有抗炎、免疫抑制作用。每周剂量为 7.5～20 mg，以口服为主（1 d 之内服完），亦可静脉注射或肌内注射。4～6 周起效，疗程至少半年。不良反应有肝损害、肾损害、胃肠道反应、骨髓抑制剂等。

（2）来氟米特（leflunomide，LFF）：50 mg，每日 1 次，口服，3 d 以后 10～20 mg，每日 1 次。主要不良反应有皮疹、腹泻、高血压、肝酶增高、脱发和白细胞下降等。因有致畸作用，故孕妇禁服。服药期间应定期检查血常规和肝功能。

（3）柳氮磺胺吡啶（sulfasalzine，SSZ）：剂量为每日 2～3 g，分 2 次服用，由小剂量开始，会减少不良反应。对磺胺过敏者禁用。

（4）羟氯喹：用于病程较短、病情较轻的患者。对有重症或有预后不良因素者应与其他DMARDs合用。该类药起效缓慢,2~3个月见效。用法为羟氯喹每次 100~200 mg,每日 2 次,不良反应为视网膜病变与心脏传导阻滞,应定期检查眼底和心电图。

3. 生物制剂　抗炎止痛作用明显,并能控制病情进展,但费用昂贵,对于病情严重,传统DMARDs 疗效不佳或不能耐受的患者可以酌情选择。主要的副作用是可能增加感染和肿瘤风险,使用前要筛查活动性感染和肿瘤。目前可治疗 RA 的生物制剂主要包括 TNF-α 拮抗剂、IL-1 和IL-6 拮抗剂、抗 CD20 单抗以及 T 细胞共刺激信号抑制剂等。生物制剂首选 TNF-α 拮抗剂,推荐联合使用 MTX。

（1）TNF-α 拮抗剂：包括依那西普、英夫利西单抗和阿达木单抗。此类药起效快,能抑制骨破坏。依那西普的用法是每次 25 mg,皮下注射,每周 2 次,或每次 50 mg,每周 1 次。英夫利昔单抗的用法是 3~10 mg/kg,第 0、第 2、第 6 周各 1 次,之后每 4~8 周 1 次,剂量为 3 mg/kg。阿达木单抗用法是每次 40 mg,皮下注射,每 2 周 1 次。

（2）IL-6 拮抗剂：托珠单抗(tocilizumab)主要用于中重度 RA,对 TNF-α 拮抗剂反应欠佳的患者可能有效。推荐的用法是 4~8 mg/kg,静脉输注,每 4 周 1 次。

（3）IL-1 拮抗剂：阿那白滞素(anakinra),推荐剂量为 100 mg/d,皮下注射。

生物制剂可有注射部位反应或输液反应,有增加感染和肿瘤的风险,偶有药物诱导的狼疮样综合征以及脱髓鞘病变等。用药前应进行结核筛查,除外活动性感染和肿瘤。

4. 糖皮质激素　可迅速改善关节肿痛和全身症状,重症 RA 伴有发热或心、肺、神经系统等关节外表现的患者可给予激素治疗,剂量依病情严重程度而定。RA 使用糖皮质激素应采用中小剂量(泼尼松<20 mg/d)、短疗程,作为 DMARDs 起效前的"桥梁"。使用糖皮质激素必须同时应用DMARDs,若伴有心、肺、眼和神经系统等器官受累的重症患者,可短期使用中到大量激素(泼尼松30~40 mg/d),一旦缓解迅速减至小剂量维持(泼尼松<10 mg/d)。关节腔注射糖皮质激素有利于减轻关节炎症状,但可能增加关节感染的风险,一年内不宜超过 3 次。使用糖皮质激素应注意补充钙剂和维生素 D 以防止骨质疏松,警惕感染、高血压、血糖增高等副作用。

5. 常用中药制剂

（1）雷公藤多苷片：祛风解毒,除湿消肿,舒经通络;有抗炎及免疫抑制作用。用于风湿热瘀,毒邪阻滞所致的类风湿关节炎等疾病。口服,每次 10~20 mg,每日 3 次,症状控制后,逐渐减量或间歇治疗。主要不良反应为性腺抑制,肝肾损伤等。

（2）盐酸青藤碱(正清风痛宁缓释片)：祛风除湿,活血通络,消肿止痛;有镇静、抗炎、免疫调节作用。用于风寒湿痹证。每次 60~120 mg,饭前口服,每日 2 次。常见不良反应为皮肤过敏等。

（3）白芍总苷胶囊：养血柔肝,缓急止痛;具有抗炎、免疫调节、保肝作用。常用剂量为600 mg,每日 2~3 次,口服。主要不良反应为软便,大便次数增多等。

（三）外科手术治疗

包括关节置换和滑膜切除手术,前者适用于较晚期有畸形并失去功能的关节。滑膜切除术可使病情得到一定的缓解,但当滑膜再次增生时病情又趋复发,所以必须同时应用 DMARDs。

（吴沅皞）

第六十三章 干燥综合征

导学

1. 掌握：干燥综合征的病因、临床表现及并发症、分类标准与鉴别诊断要点、治疗原则。

2. 熟悉：干燥综合征的发病机制、病理生理特点、辅助检查特点、病情评估、常用治疗药物种类。

3. 了解：干燥综合征的流行病学、预后和预防。

干燥综合征(Sjögren syndrome)是一种以人体外分泌腺受累为主的常见自身免疫性疾病,由于人体外分泌腺体功能损伤,临床常表现为口、眼干燥等症状体征,同时还可见机体肺脏、肾脏等多系统损害的表现。本病首次报道于1888年,波兰医生Hadden描述了1例因缺少唾液、泪液而出现口干、眼干症状的患者。1933年,瑞典眼科医师Henrick Sjögren报道了19例干燥性角结膜炎、口腔干燥症状病例,发现13例患者还存在慢性关节炎、贫血等表现,他推测这是一种系统性全身性疾病,该理论被后世研究证实,故本病被命名为Sjögren综合征。1965年Bloch首先提出了原发性干燥综合征、继发性干燥综合征的概念,指出原发性干燥综合征是指本病不合并其他结缔组织病,并发现它与淋巴瘤有一定联系。本病女性多见,男女比为1∶(9~20),发病年龄多在40~50岁,是全球性疾病。

【病因及发病机制】

(一) 病因

本病病因尚不明确,目前认为与以下原因有关。可能与遗传、性激素异常、病毒感染等原因有关。

(1) 遗传：本病具有家族聚集倾向,*HLA-B8*、*-DR3*、*-DRw52*在本病患者中多见,但尚未发现明确的易感基因。

(2) 性激素异常：本病多见于女性,尤其是绝经后女性,推测雌激素不足可能是促使本病发病的高危因素。

(3) 病毒感染：与本病关系密切的病毒包括EB病毒、丙型肝炎病毒、巨细胞病毒、反转录病毒等,感染过程中病毒通过分子交叉模拟,使易感人群或其组织成为自身抗原,诱发自身免疫反应。

(二) 发病机制

本病发病机制尚不明确。目前认为,机体细胞免疫和体液免疫的异常反应导致了唾液腺和泪腺等组织发生炎症和破坏性改变。唾液腺组织的导管上皮细胞作为抗原呈递细胞,促使 T、B 淋巴细胞增殖,分化为浆细胞,从而产生免疫球蛋白及自身抗体,导致免疫紊乱,进一步通过细胞因子及炎症介质如 IL-1β、IL-6、TNF-α、IFN-γ 等造成唾液腺和泪腺等组织损伤。

【病理及病理生理】

干燥综合征主要累及由柱状上皮细胞构成的外分泌腺体,包括唾液腺、泪腺、皮肤、呼吸道黏膜、胃肠道黏膜、阴道黏膜等,以及内脏器官具有外分泌腺体结构的组织如肾小管、胆小管、胰小管等,主要呈外分泌腺炎及血管炎两种病理改变。外分泌腺体间有大量淋巴细胞浸润,以浆细胞及单核细胞浸润为主,是本病的特征性病理改变。淋巴细胞浸润、腺体局部导管和腺体的上皮细胞增生,继之退化、萎缩、破坏、纤维化,最终出现功能丧失。血管受损也是本病的基本病变,包括小血管壁或血管周围炎症细胞浸润、管腔栓塞、局部供血不足,是干燥综合征并发肾小球肾炎、周围和中枢神经系统病变、皮疹、雷诺现象的病理基础。

【临床表现】

症状与体征

1. 浅表外分泌腺病变

(1) 干燥性角、结膜炎:由于患者泪液分泌功能下降,表现为眼干涩、异物感、泪少等症状,部分患者因泪腺和涎腺肿大、泪腺发炎而受到破坏,导致泪液分泌减少,甚至出现"哭无泪"之相。由于无泪液润滑结膜和角膜,可出现结膜干燥、角膜上皮脱落、角膜溃疡、视力受损等。

(2) 口腔干燥:由于唾液减少,患者常感觉唾液不足、口干或口中发黏,即使食物刺激或咀嚼时也不能相应增加唾液分泌,导致进干食时需用水送下,舌红、干裂、光滑或溃疡痛等,口腔黏膜溃疡,易继发感染。唾液的减少也导致其抗菌效应减低,出现难以控制发展的猖獗龋,表现为牙齿逐渐变黑、小片脱落、仅留残根,是本病的特征性表现之一。约半数患者反复发生腮肿大,重度时形成松鼠样脸,颌下腺亦可肿大。大部分在 10 d 左右可自行消退,但有时持续肿大,或伴有发热。

(3) 其他浅表外分泌腺病变:包括皮肤汗腺萎缩出现表皮干燥无华,鼻黏膜腺体受累引起的鼻腔干燥、充血、出血及嗅觉灵敏度下降,咽鼓管干燥导致浆液性中耳炎、传导性耳聋,声带腺体分泌减少出现声音嘶哑,阴道干燥引起的干燥、刺痛、萎缩、灼热感、性交痛等。

2. 系统表现

(1) 皮肤:表现为紫癜、雷诺现象、结节性红斑等。患者可出现非血小板减少性紫癜,分批反复出现,多见于下肢,为米粒大小边界清楚的红丘疹,持续 10 d 左右后自行消退,遗留褐色色素沉着。雷诺现象多不严重,不引起指端溃疡。少部分患者有结节红斑、反复发作的荨麻疹和皮肤溃疡。

(2) 关节、肌肉:多数患者可有关节症状,为一过性,表现为关节疼痛、肿胀,一般不出现关节结构破坏,有时也可出现关节周围肌肉疼痛与肌肉萎缩。部分患者出现肌痛,约 5% 患者出现肌炎。

(3) 呼吸系统:早期可表现为鼻腔、咽部干燥,声音嘶哑,干咳无痰或痰不易咳出。随着病情进展,淋巴细胞增生浸润肺泡上皮细胞和毛细血管内皮细胞间的基膜,肺泡组织破坏,肺泡-毛细血管膜功能丧失,导致低氧血症和呼吸衰竭,临床表现为肺泡炎症、肺间质纤维化。

(4) 消化系统:胃损害以慢性萎缩性胃炎为主,也可见胃酸减少、慢性腹泻等非特异性症状。

肝脏因其上皮细胞与泪腺、唾液腺存在类似之处,亦可成为自身抗体靶器官,出现肝损害、原发性胆汁性肝硬化,表现为腹胀、黄疸、腹水、乏力、肝功能异常等;胰腺外分泌功能障碍常导致慢性胰腺炎的发生。

(5) 神经系统:神经系统损害常起病隐匿,临床表现多样性,常因血管炎而累及。周围神经损害以感觉性多神经病变和多神经炎多见,深感觉障碍为主,出现无力表现;中枢神经系统损害发病率低,包括视神经病、运动障碍、小脑综合征等。

(6) 血液系统:血液系统受累的表现呈多样化,其中以贫血较常见,多为正细胞、正色素性贫血,少数为缺铁性贫血。亦可见白细胞减少、血小板减少,少有严重感染、出血而致死亡,且多数于激素治疗后好转;部分患者合并淋巴瘤,预后不良,在患者出现淋巴组织增生时应警惕恶变可能。

(7) 泌尿系统:以肾小管间质损害、肾小管功能障碍为主,出现低钾、低钠、低钙、高氮血症、肾小管酸中毒等。尿浓缩功能减低和肾小管酸中毒是最主要的特征性表现。

【诊断策略】

(一) 诊断依据

目前多采用 2002 年干燥综合征国际分类标准,以强调唇腺活检病理和血清抗体(抗 SSA、抗 SSB 抗体)来反映本病的自身免疫特性。

1.分类标准项目

(1) 口腔症状:满足 1 项或 1 项以上。① 每日感口干持续 3 个月以上。② 成年后腮腺反复或持续肿大。③ 吞咽干性食物时需用水帮助。

(2) 眼部症状:满足 1 项或 1 项以上。① 每日感到不能忍受的眼干持续 3 个月以上。② 有反复的砂子进眼或砂磨感觉。③ 每日需用人工泪液 3 次或 3 次以上。

(3) 眼部体征:满足 1 项或 1 项以上阳性。① 希尔默 I 试验(+)。② 角膜染色(+)。

(4) 组织学检查:下唇腺活检病理示淋巴细胞灶。

(5) 唾液腺受损:满足 1 项或 1 项以上阳性。① 唾液流率(+)。② 腮腺造影(+)。③ 唾液腺核素检查(+)。

(6) 自身抗体抗 SSA 或抗 SSB(+)(双扩散法)。

2.诊断条件

(1) 原发性干燥综合征无任何潜在疾病的情况下,符合下述之一则可诊断。① 符合上述条目中 4 条或 4 条以上,但必须含有条目(4)和(或)条目(6),即必须包含组织学检查和(或)自身抗体检查。② 条目(3)、(4)、(5)、(6)中任 3 条阳性。

(2) 继发性干燥综合征患者有潜在的疾病(如任一结缔组织病),而符合条目(1)和(2)中任 1条,同时符合条目(3)、(4)、(5)任 2 条。

(3) 必须除外颈、头面部放疗史、丙型肝炎病毒感染、AIDS、淋巴瘤、结节病、移植物抗宿主病、抗乙酰胆碱药的应用(如阿托品、莨菪碱、溴丙胺太林、颠茄等)。

(二) 鉴别诊断

本病易误诊为类风湿关节炎、系统性红斑狼疮、混合性结缔组织病等,当合并其他系统受累时,易被其他受累系统病如慢性肝炎、肺纤维化、肾小管性酸中毒、过敏性紫癜等覆盖,应及时行相关检查以早期诊断。

1.系统性红斑狼疮　干燥综合征多见于中老年女性,以口干、眼干为主要表现,肾损害以肾小管酸中毒为主,预后良好,发热少见,无蝶形红斑;系统性红斑狼疮患者可见面部蝶形红斑、盘状狼疮皮疹表现,可见光过敏、抗核抗体、抗双链 DNA 抗体阳性,故可鉴别。

2. 类风湿关节炎 部分干燥综合征患者可见关节病变,但症状较轻,少有关节骨破坏、畸形;类风湿关节炎以小关节对称性受累为主,关节肿痛、晨僵、病变持续、病程反复,常见骨侵蚀、破坏,可见关节畸形,故可鉴别。

3. 非自身免疫疾病的眼干、口干 老年性腺体功能下降、糖尿病表现、药物等引起的眼干、口干,需以病史及疾病自身特点鉴别。

4. IgG4 相关性疾病 IgG4 相关性疾病是一种以血清 IgG4 水平升高以及 IgG4$^+$ 细胞浸润为特征的一组临床病理综合征,包括自身免疫性胰腺炎、间质性肾炎、腹膜后硬化、米库利兹病等,脏器受累表现可与 SS 表现相似。本病好发于 45 岁以上,男性多见。本病诊断要点有血清 IgG4 > 1 400 mg/ L,组织中可见 IgG4$^+$ 细胞浸润。

(三) 诊断思路

诊断干燥综合征时,首先需询问患者症状特征及病史、家族史,查体时关注相关体征:外分泌腺体不足表现、脏器受累表现、是否合并其他免疫疾病等表现。其次完善相关检查,行免疫学检查(抗核抗体、抗 SSA 抗体、抗 SSB 抗体、类风湿因子、免疫球蛋白等)、口腔及眼科相应检查、唇腺病理学检查以明确诊断;行血常规、尿常规、肝功能、肾功能、肺部影像学、头颅 CT 等,以明确是否并发其他系统受累、评估病情(图 63-1)。

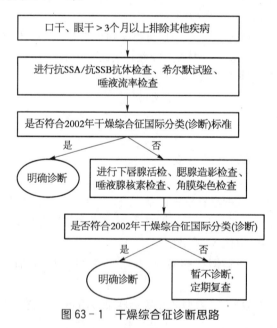

图 63-1 干燥综合征诊断思路

【治疗策略】

本病无根治方法,目前治疗包括替代治疗以改善症状、增强外分泌腺的残余功能以刺激唾液腺及泪腺的分泌、系统用药延缓病理进展以保护外分泌腺及脏器的功能。

(一) 对症治疗

人工泪液(5%甲基纤维素)常被用于减轻眼干症状、预防角膜损伤、减少眼部并发症,含激素的眼药水由于不能有效缓解眼干,且容易导致角结膜上皮细胞穿孔、变性而不宜使用;由于人工涎液作用时间短、口感差,减轻口干症状较为困难,故常推荐保持口腔清洁、勤漱口以减少龋齿及口腔继发感染,减少吸烟、饮酒以减少服用引起口干的药物(利尿剂、抗高血压药物、雷公藤等)等。

静脉补钾或口服钾盐片(10%枸橼酸钾或氯化钾缓释片)以纠正低钾血症,非甾体抗炎药如布洛芬、吲哚美辛、塞来昔布、双氯芬酸钠、美洛昔康等可缓解肌肉关节痛症状。由于侵蚀性关节病变少见,故常无须服用慢作用药物。

(二) 改善外分泌腺体功能的治疗

毒蕈碱胆碱能受体激动剂如毛果芸香碱可刺激外分泌腺分泌,可改善涎液流率,但存在频繁排尿、肠激惹等不良反应,消化道溃疡、哮喘、闭角性青光眼患者禁用。

(三) 系统损害治疗

合并系统损害的患者需评估受损器官及严重程度行相应治疗。

1. **糖皮质激素**　对存在重要脏器受累,如神经系统、肾小球肾炎、肺间质病变、肝脏损害、血小板减少、肌炎等,可予糖皮质激素。合并肺间质病变患者,可联合使用环磷酰胺或雷公藤多苷;合并血小板减少者可考虑联合使用环磷酰胺或环孢素;合并肝脏病变者可联合使用熊去氧胆酸;合并肾小管酸中毒者可考虑与枸橼酸钾纠正酸中毒。

2. **羟氯喹**　常用于患者出现关节肌肉疼痛、乏力及低热等全身症状时,或用于降低患者免疫球蛋白水平。

3. **生物制剂**　抗 CD20 单克隆抗体如利妥昔单抗可特异性与 B 细胞表面的 CD20 分子结合,通过补体介导的细胞毒作用及抗体依赖的细胞毒作用杀伤溶解 B 细胞,并可直接介导 B 细胞凋亡,达到清除 B 细胞的作用,对于本病常规治疗效果不佳,或存在严重关节炎、血小板减少、周围神经病变及相关淋巴瘤有较好疗效,但仍存在一定争议。

(吴沅皞)

第六十四章　系统性硬化症

导学

1. 掌握：系统性硬化症的病因、临床表现及并发症、分类标准与鉴别诊断要点、治疗原则。

2. 熟悉：系统性硬化症的发病机制、病理生理特点、辅助检查特点、病情评估、常用治疗药物种类。

3. 了解：系统性硬化症的流行病学、预后和预防。

系统性硬化症(systemic sclerosis,SSc)，又称硬皮病，是一种原因不明的全身性自身免疫性疾病，临床上以局限性或弥漫性皮肤增厚和纤维化为特征，也可影响内脏(心、肺和消化道等器官)。病理性特点为皮肤和内脏的纤维化并伴血管病变，临床表现还包括雷诺现象、指端溃疡、肺动脉高压和硬皮病肾危象等。

SSc 是一种少见病，该病发病率为每年(18～20)例／100 万人，患病率为(100～300)例／100 万人，各种族和地区均有发病。发病高峰年龄 30～50 岁；女性多见，男女比例 1∶3～7。儿童相对少见，患病率 19/10 万～75/10 万。局限性硬皮病者则以儿童和中年发病较多。

【病因及发病机制】

(一) 病因

本病病因尚不明确，遗传因素和环境刺激是导致疾病发生的主要原因。

1. **遗传因素**　与遗传的关系尚不肯定。本病家族聚集绝对风险低。目前 HLA 关联研究发现 *HLA - DRB1 * 1104*、*HLA - DQB1 * 0301*、*HLA - DQA1 * 0501* 单倍体与本病发病高度相关，但作用机制尚不明确。

2. **感染因素**　人巨细胞病毒、细小病毒 B19 也是本病的诱发因素，某些患者抗拓扑异构酶Ⅰ抗体与 CMV 来源蛋白质存在交叉反应，部分 SSc 患者存在细小病毒 B19 感染证据。

3. **环境因素**　硬皮病有地区聚集性，环境暴露因素参与发病，目前已经明确，长期接触一些化学物质如三氯乙烯、有机溶剂、环氧树脂、L 色氨酸、博来霉素、喷他佐辛等可诱发硬皮样皮肤改变与内脏纤维化。矿工以及有二氧化硅粉尘接触病史的工人，尤其是男性，硬皮病发病率较高。

(二) 发病机制

发病机制尚不清楚。目前认为是由于遗传易感个体，在环境因素触发下，导致免疫系统功能失调，激活、分泌多种自身抗体、细胞因子等，引起早期血管内皮细胞损伤和活化，进而刺激成纤维细胞合成胶原的功能异常，基质积聚，导致慢性和进行性组织损伤，造成血管壁和组织的纤维化。

【病理及病理生理】

本病特征性病理表现为血管床中小动脉和微动脉的非炎性增生性/闭塞性血管病,以及皮肤、肺、心脏最为明显的脏器间质和血管纤维化。

1. **血管** 主要见于小动脉、微细动脉和毛细血管。最具特征性的是小动脉和中等动脉的内膜内皮细胞和成纤维细胞轻度增殖,晚期出现纤维蛋白广泛沉积和血管周围纤维化以致血管腔狭窄。SSc 患者肺动脉高压、静脉闭塞性疾病、肾脏病变、冠脉病变均与此过程相关。

2. **组织纤维增生** 纤维化的特点是纤维胶原、纤连蛋白、弹性蛋白等基质分子的过度聚集,有许多突起伸入皮下组织使之与皮肤紧密粘连,表皮变薄,网钉消失,小动脉玻璃样化。食管、肺可见类似变化。

3. **皮肤** 皮肤纤维化是 SSc 的标志,早期皮肤活检可见真皮层胶原纤维水肿与增生,有淋巴细胞、单核或(和)巨噬细胞、浆细胞和朗格汉斯细胞散在浸润,真皮淋巴管数量减少,导致组织间液积聚出现水肿,汗腺腺体萎缩,腺体周围脂肪消失,皮肤组织纤维化,导致皮肤真皮层致密硬化。

4. **心肌** 心脏可见心肌纤维变性和间质纤维化,血管周围尤为明显。还可见心包纤维素样渗出。

5. **关节** 伴关节炎者滑膜改变同早期类风湿关节炎滑膜病变,有厚层纤维素覆盖为其特点。

【临床表现】

本病临床表现多样,可累及人体各个系统,多数缓慢起病,病程迁延反复。

1. **雷诺现象** (Ranaud phenomenon)雷诺现象常为本病的首发症状,90%以上先于皮肤病变几个月甚至 20 多年(大部分 5 年内)发生,雷诺现象是一种由寒冷或情绪反应激发的肢端动脉过度反应。其诊断主要依据寒冷诱发的反复发作性指趾苍白和(或)青紫的病史。

2. **皮肤病变** 为本病最明显的临床特征,呈对称性发生。一般先见于手指及面部,然后向躯干蔓延。典型皮肤病变一般经过三个时期:① 肿胀期:此期特点为受累部位非凹陷性水肿,一般先在手指和脸上出现。患者常常觉得手指肿胀像香肠一样,不灵活,肿胀逐渐波及手背、前臂。皮肤红斑、瘙痒、疼痛则是弥漫皮肤型进展的特征。② 硬化期:皮肤逐渐变厚、发硬,手指像被皮革裹住,两手不能握拳。皮肤病变可以逐渐向手臂、颈部、上胸部、腹部及背部蔓延,两下肢较少受累。面部皮肤受损造成正常面纹消失,使面容刻板,鼻尖变小,鼻翼萎缩变软,嘴唇变薄、内收,口周有皱褶,张口度变小,称"面具脸",为本病特征性表现之一。③ 萎缩期:经 5~10 年后进入萎缩期。皮肤萎缩,变得光滑但显得很薄,紧紧贴在皮下的骨面上,关节屈曲挛缩不能伸直,还可出现皮肤溃疡,疼痛且不易愈合。皮肤变硬变薄,皮纹消失,毛发脱落。硬皮部位常有色素沉着,间以脱色白斑,也可有毛细血管扩张,皮下组织钙化。指端由于缺血导致指垫组织丧失,出现下陷、溃疡、瘢痕,指骨溶解、吸收。

3. **关节、肌肉表现** 60%~80%患者可以出现关节肌肉表现,主因周围肌腱、筋膜、皮肤纤维化引起关节疼痛和活动障碍,关节炎少见。腕腱鞘纤维性增厚可表现为腕管综合征。晚期可出现关节僵直,关节屈曲处皮肤可发生溃疡。主要见于指间关节,但大关节也可发生。皮肤严重受累者还可出现肌无力,废用性肌萎缩。5%~10%患者可出现肌酶升高,类似多肌炎表现。

4. **胃肠道病变** 硬皮病患者普遍存在肠道动力障碍,且可以累及胃肠道任何部分,上消化道受累相对更常见,下消化道受累则与衰竭和预后不良有关。累及食管表现为吞咽食物后有发噎感,以及饱餐后随即躺下的"烧心"感、夜间胸骨后痛等反流性食管炎表现,还可引起食管狭窄。吞钡透视可见食管蠕动减弱、消失,以致整个食管扩张或僵硬。累及胃则出现胃排空延迟,胃窦血管扩张。累及小肠和人肠,出现全胃肠低动力症,使蠕动缓慢、肠道扩张,肠道憩室,肠内容物淤滞,吸收不良综合征。无症状性广口憩室是本病特征性表现,严重患者因肠道扭转、狭窄、穿孔、假性肠梗阻而出现急腹症,是硬皮病最严重的肠道并发症。此外,肛门括约肌受损还可引起大小便失禁。

5. **肺病变**　肺部受累见于大多数硬皮病患者,间质性肺病和肺动脉高压是最常见的肺部并发症,也是目前硬皮病患者的主要死因。① 间质性肺病:临床表现为活动后气短,晚期出现咳嗽。高分辨 CT 可见肺间质纤维化,肺功能检查提示弥散功能减退、最大呼气中期流速减慢、残气或闭合气量增加。② 肺动脉高压:多见于有严重雷诺现象者,典型表现为呼吸困难、疲劳,查体可出现三尖瓣收缩期杂音、S_2 亢进、S_3 奔马率以及右心衰竭的体征,有较高猝死风险,心脏超声可以作为筛查手段,右心导管检查能够确诊。

6. **心脏病变**　SSc 相关心脏病变可累及心包、心肌、心内膜、心脏传导系统,发生率为 10%～50% 不等,总体预后差,生存期短,是 SSc 死亡主要原因之一。临床表现为心包积液、心律失常、瓣膜反流、心肌缺血、心肌肥厚、心力衰竭,其中病理学研究发现心包受累高达 35%～77%。局灶心肌纤维化湿 SSc 心脏受累的特征。常见症状包括呼吸困难、胸痛、心悸以及心衰表现。心电图、心脏超声、脑钠肽检测是重要的评估手段。

7. **肾病变**　肾脏损害见于 15%～20% 患者,硬皮病肾危象是一种危及生命的并发症。多见于弥漫皮肤型的早期(起病 4 年内),临床可出现蛋白尿、镜下血尿、高血压、内生肌酐清除率下降、氮质血症等。突发恶性高血压(表现为剧烈头痛、恶心、呕吐、视力下降、抽搐)和(或)急性肾衰竭、伴随头痛、高血压性视网膜病变、脑病、肺水肿,被称为硬皮病肾危象(sclerodermarenalcrisis, SRC)。SRC 发生的危险因素包括早期弥漫性皮肤受累、糖皮质激素的应用和抗 RNA 多聚酶Ⅲ抗体阳性。

8. **其他**　25% 患者合并干燥综合征。神经系统受累多见于局限型,包括三叉神经痛、腕管综合征、周围神经病、自主神经病等。10%～15% 患者出现甲状腺疾病。本病与胆汁性肝硬化及自身免疫性肝炎相关密切。

【辅助检查】

1. **一般检查**　ESR 正常或轻度升高。

2. **自身抗体**　自身抗体与 SSc 不同的临床表现、并发症、预后相关,70% 的 SSc 患者 ANA 阳性。其中抗着丝点抗体,抗拓扑异构酶Ⅰ抗体(抗 Scl-70),抗 RNA 聚合酶Ⅲ抗体对 SSc 临床诊断的特异性最高。

(1) 抗着丝点抗体(ACA):ACA 靶抗原主要为着丝粒蛋白,其诊断 SSc 的特异性为 96%～99%,敏感性为 13.4%～45.1%,多见于局限型 SSc,尤其在 CREST 综合征较多见,且 ACA 阳性患者并发 PAH 风险增高,血管受累较严重,如未合并 PAH 则预后较好。

(2) 抗拓扑异构酶Ⅰ抗体(抗 Scl-70):抗拓扑异构酶Ⅰ抗体,又称为抗 Scl-70 抗体,为弥漫型的标记性抗体,对 SSc 诊断的特异性为 99.3%,灵敏度为 20%～40%。抗 Scl-70 阳性与 SSc 患者弥漫性皮肤病变、肺间质病变、指端溃疡密切相关,被认为是预后不良指标。

(3) 抗 RNA 聚合酶Ⅲ抗体:抗 RNA 聚合酶Ⅲ抗体对 SSc 诊断特异性为 99.3%～100%,灵敏性为 5.2%。抗 RNA 聚合酶Ⅲ抗体与 SSc 肺动脉高压、弥漫性皮肤受累、肾危象、心脏并发症、胃窦血管扩张和关节挛缩相关,且抗 RNA 聚合酶Ⅲ抗体阳性患者恶性肿瘤患病率高,需进行肿瘤筛查。

(4) 其他:50% 以上患者 RF 阳性,抗 RNP、抗 PM-Scl、抗 SSA 抗体亦时有出现,但抗 dsDNA 抗体阳性少见。

3. 免疫球蛋白　半数病例有免疫球蛋白增高。

4. 组织学检查　本病具有特征性病理表现,参见本章节病理与病理生理。

5. 其他　依据系统累及不同,可以通过 X 线、CT、超声、心电图、MRI 来诊断和评估各系统损害。

【诊断策略】

(一)诊断依据

既往经典的诊断标准为 1980 年美国风湿病学会(ACR)制定的 SSc 分类诊断标准;2013 年美国风湿病学学会和欧洲抗风湿病联盟(EULAR)共同发表了新的 SSc 分类标准,引入了新的血清学标志和检查手段。

1. 1980 年 ACRSSc 分类诊断标准

(1)主要指标:近端硬皮病,对称性手指及掌指或跖趾近端皮肤增厚、紧硬,不易提起,类似皮肤改变同时累及肢体的全部、颜面、颈部和躯干。

(2)次要指标:① 指端硬化:硬皮改变仅限于手指。② 指端凹陷性瘢痕或指垫变薄:由于缺血指端有下陷区,指垫组织丧失。③ 双肺底纤维化:标准 X 线胸片双下肺出现网状条索、结节、密度增加,亦可呈弥漫斑点状或蜂窝状,并已确定不是由原发于肺部疾病所致。具备上述主要指标或≥2 个次要指标者,可诊断为 SSc,诊断 SSc 后,再根据皮损分布和其他临床特点,进一步分为弥漫型、局限型或 CREST 综合征。

2. 2013 年 ACR/EULAR 系统性硬皮病诊断标准　见表 64-1。

表 64-1　2013 年 ACR/EULAR 系统性硬皮病诊断标准

指　　标	子　指　标	权重/得分
1. 双手手指皮肤增厚并延伸至邻近的掌指关节近端(充分条件)	—	9
2. 手指皮肤增厚(只计数较高的分值)	① 手指肿胀 ② 指端硬化(离掌指关节较远但离指间关节较近)	2 4
3. 指尖病变(只计数较高的分值)	① 指尖溃疡 ② 指尖点状瘢痕	2 3
4. 毛细血管扩张	—	2
5. 甲壁毛细血管异常	—	2
6. 肺动脉高压和(或)间质性肺疾病(最高分值2分)	① 肺动脉高压 ② 间质性肺疾病	2 2
7. 雷诺现象	—	3
8. SSc 相关的自身抗体[抗着丝点抗体,抗拓扑异构酶 I 抗体(抗 Scl-70),抗 RNA 聚合酶Ⅲ](最高分值3分)	① 抗着丝点抗体 ② 抗拓扑异构酶 I 抗体 ③ 抗 RNA 聚合酶Ⅲ	3 3 3

注:同一指标中的子指标不重复计分,取高者记入总分,总分≥9 分的患者被分类为系统性硬皮病。

(二)分型

1. 弥漫型 SSc(diffuse cutaneous systemic sclerosis,dcSSc)　特点为对称性广泛性皮肤纤维化,除累及肢体远端和近端、面部和颈部外,尚累及胸部和腹部皮肤。本型病情进展快,预后较差,10

年生存率 50% 左右。多伴有内脏病变如肺、心脏、胃肠道或肾累及。抗 Scl‑70 抗体阳性率高，抗着丝点抗体(ACA)少见。

2. **局限型** SSc(limited cutaneous systemic sclerosis,lcSSc)　特点为皮肤病变局限于手指、前臂远端，可有颜面和颈部受累。内脏病变出现较晚。CREST 综合征指手指软组织钙化(calcinosis)、雷诺现象、食管运动功能障碍(esophageal dysmotility)、硬指(sclerodactyly)及毛细血管扩张(telangiectasis)，为本病的一种特殊类型，ACA 阳性率高，预后相对较好，10 年生存率 70% 以上。

3. **重叠型** SSc(systemic sclerosis overlap syndrome)　特点为弥漫型或局限型系统性硬化病伴有另一种或一种以上的其他结缔组织病。

(三) 鉴别诊断

1. **局部硬皮病**　特点为皮肤界限清楚的斑片状(硬斑病)或条状(线状硬皮病)硬皮改变，主要见于四肢。累及皮肤和深部组织而无内脏和血清学改变。

2. **嗜酸性粒细胞性筋膜炎**　多见于青年人，剧烈活动后发病。表现为四肢皮肤肿胀，绷紧并伴有肌肉压痛、松弛。无雷诺现象，无内脏病变，ANA 阴性，血嗜酸性粒细胞增加。皮肤活检也可鉴别。

3. **其他纤维化性皮肤病**　职业原因或接触有毒有害物质，如矿工、长期接触二氧化硅、聚氯乙烯、L 色氨酸等物质，可发生硬皮样综合征。

(四) 病情评估

目前可采用的评估方法包括针对各个受累系统的评估方法，例如 SSc 间质性肺病需进行高分辨率薄层平扫 CT、血气分析、肺功能、6 min 步行距离等评估手段，而肺动脉高压则需进行心脏超声、脑钠肽、6 min 步行运动实验、心功能评级。Medsger 提出了 SSc 严重度评分，涵盖了外周血管系统、皮肤、关节和肌腱、胃肠道、肺、心脏和肾脏评估，每个系统分为 0～4 级，进行系统评估。

(五) 诊断思路

SSc 常以近端皮肤肿胀、增厚、硬化起病，少数患者首发症状为内脏器官受累。以皮肤病变为首发症状者当前辨明是否存在 SSc 特征性皮肤改变，再进行诊断；而皮肤外表现为首发症状者，则需要进行多系统评估，其中当特别注意是否存在肺动脉高压以及肺间质病变，并及时进行 SSc 相关自身抗体筛查以及毛细血管镜检查，并进行完善的鉴别诊断，以期早期诊断，早期治疗。SSc 诊断思路见图(图 64‑1)。

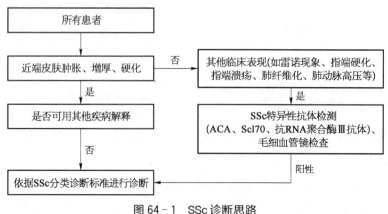

图 64‑1　SSc 诊断思路

【治疗策略】

SSc 的治疗分为两部分：针对活动性的 SSc 进行免疫抑制治疗，依据靶器官受累情况给予对症治疗。2016 年《BSR 和 BHPR 系统性硬化症治疗指南》总结了 SSc 的治疗策略(图 64 - 2)。

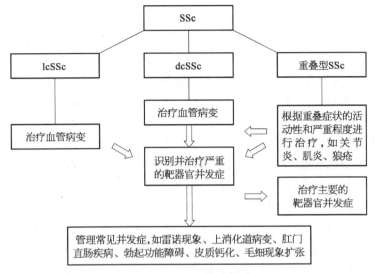

图 64 - 2　SSc 治疗策略

注：本图参考 2016 年 BSR 和 BHPR《系统性硬化症治疗指南》。

(一) 一般治疗

注意保暖措施、避免暴露在寒冷环境；戒烟；充分保湿的是治疗皮肤病变基础措施，特别是使用含羊脂油的保湿剂；康复治疗、按摩等措施可有效改善 SSc 患者的运动能力。

(二) 免疫抑制治疗

1. 免疫抑制剂　对于早期活动期 dsSSc 患者可以使用免疫抑制剂，包括 MTX、MMF、CTX，但不推荐使用青霉胺治疗。

2. 糖皮质激素　糖皮质激素可用于治疗早期急性期皮肤病变、重要靶器官受累(如间质性肺炎、肌炎等)，但糖皮质激素使用与诱发 SSc 肾危象相关，因此使用时当尽可能以低剂量控制症状，同时密切监测血压以及肾功能。

3. 生物制剂　利妥昔单抗在常规治疗无效时可尝试用于 SSc 皮肤病变以及肺间质病变，但目前缺乏大样本研究。

(三) 靶器官受累的药物治疗

1. 雷诺现象　一线治疗药物为钙离子通道阻滞剂和血管紧张素 Ⅱ 受体阻断剂，当发生严重的指端溃疡，即已造成或可能引起组织破坏，或 1 年内出现≥3 处的指端溃疡时，可使用西地那非、伊洛前列素或波生坦等进行积极治疗。严重和(或)顽固性的雷诺现象可采用交感神经切除术(伴或不伴肉毒素注射)。

2. 肺纤维化　推荐使用环磷酰胺治疗，吗替麦考酚酯可用环磷酰胺的备选药物或后续用药，应注意治疗的个体化并予对症治疗。

3. 肺动脉高压　肺动脉高压有效治疗药物包括前列腺素类似物伊洛前列素、伊前列醇，内皮素受体拮抗剂波生坦、安利生坦，PDE-5抑制剂西地那非、他达拉非。此外，肺动脉高压还需其他对症支持治疗，如使用袢利尿剂和(或)螺内酯利尿、氧疗等。除有明确的血栓形成外，不推荐使用华法林等抗凝药物。

4. **胃肠道疾病** 推荐使用质子泵抑制剂和组胺 H_2 受体拮抗剂治疗胃食管反流和吞咽困难，可能需要长期用药。促胃肠动力药多巴胺拮抗剂可用于治疗吞咽困难和胃食管反流。推荐间断给予广谱抗生素(如环丙沙星)口服治疗小肠细菌过度生长，轮替使用可能也有益。对严重的体重减轻或肠内营养效果不佳的患者，可考虑给予肠外营养支持治疗。

5. **肾脏受累** 对有肾危象风险的患者需密切监测血压，至少每周1次。早期识别并及时接受血管紧张素转化酶抑制剂治疗的患者的预后较好。其他降压药可与血管紧张素转化酶抑制剂联合用于治疗 SSc 相关的顽固性高血压治疗。

6. **心脏受累** 可使用血管紧张素转化酶抑制剂及卡维地洛治疗。也可使用选择性β受体阻滞剂治疗，但可能加重雷诺现象。对左心室射血分数保留的舒张性心力衰竭使用利尿剂，包括螺内酯和呋塞米治疗，钙离子通道阻滞剂可能减少 SSc 患者的收缩性心力衰竭发生率。

7. **皮肤表现** 一般治疗：抗组胺药常用于治疗皮肤瘙痒。目前治疗毛细血管扩张的手段包括防护、使用激光或脉冲光治疗。

8. **钙质沉着** 早期识别钙质沉着伴感染，给予抗生素治疗。对严重且难治的钙质沉着，当引起器官功能障碍、影响生活质量时，需考虑外科干预。药物治疗可选用氢氧化铝、双膦酸盐类药物、钙离子通道阻滞剂、秋水仙碱、华法林。侵入性治疗选择包括体外冲击波碎石术、局部糖皮质激素注射和激光治疗。

9. **骨骼肌肉受累** SSc 相关的骨骼肌肉病变在症状加重时需要对症治疗，如采用非甾体消炎药抗炎镇痛，对症处理。

（李　挺　郑玥琪）

第六十五章 系统性血管炎

导学

　　1. 掌握：系统性血管炎的病因、临床表现及并发症、分类标准与鉴别诊断要点、治疗原则。

　　2. 熟悉：系统性血管炎的发病机制、病理生理特点、辅助检查特点、病情评估、常用治疗药物种类。

　　3. 了解：系统性血管炎的流行病学、预后和预防。

　　系统性血管炎(systemic vasculitis)指一组以炎症细胞浸润、血管破坏和组织缺血、坏死为主要病理改变的异质性疾病，其临床表现因受累血管的类型、大小、部位及病理特点差异而不同。可分为原发性和继发性。继发性血管炎是指血管炎继发于另一确诊的疾病：如感染、肿瘤，弥漫性结缔组织病如系统性红斑狼疮、干燥综合征、类风湿关节炎等。本章所叙述的主要为原发性系统性血管炎。依据 2012 年 Chapel - Hill 会议主要根据受累血管的大小对系统性血管炎进行了命名和分类，见表 65 - 1。

表 65 - 1　系统性血管炎的命名和分类

类　别	病　种	定　义
大血管炎(LVV)	大动脉炎(Takayasu arteritis, TA)	TA 是一种好发于年轻女性，主要累及主动脉及其主要分支的肉芽肿性慢性闭塞性血栓性主动脉病，少数也可引起动脉扩张或动脉瘤
	巨细胞动脉炎(giant cell arteritis, GCA)	TA 与 GCA 主要好发于 50 岁以上人群，GCA 为累及一个或多个颈动脉分支，尤其是颞动脉的肉芽肿性动脉炎，典型表现呈颞侧头痛、间歇性下颌运动障碍和视力障碍三联征
中血管炎	结节性多动脉炎(polyarteritis nodosa, PAN)	PAN 是一种以极少或无免疫复合物沉积为特征的累及中等动脉的非肉芽肿性血管炎，容易与小血管炎混淆，与 ANCA 不相关
	川崎病(Kawasaki disease, KD)	KD 是一种常见于儿童的累及冠状动脉、主动脉及静脉的血管炎。以持续发热、草莓舌或口唇干裂、双侧非化脓性结膜炎、皮疹、手足红斑、颈部淋巴结肿大为典型临床表现

类　　别	病　　种	定　　义
小血管炎	ANCA 相关性血管炎（ANCA-associated vasculitide, AAV）	AAV 是一组累及中小血管的与 ANCA 相关的原发性系统性血管炎。具体包括肉芽肿性多血管炎（granulomatosis with polyangitis, GPA）、显微镜下多血管炎（microscopic polyangitis, MPA）、变应性肉芽肿性血管炎（allergic granulomatosis polyangitis, AGPA）
	免疫复合物性小血管炎	本病为一组由免疫复合物沉积介导小血管炎，包括原发性免疫复合物性小血管炎、抗肾小球基底膜病、冷球蛋白性血管炎、IgA 性血管炎(即过敏性紫癜)、低补体血症性荨麻疹性血管炎(HUV)
变异性血管炎(VVV)	白塞综合征(Behcet syndrome, BS)	BS 是一种以全层血管炎为主要特征,累及任何种类血管,以口腔、生殖器溃疡、眼部病变、皮肤病变等为临床特征的多系统疾病
	科根综合征(Cogan syndrome)	科根综合征是一种罕见的累及眼、听觉-前庭系统的综合征。主要表现为基质性角膜炎、前庭功能障碍、突发听力下降以及系统性血管炎等
单器官性血管炎(SOV)	皮肤白细胞破碎性血管炎、皮肤动脉炎、原发性中枢神经性血管炎、孤立性主动脉炎	血管炎病变局限在某一器官或系统,可发展为系统性血管炎。诊断 SOV 必须除外系统性血管炎累及该器官或系统所致病变
系统性疾病相关的血管炎	类风湿血管炎、狼疮性血管炎、结节病性血管炎等	系统性疾病相关,继发于明确的系统性疾病
可能病因相关性血管炎	丙型肝炎病毒相关性冷球蛋白血症性血管炎、乙型肝炎病毒相关性血管炎、梅毒相关性主动脉炎、药物相关性免疫复合物性血管炎、药物相关性 ANCA 相关性血管炎、肿瘤相关性血管炎、血清病相关性免疫复合物性血管炎	与病毒感染、药物、肿瘤等病因相关的血管炎

【病因及发病机制】

(一) 病因

多数类型的系统性血管炎病因不明确,但遗传因素、感染因素、环境因素在某些类型的血管炎的易患因素中占有重要地位,举例如下。

1. **遗传因素**　大多数血管炎与遗传的关系均为多基因和复杂的,但部分血管炎则呈现与基因表达的高关联性,如巨细胞动脉炎的家族性聚集报道则较为常见,研究发现与 HLA Ⅱ 类等位基因相关。白塞综合征在亚洲人群中存在与 *HLA - B51* 的高关联性,而在美国白人中这一基因阳性率则低于 15%。

2. **感染因素**　目前已知某些感染与特定类型的血管炎有明确的关联。例如,近 90% 的冷球蛋白血症性血管炎与 HCV 感染有关,HBV 感染与结节性多动脉炎有关,随着有效的 HBV 免疫计划实施,结节性多动脉炎的发病率显著降低。链球菌感染和金黄色葡萄球菌的感染与川崎病的发生相关,鼻腔中携带金黄色葡萄球菌的患者更容易出现 ANCA 相关性血管炎复发。HIV 感染的患者也可出现血管炎的临床表现。

3. **环境因素**　部分血管炎的发生与环境以及职业暴露有关,例如类风湿性血管炎与吸烟存在明确的关联,研究发现吸烟与抗环瓜氨酸肽抗体之间存在剂量依赖关系;硅暴露可能诱发 MPO - ANCA 相关的血管炎。此外,多种药物可能诱发系统性血管炎,例如丙硫氧嘧啶治疗的患者可能产生 ANCA,但仅少部分患者发生血管炎。

系统性血管炎的流行病学存在明显的地理差异,这些差异与遗传学背景、环境暴露因素密切相关,其次在发病年龄、性别、种族上也存在一定特征,是血管炎分类需要考量的因素,部分血管炎的流行病学特征见下表(表 65 - 2)。

表 65 - 2　部分血管炎的流行病学特征

类　别	病　种	发　病　率	年龄/性别/种族倾向
大血管炎(LVV)	大动脉炎	美国仅 3/1 000 000,印度高达 200~300/1 000 000	年龄常低于 40 岁,亚洲女性多发,女:男约 9:1
	巨细胞动脉炎	斯堪的纳维亚和美国部分地区多见,发病率达(220~270)/1 000 000	年龄多大于 50 岁,北欧后裔好发,女:男约 3:1
中血管炎	结节性多动脉炎	欧洲按照 CHCC 定义,为(0~0.9)/1 000 000	男性略多,与 HBV 感染密切相关
	川崎病	美国发病率 100/1 000 000,日本高达 900/1 000 000	好发于亚裔儿童,80%川崎病患者小于 5 岁
小血管炎	IgA 性血管炎(过敏性紫癜)	儿童发病率(135~180)/1 000 000,成人发病率 13/1 000 000	多见于儿童,大部分儿童患者病程呈自限性,预后良好。成人发病率仅 10%,可转变为慢性过程
变异性血管炎(VVV)	白塞综合征	美国发病率仅 3/1 000 000,土耳其高达 3 000/1 000 000	丝绸之路沿途国家多见

(二) 发病机制

系统性血管炎的发病机制尚不清楚,目前已知人体固有免疫系统和获得性免疫系统均与其发病有关。① 遗传因素可能上调了淋巴细胞的活性或强化了中性粒细胞介导的炎症反应。感染因素诱导下,血管外膜的树突状细胞,提呈抗原促进 T 细胞活化和分化,释放细胞因子如 IL - 6、IL - 17 等,诱导巨噬细胞浸润,产生基质金属蛋白酶以及氧自由基,导致血管内皮乃至血管壁全层损伤。② ANCA 参与是目前 AAV 发病重要因素,中性粒细胞活化,高表达 ANCA 抗原以及黏附分子,前者与 ANCA 结合后,促进中性粒细胞释放细胞内多种毒性颗粒蛋白,增加中性粒细胞对血管内皮细胞的黏附,促进内皮细胞活化,微血管渗透性增加,超氧化物释放,导致血管内皮损伤甚至坏死性血管炎,T 细胞亚群失衡,致炎因子大量释放,效应 T 细胞扩增并迁移至靶器官,与树突状细胞以及巨细胞等多种细胞形成肉芽肿导致组织破坏。③ 补体活化是血管炎发病过程中又一重要环节,ANCA 可结合内皮细胞膜表面抗原形成免疫复合物,通过替代途径活化补体,促进坏死性血管炎发生,在 AAV 患者体内 C3a、C5a、B 因子血浆浓度均升高,且与 AAV 患者肾脏病变和疾病活动正相关。④ 免疫复合物介导的组织损伤参与了血管炎发病。抗内皮细胞抗体(AENA)与内皮细胞表面抗原相结合形成免疫复合物,通过诱导内皮细胞炎症因子、黏附分子释放,促进白细胞对内皮细胞的细胞毒作用,以及抗体依赖性细胞毒作用损伤血管。⑤ 活化的中性粒细胞可以分泌

B细胞活化因子(BAFF)和增殖诱导配体(APRIL),促进B细胞分化、增殖以及抗体产生,这也是目前利妥昔单抗用于AAV的重要依据。

【病理及病理生理】

系统性血管炎的基本病理改变包括:① 血管壁可见中性粒细胞、淋巴细胞、巨噬细胞等多种炎性细胞浸润。② 血管内皮细胞增生、管壁纤维素样增生,血管腔狭窄。③ 部分血管炎累及带肌层的动脉,可见管壁弹力层和平滑基层受损形成动脉瘤和血管扩张。此外,免疫荧光检查可帮助鉴别不同类型的血管炎(表65-3)。

表65-3　系统性血管炎的基本病理改变

类　别	病　种	容易受累血管	组织学特点
大血管炎(LVV)	大动脉炎	主动脉弓、无名动脉、颈动脉、锁骨下动脉、肾动脉	肉芽肿性动脉炎。内膜增厚和炎症明显,以淋巴细胞浸润为主,可有巨细胞浸润
	巨细胞动脉炎	主动脉及其主要分支,常累及颞动脉,不累及肺、肾	肉芽肿性动脉炎,炎症为主,坏死罕见。血管各层有白细胞浸润,巨细胞于血管中、内层交界处多见
中血管炎	结节性多动脉炎	血管受累广泛。常为节段性,在动脉分叉处多见。一般不累及肾小球或细动脉、毛细血管或小静脉的血管炎	中或小血管全层纤维素样坏死,无巨细胞浸润。可有动脉瘤和血栓形成
	川崎病	累及大、中和小血管,常累及冠状动脉,主动脉和静脉也可受累	全层坏死性血管炎,可伴有单核巨噬细胞增生性肉芽肿,可伴有皮肤黏膜淋巴结综合征
小血管炎	肉芽肿性血管炎	累及上下呼吸道,常见坏死性肾小球肾炎	节段性坏死性血管炎和炎症性肉芽肿,可见巨细胞
	显微镜下多血管炎	主要侵犯小血管如毛细血管、小动脉和小静脉,常见局灶节段坏死性肾小球肾炎	纤维素样坏死性血管炎,无或寡免疫复合物沉积
	变应性肉芽肿血管炎	广泛,常累及肺、肾、皮肤和浆膜	富含嗜酸性粒细胞的肉芽肿性炎症,累及中小血管的坏死性血管炎
	IgA性血管炎(过敏性紫癜)	累及小血管(毛细血管、小静脉、细动脉)	IgA免疫沉积为主的血管炎
	原发性冷球蛋白血症性血管炎	累及小血管(毛细血管、小静脉、细动脉)	伴有冷球蛋白免疫沉积的血管炎
变异性血管炎(VVV)	白塞综合征	皮肤黏膜、视网膜、脑、肺均可受累	大、中、小、微血管(动、静脉)均可受累,血管周有炎症细胞浸润,严重者有血管壁坏死,出现管腔狭窄和动脉瘤样改变

【临床表现】

系统性血管炎的临床表现复杂多样,可累及人体各个系统,其中皮肤、肾脏、肺、神经系统、耳鼻喉最具有代表性,如五个系统中有三个以上系统受累,则需考虑系统性血管炎。

1. **累及不同血管的血管炎症状特点**　系统性血管炎累及大、中、小血管产生相应的症状特点(表65-4)。

表 65-4　不同血管的血管炎症状特点

大 血 管	中 血 管	小 血 管
肢体跛行	皮肤结节	紫癜
血压不对称	溃疡	水疱性病变
无脉	网状青斑	荨麻疹
血管杂音	肢体坏疽	肾小球肾炎
主动脉扩张	多发单神经炎	肺泡出血
肾血管性高血压	微血管瘤	皮肤血管外的坏死性肉芽肿
	肾血管性高血压	甲下线状出血
		葡萄膜炎
		巩膜外层炎或巩膜炎

2. 不同类型的原发性系统性血管炎的临床特点

(1) 大动脉炎：起病时可有全身不适、易疲劳、发热、食欲减退、多汗、体重下降等全身症状和血管狭窄或闭塞后导致的组织或器官缺血症状。根据受累动脉的不同,临床常见类型如下：① Ⅰ型,累及主动脉弓及弓上分支。② Ⅱ型,累及升主动脉、主动脉弓及分支、胸降主动脉。③ Ⅲ型,累及胸降主动脉、腹主动脉和(或)肾动脉。④ Ⅳ型,仅仅累及腹主动脉或肾动脉。⑤ Ⅴ型,累及升主动脉、主动脉弓及其分支,胸降主动脉、腹主动脉或肾动脉。此外,还可合并肺动脉、冠状动脉受累。累及主动脉及其头臂动脉分支,表现为大脑以及头部不同程度缺血,表现为眩晕、头痛、视力减退,甚至反复晕厥、抽搐、失语、偏瘫。上肢缺血可出现单侧或双侧上肢无力、发凉、酸痛、麻木甚至肌肉萎缩。体格检查可发现颈动脉、桡动脉、肱动脉搏动减弱或消失,颈部、锁骨上、下窝可闻及血管杂音。患侧上肢动脉血压低于健侧 10 mmHg 以上。累及胸腹主动脉及其分支,可出现双下肢无力、发凉、疼痛和间歇性跛行等症状,查体可于背部、腹部闻及血管杂音,下肢血压＜上肢血压。肾动脉狭窄致肾缺血可出现肾性高血压、肾衰竭。累及肺动脉可见心悸、气短,肺动脉瓣区可闻及杂音和第二音亢进,可并发肺动脉高压。累及冠状动脉开口处,可出现心绞痛,甚至心肌梗死。累及肠系膜动脉可有腹痛等腹部症状。

(2) 巨细胞动脉炎和风湿性多肌痛(polymyalgia rheumatic,PMR)：GCA 和 PMR 发病年龄在 50 岁以上,起病多缓慢,可有发热、全身不适、疲劳、关节肌肉疼痛、体重减轻等非特异性症状。70%GCA 患者表现为特异性头痛,一侧或双侧颞部头痛,头皮触痛,颞浅动脉增粗变硬,呈结节状,有压痛,偶尔枕后、颜面及耳后动脉亦可受累。部分患者有头颈动脉缺血症状,表现为视力障碍、复视、眼肌麻痹,甚至失明,听力减退,眩晕,颞颌部间歇性运动障碍。主动脉弓及其分支受累,可出现上肢缺血表现,麻木、无力、脉弱或无脉,血压降低或测不出,双上肢血压不等,颈部及锁骨上、下窝可闻及血管杂音。40%~60%患者伴有 PMR,大多数 PMR 可单独存在,多见于 50 岁以上老年人,表现为颈部、肩胛带、骨盆带等近端肌群酸痛和晨僵,但肌压痛及肌力减弱不显著,对于小剂量激素治疗敏感。

(3) 结节性多动脉炎：可表现为广泛分布的关节痛、关节炎和肌痛,1/3 的患者可出现皮肤病变,常表现为可触性紫癜,有时可以合并皮肤溃疡,严重者可出现指端发绀,裂片样出血及网状青斑;累及心脏可出现心肌梗死、充血性心力衰竭、心包炎,严重者可出现大量心包积液和心包填塞;累及肠系膜动脉表现为持续性钝痛,常于进食后加重,进行性受累可以导致肠、肝、脾梗死,肠穿孔以及动脉瘤破裂出血;累及肾脏可表现为肾损害、肾梗死、肾动脉瘤破裂。肾小球缺血可以导致轻度蛋白尿或血尿;累及神经系统可表现为混合型运动和感觉功能异常,中枢神经受累的发病率较低,可表现为脑病、癫痫、脑卒中等;累及睾丸可致缺血性睾丸炎,表现为睾丸痛。

(4) 肉芽肿性血管炎：70%以上患者的上呼吸道最先受累,表现为慢性鼻炎、鼻窦炎,症状有鼻塞、鼻窦部疼痛、脓性或血性分泌物。严重时可见鼻咽部溃疡、鼻咽部骨与软骨破坏引起鼻中隔或软腭穿孔,甚至鞍鼻畸形。气管受累常导致气管狭窄。70%~80%患者累及肺出现肺内结节、空洞、胸腔积液,可致咳嗽、咯血、胸痛和呼吸困难;70%~80%患者在病程中出现不同程度的肾小球肾炎,常见的表现为血尿、蛋白尿、细胞管型,重者可因进行性肾病变导致肾衰竭。眼部受累表现为结膜炎、角膜溃疡、巩膜炎、葡萄膜炎及视神经病变,咽鼓管阻塞可致中耳炎,可见脓性分泌物,神经性耳聋和传导障碍,皮肤受累可见紫癜、溃疡、疱疹和皮下结节;心脏受累可见心包炎、心肌炎和冠状动脉炎;神经系统受累表现为单神经炎、末梢神经炎、癫痫发作或精神异常。

(5) 显微镜下多血管炎：多数患者有全身症状如发热、关节痛、肌痛、皮疹、乏力、食欲减退和体重下降。约78%患者有肾受累,表现为镜下血尿和红细胞管型尿、蛋白尿,甚至可出现肾功能不全。约50%患者肺受累,可见肺部浸润、结节等,表现为咯血,上呼吸道症状少见。有57.6%患者神经系统受累,最常累及腓神经、桡神经、尺神经等,表现为受累神经分布区麻木和疼痛,继之发生运动和感觉障碍。

(6) 变应性肉芽肿性血管炎：疾病早期除发热、全身不适、体重减轻等全身症状外,较特异症状为呼吸道过敏反应(如过敏性鼻炎、鼻窦炎、支气管哮喘等);其次为血管炎表现,如皮肤瘀斑、紫癜或溃疡;周围神经病变如单神经或多神经病变;腹部器官缺血或梗死所致腹痛、腹泻、腹部包块。胃肠道、尿道或前列腺可见嗜酸性粒细胞肉芽肿,肾损害较轻。

(7) 白塞综合征：98%以上的患者出现颊黏膜、舌缘、唇、软腭等处口腔溃疡,且是本病的首发症状;它被认为是诊断本病最基本而必需的症状。外阴溃疡常出现在女性患者的大、小阴唇,其次为阴道,在男性则多见于阴囊和阴茎,也可以出现在会阴或肛门周围,约80%的患者有此症状。皮肤受累表现为结节性红斑、假性毛囊炎、痤疮样毛囊炎、浅表栓塞性静脉炎等不同表现,其中结节性红斑最为常见且具有特异性。针刺后或小的皮肤损伤后出现反应也是白塞综合征一种较特异的皮肤反应。下肢常可见栓塞性浅静脉炎。眼部受累表现为葡萄膜炎,视网膜血管炎可造成视网膜炎,眼炎的反复发作可以使视力障碍甚至失明。消化道受累多见腹痛并以右下腹痛为常见,基本病变是多发性溃疡,可见于自食管至降结肠的任一部位,其发生率可高达50%,重者合并溃疡出血、肠麻痹、肠穿孔、腹膜炎、瘘管形成、食管狭窄等并发症;累及神经系统可致脑膜脑炎、瘫痪、脑干损害、良性颅内高压、脊髓损害、周围神经系统损害等类型。10%的患者出现大、中血管受累。动脉受累表现为动脉狭窄和动脉瘤,静脉受累主要表现为上、下腔静脉的狭窄和梗阻,在梗阻的远端组织出现水肿。心脏受累不多表现为主动脉瓣关闭不全、二尖瓣狭窄和关闭不全。累及关节大多数仅表现为一过性的关节痛,可反复发作并自限,很少有关节畸形。累及肺部血管出现肺内小动脉瘤,肺血管栓塞而出现咯血、胸痛、气短等症状,多预后不良。累及泌尿系统表现为血尿(镜下或肉眼)、蛋白尿,多为一过性,未有影响肾功能者。累及双侧或单侧附睾,表现为附睾肿大、疼痛和压痛,在经适当的治疗后能完全消失。

【辅助检查】

1. 实验室检查　系统性血管炎普遍可见 ESR、CRP 明显增快,可见贫血、球蛋白升高。部分血管炎累及肾脏可见尿常规有蛋白尿和红细胞管型,肾功能异常,PAN 还需检查 HBsAg 是否阳性。

2. 自身抗体

(1) ANCA：常用临床检测方法为间接免疫荧光法和 ELISA,前者如出现中性粒细胞胞质荧光染色阳性则称为 c-ANCA 阳性,如中性粒细胞细胞核周围荧光阳性,称为 p-ANCA 阳性。胞质中存在主要抗原成分为人类中性蛋白酶(PR3)、核周主要抗原成分为 MPO,采用 ELISA 法测定,可见 PR3-ANCA 阳性和 MPO-ANCA 阳性。PR3-ANCA 与 c-ANCA 以及 GPA 关系密切,特异性可达 95%,且滴度与病情活动一致,常作为病情复发和药物疗效的指标,MPO-ANCA 特异性较差,主要与 MPA、AGPA 以及 SLE、RA 等继发性血管炎相关。

(2) 抗内皮细胞抗体(AECA):在川崎病中,AECA 具有诊断意义,在 GPA 中,AECA 滴度的消长与疾病活动性相关。

3. 影像学检查　目前 CT 血管成像(CTA)、磁共振血管成像(MRA)、B 超、正电子发射体层摄影(PET)、血管造影等丰富的影像学技术的开展,不仅提高了系统性血管炎早期诊断效率,也成为病变范围、程度的有利评估手段。

4. 组织学检查　受累组织的活检可为血管炎的诊断以及鉴别诊断提供重要依据。

【诊断策略】

(一)诊断依据

1. 大动脉炎　根据 1990 年 ACR 制定的大动脉炎分类诊断标准,符合下述 6 条中 3 条者可诊断本病,同时需除外先天性主动脉狭窄、肾动脉纤维肌性结构不良、动脉粥样硬化、血栓闭塞性脉管炎、白塞综合征、结节性多动脉炎及胸廓出口综合征。① 发病年龄≤40 岁。② 肢体间歇性跛行。③ 一侧或双侧肱动脉搏动减弱。④ 双上肢收缩压差>10 mmHg。⑤ 一侧或双侧锁骨下动脉或腹主动脉区闻及血管杂音。⑥ 动脉造影异常。

2. 巨细胞动脉炎　根据 1990 年 ACR 制定的 GCA 分类诊断标准,具备下列 3 条即可诊断GCA。① 发病年龄≥50 岁。② 新近出现的头痛。③ 颞动脉有压痛,搏动减弱(非因动脉粥样硬化)。④ ESR≥50 mm/h。⑤ 颞动脉活检示血管炎,表现以单个核细胞为主的浸润或肉芽肿性炎症,并且常有多核巨细胞。

3. 结节性多动脉炎　根据 1990 年 ACR 制定的结节性多动脉炎的分类标准,符合下列 10 条标准中的 3 条即可诊断,但应排除其他结缔组织病并发的血管炎。诊断敏感性为 82.2%,特异性为86.6%。① 体重下降≥4 kg(无节食或其他原因所致)。② 网状青斑(四肢和躯干)。③ 睾丸痛和(或)压痛(并非感染、外伤或其他原因引起)。④ 肌痛、乏力或下肢压痛。⑤ 单神经病变或多神经病变。⑥ 舒张压>90 mmHg。⑦ 血尿素氮 400 mg/L>或肌酐>15 mg/L(非肾前因素)。⑧ 血清乙型肝炎病毒标记(HBsAg 或 HBsAb)阳性。⑨ 动脉造影见动脉瘤或血管闭塞(除外动脉硬化、纤维肌性发育不良或其他非炎症性病变)。⑩ 中小动脉壁活组织检查有多形核中性粒细胞和单核细胞浸润。

4. 肉芽肿性血管炎　根据 2017 年 EULAR/ACR 肉芽肿性血管炎的分类诊断标准(表 65-5),10 项评分总和≥5 分的患者可以分类诊断为 GPA。

表 65-5　2017 年 EULAR/ACR 肉芽肿性血管炎的分类诊断标准

临　床　标　准	评　分
(1) 鼻腔血性分泌物、溃疡、鼻痂或鼻窦-鼻腔充血或不通畅、鼻中隔缺陷或穿孔	3分
(2) 软骨受累	2分
(3) 传导性或感音神经性听力下降或丧失	1分

续　表

实　验　室　指　标	评分
(1) c-ANCA 或 PR3-ANCA 抗体阳性	5分
(2) 胸部影像检查提示结节、包块或空洞形成	2分
(3) 病理见肉芽肿性炎性病变	2分
(4) 局灶性或弥漫性鼻和副鼻窦炎及影像上乳突炎	2分
(5) 极少或没有免疫复合物沉积的肾小球肾炎	1分
(6) p-ANCA 或 MPO-ANCA 抗体阳性	−1分
(7) 嗜酸细胞计数≥1×10^9/L	−4分

注：以上10项评分总和≥5分的患者可以分类诊断为GPA。

5. **变应性肉芽肿性血管炎**　根据2017年EULAR/ACR变应性肉芽肿性血管炎的分类标准(表65-6)，7项评分总和≥5分的患者可以分类诊断为AGPA。

表65-6　2017年EULAR/ACR变应性肉芽肿性血管炎的分类标准

临　床　标　准	评　分
(1) 阻塞性气道疾病	3分
(2) 鼻息肉	3分
(3) 多发性单神经炎或运动神经病	1分
实　验　室　指　标	**评　分**
(1) 嗜酸细胞计数≥1×10^9/L	5分
(2) 血管外嗜酸性细胞浸润或骨髓内嗜酸细胞升高	2分
(3) 镜下血尿	−1分
(4) c-ANCA 或 PR3-ANCA 抗体阳性	−3分

注：以上7项评分总和≥5分的患者可以分类诊断为AGPA。

6. **显微镜下多血管炎**　根据2017年EULAR/ACR显微镜下多血管炎的分类标准(表65-7)，6项评分总和≥5分的患者可以分类诊断为MPA。

表65-7　2017年EULAR/ACR显微镜下多血管炎的分类标准

临　床　标　准	评　分
鼻腔血性分泌物、溃疡、鼻痂或鼻窦-鼻腔充血或不通畅、鼻中隔缺陷或穿孔；	−3分
实　验　室　指　标	**评　分**
(1) p-ANCA 或 MPO-ANCA 抗体阳性	6分
(2) 胸部影像检查提示肺纤维化或肺间质性病变	5分
(3) 极少或没有免疫复合物沉积的肾小球肾炎	1分
(4) c-ANCA 或 PR3-ANCA 抗体阳性	−1分
(5) 嗜酸细胞计数≥1×10^9/L	−4分

注：以上6项评分总和≥5分的患者可以分类诊断为MPA。

7. **白塞综合征**　　根据2014年白塞综合征国际标准修订小组制定的白塞综合征国际分类诊断标准(ICBD)(表65-8),得分≥4提示白塞综合征。

表65-8　2014年白塞综合征国际标准修订小组制定的白塞综合征国际分类诊断标准(ICBD)

症 状 或 体 征	分　数	症 状 或 体 征	分　数
眼部损害	2	神经系统表现	1
生殖器溃疡	2	血管表现	1
口腔溃疡	2	针刺试验阳性*	1
皮肤损害	1		

注: * 得分≥4提示诊断白塞综合征。针刺试验是非必需的,最初的评分系统未包括其在内。但如果进行了针刺试验,且结果为阳性,则加上额外的1分。

(二) 鉴别诊断

1. **原发性系统性血管炎与继发性血管炎相鉴别**　　原发性系统性血管炎需与系统疾病相关的继发性血管炎相鉴别,后者如结缔组织病 SLE、RA、PSS 等患者均可出现皮肤溃疡、红斑、坏疽、多系统受累等临床表现,但此类患者常常存在低补体血症和高滴度的 ANA,组织活检可以发现颗粒状 IgG 和 C3 沉积,可明确为上述系统性疾病。

2. **与感染性疾病相鉴别**　　系统性血管炎与多种病毒、细菌感染存在密切相关性,如 PAN 与 HBV 感染密切相关,冷球蛋白血症性血管炎与 HCV 感染有关。此外,部分感染性疾病可表现为类似血管炎的临床表现,例如感染性心内膜患者可表现为肾炎、皮肤紫癜、鼻窦炎等,甚至可见 ANCA 阳性,激素以及免疫抑制剂的使用可使部分症状改善以致延误病情,需及时多次行病原学检查以鉴别诊断。结核感染亦可表现为呼吸道肉芽肿性结节、发热,临床表现常与 GPA 类似,通过详细的辅助检查如结核菌实验、病理活检有无干酪样坏死、结核菌培养,可以避免误诊误治。

3. **与肿瘤相鉴别**　　模拟血管炎病变的恶性肿瘤既可能为淋巴系统或髓系增生性疾病,也可为实体肿瘤如肺部肿瘤,肿瘤抗原可能沉积于血管壁损伤血管,常规针对原发性血管炎的治疗不能有效控制病情,受累组织病理是鉴别两者的重要依据。

(三) 病情评估

1. **系统性血管炎的疾病活动度评估**　　目前常用的系统性血管炎疾病活动度评估量表主要为:伯明翰血管炎活动性评分(Birmingham vasculitis activity score,BVAS)。该量表历经数次修订,涵盖9大系统:一般情况、皮肤、黏膜、耳鼻喉、胸部、心脏、腹部、肾脏、神经系统,每一项权重分数不同,适用于所有血管炎病情活动评估。

2. **系统性血管炎的疾病损伤评估**　　伯明翰血管炎工作组为评估血管炎疾病损伤程度,建立了涵盖肌肉、骨骼、皮肤、耳鼻喉、肺、心血管、肾脏、胃肠、外周血管、眼、神经系统、其他损伤(骨髓衰竭/肿瘤)等11个部分的血管炎损伤指数量表(DEI)。

3. **系统性血管炎的预后评估**　　Guillevin 1996 年曾提出 5 因子评分(FFS)评价体系,主要用于 PAN、MPA、EGPA 预后评价以及疾病严重程度评价。5 因子分别为:肾功能不全(血肌酐≥140 μmol/L),24 h 尿蛋白≥1.0 g,严重胃肠道受累,心脏功能不全,中枢神经系统受累。每增加1项则加1分。至2009年对FFS进行修订,增加了对GPA的预后评价,5因素修改为4不良因素+1有利因素,4不良因素为:年龄>65岁,心脏病变(主要指心衰),胃肠道受累(血清肌酐≥150 μmol/L),每增加1项加1分;1有利因素为 GPA 和 EGPA 患者出现耳鼻喉症状,如无此表现则加1分。

（四）诊断思路

由于原发性系统性血管炎的类型繁多,临床表现复杂,诊断时需分两部分进行,在收集患者的病史资料进行完善的体格检查以及辅助检查时,需首先判断是否为系统性血管炎,再进一步探查是累及哪种血管的血管炎。原发性系统性血管炎诊断思路见图(图 65-1)。

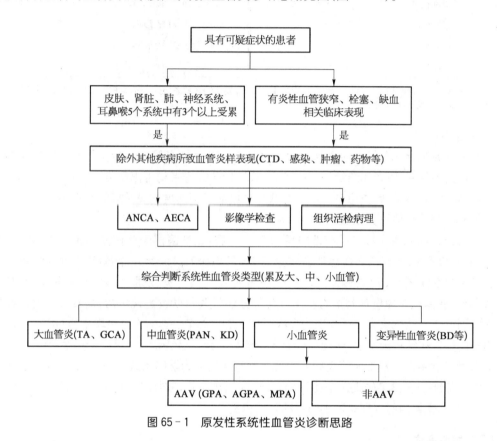

图 65-1 原发性系统性血管炎诊断思路

【治疗策略】

1. **一般治疗** 定期进行患者教育,进行慢性病管理,避免接触诱发血管炎的可疑药物、环境以及感染源。戒烟。急性期卧床休息,缓解期适当进行锻炼以及康复治疗。皮肤受累患者需针对性进行护理,保持患处皮肤清洁,避免并发感染。肢体血管栓塞患者需抬高患肢,避免久坐久站。

2. **药物治疗** 系统性血管炎的药物治疗目标主要为:① 诱导缓解。② 维持缓解。③ 识别和早期控制疾病复发。④ 防止药物副作用。常用药物包括糖皮质激素、免疫抑制剂、生物制剂、静脉用免疫球蛋白等。以下选择常见的大血管炎和中、小血管炎举例说明其治疗策略见表(表 65-9)。

表 65-9 常见血管炎治疗策略

受累血管	Chapel-Hill 定义	常规诱导缓解方案	维持治疗	难治性方案
大血管	巨细胞动脉炎	初始治疗单用糖皮质激素,可加用免疫抑制剂作为辅助治疗,应答后持续减量		糖皮质激素 + CTX,IL-6 拮抗剂
	大动脉炎			

续　表

受累血管	Chapel‑Hill 定义	常规诱导缓解方案	维持治疗	难治性方案
中型血管	川崎病	静脉免疫球蛋白＋阿司匹林		静脉免疫球蛋白治疗＋糖皮质激素或英夫利昔单抗；如无效，换用CTX、阿那白滞素
	结节性多动脉炎 HBV 相关	血浆置换＋抗病毒＋激素		血浆置换＋激素＋CTX±免疫球蛋白硫唑嘌呤
	结节性多动脉炎 非 HBV 相关	激素＋环磷酰胺（每日低剂量）		
小血管	肉芽肿性血管炎	重要脏器受累：CTX 或利妥昔单抗联合糖皮质激素治疗 无重要脏器受累：MTX 或 MMF 联合糖皮质激素治疗	AZA 或 MTX 或利妥昔单抗以及持续减量的糖皮质激素治疗；2 年后 AZA 或 MTX 持续减量，停用利妥昔单抗	联合血浆置换；疾病再评估
	变应性肉芽肿性血管炎			
	显微镜下多血管炎			

3. **血浆置换术**　在发生严重并发症、威胁生命情况下，如肺出血、严重的新月体肾炎且肌酐大于 500 μmol/ L 时，建议行血浆置换术，14 d 内行血浆置换 7～10 次。

4. **手术**　大动脉炎是最常需要血管重建的血管炎，对于无法逆转的狭窄性血管病变或动脉瘤，需要进行旁路移植术或者经皮腔内血管成形术、支架介入手术、人工血管重建手术等。对于有严重血栓的血管，可行血管内膜血栓摘除手术。

（李　挺　郑玥琪）

第六十六章 多发性肌炎和皮肌炎

导学

1. 掌握：多发性肌炎和皮肌炎的病因、临床表现及并发症、分类标准与鉴别诊断要点、治疗原则。

2. 熟悉：多发性肌炎和皮肌炎的发病机制、病理生理特点、辅助检查特点、病情评估、常用治疗药物种类。

3. 了解：多发性肌炎和皮肌炎的流行病学、预后和预防。

特发性炎症性肌病(idiopathic inflammatory myopathy, IIM)是一组累及横纹肌为主的系统性自身免疫性风湿病。其特点为慢性肌无力、肌肉疲劳以及骨骼肌单个核细胞的浸润。患者以出现双侧对称性近端肢体无力、血清肌酶升高、肌电图和肌肉活检提示骨骼肌损害为主要特征,可伴有皮肤、肺脏、心脏、消化道等重要脏器受累。目前分为：① 多发性肌炎(polymyositis, PM)。② 皮肌炎(dermatomyositis, DM)。③ 儿童皮肌炎(juveniledermatomyositis)。④ 恶性肿瘤相关性 PM 或 DM。⑤ 其他结缔组织病伴发 PM 或 DM。⑥ 包涵体肌炎(inclusion body myositis, IBM)。⑦ 无肌病性皮肌炎(amyopathic dermatomyositis, ADM)。新近认识的免疫介导坏死性肌病(immune-mediated necrotic myositis, IMNM)。因其肌肉组织免疫病理 MHC - I 强表达、膜攻击复合物(MAC)沉积,被作为一种亚型独立分类。本章着重讨论多肌炎与皮肌炎。

本病发病率为(0.5～8.4)/10 万人口,其发病年龄有两个高峰,即 10～15 岁和 45～60 岁。成人男性与女性患病率之比为 1：2,但包涵体肌炎男性与女性的发病率之比为 2：1。其中肿瘤相关性肌炎与包涵体肌炎常发生于 50 岁以后。儿童期发病以 DM 为主,男女比例接近。成人 PM 与 DM 约占特发性炎症性肌病的 70%。11%～40%炎性肌病患者可以合并其他结缔组织病,回顾性分析发现约 12%肌炎患者发生肿瘤性疾病,其中 81%为 DM 患者,19%为 PM 患者,因此,DM 与肿瘤发生相关性更高。

【病因及发病机制】

(一) 病因

本病病因未明,目前多认为是在某些遗传易感个体中,感染与非感染环境因素所诱,由免疫介导的一组疾病。

1. **遗传因素**　人白细胞抗原 I 类和 II 类基因的多态性是肌炎的危险因素之一,但其机制尚不清楚。目前已知白种人中,*HLA - DRB1* * *0301* 和 *HLA - DQA1* * *0501* 两种单倍型是最强的遗传危险因素,相当多的 IBM 患者中发现 *HLA - B8 / DR3 / DR52 / DQ2* 单倍型。

2. **环境因素**　特定的环境因素可能是肌炎的始动因素。通常与肌炎有关的环境因素包括感染因素和非感染因素(如药物、食物)。

(1)感染：患者的血清和组织中存在高滴度的病毒抗体和病毒颗粒，动物模型中肠道病毒可诱导出肌炎，高度提示病毒是肌炎的致病因素之一。

(2)药物：包括青霉胺、类固醇激素、他汀类药物、生物制剂在内的许多药物均可能导致临床与病理表现和肌炎相似的肌病，其中引起 IMN 最常见的药物为 3-羟基-3-甲基戊二酰辅酶 A 还原酶(HMGCR)抑制药物、他汀或类他汀药物，抗 HMGCR 阳性的肌炎患者，超过 2/3 有他汀类药物暴露史。抗病毒药物替比夫定也可以诱发坏死性肌炎。

(3)紫外线：流行病学研究发现，越接近赤道，DM 发病率越高，这种纬度相关的发病率差异可能与紫外线辐射有关，其中抗 Mi-2 抗体阳性 DM 患者更加明显。

(4)肿瘤：恶性肿瘤与 DM 之间的强关联提示 DM 可能为一种副肿瘤现象，但其相关机制尚不明确。

(二) 发病机制

IIM 可能的发病机制包括体液免疫、细胞免疫的异常、MHCI 类分子高表达，上述这些因素共同参与了肌纤维损伤和功能障碍。① 半数以上的 IIM 患者都存在特殊的自身抗体，部分为肌炎特异性，部分为肌炎相关性抗体，这些抗体与 IIM 不同临床亚型和临床表现相关。② 细胞免疫：DM 患者可见 CD4$^+$、T 细胞、巨噬细胞、树突状细胞和 B 细胞浸润肌束膜区域，而 PM 和 IBM 患者则主要表现为 CD8$^+$、T 细胞、巨噬细胞为主的单个核细胞浸润在肌内膜区域或侵入非坏死性肌纤维，大量的 T 细胞、巨噬细胞直接造成了肌纤维和血管的炎症反应。③ MHCI 类分子：对 IIM 患者及其小鼠模型的大量研究提示，MHCI 类分子不需要淋巴细胞参与就能介导肌细胞的损伤和功能障碍，此类分子在肌纤维上表达普遍上调。

【病理及病理生理】

肌肉活检是诊断炎性肌病的金标准，也是确诊 IIM 的重要组成部分。不同亚型的肌炎具备不同特征(表 66-1)。

表 66-1　皮肌炎、多肌炎、包涵体肌炎的病理特征比较

病理特征		皮 肌 炎	多 肌 炎	包涵体肌炎
共同点		肌纤维坏死、再生、变性，肌纤维大小不一，结缔组织增加，炎症浸润		
不同点	炎性细胞的种类	B 细胞以及 CD4$^+$、T 淋巴细胞浸润为主	CD8$^+$、T 淋巴细胞浸润成灶性分布，可见明显的 MHC-Ⅰ 类分子上调	类似多肌炎
	炎性细胞浸润部位	在肌肉束间隔及血管周围	非坏死性肌内膜以及肌纤维内	类似多肌炎
	血管周围炎	肌束周围血管壁上膜攻击复合物(MAC)沉积，或毛细血管密度降低，或血管内皮细胞中管状包涵体	无	无
	束周萎缩	有	无	无

病理特征		皮 肌 炎	多 肌 炎	包涵体肌炎
不同点	镶边空泡	无	无	肌纤维内有镶边空泡,空泡内和边缘有颗粒状嗜碱性物质沉积;电镜检查可见肌细胞质内或核内有 15～18 nm 的管丝状包涵体
	皮肤病理	无特异性,表现为表皮轻度棘层增厚或萎缩,基底细胞液化	无	无

【临床表现】

不同亚型的肌炎临床特点不同,下面主要介绍皮肌炎和多肌炎的临床特点。

1. **肌肉病变**　骨骼肌是本病特征性的受累器官。本病起病隐匿,最突出的症状为肌无力和肌肉耐力下降,除累及四肢近端肌群、颈部、脊柱旁肌肉外,还可累及咽部肌肉、呼吸肌导致患者下蹲、起立、抬臂、上楼、卧位抬头、翻身等动作出现障碍,重症患者出现发音、吞咽、呼吸困难。体格检查可见肌力减退,约四分之一患者有肌肉压痛,晚期可能出现肌肉萎缩。

2. **皮肤改变**　皮肌炎患者皮疹可出现在肌炎之前、同时或之后,皮疹与肌肉受累程度常不平行,可出现下列特征性皮疹:① 向阳疹:上眼睑和眶周水肿性紫红色斑。② Gottron 征:掌指关节、指间关节、腕关节、膝关节、肘关节伸侧紫红色丘疹红斑,有毛细血管扩张、色素减退,上覆细小鳞屑,称 Gottron 征。③ 披肩征或"V"字征:颈部、前胸"V"字形弥漫性红斑。④ 技工手:部分患者双手外侧掌面皮肤出现角化、裂纹,皮肤粗糙脱屑,如同技术工人的手。此外,甲周红斑、甲根皱襞毛细血管扩张,长病程患者还可出现皮肤萎缩、色素沉着或脱失。钙质沉着是一种成年人少见而青少年多发的皮肌炎表现,多见于摩擦和创伤部位。

3. **肺部病变**　PM 和 DM 的肺部受累已经成为影响其病死率的重要因素,通过高分辨 CT 和肺功能检查发现超过 70％的患者均有肺部受累。肺部受累常和与呼吸肌无力和间质性肺病有关,有咽部肌肉受累的患者还可并发吸入性肺炎。临床表现为咳嗽、呼吸困难,严重患者出现呼吸衰竭,预后极差。

4. **关节病变**　PM 和 DM 患者关节受累以手足小关节对称性关节炎为主要表现,多数为非侵蚀性关节炎。

5. **其他系统**　由于舌肌、咽部肌肉、食管下段肌肉受累,患者可能出现吞咽障碍,包涵体肌炎中多见。胃肠动力障碍还可导致便秘、腹泻。严重的患者还可出现心肌受累,严重心律失常、充血性心力衰竭。此外,活动期患者可出现发热、体重减轻等症状。

【辅助检查】

1. **一般检查**　血常规可见白细胞正常或增高,可有轻度贫血,ESR 增快,血肌酐下降,尿肌酸排泄增多,肌红蛋白增高,免疫球蛋白增高等。

2. **肌酶谱**　肌酶谱包括肌酸激酶(creatine kinase,CK)、醛缩酶(ALD)、AST、ALT、LDH,尤以 CK 升高最敏感。CK 有三种同工酶,其中 CK - MM 主要存在于骨骼肌中。CK 可以用来判断肌炎的轻重、进展情况以及治疗反应,但也常有与肌无力的严重性不完全平行的情况,应注意综合评价。

3. **自身抗体**　大部分患者 ANA 阳性,部分患者 RF 阳性。近年将肌炎自身抗体分为两类,一类为肌炎特异性抗体(MSA),另一类为肌炎相关性抗体(表66-2)。

表66-2　肌炎自身抗体

抗 体 名 称			阳性率(%)	临 床 意 义
肌炎特异性抗体	抗合成酶抗体	抗Jo-1抗体	15~20	抗合成酶抗体综合征(临床表现为肌炎、肺间质病变、发热、关节炎、雷诺现象、技工手等)
		抗EJ抗体	5~10	
		抗PL-7抗体	5~10	
		抗PL-12抗体	<5	
		抗OJ抗体	<5	
		抗KS抗体	<5	
		抗Zo抗体	<1	
		抗Ha-YRS抗体	<1	
	抗SRP抗体		5~10	多见于免疫介导坏死性肌炎,常表现为快速进展的严重的肌炎,少见于儿童
	抗Mi-2抗体		5~30	常见于DM,95%抗Mi-2阳性患者出现DM皮疹,对于免疫治疗的应答率较高,预后较好
	抗MDA5抗体		50	常见于皮肌炎,见于50%的无肌病性皮肌炎患者,常提示有急进性肺间质病变的高风险
	抗TIF1-γ抗体		15~25	见于15%~25%的成人DM患者,45%~75%DM合并肿瘤患者该抗体阳性,亦可见于青少年皮肌炎中,但与肿瘤发生率无关;几乎不出现在PM患者中
	抗NXP2抗体		25	与中青年DM患者皮疹有关,与儿童DM的皮下钙化有关,老年人需警惕肿瘤,与肺间质病变关联不明显
	抗SAE抗体		5	常见于成人DM中
	抗HMGCR抗体		—	与免疫介导的坏死性肌病和使用他汀类药物有关,40%~60%的该抗体阳性患者有他汀类药物使用史
肌炎相关性抗体	抗Ku抗体		20~30	见于PM-SSc重叠综合征,也可见于SLE等其他CTD疾病(日裔多见)
	抗PM-Scl抗体		8~10	见于DM/PM-SSc重叠综合征,也可仅见于SSc(白种人多见)
	抗U1RNP抗体		10	见于重叠性肌炎、混合性结缔组织病

4.肌电图　肌电图对肌源性和神经性损害有鉴别诊断价值,肌炎特征性表现为低波幅,短程多相波;插入(电极)性激惹增强,表现为正锐波,自发性纤颤波;自发性、杂乱、高频放电。

5.组织学检查　免疫病理学检查是诊断IIM的重要标准。部位多选择肱二头肌、股四头肌,宜选择中度无力的肌肉,活检时注意避开肌电图检查部位。

6.影像学　可以通过MRI来诊断和评估肌肉损害,在T2加权像和脂肪抑制序列(STIR)呈现受累肌肉高信号改变,提示肌肉炎症或水肿,敏感性高。

【诊断策略】

(一)诊断依据

目前最研究被广泛接受采纳的诊断标准依然是1975年Bohan/Peter建议的诊断标准(简称

B/P标准）：

（1）对称性近端肌无力表现：肩胛带肌和颈前伸肌对称性无力,持续数周至数月,伴或不伴食管或呼吸肌肉受累。

（2）肌肉活检异常：肌纤维变性、坏死,细胞吞噬、再生、嗜碱性变,核膜变大,核仁明显,筋膜周围结构萎缩,纤维大小不一,伴炎性渗出。

（3）血清肌酶升高：血清肌酶升高,如 CK、醛缩酶、ALT、AST 和 LDH。

（4）肌电图示肌源性损害：肌电图有三联征改变,即时限短、小型的多相运动电位;纤颤电位、正弦波;插入性激惹和异常的高频放电。

（5）典型的皮肤损害：① 眶周皮疹：眼睑呈淡紫色,眶周水肿。② Gottron 征：掌指及近端指间关节背面的红斑性鳞屑疹。③ 膝、肘、踝关节、面部、颈部和上半身出现的红斑性皮疹。

确诊 PM：应符合(1)～(4)条中的任何 3 条标准;可疑 PM 符合(1)～(4)条中的任何 2 条标准;确诊 DM 应符合第 5 条加(1)～(4)条中的任何 3 条;拟诊 DM 应符合第 5 条及(1)～(4)条中的任何 2 条;可疑 DM 应符合第 5 条及(1)～(4)条中的任何 1 条标准。

近年来,自身抗体、肌肉 MRI 以及组织病理学研究都取得长足进展,因此 40 余年来学术界对于本病的诊断不断提出了新的诊断建议。欧洲神经肌肉疾病中心和美国肌肉研究协作组(ENMC)在 2004 年提出的 IIM 分类诊断标准,其中涵盖了免疫介导坏死性肌病和包涵体肌炎的诊断。2017年 ACR/EULAR 提出了新的关于成人和幼年性炎性肌病及其主要亚型的分类标准,这些新的标准在诊断特异性和敏感性上均有提高,同时纳入了包括肌炎特异性自身抗体、肌肉 MRI 以及更详细的组织学评分等内容,但在临床的应用价值尚待验证,此处不做赘述。

（二）鉴别诊断

1. 需要关注的特殊肌炎亚型

（1）包涵体肌炎(IBM)：包涵体肌炎多见于 50 岁以上男性,起病隐袭,进展缓慢,可累及四肢远、近端肌肉,表现为局限性、远端、非对称性肌无力,多为无痛性,20% 患者出现吞咽困难。其组织学与多肌炎病理表现相似,不同在于可见管状丝物的镶边空泡、包涵体(胞核和胞质)及淀粉样物质沉积。

（2）无肌病性皮肌炎(ADM)：临床上将 6 个月或更长时间只有皮肌炎皮肤改变而缺少肌肉受累证据的肌炎称为无肌病性皮肌炎。本病常合并快速进展型间质性肺炎,或合并肿瘤,预后不良。

（3）免疫介导坏死性肌病(IMNM)：是新近分类的一种肌炎亚型,主要表现为急性或亚急性起病的对称性近端肌无力,肌酸激酶明显升高,血清中存在抗信号识别颗粒(signal recognition particle,SRP)抗体或抗 3-羟基-3-甲基戊二酰辅酶 A 还原酶(3-hydroxy-3-methylglutaryl-coenzyme reductase,HMGCR)抗体,病理可见显著的肌纤维膜上 MHC-I 表达、肌内膜毛细血管上 MAC 的沉积及明显的炎症细胞浸润。

2. 神经系统疾病　运动神经元病如肌萎缩侧索硬化症、脊髓性肌萎缩均可表现为进展性的肌无力和肌肉萎缩,但多由远端向近端发展,肌肉萎缩发生较早,肌酶仅轻度升高或正常,肌电图表现为神经源性改变,肌活检提示失神经肌肉萎缩。重症肌无力表现为重复或持续的活动后肌无力加重和易疲劳性,眼外肌受累,抗胆碱酯酶药物试验阳性,EMG 检查反应低下,部分患者可检出抗胆碱酯酶受体抗体。

3. 营养障碍性肌病　遗传因素所致的以进行性骨骼肌无力为特征的一组原发性骨骼肌坏死

性疾病,临床上主要表现为不同程度的进行性加重的骨骼肌萎缩和无力,发病部位分布各有特点。例如 *Dysferlin* 基因缺陷引起的 2B 型肢带肌营养不良,X 染色体连锁的肌营养不良症等。

4. **内分泌肌病**　由于内分泌激素水平异常所导致的肌无力,包括:① 类固醇肌病:常见于库欣综合征,以近端肌无力起病,腿部肌肉受累比臂部严重,血清肌酶正常,激素水平正常后肌肉萎缩可以好转。② 甲状腺毒性肌病:由于甲状腺功能亢进或者减低,导致近端肌无力和肌肉萎缩,血清肌酶在甲状腺功能减低时更易表现为增高,甲状腺功能恢复正常后,症状以及肌酶可以恢复。

5. **药物性肌病**　目前已经发现包括抗病毒药物替比夫定、齐多夫定,他汀类降脂药均可导致肌痛、近端肌无力,伴有血清肌酶升高,组织学分别表现为线粒体肌病和坏死性肌病。

6. **其他**　还需与病毒(如 HIV)、寄生虫感染所致的感染性肌病相鉴别。

(三) 病情评估

国际肌炎预后评估协作组为了全面评价多肌炎和皮肌炎的活动度与严重程度,制定了一套包括 6 个方面的系统评价工具。

1. **医生、患者对疾病总活动度的总体评估**　用疾病总活动度视觉模拟评分法(visual analogue scale, VAS)0~10 cm 来评估多肌炎与皮肌炎患者的疾病总活动度。其中 0 代表无活动,10 代表极度活动。

2. **医师对患者肌力的评估**　采用徒手肌力测试法(manual muscle testing, MMT8),对中轴、近端、远端肌肉共 8 个肌肉群进行肌力测试。肌力的测定采用 0~10 级法对肌力进行分级评价,分值区间为 0~80 分。

3. **对患者肌肉功能的评估**　推荐采用肌炎功能指数(MFI-2)评价成人多肌炎与皮肌炎患者肌肉耐力,评估项目包括 7 个部分:屈肩、肩内收、抬头、髋屈曲、踏阶实验、足后跟抬高、足尖抬高。要求患者按照推荐频率进行每一动作的重复,同时采用患者博格量表(BorgCR 0~10)计分法记录每一项目后肌肉的劳累情况。

4. **医师对皮肤黏膜活动度与损伤的评估**　建立了包括 21 个条目的皮肤黏膜评估工具(cutaneous assessment tool, CAT),涵盖了皮肤、黏膜的活动度评价指标与损伤评估指标,内容包括 Gottron 疹/征,Heliocrop 疹,前额或面部红斑、暴露部位的肢端红斑、"V"字征(皮疹)、"披肩"征(皮疹)、非暴露部位红斑、红皮症/红皮病、网状青斑、溃疡、黏膜损伤、甲周毛细血管祥改变、技工手、表皮角化过度、皮下水肿、脂膜炎、脱发等。

5. **医师对肌肉外疾病活动度的评估**　通过肌炎疾病活动 VAS 评分或肌炎治疗意向评分进行量表评分,量表包含了一般症状、皮肤、关节、消化道、肺、心脏和肌肉七个系统。对于有肺间质病变的患者还需通过高分辨率 CT、肺功能进行随访。

6. **肌炎损伤评估**　推荐采用肌炎损伤指数(MDI)进行多肌炎和皮肌炎患者器官损伤的评估,评估内容包括:肌肉、骨骼、皮肤、胃肠道、肺、心血管、外周血管、眼睛、内分泌、感染、肿瘤共 11 个方面,其中成人 38 项条目。

(四) 诊断思路

皮肌炎常以皮肤病变为首发症状,多肌炎则多以隐匿进展性的近端肌群无力为首发症状,诊断时当首先关注患者是否存在典型的皮肤以及肌肉病变,再进一步通过肌力检查、血清肌酶检测、肌电图、肌肉 MRI、肌活检、肌炎相关抗体检测进行明确诊断,同时当注意进行鉴别诊断。诊断思路如图(图 66-1)。

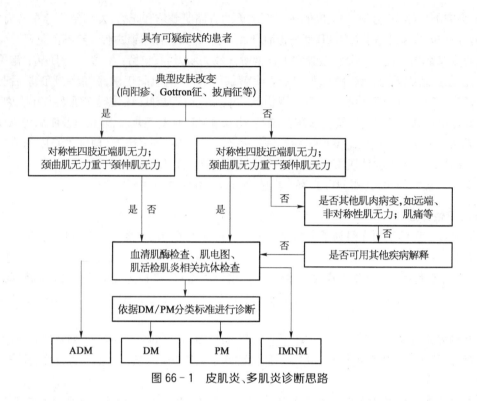

图 66-1 皮肌炎、多肌炎诊断思路

【治疗策略】

炎症性肌病的治疗开始前应对患者的临床表现进行全面评估。依据其病情轻重以及有无合并肺间质病变,采用相应的治疗措施(图 66-2)。

(一) 一般治疗

肌炎活动期患者应卧床休息,随着肌炎好转,应逐渐开展个体化的低于极限运动量的康复运动,尽可能为患者提供个体化锻炼方案和日常自我管理式家庭锻炼方案。目前功能锻炼被推荐为联合治疗方案的一部分。同时症状控制后给予物理治疗,给予高热量、高蛋白饮食,并注意预防肺炎。

(二) 药物治疗

1. **糖皮质激素** 初始治疗首选大剂量糖皮质激素 0.75~1 mg/(kg·d),持续 4~12 周,3~6 个月随访评估,无论肌力改善与否,激素均需缓慢减量,激素疗程一般在 2~3 年甚至更长。对于症状严重的患者,如出现吞咽困难、呼吸困难或同时合并其他脏器受累,可进行甲泼尼龙冲击治疗。

2. **免疫抑制剂** 大多数的专家建议在糖皮质激素治疗基础之上加用免疫抑制剂,最常用的免疫抑制剂为 AZA 和 MTX,MTX 每周最高可用至 25 mg,口服、肌内注射皆可;或加用 AZA 每日 2 mg/(kg·d),重症患者以上两药可以联合应用。对于合并肺间质病变的患者,MTX 的使用尚存在争议,CTX、环孢素 3~5 mg/(kg·d)、他克莫司则可能是有价值的治疗。

3. **静脉注射丙种球蛋白** 对于常规治疗疗效不佳的患者,可用大剂量免疫球蛋白静脉冲击治疗。

4. **生物制剂** 生物制剂如 B 细胞清除剂(利妥昔单抗)、TNF 拮抗剂(英夫利昔)也可作为难治

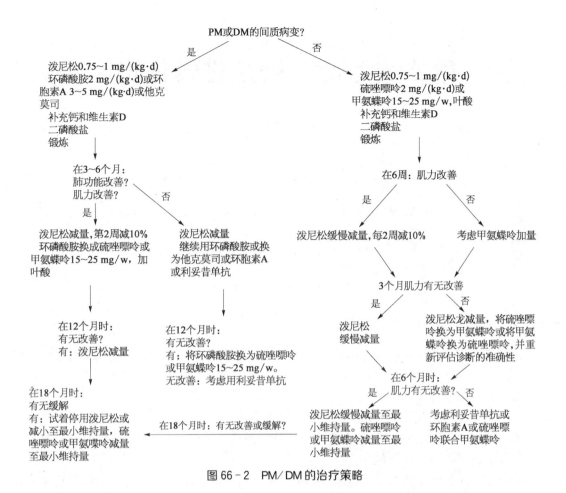

图 66-2　PM/DM 的治疗策略

性的 DM、PM 患者的一种治疗选择。在临床研究中发现,在抗 Jo-1 抗体和抗 Mi-2 抗体阳性的患者中,早期应用利妥昔单抗可降低疾病的损伤程度,而 TNF 拮抗剂在治疗特发性炎性肌病中的疗效仍存在争议,IL-6 拮抗剂、I 型干扰素和 CTLA-4 融合蛋白等生物制剂均缺乏进一步的临床研究来证实疗效。

（李　挺　郑玥琪）

第六十七章　强直性脊柱炎

导学

1. 掌握：强直性脊柱炎的病因、临床表现及并发症、分类标准与鉴别诊断要点、治疗原则。

2. 熟悉：强直性脊柱炎的发病机制、病理生理特点、辅助检查特点、病情评估、常用治疗药物种类。

3. 了解：强直性脊柱炎的流行病学、预后和预防。

强直性脊柱炎(ankylosing spondylitis, AS)是一种原因未明的慢性炎症性疾病,其特征性病理改变为骶髂关节炎、中轴关节炎、肌腱及韧带附着点炎症,晚期可由于脊柱"竹节样变"而出现强直、畸形和功能障碍。本病以中轴关节受累为主,也可伴发关节外表现,可伴眼、肺、心血管、神经系统、肾脏等关节外组织和脏器损害。AS 的患病率依种族不同有所差异,我国患病率调查在 0.25%～0.5%。新的研究提示本病男女之比约为 2∶1。发病年龄通常在 20～30 岁。AS 的发病和 HLA-B27 密切相关,有明显家族聚集倾向。

现临床上常用脊柱关节炎(spondylo arthritis, SpA)这一概念,既往又称血清阴性脊柱关节炎和脊柱关节病,这是一组具有相似病理改变、遗传特征、临床表现,但又各具特点的疾病。这组疾病多表现为附着点炎,侵犯脊柱关节、外周关节和关节周围结构,且多伴有眼炎、肠炎、泌尿生殖系统炎症、银屑样皮疹等关节外表现。SpA 包括强直性脊柱炎、反应性关节炎、银屑病关节炎、肠病性关节炎等。许多 SpA 患者早期具有脊柱关节炎的特征,但不能确诊为某种特定的脊柱关节炎,这部分患者日后可能会进展分化为某种确定的脊柱关节炎,也可能停留在未分化阶段,此时 SpA 的早期诊断有利于早期治疗,改善预后。

【病因及发病机制】

强直性脊柱炎的病因及发病机制至今未完全明了,目前认为其发病与遗传、感染、环境及免疫等多个因素有关。

1. 遗传因素　过去研究提示,遗传因素在强直性脊柱炎的发病中占 80%～90%,最早认为本病是组多基因遗传病,后来也有研究提示为寡基因病。研究提示该病与 MHC I 类基因 *HLA-B27* 高度相关,这可能与其向一种特异性 CD8$^+$ 胞毒性 T 细胞受体呈递经过加工的肽,激起针对特定病原体的免疫反应相关,其中 *HLA-B2704* 和 *2705* 亚型与疾病风险相关研究有较多循证医学依据,除此之外 *B27* 具有高度易感性推测可能与 *B27* 本身就是重要的致病因素有关。

2. 环境因素与感染　一般认为 AS 可能和泌尿生殖道沙眼衣原体、志贺菌、沙门菌和结肠耶尔森菌等某些肠道原菌感染有关,推测这些病原体激发了机体的炎症应答和免疫应答,造成组织损伤而引起疾病。迄今发现有100多种细胞因子和趋化因子参与了AS的炎症级联反应,引起炎症和新骨形成为主要表现的慢性进行性关节炎症。其中包括肿瘤坏死因子(TNF)、IL-1、IL-3、IL-6和IL-17等,其中INF-α拮抗剂已在临床中用于AS的治疗显示有较好的缓解炎症的作用。

【病理及病理生理】

AS的基本病理为附着点炎。附着点炎指肌腱、韧带和关节囊等附着于骨关节部位的非特异性炎症、纤维化以致骨化。反复的炎症可导致附着点侵蚀、附近骨髓炎症、水肿、炎症的修复和脂肪化生,最后关节间隙消失,出现关节融合及骨性强直。脊柱病变典型晚期表现为椎体方形变、韧带钙化、脊柱"竹节样"变等。AS外周关节病理变化以非特异性滑膜炎为主,骶髂关节是本病最早累及部位,病理检查为滑膜炎,组织活检可见淋巴细胞及浆细胞等浸润,而后可见软骨变性、破坏,软骨下骨板破坏等。AS骨代谢变化主要体现在新骨形成及关节的强直,还可出现骨质疏松和骨折等,但其机制至今尚不明确。本病中葡萄膜炎和虹膜炎不少见,还可见主动脉根炎、心肌传导系统病变、肺纤维化及继发性骨折等。

【临床表现】

本病是一种累及脊柱及外周关节的慢性炎症,常表现为颈、胸、腰椎和骶髂关节的慢性炎症和骨化,伴或不伴髋关节受累。多数起病缓慢而隐匿。男性多见,且一般病情较重。发病年龄多在20~30岁。16岁以下发病者称幼年型AS,晚发型的AS常指40岁以后发病者,此两种特殊类型AS临床表现常不典型。

(一) 症状

1.**关节表现**　早期最常见首发症状为炎性下腰背部疼痛,常伴有晨僵。也可表现为单侧、双侧,或者交替性臀部、腹股沟的酸痛,且酸痛症状常常可向下肢放射。症状于休息、静止或久坐后加重,于活动后可缓解,症状通常持续3个月以上且对非甾体抗炎药反应良好。疾病晚期可出现腰椎各个方向活动受限及胸廓活动度减小,最后结局为整个脊柱自下而上出现强直。约75%患者有外周关节病变,如髋、膝、踝、肩、肘、手、腕、足关节等,受累关节多为非对称。肌腱端炎可表现为颈僵、胸痛,臀部、腹股沟、足跟疼痛及手足出现腊样指(趾)等。

炎性下腰背痛临床特点:

(1) 活动后症状改善。

(2) 夜间痛。

(3) 隐匿性发病。

(4) 40岁以前发病。

(5) 休息时加重。

若腰背痛≥3个月,且符合上述5条中至少4条,考虑为炎性下腰背痛。

2.**关节外表现**　疾病活动期可有发热、疲倦、消瘦、贫血等全身表现。约30%的患者可反复出现葡萄膜炎,病情常为自限性,与AS疾病活动并无明显相关性。少数患者还可出现主动脉病变及心脏传导系统异常、肺部病变、肾损害及神经系统病变、皮肤黏膜病变、胃肠道病变、骨质疏松和骨折。

(二) 体征

骶髂关节压痛,"4"字试验阳性,Schober 试验阳性,胸廓活动度下降,脊柱前屈、后伸、侧弯等活动受限,枕墙距>0 cm(表 67-1)。

表 67-1 强直性脊柱炎体征

项 目	体 征
骨盆按压	患者侧卧,从另一侧按压骨盆可引起骶髂关节疼痛
Patrick 试验(下肢"4"字试验)	患者仰卧,一侧膝屈曲并将足跟放置到对侧伸直的膝上。检查者用一只手下压屈曲的膝(此时髋关节在屈曲、外展和外旋位),并用另一只手压对侧骨盆,可引出对侧骶髂关节疼痛则视为阳性。有膝或髋关节病变者也不能完成"4"字试验
Schöber 试验	于双髂后上棘连线中点上方垂直距离10 cm 及下方5 cm 处分别做出标记,然后嘱患者弯腰(保持双膝直立位)测量脊柱最大前屈度,正常移动增加距离在5 cm 以上,脊柱受累者则增加距离少于4 cm
胸廓扩展	在第4 肋间隙水平测量深吸气和深呼气时胸廓扩展范围,两者之差的正常值不小于2.5 cm,而有肋骨和脊椎广泛受累者则使胸廓扩张减少
枕壁试验	正常人在立正姿势双足跟紧贴墙根时,后枕部应贴近墙壁而无间隙。而颈僵直和(或)胸椎后畸形后凸者该间隙增大至几厘米以上,致使枕部不能贴壁
指地距	患者双膝伸直,弯腰至脊柱最大前屈角度,测量指尖到地面的距离,正常距离为0 cm
脊柱侧弯	脊柱直立位,充分侧屈脊柱,分别测量直立位与充分侧屈脊柱后中指指尖垂直于地面的距离,并计算下降距离

【辅助检查】

1. X线检查 AS 最早的变化发生在骶髂关节。骶髂关节 X 线片显示软骨下骨缘模糊,骨质糜烂,关节间隙模糊,骨密度增高及关节融合。根据 1984 年修订的纽约标准,通常按 X 线片将骶髂关节炎的病变程度分为Ⅳ级(表 67-2)。脊柱的 X 线片表现为椎体骨质疏松及方形变,椎体旁韧带钙化及骨桥形成,晚期可表现为脊柱竹节样变。累及的外周关节如髋关节、膝关节、踝关节、胸锁关节、肩锁关节等均可出现关节间隙变窄,骨质破坏。AS 诊断的确定一般要依据双侧骶髂关节炎的影像学诊断,当 X 线片出现双侧骶髂关节炎≥2 级或单侧骶髂关节炎 3~4 级有诊断意义。

表 67-2 骶髂关节 X 线分级(1984 年修订纽约标准)

分 级	X 线 表 现
0 级	正常
Ⅰ级	可疑异常变化
Ⅱ级	轻度异常,可见局部性侵蚀、硬化、关节间隙正常
Ⅲ级	明显异常,为中度或进展性骶髂关节炎。伴有以下 1 项或 1 项以上变化:侵蚀、硬化、关节间隙增宽或狭窄,或部分强直
Ⅳ级	严重异常,关节完全强直

2. MRI 检查 骶髂关节和脊柱的 MRI 检查可显示骨髓水肿、脂肪沉积等急慢性炎症改变,以及关节和骨髓的脂肪沉积、周围韧带骨质破坏等结构改变,能够早期发现骶髂关节滑膜软骨和关节面下骨的形态和信号改变,对 AS 的早期诊断尤为重要。

3. CT 检查 CT 检查较 X 线检查分辨率高,该技术的优点还在于假阳性少,对骶髂关节炎的诊断较敏感;可有助于检测侵蚀和硬化等骨异常。

4. 实验室检查

(1) HLA－B27:AS 患者 HLA－B27 阳性率达 90％左右,当骶髂关节影像学未提示明显异常时,对于患有慢性炎性腰背痛患者年轻男性来说,增加了将来 AS 的可能性。

(2) 反映疾病活动指标:CRP 和 ESR、IgA 轻度升高、轻度贫血等可能与疾病活动相关。

5. 其他检查 超声用于患者肌腱端、滑膜及外周关节病变检查;骨密度检查可反映骨质疏松程度,预测骨折风险,指导骨质疏松治疗;此外,还可进行关节腔穿刺、滑膜活检等。

【诊断策略】

(一) 诊断依据

1. 纽约 AS 分类标准 根据 1984 年修订的纽约 AS 分类标准(表 67－3),符合放射学标准和 1 项以上临床标准,可诊断为强直性脊柱炎。

表 67－3 1984 年修订的纽约 AS 分类标准

临 床 标 准	放 射 学 标 准
① 下腰背痛持续至少 3 个月,疼痛随活动改善,但休息不减轻 ② 腰椎在前后和侧屈方向活动受限 ③ 胸廓扩展范围小于同年龄和性别的正常值	0 级:正常 Ⅰ 级:可疑变化 Ⅱ 级:轻度异常,可见局限性侵蚀、硬化,但无关节间隙的改变 Ⅲ 级:明显异常,为中度或进展性骶髂关节炎,伴有以下 1 项或 1 项以上改变(侵蚀、硬化、关节间隙增宽或狭窄,或部分强直) Ⅳ 级:严重异常,完全性关节强直(双侧骶髂关节炎≥2 级或单侧骶髂关节炎 3～4 级有诊断意义)

注:符合放射学标准和 1 项以上临床标准,可诊断为强直性脊柱炎。

2. 脊柱关节炎国际评价协会(ASAS)分类标准 根据 2009 ASAS 修订的中轴型脊柱关节炎(SpA)分类标准中,起病年龄<45 岁和腰背痛≥3 个月的患者,符合(1)或(2)之一,可诊断为 AS。

(1) 影像学提示骶髂关节炎加上≥1 个下述的 SpA 特征。

(2) HLA－B27 阳性加上≥2 个下述的其他 SpA 特征。

SpA 特征包括:① 炎性背痛。② 关节炎。③ 起止点炎(跟腱)。④ 眼葡萄膜炎。⑤ 指(趾)炎。⑥ 银屑病。⑦ 克罗恩病/溃疡性结肠炎。⑧ 对 NSAIDs 反应良好。⑨ SpA 家族史。⑩ HLA－B27 阳性。⑪ CRP 升高。

(二) 鉴别诊断

1. 与其他中轴型脊柱关节炎鉴别

(1) 反应性关节炎:两者均可出现外周关节炎、眼炎,反应性关节炎起病前常有肠道或泌尿道感染病史,以非对称性下肢关节受累为主,关节炎可于数周内缓解,较少出现骶髂关节、脊柱等中轴关节放射学改变。

(2) 银屑病关节炎:两者均可有骶髂关节炎、脊柱韧带骨化、HLA－B27 阳性,银屑病关节炎伴有银屑病皮损,常见远端指(趾)关节受累,X 线下可见远端指关节"笔帽样"改变,影响中轴关节时常为单侧或不对称受累。

(3) 肠病性关节炎:两者均可出现外周关节、骶髂关节受累,但肠病性关节炎与肠病伴发,男女发病率相同,且受累关节以下肢大关节为主,脊柱受累可见于10%～20%的患者,但通常症状较轻。

2. **类风湿关节炎**　两者均可见关节受累,出现关节疼痛等症状。但类风湿关节炎多累及中小关节,其中以双手近端指关节、掌指关节等为主,且多为对称性关节疼痛伴晨僵。临床可见类风湿结节等。患者以女性居多,实验室指标可见 RF、抗 CCP 抗体等抗体阳性,无明显骶髂关节病变。

3. **腰椎间盘突出症**　两者均以腰痛为主要表现,但腰椎间盘突出症多为急性起病,腰痛在活动以后加重,休息后缓解,站立时脊柱常有侧曲,触诊在脊柱棘突有触痛扳机点,实验室检查无异常,放射学检查显示骶髂关节无侵蚀性改变,但可见椎间隙狭窄等改变。

4. **致密性髂骨炎**　两者均以腰骶部疼痛为主要表现。但致密性髂骨炎多见于中青年生育后女性,呈慢性腰骶部疼痛,劳累后症状加重,无晨僵现象。临床检查除腰部肌肉紧张外无其他异常。X 线片可见髂骨面下 2/3 处形成半月形或三角形均匀性钙化,骶髂关节间隙正常,无侵蚀性改变。

5. **弥漫性特发性骨肥厚(DISH)综合征**　两者均有脊柱疼痛僵硬的症状。但 DISH 综合征 50 岁以上男性多发,虽有脊柱疼痛、僵硬、活动受限的表现,但 ESR 正常,晨僵不明显,HLA - B27 阴性。X 线椎体前外侧钙化与骨化,常累及颈椎和低位胸椎,但无骶髂关节侵蚀。

(三) 病情评估

对于 AS 患者,可采用 AS 疾病活动指数(BASDAI)评分、AS 疾病活动度(ASDAS)评分、AS 脊柱功能评估(BASFI)评分、AS 脊柱结构损伤(SASSS)评分、AS 测量指数(BASMI)评分、AS 肌腱端炎评分等综合评价病情;最主要的为参考 1984 年纽约修订标准,按照骶髂关节 X 线分级来评估病情。

(四) 诊断思路

对于 AS 的患者,当结合患者病史、症状、体征和影像学检查和实验室检查,作出初始诊断并进行诊疗(图 67 - 1)。

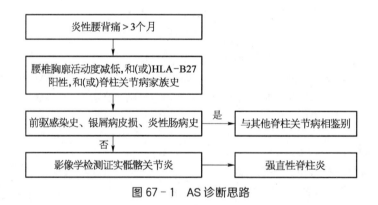

图 67 - 1　AS 诊断思路

【治疗策略】

(一) 非药物治疗

AS 患者非药物治疗包括患者教育、规律锻炼和物理治疗。对患者的教育主要包括:用药指导、饮食指导、心理指导、运动锻炼等。如睡硬板床,多取低枕仰卧位,保持良好立、坐、卧等姿势。锻炼尤其针对脊柱、胸廓、髋关节活动等锻炼更有效,但避免过度负重和剧烈运动。物理治疗主要包括电疗、热疗、超声波等。

（二）药物治疗

1. 免疫抑制剂

（1）柳氮磺吡啶：该药对 ESR 和脊柱晨僵的严重性有明显效果,适于应用于 AS 患者伴外周关节炎且对 NSAIDs 和非甾体抗炎药无效时。

（2）甲氨蝶呤：活动性 AS 患者经柳氮磺吡啶和非甾体抗炎药治疗无效时,可采用甲氨蝶呤。

（3）沙利度胺：一些男性难治性 AS 患者应用沙利度胺后,临床症状、ESR 及 CRP 均明显改善,但停药 3 个月后,病情易反复。

（4）糖皮质激素：少数病例即使用大剂量抗炎药也不能控制症状时,可使用激素进行冲击治疗,如甲泼尼龙 15 mg/(kg·d)。对眼急性葡萄膜炎、肌肉关节的炎症可考虑予以局部直接注射糖皮质激素,循证医学不支持全身应用糖皮质激素治疗中轴关节病变。糖皮质激素口服治疗不仅不能阻止本病的发展,还会因长期治疗带来不良反应。

（5）TNF 拮抗剂：根据 ASAS 推荐,对于持续高疾病活动性患者,应给予抗 TNF 治疗,如某种 TNF 拮抗剂治疗无效,可尝试换用第 2 种 TNF 拮抗剂。

2. 抗炎症反应 NSAIDs 可迅速改善患者腰背部疼痛和发僵,减轻关节肿胀和疼痛及增加活动范围,无论早期或晚期 AS 患者的症状治疗都是首选的。NSAIDs 使用的基本原则是：品种个体化、剂量个体化、不联用、高危人群慎用。对 NSAIDs 治疗效果不好、有禁忌证和(或)不能耐受的患者,可以考虑应用乙酰苯胺类或阿片类镇痛药。

3. 骨保护 近年来,疑难病例也有使用帕米膦酸钠等药物治疗,主要基于其骨保护作用,但一般不用于一线选择用药。

（三）外科手术

髋关节受累引起的关节间隙狭窄、强直和畸形是本病致残的主要原因,对于髋关节病变导致难治性疼痛或关节残疾及有放射学证据的结构破坏、无论年龄多大都应该考虑全髋关节置换术。对于有严重残疾畸形的脊柱受累患者可以考虑脊柱矫形术。在急性脊柱骨折的 AS 患者中应进行脊柱手术。

（吴沅皞）

第六十八章 痛风与高尿酸血症

导学

1. 掌握:痛风与高尿酸血症的病因、临床表现及并发症、分类标准与鉴别诊断要点、治疗原则。

2. 熟悉:痛风与高尿酸血症的发病机制、病理生理特点、辅助检查特点、病情评估、常用治疗药物种类。

3. 了解:痛风与高尿酸血症的流行病学、预后和预防。

高尿酸血症(hyperuricemia,HUA)是嘌呤代谢障碍,尿酸生成增多或(和)尿酸排泄减少导致血清尿酸水平浓度高于 420 μmol/L 的疾病。痛风(gout)是由于嘌呤代谢紊乱,引起血尿酸盐以晶体形式沉积在关节腔,导致机体炎症反应的一种代谢性风湿病。痛风是一种慢性晶体性关节炎,而高尿酸血症是痛风发生的基础。临床上 5%~15%的高尿酸血症患者发展为痛风。痛风主要临床表现为高尿酸血症伴发急性发作性单关节炎,患者多同时伴有肥胖、高脂血症、高血压、糖尿病以及冠心病等。主要病理改变为尿酸盐结晶沉积及炎性细胞的聚集。高尿酸血症不同人群患病率为 2.6%~47.2%,痛风患病率大体随年龄和血尿酸水平升高而升高,总体患病率为 1%~15.3%,男性多于女性。痛风和高尿酸血症分为原发性和继发性两类,前者少数由先天酶缺陷引起,多数发病原因不明;后者多继发于肾脏疾病、血液病、肿瘤等疾病发展或用药过程中。

【病因及发病机制】

(一)病因

痛风及高尿酸血症病因分原发性和继发性两大类。原发性痛风与遗传相关,多与磷酸核糖焦磷酸合成酶(PRS)亢进、次黄嘌呤-鸟嘌呤磷酸核糖转移酶(HGPRT)缺乏、腺嘌呤磷酸核糖转移酶(APRT)缺乏相关。越来越多的报告表明原发性痛风与肥胖、原发性高血压、血脂异常、糖尿病、胰岛素抵抗关系密切。继发性痛风继发于某些先天性代谢紊乱疾病,如 1 型糖原累积病,也可继发于其他疾病或药物,如慢性肾病、白血病、多发性骨髓瘤、淋巴瘤、服用噻嗪类利尿剂等。

(二)发病机制

1. **高尿酸血症发病机制** 高尿酸血症的发生由于尿酸的合成过多或(和)排泄减少导致。

(1)尿酸的合成过度:体内的尿酸 80%来源于体内嘌呤生物合成。参与尿酸代谢的嘌呤核苷酸有三种:次黄嘌呤核苷酸、腺嘌呤核苷酸、鸟嘌呤核苷酸。核苷酸的生成有两个途径:主要是从氨基酸、磷酸核糖及其他小分子的非嘌呤基的前体,经过一系列步骤合成而来;另一途径是从核酸分解而来,核苷酸再一步步生成尿酸。在嘌呤代谢过程中,各环节都有酶参与调控,一旦酶的调控发生异常,即可发生血尿酸增多或减少,其中致尿酸生成增多的主要为 PRS 亢进症、HGPRT 缺乏症、APRT 缺乏症等。这类患者在原发性痛风人群中不足 20%。

（2）尿酸的排泄减少：在原发性痛风中,80%～90%的发病直接机制是肾小管对尿酸盐的清除率下降,致血尿酸增高的主要环节是肾小管分泌下降,也包括重吸收升高。造成清除率降低可能是原因未明的分子缺陷。事实上尿酸排泄减少常与生成增多是伴发的。

2. **痛风发生机制**　临床上 5%～15%高尿酸血症患者发展为痛风。急性关节炎是由于尿酸盐结晶沉积引起的炎症反应,因尿酸盐结晶可趋化白细胞,故在关节滑囊内尿酸盐沉积处可见白细胞显著增加并吞噬尿酸盐,然后释放白三烯 B4(LTB4)和糖蛋白等化学趋化因子;单核细胞受尿酸盐刺激后可释放 IL-1。长期尿酸盐结晶沉积导致单核细胞、上皮细胞和巨大细胞浸润,形成异物结节即痛风石。痛风性肾病是痛风特征性的病理变化之一,表现为肾髓质和锥体内有小的白色针状物沉积,周围有白细胞和巨噬细胞浸润。

【病理及病理生理】

1. **急性关节炎期**　血尿酸过高达饱和状态时,尿酸盐与血浆白蛋白和 α_1、α_2 球蛋白结合减少,局部 pH 降低和温度降低等条件下,尿酸与钠结合沉淀为无形尿酸钠盐结晶,尿酸结晶沉淀在关节组织中,尿酸盐被白细胞所吞噬,引起细胞死亡而释放溶酶体酶类,导致急性关节炎症,产生关节肿痛。关节易受侵害的原因是：关节组织血管较少,血液循环比较差,组织液 H^+ 浓度较血中低,基质中含黏多糖及结缔组织较丰富,使尿酸盐较易在关节周围软组织处结晶沉积,引起非特异性炎症反应,使关节肿胀,产生非常剧烈的疼痛。沉积的尿酸钠是痛风炎症的发病原因。

急性痛风性关节炎具有自限性,可能与下列因素有关：① 局部温度增加,使尿酸溶解增加,新形成的晶体减少。② 局部血流量增加,尿酸盐被吸收入血循环。③ 被吞噬的尿酸盐可被白细胞的髓过氧化物酶所破坏,减少白细胞破裂时所释放的尿酸盐数量。④ 炎症的应激,兴奋肾上腺皮质,激素分泌增多,抑制炎性过程。

痛风关节炎发作始于凌晨,而天亮后逐渐减轻,第 2 日依然重复这一规律。这可能与肾上腺皮质激素昼夜节律性分泌相关。病情的急剧时期恰逢皮质醇分泌的低落阶段。天亮后(晨 4～8 点)皮质醇分泌达高峰,疼痛逐渐减轻。

2. **慢性关节炎期**　尿酸盐沿软骨面、滑囊周围、筋膜表面及皮下结缔组织等处沉积形成痛风石,导致慢性炎症,引起慢性异物样反应,其周围被上皮细胞、巨核细胞包围,受分叶核粒细胞浸润形成异物结节。这种结节引起轻度慢性炎症反应,造成组织断裂和纤维变性。组织破坏以骨和软骨最为明显,软骨退行性变,骨质侵蚀而缺损以致骨折。并有滑囊增厚,血管翳形成。骨边缘增生,关节周围纤维化,以致关节强直及骨关节结节肿畸形、破溃等。

3. **痛风石**　由于尿酸沉积于结缔组织,逐渐形成痛风石。痛风石的形成发生率与高尿酸血症持续时间及严重程度直接相关。痛风石小的仅能触及,大的肉眼可见。痛风石较多出现于耳郭,亦可见于足趾、手指、腕、踝、肘、膝、眼睑及鼻唇沟等。比较少见的部位尚有脊椎关节、心肌、二尖瓣、心脏传导束及咽部等,形成的结石初期较软,表皮红色,内含乳白色液体。其中有尿酸钠结晶,周围被大量的炎性细胞如上皮细胞和巨细胞等包裹。数周内,急性症状消失,形成坚硬痛风石,并逐渐增大,使关节受到破坏,关节强直、畸形,活动受限。痛风石可以溃烂,形成瘘管,化脓较罕见。

4. **痛风肾病变**　病理检查发现,痛风患者中 90%～100%有肾病变。主要有三种改变。① 痛风性肾病：尿酸盐沉积于肾组织,引起慢性进行性间质性肾炎,可导致肾小管萎缩变性,纤维化及硬化。髓襻萎缩变性,管腔扩张,附近间质组织中有巨细胞炎症反应,相应肾小球纤维化,毛细血管基底膜增厚,以髓质及锥体部最明显。晚期发生肾衰竭危及生命。② 急性梗阻性肾病:由于短期内血尿酸明显增高,尿酸结晶在肾集合管、肾盂肾盏及输尿管迅速沉积,发生梗阻。见于继发性骨髓增生性疾病及化疗、放疗时细胞分裂过盛和急剧破坏,核酸分解增多产生大量尿酸所致。偶可见于高尿酸血症时用大剂量排尿酸药物时。③ 尿酸性肾结石:由于尿酸比尿酸盐溶解度低,结石84%为单纯尿酸,此外尚有含磷酸钙、草酸钙及碳酸钙。结石大时可阻塞尿路发生肾绞痛。有时有泥沙样褐色物从尿中排出。

【临床表现】

本病多见于中老年男性,约占95%,女性则多于更年期后发病,部分患者有痛风家族史,多有漫长的高尿酸血症史。

(一) 症状与体征

1. **无症状高尿酸血症期**　仅有波动性或持续性血清尿酸升高,进展为痛风或肾病的概率和血尿酸值或持续时间成正比。

2. **急性关节炎期**　起病急骤,夜间多见,表现为关节红、肿、热、痛,疼痛剧烈,24 h达到高峰,一般3~7 d可自行缓解。多数发生在足第一跖趾关节,其次为足背、踝、膝等处。常为饮酒、高嘌呤饮食、劳累、受寒、外伤、手术、感染等因素诱发。可伴发热、头痛、乏力,白细胞增高,ESR增快。

3. **间歇发作期**　急性关节炎缓解后,无明显后遗症,仅表现为血尿酸浓度升高。然而,随着疾病的进展,痛风发作次数增多,症状持续时间延长,无症状期缩短,受累关节增多,症状逐渐不典型。

4. **痛风石**　大量单钠尿酸盐晶体沉积于耳郭、关节及关节周围、肾脏,沉积物被单核细胞等包绕,形成痛风石和痛风石性关节炎,多见于耳郭,也可见于足趾、跟腱、鹰嘴等处,可造成骨质破坏,结缔组织形成穿孔或虫蚀样改变,破溃后排出白色糊状或者粉状赘生物,所形成的伤口不易愈合,由于尿酸有抑菌作用,继发感染少见。发生时间短的软质痛风石可在限制嘌呤饮食、应用降尿酸药物后缩小或消失,而时间长、硬质痛风石纤维增生不易消失。

5. **肾脏病变**　尿酸盐晶体沉积于肾间质,可导致间质性肾炎,表现为腰痛、血尿、水肿、蛋白尿等。严重者引起肾小球硬化,进而出现肾功能衰竭、尿毒症等。超过20%的患者可出现尿路结石,因尿酸浓度升高呈过饱和状态析出,在肾脏沉积而致。泥沙样结石可随尿液排出而无症状,较大者可阻塞尿路,导致肾绞痛、血尿以及尿路感染等。另外可见急性尿酸性肾病,多因大量尿酸结晶广泛梗阻于肾小管,表现为少尿、无尿、急性肾功能衰竭等。

6. **眼部病变**　肥胖痛风患者常反复发生睑缘炎,在眼睑皮下组织出现痛风石。有的逐渐长大、破溃形成溃疡而使白色尿酸盐向外排出。部分患者可出现反复发作性结膜炎、角膜炎与巩膜炎。在急性关节炎发作时,常伴发虹膜睫状体炎。眼底视盘往往轻度充血,视网膜可发生渗出、水肿或渗出性视网膜剥离。

(二) 并发症

1. **慢性肾炎甚至肾衰竭**　长期持续高尿酸血症,会使过多的尿酸盐结晶沉淀在肾脏内,对肾功能有极大的影响。早期的影响发生慢性肾炎,如果一直持续的话,将会出现肾衰竭现象,直接威胁患者的生命。

2. **肾结石**　肾尿酸代谢失常,引起尿酸盐浓度超过饱和而沉积,在锥体部及肾小管形成结石,主要症状有血尿、疼痛、排尿异常。

3. 缺血性心脏病　持续的高尿酸血症会使过多的尿酸盐结晶沉淀在冠状动脉内,加上血小板的凝集亢进,均加速了动脉硬化的进展,患者的心脏肌肉的动脉将会出现梗死,不利于心脏的血液流通,可能导致胸痛或者心肌坏死。

【辅助检查】

1. 血尿酸测定　正常男性为 $150\sim380\ \mu mol/L(2.5\sim6.4\ mg/dl)$,女性为 $100\sim300\ \mu mol/L$ $(1.6\sim5.0\ mg/dl)$,绝经后更接近男性。

2. 24 h 尿酸测定　低嘌呤饮食 5 d 后,每 24 h 尿酸排出量小于 3.57 mmol,可认为尿酸排出减少型,大于 3.57 mmol 可认为尿酸生成过多型,很多患者两种缺陷同时存在。

3. 血常规、ESR 和 CRP 检查　急性发作期,外周血白细胞计数升高,通常为 $(10\sim20)\times10^9/L$,ESR 和 CRP 均可增高,关节炎消退后,ESR 和 CRP 也都可随之下降至正常。ESR 和 CRP 对于痛风的诊断无特异性意义。

4. 尿常规检查　病程早期一般无改变,累及肾脏者,可有蛋白尿、血尿、脓尿,偶见管型尿。并发肾结石者,可见明显血尿。

5. 滑液或痛风石内容物检查　偏振光显微镜下可见针形尿酸盐结晶。

6. X 线检查　急性期可见关节软组织肿胀,关节显影正常。慢性关节炎期可见关节软骨缘破坏,关节面不规则,关节间隙狭窄。病情持续可见痛风石沉积在软骨下骨质或骨髓内,表现为穿凿样、虫蚀样圆形或弧形的骨质透亮缺损,边缘锐利,骨质边缘可有增生反应。

7. 超声检查　超声可发现关节滑液、滑膜增生、软骨及骨质破坏、痛风石、钙质沉积,还可发现尿酸性结石及肾损害的程度。当尿酸盐沉积于软骨表面,软骨表面增厚、回声增强,在超声图像上表现为软骨面出现一条与骨皮质平行的线样强回声,称为"双轨征",假阳性的"双轨征"可能出现在软骨表面,但改变超声波束的声波作用角度时会消失。

8. CT 与 MRI 检查　CT 可见受累部位不均匀的斑点状高密度痛风石;MRI 的 T1 和 T2 加权图像呈斑点状低信号。

9. 双能 CT　双能 CT(DSCT)可直接检测出组织内尿酸盐结晶,图像上尿酸盐结晶表现为绿色,由于其实际操作难度低,无穿刺感染的风险,逐渐成为诊断痛风的主要方法。

【诊断策略】

(一)诊断依据

1. 高尿酸血症的诊断标准　血尿酸 $>420\ \mu mol/L(7.0\ mg/dl)$。

2. 痛风的诊断标准

(1) 1997 年美国风湿病学会(ACR)的分类标准如下。

1) 关节液中有特异性尿酸盐结晶,或。

2) 用化学方法或偏振光显微镜证实痛风石中含尿酸盐结晶,或。

3) 具备以下 12 项(临床、实验室、X 线表现)中 6 项:① 急性关节炎发作 >1 次。② 炎症反应在 1 d 内达高峰。③ 单关节炎发作。④ 可见关节发红。⑤ 第一跖趾关节疼痛或肿胀。⑥ 单侧第一跖趾关节受累。⑦ 单侧跗骨关节受累。⑧ 可疑痛风石。⑨ 高尿酸血症。⑩ 不对称关节内肿胀(X 线证实)。⑪ 无骨侵蚀的骨皮质下囊肿(X 线证实)。⑫ 关节炎发作时关节液微生物培养阴性。

(2) 2015 年 ACR/EULAR 痛风分类标准(表 68-1)。

表 68-1 2015 年 ACR/EULAR 痛风分类标准

项　目	分　类	评　分
第1步：纳入标准(只在符合本条件情况下,采用下列的评分体系)	至少1次外周关节或滑囊发作性肿胀或疼痛	
第2步：充分标准(如果具备,则可直接分类为痛风而无须下列其他"要素")	有症状的关节或滑囊中存在 MSU 晶体(如,在滑液中)或痛风石	
第3步：标准(不符合"充分标准"情况下使用)		
1. 临床症状发作曾累及的关节或滑囊		
	踝关节或中足(作为单关节或寡关节的一部分发作而没有累及第一跖趾关节)	1
	累及第一跖趾关节(作为单关节或寡关节发作的一部分)	2
2. 关节炎发作特点(包括以往的发作)		
① 受累关节"发红"(患者自述或医生观察到)	符合左栏1个特点	2
② 受累关节不能忍受触摸、按压	符合左栏2个特点	2
③ 受累关节严重影响行走或无法活动,发作或者曾经发作的时序特征	符合左栏3个特点	3
无论是否抗炎治疗,符合下列2项或2项以上为一次典型发作： ① 到达疼痛高峰的时间<24 h ② 症状缓解≤14 d ③ 发作间期症状完全消退(恢复至基线水平)	一次典型的发作 典型症状复发(即2次或2次以上)	1 2
3. 痛风石的临床证据		
透明皮肤下的皮下结节有浆液或粉笔灰样物质,常伴有表面血管覆盖,位于典型的部位：关节,耳郭,鹰嘴黏液囊,指腹,肌腱(如跟腱)	存在	4
4. 实验室检查		
通过尿酸酶方法测定血尿酸,理想情况下,应该在患者没有接受降尿酸治疗的时候和症状发生4周后进行评分(如发作间期),如果可行,在这些条件下进行复测,并以最高的数值为准	<40 mg/L(<0.24 mmol/L) 60～<80 mg/L(0.36～<0.48 mmol/L) 80～<100 mg/L(0.48～<0.60 mmol/L)≥ 100 mg/L(≥0.60 mmol/L)	−4 2 3 4
有症状关节或滑囊进行滑液分析(需要由有经验的检查者进行检测)	MSU 阴性	−2
5. 影像学		
尿酸盐沉积在(曾)有症状的关节或滑囊中的影像学证据：超声中"双轨征"或双能 CT 显示有尿酸盐沉积	存在(任何1个)	4
痛风相关关节损害的影像学证据：双手和(或)足在传统影像学上有至少1处骨侵蚀	存在	4

(二) 鉴别诊断

1. 结核性关节炎　多为非典型分枝杆菌感染所致,好发于免疫缺陷人群,常有结核病史或接触史,多表现为单关节或寡关节炎,结核菌素试验阳性;血尿酸水平正常,抗结核治疗有效。

2. 类风湿关节炎 类风湿关节炎与痛风均可见关节肿痛,但前者多见于青、中年女性,好发于上肢小关节,对称性肿痛,伴有明显晨僵、关节僵硬和畸形,类风湿因子或抗环瓜氨酸肽抗体阳性,X线见关节周围骨质疏松,关节间隙狭窄,与痛风性穿凿样缺损明显不同,血尿酸正常。

3. 假性痛风 假性痛风是由于焦磷酸钙双水化物结晶沉着于关节的疾病,焦磷酸钙双水化物沉积症或软骨钙化症。假性痛风急性发作表现与痛风非常相似。但前者多见于老年患者,为关节软骨钙化所致,以膝关节最常累及,关节滑液检查可见偏振光下的棒状结晶,X线可见软骨呈线状钙化或关节旁钙化,血尿酸不高。

4. 化脓性关节炎与创伤性关节炎 受累关节多为下肢大关节,滑囊液检查无尿酸结晶,化脓性关节炎滑囊液含有大量白细胞,创伤性关节炎有较重受伤史,可作鉴别。

(三) 病情评估

临床上一般可将痛风分为四期描述,但并不表示每位痛风患者都须依序经过这四个时期。痛风的四个分期包括:

1. 无症状的高尿酸血症 在此时期的患者血清中的尿酸浓度会增高,但并未出现临床上的关节炎症状,痛风石,或尿酸结石等临床症状。有些男性患者会在青春期即发生此种情形,且可能与家族史有关,女性患者则较常在停经期才出现。无症状的高尿酸血症情形可能终其一生都会存在,但也可能会转变成急性痛风关节炎或肾结石,临床大多数无症状的高尿酸血症患者会先发生痛风症状,才转变其他情形,但注意约有10%～40%患者则会先发生肾结石症状。

2. 急性痛风关节炎 此时期的患者会在受累关节部位出现剧痛症状,在病发的早期较常侵犯单一关节(占90%),其中约有半数发生于一侧足第一跖趾关节,因此患者疼痛难当,无法穿上鞋子,但到后期,也很可能会侵犯多处关节,如足背、踝、膝、腕等。应注意提高诊断的重点为保持高度的警觉性,切勿以为其他部位的疼痛一定不是由痛风所引起。

一般而言,痛风患者会在夜间开始发生剧疼及关节发炎的情形,有时候也会同时出现发热表现,此种情形的发作常常见于饮食过量,尤其是宴客、饮酒、药物、外伤或手术后,有时在足踝扭伤后也会引发,尤其是脱水时。临床上在患者就睡前可能尚无任何异样,但痛风发作时所引起的剧痛可能会使患者从睡梦中痛醒,且在受累关节会出现严重红肿热痛现象,令人疼痛难耐,症状会由轻而重,发冷与颤抖现象也会因而加重,最痛时有如撕裂般,令人无法忍受,而后症状再慢慢减轻。

由于局部出现红肿热痛,且常伴随发热表现,有些患者且可能出现关节肿大积水,且抽取液体时会出现黄浊液体,因此有时会被误为发生蜂窝织炎或细菌性关节炎,而使用抗生素治疗。此时可能会持续1～2 d或至2周,而后会慢慢改善。

3. 发作间期 痛风的发作间期乃是指患者症状消失的期间,即临床上患者未出现任何症状;发作间期长短不等,可能会持续1～2 d至几周,约7%的患者痛风会自然消退,不再发作症状,但是大多数患者会在一年内复发。反复发作后倾向于多关节性,发作较严重,发作期较长,且伴随着发热。

4. 慢性痛风关节炎 罹患痛风石与慢性痛风关节炎的患者较为慢性,在体内会有尿酸结晶沉积在软骨、滑液膜及软组织中,形成痛风石,而且血中的尿酸浓度越高,患病的时间越久,则可能会沉积越多的痛风石,有时会影响血管与肾,造成严重肾功能衰竭,使肾病越严重,并造成不易排泄尿酸的恶性循环,令痛风石的沉积也就越多。

常常沉积痛风石的部位很多,包括耳部、手部、肘部、跟腱、踝关节或足趾,有时候更会引起局部溃疡,不易愈合,甚至于需接受截除手术。严重患者且会引起关节变形或慢性症状,足部变形严重时可能造成患者穿鞋上的严重问题。此外,发生肾结石的危险性随血清中尿酸浓度增高而增加,且也常会引起肾病变,肾衰竭后可能需接受血液透析,这也是引起痛风患者死亡的主要死因之一。

肾结石在高尿酸血症期即可出现,其发生率在高尿酸血症中占 40%,占痛风患者的 1/4,比一般人群高 200 倍,在一切结石中占 10%。其发生率与血尿酸水平及尿酸排出量呈正相关,血尿酸在 713.5 μmol/L、24 h 排出量超过 6.54 mmol(1 100 mg)时,发病率达 50%。绝大多数为纯尿酸结石,特点是 X 线不显影,部分与草酸钙、磷酸钙混合,X 线可显影。泥沙样结石常无症状,较大者有肾绞痛、血尿。在结石病因中,还包括尿 pH、尿酸浓度、结石基质的可能利用度、尿内可溶性物质水平等,特别是尿 pH,当 pH 8.0 时尿酸溶解度增加 100 倍。

5. 继发性痛风　大多发生于骨髓增生性疾病如急慢性白血病、红细胞增多症、多发性骨髓瘤、溶血性贫血、淋巴瘤及多种癌症化疗时,由于细胞内核酸大量分解而致尿酸产生过多,或在肾脏疾病、高血压、动脉硬化晚期,由于肾功能衰竭尿酸排泄困难而使血尿酸增高。继发性痛风患者血尿酸浓度常较原发性为高,尿路结石的发生率也高,但是关节症状多不如原发者典型,且多为原发病所掩盖,不易被发现。

6. 伴随病　痛风的患者常伴有高脂血症、肥胖、糖尿病、高血压、动脉硬化的冠心病等。

（四）诊断思路

痛风的诊断思路见图(图 68-1)。

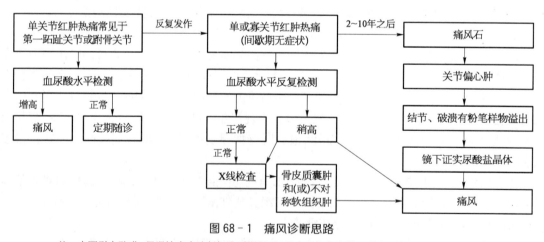

图 68-1　痛风诊断思路

注:本图引自孙瑛. 风湿性疾病诊断标准手册[M]. 北京:北京大学医学出版社,2016:230-232.

【治疗策略】

高尿酸血症诊断后应积极寻找发病原因及相关因素,避免过食高尿酸饮食、酗酒以及过劳等致急性发作的因素。原发性痛风缺乏病因治疗,因此不能根治。对于痛风的治疗目标为:控制高尿酸血症,促使组织中已沉积的尿酸盐结晶溶解,防止新结晶生成;迅速平稳缓解急发作;治疗或逆转加重病情的因素。

（一）一般治疗

低热能膳食，避免食用嘌呤含量高的食物（如动物内脏、沙丁鱼、浓肉汤、啤酒等），保持理想体重，严戒暴饮暴食及酗酒。鼓励多饮水，每日饮水量应在 2 000 ml 以上。慎用抑制尿酸排泄的药物，如噻嗪类利尿药、小剂量阿司匹林等。需同时治疗伴发的高脂血症、糖尿病、心脑血管疾病等。

（二）痛风间歇期和慢性期的治疗

1. 抑制尿酸合成的药物　为黄嘌呤氧化酶抑制剂。通过抑制黄嘌呤氧化酶的活性（黄嘌呤氧化酶能使次黄嘌呤转化为黄嘌呤，再使黄嘌呤转化为尿酸），使尿酸生成减少。

（1）别嘌醇(allopurinol)：初始剂量 100 mg/d，每日分 2~3 次服用，一般最大剂量在 300 mg/d 以内，严重者可用至 600 mg/d。与排尿酸药物合用可加强疗效。不良反应包括皮疹、发热、肝毒性、胃肠道反应、骨髓抑制等，停药及给予相应治疗可恢复。偶有坏死性皮炎等重症药疹，需要抢救治疗。

（2）非布司他(febuxostat)：为非嘌呤类黄嘌呤氧化酶选择性抑制剂，40 mg/d 或 80 mg/d，每日 1 次。疗效优于别嘌醇。且经肝脏代谢和肾脏清除，不单纯依赖肾脏排泄，可用于轻中度肾功能不全者。不良反应较轻，可见一过性肝功能异常、腹泻、头痛等。

2. 促尿酸排泄药　通过抑制肾小管重吸收，增加尿酸排泄，降低血尿酸。适用于肾功能良好者。已有尿路结石、痛风肾病者不宜使用，当肌酐清除率<20 ml/min 时无效。

（1）丙磺舒(probenicid，羧苯磺酸)：主要抑制肾小管对尿酸的再吸收而利尿酸。应从小量开始，初次 0.25 g，每日 2 次，两周内增加至 0.5 g，每日 3 次，最大每日不超过 2 g，少数患者会出现发热、皮疹、胃肠反应等副作用。

（2）苯磺唑酮(sulfinpyrazone，磺吡酮)：抑制肾小管对尿酸的重吸收，排尿酸作用较丙磺舒强。从小量开始，50 mg 每日 2 次，逐渐增加至 100 mg 每日 3 次，每日最大剂量为 600 mg，溃疡病患者慎用。

（3）苯溴马隆(benzbromarone，痛风利仙)：为强有力的利尿酸药，初始剂量 25 mg/d，渐增至 50~100 mg/d，早餐后服用。服药期间需口服碳酸氢钠 3~6 g/d 以碱化尿液，并大量饮水，以便于尿酸排出。不良反应较少，对肝肾功能多无影响，少数有皮疹、肾绞痛等。

3. 碱性药物　碱化尿液，使尿酸石溶解，将尿 pH 值维持在 6.5 左右。

（1）碳酸氢钠片：口服，每次 0.5~2.0 g，每日 3 次。

（2）枸橼酸钾钠颗粒：口服，早晨、中午各 2.5 g，晚上 5 g，饭后服用；注意监测血钾。

表 68-2　痛风慢性期常用药物

类　　别	药物名称	用　法　用　量	不　良　反　应
抑制尿酸合成类药物	别嘌醇	口服。初始剂量 100 mg/d，每日分 2~3 次服用，一般最大剂量在 300 mg/d 以内，严重者可用至 600 mg/d	皮疹、发热、肝毒性、胃肠道反应、骨髓抑制等，停药及给予相应治疗可恢复。偶有坏死性皮炎等重症药疹，需要抢救治疗
	非布司他	口服。40 mg/d 或 80 mg/d，每日 1 次	一过性肝功能异常，腹泻，头痛等

续　表

类　　别	药物名称	用 法 用 量	不 良 反 应
促进尿酸排泄类药物	苯溴马隆	口服。初始剂量 25 mg/d,渐增至 50～100 mg/d,早餐后服用。服药期间需口服碳酸氢钠 3～6 g/d 以碱化尿液,并大量饮水,以便于尿酸排出	皮疹、肾绞痛等
	丙磺舒	口服。初始计量 0.25 g,每日 2 次,两周内增加至 0.5 g 每日 3 次,最大每日不超过 2 g	发热、皮疹、胃肠反应等
	苯磺唑酮	口服。初始计量 50 mg 每日 2 次,逐渐增加至 100 mg 每日 3 次,每日最大剂量为 600 mg	能抑制造血功能
碱性药物	碳酸氢钠片	口服。每次 0.5～2.0 g,每日 3 次	可能引起嗳气,继发性胃酸分泌增加
	枸橼酸钾钠颗粒	口服。早晨、中午各 2.5 g,晚上 5 g,饭后服用	偶有轻度胃肠不适

(三) 痛风急性发作期的治疗

1. NSAIDs　可有效缓解急性痛风症状,为急性痛风关节炎的一线用药。常见的不良反应是胃肠道溃疡及出血,心血管系统毒性反应。活动性消化性溃疡禁用,伴肾功能不全者慎用。常用药物:

(1) 吲哚美辛(indometacin),每次 50 mg,每日 3～4 次,主要不良反应包括消化性溃疡、胃灼热、水肿、高钾、高钠血症等。

(2) 双氯芬酸(diclofenac),每次 50 mg,每日 2～3 次,主要不良反应有消化性溃疡、皮肤及附属器官变态反应等。

(3) 依托考昔(etoricoxib),120 mg,每日 1 次,副作用包括胃肠道反应、水肿、高血压等。

2. 秋水仙碱　可抑制炎性细胞趋化,对抑制炎症、止痛有特效。应及早使用。首次剂量 1 mg,以后每 1～2 h 予 0.5 mg,总量不超过 6 mg/d,出现胃痛等胃肠症状或止痛后停药。有肾功能减退者 24 h 内不宜超过 3 mg。不良反应:有严重的胃肠道反应,如恶心、呕吐、腹泻、腹痛等,肝细胞损害、骨髓抑制、脱发等。肾功能衰竭者慎用。

3. 糖皮质激素　非首选用药,多用于对 NSAIDs、秋水仙碱无效或不耐受者。常用醋酸泼尼松 20～30 mg,3～4 d 减量停用,以防止不良反应。

(四) 无症状高尿酸血症的治疗

目前治疗意见尚不统一。一般认为,对于血尿酸水平在 480 μmol/L 以下,无痛风家族史者无须用药治疗,但应控制饮食,避免诱因。血尿酸过高则应使用降尿酸药物。若伴有高血压、糖尿病、高脂血症、心脑血管疾病等,应在治疗伴发病同时,适当降低尿酸。由骨髓增生性疾病引起大量尿酸产生者,如促尿酸排泄药物,将加重肾脏负担。若因肾衰竭所致痛风者更为不妥,故多使用别嘌醇、非布司他等阻止尿酸生成。

(五) 肾脏病变的治疗

除积极治疗原发病外,应碱化尿液,多饮多尿。对于痛风性肾病,使用利尿剂时应避免应用影响尿酸排泄的噻嗪类利尿剂、呋塞米、利尿酸等,可选择螺内酯等。降压可用血管紧张素转化酶抑制剂,避免使用减少肾脏血流量的β受体阻滞剂和钙拮抗剂;治疗各种原因引起的肾损伤。对于慢性肾功能不全者可行透析治疗,必要时可做肾移植。

［拓展阅读］骨关节炎
参见二维码。

（吴沅皞）

第八篇

神经-精神疾病

第六十九章　脑血管疾病

导学

1. 掌握：短暂性脑缺血发作、脑梗死、脑出血、蛛网膜下腔出血的病因、临床表现及并发症、诊断依据与鉴别诊断要点、治疗原则。

2. 熟悉：短暂性脑缺血发作、脑梗死、脑出血、蛛网膜下腔出血的发病机制、病理生理特点、辅助检查特点、病情评估、常用治疗药物种类。

3. 了解：短暂性脑缺血发作、脑梗死、脑出血、蛛网膜下腔出血的流行病学、预后和预防。

脑血管疾病(cerebral vascular disease, CVD)是指各种原因导致的一个或多个脑血管病变引起的短暂性或永久性神经功能障碍性疾病,分为缺血性和出血性脑血管疾病两大类,其中,缺血性脑血管病是最常见的脑血管病类型,占脑血管病的 70%～80%。脑卒中特指急性脑血管病,是急性发病的局灶性血管源性神经功能缺损综合征,排除其他非脑血管病病因,症状持续 24 h 以上或死亡。脑血管疾病具有高发病率、高死亡率和高致残率和高复发率的特点,与心脏病及恶性肿瘤构成了人类的三大死因,是目前全球性公共卫生问题。近年来我国的流行病学资料表明,每年有 150 万～200 万新发脑血管疾病的病例,校正年龄后的年发病率为(116～219)／10 万人口,年病死率为(58～142)／10 万人口。《中国脑血管疾病分类(2015 版)》脑血管病的病因和发病机制、病变血管、病变部位及临床表现等因素将脑血管病归为 13 类。

(1) 缺血性脑血管病。

1) 短暂性脑缺血发作(TIA)：颈动脉系统、椎-基底动脉系统。

2) 脑梗死(急性缺血性卒中)：大动脉粥样硬化性脑梗死、脑栓塞、小动脉闭塞性脑梗死、脑分水岭梗死、出血性脑梗死、其他原因(真性红细胞增多症、高凝状态、烟雾病、动脉夹层等)所致脑梗死、原因未明脑梗死。

3) 脑动脉盗血综合征(SSCA)：锁骨下动脉盗血综合征、颈动脉盗血综合征、椎-基底动脉盗血综合征。

4) 慢性脑缺血。

(2) 出血性脑血管病：蛛网膜下隙出血、脑出血、其他颅内出血。

(3) 头颈部动脉粥样硬化、狭窄或闭塞(未导致急性缺血性卒中)。

(4) 高血压脑病。

(5) 颅内动脉瘤。

(6) 颅内血管畸形。

(7) 脑血管炎。

1) 原发性中枢神经系统血管炎

2) 继发性中枢神经系统血管炎：感染性疾病导致的脑血管炎、免疫相关性脑血管炎、其他(药物、肿瘤、放射性损伤等)。

(8) 其他脑血管疾病：脑底异常血管网症(烟雾病)、肌纤维发育不良、脑淀粉样血管病、伴有皮质下梗死及白质脑病的常染色体显性遗传性脑动脉病和伴有皮质下梗死及白质脑病的常染色体隐性遗传性脑动脉病、头颈部动脉夹层、可逆性脑血管收缩综合征、其他。

(9) 颅内静脉系统血栓形成：脑静脉窦血栓形成、脑静脉血栓形成、其他。

(10) 无急性局灶性神经功能缺损症状的脑血管病：无症状性脑梗死、脑微出血。

(11) 脑卒中后遗症：脑梗死后遗症、蛛网膜下腔出血后遗症、脑出血后遗症。

(12) 血管性认知障碍。

1) 非痴呆性血管性认知障碍。

2) 血管性痴呆：多发梗死性痴呆、关键部位的单个梗死痴呆(如丘脑梗死)、脑小血管病性痴呆、低灌注性痴呆、出血性痴呆、其他。

(13) 脑卒中后情感障碍。

第一节 短暂性脑缺血发作

短暂性脑缺血发作(transient ischemic attack, TIA)是指脑、脊髓或视网膜局灶性缺血所致的、未伴发急性脑梗死的短暂性神经功能障碍。临床症状一般持续 10～15 min,多在 1 h 内,最长不超过 24 h 即完全恢复,常反复发作,不遗留神经功能缺损症状和体征,结构性影像学(CT、MRI)检查无责任病灶。需注意,凡神经影像学检查有神经功能缺损对应的明确病灶者不宜称为 TIA。

TIA 与缺血性脑卒中有着密不可分的联系,大量研究显示,近期频繁发作的 TIA 者近期有很高的卒中发生风险。TIA 患者发病后第 2 日、第 30 日和第 90 日内的卒中复发风险分别约为 9.7%、11.1% 和 12.3%。我国脑血管病流行病学专项调查研究结果显示,TIA 的患病率约为 103.3/10 万,每年发病率约为 23.9/10 万,随着人们生活方式的改变以及人口的老龄化,TIA 的发病率愈来愈高,且发病年龄有提前趋势,45 岁以上人群中有 18% 至少发生过 1 次 TIA。

【病因及发病机制】

(一) 病因

TIA 的病因较复杂,可能是由多种因素如动脉粥样硬化、动脉狭窄、心脏疾患、血液成分和血液动力学异常等常导致的临床综合征,此外也存在少见原因如低血糖、慢性硬膜下血肿、颅内肿瘤等。

(二) 发病机制

目前发病机制尚不明确,包括微栓子学说、血液动力学改变学说、炎症学说等,其中微栓子学说与血液动力学改变学说目前被认为是主要的发病机制。

1. 微栓塞　微栓子多来源于颈部和颅内大动脉(尤其是动脉分叉处的动脉硬化斑块)、附壁血栓或心脏的微栓子的脱落。微栓子随血流流入脑中,引起局部颅内供血动脉闭塞,产生临床症状;当微栓子崩解或被血流冲向血管远端,局部血流恢复,症状消失。

2. 血液动力学改变　在颅内动脉有严重狭窄的情况下,血压波动可使原来靠侧支循环维持的脑区发生一过性缺血。脑血管动脉粥样硬化狭窄基础上,脑血管受各种刺激引起的痉挛或脑血管受压可引起可引起脑缺血发作。血液黏度增高等血液成分改变,血液中有形成分在脑部微血管中淤积、各种原因导致的血液高凝状态等引起血液动力学异常也可造成 TIA,如多种血液病、纤维蛋白原含量增高等。某些解剖学异常,如无名动脉或锁骨下动脉狭窄或闭塞所致的椎动脉锁骨下动脉盗血也可引发 TIA。

不同病因的 TIA 患者预后不同,表现为大脑半球症状的 TIA 和伴颈动脉狭窄的患者有 70% 预后不佳,2 年内发生卒中的概率为 40%;椎基底动脉系统 TIA 发生脑梗死的较少,而孤立的单眼视觉症状的患者预后较好,年轻 TIA 患者发生卒中的危险较低。

【临床表现】

TIA 好发于中老年人,男性多于女性。其发病特点有:① 发病突然、迅速,5~10 min 即从无症状至高峰。② 症状、体征消失快,多在 1 h 内,最长不超过 24 h,且恢复完全。③ 多次反复发作。④ 可出现多种神经定位体征。TIA 症状多样性取决于受累血管的分布。

1. 颈内动脉系统 TIA 的表现

(1) 大脑前动脉供血区或大脑前动脉、大脑中动脉皮质支分水岭缺血的表现:一过性黑矇或失明,一过性认知及行为改变,主侧大脑半球受累出现一过性失语。

(2) 大脑中动脉供血区或大脑前动脉、大脑中动脉皮质支分水岭缺血的表现:对侧单肢无力或轻偏瘫,可伴对侧面部轻瘫、偏身麻木或感觉减退。

(3) 大脑中动脉与大脑后动脉皮质支分水岭缺血的表现:对侧同向性偏盲。

2. 椎基底动脉系统 TIA 的表现

(1) 脑干的缺血表现:吞咽障碍、构音不清、延髓性麻痹(又称球麻痹)或假性延髓性麻痹的表现,一侧脑干缺血可表现为交叉性瘫痪。

(2) 椎动脉、基底动脉小脑分支缺血:共济失调、小脑性眩晕、平衡障碍。

(3) 中脑或脑桥缺血:复视、眼外肌麻痹。

(4) 脑干网状结构缺血:跌倒性发作,表现为下肢突然失去张力而跌倒,一般无意识丧失。

(5) 内听动脉缺血:眩晕、平衡失调、耳鸣。

【辅助检查】

1. 脑 CT 及 MRI　脑 CT 和 MRI 检查一般无明显异常发现,部分患者可发现有小腔隙性梗死灶。有条件者,尽快完善弥散加权磁共振(DWI),发现脑急性梗死证据。

2. 血管检查　目前常用的检查方法有经颅多普勒(TCD)、磁共振血管成像(MRA)、CT 血管成像(CTA)、数字减影血管造影(DSA)等,可发现颅内外血管的病变。颈部血管超声、血管内超声、MRI 及 TCD 微栓子监测等检查亦可对动脉粥样硬化的易损斑块进行评价,以发现动脉栓子的重要来源。如,老年高血压患者多次出现单眼一过性黑矇,需要关注同侧颈动脉情况。全脑血管造影(DSA)、脑灌注成像和(或)经颅彩色多普勒超声(TCD)检查等,可用于评估侧支循环代偿及脑血流储备,鉴别血液动力学型 TIA,同时指导治疗。此外,DSA 亦为颈动脉内膜剥脱术(CEA)和颈动脉支架治疗(CAS)术前评估的金标准。

3. **超声心动图**　疑为心源性栓塞时,或 45 岁以下颈部和脑血管检查及血液学筛选未能明确病因者,完善经胸超声心动图(TTE)和(或)经食管超声心动图(TEE)检查,可发现心脏附壁血栓、房间隔的异常(房室壁瘤、卵圆孔未闭、房间隔缺损)、二尖瓣赘生物以及主动脉弓粥样硬化等多栓子来源。

4. **其他实验室检查**　可根据病史开展针对性检查,如对于年轻女性多次发生 TIA 有自然流产、深静脉血栓的情况,则需要性抗磷脂抗体检测。心电图及常规的血液检查,如全血细胞计数、电解质、肾功能、凝血功能及血糖和血脂测定有助于对 TIA 的危险因素的判定与控制。

【诊断策略】

(一) 诊断依据

(1) 发病突然,短暂的局灶性神经功能障碍,在 24 h 内完全恢复正常。

(2) 常反复发作。

(3) 发作间歇无任何神经定位体征。

(4) 头颅 CT 和 MRI 检查排除其他疾病。

(二) 鉴别诊断

本病诊断常无客观依据,需根据患者主诉,其诊断主要依靠病史,但诊断前需与下列疾病鉴别。

1. **癫痫**　特别是部分性发作,常表现出肢体的抽搐或是麻木感,持续数秒或数分钟。该类患者常有脑部疾病史,脑电图有异常改变,行脑 CT 或是 MRI 检查往往可发现脑内局灶性病变存在。

2. **晕厥**　多有精神创伤史,也可于体位改变时出现,查体发现并无明确神经定位体征。

3. **低血糖**　多有糖尿病史,发作时出现面色苍白、血糖低。

4. **梅尼埃病**　表现为发作性眩晕、恶心、呕吐,常伴耳鸣、耳阻塞感、听力减退等症;持续时间往往超过 24 h,除眼球震颤外,查体无其他神经定位体征。

5. **阿-斯综合征**　严重的心律失常如各种室性和室上性心动过速、多源性室性期前收缩、病态窦房结综合征等,因阵发性全脑供血不足,可出现头昏、晕倒和意识丧失,但常无神经系统局灶性定位症状和体征,而心脏的辅助检查常有异常发现。

(三) 病情评估

运用 TIA 早期卒中风险预测工具 ABCD2 评分(表 69-1)可预测 TIA 后 2 d 内卒中的发生风险,确定 TIA 患者是否为卒中的高危人群。ABCD2 评分 0~3 分为低危人群,4~5 为中危人群,6~7 分为高危人群。

表 69-1　ABCD2 评分量表

ABCD2 评分(总分 0~7 分)		得　分
A	年龄≥60 岁	1
B	血压≥140/90 mmHg	1
C	临床表现	
	单侧肢体无力	2
	有言语障碍而肢体无力	1

续　表

ABCD2 评分（总分 0~7 分）		得　分
D	症状持续时间	
	≥60 min	2
	10~59 min	1
D	糖尿病：口服降糖药物或应用胰岛素治疗	1

（四）诊断思路

新发 TIA 按急症处理,如果患者在症状发作 72 h 内并存在以下情况之一者,建议入院治疗:
① ABCD2 评分≥3 分。② ABCD2 评分 0~2 分,但不能保证系统检查 2 d 之内能在门诊完成的患者。③ ABCD2 评分 0~2 分,并有其他证据提示症状由局部缺血造成(图 69 - 1)。

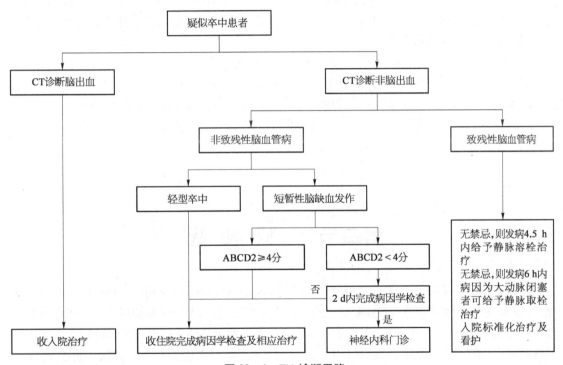

图 69 - 1　TIA 诊断思路

注:本图参考国家卫生计生委脑卒中防治工程委员会,脑卒中防治系列指导规范编审委员会. 中国短暂性脑缺血发作早期诊治指导规范(2016)[S].

【治疗策略】

TIA 是卒中的高危因素,是常见的内科急症,一过性症状并不能排除发生脑梗死的可能性,应积极、尽早、个体化的治疗。治疗上包括病因治疗、药物治疗和手术及介入治疗,整个治疗过程应尽可能个体化,以尽量避免因治疗而导致其他并发症的出现。

1. TIA 的危险因素控制　对 TIA 相关危险因素进行干预,如控制血压、降脂,可明显降低 TIA 后发生卒中的危险性,在降低其发病率和病死率起到关键作用。

(1) 血压控制:TIA 患者发病数日后未经治疗时血压≥140/90 mmHg 时应启动降压治疗。

（2）强化降脂治疗：《AHA 高心血管疾病风险患者血脂控制指南（2013 年）》建议：对于患有动脉硬化性心血管疾病的患者如果没有禁忌证或他汀药物相关不良事件发生，均应接受高强度的他汀类药物治疗，包括瑞舒伐他汀（推荐剂量 20～40 mg）或阿托伐他汀（推荐剂量 80 mg），使 LDL - C 水平降低至少 50%；对于出现剂量相关不良反应的患者，可改为中等强度的他汀类药物治疗。

（3）其他方面：注意糖尿病、吸烟及酗酒等不良生活方式的干预，减少或戒除烟酒，增加富含维生素和纤维素食物的摄入，减少富含动物脂肪食物的摄入，坚持体育锻炼等。

2. TIA 的药物治疗　　目的是减少 TIA 的发生，减轻发作后神经组织的损伤。

（1）抗血小板聚集药：阿司匹林是目前唯一被国内外指南推荐用于二级预防的抗血小板药物。阿司匹林（50～325 mg/d）或氯吡格雷（75 mg/d）单药治疗均可以作为首选抗血小板药物。目前研究证明 TIA 或小卒中后抗血小板药物的选择应以单药治疗为主，不推荐常规应用双重抗血小板治疗。

（2）抗凝药物：抗凝药物不作为 TIA 的常规治疗。对于有心源性栓子或心房颤动患者建议采用抗凝治疗，目标剂量是控制 INR 在 2.0～3.0。主要的抗凝药物如：低分子肝素、华法林，此外还有目前新型口服抗凝剂如达比加君等。

（3）扩容治疗：对于存在低灌注的 TIA，考虑扩容治疗。

（4）中药制剂：如丹参、红花、水蛭、灯盏卓、细辛等单方或复方制剂。

3. 外科及介入治疗　　症状性大动脉粥样硬化性 TIA 的非药物治疗：如颅外颈动脉狭窄、颅外椎动脉狭窄伴有症状性颅外椎动脉粥样硬化狭窄、锁骨下动脉狭窄和头臂干狭窄的 TIA 患者，依据患者个体化情况选择支架置入术或是手术干预。

第二节　脑　梗　死

　　脑梗死（cerebral infarction）又称缺血性脑卒中（cerebral ischemic stroke, CIS），指因脑部血液循环障碍，缺血、缺氧所致的局限性脑组织缺血性坏死或软化，出现相应的神经功能缺损症状和体征。《中国脑血管疾病分类（2015 年）》将脑梗死分为大动脉粥样硬化性脑梗死、脑栓塞、小动脉闭塞性脑梗死、脑分水岭梗死、出血性脑梗死、其他原因、原因未明脑梗死。目前国际广泛使用 TOAST 亚型分类标准，TOAST 将缺血性脑卒中分为大动脉粥样硬化性（LAA）、心源性栓塞性（CE）、小动脉闭塞型（SAA）、其他明确病因型（SOE）和不明原因型（SUE）。血管壁病变、血液成分和血液动力学改变是引起脑梗死的主要原因。脑梗死占全部脑卒中的 60%～80%。中国卒中流行病学调查显示在≥20 岁的人群中，年龄标化的卒中总病死率为 114.8/10 万人年，缺血性卒中和出血性卒中病死率分别为 56.5/10 万人年和 55.8/10 万人年。在新发的脑卒中患者中，69.6% 为缺血性脑卒中。

　　本节主要是大动脉粥样硬化性脑梗死为重点。

【病因及发病机制】
脑梗死相关性的主要危险因素有吸烟、糖尿病、血脂水平和心脏病。

1. **动脉粥样硬化**　动脉粥样硬化是本病的基本病因。在动脉粥样硬化的基础上导致血管管腔狭窄和血栓形成,高血压与动脉粥样硬化互为因果关系,而糖尿病和高脂血症可加速动脉粥样硬化的进程。大动脉粥样硬化性脑梗死发病机制:① 原位血栓形成。② 动脉-动脉栓塞。③ 斑块内破裂出血。④ 低灌注。⑤ 载体动脉病变堵塞穿枝动脉。

2. **血管痉挛**　见于蛛网膜下腔出血、偏头痛及头部外伤患者。

3. **栓塞**　动脉粥样硬化斑块脱落,栓塞远端小动脉。

4. **其他**　如血液系统疾病、脑淀粉样血管病、宾斯旺格病(Binswanger disease)、夹层动脉瘤等。

此外,在青年缺血性卒中还存在一些非动脉粥样硬化性血管病如动脉壁非炎性异常、感染性血管炎、遗传性疾病、偏头痛等。

【病理及病理生理】

大约4/5脑梗死发生于颈内动脉系统,1/5发生于椎基底动脉系统。闭塞血管内可见血栓形成或栓子、动脉粥样硬化或血管炎等改变。脑缺血一般形成白色梗死,梗死区脑组织软化、坏死,伴脑水肿和毛细血管周围点状出血,大面积脑梗死可发生出血性梗死。

脑缺血性病变的病理分期为:① 超早期(缺血1~6 h):变化不明显,仅有部分血管内皮细胞、神经细胞肿胀。② 急性期(6~24 h):局部脑组织苍白、轻度肿胀,血管内皮细胞、神经细胞呈明显缺血改变。③ 坏死期(缺血24~48 h):脑组织水肿明显,大量神经细胞消失,吞噬细胞浸润,高度水肿时可压迫致中线移位,形成脑疝。④ 软化期(缺血3 d~3 周):中心区组织坏死、液化。⑤ 恢复期(3~4周):液化、坏死的脑组织逐渐被吞噬细胞清除,毛细血管和胶质细胞增生。大病灶形成卒中囊。

脑组织对缺血、缺氧损害非常敏感,阻断血流30 s后脑代谢即发生改变,1 min后神经元功能活动停止,脑动脉闭塞导致脑缺血>5 min可发生脑梗死。缺血后神经元损伤具有选择性,轻度缺血时仅有某些神经元丧失,完全、持久缺血时缺血区各种神经元、胶质细胞及内皮细胞均坏死。

急性脑梗死病灶由中心坏死区及周围缺血半暗带组成。坏死区由于完全缺血导致细胞死亡,但缺血半暗带仍存在侧支循环,可获得部分血液供应,尚有大量存活的神经元,如果血流尽快恢复使代谢改善,损伤仍然可逆,神经细胞仍可存活并恢复功能。因此,保护这些可逆性损伤神经元是急性脑梗死治疗的关键。

脑动脉闭塞血流再通后,氧与葡萄糖的供应恢复,脑组织缺血损伤理应得到恢复。但实际上并非如此,这是因为存在有效时间即再灌注时间窗,如果脑血流再通超过此时间窗时限,脑损伤可继续加剧,引起再灌注损伤。研究证实,脑缺血早期治疗时间窗为6 h。

【临床表现】

(一) 症状与体征

患者多有高血压、糖尿病或心脏病史,常在安静或睡眠中起病。神经系统局灶性症状多在发病后10余小时或1~2 d达到高峰。除脑干梗死和大面积梗死外,大部分患者意识清楚或仅有轻度意识障碍,多无头痛、呕吐及昏迷。起病即有昏迷的多为脑干梗死;大片大脑半球梗死多在局部症状出现后意识障碍逐渐加深,直至昏迷。定位症状与体征取决于血栓栓塞的部位。

1. **颈内动脉**　严重程度差异较大。颈内动脉缺血患者出现单眼一过性黑蒙,偶见永久性失明(视网膜动脉缺血)或霍纳综合征(颈上交感神经节后纤维受损)。颈部触诊时可发现颈动脉搏动减弱或消失,听诊可闻及血管杂音,如闻及高调且持续到舒张期的血管杂音常常提示颈动脉严重狭窄;当血管完全闭塞时血管杂音消失。

2. 大脑中动脉

(1) 主干闭塞:三偏症状的出现,即病灶对侧偏瘫(包括中枢性面舌瘫和肢体瘫痪)、偏身感觉障碍及偏盲,伴双眼向病灶侧凝视;优势半球受累则出现失语,非优势半球受累出现体象障碍,意识障碍可能发生;当大面积脑梗死继发严重脑水肿时,脑疝可能形成,甚至出现死亡。

(2) 皮质支闭塞:① 上部分支闭塞:病灶对侧面部、上下肢瘫痪和感觉缺失,但下肢瘫痪较上肢轻,且足部不受累,双眼向病灶侧凝视程度轻,伴布罗卡失语(优势半球)和体象障碍(非优势半球),通常不出现意识障碍。② 下部分支闭塞:较少单独出现,表现对侧同向性上四分之一视野缺损,伴感觉性失语(优势半球),急性意识模糊状态(非优势半球),并无偏瘫。

(3) 深穿支闭塞:纹状体内囊梗死最为常见,出现对侧中枢性均等性轻偏瘫、对侧偏身感觉障碍,可伴对侧同向性偏盲。优势半球病变表现皮质下失语,底节性失语常见,出现自发性言语受限、音量小、语调低、持续时间短暂。

3. 大脑前动脉

(1) 前交通动脉前的主干闭塞:对侧动脉的侧支循环代偿时可不出现症状,如当双侧大脑半球的前、内侧梗死,则出现双下肢截瘫、二便失禁、意志缺失、运动性失语和额叶人格改变等。

(2) 前交通动脉后的大脑前动脉远端:出现对侧的足和下肢的感觉运动障碍,而上肢和肩部的瘫痪轻,面部和手部不受累;其中感觉丧失以辨别觉丧失为主,或是不出现。尿失禁(旁中央小叶受损)、淡漠、反应迟钝、欣快和缄默等(额极与胼胝体受损),对侧出现强握及吸吮反射和痉挛性强直(额叶受损)的表现 。

(3) 皮质支闭塞:出现对侧中枢性下肢瘫,可伴感觉障碍(胼周和胼缘动脉闭塞);对侧肢体短暂性共济失调、强握反射及精神症状(眶动脉及额极动脉闭塞) 。

(4) 深穿支闭塞:出现对侧中枢性面舌瘫、上肢近端轻瘫(内囊膝部和部分内囊前肢受损)。

4. 大脑后动脉 因血管变异多和侧支循环代偿差异较大,症状复杂多样。主干闭塞是以对侧同向性偏盲、偏身感觉障碍,不伴有偏瘫为典型的临床表现。若是大脑后动脉起始段的脚间支闭塞导致中脑大脑脚梗死则引起偏瘫,引起中脑中央和下丘脑综合征,包括垂直性凝视麻痹、昏睡甚至昏迷;旁正中动脉综合征即韦伯综合征(病变位于中脑基底部,动眼神经和皮质脊髓束受累),克洛德综合征(病变位于中脑被盖部,动眼神经和结合臂)以同侧动眼神经麻痹和对侧偏瘫为主要表现;贝内迪克特综合征(病变位于中脑被盖部,动眼神经、红核和结合臂)以同侧动眼神经麻痹和对侧不自主运动和震颤为主要表现;此外,还有单侧皮质支闭塞、双侧皮质支闭塞、大脑后动脉深穿支闭塞出现的各种临床表现。

5. 椎基底动脉 血栓性闭塞以基底动脉起始部和中部多见,栓塞性闭塞则通常在基底动脉尖出现。其中基底动脉或双侧椎动脉闭塞是危及生命的严重脑血管事件,出现脑干梗死,表现为眩晕、呕吐、四肢瘫痪、共济失调、肺水肿、消化道出血、昏迷和高热等。其中脑桥病变出现针尖样瞳孔。包括有闭锁综合征(locked-in syndrome 基底动脉的脑桥支闭塞致双侧脑桥基底部梗死)、脑桥腹外侧综合征(Millard-Gubler syndrome 基底动脉短旋支闭塞)、脑桥腹内侧综合征(Foville syndrome),又称"福维尔综合征"(基底动脉的旁中央支闭塞)、基底动脉尖综合征(top of the basilar syndrome,基底动脉尖端分出小脑上动脉和大脑后动脉闭塞)、延髓背外侧综合征(Wallenberg syndrome,小脑后下动脉或椎动脉供应延髓外侧的分支动脉闭塞)。

此外,还有特殊类型的脑梗死,常见的有大面积脑梗死、分水岭脑梗死、出血性脑梗死、多发性脑梗死。

(二) 并发症

脑水肿与颅内压增高是重度脑梗死的常见并发症,也是主要的死亡原因之一。8.5%～30%的脑梗死患者出现脑梗死后出血,其中1.5%～5%患者出现明显症状。脑梗死患者早期癫痫发生率为2%～33%。部分患者可出现吞咽困难、排尿障碍(尿失禁与尿潴留)与尿路感染。由于意识障碍、吞咽困难导致的误吸常可诱发肺炎;部分患者长期卧床可出现深静脉血栓形成与肺栓塞,因此提倡早运动、早康复,必要时适当选用抗凝治疗。

【辅助检查】

1. 脑实质成像

(1) 脑CT:临床上公认的常规检查和首选检查手段。表现为低密度影,发病12～24 h常不显示病灶,主要予以排除脑出血。同时脑CT平扫也是监测脑梗死后恶性脑水肿及出血转化的常用技术。灌注CT可区别可逆性与不可逆性缺血改变,可运用于识别缺血半暗带和可以辅助评价周围血肿血流灌注情况。

(2) MRI:常规MRI的标准T1加权、T2加权对急性缺血改变相对不敏感。弥散加权成像(DWI)在缺血数分钟后即可出现异常高信号,可早期确定病灶的大小、部位与时间,与常规MRI相比,对发现早期小梗死灶敏感度高,是目前最精确诊断急性脑梗死病灶的技术手段。灌注加权成像(PWI)可显示脑血液动力学状态。

2. 脑血管成像　目前常用的检查方法有TCD、MRA、CTA、DSA。

(1) TCD:用于检查颅内血流、微栓子及监测治疗效果,临床上发现其受操作技术水平和骨窗影响较大。

(2) MRA和CTA:有助于提供有关血管闭塞或狭窄的信息;对于颅内大血管近端闭塞或狭窄可显示,但对于远端或分支的显示则存在一定局限。

(3) DSA:目前血管病变检查的金标准,且准确性最高,有创性和风险性是其主要的缺点。

(4) 动脉超声:发现颅外颈部血管病变,尤其对于狭窄和斑块很有帮助。

3. 其他检查

(1) 实验室检查:血常规、凝血、肝肾功能、心肌酶、肌钙蛋白测定、血糖、同型半胱氨酸、HIV、梅毒等检查,进一步评估脑梗死危险因素。

(2) 其他检查:心电图评估、超声心脏彩超评估心脏情况。

【诊断策略】

(一) 诊断依据

常规诊断根据以下特点诊断:① 中老年人,有基础病变史。② 静态下发病。③ 临床表现取决于梗死灶的大小和部位,主要表现为局灶性神经功能缺损的症状和体征。④ 病后几小时或几日内达高峰。⑤ 头颅CT显示低密度影,或脑MRI显示长T1和T2异常信号。

(二) 分型诊断

分型诊断因脑梗死的部位、大小及侧支循环代偿能力、继发脑水肿等差异,可有不同的临床类型,治疗上也有差别,故要求在超早期(3～6 h)及急性期准确分型。

依临床表现及神经影像学检查证据分为:① 大面积脑梗死:指颈内动脉、大脑中动脉等主干卒中。② 分水岭脑梗死(CWSI):指血管供血区之间边缘带的局部缺血。③ 出血性脑梗死:多发生于大面积脑梗死后。④ 多发性脑梗死:指 2 个以上不同供血系统发生的脑梗死。

(三) 鉴别诊断

1. **脑出血** 活动中起病,病情进展快,常有高血压史,头颅 CT 可资鉴别。

2. **脑栓塞** 发病形式类似脑出血,但早期脑 CT 常无明显异常改变,多有风湿性心脏病、心肌梗死、亚急性细菌性心内膜炎、心房颤动等病史。

3. **脑肿瘤** 病史较长,脑 CT 或 MRI 示肿瘤周围水肿明显,部分有占位效应。

(四) 病情评估

1. **病史采集** 神经系统症状的进展特征,脑卒中危险因素,如高血压病、糖尿病;药物滥用、偏头痛、癫痫发作、感染、创伤及妊娠史等。

2. **体格检查** 评估意识情况、气道、呼吸和循环情况,血压、心率、氧饱和度及体温等生命体征的监测及全面体格检查。

3. **神经系统检查和卒中评分** 目前最常用的量表为美国国立卫生研究院卒中量表(the National Institutes of Health Stroke Scale, NIHSS),包括意识、语言、运动功能、感觉缺失、视野缺损、眼球运动、协调运动、忽视及构音等 15 项检查内容。NIHSS 评分总分 0～42 分,≤4 分定义为小卒中或轻型卒中,≥21 分视为严重卒中。

(五) 诊断思路

包括以下 5 个步骤:① 首先排除非血管性脑部病变,确诊脑卒中。② 进行头颅 CT／MRI 检查排除出血性脑卒中。③ 根据神经功能缺损量表评价脑卒中严重程度。④ 是否有溶栓适应证或禁忌证。⑤ 参考 TOAST 标准,结合病史、实验室检查、影像学检查等进行病因分型(图 69 - 2)。

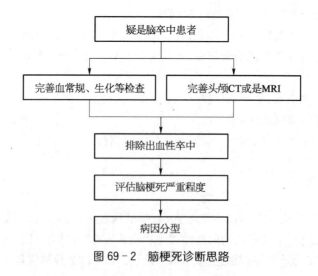

图 69 - 2 脑梗死诊断思路

【治疗策略】

脑梗死的治疗"时间就是大脑",强调"三早二化",早期诊断、早期治疗及早期康复,注重个体化、整体化治疗。应根据不同的病因、发病机制、临床类型和发病时间等,确定针对性强的治疗方案,实施以分型、分期为核心的个体化治疗。发病的时间窗内有适应证者可行再灌注治疗;在内科基本治疗的基础上酌情选用改善脑循环、脑保护、减轻脑水肿、降颅内压等措施,重点是急性期的分型治疗。腔隙性脑梗死不宜过度脱水,主要是改善循环;大、中梗死应积减轻脑水肿、降颅内压,以防止脑疝形成。

(一) 急性期治疗

1. 一般治疗

(1) 体位:卧床休息,伴有气道阻塞或误吸风险以及怀疑颅内压增高的患者,应将床头抬高 $15°\sim30°$。

(2) 吸氧与呼吸支持:保持呼吸道通畅,意识障碍及球麻痹者影响气道功能,则考虑人工气道及呼吸机辅助呼吸;必要时予以吸氧,维持氧饱和度 $>94\%$;无低氧血症者则不考虑吸氧。

(3) 加强监测及脏器功能评估:脑梗死 24 h 内完善心电图检查,必要时予以行心脏超声及相关生化检查;同时必要时予以心电监护 24 h 以上,及时发现严重心脏病变如恶性心律失常的发生。

(4) 体温控制:体温 $>38℃$ 则积极查找发热原因,进行治疗,控制体温。

(5) 感染:注意预防感染,合理使用抗生素。

(6) 血压控制:能够保证脑组织血液灌注的前提下实施缓慢平稳降压治疗。① 血压升高,拟行静脉溶栓或血管再通治疗时,血压应降至收缩压 <180 mmHg、舒张压 <110 mmHg;大面积脑梗死患者,血压控制治疗时应视颅脑手术而定;部分颅骨切除减压术前,血压降至收缩压 $\leqslant180$ mmHg、舒张压 $\leqslant100$ mmHg;手术后 8 h 内血压控制在收缩压 $140\sim160$ mmHg。② 脑梗死后 24 h 内血压升高的患者,当收缩压 >220 mmHg 或舒张压 >120 mmHg 或伴有急性冠状动脉事件、急性心力衰竭(心衰)、主动脉夹层、溶栓后症状性颅内出血、先兆子痫或子痫等合并症时,可予缓慢降压治疗,并严密观察血压变化,使下降幅度不超过 15%。③ 卒中后低血压患者应积极寻找并处理病因,必要时可采用升压扩容等措施。

(7) 血糖调控:入院 24 h 内高血糖的脑梗死患者,将血糖控制在 $7.7\sim10$ mmol/L;血糖低于 3.3 mmol/L 时应口服或静脉给予葡萄糖治疗。

(8) 营养均衡:有意识障碍的患者应留置胃管,以肠内营养为主。

(9) 注意维持水、电解质平衡。

(10) 注意预防消化道出血,可适当选用 H_2 受体阻滞剂或质子泵抑制剂。

(11) 脱水降颅内压,根据病情选用:① 甘露醇:为最常用的脱水剂,用法:$125\sim250$ ml 快速静脉滴注,每 $6\sim8$ h 1 次,疗程为 $5\sim7$ d。② 甘油果糖:为高渗性脱水剂,其渗透压相当于血浆的 7 倍,起作用时间较慢(约 30 min),但持续时间较长(达 $6\sim12$ h)。用法:$250\sim500$ ml 静脉滴注,每日 $1\sim2$ 次。③ 人血白蛋白:需与呋塞米联合应用方能取较好的利尿效果。用法:$10\sim12.5$ g 静脉滴注,每 8 h 1 次,输注人血白蛋白后用呋塞米 $20\sim40$ mg 静脉注射,每 8 h 1 次。④ 呋塞米:可与甘露醇或(和)人血白蛋白交替使用。$20\sim40$ mg 静脉注射,每 $6\sim8$ h 1 次。

2. 改善脑血循环

(1) 静脉溶栓:静脉溶栓治疗是目前最主要的恢复血流措施,使用药物包括有重组组织型纤溶酶原激活剂(rtPA)、尿激酶和替耐普酶。其中我国目前使用的主要溶栓药有 rtPA 和尿激酶,目前认为有效抢救半暗带组织的时间窗是 4.5 h 内或 6 h 内。其适应证和禁忌证见表(表 69-2)。发病 3 h 内和 3~4.5 h,rtPA 0.9 mg/kg(最大剂量为 90 mg)静脉滴注,其中 10% 在最初 1 min 内静脉推注,其余持续滴注 1 h,用药期间及用药 24 h 内应严密监护患者相关指标。发病在 6 h 内,可根据适应证和禁忌证标准严格选择患者给予尿激酶静脉溶栓。常可用尿激酶 10~150 万 U,溶于生理盐水 100~200 ml,持续静脉滴注 30 min,并在用药期间应严密监护患者相关指标。此外,小剂量阿替普酶静脉溶栓(0.6 mg/kg)出血风险低于标准剂量,可以减少病死率,但并不降低残疾率,可结合患者病情严重程度、出血风险等因素个体化确定,是否考虑使用。

表 69-2　脑梗死使用 rtPA 静脉溶栓的适应证、禁忌证和相对禁忌证

时间窗	发病 3 h	发病 3~4.5 h	发病 6 h 内
适应证	① 有缺血性脑卒中导致的神经功能缺损症状 ② 年龄≥18 岁 ③ 患者或家属签署知情同意书		① 有缺血性脑卒中导致的神经功能缺损症状 ② 年龄 18~80 岁 ③ 意识清楚或是嗜睡 ④ 脑 CT 无明显脑梗死低密度改变 ⑤ 患者或家属签署知情同意书
禁忌证	① 颅内出现(包括脑实质出血、蛛网膜下腔出血、硬膜下/外血肿等) ② 既往颅内出血史 ③ 近 3 个月有严重头颅外伤或是卒中史 ④ 颅内肿瘤、巨大颅内动脉瘤 ⑤ 近期(3 个月)有颅内或是椎管内手术 ⑥ 活动性内脏出血 ⑦ 主动脉弓夹层 ⑧ 近 1 周内有不易压迫的止血部位的动脉穿刺 ⑨ 血压升高:收缩压≥180 mmHg,或是舒张压≥100 mmHg ⑩ 急性出血倾向,包括血小板计数低于 100×10^9/L 或是其他情况 ⑪ 24 h 内接受过低分子肝素治疗 ⑫ 口服抗凝剂且 INR>1.7 或是血浆 PT>15 s ⑬ 48 h 内使用凝血酶抑制剂或是 Xa 因子抑制剂,或是各种敏感的实验室检查异常[如 APTT、INR、血小板计数、蛇静脉酶凝血时间(ECT)、凝血酶时间(TT)。TT 或是恰当的 Xa 因子活性测定等] ⑭ 血糖小于 2.8 mmol/L(50 mg/L)或是>22.2 mmol/L ⑮ 头 CT 或是 MRI 提示大面积脑梗死(梗死面积大于 1/3 大脑半球)		
相对禁忌证	① 轻型非致残性脑卒中 ② 症状迅速改善的卒中 ③ 惊厥发作后出现的神经功能损害(与此次卒中发生相关) ④ 颅外短颈部动脉夹层 ⑤ 经 2 周内有大型外科手术或是严重外伤(未伤及头颅) ⑥ 近 3 周内有胃肠道或是泌尿系统出血 ⑦ 孕产妇 ⑧ 痴呆 ⑨ 既往疾病遗留较重神经功能残废 ⑩ 未破裂且未经治疗的动静脉畸形,颅内小动脉瘤(<10 mm) ⑪ 少量脑内微出血(1~10 个) ⑫ 使用违禁药物 ⑬ 类卒中	所有发病 3 h 内使用 rtPA 静脉溶栓的相对禁忌证(同左) ① 使用抗凝药物 INR≤1.7 或是 PT<15 s ② 严重卒中(NIHSS 评分>25 分)	/

（2）血管内介入治疗：包括血管内机械取栓、动脉溶栓、血管成形术。① 血管内机械取栓是近年脑梗死治疗最重要的进展，在改善急性大动脉闭塞导致的脑梗死患者的预后作用显著。② 动脉溶栓是使溶栓药物直接到达血栓局部，理论上认为其通率应高于静脉溶栓，且出血风险降低，但目前临床上缺乏充分的证据证实动脉溶栓的获益，因此，一线的血管内治疗是应用血管内机械取栓治疗，而不是动脉溶栓。③ 血管成形术：急诊颈动脉内膜剥脱术（CEA）/颈动脉支架置入术（CAS）用于治疗症状性颈动脉狭窄，改善脑血流灌注有帮助，但目前临床安全性与有效性尚不明确。

（3）抗血小板聚集：可在溶栓24 h后开始使用阿司匹林50～150 mg/d。如果患者不能耐受阿司匹林，可选用其他抗血小板药物，如氯吡格雷。

（4）抗凝治疗：脑梗死急性期常规不需抗凝治疗，而对于特殊患者如放置心脏机械瓣膜，通过评估病灶大小、血压控制、肝肾功能等情况，如出血风险较小，致残性脑栓塞风险高，则综合评估后进行抗凝治疗。常用低分子量肝素、类肝素，口服抗凝剂和凝血酶抑制剂等。

（5）降纤治疗：在不适合溶栓并经过严格筛选的脑梗死患者中，特别是存在高纤维蛋白原血症者可选用，常用的药物有巴曲酶、蚓激酶、蕲蛇酶等。

（6）扩容治疗：低血压或脑血流低灌注导致的急性脑梗死如分水岭梗死，在充分考虑脑水肿、心功能情况下个体化使用。

（7）其他改善脑血循环药物：目前国内改善脑血循环的药物主要有：丁基苯酞和人尿激肽原酶，临床上根据具体情况个体化应用。

3. 他汀类药物 具有降低低密度脂蛋白胆固醇的作用外，同时有试验提示其也具有神经保护作用，建议脑梗死发生时患者在使用他汀类药物应该继续服用。

4. 神经保护类药物 目前临床上常用的神经保护类药物有抗氧化剂和自由基清除剂的依达拉奉，细胞膜稳定剂的胞磷胆碱，此外还有吡拉西，整体临床试验效果欠满意，对预后改善作用不确切。

5. 外科治疗 大面积脑梗死，尤其是小脑部位的脑梗死，因为并发严重脑水肿导致脑疝的风险大，建议早期即可转神经外科，考虑去骨瓣减压等手术治疗。

（二）康复治疗与预防

提倡早期、个体化、分阶段、长期治疗，有针对性地进行体能和技能训练，能降低致残率。脑梗死具有复发的风险高的特点，卒中后尽早开始二级预防不可忽视。根据患者具体情况针对性控制血压、血糖、抗血小板、抗凝、他汀等治疗，加强宣传和教育。

第三节 脑 出 血

脑出血（intracerebral hemorrhage）为脑实质内动脉或静脉及毛细血管破裂而造成的自发性脑实质内出血。多发于中老年人。全世界每年发病率在（10～30）/10万，占所有脑卒中的10%～15%。2013年我国脑卒中现况调查脑出血发病粗率和加权率分别为82.1/10万和66.2/10万；1

个月病死率高达 35%～52%,6 个月末仍有 80% 左右的存活患者遗留残疾,是中国居民病死和残疾的主要原因之一。我国 2015 年城市居民脑血管病病死率为 128.23/10 万,其中脑出血 52.09/10 万。

【病因及发病机制】

分为原发性脑出血和继发性脑出血。病因主要为高血压、脑动脉硬化、动脉瘤、脑血管畸形,其他病因有:脑淀粉样变性、脑动脉炎、脑瘤、血液病、梗死后出血、抗凝溶栓后出血及不明原因的脑出血。

高血压是脑出血最常见的原因(占 80% 以上)。长期高血压导致颅内血管尤其是深穿支动脉壁发生病理改变,出现纤维素样坏死和透明变性,在持续不断压力冲击下形成微小动脉瘤或微夹层动脉瘤。当血压骤然升高时微小动脉瘤破裂,血液进入脑组织形成血肿。此外,高血压可使远端血管痉挛,导致小血管缺氧、坏死及血栓形成,出现斑点状出血及脑水肿,融合成片时引起大出血。

【病理及病理生理】

基底节的壳核及内囊是高血压脑出血的最好发部位,脑叶、脑干、小脑齿状核区也较为多见。尸检时可见深穿支动脉有粟粒状动脉瘤,发生频率依次为大脑中动脉深穿支、豆纹动脉、基底动脉脑桥支、大脑后动脉丘脑支、供应小脑齿状核及深部白质的小脑上动脉分支等。病理检查可见出血侧大脑半球肿胀、充血,血液可流入蛛网膜下腔或破入脑室系统;出血灶呈大而不规则空腔,中心充满血液或紫色葡萄浆状血块,周围是坏死脑组织,血肿周围脑组织受压,水肿明显;血肿较大时可致颅内高压,使脑组织和脑室移位、变形,严重者形成脑疝。脑疝是各类脑出血最常见的直接致死原因。急性期过后血块溶解,吞噬细胞清除含铁血黄素和坏死的脑组织,胶质细胞增生,出血灶形成胶质瘢痕,进而形成卒中囊。

【临床表现】

脑出血多发生在高血压控制不好或未经系统治疗的高血压病,发病时血压明显升高,临床症状取决于出血部位和出血量。意识障碍的程度是判断病情轻重的主要指标。通常自发性脑出血常在 30 min 内停止。20%～40% 为活动性出血或早期再出血,24 h 内血肿仍继续扩大。

1. **基底节区出血** 基底节区出血最多见,约占脑出血的 70%,其中壳核最多,占脑出血的 60%,丘脑占 10%,尾状核较少。共同特点为出血较多时均可侵及内囊。轻型可有头痛、呕吐、轻度意识障碍、三偏征;优势半球可有失语;一般出血量在 30 ml 以内。重症患者出血量为 30～160 ml,突然发病,有意识障碍、双眼凝视、两侧瞳孔不等大、偏瘫、病理征阳性。血液破入脑室或损伤丘脑下部、脑干可出现去大脑强直、高热,最后死于枕骨大孔疝。

2. **脑叶出血** 脑叶出血占脑出血的 10%,即皮质下白质出血,出血部位以顶叶最多见,其次为颞叶、枕叶、额叶。与脑深部出血相比,一般血肿体积较大,临床可表现为头痛、呕吐等,较容易出现癫痫。因出血脑叶不同,临床症状不一样。额叶出血可有偏瘫、运动性失语、尿便障碍,可出现摸索和强握反射。顶叶出血可有偏身感觉障碍;颞叶出血表现为感觉性失语,精神症状等;枕叶出血表现为视野缺损。

3. **脑桥出血** 占脑出血的 10%,多由高血压致基底动脉旁中央支破裂引起。可立即昏迷、四肢瘫、针尖样瞳孔、消化道应激性溃疡、中枢性高热,多于数小时内死亡。小的基底部出血可引起"闭锁综合征"。小量出血表现为交叉性瘫痪或共济失调性轻偏瘫。

4. **小脑出血** 占脑出血的 10%，多发于一侧半球。突然出现站立不能、眩晕、呕吐、共济失调，压迫脑干可致昏迷、死亡。

5. **脑室出血** 占脑出血的 3%～5%，多为继发性，即脑实质出血破入脑室。临床表现为呕吐、多汗、皮肤发紫或苍白。发病后 1～2 h 便陷入深昏迷、高热、四肢瘫或呈强直性抽搐、血压不稳、呼吸不规律等。病情多为严重，预后不良。临床表现酷似蛛网膜下腔出血。

【辅助检查】

1. **影像学检查** 头颅 CT、MR 和脑血管造影等，是诊断脑出血主要的方法。CT 及 MRI 能够反映出血的部位、出血量、波及范围及血肿周围脑组织情况。

(1) CT 检查：疑诊脑出血时首选脑 CT 检查。急性期颅内出血，脑 CT 平扫呈高密度，多为圆形或卵圆形；约 24 h 后，高密度血肿周围常有一低密度环存在；随着时间的推移，其特征性高密度影逐渐减弱、消失，在 8～10 d 后变为低密度影；通常出血 1 个月时，整个血肿呈等密度或低密度。发病后 CT 即可显示新鲜血肿，为圆形或卵圆形均匀高密度区，边界清楚，并可确定血肿大小、部位、形态及是否破入脑室，血肿周围有无水肿带及占位效应，脑组织是否有移位等。有助于确诊及选择治疗方案。

(2) CT 动态观察：可发现进展型脑出血。CT 脑灌注成像(CTP)和增强 CT。CTP 能够反映 ICH 后脑组织的血供变化，可了解血肿周边血流灌注情况。增强 CT 扫描发现造影剂外溢是提示患者血肿扩大风险高的重要证据。

(3) MRI 检查：MRI 对于脑出血的诊断敏感度主要取决于出血时间及扫描序列，MRI 在脑出血急性期、亚急性期及恢复期 T1WI 和 T2WI 均有不同程度的表现，但是由于缺乏特征性的表现，不建议用于早期脑出血的诊断。梯度回波成像技术可以在急性期观察到低信号区内混杂斑块状信号，用于脑出血的早期诊断。

(4) 脑血管检查：CTA、MRA、CTV、MRV 为快速、无创性评价颅内外动脉血管、静脉血管及静脉窦的常用方法，如 CTA 可以预测血肿扩大，可用于筛查可能存在的脑血管畸形、动脉瘤、动静脉瘘等继发性脑出血，但阴性结果不能完全排除继发病变的存在。

(5) 全脑血管造影(DSA)：怀疑血管畸形、血管炎时可选做。

2. **腰椎穿刺术** 患者脑压高，脑脊液呈血性，急性期做腰椎穿刺有诱发脑疝的危险。怀疑有小脑出血时禁行腰椎穿刺。

3. **其他辅助检查** 根据鉴别诊断需要可行血常规、血生化、凝血常规、心电图及胸部 X 线等检查，部分患者还可选择动脉血气分析等检查。

【诊断策略】

(一) 诊断依据

中老年以上有高血压患者在活动时或情绪激动时突然发病，迅速出现神经缺失症状，头痛、呕吐及意识障碍者应首先考虑脑出血的可能，脑 CT 可确诊。

(二) 鉴别诊断

1. **脑梗死** 多在安静时发病，神经缺失症状逐渐加重，早期(12～24 h) CT 常无阳性病灶发现。

2. **蛛网膜下腔出血** 突然出现剧烈头痛及呕吐、一过性意识障碍、明显的脑膜刺激征，腰椎穿刺见血性脑脊液。头颅CT可见脑沟、脑回高密度影。

3. 其他还需与引起昏迷的一些疾病鉴别 如糖尿病高渗性昏迷、一氧化碳中毒昏迷、低血糖昏迷、肝昏迷、尿毒症等。外伤性颅内出血多有外伤史,脑CT可发现血肿。

(三) 病情评估

可对患者的生命体征以及神经系统进行专科评价。可采用Glasgow昏迷量表、NIHSS、脑出血评分量表等对患者的病情作出评估。

(四) 诊断思路

脑出血的诊断流程应包括如下步骤:① 根据发病情况及病史体征判断是否为脑卒中。② 可通过脑CT或MRI检查确认是否为脑出血。③ 根据GCS或NIHSS量表评估脑出血严重程度。④ 结合病史、体征、实验室及影像学检查确定脑出血的部位及病因分型(图69-3)。

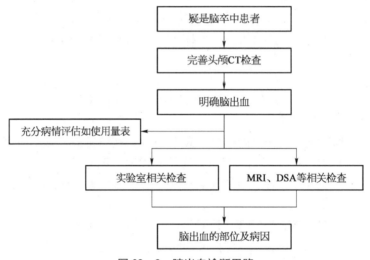

图 69-3 脑出血诊断思路

【治疗策略】

脑出血的治疗强调个体化,在注重个体化的原则下掌握:① 就近治疗,不易长途搬运。② 保持安静,防止继续出血。③ 减轻脑水肿,降低颅内压。④ 调整血压,改善循环。⑤ 加强护理,防治并发症。治疗目的是尽可能地挽救患者生命,减少神经功能残疾程度。

(一) 非手术治疗

1. 一般治疗

(1) 卧床休息2～4周,保持良好心态,避免情绪激动而导致血压升高。

(2) 保持气道通畅,加强气道管理:头歪向一侧,随时吸出口腔内的分泌物和呕吐物,必要时气管内插管或行气管切开。有意识障碍、缺氧或血氧饱和度下降者应给予鼻导管或面罩吸氧。

(3) 维持水、电解质及酸碱平衡:每日入液量按"尿量+500 ml"计算,如有高热、多汗、腹泻或呕吐者可适当增加入液量。注意维持中心静脉压在5～12 mmHg。有意识障碍的患者应尽早留置胃管,基本热量应以肠内供给为主。

(4) 注意保持大便通畅:保证每日大便通畅亦可起到减轻颅内压的作用。

（5）营养支持：主要肠内营养支持为主。

2. 高血压处理　脑出血时常伴颅内高压，此时高血压是维持有效脑灌流所必需的，故不应过分降血压，而应着重脱水降颅内压，颅内压下降后血压会随之下降。一般血压＞200/120 mmHg时才作处理。2015年自发性脑出血诊断治疗中国多学科专家共识：收缩压在150～220 mmHg和无急性降压治疗禁忌证的脑出血患者，急性期收缩压降至140 mmHg是安全的（Ⅰ类，A级证据），且能有效改善功能结局（Ⅱa类，B级证据）。对于收缩压＞220 mmHg的脑出血患者，连续静脉用药强化降低血压和频繁血压监测是合理的（Ⅱb类，C级证据）。

但在临床实践中应根据患者高血压病史的长短、基础血压值、颅内压情况及入院时的血压情况个体化决定降压目标。为了防止过度降压导致脑灌注压不足，可在入院时高血压基础上每日降压15%～20%，这种分布阶梯式的降压方法可供参考。

3. 颅内高压治疗　脑出血后脑水肿在48 h内达高峰，维持3～5 d后逐渐消退，可持续2～3周或更长。积极控制脑水肿是治疗脑出血急性期的关键，有条件者可考虑颅内压监测。常用20%甘露醇、人血白蛋白、呋塞米、甘油果糖，尤以甘露醇应用最广泛。

4. 癫痫防治　目前尚无足够证据支持预防性抗癫痫治疗。

5. 凝血功能异常的处理　凝血因子缺乏和血小板减少症者，可给予凝血因子或血小板替代治疗。

6. 并发症防治

（1）感染：肺部感染和尿路感染常见，应注意排痰，定期尿路冲洗，合理选用抗生素治疗。降温目标是将体温控制在38℃以下，尽量不低于35℃。

（2）消化道出血：多由于脑干或丘脑下部受累导致应激性溃疡出血所致。预防可用H_2受体阻滞剂或质子泵抑制剂。

（3）脑出血患者发生血栓栓塞性疾病的风险很高。在血管超声检查排除下肢静脉栓塞后，可对瘫痪肢体使用间歇性空气压缩装置，对于脑出血发生深静脉栓塞有一定的预防作用。

（4）注意翻身，预防褥疮。

（二）手术治疗

治疗目的为清除血肿、降低颅内压、打破危及头部的恶性循环、减轻出血后脑损害和病残。

2015年自发性脑出血诊断治疗中国多学科专家共识手术指征为：① 壳核出血＞30 ml，丘脑出血＞15 ml，可适时选做微创穿刺血肿清除术或小骨窗开颅血肿清除术。小脑半球出血＞10 ml，蚓部出血＞6 ml，出现脑干受压征象时应立刻手术治疗。② 意识状态逐渐加深，尚未形成脑疝者。③ 脑叶出血占位效应明显，疑有形成脑疝可能的。脑干出血手术成功率低。④ 脑室出血致梗阻性脑积水者。

常用手术方法为：① 开颅血肿清除术。② 锥孔微创血肿清除术。③ 立体定向血肿引流术。④ 脑室引流术。

（三）康复治疗

早期康复治疗对恢复患者的神经功能、提高生活质量大有益处，应在生命体征稳定后根据不同患者的个体化制定康复训练计划，并对可能发生抑郁情绪的患者及早给予心理支持和药物治疗。

第四节 蛛网膜下腔出血

蛛网膜下腔出血(subarachnoid hemorrhage,SAH)指脑表面或脑底部血管或动脉瘤、动静脉畸形破裂,血液直接流入蛛网膜下腔所致。分为外伤性与非外伤性两大类。非外伤性 SAH 又称为自发性 SAH,是一种常见且致死率极高的疾病,病因主要是动脉瘤,非创伤性的自发性蛛网膜下腔出血占所有类型脑血管疾病的 1%~7%,且该病的致死率和致残率非常高。

【病因及发病机制】

最常见的病因是先天性动脉瘤,75%~80%的蛛网膜下腔出血(SAH)与脑动脉瘤破裂相关,好发于脑底动脉环的大动脉分支处;其次是脑血管畸形和高血压动脉硬化性动脉瘤,还可见于脑底异常血管网(Moyamoya 病)、动脉炎、血液病、原发性或转移性颅内肿瘤等。

【病理及病理生理】

绝大部分颅内动脉瘤(约 90%)位于前循环,可单发或多发,尤其好发于颅底 Willis 环的动脉分叉处,即大脑前动脉与前交通动脉分叉处,颈内动脉与后交通动脉分叉处。这是由于动脉分叉处由于先天缺乏内弹力层和肌层,在血流涡流冲击下易形成向外膨出的动脉瘤。破裂的动脉常不规则或呈多囊状,破裂点多在动脉瘤穹窿处。大动脉瘤可充满血凝块,可发生钙化。血液沉积在脑底部和各脑池中,呈紫红色,出血量大时有一薄层血凝块覆盖着颅底的血管、神经和脑表面,也可穿破颅底面进入第三脑室和侧脑室,影响脑脊液循环,一部分患者可出现急性梗阻性脑积水。蛛网膜受血液刺激可发生无菌性炎症反应,脑与血管、神经间发生粘连,而红细胞破坏后释放出含铁血黄素被吞噬细胞吞噬后沉积在蛛网膜颗粒上形成小的囊泡,日后可能导致癫的发作。

血液破入蛛网膜下腔后主要引起:① 刺激脑膜,引起脑膜刺激征。② 压迫脑细胞,导致颅内高压、脑水肿。③ 破裂的血管继发痉挛,引起脑缺血,严重者导致脑梗死。④ 堵塞脑脊液循环通路,引起脑积水。⑤ 下丘脑功能紊乱,导致高热及内分泌功能紊乱。⑥ 自主神经功能紊乱,导致心肌缺血、心律失常。

【临床表现】

任何年龄均可发病。由动脉瘤破裂所致的好发于 30~60 岁,女性多于男性;而由血管畸形所致的,则多见于青少年。

(一) 症状与体征

发病前多有明显诱因,如剧烈运动、激动、用力过猛、剧烈咳嗽、用力排便、饮酒等。少数可在安静状态下发病。起病突然,剧烈头痛,伴恶心、呕吐。出血量大者病情进展迅速,很快昏迷,出现大脑强直,呼吸停止而死亡。脑膜刺激征阳性,少数有一侧动眼神经麻痹(后交通支动脉瘤破裂),多无其他神经定位体征。

60 岁以上老年人 SAH 发病临床症状常不典型,起病可缓慢,头痛、脑膜刺激征不显著,而意识障碍和脑实质损害症状较重,可出现精神症状。

(二) 并发症

1. **再出血**　再出血是 SAH 的致命并发症,动脉瘤性 SAH 患者再破裂危险性较高,如 2 周内的再破裂出血率达 22%,1 个月内为 33%;其中病死率第 1 周高达 27%,2 次出血可达 70%。在发病 3 个月内为 45%～49%。

2. **脑血管痉挛**　动脉瘤性 SAH 发生后,血管造影可发现 30%～70%患者出现血管痉挛,是死亡和致残的重要原因,发作的高峰期为 7～10 d,可出现继发性脑梗死。

3. **脑积水**　急性脑积水(<72 h 内脑室扩张)发生率在 15%～87%,急性于发病后 1 周内发生,迟发性者在 SAH 后 2～3 周或更长时间发生。可逐渐出现正常颅内压脑积水三主征:痴呆、排尿障碍、步行障碍。多为可逆性,经治疗可恢复。

4. **癫痫**　常于 SAH 后数周或数月后发生。

【辅助检查】

1. **影像学检查**

(1) 头颅 CT:是确诊 SAH 的首选,可见脑沟、脑回及脑室、脑池高密度影。

(2) 头颈部 CTA:诊断动脉瘤的敏感度为 77%～100%,特异度为 79%～100%。CTA 具有快速成像、普及率广等优点,适用于急性重症患者。

(3) 头颅磁共振:MRI 和 MRA 急性期不考虑 MRI,易诱发再出血。MRA 对直径为 3～15 mm 的动脉瘤的检出率为 90%以上。MRA 尚不能在动脉瘤定位、定性方面替代 DSA。

(4) DSA 可确定动脉瘤的发生部位,是明确 SAH 病因、诊断颅内动脉瘤的"金标准"。对确定手术方案有重要价值。

2. **腰椎穿刺术**　脑脊液检查压力高,脑脊液呈均匀血性,蛋白质含量增加,糖和氯化物水平多正常。

3. **实验室和其他检查**　血常规、血糖、出凝血功能、血气分析、心肌酶谱、心肌标志物、钩端螺旋体抗体等检查。

【诊断策略】

(一) 诊断依据

突然出现剧烈的、持续的、难于缓解的头痛,伴剧烈呕吐,脑膜刺激征阳性,结合脑 CT 即可确诊。60 岁以上老年患者症状常不典型,怀疑 SAH 时应尽早做脑 CT 检查。

(二) 鉴别诊断

根据脑 CT 可与脑出血鉴别。根据脑脊液的改变可与脑炎、脑膜炎鉴别。

(三) 病情评估

1. **全面的病史采集及体格检查**　全面采集病史及完善相关体检,了解是否存在 SAH 危险因素、有无药物滥用史,年轻患者应予毒物筛查等。了解影响预后的相关因素如年龄、既往高血压史等进行病情评估。

2. **SAH 患者的临床分级评分标准**　包括 Hunt - Hess 量表(表 69 - 3)、改良 Fisher 量表(主要评估血管痉挛的风险,表 69 - 4)、格拉斯哥昏迷量表(GCS)(表 69 - 5)等评分标准。

表 69-3 Hunt-Hess 量表

分数	临床表现
1	无症状,或轻度头痛,轻度颈项强直
2	中等至重度头痛,颈项强直,或颅神经瘫痪
3	嗜睡或混乱,轻度局灶神经功能损害
4	昏迷,中等至重度偏瘫
5	深昏迷,去脑强直,濒死状态

注:对于严重的全身性疾病(例如高血压肾病、糖尿病、严重动脉硬化、慢性阻塞性肺疾病)或血管造影发现严重血管痉挛者,评分加1分。

表 69-4 改良 Fisher 量表

分数	CT 表现	血管痉挛风险(%)
0	未见出血或仅脑室内出血或实质内出血	3
1	仅见基底池出血	14
2	仅见周边脑池或侧裂池出血	38
3	广泛蛛网膜下腔出血伴脑实质出血	57
4	基底池和周边脑池、侧裂池较厚积血	57

表 69-5 世界神经外科医师联盟分级法(WFNS)和动脉性蛛网膜下腔出血预后(PAASH)

检查项目	分级	标准	预后不良的比例	OR 值
WFNS	I	GCS 15	14.8	/
	II	GCS 13~14 且没有神经功能缺失	29.4	2.3
	III	GCS 13~14 且有神经功能缺失	52.6	6.1
	IV	GCS 7~12	58.3	7.7
	V	GCS 3~6	92.7	69.0
PAASH	I	GCS 15	14.8	/
	II	GCS 11~14	41.3	3.9
	III	GCS 8~10	74.4	16.0
	IV	GCS 4~7	84.7	30.0
	V	GCS 3	93.9	84.0

注:GCS,格拉斯哥昏迷评分(Glasgow Coma Scale)。

(四)诊断思路

SAH 诊断思路见图 69-4。

【治疗策略】

基本原则为制止出血、防治血管痉挛、去除病因、防止复发。

(一)非手术治疗

1. 一般治疗

(1)绝对卧床 4~6 周,避免搬动和过早起床。

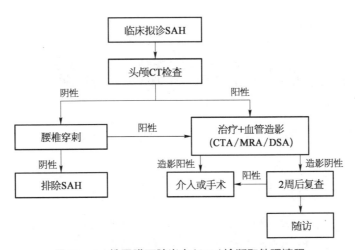

图 69-4　蛛网膜下腔出血(SAH)诊断和处理流程

注：参考《中国蛛网膜下腔出血诊治指南(2015 年)》。

(2) 保持生命征稳定和呼吸管理：予以心电监护,注意观察生命征的情况及神经系统体征变化,注意保持呼吸道通畅。

(3) 血压管理：维持血压稳定,保持血压在 180/100 mmHg 以下。

(4) 水电解质平衡：SAH 后发生低钠血症的概率为 10%～30%。注意纠正水电解质平衡,避免低容量出现。

(5) 对症支持：镇静,防止情绪激动,头痛剧烈的可用止痛药。镇咳,有频繁咳嗽时应用强力止咳剂。注意保持大便通畅,可加用缓泻剂,避免用力。加强护理,避免出现尿路和肺部感染。

2. **降颅内压**　可用 20% 甘露醇、呋塞米、人血白蛋白。

3. **防治再出血**　应用抗纤溶药物,可适当选择氨甲环酸、6-氨基己酸、酚磺乙胺。氨甲苯酸每次 100 mg,每 6～8 h 1 次,维持 2～3 周。

4. **防治脑血管痉挛**　以动脉瘤破裂引起者多见,占 SAH 的 25%。常用钙通道阻滞剂,如尼莫地平 60 mg 口服,每 4 h 1 次;或尼莫地平每日 24～48 mg 静脉滴注。

5. **防治脑积水**　多为可逆性,经治疗后可恢复,严重者可行脑室腹腔分流术;伴第三、第四脑室积血的急性脑积水患者可考虑行脑室引流,伴有症状的慢性脑积水患者可行临时或永久的脑脊液分流术。

6. **脑积液置换**　可减少粘连,每次放出脑脊液 10～20 ml,每周 2 次可促进血液吸收及缓解头痛症状。

7. **癫痫**　有明确癫痫发作的患者必须用药治疗,但是不主张预防性应用。

(二) 手术或介入治疗

近年来血管介入已广泛应用于 SAH 的治疗,介入治疗无须开颅和全身麻醉,对循环影响小,且可明显减少再复发。术前应注意控制血压,使用预防血管痉挛药物。

常用手术方法为：① 外科手术夹闭或弹簧圈栓塞。② 介入栓塞。③ 球囊辅助栓塞、支架辅助栓塞和血流导向装置等。

(马春林　谢娟娟)

第七十章　癫　痫

导学

1. 掌握：癫痫的病因、临床表现、诊断依据与鉴别诊断要点、治疗原则。
2. 熟悉：癫痫的发病机制、辅助检查特点、常用治疗药物种类。
3. 了解：癫痫的流行病学。

癫痫(epilepsy)是以脑神经元过度放电导致反复性、发作性、短暂性、刻板性的中枢神经系统功能失常为特征的临床综合征。在癫痫中，一组由特定的临床表现和脑电图改变组成的癫痫疾患，称为癫痫综合征(脑电临床综合征)。由于频繁发作和(或)癫痫样放电造成的进行性神经精神功能障碍或退化，称为癫痫性脑病。癫痫在任何年龄、地区和种族的人群中均有发病。但以儿童和青少年发病率较高。近年来，随着我国人口老龄化，脑血管病、痴呆和神经系统退行性疾病的发病率增高，老年人群中癫痫的发病率已出现上升趋势。根据国内流行病学资料显示，我国癫痫的患病率在4‰~7‰，其中活动性癫痫的患病率4.6‰。

【病因及发病机制】

癫痫的发生是内在遗传因素和外界环境因素在个体内相互作用的结果，每个癫痫患者的病因学均包括这两种因素，只不过各自所占的比例不同。

1. 癫痫的获得性病因

(1) 海马硬化：海马硬化是颞叶癫痫最常见的病因。伴海马硬化的颞叶癫痫通常会表现典型的内侧颞叶癫痫的临床特点。

(2) 出生前及围生期脑损伤：颅内出血和出生窒息(缺血缺氧性脑病)与日后的癫痫明显相关。其他围生期脑损伤对日后癫痫的发生影响有限。

(3) 中枢神经系统感染：是发生癫痫的重要危险因素。病毒性脑炎较细菌性脑膜炎患病风险高，风险最低的是无菌性脑膜炎。

(4) 脑血管病：脑卒中是老年人癫痫的最主要的病因。部位表浅尤其是皮质或近皮质区域的脑卒中更容易发生癫痫。出血性卒中要比缺血性卒中更容易患癫痫。脑动静脉畸形、海绵状血管瘤、皮质静脉性梗死也是癫痫的常见病因。

(5) 脑肿瘤：常引起癫痫的原发性脑肿瘤包括恶性程度低的神经胶质瘤、神经节神经胶质瘤、胚胎发育不良性神经上皮瘤、错构瘤、下丘脑错构瘤及脑膜瘤。脑转移瘤也容易发生癫痫，甚至出现癫痫持续状态。

（6）颅脑损伤：颅脑外伤是癫痫的重要病因之一。发生癫痫的风险取决于外伤的部位和严重程度。开放性头外伤比闭合性头外伤日后更容易患癫痫。

（7）脑部手术：脑部手术后发生癫痫的风险取决于潜在疾病的性质、手术的部位和范围。

（8）神经变性：累及脑皮质的神经变性病可以出现癫痫。如亨廷顿病、克-雅病。

（9）脱髓鞘病变：癫痫与多发性硬化有一定关系。多发性硬化患者发生癫痫的风险是正常人群的3倍，平均潜伏期为7年。

2. 癫痫的遗传学病因　遗传因素是导致癫痫，尤其是经典的特发性癫痫的重要原因。分子遗传学研究发现，大部分遗传性癫痫的分子机制为离子通道或相关分子的结构或功能改变。到目前为止，已明确的遗传性癫痫的致病基因有 *KCNQ2*、*KCNQ3*（良性家族性新生儿癫痫）、*SCN2A*（良性家族性新生儿婴儿癫痫）、*GABRD*（特发性全面性癫痫）等。今后癫痫的诊断将有可能由表型（发作类型和癫痫综合征）逐步向表型＋基因型诊断方向发展。癫痫的基因型诊断不仅可进行遗传咨询，而且有可能指导临床治疗。理论上某种离子通道病变的患者可以使用作用于该通道的药物治疗。

【病理及病理生理】

癫痫的发病机制仍不完全清楚，但一些重要的发病环节已为人类所知。

1. 神经元异常放电　神经元异常放电是产生癫痫的病变基础，而异常放电的原因系离子异常跨膜运动所致，后者的发生则与离子通道结构和功能异常有关，调控离子通道的神经递质或调质功能障碍又是引起离子通道功能异常的主要原因，离子通道蛋白和神经递质多数是以 DNA 为模板进行代谢的基因表型产物，因而，其异常往往与基因表达异常有关。

2. 脑电图上痫性放电与临床发作　单个神经元的异常放电并不足以引起临床上的癫痫发作，表现为脑电图上的痫性放电。当电流增加到足以冲破脑部的抑制功能，或脑内对其抑制作用减弱时，就会沿电阻最小径路传播，引起临床上的癫痫发作。现有的研究资料支持脑电图上的痫性放电是以兴奋性谷氨酸为代表的脑内兴奋功能增强的结果，临床上的癫痫发作除兴奋功能增强外，还与 γ-氨基丁酸（GABA）为代表的脑内抑制功能绝对或相对减弱有关。

3. 不同类型癫痫发作的可能机制　异常电流的传播被局限在某一脑区，临床上就表现为局灶性发作；痫性放电波及双侧脑部，则出现全面性癫痫；异常放电在边缘系统扩散，可引起复杂部分性发作；放电传到丘脑神经元被抑制，则出现失神发作。

【临床表现】

（一）癫痫发作

由于异常放电神经元的位置不同，放电扩布的范围不等，癫痫患者的发作可表现为感觉、运动、意识、精神、行为、自主神经功能障碍或兼有之。所有癫痫发作都有共同的特征：① 发作性：癫痫突然发生，持续一段时间后迅速恢复，间歇期正常。② 短暂性：除癫痫持续状态外，癫痫的发作持续时间短暂，一般在数秒、数十秒、或数分钟，很少超过 30 min。③ 重复性：癫痫有反复发作的特征，如果仅发作一次不能诊断为癫痫。④ 刻板性：每种类型的癫痫发作的临床表现几乎一致。不同类型癫痫所具有的特征，即癫痫发作的个性，是一种类型的癫痫区别于另一种类型癫痫的主要依据。

以临床表现和 EEG 改变（发作间期及发作期）作为分类依据，将癫痫发作分为：① 全面性癫痫发作：起源于分布在双侧大脑半球中的某一点，并迅速扩散；这个双侧分布包括皮质和皮质下结构，但不一定包括整个皮质。这种类型的发作多在发作初期就有意识丧失。尽管有个别患者发作的起始表现为局灶性特征，但每一次发作的定位和定侧可以是不固定的，全面性发作也可以是不对称的。②局灶性癫痫发作：起源并局限于一侧大脑半球，局灶性发作可起源于皮质下结构，对于每一种发作类型而言，每一次发作的起始部位固定，易于扩散，可累及对侧皮质。

1. 全面性发作(generalized seizures)

(1) 全面性强直-阵挛发作(generalized tonic-clonic seizures, GTCS)：是一种表现最明显的发作形式，也称为大发作(grand mal)。以意识丧失、全身骨骼肌强直后紧跟有阵挛动作并通常伴有自主神经受累表现为主要临床特征。可由部分性发作演变而来，也可一起病即表现为全身强直-阵挛发作。起病早期突然出现意识丧失、跌倒，随后的发作分为三期：①强直期：表现为全身骨骼肌的持续性收缩。眼肌收缩可出现眼睑上牵、眼球上翻或凝视；咀嚼肌收缩出现口强张，随后猛烈闭合，可咬伤舌尖；喉肌和呼吸肌强直收缩导致患者尖叫；颈部和躯干肌肉强制性收缩导致颈和躯干先屈曲后反张。上肢由上举后旋转为内收前旋，下肢先屈曲后猛烈伸直。一般持续 10~20 s 后肢端出现微颤，转入阵挛期。②阵挛期：震颤幅度增大并延及全身，呈对称性、节律性四肢抽动。每次阵挛后都有一短暂间歇，阵挛频率逐渐变慢，间歇期延长，在一次剧烈阵挛后，发作停止，进入阵挛后期。在以上两期中，可见心率增快，血压升高，汗液、唾液和支气管分泌物增多，瞳孔扩大等自主神经征象；呼吸暂时中断致皮肤发绀，瞳孔扩大，对光反射、深反射、浅反射消失，病理反射阳性。③阵挛后期：阵挛期后尚有短暂的强直痉挛，造成牙关紧闭和大小便失禁。呼吸先恢复，口鼻喷出泡沫或血沫，心率、血压、瞳孔等恢复正常，肌张力松弛，意识逐渐恢复。自发作至意识恢复 5~10 min。醒后感头昏、头痛、全身酸痛乏力，对抽搐全无记忆。

(2) 强直发作(tonic seizures)：类似全面性强直-阵挛发作中的强直期表现伴有明显的自主神经症状。表现为躯体中轴、双侧肢体近端或全身肌肉持续性的收缩，肌肉僵直，使身体固定于特殊体位，头眼偏斜，躯干呈角弓反张，呼吸暂停、瞳孔散大、面色苍白。发作过程中没有阵挛成分。通常持续 2~10 s，偶尔可达数分钟。发作时 EEG 显示双侧性波幅渐增的棘波节律(20±5 Hz)或低波幅约 10 Hz 节律性放电活动。

(3) 阵挛发作(clonic seizures)：类似全面性强直-阵挛发作中的阵挛期表现。表现为双侧肢体节律性(1~3 Hz)的抽动，伴有或不伴有意识障碍，多持续数分钟。发作时 EEG 为全面性(多)棘波或(多)棘-慢波综合。

(4) 失神发作(absence seizures)：其特点为突然发生和突然终止的意识丧失。

1) 典型失神：通常被称为小发作，常见于儿童或少年。发作突发突止，一般无先兆，表现为动作突然中止或明显变慢，呼之不应，两眼瞪视不动，手中物体落地，一般不会跌倒。部分患者可机械重复原有的简单动作或伴有简单的自动性动作如擦鼻、咀嚼、吞咽等。发作通常持续 5~20 s (<30 s)。每日可发作数十或数百次。发作后立刻清醒，无明显不适，可继续先前的活动，醒后不能回忆。发作时 EEG 呈双侧对称同步、3 Hz(2.5 Hz~4 Hz)的棘慢综合波爆发。约 90% 的典型失神患者可被过度换气诱发。

2) 不典型失神：发作起始和结束均较典型失神缓慢，意识障碍程度较轻，伴随的运动症状(如自动症)也较复杂，肌张力通常减低，发作持续可能超过 20 s。发作时 EEG 表现为慢的(<2.5 Hz)棘-慢波综合节律。

3) 肌阵挛失神：表现为失神发作的同时，出现肢体节律性 2.5~4.5 Hz 阵挛性动作，并伴有强直成分。发作时 EEG 与典型失神类似。

4) 失神伴眼睑肌阵挛：表现为失神发作的同时，眼睑和(或)前额部肌肉出现 5~6 Hz 肌阵挛动作。发作时 EEG 显示全面性 3~6 Hz 多棘慢波综合。

(5) 肌阵挛发作(myoclonic seizures)：表现为不自主、快速短暂、电击样肌肉抽动，每次抽动历时 10~50 ms，很少超过 100 ms。可累及全身也可限于某局部肌肉或肌群。可非节律性反复出现。发作期典型的 EEG 表现为爆发性出现的全面性多棘慢波综合。

(6) 失张力发作(atonic seizures)：表现为头部、躯干或肢体肌肉张力突然丧失或减低，发作之前没有明显的肌阵挛或强直成分。发作持续 1~2 s 或更长。临床表现轻重不一，轻者可仅有点头动作，重者则可导致站立时突然跌倒。发作时 EEG 表现为短暂全面性 2~3 Hz(多)棘-慢波综合发放或突然电压低减。

2. 部分性发作(partial seizures)

(1) 单纯部分性发作(simple partial seizures,SPS)：表现为简单的运动、感觉、自主神经或精神症状。发作时无意识障碍，发作后能复述发作的细节。根据放电起源和累及的部位不同，简单部分性发作可表现为运动性、感觉性、自主神经性和精神性发作四类，后两者较少单独出现，常发展为复杂部分性发作。① 部分运动性发作：局部肢体抽动，多见于一侧口角、手指或足趾，也可累及一侧肢体；发作时头眼可突然向一侧偏转，也可伴躯干的旋转，称旋转性发作。可发展成为全面性强直阵挛发作。② 感觉性发作：部分患者口角、舌、手指或足趾有发作性麻木感、针刺感、触电感，此为体觉型发作。部分患者可呈特殊感觉性发作，如视觉性、听觉性、嗅觉性、眩晕性等。③ 自主神经性发作：表现为发作性自主神经功能紊乱，如皮肤发红或苍白、血压升高、心悸、多汗、竖毛、恶心呕吐、腹痛、大便失禁、头痛、嗜睡等。④ 精神性发作：各类型的遗忘症如似曾相识、似不相识、快速回顾往事、强迫思维等。或有无名恐惧、愤怒、忧郁、欣快等情感异常；或有视物变大变小、感觉本人肢体变化、视物变形、声音变强变弱等错觉或复杂幻觉。

(2) 复杂部分性发作(complex partial seizures,CPS)：此类型发作的特点为发作时均有不同程度的意识障碍，发作时对外界刺激无反应，可伴有一种或多种单纯部分性发作的内容，发作后不能或部分不能复述发作细节。临床常见 4 种类型：① 自动症：患者出现看起来有目的但实际上没有目的的发作性行为异常，如反复咂嘴、咀嚼、舔舌、吞咽(口、消化道自动症)，或反复搓手、穿衣脱衣、摸索衣裳(手足自动症)，也可表现为游走、奔跑、无目的的开门关门，或出现自言自语、叫喊、唱歌(语言性自动症)，或机械重复原来动作。部分患者发作前可有先兆。② 仅有意识障碍：持续时间约数分钟，额叶起源者可仅为数秒，发作前可能有短暂的先兆，发作后可能有短暂的定向力障碍，发作时 EEG 可能正常或间歇期出现局灶性棘波。③ 先有单纯部分性发作，随后出现意识障碍。④ 先有单纯部分性发作，随后出现自动症。

(3) 部分继发全面性发作(secondarily generalised seizures)：单纯或复杂部分性发作可继发全面强直-阵挛、强直或阵挛发作。

3. 癫痫性痉挛(epileptic spasms)　癫痫性痉挛表现为突然、主要累及躯干中轴和双侧肢体近端肌肉的强直性收缩，历时 0.2~2 s，突发突止。临床可分为屈曲型或伸展型痉挛，以前者多见，表现为发作性点头动作，常在觉醒后成串发作。发作间期 EEG 表现为高度失律或类高度失律，发作期 EEG 变现多样化(电压低减、高幅双相慢波或棘慢波等)。

4. 反射性发作(reflex seizures)　反射性发作不是独立的发作类型。它既可以表现为局灶性发作，也可以为全面性发作。其特殊之处在于发作具有特殊的外源性或内源性促发因素，即每次发作均为某种特定感觉刺激所促发,并且发作与促发因素之间有密切的时间关系。促发因素包括视觉、思考、音乐、阅读、进食、操作等非病理性因素。

(二) 癫痫综合征

癫痫发作的临床表现描述的是一次发作的全过程。而癫痫综合征是将疾病的病因、可能的发病机制、病变部位、好发年龄、临床表现、脑电图特征、治疗、预后转归等相关资料放在一起进行描述。目前临床有多种不同的分类方法,但各种不同的分类仅仅是认识和归纳疾病的方法不同,并没有改变癫痫发作或者癫痫综合征的特征。癫痫综合征常分为:① 遗传性癫痫及综合征(idiopathic epilepsies and syndromes):除了可能的遗传易感性之外,没有其他潜在的病因。除了癫痫发作之外,没有结构性脑部病变和其他神经系统症状或体征。通常有年龄依赖性。② 结构性/代谢性癫痫及综合征(symptomatic epilepsies and syndromes):癫痫发作是由一个或多个可辨认的结构性脑部病变引起。③ 未知原因的癫痫及综合征(cryptogenic epilepsies and syndromes):推测病因也是症状性的,但以目前检查手段无法明确病因。也与年龄相关,但通常没有定义明确的脑电-临床特征。

【辅助检查】

1. 脑电图(EEG)　癫痫发作最本质的特征是脑神经元异常过度放电,而 EEG 是能够反映脑电活动最直观、便捷的检查方法,是诊断癫痫发作、确定发作和癫痫的类型最重要的辅助手段。EEG 是癫痫患者的常规检查,阳性率可达 80% 以上,但有部分患者可始终无异常发现。癫痫脑电图的典型表现是棘波、尖波、棘-慢或尖-慢复合波。不同类型的癫痫,脑电图上有不同的表现,可辅助确定癫痫的发作类型。失神发作表现为 3 Hz 的棘-慢波;West 综合征表现为无规律性的高幅慢波,混有少量的棘波;局灶性痫样放电多提示系部分性发作;广泛性痫样放电则多为全身性发作。

2. 神经影像学　MRI 对于发现脑部结构性异常有很高的价值。如果有条件,建议常规进行头颅 MRI 检查。头部 CT 检查在显示钙化性或出血性病变时较 MRI 有优势。应注意,影像学的阳性结果不代表该病灶与癫痫发作之间存在必然的因果关系。

3. 其他　应根据患者具体情况选择性的进行检查。

(1) 血液检查:包括血常规、血糖、电解质、肝肾功能、血气分析、丙酮酸、乳酸等方面的检查,能够帮助查找病因。定期检查血常规和肝肾功能等指标还可辅助监测药物的不良反应。临床怀疑中毒时,应进行毒物筛查。已经服用抗癫痫药物者,可酌情进行药物浓度监测。

(2) 尿液检查:包括尿常规及遗传代谢病的筛查。

(3) 脑脊液检查:主要为排除颅内感染性疾病,对某些遗传代谢病的诊断也有帮助。

(4) 心电图:对于疑诊癫痫或新诊断的癫痫患者,多主张常规进行心电图检查。这有助于发现容易误诊为癫痫发作的某些心源性发作,还能早期发现某些心律失常,从而避免因使用某些抗癫痫药物而可能导致的严重后果。

4. 基因检测　目前已经成为重要的辅助诊断手段之一。基于二代测序技术的疾病靶向序列测序技术能够一次性检测所有已知癫痫相关致病基因,是一种快速、高效、成本相对低廉的临床遗传学诊断技术,很方便为我们提供癫痫患者的基本遗传信息,目前已经成功应用于癫痫性脑病的病因学诊断。

【诊断策略】

(一) 诊断依据

由于大多数癫痫发作发生在医院外,必须回顾性地确立诊断。通常根据患者的发作史,特别是可靠目击者提供的发作过程和表现的详细描述,结合发作间期脑电图出现性放电,即可确诊,必要时可通过视频脑电监测发作表现及同步脑电图记录证实。某些患者无可靠的目击者提供病史,夜间睡眠时发作,或因视频脑电图监测未记录到发作,则临床诊断困难。癫痫诊断的重要病史资料。

1. **现病史** 首次发作的年龄;发作频率(每年、每月、每周或每日多少次);发作时的状态或诱因(觉醒、困倦、睡眠、饥饿或其他特殊诱发因素);发作开始时的症状(先兆,或最初的感觉或运动性表现);发作的演变过程;发作时观察到的表现(姿势、肌张力、运动症状、自主神经症状、自动症等);发作时的意识状态(知觉和反应性);发作持续的时间(有无持续状态病史);发作后表现(嗜睡、朦胧、Todd麻痹、失语、遗忘、头痛或立即恢复正常);有无其他形式的发作;是否服用抗癫痫药物,服用种类、剂量、疗程及疗效;发病后有无精神运动发育倒退或认知损失。

2. **既往史和家族史** 有无围生期脑损伤病史;有无中枢神经系统其他病史(感染、外伤等);有无新生儿惊厥及高热惊厥史;家族中有无癫痫、高热惊厥、偏头痛、睡眠障碍及其他神经系统疾病史。

(二) 鉴别诊断

1. **假性发作** 假性发作是一种非癫痫性的发作性疾病,是由心理机制而非脑电紊乱引起的脑部功能异常。发作时脑电图上无相应的痫性放电和抗癫痫药治疗无效是与癫痫鉴别的关键。

2. **晕厥** 通常由精神紧张、精神受刺激、长时间过度疲劳、突然体位改变、闷热或者拥挤的环境和疼痛刺激等因素诱发。表现为持续数分钟的意识丧失,发作前后通常伴有出冷汗、面色苍白、恶心、头重脚轻和乏力等症状。晕厥与癫痫发作的鉴别要点见表(表70-1)。

表70-1 晕厥与癫痫的鉴别要点

项 目	晕 厥	癫 痫
诱因	精神紧张、焦虑、疼痛等	无上述诱因
体位	站立或坐位	各种体位
主要症状	意识丧失,无明显抽搐 肌张力不高	意识丧失,强直阵挛发作 肌张力强直
伴随症状	面色苍白,两眼微睁或闭着,大汗,心率减慢 舌咬伤及尿失禁罕见	面色青紫,两眼上翻 出汗不明显 常伴舌咬伤及尿失禁
发作时EEG	非特异性慢波	癫痫样放电
发作间期EEG	多正常,可有慢波	多呈爆发性异常

3. **癔病性发作** 患者的描述通常比较模糊,缺乏明确的特征,每次发作也有不同。患者主诉较多,全身抽搐样发作而意识正常的情况在假性发作中比较常见。发作时可见两眼紧闭,眼球乱动,面色苍白或发红,无摔伤、舌咬伤及尿失禁,发作后无行为异常,抽搐表现为躯干的屈伸运动、头部来回摇动或用力闭眼等,发作时EEG正常有助于诊断。

4. **偏头痛** 表现为全头或头的一部分的剧烈性疼痛,发作前可以有先兆,例如暗点或变形的暗点、失语、逐渐扩展的麻木和偏瘫。常伴恶心、呕吐。发作时 EEG 正常有助于诊断。

5. 部分伴有癫痫发作的特殊综合征

(1) 神经皮肤综合征：临床为多系统受累，癫痫发作是常见的表现。如，结节性硬化为单基因遗传疾病，临床特征为口周三角区为中心的皮脂腺瘤皮肤血管纤维瘤、皮肤色素脱失斑、癫痫发作和智能发育迟缓。神经纤维瘤病为常染色体显性遗传疾病，主要的临床特点为牛奶咖啡色的皮肤色素斑和周围神经的多发性大小不一的神经纤维瘤。临床部分病例伴有癫痫发作，多为青少年发病的部分性发作类型。脑面血管瘤病以一侧面部三叉神经分布区内有不规则的血管斑痣、癫痫发作和青光眼为特征，合并有同侧的软脑膜血管瘤和毛细血管畸形。癫痫发作为部分性发作类型。

(2) 线粒体病：是由于线粒体功能障碍，导致的多系统病变，累及中枢神经系统则容易出现不易控制的癫痫发作。如：肌阵挛癫痫伴破碎红纤维，多在儿童期发病，主要特征为进行性的肌阵挛发作和肢体无力以及小脑性共济失调。线粒体脑肌病伴高乳酸血症和卒中样发作多于青春期发病，临床表现为卒中样发作和反复的癫痫发作，伴有偏盲或者皮质盲。癫痫发作的类型多为部分性，药物治疗效果欠佳。

(三) 诊断思路

癫痫的诊断步骤可分三步：① 癫痫发作的诊断及分类：发作期临床表现、脑电图改变，包括发作间期脑电图改变，是癫痫进一步诊断、治疗的基础。② 癫痫与癫痫综合征的诊断：是癫痫患者的疾病诊断，可根据发作类型、时间规律、诱发因素、起病年龄、家族史、神经系统损害定位及定性、脑电图改变、治疗反应和转归等进行诊断。③ 病因诊断：所有癫痫患者均应结合神经系统及全身检查，尽可能作出病因诊断。若为首次发作，需排除各种疾病引起的症状性发作，如低血糖症、低钙血症、肝或肾功能衰竭、高血压脑病和脑炎等，以及药物或毒物引起的发作。癫痫的诊断思路见图 70 - 1。

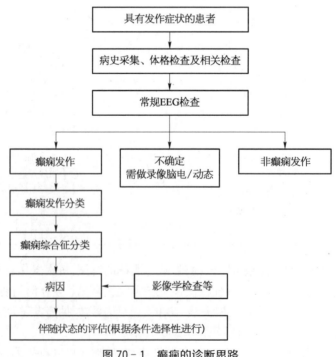

图 70 - 1 癫痫的诊断思路

【治疗策略】

(一) 病因治疗

有明确病因者应首先行病因治疗,如颅内肿瘤,需用手术方法切除新生物,寄生虫感染,则需用抗寄生虫的方法进行治疗。

(二) 癫痫发作间期的治疗

抗癫痫药物治疗是癫痫治疗最重要和最基本的治疗。药物治疗的目标是在无明显的副作用情况下,完全控制临床发作,使患者保持或恢复其原有的生理、心理状态和生活工作能力。无明确病因,或虽有明确病因但不能根除病因者,需考虑药物治疗。对于仅有脑电图异常,没有癫痫发作的患者应当慎用抗癫痫药物。

未经治疗的癫痫患者,5年自发缓解率在25%以上,最终缓解率约为39%。80%左右的患者用目前抗癫痫药能完全控制发作,正规减量后,50%以上患者终生不再发病。特发性全面性癫痫复发的机会较少。但青年期失神发作发展成全面性强直-阵挛性发作的可能性较大。青年期肌阵挛癫痫易被丙戊酸控制,但停药后易复发。

1. 启动用药 并非每个癫痫患者都需用药。半年内发作2次以上者,一经诊断明确,就应用药;首次发作或半年以上发作1次者,根据患者及家属的意愿,酌情选择用或不用抗癫痫药。

2. 药物选择与个体化治疗

(1) 药物种类的选择:根据癫痫发作类型和癫痫综合征分类选择抗癫痫药物(AEDs)是癫痫治疗的基本原则(表70-2)。如若药物选择不恰当,不仅不能改善患者痫性发作,还可能加重病情(表70-3)。

表70-2 按发作类型选择抗癫痫药物

发 作 类 型	首 选	次 选
部分发作(CPS、SPS)和继发全面性发作	卡马西平	苯妥英钠、苯巴比妥、丙戊酸
全身强直-肌阵挛发作	丙戊酸	卡马西平、苯妥英钠
强直性发作	卡马西平	丙戊酸、苯妥英钠、苯巴比妥
阵挛性发作	丙戊酸	卡马西平、苯妥英钠、苯巴比妥
典型失神发作、肌阵挛发作	丙戊酸	拉莫三嗪、乙琥胺、氯硝西泮
非典型失神发作	乙琥胺或丙戊酸	氯硝西泮
急诊室中的癫痫患者(不确定类型)	丙戊酸钠、左乙拉西坦	

表70-3 可能加重痫性发作的药物以及对应加重类型

抗癫痫药物名称	加 重 类 型
卡马西平、苯巴比妥、苯妥英钠、氨己烯酸、加巴喷丁	失神发作
卡马西平、氨己烯酸、加巴喷丁、拉莫三嗪	肌阵挛发作
氨己烯酸	自动症
卡马西平	强直-失张力发作

选择药物时除了考虑药物的适应证外,还需要考虑以下因素:药物的禁忌证、可能的副作用、

达到治疗剂量的时间、服药次数及恰当的剂型、特殊治疗人群(如育龄妇女、儿童、老人等)的需要、药物之间的相互作用以及药物来源和费用等。传统抗癫痫药物包括：卡马西平、丙戊酸、苯巴比妥、苯妥英钠、氯硝西泮、乙琥胺、扑痫酮等(表70-4)。新型癫痫药物包括：非氨脂、加巴喷丁、拉莫三嗪、左乙拉西坦、奥卡西平、托吡酯等。新型抗癫痫药物作为难治性癫痫的主要药物，也可以作为症状性部分性癫痫的添加治疗。拉莫三嗪可作为育龄期妇女特发性全面性癫痫与症状性部分性癫痫的首选用药。特发性全面性癫痫患者如伴有乙型病毒性肝炎，肝功能指标异常时可首选托吡酯与左乙拉西坦治疗。

表 70-4　常用 AEDs 治疗剂量推荐

药　　物	DDD(mg)	50%DDD(mg)
传统 AEDs		
卡马西平(carbamazepine,CBZ)	1 000	500
苯巴比妥(phenobarbitone,PB)	100	50
苯妥英钠(phenytoin,PHT)	300	150
丙戊酸(sodium valproate,VPA)	1 500	750
氯硝西泮(clonazepam,CZP)	8	4
新型 AEDS		
加巴喷丁(gabapentin,GBP)	800	900
拉莫三嗪(lamotrigine,LTG)	300	150
左乙拉西坦(levetiracetam,LEV)	1 500	750
奥卡西平(oxcarbazepine,OXC)	1 000	500
托吡酯(topiramate,TPM)	300	150

(2) 单药治疗与联合用药：对于大部分癫痫，尤其对于特发性全面性癫痫与症状性部分性癫痫，首选单药治疗，如治疗无效可换用另一种单药。多数情况下联合用药并不能提高临床疗效且容易增加药物的副作用。但对于单药治疗无效的难治性癫痫，或有多种类型的癫痫发作或针对患者的某些特殊情况下可考虑联合治疗。联合治疗时当注意避免将药理作用或副作用相同的药物联用；注意药物的相互作用；不能将多种药物联合作用作为广谱抗癫痫药物。在特发性全面性癫痫药物治疗中，丙戊酸是与其他药物联合治疗的首选药物。症状性部分性癫痫的药物治疗中，卡马西平(奥卡西平)+托吡酯、卡马西平(奥卡西平)+左乙拉西坦、卡马西平(奥卡西平)+丙戊酸、丙戊酸+拉莫三嗪等是常用配伍。

(3) 药物剂量：患者的体质量、体表面积、胃肠道吸收功能、年龄、肝肾功能以及药物之间的相互作用等均可能影响药物的有效浓度。不同药物从开始服用至达到稳定血药浓度需要不同的时间，部分药物为了提高患者适应性，需要采取逐步加量的服药方式，而达到有效治疗剂量需要的时间更长，观察期至少为 3 个月。抗癫痫药物可从 50% 药物每日有效剂量(defined daily dose,DDD)起始治疗(表70-4)，根据药物的性质和半衰期的长短可将每日的剂量分次服用。部分患者小剂量即可获得良好疗效，故对于临床治愈的患者，治疗剂量不受 50%DDD 要求的约束。治疗过程中患者如果出现剂量相关的不良反应(如头晕、嗜睡、疲劳、共济失调等)可暂时停止增加剂量或酌情减少当前用量，待不良反应消退后再继续增加量至目标剂量。

3. 观察药物疗效及副作用　大多数抗癫痫药都有不同程度的副作用。如卡马西平有神经毒性，有潜在的认知毒性，微粒体酶诱导作用。丙戊酸有慢性组织毒性，慢性认知、记忆、行为改变，少数患者出现严重的肝毒性；可能出现胰腺炎；特异性毒副作用相对常见，常有体重增加。苯妥英钠易导致恶心、呕吐、厌食等消化道反应,出现齿龈毛发增生而影响美观,这些副作用对治疗无明显影响,可不予处理,但如出现眼震、呐吃、共济失调等中枢神经系统表现往往需要减量药物,如出现严重的皮疹或肝肾功能、血液系统损伤,就需要换药治疗。因而,除常规体检,用药前需查肝肾功能、血尿常规外,用药后还需每月复查血尿常规,每季度复查肝肾功能,至少持续半年。

4. **停药**　临床治愈是指完全没有任何形式的痫性发作(包括先兆、小发作等),持续时间至少为12个月。通常情况下,癫痫患者如果持续无发作2年以上,即存在减停药的可能性,但是否减停、如何减停,还需要综合考虑患者的癫痫类型(病因、发作类型、综合征分类)、既往治疗反应以及患者个人情况,仔细评估停药复发风险。

(三) 癫痫发作期治疗

1. **单次发作**　癫痫发作有自限性,多数患者不需特殊处理。强直-阵挛性发作时可协助患者卧倒,防止跌伤或伤人。衣领、腰带需解开,以利呼吸通畅。抽搐发生时,在关节部位垫上软物可防止发作时的擦伤;不可强压患者的肢体,以免引起骨折和脱臼。发作停止后,可将患者头部转向一侧,让分泌物流出,防止窒息。多次发作者,可考虑肌内注射地西泮10～20 mg或苯巴比妥0.2 g。对自动症患者,在保证安全前提下,不要强行约束患者,以防伤人和自伤。

2. **癫痫持续状态的治疗**　癫痫持续状态(status epilepticus,SE)是严重的神经科急症,其中全面性惊厥性癫痫持续状态(generalized convulsive status epilepticus,GCSE)定义为:每次全身性强直-阵挛发作持续5 min以上,或2次以上发作,发作间期意识未能完全恢复。具有潜在致死性。如何采取有效手段迅速终止临床发作和脑电图的痫样放电是降低病死率和改善预后的关键。

(1) 第1阶段GCSE的初始治疗:GTC发作超过5 min,为第1阶段GCSE,启动初始治疗。初始治疗首选静脉注射10 mg地西泮(2～5 mg/min),10～20 min内可酌情重复1次,或肌内注射10 mg咪达唑仑。院前急救和无静脉通路时,优先选择肌内注射咪达唑仑。最迟至发作后20 min评估治疗有无明显反应。

(2) 第2阶段GCSE的治疗:发作后20～40 min属于第2阶段GCSE。如果初始苯二氮䓬类药物治疗失败后,可选择丙戊酸15～45 mg/kg[<6 mg/(kg·min)]静脉推注,后续1～2 mg/(kg·h)静脉泵注,或苯巴比妥15～20 mg/kg(50～100 mg/min)静脉注射,或苯妥英钠18 mg/kg(<50 mg/min)或左乙拉西坦1 000～3 000 mg静脉注射。

(3) 难治性癫痫持续状态的治疗:发作后40 min进入第3阶段GCSE,属难治性癫痫持续状态(refractory SE,RSE),需转入重症监护病房进行三线治疗。可予咪达唑仑0.2 mg/kg负荷量静脉注射,后续持续静脉泵注0.05～0.40 mg/(kg·h),或者丙泊酚2 mg/kg负荷量静注,追加1～2 mg/kg直至发作控制,后续持续静脉泵注1～10 mg/(kg·h)。

(4) 超级难治性癫痫持续状态的治疗当麻醉药物治疗SE超过24 h,临床发作或脑电图痫样放电仍无法终止或复发时(包括维持麻醉剂或减量过程中),定义为超级难治性癫痫持续状态(super-RSE)。对于super-RSE的治疗,可能有效的手段包括:氯胺酮麻醉、吸入性麻醉剂、电休克、免疫调节、低温、外科手术、经颅磁刺激和生酮饮食等。

(5) 终止GCSE后的处理:终止标准为临床发作停止、脑电图痫样放电消失和患者意识恢复。当在初始治疗或第2阶段治疗终止发作后,建议立即予以同种或同类肌内注射或口服药物过渡治疗,如苯巴比妥、卡马西平、丙戊酸、奥卡西平、托吡酯和左乙拉西坦等;注意口服药物的替换需达到稳态血药浓度(5～7个半衰期),在此期间,静脉药物至少持续24 h。当第3阶段治疗终止RSE后,建议持续脑电监测直至痫样放电停止 24~48 h,静脉用药至少持续 24~48 h,方可依据替换药物的血药浓度逐渐减少静脉输注麻醉药物。

(四) 手术治疗

癫痫外科治疗是癫痫治疗的重要一部分,需要明确的是癫痫手术并不是癫痫治疗的最后一环,也可能是第一个环节。癫痫外科治疗是一种有创性治疗手段,必须经过严格的多学科术前评估,确保诊断和分类的正确性。癫痫外科治疗的方法主要包括:切除性手术、离断性手术、姑息性手术、立体定向放射治疗术、立体定向射频毁损、神经调控手术等。

[拓展阅读] 癫痫综合征

参见二维码。

(张晋岳)

第七十一章 神经系统变性疾病

导学

1. 掌握：帕金森病、阿尔茨海默病的病因、临床表现、诊断依据与鉴别诊断要点、治疗原则。

2. 熟悉：帕金森病、阿尔茨海默病的发病机制、病理生理特点、辅助检查特点、病情评估、常用治疗药物种类。

3. 了解：帕金森病、阿尔茨海默病的流行病学。

神经系统变性疾病（neurodegenerative disorder）是一组由于神经元进行性变性死亡导致的以中枢神经系统损害为主的疾病。目前至少已有 10 余种，包括阿尔茨海默病（Alzheimer's disease，AD）、帕金森病（Parkinson's disease，PD）、肌萎缩侧索硬化症（amyotrophic lateral sclerosis，ALS）、脊髓小脑性共济失调（spinocerebellar ataxia，SCA）等。这类疾病的共同特征：① 选择性神经元慢性、进行性、不可逆性变性死亡而导致的严重神经功能障碍，对这种选择性神经元损害的病因和发病机制迄今未明，目前较为集中的认识是环境因素、老龄化、遗传因素等交互作用致病。② 随着分子生物学研究的进展，发现同一种神经变性疾病可以有不同的分子生物学改变，而不同的神经系统变性疾病的发病可以基于相同的分子生物学改变。③ 患者常常是起病隐袭，缓慢进行性加重。在疾病早期，尽管神经系统已经有了分子水平甚至病理水平的损害，但仍有较长的一段临床无症状期。而当临床症状出现后，大多数神经系统变性疾病的病程是进行性恶化，而没有缓解过程，临床表现复杂、致死率和致残率较高。④ 缺乏明确的能够延缓或者逆转疾病进程的药物，均是以对症治疗为主，如阿尔茨海默病、帕金森病等。

第一节 帕金森病

帕金森病（PD），又称震颤麻痹，是一种常见于中老年的慢性神经系统退行性疾病，主要是患者黑质致密部多巴胺能神经元丧失，导致纹状体内乙酰胆碱-多巴胺（Ach-DA）两种递质失去平衡而发病。临床主要症状为静止性震颤、运动迟缓、肌强直和姿势平衡障碍的运动症状和嗅觉减退、睡眠障碍、认知情绪障碍、二便异常、疼痛和疲劳等非运动症状。在我国 65 岁以上人群的患病率为 1700/10 万，与欧美国家相似，并随年龄增加而升高，男性稍高于女性。

【病因及发病机制】

PD的确切病因迄今未明,可能多种因素参与,遗传缺陷、环境毒素、年龄老化、氧化应激、线粒体功能缺陷及免疫等多种机制交互作用引起黑质多巴胺能神经元变性导致发病。

1. 遗传易感性 5%～10%的PD患者有家族史。迄今已发现9个基因、13个基因位点与PD的发病相关,分别被命名为*PARK1～13*,目前已确认六个基因产物与家族性PD有关:α-突触核蛋白为*PARK1*基因突变、Parkin为*PARK2*基因突变、泛素蛋白C末端羟化酶-L1为*PARK5*基因突变。细胞色素*P4502D6*基因、谷胱甘肽转移酶基因、多巴胺代谢物质及多巴胺受体、多巴胺转运体基因、线粒体代谢物质基因等也可能是PD的遗传易感基因。

2. 环境因素 流行病学调查显示,长期接触杀虫剂、除草剂或某些工业化学品、饮食习惯、吸烟等可能是PD发病的危险因素。如海洛因含有的神经毒物质吡啶类衍生物1-甲基4-苯基-1,2,3,6-四氢吡啶(MPTP),嗜神经毒MPTP可能抑制黑质线粒体呼吸链NADH-CoQ还原酶(复合物Ⅰ)活性,使ATP生成减少,自由基生成增加,导致DA能神经元变性死亡,用MPTP可以制作帕金森病动物模型。与MPTP结构相似的除草剂百草枯、有机氯农药、代森锰、鱼藤酮及其他吡啶类物质可诱发本病。

3. 神经系统老化 本病主要发生于50岁以上的中老年人,40岁以前很少发病,65岁以上发病明显增多,提示年龄因素可能与发病有关。正常人每10年有13%的黑质多巴胺能神经元死亡,当黑质多巴胺能神经元数目减少达50%以上,纹状体多巴胺含量减少达80%以上时,临床上才会出现PD症状。

4. 其他因素 近年研究发现细胞免疫功能降低、氧化应激和自由基生成、线粒体功能缺陷、钙超载、兴奋性氨基酸毒性及细胞凋亡机制等均在PD发病中起重要作用。

【病理及病理生理】

PD主要病变是含色素神经元变性、缺失,黑质致密部DA能神经元最显著。镜下可见神经细胞减少,黑质细胞黑色素消失,黑色素颗粒游离散布于组织和巨噬细胞内,伴不同程度神经胶质增生。蓝斑、中缝核、迷走神经背核、苍白球、壳核、尾状核及丘脑底核等也可见轻度改变。残留神经元胞质中出现嗜酸性包涵体路易(Lewy)小体是本病重要病理特点,α突触核蛋白和泛素是Lewy小体的重要组分。

【临床表现】

好发于50～60岁,有家族史者起病年龄较轻,本病起病隐袭,缓慢进行性加重。主要临床表现有两大类症状,即运动症状和非运动症状。

1. 运动症状(motor symptoms) 起病症状通常是一侧上肢抖动、强直感、不灵活为主诉,也有以乏力、开步困难、声音低、构音含糊、肢体僵硬为主要表现,常自一侧上肢开始,逐渐扩展至同侧下肢、对侧上肢及下肢。

(1) 静止性震颤(static tremor):70%～80%患者均有震颤,常为本病的首发症状,多自一侧上肢远端开始,表现为规律性的手指屈曲和拇指对掌运动,如"搓丸样"动作,其频率为4～6 Hz,幅度不定,以粗大震颤为多。震颤可逐渐扩展至四肢,但上肢震颤通常比下肢明显,先出现震颤的一侧始终比后出现的一侧为重,表现明显的不对称性。震颤于静止时明显、精神紧张时加剧、随意运动时减轻、睡眠时消失。轻症患者的震颤仅在情绪激动、焦虑、兴奋或行走时才出现。在疾病晚期,震颤变为经常性,做随意运动时亦不减轻或停止。

(2) 肌强直(rigidity):90%患者均有强直。全身肌肉紧张度均增高,患者自身的感受是肌肉僵硬感,活动时很费力、沉重和乏力。在做关节被动运动时,增高的肌张力始终保持一致,阻力均匀,类似弯曲软铅管时的感觉,称为"铅管样强直";如果患者在肌张力增高的同时合并有震颤,则感觉到在均匀的阻力中出现断续的停顿,如齿轮转动,称为"齿轮样强直"。躯干、四肢和颈部肌肉强直常呈现一种特殊的姿势,称之为屈曲体姿,表现为头部前倾、躯干俯曲、肘关节屈曲、腕关节伸直、前臂内收、髋关节和膝关节弯曲。由于臂肌和手部肌肉强直,使患者上肢不能做精细动作,可表现书写困难,写字时越写越小,称为"写字过小症"。疾病进展后还可表现为扭头、转身困难,此时因颈部和躯干肌肉强直,必须采取连续原地小步挪动,使头和躯干一起缓慢转动才能完成相应动作。

(3) 运动迟缓(bradykinesia):是帕金森病一个最重要的运动症状,患者可表现多种动作的缓慢,随意运动减少,尤以开始动作时为甚。如坐位或卧位时起立困难,起床、翻身、解系纽扣或鞋带、穿鞋袜或衣裤、洗脸及刷牙等日常活动均可发生障碍。查体时让患者起立、转身、手掌的往复动作、拇指与示指的对指动作均明显缓慢。面部表情肌少动,表现为面无表情、眨眼少、双眼凝视,称之为"面具脸"。因口、舌、咽、腭肌运动障碍使讲话缓慢、语调变低,严重时发音单调、吐字不清使别人难以听懂,还可有流涎和吞咽困难。由少动引起的构音不全、重复言语、口吃被称为本病的慌张言语。

(4) 姿势平衡障碍(postural instability):在疾病早期,表现为走路时患侧上肢摆臂幅度减小或消失,下肢拖曳。随病情进展,步伐逐渐变小变慢,启动、转弯时步态障碍尤为明显,自坐位、卧位起立时困难。有时行走中全身僵住,不能动弹,称为"冻结"(freezing)现象。有时迈步后,以极小的步伐越走越快,不能及时止步,称为前冲步态(propulsion)或慌张步态(festination)。

2. 非运动症状(non-motor symptoms)

(1) 感觉障碍:临床主要表现为嗅觉障碍、疼痛等。早期即可出现嗅觉减退,80%~90%的PD患者存在嗅觉障碍,嗅觉障碍可能发生在运动症状出现之前,具有早期诊断价值。嗅觉障碍表现在嗅觉的各个方面,包括气味辨别、气味识别、气味记忆再认及气味感知等,这几个部分的损伤并不完全一致。严重的气味识别缺陷提示患者可能发生临床认知损害。中晚期常有肢体麻木、肌肉酸痛。PD疼痛可分为5种类型:骨骼肌疼痛、根痛或神经痛、肌张力障碍相关疼痛、静坐不能和中枢性疼痛。最常见的疼痛类型为骨骼肌疼痛和肌张力障碍疼痛。骨骼肌疼痛在PD中患病率为45%~74%,由一系列因素共同引起,包括肌强直、关节痛、骨骼畸形和力学因素等。

(2) 睡眠障碍:是导致PD患者失能和生活质量下降的重要原因之一。表现为入睡困难、睡眠维持困难(睡眠片段化)、日间过度嗜睡、不宁腿综合征(restless legs syndrome, RLS)、快速眼球运动睡眠行为障碍(REM sleep behavior disorder, RBD)等。PD患者的失眠主要有入睡困难和睡眠破碎两类。与入睡困难相比,睡眠破碎更为常见,为睡眠连续性不能维持或睡眠中断,表现为每晚觉醒次数增加(>2次),严重者每晚觉醒5次以上。RBD是指发生在快速眼动睡眠期(REM)的以强烈的、具有伤害性的复杂行为动作为特征的睡眠障碍。RBD常与激烈、有暴力场景的梦境相关联,患者的异常行为复杂多样,如拳打、脚踢、翻滚、跳跃、呼喊、坠床等,猛烈的行为动作可能是梦境中冲动、暴力行为的潜意识表达和演绎,可造成自伤或同床者受伤。

(3) 神经精神症状:神经精神症状主要分为情感障碍(抑郁、焦虑、淡漠等)、精神障碍(幻觉、妄想、冲动控制障碍、多巴胺失调综合征等)和认知功能障碍(轻度认知功能障碍、痴呆)3大类。PD焦虑的表现多种多样,可以出现广泛性焦虑、惊恐发作、单纯恐怖、社交恐怖、广场恐怖、强迫症及非特异性焦虑。PD焦虑常发生于初次诊断PD之后,随时间可有所缓解。在中晚期患者,焦虑症状可随着运动症状的波动而波动,出现所谓的焦虑波动。此外 PD 患者冲动控制障碍(impulse control disorder,ICD)表现为病理性赌博、强迫购物、暴饮暴食、性欲亢进、偷窃癖等。

(4)自主神经功能障碍:临床常见,如顽固性便秘、多汗、溢脂性皮炎(油脂面)等。吞咽活动减少可导致流涎。疾病后期也可出现性功能减退、排尿障碍或体位性低血压。自主神经功能障碍根据受累系统器官的不同分为:心血管功能障碍、胃肠功能障碍、泌尿生殖系统功能障碍、体温调节功能障碍等。心血管功能障碍主要表现为体位性低血压、心输出量减少和心律不齐。体位性低血压是最常见的心血管自主神经功能症状,表现为突然站立时出现头晕、黑蒙、出汗,甚至晕厥等。胃肠功能障碍主要表现为吞咽困难、流涎、胃排空延迟、便秘等,便秘是 PD 自主神经功能异常中最常见的症状之一,可发生在 PD 的任何阶段,甚至可以出现在运动症状之前。泌尿生殖系统功能障碍表现为夜尿、尿急、尿频、尿失禁和排尿困难等,体温调节障碍主要为出汗异常和对冷热的不耐受。出汗异常表现为多汗或者少汗,以多汗尤为常见。

【辅助检查】

1. **血、脑脊液常规化验**　均无异常,CT、MRI 检查无特征性改变,但为临床鉴别诊断常用。

2. **生化检测**　采用高效液相色谱(HPLC)可检测到脑脊液、尿多巴胺代谢产物高香草酸(HVA)降低。

3. **基因诊断**　采用 DNA 印迹技术(southern blot)、PCR、DNA 序列分析、全基因组扫描等可能发现基因突变。

4. **功能显像诊断**　采用 PET 或 SPECT 进行特定的放射性核素检测,可显示脑内多巴胺转运体(DAT)功能显著降低、多巴胺递质合成减少等,对早期诊断、鉴别诊断及监测病情有一定价值,但非临床诊断所必需和常用。

5. **其他**　嗅棒测试可发现早期患者的嗅觉减退。经颅超声可通过耳前的听骨窗探测黑质回声,可以发现大多数 PD 患者的黑质回声增强。心脏间碘苯甲胍闪烁照相术可显示心脏交感神经元的功能,早期 PD 患者的总 MIBG 摄取量减少。

【诊断策略】

(一)诊断依据

中华医学会神经病学分会帕金森病及运动障碍学组在英国脑库帕金森病诊断标准基础上制定的中国帕金森病诊断标准:中老年发病,缓慢进展性病程,必备运动迟缓及至少具备静止性震颤、肌强直或姿势平衡障碍中的一项,偏侧起病,对左旋多巴治疗敏感即可作出临床诊断。

1. **帕金森综合征的诊断**　帕金森综合征诊断的确立是诊断帕金森病的先决条件。诊断帕金森综合征基于 3 个核心运动症状,即必备运动迟缓和至少存在静止性震颤或肌强直 2 项症状的 1 项,上述症状必须是显而易见的,且与其他干扰因素无关。对所有核心运动症状的检查必须按照统一帕金森病评估量表(UPDRS)中所描述的方法进行。值得注意的是,MDS-UPDRS 仅能作为评估病情的手段,不能单纯地通过该量表中各项的分值来界定帕金森综合征。帕金森综合征的诊断依据包括:

(1)运动迟缓:即运动缓慢和在持续运动中运动幅度或速度的下降(或者逐渐出现迟疑、犹豫或暂停)。该项可通过 MDS-UPDRS 中手指敲击(3.4)、手部运动(3.5)、旋前-旋后运动(3.6)、脚趾敲击(3.7)和足部拍打(3.8)来评定。在可以出现运动迟缓症状的各个部位(包括发声、面部、步态、中轴、四肢)中,肢体运动迟缓是确立帕金森综合征诊断所必需的。

(2) 肌强直:即当患者处于放松体位时,四肢及颈部主要关节的被动运动缓慢。强直特指"铅管样"抵抗,不伴有"铅管样"抵抗而单独出现的"齿轮样"强直是不满足强直的最低判定标准的。

(3) 静止性震颤:即肢体处于完全静止状态时出现 4～6 Hz 震颤(运动起始后被抑制)。可在问诊和体检中以 MDS - UPDRS 中 3.17 和 3.18 为标准判断。单独的运动性和姿势性震颤(MDS - UPDRS 中 3.15 和 3.16)不满足帕金森综合征的诊断标准。

2. 帕金森病的诊断　一旦患者被明确诊断存在帕金森综合征表现,可按照支持标准、绝对排除标准和警示征象进一步进行帕金森病临床诊断。

临床确诊的帕金森病:需要具备① 不存在绝对排除标准(absolute exclusion criteria)。② 至少存在 2 条支持标准(supportive criteria)。③ 没有警示征象(red flags)。

临床很可能的帕金森病:需要具备① 不符合绝对排除标准。② 如果出现警示征象则需要通过支持标准来抵消:如果出现 1 条警示征象,必须需要至少 1 条支持标准抵消;如果出现 2 条警示征象,必须需要至少 2 条支持标准抵消;如果出现 2 条以上警示征象,则诊断不能成立。

(1) 支持标准

1) 患者对多巴胺能药物的治疗明确且显著有效。在初始治疗期间,患者的功能可恢复或接近至正常水平。在没有明确记录的情况下,初始治疗的显著应答可定义为以下两种情况:① 药物剂量增加时症状显著改善,剂量减少时症状显著加重。以上改变可通过客观评分(治疗后 UPDRS - Ⅲ评分改善超过 30%)或主观描述(由患者或看护者提供的可靠而显著的病情改变)来确定。② 存在明确且显著的开或关期症状波动,并在某种程度上包括可预测的剂末现象。

2) 出现左旋多巴诱导的异动症。

3) 临床体检观察到单个肢体的静止性震颤(既往或本次检查)。

4) 以下辅助检测阳性有助于鉴别帕金森病与非典型性帕金森综合征:存在嗅觉减退或丧失,或头颅超声显示黑质异常高回声($>20 \text{ mm}^2$),或心脏间碘苄胍闪烁显像法显示心脏去交感神经支配。

(2) 绝对排除标准(出现下列任何 1 项即可排除帕金森病的诊断,但不应将有明确其他原因引起的症状算入其中,如外伤等)

1) 存在明确的小脑性共济失调,或者小脑性眼动异常(持续的凝视诱发的眼震、巨大方波跳动、超节律扫视)。

2) 出现向下的垂直性核上性凝视麻痹,或者向下的垂直性扫视选择性减慢。

3) 在发病后 5 年内,患者被诊断为高度怀疑的行为变异型额颞叶痴呆或原发性进行性失语。

4) 发病 3 年后仍局限于下肢的帕金森样症状。

5) 多巴胺受体阻滞剂或多巴胺耗竭剂治疗诱导的帕金森综合征,其剂量和时程与药物性帕金森综合征相一致。

6) 尽管病情为中等严重程度(即根据 MDS - UPDRS,评定肌强直或运动迟缓的计分大于 2 分),但患者对高剂量(不少于 600 mg/d)左旋多巴治疗缺乏显著的治疗应答。

7) 存在明确的皮质复合感觉丧失(如在主要感觉器官完整的情况下出现皮肤书写觉和实体辨别觉损害),以及存在明确的肢体观念运动性失用或进行性失语。

8) 分子神经影像学检查突触前多巴胺能系统功能正常。

9) 存在明确可导致帕金森综合征或疑似与患者症状相关的其他疾病,或者基于全面诊断评估,由专业医师判断其可能为其他综合征,而非帕金森病。

(3) 警示征象

1) 发病后 5 年内出现快速进展的步态障碍,以至于需要经常使用轮椅。

2) 运动症状或体征在发病后 5 年内或 5 年以上完全不进展,除非这种病情的稳定是与治疗相关。

3) 发病后 5 年内出现球麻痹症状,表现为严重的发音困难、构音障碍或吞咽困难(需进食较软的食物,或通过鼻胃管、胃造瘘进食)。

4) 发病后 5 年内出现吸气性呼吸功能障碍,即在白天或夜间出现吸气性喘鸣或者频繁的吸气性叹息。

5) 发病后 5 年内出现严重的自主神经功能障碍,包括: ① 体位性低血压,即在站起后 3 min 内,收缩压下降至少 30 mmHg 或舒张压下降至少 20 mmHg,并排除脱水、药物或其他可能解释自主神经功能障碍的疾病。② 发病后 5 年内出现严重的尿潴留或尿失禁(不包括女性长期存在的低容量压力性尿失禁),且不是简单的功能性尿失禁(如不能及时如厕)。对于男性患者,尿潴留必须不是由前列腺疾病所致,且伴发勃起障碍。

6) 发病后 3 年内由于平衡障碍导致反复(>1 次/年)跌倒。

7) 发病后 10 年内出现不成比例的颈部前倾或手足挛缩。

8) 发病后 5 年内不出现任何一种常见的非运动症状,包括嗅觉减退、睡眠障碍(睡眠维持性失眠、日间过度嗜睡、快动眼期睡眠行为障碍)、自主神经功能障碍(便秘、日间尿急、症状性体位性低血压)、精神障碍(抑郁、焦虑、幻觉)。

9) 出现其他原因不能解释的锥体束征。

10) 起病或病程中表现为双侧对称性的帕金森综合征症状,没有任何侧别优势,且客观体检亦未观察到明显的侧别性。

(二) 鉴别诊断

1. 继发性帕金森综合征(Parkinsonian syndrome) 均有明确的病因,如药物、中毒、感染、脑外伤和脑卒中等。① 药物性:与帕金森病在临床上很难区别,重要的是有无吩噻嗪类、丁酰苯类、利血平、锂剂、α-甲基多巴、甲氧氯普胺、氟桂利嗪等用药史。当停药数周至数月后帕金森综合征的症状即可明显减轻或消失,可以鉴别。② 中毒性:以 CO 和锰中毒较为多见,其他有四氢吡啶(MPTP)、甲醇、汞、氰化物等。其中如 CO 中毒患者有急性中毒史,苏醒后逐渐发生弥漫性脑损害的征象,可有强直及震颤但症状轻微。又如锰中毒,多有长期的接触史,在出现锥体外系症状前常有精神异常如情绪不稳、记忆力下降等。③ 感染后:甲型脑炎(昏睡性脑炎)病愈后数年内可发生持久和严重的帕金森综合征表现,但甲型脑炎仅在 1920 前后广泛流行,现已罕见。其他病毒性脑炎,如流行性乙型脑炎,在病愈期也可能呈现帕金森综合征,症状一般轻微、短暂。④ 外伤性:颅脑外伤的后遗症可以表现为帕金森综合征,见于频繁遭受脑震荡的患者,如拳击运动员等。⑤ 血管性:见于部分多发性腔隙性脑梗死患者,有卒中病史、假性球麻痹、腱反射亢进、锥体束损害体征,但震颤多不明显。

2. 伴发帕金森病表现的其他神经变性疾病

(1) 多系统萎缩(multiple system atrophy,MSA):病变累及基底节、脑桥、橄榄体、小脑和自主神经系统,临床上除具有帕金森病的锥体外系症状外,尚有小脑系统、锥体系统及自主神经系统损害的多种临床表现,而且绝大多数患者对左旋多巴反应不敏感。MSA 包括:① 橄榄体-脑桥-小脑萎缩(olivo-ponto cerebellar atrophy,OPCA):临床上表现为少动、强直、震颤,但同时又有明显的小脑性共济失调和锥体系统损害等体征。CT 或 MRI 均显示脑干和小脑萎缩、第四脑室扩大、桥(前)池增宽。② 夏-德综合征(Shy-Drager syndrome,SDS):自主神经损害症状明显,表现体位性低血压、头晕、无汗、排尿障碍和性功能障碍等。③ 纹状体-黑质变性(striatonigral degeneration,SND):表现肌强直、运动迟缓,但震颤不明显;伴有小脑性共济失调、锥体束征和自主神经功能障碍;左旋多巴治疗无效。

（2）进行性核上性麻痹(progressive supranuclear palsy,PSP):表现为步态姿势不稳、平衡障碍、易跌倒、构音障碍、核上性眼肌麻痹、运动迟缓和肌强直,但震颤不明显,常伴有额颞痴呆、假性球麻痹及锥体束征,对左旋多巴治疗反应差。

（3）皮质-基底节变性(corticobasal ganglion degeneration,CBGB):除表现肌强直、运动迟缓、姿势不稳、肌阵挛外,尚可表现为皮质复合感觉消失、一侧肢体失用、失语和痴呆等皮质损害症状,左旋多巴治疗无效。

3. 其他 还需与原发性震颤、脑血管病、多巴反应性肌张力障碍、抑郁症等相鉴别。

（1）特发性震颤:多早年起病,姿势性或动作性震颤,影响头部引起点头或摇晃,PD 典型影响面部、口唇。本病无肌强直和运动迟缓,约 1/3 的患者有家族史,饮酒或服普萘洛尔震颤明显减轻。

（2）甲状腺功能亢进引起的震颤:为对称性动作性或姿势性震颤,上肢先出现,在饥饿、情绪激动时明显,可伴其他部位肌肉颤动、心率加快和出汗,有"心惊肉跳"感等"甲亢症状群"。两者均无肌张力增高、少动,其表情、伴随活动良好;β 肾上腺受体拮抗剂(如普萘洛尔、阿罗洛尔)有效。

（3）多巴反应性肌张力失常(DRD):又称伴有明显昼间波动的遗传性进行性肌张力失常(HPD) 或 Segawa 病,是一种较为少见的遗传性运动障碍疾病,小剂量多巴类制剂对其有显著疗效。临床主要表现为肌张力失常合并运动迟缓、齿轮样强直、姿势性反射障碍、腱反射增高,偶有病理征阳性,严重者可累及头颈部及眼球部肌肉。多数患者有明显的症状波动性,晨轻暮重,但此种现象随年龄增大会变得不明显。发病后 20 年内病情进展明显,之后相对稳定。

【治疗策略】

帕金森病是一种缓慢进展的神经系统变性疾病,生存期 10～30 年。病初若能得到及时诊断和正确治疗,多数患者发病数年内仍能继续工作和生活质量较好。疾病的晚期,由于严重的肌强直、全身僵硬终至卧床不动。本病的死亡原因是肺炎、骨折等各种并发症。世界不同国家已有多个帕金森病治疗指南,在参照国外治疗指南的基础上,结合我国的实际,2014 年中华医学会神经病学分会帕金森病及运动障碍学组制定了《中国帕金森病治疗指南(第 3 版)》。

(一) 治疗原则

针对帕金森病的运动症状和非运动症状采取全面综合的治疗。治疗方法和手段包括药物治疗、手术治疗、运动疗法、心理疏导及照料护理等。药物治疗为首选,且是整个治疗过程中的主要治疗手段,手术治疗则是药物治疗的一种有效补充。目前应用的治疗手段,无论是药物或手术治疗,只能改善患者的症状,并不能阻止病情的发展,更无法治愈。因此,治疗不仅要立足当前,并且需要长期管理,以达到长期获益。

一旦早期诊断,即应尽早开始治疗,争取掌握疾病的修饰时机。早期治疗包括认识和了解疾病、补充营养、加强锻炼、坚定战胜疾病的信心以及社会和家人对患者的理解、关心与支持和药物治疗。

(二) 药物治疗

1. **常用药物** 治疗药物包括疾病修饰治疗药物和症状性治疗药物。疾病修饰治疗的目的是延缓疾病的进展。目前,临床上可能有疾病修饰作用的药物主要包括单胺氧化酶 B 型(MAO-B)抑制剂和多巴胺受体(DR)激动剂。

(1) 抗胆碱能药:对震颤和肌强直有效,对运动迟缓疗效较差。常用药物有:① 苯海索:每次 1～2 mg,每日 3 次口服。② 丙环定:每次 2.5 mg,每日 3 次口服。③ 其他如苯甲托品、环戊丙醇、比哌立登等,作用与苯海索相似。副作用包括口干、视物模糊、便秘和尿潴留等,严重者有幻觉、妄想。青光眼及前列腺肥大患者禁用,可影响记忆功能,老年患者慎用。

(2) 金刚烷胺:促进 DA 在神经末梢释放,阻止再摄取,对少动、强直、震颤均有改善作用,并且对改善异动症有帮助。常规剂量每次 50～100 mg,每日 2～3 次口服,末次应在下午 4 时前服用。副作用较少见,如不宁、失眠、头晕、头痛、恶心、下肢网状青斑、踝部水肿等。肾功能不全、癫痫、严重胃溃疡、肝病患者慎用,哺乳期妇女禁用。

(3) 复方左旋多巴:可补充黑质纹状体内多巴胺的不足,对震颤、肌强直、运动迟缓均有效,是帕金森病最重要的治疗药物。初始用量为 62.5～125.0 mg,每日 2～3 次,根据病情而逐渐增加剂量至疗效满意和不出现副作用的适宜剂量维持,餐前 1 h 或餐后 1.5 h 服药。以往多主张尽可能推迟应用,因为早期应用会诱发异动症;但现有证据提示早期应用小剂量(≤400 mg/d)并不增加异动症的发生。在我国临床上常用的有多巴丝肼和卡左双多巴控释片两种复方左旋多巴剂型。复方左旋多巴常释剂具有起效快的特点,而控释剂具有维持时间相对长,但起效慢、生物利用度低,在使用时,尤其是 2 种不同剂型转换时需加以注意。周围性副作用常见恶心、呕吐、体位性低血压和心律失常等。用药后可逐渐适应,餐后服药、加用多潘立酮可减轻消化道症状。中枢性副作用包括症状波动、运动障碍和精神症状等。有活动性消化道溃疡者慎用,闭角型青光眼、精神病患者禁用。最严重的副作用是长期用药所产生的运动并发症和精神障碍。

(4) 儿茶酚-氧位-甲基转移酶(COMT)抑制剂:通过抑制左旋多巴在外周代谢、维持左旋多巴血浆浓度稳定、加速通过血脑屏障以增加脑内多巴胺含量。与复方左旋多巴制剂合用可增强后者疗效,减少症状波动反应。恩托卡朋用量为每次 100～200 mg,服用次数与复方左旋多巴相同,若每日服用复方左旋多巴次数较多,也可少于复方左旋多巴次数,需与复方左旋多巴同服,单用无效。托卡朋每次用量为 100 mg,每日 3 次,第 1 剂与复方左旋多巴同服,此后间隔 6 h 服用,可以单用,每日最大剂量为 600 mg。其药物副作用有腹泻、头痛、多汗、口干、氨基转移酶升高、腹痛、尿色变黄等。托卡朋可能会导致肝功能损害,需严密监测肝功能,尤其在用药之后的前 3 个月。

(5) 多巴胺受体(DR)激动剂:可直接刺激突触后膜多巴胺 D1、D2 受体,体内半衰期长,对多巴胺能神经元可能有保护作用。DR 激动剂有两种类型,麦角类包括溴隐亭、培高利特、α 二氢麦角隐亭、卡麦角林和麦角乙脲等;非麦角类包括普拉克索、罗匹尼罗、吡贝地尔、罗替戈汀和阿扑吗啡。麦角类 DR 激动剂可导致心脏瓣膜病变和肺胸膜纤维化,目前已不主张使用。目前主张将非麦角类 DR 激动剂列为治疗首选药物,尤其适用于早发型帕金森病患者的病程初期。因为这类长半衰期制剂能避免对纹状体突触后膜的 DR 产生"脉冲"样刺激,从而预防或减少运动并发症的发生。激动剂均应从小剂量开始,逐渐增加剂量至获得满意疗效而不出现副作用为止。副作用与复方左旋多巴相似,以恶心、呕吐最为常见。不同之处是它的症状波动和异动症发生率低,而体位性低血压、脚踝水肿和精神异常(幻觉、食欲亢进、性欲亢进等)的发生率较高。目前国内常用非麦角类DR 激动剂有:① 吡贝地尔缓释剂:初始剂量为 50 mg,每日 1 次,易产生副作用患者可改为 25 mg,每日 2 次,第 2 周增至 50 mg,每日 2 次,有效剂量为 150 mg/d,分 3 次口服,最大剂量不超过 250 mg/d。② 普拉克索:有 2 种剂型,常释剂和缓释剂。常释剂的用法:初始剂量为 0.125 mg,每日 3 次(个别易产生副作用患者则为 1~2 次),每周增加 0.125 mg,每日 3 次,一般有效剂量为 0.50~0.75 mg,每日 3 次,最大剂量不超过 4.5 mg/d。缓释剂的用法:每日的剂量与常释剂相同,但为每日 1 次服用。

(6) 单胺氧化酶 B(MAO-B)抑制剂:可抑制神经元内多巴胺分解代谢,增加脑内多巴胺含量,与复方左旋多巴合用有协同作用,同时对多巴胺能神经元有保护作用。主要有司来吉兰和雷沙吉兰,司来吉兰有常释剂和口腔黏膜崩解剂。司来吉兰(常释剂)的用法为 2.5~5.0 mg,每日 2 次,在早晨、中午服用,勿在傍晚或晚上应用,以免引起失眠,或与维生素 E 2 000 U 合用(DATATOP 方案);口腔黏膜崩解剂的吸收、作用、安全性均好于司来吉兰常释剂,用量为 1.25~2.50 mg/d。雷沙吉兰的用量为 1 mg,每日 1 次,早晨服用。胃溃疡者慎用,禁与 5-羟色胺再摄取抑制剂(SSRI)合用。

2. 用药原则　提倡早期诊断、早期治疗,不仅可以更好地改善症状,而且可能会达到延缓疾病进展的效果。应坚持"剂量滴定"以避免产生药物的急性副作用,力求实现"尽可能以小剂量达到满意临床效果"的用药原则,避免或降低运动并发症尤其是异动症的发生率。

不同患者的用药选择需要综合考虑患者的疾病特点(是以震颤为主,还是以强直少动为主)和疾病严重程度、有无认知障碍、发病年龄、就业状况、有无共病、药物可能的副作用、患者的意愿、经济承受能力等因素,尽可能避免、推迟或减少药物的副作用和运动并发症。进行抗帕金森病药物治疗时,特别是使用左旋多巴时不能突然停药,以免发生撤药恶性综合征。

3. 药物的选择　一般疾病初期多予单药治疗,但也可采用优化的小剂量多种药物(体现多靶点)的联合应用,力求达到疗效较好、维持时间更长而运动并发症发生率最低的目标。

(1) 早发型患者:早发型患者在不伴有智能减退的情况下,可有如下选择。① 非麦角类 DR 激动剂。② MAO-B 抑制剂。③ 金刚烷胺。④ 复方左旋多巴。⑤ 复方左旋多巴+儿茶酚-O-甲基转移酶(COMT)抑制剂。首选药物并非按照以上顺序,需根据不同患者的具体情况而选择不同方案。若遵照美国、欧洲的治疗指南应首选方案①、②或⑤;若患者由于经济原因不能承受高价格的药物,则可首选方案③;若因特殊工作之需,力求显著改善运动症状,或出现认知功能减退,则可首选方案④或⑤;也可在小剂量应用方案①、②或③时,同时小剂量联合应用方案④。对于震颤明显而其他抗帕金森病药物疗效欠佳的情况下,可选用抗胆碱能药,如苯海索。

(2) 晚发型或有伴智能减退的患者:一般首选复方左旋多巴治疗。随着症状的加重,疗效减退时可添加 DR 激动剂、MAO-B 抑制剂或 COMT 抑制剂治疗。尽量不应用抗胆碱能药物,尤其针对老年男性患者,因其具有较多的副作用。

(三) 手术治疗

早期药物治疗显效明显,而长期治疗的疗效明显减退,或出现严重的运动波动及异动症者可考虑手术治疗。手术方法主要包括神经核毁损术和 DBS,DBS 因其相对无创、安全和可调控性而作为主要选择。

（四）康复与护理

1. 康复与运动疗法　康复与运动疗法对帕金森病症状的改善乃至对延缓病程的进展可能都有一定的帮助。帕金森病患者多存在步态障碍、姿势平衡障碍、语言和(或)吞咽障碍等，可以根据不同的行动障碍进行相应的康复或运动训练。如健身操、太极拳、慢跑等运动；进行语言障碍训练、步态训练、姿势平衡训练等。若能每日坚持，则有助于提高患者的生活自理能力，改善运动功能，并能延长药物的有效期。

2. 心理疏导　帕金森病患者多存在抑郁等心理障碍，抑郁可以发生在帕金森病运动症状出现前和出现之后，是影响患者生活质量的主要危险因素之一，同时也会影响抗帕金森病药物治疗的有效性。因此，对帕金森病的治疗不仅需要关注改善患者的运动症状，而且要重视改善患者的抑郁等心理障碍，予以有效的心理疏导和抗抑郁药物治疗并重，从而达到更满意的治疗效果。

3. 照料护理　对帕金森病患者除了专业性的药物治疗以外，科学的护理对维持患者的生活质量也是十分重要的。科学的护理往往对于有效控制病情、改善症状起到一定的辅助治疗作用；同时也能够有效地防止误吸或跌倒等可能意外事件的发生。

（五）运动并发症和非运动症状的治疗

中晚期帕金森病，尤其是晚期帕金森病的临床表现极其复杂，其中有疾病本身的进展，也有药物副作用或运动并发症的因素参与其中。对中晚期帕金森病患者的治疗，一方面要继续力求改善患者的运动症状；另一方面要妥善处理一些运动并发症和非运动症状。

1. 运动并发症的治疗　运动并发症主要包括症状波动(剂末恶化、开-关现象)和异动症，是帕金森病中晚期常见的症状，调整药物种类、剂量及服药次数可以改善症状，手术治疗如脑深部电刺激术(DBS)亦有疗效。

(1) 剂末恶化(end of dose deterioration)：指每次用药时间缩短，症状随血药浓度发生规律性波动。对剂末恶化的处理方法为：① 不增加服用复方左旋多巴的每日总剂量，而适当增加每日服药次数，减少每次服药剂量(以仍能有效改善运动症状为前提)，或适当增加每日总剂量(原有剂量不大的情况下)，每次服药剂量不变，而增加服药次数。② 由常释剂换用控释剂以延长左旋多巴的作用时间，更适宜在早期出现剂末恶化，尤其发生在夜间时为较佳选择，剂量需增加 20%～30%。③ 加用长半衰期的 DR 激动剂，如普拉克索、罗匹尼罗。④ 加用对纹状体产生持续性 DA 能刺激的 COMT 抑制剂，如恩托卡朋、托卡朋。⑤ 加用 MAO-B 抑制剂，如雷沙吉兰或司来吉兰。⑥ 避免饮食(含蛋白质)对左旋多巴吸收及通过血脑屏障的影响，宜在餐前 1 h 或餐后 1.5 h 服药。⑦ 手术治疗主要为丘脑底核(STN)行 DBS 可获裨益。

(2) 开-关现象(on-off phenomenon)：指症状在突然缓解(开期)与加重(关期)间波动，开期常伴异动症。多见于病情较为严重的患者，其发生与患者服药时间、药物血浆浓度无关，故无法预测关期发生的时间。患者"关期"表现为严重的帕金森症状，持续数秒钟或数分钟，然后又突然转为"开期"。这些患者在"关期"常伴有明显的无动症，而"开期"又出现明显的异动现象。对开-关现象的处理较为困难，可以选用口服 DR 激动剂，或可采用微泵持续输注左旋多巴甲酯或乙酯或 DR 激动剂(如麦角乙脲等)。

(3) 异动症：异动症又称为运动障碍，包括剂峰异动症、双相异动症和肌张力障碍。① 剂峰异动症的处理：若患者是单用复方左旋多巴，可适当减少每次复方左旋多巴的剂量，同时加用 DR 激动剂，或加用 COMT 抑制剂，或加用金刚烷胺，或加用非典型抗精神病药如氯氮平；若使用复方左旋多巴控释剂,则应换用常释剂,避免控释剂的累积效应。② 双相异动症(包括剂初异动症和剂末异动症)的处理:若在使用复方左旋多巴控释剂应换用常释剂,最好换用水溶剂,可以有效缓解剂初异动症;加用长半衰期的 DR 激动剂或延长左旋多巴血浆清除半衰期的 COMT 抑制剂,可以缓解剂末异动症,也可能有助于改善剂初异动症。微泵持续输注 DR 激动剂或左旋多巴甲酯或乙酯可以同时改善异动症和症状波动。③ 晨起肌张力障碍的处理:睡前加用复方左旋多巴控释片或长效 DR 激动剂,或在起床前服用复方左旋多巴常释剂或水溶剂;对"开期"肌张力障碍的处理方法同剂峰异动症。

2. 姿势平衡障碍的治疗　姿势平衡障碍是帕金森病患者摔跤的最常见原因,易在变换体位如转身、起身和弯腰时发生,目前缺乏有效的治疗措施,调整药物剂量或添加药物偶尔奏效。主动调整身体重心、踏步走、大步走、听口令、听音乐或拍拍子行走或跨越物体(真实的或假想的)等可能有益。必要时使用助行器甚至轮椅,做好防护。

3. 非运动症状的治疗　帕金森病的非运动症状涉及许多类型,主要包括感觉障碍、精神障碍、自主神经功能障碍和睡眠障碍,需给予积极、相应的治疗。

(1) 精神障碍的治疗:最常见的精神障碍包括抑郁和(或)焦虑、幻觉、认知障碍或痴呆等。首先需要甄别患者的精神障碍是由抗帕金森病药物诱发,还是由疾病本身导致。若为前者则需根据易诱发患者精神障碍的概率而依次逐减或停用如下抗帕金森病药物:抗胆碱能药、金刚烷胺、MAO－B 抑制剂、DR 激动剂;若采取以上措施患者的症状仍然存在,在不明显加重帕金森病的运动症状的前提下,可将复方左旋多巴逐步减量。如果药物调整效果不理想,则提示患者的精神障碍可能为疾病本身导致,就要考虑对症用药。针对幻觉和妄想的治疗,推荐选用氯氮平或喹硫平,前者的作用稍强于后者,但是氯氮平会有 $1\%\sim2\%$ 的概率导致粒细胞缺乏症,故需监测血细胞计数。对于抑郁和(或)焦虑的治疗,可应用选择性 SSRI,也可应用 DR 激动剂,尤其是普拉克索既可以改善运动症状,同时也可改善抑郁症状。劳拉西泮和地西泮缓解易激惹状态十分有效。

(2) 认知障碍和痴呆的治疗:可应用胆碱酯酶抑制剂,如利伐斯明、多奈哌齐等,以及美金刚,其中利伐斯明的证据较为充分。

(3) 自主神经功能障碍的治疗:最常见的自主神经功能障碍包括便秘、泌尿障碍和位置性低血压等。对于便秘,摄入足够的液体、水果、蔬菜、纤维素和乳果糖(10~20 g/d)或其他温和的导泻药物能改善便秘症状,如乳果糖、龙荟丸、大黄片、番泻叶等;也可加用胃蠕动药,如多潘立酮、莫沙必利等。需要停用抗胆碱能药并增加运动。对泌尿障碍中的尿频、尿急和急迫性尿失禁的治疗,可采用外周抗胆碱能药,如奥昔布宁、溴丙胺太林、托特罗定和莨菪碱等。而对逼尿肌无反射者则给予胆碱能制剂(但需慎用,因会加重帕金森病的运动症状),若出现尿潴留,应采取间歇性清洁导尿,若由前列腺增生肥大引起,严重者必要时可行手术治疗。位置性低血压患者应增加盐和水的摄入量,睡眠时抬高头位,不要平躺,可穿弹力裤,不要快速地从卧位或坐位起立,首选 a 肾上腺素能激动剂米多君治疗,且疗效较好;也可使用选择性外周多巴胺受体拮抗剂多潘立酮。

(4) 睡眠障碍的治疗:睡眠障碍主要包括失眠、快速眼动期睡眠行为异常(RBD)、白天过度嗜睡(EDS)。失眠最常见的问题是睡眠维持困难(又称睡眠破碎)。频繁觉醒可能使得震颤在浅睡眠期再次出现,或者由于白天服用的多巴胺能药物浓度在夜间已耗尽,患者夜间运动不能而导致翻身困难,或者夜尿增多。如果与夜间的帕金森病症状相关,加用左旋多巴控释剂、DR 激动剂或 COMT 抑制剂则会有效。如果正在服用司来吉兰或金刚烷胺,尤其在傍晚服用者,首先需纠正服药时间,司来吉兰需在早晨、中午服用,金刚烷胺需在下午 4 点前服用;若无明显改善,则需减量甚至停药,或选用短效的镇静安眠药。对 RBD 患者可睡前给予氯硝西泮,一般 0.5 mg 就能奏效。EDS 可能与帕金森病的严重程度和认知功能减退有关,也可与抗帕金森病药物 DR 激动剂或左旋多巴应用有关。如果患者在每次服药后出现嗜睡,则提示药物过量,将用药减量会有助于改善 EDS;也可予左旋多巴控释剂代替常释剂,可能会有助于避免或减轻服药后嗜睡。

(5)感觉障碍的治疗:最常见的感觉障碍主要包括嗅觉减退、疼痛或麻木、不宁腿综合征。嗅觉减退在帕金森病患者中相当常见,且多发生在运动症状出现之前多年,但是目前尚无明确措施能够改善嗅觉障碍。疼痛或麻木在帕金森病尤其在晚期帕金森病患者中比较常见,可以由其疾病引起,也可以是伴随骨关节病变所致,如果抗帕金森病药物治疗"开期"疼痛或麻木减轻或消失,"关期"复现,则提示由帕金森病所致,可以调整治疗以延长"开期"。反之,则由其他疾病或其他原因引起,可以选择相应的治疗措施。对伴有 RLS 的帕金森病患者,在入睡前 2 h 内选用 DR 激动剂如普拉克索治疗十分有效,或给予复方左旋多巴也可奏效。

第二节 阿尔茨海默病

阿尔茨海默病(Alzheimer disease, AD)是发生于老年和老年前期、以进行性认知功能障碍和行为损害为特征的中枢神经系统退行性病变,病程缓慢且不可逆。临床上表现为记忆障碍、失语、失用、失认、视空间能力损害、抽象思维和计算力损害、人格和行为改变等。随着对 AD 认识的不断深入,目前认为 AD 在痴呆阶段之前还存在一个极为重要的痴呆前阶段,此阶段已有 AD 病理生理改变,但没有或仅有轻微临床症状。

AD 为老年期最常见的痴呆类型,占老年期痴呆的 50%~70%,WHO 估计全球 65 岁以上老年人群 AD 的患病率为 4%~7%,患病率与年龄密切相关,年龄平均每增加 6.1 岁,患病率升高 1 倍,85 岁以上老年人群中,其患病率则上升到 20%~30%,是造成老年人日常生活能力丧失的常见疾病,已成为仅次于心血管疾病、癌症和脑血管疾病的第 4 位死亡原因。

【病因及发病机制】

AD 的病因迄今不明,认为是老化、遗传因素和环境因素等多种因素共同作用的结果。

1. **遗传因素** AD 可分为家族性 AD 和散发性 AD。家族性 AD 呈常染色体显性遗传,多于 65 岁前起病,目前已知的 AD 致病基因有三个:分别位于 21 号染色体的淀粉样蛋白前体(amyloid precursor protein, APP)基因,位于 14 号染色体的早老素 1(presenilin 1, PS1)基因及位于 1 号染色体的早老素 2(presenilin 2, PS2)基因。携带有 APP 或者 *PSEN1* 基因突变的人群 100% 会发展为 AD,而携带有 *PS2* 基因突变的人群,其发展为 AD 的概率为 90%。对于 90% 以上的散发性 AD,尽管风险基因众多,目前肯定有关的仅有载脂蛋白 E(apollipoprotein E, APOE)基因,APOEε4 杂合子携带者其 AD 风险可达 3 倍以上,APOEε4 纯合子其 AD 风险可达 15 倍以上,APOEε4 携带者是散发性 AD 的高危人群,而 APOEε4 等位基因仅可以解释 25.5% 的晚发性 AD 发病风险,目前全基因组关联性研究(genome-wide association studies, GWAS)已经确定 9 个与 AD 相关的新的潜在易感基因:*ABCA7*、*CLU*、*BIN1*、*PICALM*、*CR1*、*CD2AP*、*EPHA1*、*MS4A4A* / *MS4A6E* 和

TREM2,这些等位基因的汇总优势比(OR)通常在1.1~1.5。

2. β淀粉样蛋白(β amyloid protein,Aβ)级联假说(the amyloid cascade hypothesis)　该假说认为Aβ的生成与清除失衡是导致神经元变性和痴呆发生的起始事件。家族性AD的三种基因突变均可导致Aβ的过度生成,是该假说的有力佐证。而Down综合征患者因体内多了一个*APP*基因,在早年就出现Aβ沉积斑块,也从侧面证明了该假说。

3. Tau蛋白异常磷酸化假说　过度磷酸化的Tau蛋白影响了神经元骨架微管蛋白的稳定性,从而导致神经原纤维缠结形成,进而破坏了神经元及突触的正常功能。

4. 其他因素　近年来,神经血管假说提出脑血管功能的失常导致神经元细胞功能障碍,而且Aβ清除能力下降导致认知功能损害。此外,细胞周期调节蛋白障碍、氧化应激、神经免疫炎性机制、线粒体功能障碍等多种假说可能与AD的发病有关,但其在整个AD病理生理过程中所占的比重尚不清楚。流行病学研究还发现与AD相关的众多危险因素,如高血糖、高胆固醇、高同型半胱氨酸等血管因素,低教育程度、心理社会危险因素、女性雌激素水平降低及膳食因素等。

【病理】

AD的大体病理表现为脑体积缩小和重量减轻,脑沟加深、变宽,脑回萎缩,颞叶特别是海马区萎缩。组织病理学上的典型改变为神经炎性斑(嗜银神经轴索突起包绕β淀粉样变性而形成)、神经原纤维缠结(由过度磷酸化的微管Tau蛋白于神经元内高度螺旋化形成)、神经元缺失和胶质增生。

(1) 神经炎性斑(neuritic plaques,NP):在AD患者的大脑皮质、海马、某些皮质下神经核,如杏仁核、前脑基底神经核和丘脑,存在大量的NP。NP以聚集的Aβ为核心,周围是更多的Aβ和各种细胞成分。自20世纪70年代以来,相继有研究者制定了诊断AD所需大脑皮质NP数量的神经病理诊断标准,目前广泛使用的是美国学者Mirra等1991年提出的半定量诊断标准,用图像匹配的方法估计三个脑叶新皮质严重受累区NP的数量。

(2) 神经原纤维缠结(neurofibrillary tangles,NFT):HE染色、Bielschowsky染色、刚果红染色和某些特殊染色均可显示,电镜下呈螺旋样细丝,主要组分是β淀粉样蛋白和过度磷酸化的Tau蛋白。神经元纤维缠结在细胞内形成,含有一种微管相关蛋白质(即Tau蛋白),后者在正常情况下对神经元细胞骨架和功能的维持起至关重要的作用。由于阿尔茨海默病患者的Tau蛋白是高度磷酸化的,这使得它与细胞骨架分离,并形成了双螺旋结构,导致细胞骨架结构分解破坏。虽然神经原纤维缠结也可见于正常老年人的颞叶和其他神经系统变性疾病,但在阿尔茨海默病患者的脑中数量多,分布范围广,其数目和分布直接影响痴呆的严重程度。

AD最突出的神经生化改变是大脑皮质和海马区乙酰胆碱水平的降低,这是由于胆碱能神经元及胆碱能投射通路的选择性缺失造成的,也是目前用于轻中度AD治疗的胆碱酯酶抑制剂作用的解剖基础。

【临床表现】

AD通常隐匿起病,持续进行性发展,主要表现为认知功能减退和非认知性神经精神症状。按照最新分期,AD包括两个阶段:痴呆前阶段和痴呆阶段。

1. 痴呆前阶段　此阶段分为轻度认知功能障碍发生前期(pre-mild cognitive impairment,pre-MCI)和轻度认知功能障碍期(mild cognitive impairment,MCI)。AD的pre-MCI期没有任何认知

障碍的临床表现或者仅有极轻微的记忆力减退主诉,客观的神经心理学检查正常,这个概念目前主要用于临床研究。AD 的 MCI 期,及 AD 源性 MCI,主要表现为记忆力轻度受损,学习和保存新知识的能力下降,其他认知域,如注意力、执行能力、语言能力和视空间能力也可出现轻度受损,客观的神经心理学检查有减退,但未达到痴呆的程度,也不影响日常生活能力。

2. **痴呆阶段** 即传统意义上的 AD,此阶段患者认知功能损害导致了日常生活能力下降,根据认知损害的程度可分为轻、中、重三期。

(1)轻度:主要表现为记忆障碍。首先出现的是近期记忆减退,常将日常所做的事和常用的一些物品遗忘。随着病情的发展,可出现远期记忆减退,即对发生已久的事情和人物的遗忘,面对生疏和复杂的事情容易出现疲乏、焦虑和消极情绪,还会表现出人格方面的障碍,如不爱清洁、不修边幅、暴躁、易怒、自私、多疑。需要指出的是,在该期发生的记忆减退常因患者本人及其家属误认为老年人常见的退行性改变而被忽视,直至出现了定向力障碍(对时间和空间的定向力紊乱)才引起重视。

(2)中度:记忆障碍继续加重,且出现思维和判断力障碍、性格改变和情感障碍,患者的工作、学习新知识和社会接触能力减退,特别是原已掌握的知识和技巧明显衰退。出现逻辑思维、综合分析能力减退,语言重复,计算力下降,还可出现局灶性脑部症状,如失语、失用、失认或肢体活动不灵等。有些患者还可出现癫痫、强直-少动综合征。此时患者常有较多的行为和精神活动障碍,外出后找不到回家的路而走失,有的原来性格内向的患者现在变的易激惹、兴奋欣快、言语增多,而原来性格外向的患者则可变得沉默寡言,对任何事情(原来熟悉的事物、工作和个人爱好)提不起兴趣。甚至出现人格改变,如不注意卫生、仪表,甚至做出一些丧失廉耻的行为,如随地大小便等。

(3)重度:上述各项症状逐渐加重,并出现情感淡漠、哭笑无常、言语能力丧失,以致不能完成日常简单的活动,如穿衣、进食。终日无语而卧床,与外界(包括亲友)逐渐丧失接触能力。四肢出现强直或屈曲、瘫痪,括约肌功能障碍。患者常因并发肺部及泌尿系感染、褥疮及各脏器衰竭等死亡。

AD 的痴呆前阶段和痴呆阶段是一个连续的病理生理过程。目前认为在 AD 临床症状出现前15～20 年脑内就开始出现 Aβ 和 Tau 的异常沉积,当患者出现认知功能减退的临床时,脑内已有显著的神经元退行性改变和缺失。

【辅助检查】

1. **实验室检查** 血常规、尿常规、血生化检查均正常。脑脊液检查可发现 Aβ42 水平降低,总Tau 蛋白和磷酸化 Tau 蛋白水平增高。

2. **影像学** 神经影像学是最具实际鉴别意义的辅助检查。头 CT 检查见脑萎缩、脑室扩大;头MRI 检查显示的双侧颞叶、海马萎缩为 AD 的诊断提供了强有力的依据。头 SPECT(单光子发射计算机断层扫描)和 PET(正电子发射断层扫描)检查可见顶叶、颞叶、额叶,尤其是双侧颞叶的海马区血流和代谢降低,低代谢区和头 CT、MRI 的萎缩区一致。

3. **神经心理学检查** 神经心理学检查对 AD 的诊断必不可少。目前临床上用于 AD 的神经心理测验有多种,每一种测验工具对于诊断和预后的评估各有特点,覆盖的认知领域不同,对结果的评估也不同。一般而言,对 AD 的认知评估领域应包括定向力、记忆、言语、应用能力、注意力、知觉(视、听、感知)和执行功能七个领域。临床上常用的工具可分为:① 答题评定量表:简易精神状况检查量表(MMSE)、阿尔茨海默病认知功能评价量表(ADAS-cog)、长谷川痴呆量表(HDS)、Mattis

痴呆量表、认知能力筛查量表(CASI)等。② 分级量表：临床痴呆评定量表(CDR)和总体衰退量表(GDS)。③ 神经行为评定量表：痴呆行为障碍量表(DBD)、汉密尔顿抑郁量表(HAMD)、神经精神问卷(NPI)。④ 用于鉴别的量表：Hachinski 缺血量表。选用何种量表，如何评价测验结果，必须结合患者的临床表现和辅助检查结果综合得出判断。

4. **脑电图**　AD 的早期脑电图改变主要是波幅降低和 α 节律减慢。如有病前的基础脑电图作对比，对诊断有一定的价值。少数患者早期就有脑电图 α 波明显减少，甚至完全消失，随着病情进展，可逐渐出现较广泛的 θ 活动，以额、顶叶明显。晚期则表现为弥漫性慢波，典型表现是在普遍 θ 波的背景上重叠着 δ 波。

5. **基因检查**　有明确家族史的 AD 患者可进行 *APP*、*PS1*、*PS2* 基因检测，突变的发现有助于确诊。

6. **生物标志物检查**　随着 AD 研究的深入，生物标志物在 AD 诊断中的价值受到越来越广泛的关注。按照生物标志物在 AD 诊断中的作用可以分为：① 诊断标志物：主要包括脑脊液中 Aβ42、总 Tau 蛋白和磷酸化 Tau 蛋白，使用 Aβ 标记配体的 PET 检查，以及 *APP*、*PSEN1*、*PSEN2* 基因的致病突变。诊断标志物可用于 AD 的早期诊断和确诊。② 疾病进展标志物：主要包括脑结构 MRI 检查显示海马体积缩小或内侧颞叶萎缩以及氟脱氧葡萄糖 PET 检查，进展标志物可以用于监测 AD 的病情进展情况。按照生物标志物的病理生理学意义可以分为：反映 Aβ 沉积，包括脑脊液 Aβ42 水平和使用 Aβ 标记配体的 PET 成像；反映神经元损伤，包括脑脊液总 Tau 蛋白和磷酸化 Tau 蛋白水平、结构 MRI、氟脱氧葡萄糖 PET 成像、SPECT 灌注成像等。

【诊断策略】

应用最广泛的 AD 诊断标准是由美国国立神经病语言障碍卒中研究所和阿尔茨海默病及相关疾病学会(the National Institute of Neurological and Communicative Disorders and Stroke and the Alzheimer's Diseases and Related Disorders Associations,NINCDS‐ADRDA)1984 年制定,2011 年美国国立老化研究所和阿尔茨海默协会(National Institute of Aging and Alzheimer's Associations, NIA‐AA)对此标准进行了修订,制定了 AD 不同阶段的诊断标准,并推荐 AD 痴呆阶段和 MCI 期的诊断标准用于临床。

(一) AD 的诊断流程

1. **明确痴呆的诊断**　对于有严重认知障碍的患者,首先要建立痴呆的诊断。痴呆是一类综合征,当患者存在认知或精神症状,并符合以下特点时,可以考虑痴呆的诊断。

(1) 患者的症状影响到日常工作和生活。

(2) 较起病前的认知水平和功能下降。

(3) 排除谵妄和其他精神疾病(如抑郁症等)。

(4) 基于病史和客观的认知检查,判断患者存在认知损害。

(5) 以下认知域和精神症状至少有 2 项损害：① 学习和记忆新信息的能力。② 执行功能。③ 视空间能力。④ 语言功能。⑤ 存在人格、行为异常等精神症状。

2. **建立 AD 痴呆的诊断**　明确痴呆的诊断后,需要根据病史、全身体格检查、神经系统检查、神经心理评估、实验室和影像学检查进一步确定判断痴呆是否由 AD 引起,特别要注意排除一些可治性疾病。

NIA‐AA 标准将 AD 痴呆的诊断分为很可能的 AD 痴呆、可能的 AD 痴呆、伴 AD 病理生理标志物的很可能或可能的 AD 痴呆。前两种适用于几乎所有的医疗机构,第 3 个适用于开展了 AD 相关生物标志物检查的医学中心,目前主要用于科研。另外,还提到了病理生理学证实的 AD 痴呆 (表 71-1)。

表 71-1 AD 痴呆的诊断标准

诊　断	诊　断　依　据
很可能的 AD 痴呆	符合下述核心临床标准: ① 符合痴呆的诊断标准 ② 起病隐袭,症状在数月至数年内逐渐出现 ③ 患者主观报告或知情者观察得到明确的认知损害的病史 ④ 病史和查体中,起始和最突出的认知域受损常为记忆障碍,此外还应有一个认知域受损 ⑤ 排除脑血管病、路易体痴呆、额颞叶痴呆等其他疾病
可能的 AD 痴呆	符合以下情况之一: ① 病程不典型,符合上述核心临床标准中的①和④条,但认知障碍可呈突然发作、或病史不够详细,或客观认知下降的证据不充分 ② 病因不确定,满足上述 AD 核心临床标准的①～④条,但具有脑血管病、路易体痴呆等其他疾病的证据
伴 AD 病理生理标志物的很可能或可能的 AD 痴呆	在上述临床诊断的基础上,引入脑脊液和影像学标志物: ① 脑 Aβ 沉积的标志物:脑脊液 Aβ42 降低和 PETAβ 显像 ② 神经元损伤的生物标志物:脑脊液 Tau 蛋白升高、FDG-PET 显示颞顶叶皮质葡萄糖代谢下降和结构 MRI 显示颞叶基底部、内侧或外侧萎缩,顶叶内侧皮质萎缩 这些生物标志物的结果可以分为 3 类:明确阳性、明确阴性、不确定
病理生理学证实的 AD 痴呆	如果患者符合前述的 AD 痴呆的临床和认知标准,并用神经病理学检查证明了 AD 病理的存在,即可诊断为病理生理学证实的 AD 痴呆

(二) 鉴别诊断

1. 血管性痴呆　急性起病,偶可亚急性甚至慢性起病,症状波动性进展或阶梯性恶化,有神经系统定位体征,既往有高血压或动脉粥样硬化或糖尿病病史,可能有多次脑卒中史,影像学可发现多发的脑血管性病灶。越来越多的循证医学证据表明此类痴呆可能是老年期痴呆的重要原因。

2. 皮克病　早期出现人格、精神障碍,遗忘则出现较晚,影像学示额叶和颞叶脑萎缩,与阿尔茨海默病弥漫性脑萎缩不同。病理表现在新皮质和海马的神经细胞内出现银染性胞质内包涵体——皮克小体。

3. 路易体痴呆　表现为波动性认知功能障碍、反复发生的视幻觉和自发性锥体外系功能障碍等三主征。患者一般对镇静药异常敏感。

4. 老年人良性健忘症　神经心理学量表显示其近记忆力正常,无人格、精神障碍,且健忘经提醒可改善。

5. 抑郁症等精神障碍　有明显的抑郁倾向,表现心境恶劣,对各种事物缺乏兴趣,易疲劳无力,注意力难以集中而导致近记忆力减退,但抑郁症所致的所谓“假性痴呆”通常不是进行性的。患者抗抑郁治疗有效。

6. 轻度认知障碍　过去多认为是阿尔茨海默病的早期表现,目前认为是一独立疾病,患者一般仅有记忆障碍,无其他认知功能障碍。

7. **帕金森病**　合并锥体外系运动障碍症状,多巴类药物治疗有效。

8. **正常颅压脑积水**　表现为痴呆、步态不稳、尿失禁三联征。

9. **Creutzfeldt-Jakob 病**　急性或亚急性起病,迅速进行性智力丧失伴肌阵挛,脑电图在慢波背景上出现广泛双侧同步双相或三相周期性尖-慢复合波。

【治疗策略】

目前尚无特效的治疗方法,采取综合性治疗策略,包括药物治疗改善认知功能,对症治疗改善精神行为症状,良好的护理和支持治疗。

1. **认知障碍的治疗**　胆碱酯酶抑制剂为治疗轻、中度 AD 的一线药物。目前临床应用的主要为多奈哌齐、卡巴拉汀和加兰他敏。另外,有部分研究证实,多奈哌齐和卡巴拉汀对中、重度 AD 也有一定治疗效果。胆碱酯酶抑制剂除可改善 AD 患者认知功能和全面功能外,对 AD 的精神行为异常(特别是淡漠)也有一定效果,其对易激惹疗效相对较差。不良反应主要为胃肠道不适,如恶心、呕吐、腹泻,另外还可降低血压、减慢心率,因此,应用时应监测患者心率、血压情况。多数不良反应,如恶心等,多在用药 2～4 d 后逐渐减轻,通常不影响治疗。兴奋性氨基酸受体拮抗剂主要为美金刚,对中、重度 AD 疗效确切,可有效改善患者的认知功能、全面能力,还对妄想、激越等精神症状效果明显。有报告其对轻、中度 AD 也有一定效果。美金刚耐受性较好,偶有幻觉、意识模糊、头晕、头痛、疲倦等不良反应。

2. **控制精神行为症状**　首先积极寻找精神症状的诱因或加重因素,在此基础上优先采用一些非药物或药物手段去除诱因。对症治疗方面,改善 AD 痴呆认知功能的药物均有一定改善精神症状的作用。如果非药物治疗和改善认知的药物治疗后患者仍有较严重的精神症状,可考虑以下药物治疗。

抗精神病药主要为非典型抗精神病药,对幻觉、妄想等症状有效。但可能增加心脑血管事件、肺部感染等不良事件。因此应小剂量应用,症状控制后尽早减量或停用。抗抑郁药主要为选择性5-羟色胺再摄取抑制剂,较传统的三环类抗抑郁药的不良反应少。苯二氮䓬类药物用于治疗 AD 患者焦虑、激惹和睡眠障碍。药品的选择一般根据患者除睡眠障碍和焦虑、激越外是否还存在其他症状而定。如患者同时有严重的精神病性疾病,可在睡前予抗精神病药物;如抑郁和睡眠障碍并存,可选择镇静作用较强的抗抑郁药如米氮平;如果为较单纯的睡眠障碍和焦虑、激越,可使用苯二氮䓬类药物。

3. **其他治疗**　认知刺激和康复治疗虽然缺乏较强的证据支持,但有研究证实其有助于改善认知和功能状态。职业治疗可以改善患者功能状态,减轻照料者负担。除关注对 AD 痴呆患者的综合管理外,应对患者坚持随访,至少每 3～6 个月随访 1 次,对治疗进行评估,以及时调整治疗方案。

(孟新玲)

第七十二章　脊髓亚急性联合变性

导学

1. 掌握：脊髓亚急性联合变性的病因、临床表现、诊断依据与鉴别诊断要点、治疗原则。

2. 熟悉：脊髓亚急性联合变性的发病机制、病理生理特点、辅助检查特点、病情评估、常用治疗药物种类。

3. 了解：脊髓亚急性联合变性的流行病学、预后和预防。

脊髓亚急性联合变性(subacute combined degeneration of the spinal cord, SCD)是由于维生素 B_{12} 的摄入、吸收、结合、转运或代谢障碍导致体内含量不足而引起的中枢和周围神经系统变性的疾病。病变主要累及脊髓后索、侧索及周围神经等，临床表现为双下肢深感觉缺失、感觉性共济失调、痉挛性瘫痪及周围性神经病变等，常伴有贫血的临床征象。

【病因及发病机制】

本病与维生素 B_{12} 缺乏有关。维生素 B_{12} 是 DNA 和 RNA 合成时必需的辅酶，也是维持髓鞘结构和功能所必需的一种辅酶，若缺乏则导致核蛋白的合成不足，从而影响中枢神经系统的甲基化，造成髓鞘脱失、轴突变性而致病。因维生素 B_{12} 还参与血红蛋白的合成，本病常伴有恶性贫血。由于叶酸代谢和维生素的代谢相关，叶酸缺乏也可产生相应症状及体征。

【病理及病理生理】

病变主要在脊髓的后索和椎体束，严重时大脑白质、视神经和周围神经可不同程度受累。大脑可见轻度萎缩，常见周围神经病变，可为髓鞘脱失和轴突变性。脊髓切面显示白质脱髓鞘样改变。镜下可见髓鞘肿胀，空泡形成及轴突变性。起初病变散在分布，以后融合成海绵状坏死灶伴有不同程度的胶质细胞增生。患者可出现双下肢无力、步态不稳、步基增宽、不完全性痉挛性瘫痪、精神异常、认知功能减退等。

【临床表现】

(1) 多在中年以后起病，男女无明显差异，隐匿起病，缓慢进展。

(2) 早期多有贫血、倦怠、腹泻和舌炎等病史，伴血清维生素 B_{12} 减低，常先于神经系统症状出现。神经症状为双下肢无力、发硬和双手动作笨拙、步态不稳、踩棉花感，可见步态蹒跚、步基增宽，龙贝格征阳性等。随后出现手指、足趾末端对称性持续刺痛、麻木和烧灼感等。检查双下肢振动觉、位置觉障碍，以远端明显；肢端感觉客观检查多正常，少数患者有手套-袜套样感觉减退。有些患者曲颈时出现脊背向下放射的触电感(Lhermitte征)。

(3) 双下肢可呈不完全性痉挛性瘫痪,表现为肌张力增高、腱反射亢进和病理征阳性,如周围神经病变较重时,则表现为肌张力减低、腱反射减弱,但病理征常为阳性。少数患者可见视神经萎缩及中心暗点,提示大脑白质与视神经广泛受累,很少波及其他脑神经。括约肌障碍出现较晚。

(4) 可见精神异常如激惹、抑郁、幻觉、精神错乱、类偏执狂倾向,认知功能减退甚至痴呆。

【辅助检查】

1. 周围血象及骨髓涂片检查　提示巨细胞低色素性贫血,血网织红细胞数减少,维生素 B_{12} 含量减低(正常值 $220\sim940$ pg/ml),注射维生素 B_{12} 1 000 μg/d,10 d 后网织红细胞增多有助于诊断。血清维生素 B_{12} 含量正常者应做希林试验(口服放射性核素[57]钴标记维生素 B_{12},测定其在尿、便中的排泄量),可发现维生素 B_{12} 吸收障碍。

2. 胃液分析　注射组胺后作胃液分析,可发现抗组胺性胃酸缺乏。

3. 脑脊液检查　多正常,少数可有轻度蛋白增高。

4. MRI　可提示脊髓病变部位,呈条形、点片状病灶,T1 低信号,T2 高信号。

【诊断策略】

(一) 诊断依据

根据缓慢隐匿起病,出现脊髓后索、侧索及周围神经损害的症状和体征,血清中维生素 B_{12} 缺乏,有恶性贫血者不难诊断。如诊断不明确,可行试验性治疗来辅助诊断:血清维生素 B_{12} 缺乏伴血清中甲基丙二酸异常增加的患者,如给予维生素 B_{12} 治疗后血清中甲基丙二酸降至正常,则支持诊断。

(二) 鉴别诊断

1. 非恶性贫血型联合系统变性(combined system disease of non-pernicious anemia type)　非恶性贫血型联合系统变性是一种累及脊髓后索和侧索的内生性脊髓疾病,与恶性贫血无关。本综合征与亚急性联合变性的区别在于整个病程中皮质脊髓束的损害较后索损害出现早且明显,进展缓慢,其有关病理和病因所知甚少。

2. 脊髓压迫症　脊髓压迫症多有神经根痛和感觉障碍平面。脑脊液动力学试验呈部分梗阻和完全梗阻,脑脊液蛋白升高,椎管造影及 MRI 检查可作鉴别。

3. 多发性硬化　亚急性起病,可有明显的缓解复发交替病史,一般不伴有对称性周围神经损害。首发症状多为视力减退,可有眼球震颤、小脑体征、锥体束征等,MRI、脑干诱发电位有助于鉴别。

4. 周围神经病　可类似脊髓亚急性联合变性中的周围神经损害,但无病理征,亦无后索和侧索的损害表现,无贫血及维生素 B_{12} 缺乏的证据。

(三) 诊断思路

脊髓亚急性联合变性诊断思路如图(图 72-1)。

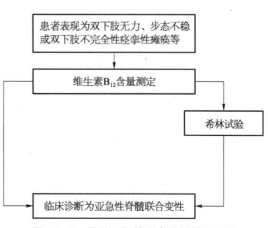

图 72-1　脊髓亚急性联合变性诊断思路

【治疗策略】

该病早期诊断并及时治疗是改善本病预后的关键,如能在起病3个月内积极治疗,多数可完全恢复;若充分治疗6个月至1年仍有神经功能障碍,则难以恢复。如不治疗,神经系统症状会持续加重,甚至可能死亡。

1. **病因治疗**　纠正或治疗导致维生素 B_{12} 缺乏的原发病因和疾病,如纠正营养不良,改善膳食结构,给予 B 族维生素的食物,如粗粮、蔬菜和动物肝脏,并应戒酒;治疗肠炎、胃炎等导致吸收障碍的疾病。

2. **药物治疗**

(1) 一旦确诊或拟诊本病应立即给予大剂量维生素 B_{12} 治疗,否则会发生不可逆性神经损伤,常用剂量为 $500\sim1000\ \mu g/d$,肌内注射,连续 $2\sim4$ 周;然后相同剂量,每周 $2\sim3$ 次;连续 $2\sim3$ 个月后改为 $500\ \mu g$ 口服,每日 2 次,总疗程 6 个月。维生素 B_{12} 吸收障碍患者需终生用药,合用维生素 B_1 和维生素 B_6 等效果更佳;无须加大维生素 B_{12} 剂量,因并不能加快神经恢复。

(2) 贫血患者用铁剂,如硫酸亚铁 $0.3\sim0.6\ g$ 口服,每日 3 次;或 10% 枸橼酸铁胺溶液 10 ml 口服,每日 3 次;有恶性贫血者,建议叶酸每次 $5\sim10$ mg 与维生素 B_{12} 共同使用,每日 3 次。不宜单独应用叶酸,否则会导致神经精神症状加重。

(3) 胃液中缺乏游离胃酸的萎缩性胃炎患者,可用胃蛋白酶合剂或饭前服稀盐酸合剂 10 ml,每日 3 次。

3. **康复治疗**　加强瘫痪肢体的康复锻炼,辅以针灸、理疗等。

(纪孝伟)

第七十三章 重症肌无力

导学

1. 掌握：重症肌无力的病因、临床表现、诊断依据与鉴别诊断要点、治疗原则。

2. 熟悉：重症肌无力的发病机制、病理生理特点、辅助检查特点、病情评估、常用治疗药物种类。

3. 了解：重症肌无力的流行病学、预后和预防。

重症肌无力(myasthenia,MG)是一种神经-肌肉接头传递功能障碍的获得性自身免疫性疾病。主要由于神经-肌肉接头突触后膜上 AChR 受损引起。临床主要表现为部分或全身骨骼肌无力和极易疲劳,活动后症状加重,经休息和胆碱酯酶抑制剂(cholinesterase inhibitors,ChEI)治疗后症状减轻。发病率为(8~20)/10 万,患病率为 50/10 万,本病可见于任何年龄,小至数月,大至 70~80 岁。发病年龄有两个高峰:20~40 岁发病者女性多于男性,约为 3:2;40~60 岁发病者以男性多见,多合并胸腺瘤。少数患者有家族史。我国南方发病率较高。

【病因及发病机制】

重症肌无力患者胸腺有与其他自身免疫病相似的改变,80% 患者有胸腺肥大,淋巴滤泡增生,10%~20% 的患者有胸腺瘤。胸腺切除后 70% 患者的临床症状可得到改善或痊愈。患者常合并甲状腺功能亢进、甲状腺炎、系统性红斑狼疮、类风湿关节炎和天疱疮等其他自身免疫性疾病。常见诱因有感染、手术、精神创伤、全身性疾病、过度疲劳、妊娠、分娩等,有时甚至可以诱发重症肌无力危象。

重症肌无力的发病机制与自身抗体介导的突触后膜 AChR 损害有关。研究表明重症肌无力是一种主要累及神经-肌肉接头突触后膜 AChR 的自身免疫性疾病,主要由 AChR 抗体介导,在细胞免疫和补体参与下突触后膜的 AChR 被大量破坏,不能产生足够的终板电位,导致突触后膜传递功能障碍而发生肌无力。骨骼肌烟碱型 AChR 分子量为 250 kD。由 α、β、γ、δ 4 种同源亚单位构成五聚体(α_2、β、γ、δ)跨膜糖蛋白,α 亚单位上有一个与 ACh 结合的特异结合部位,也是 AChR 抗体的结合位点。AChR 抗体是一种多克隆抗体,主要成分为 IgG,10% 为 IgM。直接封闭抗体可以直接竞争性抑制 ACh 与 AChR 的结合;间接封闭抗体可以干扰 ACh 与 AChR 结合。细胞免疫在 MG 的发病中也发挥一定的作用,MG 患者周围血中辅助性 T 细胞增多,抑制性 T 细胞减少,造成 B 细胞活性增强而产生过量抗体。AChR 抗体与 AChR 的结合还可以通过激活补体而使 AChR 降解和结构改变,导致突触后膜上的 AChR 数量减少。最终,神经-肌肉接头的传递功能发生障碍,当连续的神经冲动到来时,不能产生引起肌纤维收缩的动作电位,从而在临床上表现为易疲劳的肌无力。

引起重症肌无力免疫应答的始动环节仍不清楚。一种可能是神经-肌肉接头处 AChR 的免疫原性改变。另一种可能是"分子模拟"发病机制。由于几乎所有的重症肌无力患者都有胸腺异常，并且增生的胸腺中的 B 细胞可产生 AChR 抗体，T 细胞可与 AChR 反应，故推断胸腺可能是诱发免疫反应的起始部位。正常时胸腺是使 T 细胞成熟的免疫器官，T 细胞可以介导免疫耐受以免发生自身免疫反应。胸腺中存在肌样细胞，具有横纹，并与肌细胞存在共同抗原 AChR。推测在一些特定的遗传素质个体中，由于病毒或其他非特异性因子感染后，导致"肌样细胞"的 AChR 构型发生某些变化，成为新的抗原并刺激免疫系统产生 AChR 抗体，它既可与"肌样细胞"上的 AChR 相作用，又可与骨骼肌突触后膜上的 AChR（交叉反应）相作用。增生的胸腺的 B 细胞还可产生 AChR 抗体并随淋巴系统循环流出胸腺，通过体循环到达神经-肌肉接头与突触后膜的 AChR 发生抗原抗体反应。AChR 抗体的 IgG 也可由周围淋巴器官和骨髓产生。另外，家族性重症肌无力的发现以及其与人类白细胞抗原（human leukocyte antigen, HLA）的密切关系提示重症肌无力的发病与遗传因素有关。

【病理及病理生理】

神经-肌肉接头突触间隙加宽，突触后膜褶皱变浅并且数量减少，免疫电镜可见突触后膜崩解，其上 AChR 明显减少并且可见 IgG - C3 - AChR 结合的免疫复合物沉积等。肌纤维有时可见凝固、坏死、肿胀。少数患者肌纤维和小血管周围可见淋巴细胞浸润，称为"淋巴溢"。患者可出现肌肉收缩无力、肌萎缩，临床表现为受累骨骼肌病态疲劳等，甚至发生肌无力危象。

【临床表现】

1. 受累骨骼肌病态疲劳　肌肉连续收缩后出现严重无力甚至瘫痪，休息后症状减轻。肌无力于下午或傍晚因劳累后加重，晨起或休息后减轻，此种波动现象称之为"晨轻暮重"。

2. 受累肌的分布和表现　全身骨骼肌均可受累，多以脑神经支配的肌肉最先受累。肌无力常从一组肌群开始，范围逐步扩大。首发症状为一侧或双侧眼外肌麻痹，如上睑下垂，斜视和复视，重者眼球运动明显受限，甚至眼球固定，但瞳孔括约肌不受累。面部肌肉和口咽肌受累时出现表情淡漠、苦笑面容；连续咀嚼无力、饮水呛咳、吞咽困难；说话带鼻音、发音障碍。累及胸锁乳突肌和斜方肌时则表现为颈软、抬头困难、转项、耸肩无力。四肢肌肉受累以近端无力为重，表现为抬肩、梳头、上楼困难，腱反射通常不受影响，感觉正常。

3. 重症肌无力危象　指呼吸肌受累时出现咳嗽无力甚至呼吸困难，需用呼吸机辅助通气，是致死的主要原因。口咽肌无力和呼吸肌乏力者易发生危象，诱发因素包括呼吸道感染、手术（包括胸腺切除术）、精神紧张、全身疾病等。心肌偶可受累，可引起突然死亡。大约 10% 的重症肌无力出现危象。

4. 胆碱酯酶抑制剂治疗有效　这是重症肌无力一个重要的临床特征。

5. 病程特点　起病隐匿，整个病程有波动，缓解与复发交替。晚期患者休息后不能完全恢复。多数病例迁延数年至数十年，靠药物维持。少数病例可自然缓解。

【辅助检查】

1. 重复神经电刺激（repeating nerve electric stimulation, RNES）　为常用的具有确诊价值的检查方法。应在停用新斯的明 17 h 后进行，否则可出现假阴性。方法为以低频（3～5 Hz）和高频

(10 Hz以上)重复刺激尺神经、正中神经和副神经等运动神经。MG典型改变为动作电位波幅第5波比第1波在低频刺激时递减10%以上或高频刺激时递减30%以上。90%的重症肌无力患者低频刺激时为阳性,且与病情轻重相关。

2. 单纤维肌电图(single fibre electromyography,SFEMG) 通过特殊的单纤维针电极测量并判断同一运动单位内的肌纤维产生动作电位的时间是否延长来反映神经-肌肉接头处的功能,此病表现为间隔时间延长。

3. AChR抗体滴度的检测 对重症肌无力的诊断具有特征性意义。85%以上全身型重症肌无力患者的血清中AChR抗体浓度明显升高,但眼肌型患者AChR抗体升高可不明显,且抗体滴度的高低与临床症状的严重程度并不完全一致。

4. 胸腺CT、MRI检查 可发现胸腺增生和肥大。

5. 其他检查 血、尿、脑脊液检查正常。常规肌电图检查基本正常。神经传导速度正常。5%重症肌无力患者有甲状腺功能亢进,表现为T_3、T_4升高。部分患者抗核抗体和甲状腺抗体阳性。

【诊断策略】

(一)诊断依据

MG患者受累肌肉的分布与某一运动神经受损后出现肌无力不相符合,临床特点为受累肌肉在活动后出现疲劳无力,经休息或胆碱酯酶抑制剂治疗可以缓解,肌无力表现为“晨轻暮重”的波动现象。结合药物试验、肌电图以及免疫学等检查的典型表现可以作出诊断。另外,还应该行胸腺CT、MRI检查确定有无胸腺增生或胸腺瘤,并根据病史、症状、体征和其他免疫学检查明确是否合并其他自身免疫疾病。下述试验有助于MG的诊断。

1. 疲劳试验(Jolly试验) 嘱患者持续上视出现上睑下垂或两臂持续平举后出现上臂下垂,休息后恢复则为阳性。

2. 抗胆碱酯酶药物试验

(1) 新斯的明(neostigmine)试验:新斯的明0.5~1 mg肌内注射,20 min后肌无力症状明显减轻者为阳性。可同时注射阿托品0.5 mg以对抗新斯的明的毒蕈碱样反应(瞳孔缩小、心动过缓、流涎、多汗、腹痛、腹泻和呕吐等)。

(2) 依酚氯铵(tensilon)试验:依酚氯铵10 mg用注射用水稀释至1 ml,静脉注射2 mg,观察20 s,如无出汗、唾液增多等不良反应,再给予8 mg,1 min内症状好转为阳性,持续10 min后又恢复原状。

(二)鉴别诊断

1. 兰伯特-伊顿综合征 为一组自身免疫性疾病,其自身抗体的靶器官为周围神经末梢突触前膜的钙离子通道和ACh囊泡释放区。多见于男性,约2/3患者伴发癌肿,尤其是燕麦细胞型支气管肺癌,也可伴发其他自身免疫性疾病。临床表现为四肢近端肌无力,需与重症肌无力鉴别。此病患者虽然活动后即感疲劳,但短暂用力收缩后肌力反而增强,而持续收缩后又呈疲劳状态,脑神经支配的肌肉很少受累。另外,约半数患者伴有自主神经症状,出现口干、少汗、便秘、阳痿。新斯的明试验可阳性,但不如重症肌无力敏感;神经低频重复刺激时波幅变化不大,但高频重复刺激波幅增高可达200%以上;血清AChR抗体阴性;用盐酸胍治疗可使ACh释放增加而使症状改善。这些特征可与重症肌无力鉴别。

2. 肉毒杆菌中毒 肉毒杆菌作用在突触前膜阻碍了神经-肌肉接头的传递功能,临床表现为对称性脑神经损害和骨骼肌瘫痪。但患者多有肉毒杆菌中毒流行病学史,新斯的明试验或依酚氯铵试验阴性。

3. 肌营养不良　多数隐匿起病,症状无波动,病情逐渐加重,肌萎缩明显,血肌酶明显升高,新斯的明试验阴性,抗胆碱酯酶药治疗无效。

4. 延髓麻痹　因延髓发出的后组脑神经受损出现咽喉肌无力表现,但多有其他神经定位体征,病情进行性加重无波动,疲劳试验和新斯的明试验阴性,抗胆碱酯酶药治疗无效。

5. 多发性肌炎　表现为四肢近端肌无力,多伴有肌肉压痛,无晨轻暮重的波动现象,病情逐渐进展,血清肌酶明显增高。新斯的明试验阴性,抗胆碱酯酶药治疗无效。

(三) 病情评估

1. 成年型(Osserman 分型)

(1) Ⅰ型(眼肌型)(15%~20%):病变仅限于眼外肌,出现上睑下垂和复视。

(2) ⅡA型(轻度全身型)(30%):可累及眼、面、四肢肌肉,生活多可自理,无明显咽喉肌受累。

(3) ⅡB型(中度全身型)(25%):四肢肌群受累明显,除伴有眼外肌麻痹外,还有较明显的咽喉肌无力症状,如说话含糊不清、吞咽困难、饮水呛咳、咀嚼无力,但呼吸肌受累不明显。

(4) Ⅲ型(急性重症型)(15%);急性起病,常在数周内累及延髓肌、肢带肌、躯干肌和呼吸肌,肌无力严重,有重症肌无力危象,需做气管切开,病死率较高。

(5) Ⅳ型(迟发重症型)(10%):病程达 2 年以上,常由Ⅰ、ⅡA、ⅡB型发展而来,症状同Ⅲ型,常合并胸腺瘤,预后较差。

(6) Ⅴ型(肌萎缩型):少数患者肌无力伴肌萎缩。

2. 儿童型　约占我国重症肌无力患者的 10%,大多数病例仅限于眼外肌麻痹,双眼睑下垂可交替出现呈拉锯状。约 1/4 病例可自然缓解,仅少数病例可累及全身骨骼肌。

(1) 新生儿型:约有 10% 的 MG 孕妇可将 AChR 抗体 IgG 经胎盘传给胎儿,患儿出生后即哭声低、吸吮无力、肌张力低、动作减少。经治疗多在 1 周至 3 个月缓解。

(2) 先天性肌无力综合征:出生后短期内出现持续的眼外肌麻痹,常有阳性家族史,但其母亲未患 MG。

3. 少年型　多在 10 岁后发病,多为单纯眼外肌麻痹,部分伴吞咽困难及四肢无力。

(四) 诊断思路

重症肌无力诊断思路见图(图 73-1)。

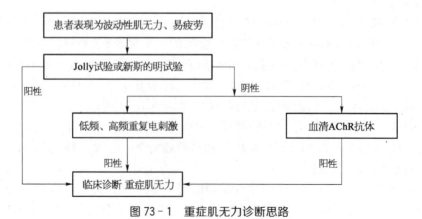

图 73-1　重症肌无力诊断思路

【治疗策略】

(一) 胸腺治疗

(1) 胸腺切除：可去除患者自身免疫反应的始动抗原,减少参与自体免疫反应的 T 细胞、B 细胞和细胞因子。适用于伴有胸腺肥大和高 AChR 抗体效价者;伴胸腺瘤的各型重症肌无力患者;年轻女性全身型 MG 患者;对抗胆碱酯酶药治疗反应不满意者。约 70% 的患者术后症状缓解或治愈。

(2) 胸腺放射治疗：对不适于做胸腺切除者可行胸腺深部 ^{60}Co 放射治疗。

(二) 药物治疗

1. **胆碱酯酶抑制剂**　通过抑制胆碱酯酶,减少 ACh 的水解,改善神经-肌肉接头间的传递,增加肌力。应从小剂量开始,逐步加量,以能维持日常起居为宜。辅助药如氯化钾、麻黄碱可加强胆碱酯酶抑制的作用。

(1) 溴吡斯的明(pyridostigmine bromide)：成人每次口服 60～120 mg,每日 3～4 次。应在饭前 30～40 min 服用,口服 2 h 达高峰,作用时间为 6～8 h,作用温和、平稳,不良反应小。

(2) 溴新斯的明(neostigmine bromide)：成人每次口服 15～30 mg,每日 3～4 次。可在餐前 15～30 min 服用,释放快,30～60 min 达高峰,作用时间为 3～4 h,不良反应为毒蕈碱样反应,可用阿托品对抗。

2. **肾上腺皮质激素**　可抑制自身免疫反应,减少 AChR 抗体的生成及促使运动终板再生和修复,改善神经-肌内接头的传递功能。适用于各种类型的 MG。

(1) 冲击疗法：适用于住院危重病例、已用气管插管或呼吸机者。甲泼尼龙 1 000 mg 静脉滴注,每日 1 次,连续 3～5 d,随后地塞米松 10～20 mg 静脉滴注,每日 1 次,连用 7～10 d。临床症状稳定改善后,停用地塞米松,改为泼尼松 60～100 mg 隔日顿服。当症状基本消失后,逐渐减量至 5～15 mg 长期维持,至少 1 年以上。若病情波动,则需随时调整剂量。也可一开始就口服泼尼松每日 60～80 mg,2 周后症状逐渐缓解,常于数月后疗效达高峰,然后逐渐减量。大剂量类固醇激素治疗初期可使病情加重,甚至出现危象,应予注意。

(2) 小剂量递增法：从小剂量开始,隔日每晨顿服泼尼松 20 mg,每周递增 10 mg,直至隔日每晨顿服 60～80 mg,待症状稳定改善 4～5 d 后,逐渐减量至隔日 5～15 mg 维持数年。此法可避免用药初期病情加重。

长期应用激素者应注意激素的不良反应如：胃溃疡出血、血糖升高、库欣综合征、股骨头坏死、骨质疏松等。

3. **免疫抑制剂**　适用于对肾上腺糖皮质激素疗效不佳或不能耐受,或因有高血压、糖尿病、溃疡病而不能用肾上腺糖皮质激素者。应注意药物不良反应如：周围血白细胞、血小板减少,脱发,胃肠道反应,出血性膀胱炎,肝、肾功能受损等。

(1) 环磷酰胺：成人口服每次 50 mg,每日 2～3 次,或 200 mg,每周 2～3 次静脉注射。儿童口服 3～5 mg/(kg·d)。

(2) 硫唑嘌呤：口服每次 25～100 mg,每日 2 次,用于类固醇激素治疗不佳者。

(3) 环孢素 A：对细胞免疫和体液免疫均有抑制作用,减少 AChR 抗体生成。口服 6 mg/(kg·d),疗程 12 个月。不良反应有肾小球局部缺血坏死、恶心、心悸等。

4. **禁用和慎用药物**　氨基糖苷类抗生素、新霉素、多黏菌素、巴龙霉素等可加重神经-肌肉接头传递障碍;奎宁、奎尼丁等药物可以降低肌膜兴奋性;另外吗啡、地西泮、苯巴比妥、苯妥英钠、普萘洛尔等药物也应禁用或慎用。

(三) 血浆置换

通过正常人血浆或血浆代用品置换患者血浆,能清除 MG 患者血浆中 AChR 抗体、补体及免疫复合物。每次交换量为 2 000 ml 左右,每周 1～3 次,连用 3～8 次。起效快,但疗效持续时间短,仅维持 1 周至 2 个月,随抗体水平增高而症状复发且不良反应大,仅适用于危象和难治性重症肌无力。

(四) 大剂量静脉注射免疫球蛋白

外源性 IgG 可以干扰 AChR 抗体与 AChR 的结合从而保护 AChR 不被抗体阻断。IgG 0.4 g/(kg·d)静脉滴注,5 d 为 1 个疗程,作为辅助治疗缓解病情。

(五) 危象的处理

危象指 MG 患者在某种因素作用下突然发生严重呼吸困难,甚至危及生命。需紧急抢救。危象分三种类型:

1. 肌无力危象(myasthenic crisis) 为最常见的危象,疾病本身发展所致,多由于抗胆碱酯酶药量不足。如注射依酚氯铵或新斯的明后症状减轻则可诊断。

2. 胆碱能危象(cholinergic crisis) 非常少见,由于抗胆碱酯酶药物过量引起,患者肌无力加重,并且出现明显胆碱酯酶抑制剂的不良反应如肌束颤动及毒蕈碱样反应。可静脉注射依酚氯铵 2 mg,如症状加重则应立即停用抗胆碱酯酶药物,待药物排除后可重新调整剂量。

3. 反拗危象(brittle crisis) 由于对抗胆碱酯酶药物不敏感而出现严重的呼吸困难,依酚氯铵试验无反应,此时应停止抗胆碱酯酶药,对气管插管或切开的患者可采用大剂量类固醇激素治疗,待运动终板功能恢复后再重新调整抗胆碱酯酶药物剂量。

危象是重症肌无力患者最危急的状态,病死率曾为 15.4%～50%,随治疗进展病死率已明显下降。不论何种危象,均应注意确保呼吸道通畅,当经早期处理病情无好转时,应立即进行气管插管或气管切开,应用人工呼吸器辅助呼吸;停用抗胆碱酯酶药物以减少气管内的分泌物;选用有效、足量和对神经-肌肉接头无阻滞作用的抗生素积极控制肺部感染;给予静脉药物治疗如皮质类固醇激素或大剂量丙种球蛋白;必要时采用血浆置换。

(纪孝伟)

第七十四章　精神性疾病

导学

1. 掌握：心境障碍与神经症的病因、临床表现、诊断依据与鉴别诊断要点、治疗原则。

2. 熟悉：心境障碍与神经症的发病机制、常用治疗药物种类。

3. 了解：心境障碍与神经症的流行病学、量表评估。

精神障碍(mental disorders)是一类具有诊断意义的精神方面的问题,特征为认知、情绪、行为等方面的改变,可伴有痛苦体验和(或)功能损害。传统上,精神障碍根据有无所谓的器质性因素分为"器质性"精神障碍(如脑炎、慢性脏器衰竭所致的精神障碍)和"功能性"精神障碍,后者又分为重性精神障碍(即精神病性障碍,如精神分裂症)和轻性精神障碍(如焦虑症、应激所致的精神障碍)。

第一节　心境障碍

心境障碍(mood disorder),又称情感性精神障碍(affective disorder),是以明显而持久的心境或情感高涨或低落为主要临床特征的一组精神障碍,并伴有相应的思维和行为改变。心境障碍首次发病年龄多在16~30岁,常表现为一组症状和体征,持续几周或几个月,导致患者生活和社会功能改变,且易呈周期性或循环性复发。可分为抑郁发作、躁狂发作、双相心境障碍、持续性心境障碍。

由于疾病定义、诊断标准、流行病学调查方法和工具等因素影响,全球不同国家和地区所报道的患病率有所不同。WHO有关全球疾病总负担的统计显示：1990年抑郁障碍和双相情感障碍分别排在第5位和第18位,抑郁障碍与自杀相加占5.9%,上升至第2位。预计到2020年抑郁障碍的疾病负担将上升至第2位,位列冠心病之后。我国的调查数据显示：1990年抑郁障碍和双相情感障碍分别列第2位和第12位。

【病因及发病机制】

本病的病因尚不十分清楚,研究资料提示心境障碍的发生与遗传因素、神经生化因素及心理社会因素有关。

1. 遗传因素　在心境障碍的发病中遗传学因素具有重要作用,而遗传方式有多种假说,尚无定论,目前倾向于多基因遗传模式。

(1) 家系研究:心境障碍患者中,有家族史者占 30%～41.8%,即心境障碍患者生物学亲属的患病风险明显增加。心境障碍先证者亲属患本病的概率为一般人群的 10～30 倍,血缘关系越近,患病概率也越高,并且有早期遗传现象(anticipation)。

(2) 双生子研究与寄生子研究:国外研究发现单卵双生子同病率为 56.7%,而双卵双生子为 12.9%。虽然不同研究报道的同病率各不相同,但每个研究几乎均发现单卵双生子同病率显著高于异卵双生子,由此提示遗传因素占有重要地位。患有心境障碍的寄养子,其亲生父母患病率为 31%,而其养父母的患病率只有 12%,说明该病发病中遗传因素的影响要远甚于环境因素。

(3) 分子遗传学研究:心境障碍的疾病基因或易感基因尚无定论,仍需进一步深入研究。目前针对本病候选基因研究包括酪氨酸羟化酶基因、多巴胺受体基因、多巴胺转运体基因、多巴胺 β 羟化酶基因、5-羟色胺(5-HT)受体基因、单胺氧化酶(MAO)基因等,但尚未证实上述基因与本病具有明确相关性。

2. 神经生化因素　一些来自精神药理学研究资料和神经递质代谢研究的证据认为心境障碍的发生可能与中枢神经递质代谢异常及相应受体功能改变有关。目前关于神经生化因素与心境障碍的发生主要有以下几种假说:5-HT 假说、去甲肾上腺素(NE)假说和多巴胺(DA)假说。其中 5-HT 假说认为 5-HT 功能活动降低可能与抑郁发作有关,而 5-HT 功能活动增高可能与躁狂发作有关;NE 假说认为 NE 功能活动降低可能与抑郁发作有关,NE 功能活动增高可能与躁狂发作有关;DA 假说认为 DA 功能活动降低可能与抑郁发作有关,DA 功能活动增高可能与躁狂发作有关。有研究显示上述神经递质相应受体功能的改变以及受体后信号转导系统的改变也参与了心境障碍的发病。

3. 神经内分泌功能改变　许多研究发现,心境障碍患者存在下丘脑—垂体—肾上腺轴(HPA)、下丘脑—垂体—甲状腺轴(HPT)、下丘脑—垂体—生长素轴(HPGH)的功能异常,特别是 HPA 功能异常。有研究发现:部分抑郁发作患者的血浆皮质醇分泌增多,而且分泌昼夜节律改变,无晚间自发性皮质醇分泌抑制,地塞米松不能抑制皮质醇分泌。通过对重度抑郁发作患者的脑脊液发现其促皮质激素释放激素(CRH)的含量增加,因此提示抑郁发作 HPA 功能异常的基础是 CRH 分泌增多。

4. 脑电生理改变　有关脑电图的研究发现,抑郁发作时多为低 α 频率,躁狂发作时多见高 α 频率或出现高幅慢波。睡眠脑电图研究发现,抑郁发作患者总的睡眠时间减少,觉醒次数增多,REM 潜伏期缩短,且与抑郁严重程度呈正相关。

5. 神经影像改变　头部 CT 研究发现,心境障碍患者脑室较对照组增大;头部 MRI 发现抑郁发作患者海马、额叶皮质、杏仁核、腹侧纹状体等可见萎缩;功能影像学研究发现抑郁发作患者左侧额叶、左侧前扣带回局部脑血流量(rCBF)降低。

6. 心理社会因素　应激性生活事件与心境障碍的发生,特别是与抑郁发作的关系较为密切。抑郁发作前多有促发生活事件发生。常见负性生活事件包括丧偶、离婚、婚姻不和谐、失业、严重躯体疾病、家庭成员患重病或突然病故等,上述负性生活事件均可导致抑郁发作。

【临床表现】

(一) 抑郁发作

抑郁发作(depressive episode),又称为抑郁障碍、内源性抑郁,是各种原因引起的以心情低落为主要症状一种疾病,发作至少持续 2 周以上,是常见的情感障碍。抑郁发作的临床表现可分为核心症状、心理症状群与躯体症状群 3 个方面。

1. **核心症状**　表现为情绪低落、兴趣和愉快感丧失、精力下降。

2. **心理症状群**　自信心丧失,过度自责和不当负罪感,反复出现自杀的想法或行为,也可出现精神病性症状(如幻觉或妄想)、认知症状(如注意力、记忆力下降)以及自知力受损等症状。

3. **躯体症状群**　可出现睡眠紊乱、食欲紊乱、性功能减退、非特异性躯体症状等,有晨重夜轻的表现。非特异性躯体症状包括头部或全身疼痛、心慌气短乃至胸前区疼痛、胃肠道功能紊乱、周身不适、尿频等。晨重夜轻是指情绪在晨间加重,往往是清晨一睁眼就开始为新一日忧虑,无法自拔,在下午和晚间则有所减轻。此症状是内源性抑郁发作的典型表现形式之一。

(二) 躁狂发作

躁狂发作(manic episode)的典型临床表现为情感高涨、思维奔逸、意志行为增强"三高"症状,可伴有夸大观念或妄想、冲动行为等。症状至少持续 1 周,伴有不同程度的社会功能损害,可给自己或他人造成危险或不良后果。躁狂发作可反复发作,也可能一生仅发作一次。

1. **情感高涨**　情感高涨是躁狂的主要原发症状,可表现为自我感觉良好,主观体验特别愉快,热情乐观,与环境协调,后期多转化为易激惹。

2. **思维奔逸**　思维奔逸是指思维联想速度加快,思维内容丰富多变,自觉脑子聪明,反应敏捷,语量大、语速快,常伴有夸大观念或妄想,持续时间短暂。

3. **意志行为增强**　多表现为协调性精神运动性兴奋,即内心体验、行为方式与外界环境相协调。精力旺盛、喜交往、行为动作明显增多,可有冲动行为,做事虎头蛇尾,一事无成。

4. **伴随症状**　多伴有睡眠需要减少,终日奔波而不知疲倦;性欲亢进;有时可因过度活动而入量不足导致虚脱。

谵妄性躁狂是躁狂的一种极端状态,混合性发作时躁狂发作的同时伴有抑郁症状。

(三) 双相心境障碍

双相心境障碍又称为双相情感障碍,简称双相障碍(bipolar disorder, BPD),指既有躁狂或轻躁狂发作,又有抑郁发作的一类心境障碍。其临床症状是兼有心境高涨和低落两极性特点,发作间期通常完全缓解,患者心境在正常、高涨(躁狂发作)和低落(抑郁发作)之间往返摆动,因而其临床特征以症状的复杂多变和病程反复发作著称。按照发作特点可以分为躁狂发作、抑郁发作和混合发作。

(四) 持续性心境障碍

1. **恶劣心境(dysthymia)**　原称抑郁性神经症,是指至少 2 年内抑郁心境持续存在或反复出现,其间正常心境很少持续几周,没有躁狂发作期。常伴有焦虑、躯体不适和睡眠障碍。抑郁程度通常较轻,日常生活不受严重影响,患者多主动寻求治疗。恶劣心境可始于儿童时期,通常认为其与生活事件和性格都有较大关系,部分患者可在慢性病程的基础上,重叠有重度抑郁发作,称为双重抑郁症。

2. **环性心境(cyclothymia)**　原称情感性人格障碍,是指至少 2 年心境不稳定,其间有若干抑郁和轻躁狂的周期,伴有或不伴正常心境间歇期。心境高涨与低落反复交替出现,但程度都较轻,心境波动常与生活事件无明显关系,而与患者的人格特征有密切关系。可能为双相障碍的一种变异型。

【诊断策略】

心境障碍的诊断主要根据病史、临床症状、病程及体格检查和实验室检查,一般来说典型病例的诊断并不困难。

(一) 诊断标准

1. **抑郁发作**   在 ICD-10 中,抑郁发作是指首次发作的抑郁障碍和复发的抑郁障碍,不包括双相抑郁。患者通常具有的典型症状包括心境低落、兴趣和愉快感丧失、精力不济或疲劳感。其他常见症状有: ① 集中注意和注意的能力降低。② 自我评价降低。③ 自罪观念和无价值感(即使在轻度发作中也有)。④ 认为前途暗淡悲观。⑤ 自伤或自杀的观念或行为。⑥ 睡眠障碍。⑦ 食欲下降。病程持续至少 2 周。根据抑郁发作的严重程度分为轻度、中度和重度。

(1) 轻度抑郁:是指具备至少 2 条典型症状再加上至少 2 条其他症状,而且患者的日常工作和社交活动有一定困难,社会功能受到影响。

(2) 中度抑郁:是指具备至少 2 条典型症状再加上至少 3 条(最好 4 条)其他症状,而且患者日常工作、社交活动或家务活动有相当困难。

(3) 重度抑郁:是指具备 3 条典型症状再加上至少 4 条其他症状,其中某些症状应达到严重的程度,除了在极有限的范围内,几乎不可能继续进行工作、社交或家务活动。如果症状极为严重或者起病非常急骤,即使病程不足 2 周亦可作出诊断。作出诊断前,应明确排除器质性精神障碍或精神活性物质和非成瘾物质所致的继发性抑郁障碍。

抑郁自评量表(self-rating depression scale,SDS)是由 Zung 于 1965 年编制,用于衡量抑郁状态的轻重程度及其在治疗中的变化。SDS 操作方便,易于掌握,评分标准不受年龄、性别、经济状况等因素影响,目前在国内外广泛应用。

2. **躁狂发作**   在 ICD-10 中,躁狂发作的临床亚型为:

(1) 轻躁狂:心境高涨或易激惹。对于个体来讲临床症状已经达到肯定异常的程度,至少持续 4 d,必须具备以下症状中的 3 条,并且对个人日常工作及生活造成一定的影响。① 活动增加或坐卧不宁。② 语量增多。③ 注意集中困难或随境转移。④ 睡眠需要减少。⑤ 性功能增强。⑥ 轻度挥霍或行为轻率、不负责任。⑦ 社交活动增加或过分亲昵。

(2) 躁狂发作:心境明显高涨,易激惹,与个体所处环境不协调。病程至少已持续 1 周,需至少具备以下症状中的 3 条(若患者仅为易激惹,则需具备 4 条):① 活动增加,丧失社会约束力以致行为出格。② 言语增多。③ 意念飘忽或思维奔逸(语速增快、言语急促)的主观体验。④ 注意力不集中或随境转移。⑤ 自我评价过高或夸大。⑥ 睡眠需要减少。⑦ 鲁莽行为(如挥霍、不负责任或不计后果的行为等)。⑧ 性欲亢进。严重者可出现幻觉、妄想等精神病性症状。严重损害社会功能或给别人造成危险或不良后果。排除器质性精神障碍或精神活性物质或非成瘾性物质所致的类躁狂发作。

3. **双相心境障碍**   在 ICH-11 中,临床上根据目前的发作类型来确定双相心境障碍的亚型,分为:① 目前为轻躁狂。② 目前为不伴有精神病性症状的躁狂发作。③ 目前为伴有精神病性症状的躁狂发作。④ 目前为轻度或中度抑郁发作。⑤ 目前为不伴有精神病性症状的重度抑郁发作。⑥ 目前为伴有精神病性症状的重度抑郁发作。⑦ 目前为混合性发作。⑧ 目前为缓解状态。

4. **恶劣心境**   恶劣心境是慢性的心境低落,无论是从严重程度还是一次发作的持续时间,均不符合轻度或中度复发性抑郁标准,而且无躁狂症状。恶劣心境至少在 2 年内持续存在或反复出现抑郁心境,其间的正常心境很少持续几周。社会功能受损较轻,自知力完整或较完整。在诊断恶劣心境时需注意:① 心境变化并非躯体疾病(如甲状腺功能亢进症)或精神活性物质导致的直接后果,也非精神分裂症及其精神病性障碍的附加症状。② 排除各型抑郁(包括慢性抑郁或环性心境障碍),一旦符合相应的其他类型心境障碍标准,则应作出相应诊断。

5. **环性心境**　环性心境障碍是指反复出现轻度心境高涨或低落,但不符合躁狂或抑郁发作症状标准。心境不稳定至少 2 年,其间有轻度躁狂或轻度抑郁周期,可伴有或不伴有心境正常间歇期,社会功能受损较轻。诊断时需注意:① 心境变化并非躯体疾病或精神活性物质的直接后果,也非精神分裂症及其他精神病性障碍的附加症状。② 排除躁狂发作或抑郁发作,一旦符合相应诊断标准即应做出其他类型心境障碍的诊断。

(二) 鉴别诊断

1. **继发性心境障碍**　是指心境障碍继发于脑器质性疾病、躯体疾病、某些药物和精神活性物质。继发性心境障碍与原发性心境障碍的鉴别要点主要有以下几个方面:① 前者有明确的病史(如明确的器质性疾病、某些药物或精神性物质使用史),体格检查可见阳性体征,实验室检查可有相关改变。② 前者可出现意识障碍、智能障碍及遗忘综合征,后者除特殊情况(谵妄性躁狂发作)外,一般无意识障碍、智能障碍及记忆障碍。③ 前者的临床症状会随着原发病病情的变化而变化,原发病好转或有关药物停用后,情感症状会随之好转或消失。④ 前者既往无心境障碍的发作史,而后者往往有类似发作经历。

2. **精神分裂症**　精神分裂症早期常出现精神运动性兴奋,或出现抑郁症状,也可能在精神分裂症恢复期出现抑郁。精神分裂症与心境障碍的鉴别主要有以下几个方面:① 原发症状:心境障碍的原发症状是心境高涨或低落,而精神病性症状是继发的;而精神分裂症的原发症状是思维障碍,而情感症状是继发的。② 精神活动的协调性:心境障碍患者的思维、情感、意志行为等精神活动是协调的,而精神分裂症患者是不协调的。③ 病程特点:心境障碍呈间歇性病程,间歇期基本正常;精神分裂症病程多为发作进展或持续进展,缓解期常残留有精神症状或人格改变。④ 心境障碍的精神病性症状多发生在抑郁、躁狂发作的极期,纵向了解病史有助于鉴别诊断。

【治疗策略】

心境障碍的治疗主要包括药物治疗、心理治疗和物理治疗。药物治疗不但为患者解除了痛苦,有效地降低自杀事件的发生,同时也明显减少了心境障碍带给家庭和社会的沉重负担,帮助患者重新回归社会。所以药物治疗为心境障碍患者开启了十分乐观的治疗前景。

(一) 抑郁发作的治疗

1. **药物治疗**　抑郁障碍为高复发性疾病,目前提倡全病程治疗策略,分为急性期治疗、巩固期治疗和维持期治疗。抗抑郁药物是目前治疗各种抑郁障碍的主要药物,能有效解除抑郁心境及伴随的焦虑、紧张和躯体症状,有效率达 60%～80%。

(1) 治疗原则:① 综合考量,个体化合理用药。② 服药时建议从最小剂量逐渐递增,停药时逐渐减量,避免骤停。③ 小剂量疗效不理想时,可根据不良反应和耐受情况,增至药物足量或足够长的疗程(>4～6 周)。④ 一种药物无效时,可考虑换药,可选择同种类另一种药物,也可选不同作用机制的药物。⑤ 尽可能单一、足量、足疗程用药,如换药后仍无效,可考虑两种作用机制不同药物联用,不主张两种以上抗抑郁药物联用。⑥ 与患者及家属充分沟通,争取其主动配合。⑦ 密切观察病情变化,及时处理。⑧ 密切关注诱发躁狂或快速循环发作的可能。⑨ 药物治疗基础上辅以心理治疗,效果可能更好。⑩ 积极治疗与抑郁共病的其他症状。

(2) 抗抑郁药物:目前推荐选择性 5-羟色胺再摄取抑制药(SSRIs)、选择性 5-羟色胺/去甲肾上腺素再摄取抑制药(SNRIs)、去甲肾上腺素和特异性 5-羟色胺再摄取抑制剂(NaSSAs)作为一线药物。由于经济原因,不少地区仍将三环类及四环类抗抑郁药作为首选药物。抗抑郁药物还有单胺氧化酶抑制剂(MAOI)。

2. 心理治疗 对有明显心理社会因素作用的抑郁症患者及轻度抑郁或恢复期的患者,常需在药物治疗的同时合并心理治疗。支持性心理治疗是通过倾听、解释、指导、鼓励和安慰等帮助患者正确认识和对待自身疾病,主动配合治疗。可采用认知治疗、行为治疗、人际心理治疗、婚姻及家庭治疗等一系列治疗技术,减轻或缓解患者的抑郁障碍症状,调动患者积极性,纠正不良人格,提高患者解决问题的能力和应对应激的能力,节省患者的医疗费用,促进康复,预防复发。

3. 电抽搐治疗或改良电抽搐治疗 对于有严重消极自杀言行或抑郁性木僵的患者,应首选电抽搐或改良电抽搐治疗;对使用抗抑郁药治疗无效的患者也可采用电抽搐治疗。电抽搐治疗见效快,疗效好,6～12 次为 1 个疗程,需要注意的是在治疗期间仍需用药物维持治疗。

(二) 躁狂发作的治疗

1. 药物治疗 躁狂发作的药物治疗分为急性治疗期、巩固治疗期和维持治疗期。可选择的药物有:

(1) 锂盐:锂盐是治疗躁狂发作的首选药物,总有效率可达 70%。临床上常用碳酸锂,既可以用于躁狂的急性发作,也可用于缓解期的维持治疗。急性躁狂发作时锂盐的治疗剂量一般为 1 000～2 000 mg/d,从小剂量开始,3～5 d 逐渐增加至治疗剂量,分 2～3 次服用,饭后服用为佳,一般起效时间为 7～10 d。维持治疗剂量为 500～750 mg/d。

锂盐的不良反应主要有:恶心、呕吐、腹泻、多尿、多饮、手抖、乏力、心电图改变等。需要注意的是:锂盐的治疗剂量与中毒剂量较接近,锂盐中毒可出现意识障碍、共济失调、高热、昏迷、反射亢进、心律失常、血压下降、少尿或无尿等。一旦出现中毒症状,必须立即停药,及时抢救。

(2) 抗癫痫药:当锂盐治疗效果不理想或患者不能耐受锂盐治疗时可选用此类药物。目前临床主要应用的药物有丙戊酸盐(钠盐或镁盐)和卡马西平。① 丙戊酸盐成人用量可缓增至 800～1 200 mg/d,最高不超过 1 800 mg/d,维持剂量 400～600 mg/d,推荐治疗血药浓度为 50～120 μg/ml。该药可与碳酸锂联用,但剂量应适当减少。丙戊酸盐常见不良反应为胃肠道症状、震颤、体重增加等。② 卡马西平成人用量可缓增至 1 000 mg/d,最高 1 600 mg/d,维持剂量 200～600 mg/d,推荐治疗血药浓度为 4～12 μg/ml。卡马西平适用于锂盐治疗无效、快速循环发作或混合发作的患者。可与碳酸锂联用,剂量应适当减少。卡马西平常见不良反应为镇静、恶心、视物模糊、皮疹、再生障碍性贫血、肝功能异常等。

(3) 抗精神病药物:对于严重兴奋、激惹、攻击或伴有精神病性症状的急性躁狂患者,治疗早期可短期联用抗精神病药物。第 1 代抗精神病药物有氯丙嗪和氟哌啶醇,起效快,疗效较好,但有诱发抑郁发作的可能,建议尽量选择第 2 代抗精神病药物。第 2 代抗精神病药物有喹硫平、奥氮平、利培酮、氯氮平等均能有效控制躁狂发作,疗效较好。

(4) 苯二氮䓬类药物:躁狂发作治疗早期常联合使用苯二氮䓬类药物,可控制兴奋、激惹、攻击、失眠等症状,常与心境稳定剂合用。但该类药物不能预防复发,且长期应用可能出现药物依赖,所以在心境稳定剂疗效产生后即可停止使用该类药物。

2. **电抽搐或改良电抽搐治疗** 对于急性重症躁狂发作、极度兴奋躁动、对锂盐治疗无效或不能耐受者可使用电抽搐或改良电抽搐治疗,起效迅速,可单独应用或合并药物治疗。治疗方案:一般隔日 1 次,4~10 次为 1 个疗程。电抽搐治疗与药物治疗合用时需适当减少药物剂量。

第二节 神 经 症

神经症(neuroses)又称神经官能症,是一组精神障碍的总称,18 世纪著名的苏格兰医生William Cullen(1710—1790)在其著作《医学实践前沿》中首次将"没有发热和局部症状的感觉和运动病"描述为"神经症"。神经症的主要表现为精神活动能力下降、烦恼、焦虑、紧张、恐惧、强迫症状、疑病症状、分离症状、转换症状或各种躯体不适感。患者具有以下共同特征:① 起病常与心理社会因素有关。② 病前多有一定的人格特征。③ 症状没有相应的器质性病变基础。④ 社会功能相对良好。⑤ 有相当的自知力。病程大多迁延持续。常见的类型有恐惧症、焦虑症、强迫症、躯体形式障碍、神经衰弱、癔症等。

一、恐惧症

恐惧症(phobia)是指患者过分和不合理地对某种客体或情境产生异乎寻常的恐惧和紧张,常伴有明显的自主神经功能紊乱的症状。患者明知这种恐惧反应是过分的或是不合理的,但仍反复出现,无法控制,以至于极力想回避所恐惧的客体,使正常生活和社交受到影响。

【病因及发病机制】

1. **遗传因素** 一项关于恐惧症(将广场恐惧症、社交恐惧症、特定恐惧样本合并研究)的荟萃分析显示,恐惧症的先证者其一级亲属有较高的患病率(OR=4.1),提示遗传因素与恐惧症发生有一定的相关性。

2. **神经生物学** 在临床中发现应用选择性 5-羟色胺再摄取抑制药(SSRIs)治疗社交恐惧症的患者,治疗有效,则提示社交恐惧症的发生与 5-羟色胺有关。一项关于社交恐惧症的研究发现社交恐惧发生时杏仁核以及与情感注意过程相关的网络被激活。另有研究发现,社交恐惧症患者外周血中 BZD 受体密度减少,纹状体多巴胺受体密度下降。上述研究结果有待进一步证实。

3. **心理社会因素** 恐惧症的发生均与心理社会因素有关。

(1) 广场恐惧症:行为学理论认为广场恐惧症常起源于自发的惊恐发作,并且与相应的环境耦联,逐渐产生的期待性焦虑和回避行为,症状的持续和泛化,导致患者在越来越多的场合产生焦虑。

(2) 社交恐惧症:在某些可能的危险因素环境中成长的小孩常常对社交活动有认知扭曲,常对自我进行持续的负性反思。可能的危险因素包括童年期的过度保护、忽视和虐待,行为被过分控制或批评,父母婚姻不和等。

(3) 特定恐惧症：精神分析理论认为特定恐惧是被压抑的潜意识冲突投射或被置换到一个物体并固着下来，人可以通过回避来避免焦虑。行为学理论则认为是恐惧的物体和创伤性经历结合从而获得的条件反射。

【临床表现】

恐惧症有以下临床特征：① 对某些客体或处境有强烈恐惧，恐惧的程度与实际危险不相称。② 发作时有焦虑和自主神经症状（如脸红、气促、出汗、心悸、血压变化、恶心、无力，甚至晕厥等）。③ 有反复或持续的回避行为。④ 知道恐惧过分、不合理或不必要，但无法控制。

恐惧症依据恐怖的对象可分为场所恐惧症、社交恐惧症及特定恐惧症。

(1) 场所恐惧症(agoraphobia)：是恐惧症中最常见的一种。主要表现为患者害怕离家或独处，害怕处于被困、窘迫或无助的环境中，患者在这些自认为难以逃离、无法获助的环境中恐惧不安。它包括广场恐惧症、旷野恐惧症、幽室恐惧症、聚会恐惧症等。

(2) 社交恐惧症(social phobia)：也称社交焦虑障碍(social anxiety disorder, SAD)，患者恐惧的对象多为异性、同龄人或上司等，因恐惧而不愿参与社交，不敢在公共场合活动，担心别人会嘲笑、负面评价自己的社交行为，并在相应的社交场合持续紧张或恐惧。SAD 的临床评估常使用 Liebowitz 社交焦虑量表(LSAS)。

(3) 特定恐惧症(specific phobia)：指患者对某一具体的物件、动物有一种不合理的恐惧。临床表现有三个方面：① 可能要面对恐惧刺激的预期焦虑。② 面对时的恐惧。③ 为减少焦虑而采取的回避行为。患者最常见的是对某种动物或昆虫的恐惧，如蜘蛛、鼠、猫、鸟、青蛙等，也有些患者害怕鲜血或尖锐锋利的物品。

【诊断策略】

(一) 诊断标准

在恐惧症患者中，诱发焦虑的仅是或主要是一些情境或物体，这些情境或物体是存在于个体之外的、目前并无危险的，结果造成个体对这些情境或物体的特征性回避，或是带着恐惧去忍受。确诊需符合以下各条。

(1) 心理症状或自主神经症状必须是焦虑的原发表现，而不是继发于其他症状。

(2) 诊断广场恐惧症时焦虑必须局限于或主要发生在以下特定情境中的至少 2 种：如人群、公共场所、离家旅行、独自出行；诊断社交恐惧症时，焦虑必须局限于或主要发生在特定的社交情境；诊断特定恐惧症时焦虑必须局限于或主要发生在特定的恐怖物体或情境。

(3) 对恐怖情境的回避必须是或曾经是突出特点。

(二) 鉴别诊断

1. **正常人的恐惧** 正常人对某些事物或场合也会有恐惧心理，关键是看这种恐惧的合理性、发生的频率、恐惧的程度以及是否伴有自主神经症状、是否明显影响社会功能以及是否有回避行为等。

2. **广泛性焦虑障碍** 恐惧症和广泛性焦虑障碍都是以焦虑为核心症状，但恐惧症的焦虑由特定的对象和情境引起，呈发作性和境遇性；而焦虑障碍的焦虑没有明确的对象，常持续存在。

3. **颞叶癫痫** 颞叶病变可出现阵发性恐惧，但其恐惧并无具体对象，癫痫发作时可出现意识障碍、脑电图改变以及神经系统阳性体征。

4. **精神分裂症** 精神分裂症的回避社交是害怕被人议论、迫害,或者表现为社会性退缩,无任何社交动机,也无期待和现实的焦虑。而社交焦虑障碍的患者害怕社交场合是因为会导致焦虑发作。

【治疗策略】

1. **认知行为治疗** 行为疗法是治疗恐惧症的首选方法,对恐惧环境的系统脱敏疗法或暴露疗法对恐惧症特别是特定恐惧效果良好。基本原则是消除恐惧对象与焦虑恐惧反应之间的条件性联系,对抗回避反应,并在此过程中不断改变自己不合理的认知。

2. **药物治疗**

(1) 抗抑郁药:SSRIs 是治疗社交焦虑障碍的一线药物,帕罗西汀得到 SFDA 的批准,有效剂量为 20~40 mg/d。单胺氧化酶抑制剂吗氯贝胺也可用于治疗社交焦虑障碍。

(2) 苯二氮䓬类药物:具有明确的控制焦虑恐惧的作用,如氯硝西泮,但长期服用可能导致依赖。

(3) β受体阻滞剂:对于公众场合表演、讲话恐惧的患者,需在 1 h 前服用,如口服普萘洛尔 10 mg 或美托洛尔 12.5~25 mg。

3. **联合治疗** 心理治疗和药物治疗相联合是治疗恐惧症的最佳方法。

二、焦虑症

焦虑症(anxiety neurosis)是指以广泛和持续性焦虑或反复发作的惊恐不安为主要临床特征的神经症,常伴有自主神经功能紊乱、肌肉紧张和运动性不安。患者起病并不是由于实际威胁或危险所引起,其紧张或惊恐程度与现实处境并不相符。临床上分为惊恐障碍(急性焦虑障碍)和广泛性焦虑障碍(慢性惊恐障碍)。

【病因及发病机制】

1. **遗传因素** 从家系和双生子研究推断惊恐障碍的遗传度约为 40%,而荟萃分析表明广泛性焦虑障碍有家族聚集性,遗传度约为 32%。几个独立的样本研究和随后的荟萃分析发现儿茶酚胺氧位甲基转移酶(COMT)*Val158Met* 多位点与惊恐障碍有关联,但这一基因位点也与其他精神疾病存在关联。少数研究发现广泛性焦虑障碍与 D2 受体、5-HT 转运体受体、多巴胺转运体受体基因多态性相关,但仍需进一步证实。此外,女性惊恐障碍的患病率要高于男性则提示惊恐障碍与性别相关的遗传因素有关。

2. **神经生物学因素**

(1) 神经生化:目前研究发现 γ-氨基丁酸(γ-GABA)、5-HT、去甲肾上腺素(NE)等与焦虑症发病相关。① γ-GABA:苯二氮䓬类(BZD)能迅速控制惊恐障碍的发作,这与 BZD-GABA$_A$ 受体复合物抑制神经兴奋传导有关。广泛性焦虑障碍患者外周血细胞 GABA 受体密度下降,mRNA 减少,当焦虑水平下降时这两项指标恢复正常。② 5-HT:敲除 5-HT$_{1A}$ 受体基因(包括纯合子和杂合子)的小鼠焦虑样行为增加,探索行为减少;转基因小鼠过度表达 5-HT$_{1A}$ 受体导致焦虑样行为减少,探索行为增加。③ 去甲肾上腺素:对蓝斑的持续刺激可导致焦虑样症状,应激诱导的 NE 释放可促进模型动物的焦虑样行为。增加突触间隙 NE 水平的药物具有抗焦虑的效果,如 SSRIs 中的帕罗西汀能抑制 NE 重吸收,具有广谱抗焦虑作用;具有 5-HT 和 NE 双受体重吸收抑制作用的 SNRIs 也具有很好的抗焦虑作用。④ CO_2 超敏学说：给惊恐障碍患者吸入 5％的 CO_2 可诱发惊恐发作，而正常人则无此反应；高碳酸血症刺激脑干的 CO_2 感受器，患者出现过度通气和惊恐发作。考虑惊恐障碍的患者可能存在脑干 CO_2 感受器的超敏。

（2）神经影像学：影像学研究发现，惊恐障碍患者右侧颞中回、眶额内侧皮质体积减小；左前扣带回背侧损伤可导致惊恐障碍。上述研究结果提示惊恐障碍发作可能与前脑对边缘系统和脑干的抑制作用下降相关。对于广泛性焦虑障碍神经影像学研究的重点是杏仁核，研究发现广泛性焦虑障碍青少年杏仁核体积增大，前额叶背内侧体积也增大，杏仁核、前扣带回和前额叶背内侧活动增加，并与焦虑的严重程度正相关。

3. 心理社会相关因素 行为主义理论认为：焦虑是对某些环境刺激的恐惧而形成的一种条件反射。心理动力学理论认为：焦虑源于内在的心理冲突，是童年或少年期被压抑的潜意识中冲突在成年后被激活，从而形成焦虑。精神分析相关理论认为：惊恐发作是个体害怕潜意识的冲动影响现实生活，但科学性有待考证。

【临床表现】

1. 惊恐障碍 在日常生活中突然出现强烈的窒息感、濒死感和精神失控感，伴有严重的自主神经功能紊乱和回避行为。惊恐发作时患者在无特殊的恐惧性处境时，突然感到一种突如其来的紧张、害怕、恐惧感，甚至出现惊恐，好像死亡将至，为此惊叫呼救。一般持续 20～30 min，很少超过 1 h，即可自行缓解，但会频繁发作。发作期间始终意识清晰，高度警觉，发作之后间歇仍心有余悸，产生预期焦虑。60％的患者对再次发作有持续性的焦虑和关注，害怕发作产生不幸后果，因而产生回避行为，如回避工作或学习场所等。

惊恐障碍的严重程度可采用惊恐障碍严重度量表（panic disorder severity scale，PDSS）来评估。

2. 广泛性焦虑障碍 广泛性焦虑障碍是焦虑障碍中最常见的表现形式。精神性焦虑即精神上的过度担心是焦虑症状的核心，表现为对未来可能发生的、难以预料的某种危险或不幸事件经常担心。患者可表现为自由浮动性焦虑（free-floating anxiety），也可能出现预期焦虑（apprehensive expectation）。躯体性焦虑主要表现为运动性不安与肌肉紧张。自主神经功能紊乱症状比较常见，如心动过速、胸闷气短、头晕头痛、皮肤潮红、出汗或苍白、便秘或腹泻、尿频等。病程持续 6 个月以上。

目前常用的焦虑严重程度评估工具为医生用汉密尔顿焦虑量表（HAMA），总分≥14 分可明确达到焦虑发作的严重程度标准。

【诊断策略】

（一）诊断标准

1. 惊恐障碍诊断要点

（1）患者以惊恐发作为主要临床症状，并伴有自主神经相关症状。

（2）在大约 1 个月之内存在数次严重焦虑（惊恐）反复发作，且① 发作出现在没有客观危险的环境。② 发作不局限于已知的或可预测的情境。③ 发作间期基本没有焦虑症状。

（3）排除其他临床问题所导致的惊恐发作。

2. 广泛性焦虑障碍的诊断要点 一次焦虑发作中，患者必须在至少数周（通常为数月）内的大多数时间存在焦虑的原发症状，这些症状通常应包含以下要素。

(1) 恐慌(为将来的不幸烦恼,感到忐忑不安,注意困难等)。

(2) 运动性紧张(坐卧不宁、紧张性头痛、颤抖、无法放松)。

(3) 自主神经活动亢进(出汗、心动过速或呼吸急促、上腹不适、头晕、口干等)。

(二) 鉴别诊断

1. **躯体疾病所致的焦虑**　中老年人焦虑的器质性因素包括代谢综合征、高血压、糖尿病等导致全身血管病变的疾病同时也导致心脑血管疾病,而对疾病的焦虑反应往往又加重了疾病,针对相关疾病进行相关临床和实验室检查有助于鉴别诊断。慢性呼吸暂停综合征导致慢性缺氧,从而引起焦虑,可以通过多导睡眠图检查进行诊断。

2. **精神疾病所致焦虑**

(1) 抑郁障碍:广泛性焦虑障碍与抑郁障碍有许多症状重叠,目前临床常用的方法是分别评估抑郁和焦虑的严重程度及病程,且诊断时优先考虑抑郁障碍。

(2) 精神分裂症:有时精神分裂症患者也会出现明显的焦虑,鉴别要点是注意甄别精神病性症状,如果存在,则不考虑焦虑症的诊断。

3. **药源性焦虑**　长期应用某些药物、药物过量或中毒、药物戒断时均可能导致焦虑症状,需要仔细询问服药史有助于鉴别诊断。

【治疗策略】

药物治疗和心理治疗的综合应用可获得最佳治疗效果。

(一) 药物治疗

1. **药物的选择**　SSRIs 和 SNRIs 治疗焦虑症有效,且不良反应少,患者接受性好,无滥用和依赖倾向,长期服用 SSRIs 能明显降低患者的复发率。BZD 治疗起效快,但长期使用易导致依赖。三环抗抑郁药(TCAs)氯米帕明治疗惊恐障碍有效,但不良反应多,过量易中毒。$5-HT_{1A}$ 受体的部分激动剂丁螺环酮、坦度螺酮治疗广泛性焦虑障碍无依赖性,但起效慢。

2. **疗程**　惊恐障碍急性期治疗 8～12 周,然后转入巩固和维持期治疗,时间至少 1 年。病程长、反复发作、治疗效果不满意、伴有抑郁或其他焦虑障碍者持续治疗时间常常数年。广泛性焦虑障碍在急性期治疗后,巩固治疗和维持治疗对于预防复发非常重要,巩固期至少 2～6 个月,维持治疗至少 12 个月。

(二) 心理治疗

1. **健康教育**　通过患者健康宣教,让患者了解疾病,对焦虑有正确的认知,增进患者在治疗中的配合,避免进一步加重焦虑。鼓励患者进行适当的体育锻炼。

2. **认知行为治疗**　患者对事物的一些歪曲认知,是造成焦虑症迁延不愈的原因之一,所以认知行为治疗很有必要。首先对患者进行全面的评估,然后帮助患者认识焦虑症的发生发展,帮助患者改变不良认知并进行认知重建。松弛训练、呼吸控制训练能部分缓解焦虑。

[拓展阅读] **中枢神经系统感染性疾病**

参见二维码。

(荣春书)

第九篇

危急重症及理化因素致病

第七十五章　心脏骤停与心脏性猝死

导学

1. 掌握：心脏骤停与心脏性猝死的病因、临床表现、诊断依据与鉴别诊断要点、抢救措施。

2. 熟悉：心脏骤停与心脏性猝死的发病机制、病理生理特点、辅助检查特点、病情评估、常用治疗药物种类。

3. 了解：心脏骤停与心脏性猝死的流行病学、预后和预防。

心脏骤停(cardiac arrest,CA)是指心脏泵血功能机械活动的突然停止,造成全身血液循环中断、呼吸停止和意识丧失。CA本质上是一种临床综合征,它可以是某些疾病的首发症状,也可突发于多种疾病的终末状态。

心脏性猝死(sudden cardiac death)是指急性症状发作后1 h内发生的以意识突然丧失为特征的、由心脏原因引起的自然死亡。心脏骤停是心源性猝死的直接首要因素。

【病因及发病机制】

致命性快速性心律失常(如心室纤颤、无脉性室性心动过速)及缓慢性心律失常或心室停顿是导致心脏骤停的主要机制。非心律失常性心脏性猝死所占比例较少,常由心脏破裂、心脏流入和流出道的急性阻塞、急性心脏压塞等导致。无脉性电活动(pulseless electrical activity, PEA),旧称电-机械分离,指心脏有持续的电活动,但没有有效的机械收缩功能,是引起心脏性猝死的相对少见的原因,可见于急性心肌梗死时心室破裂、大面积肺梗死时。心脏性猝死的常见病因有:

1. **心源性因素**　绝大多数心脏骤停发生于器质性心脏病(如冠心病、心肌病、瓣膜病)的患者。其中约80%的心脏性猝死是由冠心病及其并发症引起的。5%~15%由各种心肌病引起,如肥厚梗阻型心肌病、致心律失常型右心室心肌病等,是冠心病易患年龄前(<35岁)心脏性猝死的主要原因。此外年轻人CA还常见于离子通道病,如长QT综合征、Brugada综合征等。一些神经体液因素引发的心电不稳定(如:儿茶酚胺敏感性室速)、预激伴房颤等也可能引起CA。

2. **非心源性因素**　除了心脏本身的原因,引起CA的常见病因还包括:心脏以外器官的严重疾患、严重的电解质紊乱和酸碱平衡失调、各种原因所致的窒息及低氧血症、休克、自主神经张力变化(过劳、暴饮暴食、烟酒、精神紧张、兴奋)导致的恶性心律失常、药物过量/中毒、过敏反应、手术/治疗操作、麻醉意外、电击/雷击。

【病理及病理生理】

冠状动脉粥样硬化是心脏性猝死患者最常见的病理表现。常见急性冠状动脉内血栓形成、陈旧性心肌梗死等,也可见左心室肥厚,或左心室肥厚与急性或慢性心肌缺血并存。

心脏停搏与 SCD 的基本病理变化是全身缺氧、酸中毒和二氧化碳(CO_2)蓄积,最终继发一系列细胞及分子水平的病理改变。心脏停搏与 SCD 后,体内各种主要脏器对缺血、缺氧时间的耐受能力或阈值是不同的。大脑的缺血、缺氧耐受时间是 4~6 min,延髓是 20~25 min,因此,在缺血缺氧时,最先受到损害的是脑组织。心肌和肾小管细胞对缺血缺氧耐受时间为 30 min;肝细胞为 1~2 h;肺组织由于氧可以从肺泡弥散至肺循环血液中,即使大循环停止,亦可以维持较长时间的代谢。心脏停搏与 SCD 后,细胞损伤的进程主要取决于最低氧供的供给程度。缺血缺氧发生后,大量氧自由基产生,Fe^{2+} 释放;由于细胞膜离子泵功能障碍,大量 Ca^{2+} 内流;在各种因素的作用下花生四烯酸代谢产物增加,当组织细胞再灌注时,这些有害物质随血流到达组织,造成所谓的"再灌注损伤"。因此,抢救 CA 成功的关键是要在组织缺血阈值时间内尽快恢复有效血液灌注,再灌注血流必须达到维持组织细胞生存的最低血供,即正常血供的 25% 以上。

【临床表现】

心脏性猝死的临床经过可分为四个时期。

1. 前驱期 在猝死前数日至数月,有些患者可出现胸痛、气促、疲乏、心悸等非特异性症状。但亦可无前驱表现,瞬即发生心脏骤停。

2. 终末事件期 心脏性猝死所定义的 1 h 指的即是终末事件期在 1 h 内。这一时期内,心血管状态出现急剧变化,直至心脏骤停。由于猝死原因不同,终末事件期的临床表现也各异。典型的表现包括:严重胸痛,急性呼吸困难,突发心悸或眩晕等。

3. 心脏骤停 心脏骤停后脑血流量急剧减少,可导致意识突然丧失,伴有局部或全身性抽搐。有时短暂的、全身性的抽搐可能是 CA 的首发表现。心脏骤停刚发生时脑中尚存少量含氧的血液,可短暂刺激呼吸中枢,出现呼吸断续,呈叹息样或短促痉挛性呼吸,随后呼吸停止。皮肤苍白或发绀,瞳孔散大。由于尿道括约肌和肛门括约肌松弛,可出现二便失禁;

4. 生物学死亡 心脏骤停发生后,约 10 s 即可出现意识丧失,大部分患者将在 4~6 min 开始发生不可逆脑损害,随后经数分钟过渡到生物学死亡。心脏骤停发生后立即实施心肺复苏和尽早除颤,是避免发生生物学死亡的关键。心脏复苏成功后死亡的最常见的原因是中枢神经系统的损伤,其他常见原因有继发感染、低心排血量及心律失常复发等。

【辅助检查】

1. 心电图 心电图可提供心律失常依据,反映是否存在急性冠状动脉事件,有助于 CA 的病因诊断。但是在 CA 的判断及急诊救治中,不能因心电图检查而延迟 CPR 的实施。CA 患者发作时心电图可表现为:

(1) 心室颤动或无脉性室性心动过速:在心脏停搏中心室颤动最为多见,约占 90%。此时心肌发生不协调、快速而紊乱的连续颤动。心电图上 QRS 波群与 T 波均不能辨认,代之以连续的心室颤动波。心室扑动也是死亡心电图的表现,且很快转变为心室颤动或两者同时存在。无脉性室性心动过速心电图表现为宽 QRS 心动过速,但心脏无搏出,无法触及大动脉搏动。

(2) 心电机械分离:此时心脏处于"极度泵衰竭"状态,无心排血量。心电图有正常或宽而畸形、振幅较低的 QRS 波群,频率多在 30 次/min 以下。但心脏并无有效的泵血功能,血压及心音均测不到,这是病死率极高的一种心电图表现。

(3) 心室停搏:心肌完全失去电活动能力,心电图呈等电位。常发生在室上性心动过速进行颈动脉按摩或行直流电击后,也可发生于心室颤动和严重逸搏后。

【诊断策略】

(一) 诊断标准

心脏骤停的迅速判断依据以下 3 点:① 意识突然丧失,昏倒于任何场合。② 无呼吸,或仅是不规则喘息。③ 大动脉搏动消失。

(二) 鉴别诊断

在对心脏骤停初期复苏成功后,当特别注意鉴别对心脏骤停的病因及诱因的鉴别诊断。考虑患者是否存在导致 CA 或使复苏复杂化的 6H 和 6T 可逆病因(表 75 - 1)。

表 75 - 1 CA 可治疗的病因:6H 和 6T

6T	6H
毒物/药物中毒(toxin)	低血容量(hypovolemia)
心包填塞(tamponade cardial)	低氧血症(hypoxia)
张力性气胸(tension pneumothorax)	酸中毒(acidosis)
冠状动脉血栓(thrombosis, coronary)	低/高血钾(hypo/hyperkalemia)
肺栓塞(thrombosis lungs)	低体温(hypo/hypothermia)
创伤(trauma)	低/高血糖(hypo/hyperglycemia)

【治疗策略】

针对心脏、呼吸骤停所采取的抢救措施称为心肺复苏术(cardio-pulmonary resuscitation, CPR),旨在促进自主循环恢复(return of spontaneous circulation, ROSC)、自主呼吸及自主意识的恢复。

心脏骤停后的成功复苏需要一整套协调动作构成生存链的各个环节,包括立即识别心脏骤停和启动紧急医疗救援系统;强调胸外按压的早期 CPR;如有指征就迅速除颤;有效的高级生命支持;整合的心脏骤停后处理。

(一) 识别心脏骤停

(1) 判断患者意识:急救人员在患者身旁快速判断有无损伤和反应。可轻拍或摇动患者,并大声呼叫"您怎么了"。如果患者有头颈部创伤或怀疑有颈部损伤,要避免不适当地搬动造成脊髓损伤导致截瘫。

(2) 判断患者呼吸和大动脉搏动:可通过直接观察胸廓的起伏来确定患者的呼吸状况;也可以通过患者鼻、口部有无气流或在光滑表面产生雾气等方法来参考判断。非医务人员只需判断呼吸即可,对于经过培训的医务人员,要求在 5~10 s 判断呼吸,并同时判断患者的循环征象。循环征象包括颈动脉搏动和患者任何发声、肢体活动等。检查颈动脉搏动时,患者头后仰,急救人员找到甲状软骨,沿甲状软骨外侧 0.5~1.0 cm 处,气管与胸锁乳突肌间沟内即可触及颈动脉。

（二）启动急救系统

如在院外发现 CA 患者(成人)，且只有第一反应者独自 1 人在现场时，要先拨打当地急救电话(120)，启动通知急救医疗系统(emergency medical system，EMS)，目的是求救于专业急救人员，并快速携带除颤器到现场。现场有其他人在场时，第一反应者应该指定现场某人拨打急救电话，获取 AED，自己马上开始实施 CPR。院内发生 CA，第一反应者当立刻组织现场医务人员 CPR，同时启动院内专有的应急体系，呼叫负责院内 CPR 的复苏小组或团队。

（三）心肺复苏

CA 发作罕见自发逆转者，心肺复苏成功率与开始 CPR 的时间密切相关，因此争分夺秒实施高质量的 CPR 和尽早进行复律治疗是 CA 抢救成功的关键和根本保证。如能在心脏骤停 4 min 内进行 CPR 的基本生命支持(basic life suppor，BLS)，并于 8 min 内进行进一步生命支持(advanced cardiovascular life support，ACLS)，CA 患者的生存率约 43%。因此，在心脏骤停的抢救过程中强调黄金 4 min。

只要发病地点无危险并适合急救，应就地开展 BLS，给予高质量的心肺复苏术，其目的在于迅速建立有效的人工循环，给脑组织及其他重要脏器以氧合血液而使其得到保护。其主要措施包括：胸外按压(compression)、开通气道(airway)、人工呼吸(breathing)，即 C、A、B 步骤，其中以胸外按压最为关键。如果可以立即取得自动体外除颤仪(AED)，应尽快使用 AED 除颤。其操作流程图如下(图 75-1)。

1. 胸外按压(circulation) 在心脏停止的最初几分钟，患者仍有氧气存留在肺和血液里，及早开始胸外按压，可以提早促进血液循环到患者的大脑和心脏。操作时使患者呈复苏体位，即仰卧平躺于硬质平面，术者位于其旁侧。若胸外按压在床上进行，应在患者背部垫以硬板。按压部位在胸骨下半段，按压点位于双乳头连线中点。施救者用一只手掌根部置于按压部位，另一手掌根部叠放其上，双手指紧扣，以手掌根部为着力点进行按压。身体稍前倾，使肩、肘、腕位于同一轴线上，与患者身体平面垂直。用上身重力按压，按压与放松时间相同。每次按压后胸廓完全回复，但放松时手掌不离开胸壁。按压暂停间隙施救者不可双手倚靠患者。

为保证组织器官的血流灌注，必须实施有效的胸外按压。BLS 和 ALS 的胸外按压要求相同。高质量的胸外按压标准为：① 快速。按压频率 100~120 次/min。② 有力。对于成人，按压深度为 5~6 cm。每次按压后胸廓完全回复，按压与放松比大致相等。③ 连续：尽量避免胸外按压中断，按压分数(即胸外按压时间占整个 CPR 时间的比例)应≥60%。

单纯胸外按压(仅按压)CPR 对于未经培训的施救者更容易实施，而且更便于调度员通过电话进行指导；并且单纯胸外按压 CPR 或同时进行按压和人工呼吸，对于由心脏病因导致的 CA 患者的存活率相近，因此对于未经培训或有顾虑的施救者至少推荐单纯胸外按压。

胸外按压的并发症主要包括：肋骨骨折、心包积血或心脏压塞、气胸、血胸、肺挫伤、肝脾撕裂伤和脂肪栓塞。应遵循正确的操作方法，尽量避免并发症发生。

2. 开放气道(airway) 如无颈部创伤，进行 BLS 时，先行 30 次心脏按压，然后采用仰头抬颏或托颌法开放气道。气道开放后有利于患者自主呼吸，也便于 CPR 时进行口对口人工呼吸。如果患者假牙松动，应取下，以防其脱落阻塞气道。

(1) 仰头抬颏法：施救者把一只手放在患者前额，用手掌把额头用力向后推，使头部向后仰，另一只手的手指放在下颏骨处，向上抬颏，使牙关紧闭，下颏向上抬动。勿用力压迫下颌部软组织，

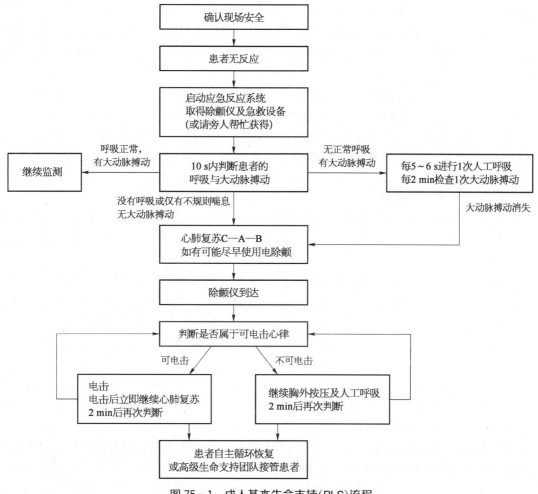

图 75-1 成人基本生命支持(BLS)流程

注:改编自《2015AHA 心肺复苏指南》。

以免可能造成气道梗阻,也不要用拇指抬下颌。

(2)托颌法:把手放置患者头部两侧,肘部支撑在患者躺的平面上,托紧下颌角,用力向上托下颌,如患者紧闭双唇,可用拇指把口唇分开。如果需要行口对口人工呼吸,则将下颌持续上托,用面颊贴紧患者的鼻孔。此法效果肯定,但费力,有一定技术难度。对于怀疑有头、颈部创伤患者,此法更安全,不会因颈部活动而加重损伤。

在 ACLS 及后续的救治中,可对有气道阻塞或气道阻塞风险的患者放置口咽通气管或鼻咽通气管以保持气管通畅。CPR 期间,抢救者需权衡中断按压和放置高级气道的必要性。高级气道包括声门上气道(包括喉罩、食管-气管联合导管、喉管)及气管插管。放置声门上气道可不需要中断按压;进行气管插管时,要将按压的中断控制在 10 s 内。气管导管通过声带后,按压者应该立即继续胸外按压。建立高级气道后,建议使用体格检查(五点听诊法等)和呼吸末二氧化碳(end-tidal carbon dioxide,ETCO$_2$)监测等方法确认高级气道位置,并对气道位置进行连续监测。妥善固定通气导管,防止导管滑脱,同时给予必要的气道清洁和管理。

3. 人工通气(breathing)　在 BLS 中，人工气道尚未建立，可采用口对口人工呼吸。有条件时，可使用个人保护装置(如面膜、带单向阀的通气面罩、球囊面罩等)对施救者实施保护。

(1) 口对口呼吸：口对口呼吸是院外徒手抢救时一种快捷有效的通气方法，呼出气体中的氧气足以满足患者需求。人工呼吸时，要确保气道通畅，捏住患者的鼻孔，防止漏气，急救者用口把患者的口完全罩住，呈密封状，缓慢吹气，每次吹气应持续 1 s 以上，见胸廓上抬即可。推荐 500～600 ml 潮气量，不可过快或过度用力。按压/通气比为 30：2。过度通气(次数过多或潮气量过大)导致胸廓内压增大，减少心脏回心血量，降低心输出量；并可导致胃胀气、呕吐、胃内容物误吸。

(2) 球囊-面罩通气：使用球囊面罩可提供正压通气，急救中挤压气囊时容易产生漏气，因此单人复苏时易出现通气不足，双人复苏时效果较好。双人操作时，一人压紧面罩，一人挤压皮囊通气。如果气道开放不漏气，挤压 1 L 成人球囊 1/2～2/3 量或 2 L 成人球囊 1/3 量可获得满意的潮气量。按压/通气比为 30：2。

在 ACLS 及后续的救治中，如建立高级气道后仍无法维持足够的通气氧合，可给予球囊辅助通气或呼吸机支持。建立高级气道后，通气时不需暂停胸外按压，通气频率为每 6 s 进行一次人工呼吸(即每分钟 10 次)。

4. 电除颤　心脏体外电除颤是利用除颤仪在瞬间释放高压电流经胸壁到心脏，使得心肌细胞在瞬间同时除极，终止导致心律失常的异常折返或异位兴奋灶，从而恢复窦性心律。电除颤是救治心室颤动最为有效的方法。研究证实，对于心室颤动患者每延迟 1 min 除颤，抢救成功率降低 7%～10%，因此在有除颤条件时，对心律分析证实为心室颤动或无脉性室性心动过速的患者实施除颤越早越好，无须拘泥于复苏的阶段。在完成除颤后应该马上恢复实施 5 组 CPR 后再确定自主循环是否恢复或患者有明显的循环恢复征象(如咳嗽、讲话、肢体明显的自主运动等)。必要时再次除颤。电除颤的作用是终止室颤或室速而非起搏心脏，对心室静止(心电图示呈直线)患者不可电除颤，而应立即实施 CPR。

AED 能够自动识别可除颤心律，适用于各种类型的施救者使用，可根据语音提示操作，无须设置模式及能量。院内专业除颤仪使用时，将右侧电极板放在患者右锁骨下方，左电极板放在与左乳头齐平的左胸下外侧部。其他位置还有左右外侧旁线处的下胸壁，或者左电极放在标准位置，其他电极放在左右背部上方。除颤时，单相波除颤器电击能量选择 360 J；双相波除颤器首次电击能量选择应根据除颤仪的品牌或型号推荐，一般为 120～200 J。第 2 次和后续除颤能量值至少相同，或选用更高能量。如果电击后室颤终止，但稍后心脏骤停又复发，后续的电击按之前成功除颤的能量水平进行。对于可辨认 QRS 波的室速，当选择同步按钮，室颤者选择非同步除颤。

对于院内心脏骤停，没有足够的证据支持或反对在除颤之前进行 CPR。但对于有心电监护的患者，从室颤到给予电击的时间不应超过 3 min，并且应在等待除颤器就绪时进行 CPR。

5. CPR 的药物应用　迄今为止，未能证实任何药物应用与 CA 患者生存预后有关，因此在 CPR 时，急救人员应首先开展胸外按压、电除颤、适当的气道管理及人工通气，然后考虑应用药物。抢救药物的给药途径限于静脉通道(intravenous injection, IV)或经骨通道(intraosseous, IO)。

(1) 肾上腺素：肾上腺素被认为是复苏的一线选择用药，其主要药理作用有增强心肌收缩力，增加冠状动脉及脑血流量，增加心肌自律性，并可使室颤易被电复律。对于心脏静止或 PEA 当尽早使用，亦可用于电击无效的心室颤动/无脉性室性心动过速。用法：1 mg 静脉推注，每 3～5 min 重复 1 次。每次从周围静脉给药后应该使用 20 ml 生理盐水冲管，以保证药物能够到达心脏。因心内注射可增加发生冠状动脉损伤、心包填塞和气胸的危险，同时也会延误胸外按压和肺通气开始的时间,因此,仅在开胸或其他给药方法失败或困难时才考虑应用。

(2) 胺碘酮(可达龙):胺碘酮属于Ⅲ类抗心律失常药物。严重心功能不全(射血分数<0.40)或有充血性心力衰竭征象时,胺碘酮应作为首选的抗心律失常药物。因为在相同条件下,胺碘酮作用更强,且比其他药物致心律失常的可能性更小。当 CPR 2 次电除颤以及给予血管加压素后,如心室颤动/无脉性室性心动过速仍持续时,当优先选用胺碘酮静脉注射,然后再次复律,可提高除颤的成功率。胺碘酮合用β受体阻滞剂是治疗电风暴(持续性室性心动过速或心室颤动,24 h 内发作≥2 次,通常需要电转复)的最有效药物。胺碘酮还可以预防心肺复苏后室性心律失常的复发。胺碘酮用法:对于心室颤动/无脉性室性心动过速的 CA 患者,初始剂量为 300 mg 溶入 20～30 ml 葡萄糖液内快速推注,3～5 min 后可再推注 150 mg,维持剂量为 1 mg/min 持续静脉滴注 6 h。对于非 CA 患者,先静脉推注负荷量 150 mg(3～5 mg/kg),10 min 内注入,后按 1.0～1.5 mg/min 持续静脉滴注 6 h。对反复或顽固性心室颤动/无脉性室性心动过速患者,必要时应增加剂量再快速推注 150 mg。一般建议每日最大剂量不超过 2 g。胺碘酮的临床药物中含有负性心肌收缩力和扩血管的作用的成分,可引起低血压和心动过缓。这常与给药的量和速度有关,预防的方法就是减慢给药速度,尤其是对心功能明显障碍或心脏明显扩大者,更要注意注射速度,监测血压。

(3) 利多卡因:利多卡因可作为无胺碘酮时的替代药物,复苏后不需要常规使用利多卡因,但如心室颤动/无脉性室性心动过速导致的心脏骤停,在出现 ROSC 后,可以考虑立即开始或继续使用利多卡因。初始剂量为 1.0～1.5 mg/kg 静脉推注。如心室颤动/无脉性室性心动过速持续,可给予额外剂量 0.50～0.75 mg/kg,5～10 min 1 次,最大剂量为 3 mg/kg。

(4) 硫酸镁:硫酸镁仅用于尖端扭转型 VT 和伴有低镁血症的心室颤动/无脉性室性心动过速。用法:对于尖端扭转型室性心动过速,紧急情况下可用硫酸镁 1～2 g 稀释后静脉注射,5～20 min 注射完毕;或 1～2 g 加入 50～100 ml 液体中静脉滴注。必须注意,硫酸镁快速给药有可能导致严重低血压和 CA。

(5) 碳酸氢钠:对于 CA 时间较长的患者,或患者原有代谢性酸中毒、高钾血症或三环类或苯巴比妥类药物过量,应用碳酸氢盐治疗可能有益,但只有在除颤、胸外心脏按压、气管插管、机械通气和血管收缩药治疗无效时方可考虑应用该药。应根据患者的临床状态应用碳酸氢盐,使用时以 1 mmol/kg 作为起始量,在持续 CPR 过程中每 15 min 给予 1/2 量,最好根据血气分析结果调整补碱量,防止产生碱中毒。

6. CPR 的终止　一般情况下,CA 患者行 CPR 30 min 后,未见 ROSC,评估脑功能有不可逆表现,预测复苏无望,则宣告终止 CPR。

但对部分特殊的 CA 患者,如患者低龄(尤其是 5 岁以下的儿童)、麻醉状态、原发病为 AMI 或其他一些能够去除引发 CA 的病因(如淹溺、低体温、肺栓塞、药物中毒)等,通过适当延长 CPR 时间,可成功挽救患者的生命。

(四) 复苏后处理

ROSC 后的首要目标包括稳定复苏后血液动力学、优化生命参数,解除 CA 病因和诱因。CA 复苏后治疗涉及重症医学、神经科学、心血管医学和康复医学等多个专业,对 CA 患者的预后至关重要,因此 CA 患者 ROSC 后应尽快转入 ICU 进行综合治疗。

1. 通气及氧合最优化　通气的目标是维持正常的通气,使动脉血二氧化碳分压(alveolar partial pressure of carbon dioxide,$PaCO_2$)维持于 35～45 mmHg 和氧合指标 $ETCO_2$ 维持于 30～

40 mmHg。呼吸机参数应根据患者的血气分析、ETCO₂及是否存在心功能不全等因素进行设置和调节,避免出现过度通气。对于 CA 患者先给予 100% 吸入氧浓度,然后根据患者的脉搏血氧饱和度(pulse oxygen saturation,SpO₂)调整吸入氧浓度,直至可维持 SpO₂≥0.94 的最小吸氧浓度。如患者存在外周循环不佳导致的 SpO₂ 测量误差,应参考血气分析的结果进行吸氧浓度的调节。

2. 循环支持　患者 ROSC 后应该严密监测患者的生命体征和心电图等,优化患者的器官和组织灌注,尤其是维持血液动力学稳定。连续监护患者的血压,维持复苏后患者的收缩压不低于 90 mmHg,平均动脉压(mean arterial pressure,MAP)不低于 65 mmHg。对于血压值低于上述目标值,存在休克表现的患者,应该积极通过静脉或骨通路给予容量复苏,同时注意患者心功能情况以确定补液量,也应该及时纠正酸中毒。在容量复苏效果不佳时,应该考虑选择适当的血管活性药物,如多巴胺 5~10 μg/(kg·min)维持目标血压。在液体复苏达到最佳容量时,可使用多巴酚丁胺 5~10 μg/(kg·min)应对心肌顿抑。连续监测患者心率及心律,积极处理影响血液动力学稳定的心律失常。完善心脏超声及心电图检查,积极考虑原发病治疗,如考虑急性冠状动脉综合征,当尽早开展冠状动脉再灌注治疗。

3. 目标温度管理　目标温度管理(targeted temperature management,TTM)治疗是公认的可改善 CA 患者预后的治疗手段之一。复苏成功后,如果患者仍处于昏迷状态(不能遵从声音指示活动),应尽快使用多种体温控制方法将患者的核心体温控制在 32~36℃,并稳定维持至少 24 h,复温时应将升温速度控制在 0.25~0.5℃/h。目前用于临床的控制低温方法包括降温毯、冰袋、新型体表降温设备、冰生理盐水输注、鼻咽部降温设备和血管内低温设备等,医务人员可根据工作条件和患者实际情况灵活选择。TTM 治疗期间应该选择食管、膀胱或肺动脉等处进行核心温度监测,肛门和体表温度易受环境因素影响,不建议作为温度监测的首选部位。TTM 治疗过程中患者会出现寒战、心律失常、水电解质紊乱、凝血功能障碍和感染等并发症,应进行严密监测和对症处理,避免加重病情。有研究表明,TTM 复温后的发热可加重 CA 患者的神经功能损伤,因此 TTM 结束后 72 h 内应尽量避免患者再次发热。

4. 神经功能的监测与保护　复苏后神经功能损伤是 CA 致死、致残的主要原因,应重视对复苏后 CA 患者的神经功能连续监测和评价,积极保护神经功能。目前推荐使用的评估方法有临床症状体征(瞳孔、昏迷程度、肌阵挛等)、神经电生理检查(床旁脑电图、体感诱发电位等)、影像学检查(CT、MRI)及血液标志物[星形胶质源性蛋白(SB100)、神经元特异性烯醇化酶(neuron-specific enolase,NSE)]等。有条件时可以对复苏后 CA 患者进行脑电图等连续监测,定期评估神经功能,也可结合工作条件和患者病情,在保证安全的前提下进行神经功能辅助评估。对于实施 TTM 患者的神经功能预后评估,应在体温恢复正常 72 h 后才能进行。对于未接受 TTM 治疗的患者,应在 CA 后 72 h 开始评估,如担心镇静剂、肌松剂等因素干扰评估,还可推迟评估时间。因此,在评价患者最终的神经功能预后时应特别慎重和周全。

5. 维持水电解质代谢平衡　确保合适的灌注及液体出入平衡,监测尿量及尿肌酐,如有需要可进行肾脏替代治疗。维持血钾>3.5 mmol/L,避免低血钾造成心律失常。维持血糖平衡,将血糖控制在 8~10 mmol/L。

(五) SCD 预防

SCD 的预防包括一级预防和二级预防。一级预防是指对未发生过但可能发生 SCD 的高危人群采取积极有效的措施,以预防及减少 SCD 的发生。二级预防是针对 SCD 幸存者或有症状的持续性室性心动过速患者采取措施,防止 SCD 再次发生。有 SCD 高危疾病的患者,发生不明原因的晕厥,很可能是由于室性心律失常所致,也属于二级预防。

1. **一般措施**　心脏性猝死通常不可预测。根据心脏性猝死危险分层筛查识别高危人群,及时采取干预措施,是 SCD 预防的重点。对于普通人群,通过生活方式干预和药物治疗,积极控制心血管疾病的危险因素,如高血压、糖尿病、高胆固醇血症等,可有效地预防冠心病和心血管事件。避免各种导致心搏骤停的触发因素,如低血容量、低氧、酸中毒、电解质紊乱、体温过高或过低、中毒等。

同时,应该建立相对全面的综合预防体系,加强家庭、社区、公共场所的防治器材配备,普及培训 SCD 预防和急救知识。

2. **防治心律失常**

(1) 抗心律失常药物

1) β受体阻滞剂:可降低交感神经活性,有抗心律失常、抗心肌缺血、改善心功能、减少心肌梗死发生的作用,是目前降低 SCD 证据最充分的一类药物。临床试验证实,β受体阻滞剂可降低总死亡率、心血管病死率、心脏性猝死以及心力衰竭恶化引起的死亡。适用于有器质性心脏病(如冠心病、射血分数降低性心力衰竭)、室性心律失常、部分遗传心律失常综合征(长 QT 综合征、儿茶酚胺敏感性多形性室性心动过速)。

2) 胺碘酮:发生于有明显左心功能不全的器质性心脏病患者的非持续性室性心动过速,或电生理检查诱发出伴有血液动力学障碍的持续性室性心动过速或心室颤动,在没有条件置入 ICD 时,可首选胺碘酮药物治疗。在无条件或无法植入 ICD 的心脏性猝死的二级预防中,当使用胺碘酮。胺碘酮还可以预防心肺复苏后室性心律失常的复发。

(2) 置入式心脏复律除颤器:置入式心脏复律除颤器(implantable cardiovertor defibrillator, ICD)具有起搏、抗心动过速、低能量转复和高能量电除颤作用。ICD 对于 SCD 的预防疗效明显优于抗心律失常药物,可降低高危患者的 SCD 发生率和总死亡率,越是高危患者获益越大。目前 ICD 在 SCD 的一级预防及二级预防中都被列为首选策略。其适应证为:① 非可逆原因引起的心室颤动或室性心动过速导致的心搏骤停幸存者。② 伴有器质性心脏病的持续性室性心动过速。③ 不明原因的晕厥,但心脏电生理检查能诱发出临床相关的、具有明显血液动力学障碍的持续性室性心动过速或心室颤动。④ 心肌梗死后 40 d 以上,LVEF≤35% 的 NYHA Ⅱ级或Ⅲ级的患者,或 LVEF≤30% 的 NYHA Ⅰ级的患者。⑤ LVEF≤35%,NYHA Ⅱ级或Ⅲ级的非缺血性心肌病患者。⑥ 陈旧性心肌梗死所致的非持续性室性心动过速,LVEF≤40%,电生理检查诱发出心室颤动或者持续性室性心动过速。ICD 用于心力衰竭患者的一级预防时还要求先给予长期优化药物治疗(至少 3 个月以上),预期生存期>1 年,且状态良好。在心力衰竭合并左右心室和室内明显不同步患者中,CRT 和 ICD 结合,即 CRT - D 可进一步降低心力衰竭患者的病死率。ICD 置入不能代替原发病的治疗,并且 ICD 置入后仍需使用β受体阻断剂或胺碘酮抗心律失常药物,以减少 ICD 的放电次数,并充分发挥 ICD 的抗心动过速作用。

(潘　涛　金　涛)

第七十六章 休 克

导学

1. 掌握：休克的病因、临床表现、诊断依据与鉴别诊断要点、抢救措施。

2. 熟悉：休克的发病机制、病理生理特点、辅助检查特点、病情评估、常用治疗药物种类。

3. 了解：休克的预后和预防。

休克(shock)是指失血、细菌感染等多种原因引起的急性循环系统功能障碍，以致氧输送不能保证机体代谢需要，从而引起细胞缺氧的病理生理状况。换言之，休克的最佳定义即为急性循环衰竭，常导致多器官衰竭，严重威胁患者生命。

【病因及发病机制】

急性循环衰竭(休克)按血液动力学可分为分布性休克、心源性休克、梗阻性休克、低血容量性休克四大类。导致休克的病因很多，各类型的病因不一。

1. **分布性休克** 分布性休克的基本机制为血管收缩舒张调节功能异常，约占休克的66%。其主要原因包括脓毒性(约占62%)、过敏性、药物或毒素引起以及神经源性原因等。脓毒症患者由于感染因素导致血液重新分布，体循环阻力下降。烧伤或胰腺炎等疾病虽无感染，却存在明显全身性炎症反应综合征，其发生机制与脓毒性休克相似。严重的脑或脊髓损伤等出现的神经源性休克，因强烈的血管舒张和渗透性增加，循环血量相对不足而发生休克，体循环阻力可正常或增高。

2. **心源性休克** 心源性休克(约占17%)的基本机制为泵功能衰竭，最重要的病因是急性心肌梗死，约7.5%的心肌梗死患者可并发生心源性休克；其次为慢性心衰急性失代偿。心脏术后、流出道梗阻、心脏骤停后顿抑、各种心肌病、心包填塞、大块肺栓塞、主动脉夹层并发急性重度主动脉瓣关闭不全和(或)心肌梗死、其他瓣膜病等均可导致心排出量急剧下降，引起的循环灌注不良，组织细胞缺血缺氧。

3. **低血容量性休克** 低血容量性休克(约占16%)的基本机制为循环容量的丢失，如创伤性大出血、内脏破裂出血、感染、烧伤、呕吐、腹泻、利尿、大量腹水或胸腔积液引流、热射病等。

4. **梗阻性休克** 梗阻性休克(占2%)的基本机制为血流运行受阻，如肺动脉栓塞、心包缩窄或填塞、张力性气胸、腔静脉梗阻心瓣膜狭窄及主动脉夹层动脉瘤，引起回心血量减少或心排出量减少，微循环灌注不良，组织缺血缺氧。因梗阻部位不同，临床上血液动力学特点存在差异。

【病理及病理生理】

1. 微循环的功能障碍 急性循环衰竭(休克)最根本的病理生理改变是微循环的功能障碍,目前认为导致微循环功能障碍的机制主要包括有以下几个方面。

(1) 免疫应答及炎症反应:各种疾病(如严重感染、失血、急性心肌梗死等)所产生病原体相关分子模式(pathogen associated molecular patterns, PAMPs)触发免疫应答及失控的炎症反应,引起血管内皮损伤、毛细血管渗漏、循环容量减少,最终导致组织灌注不足、细胞缺氧。

(2) 内皮损伤及凝血激活:内皮损伤引起凝血激活、微血栓形成阻塞毛细血管及血管舒缩功能障碍,加重组织缺血缺氧。

(3) 神经内分泌功能的影响:持续或强烈的刺激影响神经内分泌功能,导致反射性血管舒缩功能紊乱,加剧微循环衰竭。

以上病理生理过程在各种类型的休克中均可出现,在各种类型的休克机制中所占的重要程度有所不同。脓毒性休克以内皮损伤及炎症反应作用更明显;创伤失血性休克常常伴有持续或强烈的神经刺激,较分布性休克而言,凝血功能异常更为明显。心源性休克是由于心脏泵衰竭,导致心排量减少、组织血流灌注不足所引起,可伴有内皮损伤,血管舒缩功能异常。梗阻性休克回心血量或心排血量下降,引起循环灌注不足,组织缺血缺氧等病理生理过程。

2. 血液动力学异常及氧代动力学异常 休克的病理生理异常包括两个方面:① 血液动力学异常:包括心功能异常、有效循环容量减少及外周血管阻力的改变。② 氧代动力学异常:即氧供应(DO_2)与氧消耗(VO_2)的不平衡。包括体循环缺氧(表现为混合静脉血氧饱和度 SvO_2 下降)和微循环及细胞缺氧(表现为血乳酸升高)。

【临床表现】

休克的临床表现主要为组织灌注不足,常对皮肤(表皮灌注程度)、肾脏(尿量)、脑(意识状态)三个器官进行评估。

(1) 表皮灌注减少:表现为皮肤湿冷、发绀、苍白、花斑,毛细血管充盈时间>2 s。

(2) 尿量减少:充分补液尿量仍然<0.5 ml/(kg·h),提示肾脏血流减少、循环容量不足。

(3) 意识改变:脑灌注不足可出现烦躁、淡漠、谵妄、昏迷等表现。

休克常常合并低血压(收缩压<90 mmHg,脉压<20 mmHg),或原有高血压者收缩压自基线下降≥40 mmHg,但部分休克患者血压正常或轻度降低,因此血压正常不能排除休克。

不同类型的休克患者还具有各自特异的临床表现。如分布性休克患者可出现发热、寒战等;低血容量性休克患者可出现活动性出血、低体温等;心源性休克患者可出现心悸、气促或胸闷等;梗阻性休克患者可能会出现呼吸困难或胸痛等。

【辅助检查】

1. 血乳酸检测 血乳酸是反映组织灌注不足的敏感指标,动脉血乳酸反映全身细胞缺氧状况,静脉血乳酸反映回流区域缺氧状况。动脉乳酸正常值上限为 1.5 mmol/L,危重患者允许达到 2 mmol/L。但是诊断休克时需注意排除非组织缺氧引起乳酸增高的原因,如淋巴瘤、癌症、重度急性肝功能衰竭、激素治疗等因素。不能明确原因时,应先按照组织缺氧状况考虑。在休克的诊疗过程中,每隔 2~4 h 对动脉血乳酸及乳酸清除率的进行持续监测,不仅可以排除一过性乳酸增高,还可以判定液体复苏疗效及组织缺氧改善情况,对休克的早期诊断、指导治疗及预后判断有重要意义。

2. **血气分析**   动脉血气分析能够反映机体通气、氧合及酸碱平衡状态,有助评价患者的呼吸和循环功能。休克患者常见代谢性酸中毒及低氧血症。创伤性休克中碱剩余(BE)水平是评估组织灌注不足引起的酸中毒严重程度及持续时间的间接敏感指标。

3. **心脏超声**   超声心动图可以提供有关诊断的信息(如评估瓣膜疾病,急性冠脉综合征室壁运动的变化,肺栓塞的急性肺源性心脏病和心包积液与填塞)并捕获收缩功能的连续变化,有助于休克类型的判断及液体复苏的管理。因此,心脏彩超被列入判断休克类型的初始程序及无创血液动力学监测项目。

4. **血液动力学监测**   ① 重症超声心动图(CCE):可用于动态评估心脏功能、血管外肺水、下腔静脉变异度等指标,对于病情判断、病因分析以及在液体复苏治疗中,对容量状态和容量反应性的评估有重要作用。② 脉搏指数连续心输出量监测:可实时地对 CO 进行测量,并可实现对血液动力学的连续监测与评估。该方法技术开展简便,被广泛运用与临床。③ 肺动脉漂浮导管:作为有创血液动力学监测项目,可在复杂情况下提供系列可靠的心排量数据,有助于对心血管状态的理解,常用于对初步治疗反应不佳,病情复杂者(表76-1)。

表 76-1   常用的血液动力学监测指标

	监测方法	可获得的指标
无创	心脏超声 阻抗法无创血液动力学监测	心搏量(SV)、心输出量(CO)、心脏指数(CI)、左心室舒张末期容积(LVEDV)、左心室收缩末期容积(LVESV)、EF 及 E/A
微创	脉搏指数连续心输出量监测(pulse-induced contour cardiac output, PiCCO)	① 心脏收缩功能指标:CO、每搏量变异(SVV)、全心射血分数(GEF)、心功能指数(CFI) ② 全身血管阻力指数(SVRI) ③ 容量性指标:全心舒张末期容积(GEDV)、胸内血容量(ITBV) ④ 肺水肿定量测量:血管外肺水(extravascular lung water, EVLW) ⑤ 肺血管渗漏指标:肺血管通透指数(PVPI)
有创	肺动脉漂浮导管(pulmonary artery catheter, PAC)	右心房压(RAP)或中心静脉压(CVP)、右心室压(RVP)、肺动脉收缩压(PASP)、肺动脉楔压(PAWP)、CO、混合静脉血氧饱和度(MvO_2 或 SvO_2)

5. **正交偏振光谱(orthogonal polarization spectral imaging, OPS)成像及测流暗视野(sidestream darkfield, SDF)成像技术**   可用作微循环障碍的检测,在舌下就可观察到微循环的改变。

【诊断策略】

(一) 诊断标准

休克类型的诊断需要综合病因、体格检查及临床表现,结合相关辅助检查来诊断。临床检查应包括皮肤色泽温度、颈静脉充盈及外周水肿情况。需进行乳酸监测、超声心动图检查以及血液动力学监测等,同时需进一步明确病因检查。注意,低血压并非休克诊断的必要条件,文献中将血压正常而血乳酸高或暗视野显微镜观察到微循环障碍的情况称为隐匿性休克或微循环性休克。并且,如患者有血压降低,诊断时需排除其他引起血压降低的原因,如药物(利尿剂、β受体阻滞剂等降压药)、体位改变等。

(二) 鉴别诊断

不同类型的休克具有不同的血液动力学特点。床旁心脏彩超有助于判断休克类型,同时可通过中心静脉导管和有创动脉进行监测加强评估。如当心输出量(CO)正常或偏高时,首先考虑分布性休克(脓毒症、过敏性);CO 降低而肺动脉楔压(PAWP)升高者,当考虑心源性休克或心包填塞;如同时存在 PAWP 及全身低容量表现(如皮肤干燥、颈静脉萎陷)时,考虑低血容量性休克。导致休克的病因不同,临床表现各有特点。

1. **分布性休克**　严重感染者多有感染病史、发热、寒战,白细胞、CRP、PCT 升高;过敏原引起者可有过敏原接触病史,伴见皮疹及低血压;中毒者多有毒素接触史,瞳孔改变,呼吸有特殊气味,毒理检查显示毒素水平增加;糖尿病酮症酸中毒者可见糖尿病症状加重和胃肠道症状,酸中毒者可见深大呼吸和特殊气味,血糖升高,尿酮体阳性,pH<7.35,HCO$_3^-$<22 mmol/L;神经源性休克患者有强烈的神经刺激(如创伤、剧痛等),可见头晕、面色苍白、胸闷、心悸、呼吸困难、肌力下降;甲减危象者可见甲减病史,黏液性水肿,昏迷,低体温,甲状腺功能异常。

2. **心源性休克**　心源性休克患者肺动脉楔压(PAWP)增加,常有胸痛、胸闷、心悸、气短等临床表现。心电图检查可发现心肌缺血或者心律失常表现。心肌梗死者可有肌钙蛋白升高,心力衰竭者可有脑钠肽升高;瓣膜病患者可有明显的心脏杂音,心脏超声可提供诊断线索。

3. **低血容量性休克**　多有创伤史或失液(严重呕吐、腹泻、汗出)病史。活动性出血者可有腹痛、面色苍白,超声或 CT 检查可见肝脾破裂或腹腔积液,腹穿抽出血性液体。失液者可伴电解质异常。

4. **梗阻性休克**　张力性气胸可见极度呼吸困难,端坐呼吸、发绀,可有皮下气肿,有气胸体征。胸部 X 线可见胸腔大量积气,气管和心影偏向健侧;肺栓塞者可见呼吸困难,胸痛,咯血,惊恐,咳嗽,查见 D-二聚体升高,ECG 可有肺栓塞表现,肺部 CTA 可提示肺栓塞。心包填塞可见胸痛,呼吸困难,晕厥,奇脉,ECG 可提示低电压,心脏超声示心包积液。

(三) 病情评估

急性生理学及慢性健康状况评分系统(acute physiology and chronic health evaluation scoring system,APACHEⅡ)通过对患者年龄、慢性健康状况、系列急性生理指标(包括 GCS 评分生命体征、血气、电解质、肾功能、白细胞及红细胞比容等)的综合评价,计算积分来预测预后,是目前临床上重症监护病房应用最广泛、最具权威的危重病病情评价系统,可用于对患者总体病情进行初步评估。如患者已明确诊断为脓毒性休克时,推荐使用 SOFA 评分并动态监测。SOFA 的变化值与脓毒血症休克患者院内病死率呈线性相关。乳酸水平和休克预后相关,当乳酸超过 2 mmol/L,尤其超过 4 mmol/L 时,患者的病死率和致残率增高。SOFA 评分联合血乳酸水平评估可进一步提高预后判断的准确性。

(四) 诊断思路

首先通过发现组织灌注不足的表现、体征及检查明确诊断休克。并借助于血液动力学工具判断休克类型指导治疗,同时进行有效评估。并进一步通过临床表现及相关辅助检查寻找休克病因(图 76-1)。

【治疗策略】

(一) 治疗目标

急性循环衰竭治疗的总目标为:采取个体化措施改善氧利用障碍及微循环,恢复内环境稳定。治疗分为四个阶段,每个阶段可采取相应的治疗目标与监测手段。

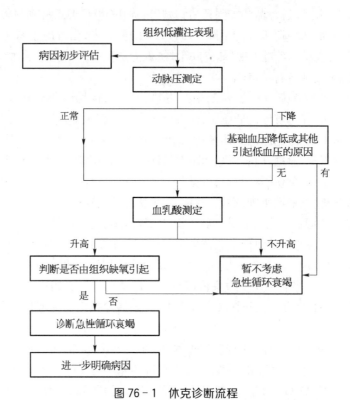

图 76-1　休克诊断流程

注：其他引起血压降低的原因包括药物（利尿剂、β受体阻滞剂等降压药）、体位改变等，非组织缺氧引起乳酸增高的原因包括淋巴瘤、癌症、重度急性肝功能衰竭、激素治疗等因素。不能明确原因时，应先按照组织缺氧状况考虑。

（1）第1期急救（salvage）阶段：治疗目标是最大限度地维持患者生命体征的稳定，保证血压和心输出量以抢救患者生命。可考虑进行有创动脉和中心静脉置管加以监测。一般而言，应当使休克患者的平均动脉压（MAP）保持在 65～70 mmHg，然后根据患者的精神状态、皮肤、尿量等情况进行调整以保证组织灌注。无颅脑损伤的严重创伤患者目标收缩压设定为 80～90 mmHg，直至大出血停止，可以减少出血，减轻凝血功能障碍。颅脑损伤且合并出血性休克的严重创伤患者平均动脉压维持在≥80 mmHg。

（2）第2期优化调整（optimization）阶段：治疗目标是增加细胞氧供，通过有效的液体复苏减轻炎症反应，改善线粒体功能。可通过对静脉氧饱和度监测（SVO$_2$）和血乳酸指导治疗；有条件者可以考虑行心输出量监测。尽可能使急诊脓毒性休克患者前 6 h 达到 ScVO$_2$≥70%，以降低病死率。

（3）第3期稳定（stabilization）阶段：目标是尽可能避免器官功能衰竭。此阶段主要任务是器官功能支持。

（4）第4期降阶治疗（de-escalation）阶段：逐渐停用血管活性药物，通过利尿剂或是床边血液净化治疗达到液体负平衡。

（二）一般治疗

有条件的医院应尽早将休克患者收入重症监护病房。给予摆放休克体位。对休克的患者应立即进行血液动力学监测,在诊疗过程中,应持续观察组织低灌注的临床表现(包括生命体征、皮肤温度与色泽、尿量和精神状态等指标),随访血乳酸水平,并进行无创或有创血液动力学监测。对症治疗包括镇静镇痛、纠正酸碱平衡及水电解质紊乱。

(三) 对症治疗

遵循 VIP 原则,即通气(ventilate,供氧)、补液(infuse,液体复苏)、维持泵功能(pump,血管活性药物)进行早期复苏,以尽快恢复组织灌注与氧合,并结合抗炎治疗及器官功能保护。

1. 改善通气　休克患者中尽早进行氧疗,供氧以增加氧输送。根据患者的氧合状态来决定是否需要辅助通气以及选何种通气方式(有创或无创通气)。有创机械通气时,尽量使用最小剂量的镇静剂,以避免出现动脉血压及心排量降低。

2. 液体复苏　液体治疗可改善微循环血流、增加心输出量,在各类休克中作用突出。复苏时需迅速建立可靠有效的静脉通路,首选中心静脉。液体类型的选择上,首选晶体液,必要时加用胶体液,如白蛋白,并遵循先晶体后胶体;液体速度和输液量方面,通过观察患者对输液的反应及相关的监测指标,调整输液的速度及输液量。除心源性休克外,一般采用 300～500 ml 液体在 20～30 min内输入,先快后慢。脓毒症早期主张进行早期目标导向治疗(early goal directedtherapy,EGDT),液体复苏争取在 6 h 内达到:① 中心静脉压(CVP)8～12 mmHg。② MAP≥65 mmHg。③ 尿量≥0.5 ml/(kg·h)。④ 上腔静脉血氧饱和度(ScvO$_2$)>70%或混合静脉血氧饱和度(SvO$_2$)>65%。加强实时监测,判断液体反应性,并最终确定液体复苏的终点。

3. 维持泵功能

(1) 升压药物:经过充分液体复苏,仍存在威胁生命的极度低血压,或经短时间大量液体复苏不能纠正的低血压,持续进行液体复苏过程中,可临时使用升压药。肾上腺素能受体激动剂具有起效快、高效、半衰期短的特点,易于进行调整,可作为一线选择。其中去甲肾上腺素为首选,主要激动 α 肾上腺素受体,同时兼有中等程度激动 β 肾上腺素受体的作用以保证心输出量。去甲肾上腺素可以明显提高平均动脉压,心率或心输出量基本不变。常用剂量是 0.1～2.0 μg/(kg·min)。由于肾上腺素低剂量时主要为 β 肾上腺素能作用,高剂量时表现为显著的 α 肾上腺素能作用,会造成心律失常发生率增加、内脏血流减少、血乳酸水平升高,仅作为治疗某些严重休克患者时考虑使用的二线用药。多巴胺不推荐用于休克患者的复苏治疗。

(2) 正性肌力药物:前负荷良好而心输出量仍不足时可考虑给予正性肌力药物,增加心输出量。首选多巴酚丁胺,起始剂量 2～3 μg/(kg·min),静脉滴注速度根据症状、尿量等调整。多巴酚丁胺基本不影响动脉血压变化,同时可改善脓毒性休克患者的毛细血管灌注。对 β 肾上腺素能受体下调,或近期使用过 β 受体阻滞剂的患者可考虑使用磷酸二酯酶抑制剂,但休克的治疗中,推荐间断、短时间、小剂量使用磷酸二酯酶抑制剂,而非连续静脉内输注。

4. 调控全身性炎症反应　当尽早开始抗炎治疗,阻断炎症级联反应,保护内皮细胞,降低血管通透性,改善微循环。选用乌司他丁、糖皮质激素等,

5. 器官功能保护　即使休克患者的血液动力学参数稳定,也不代表器官组织的微循环已改善,仍应动态评估器官功能,关注组织灌注,保护器官功能。

(四) 病因治疗

病因治疗是休克治疗的基础,休克的病因明确后,必须针对病因予以积极干预,如低血量性休克中创伤失血则考虑止血,心源性休克中冠状动脉综合征患者行冠状动脉介入术(PCI 术)、梗阻性

休克中大面积肺栓塞患者行溶栓或取栓术,分布性休克中脓毒性休克患者予控制感染源及积极抗感染治疗等。

1. **分布性休克** 脓毒性休克需积极控制感染源及积极抗感染治疗。在起始1 h内开始广谱抗生素治疗,抗生素使用前留取生物标本(血、痰、分泌物等),及时引流感染灶并清除坏死组织。中毒性休克者需通过洗胃、导泻、清洗皮肤等措施祛除残余毒物,并使用解毒剂治疗,必要时行 CRRT治疗。吸毒患者有疑似生命危险或与阿片类药物相关的紧急情况,应给予纳洛酮。过敏性休克患者当立即祛除过敏原,使用肾上腺素静脉注射治疗。神经源性休克患者当积极祛除致病因素,立即平卧,维持呼吸循环功能,使用肾上腺素、糖皮质激素静脉注射治疗。甲减危象患者当给予甲状腺素及糖皮质激素治疗。酮症酸中毒患者参照相应的治疗方案。

2. **低血容量性休克** 创伤性休克主要任务是止血、止痛,限制性液体复苏,制定合适的输血策略,预防创伤凝血病的出现。创伤性休克乳酸升高和碱剩余负值增大是评估出血情况的敏感指标,红细胞比容在4 h时内下降10%也提示有活动性出血。未明确出血部位的患者应尽早做超声、CT 检查明确出血部位;出血部位明确的患者及时手术或介入治疗充分止血。有活动性出血患者采用限制性液体复苏治疗,允许低血压存在,遵循液体复苏补液原则,晶体液与胶体液按2∶1比例输注。当中心静脉压、平均动脉压达标,而中心静脉血氧饱和度($ScvO_2$)仍低于70%或混合静脉血氧饱和度(SvO_2)仍低于65%时,可考虑输入红细胞。输全血或红细胞应以红细胞比容≥30%为目标。此外还应保持患者体温监测并预防凝血功能障碍。热射病者进行物理及药物降温,失液的患者要积极纠正内环境紊乱。

3. **心源性休克** 心源性休克按基础疾病进行相应治疗。心肌梗死、冠心病患者应紧急进行血运重建治疗,如溶栓、经皮冠状动脉介入、冠状动脉旁路移植术或主动脉内球囊反搏;二度至三度房室传导阻滞考虑安装起搏器;室性心动过速、心室颤动使用电复律或抗心律失常药物治疗;慢性心脏疾病(如心肌病)则使用内科保守治疗;左心系统衰竭、全心衰竭需控制补液量,右心系统衰竭可能需加大补液量。

4. **梗阻性休克** 肺栓塞可使用溶栓治疗或手术治疗。急性心包填塞需要进行心包穿刺引流。张力性气胸当在积气最高部位放置胸膜腔引流管。

(马春林 谢娟娟)

第七十七章 急性中毒

导学

1. 掌握：急性一氧化碳、有机磷杀虫药、镇静催眠药、乙醇等中毒的病因、临床表现、诊断依据与鉴别诊断要点、抢救措施。

2. 熟悉：急性一氧化碳、有机磷杀虫药、镇静催眠药、乙醇等中毒的发病机制、病理生理特点、辅助检查特点、病情评估、常用治疗药物种类。

3. 了解：急性一氧化碳、有机磷杀虫药、镇静催眠药、乙醇等中毒的预后。

第一节 中毒概述

中毒是指有毒化学物质通过一定的途径进入机体后，达到中毒量而产生的全身性损害。引起中毒的化学物质称为毒物。依据毒物来源和用途不同分为工业性毒物、药物、农药、有毒动植物。依据接触毒物的毒性、剂量和时间，将中毒分为急性中毒和慢性中毒两大类。急性中毒是短时间内吸收大量毒物引起，发病急，变化迅速，如不积极治疗，可危及生命；慢性中毒则是长时间吸收少量毒物的结果，一般起病缓慢，病程较长，缺乏特异性诊断指标，容易漏诊误诊。慢性中毒多见于职业中毒。

【病因及发病机制】

(一) 病因

1. **生产性中毒**　是由于生产过程中不注意劳动保护，密切接触有毒原料、中间产物或成品而发生的中毒。另外，在有毒物品保管过程中，违反安全保护制度也可发生中毒。

2. **使用性中毒**　使用过程中，防护措施不当致使毒物进入而引起中毒。另外，配药浓度过高或用手直接接触毒物也可引起中毒。

3. **生活性中毒**　主要由于误食或意外接触有毒物质、用药过量、自杀或故意投毒谋害等原因使过量毒物进入人体内而引起中毒。

(二) 发病机制

1. **毒物吸收**

(1) 呼吸道：生产性中毒时，毒物主要以烟、雾、蒸气、气体等形态由呼吸道摄入。

（2）消化道：生活性中毒时，毒物大多经口摄入。

（3）皮肤黏膜：使用性中毒时，毒物如苯胺、硝基苯、四乙铅、有机磷杀虫药等可通过皮肤黏膜吸收。

2. **毒物代谢**　毒物吸收入血后，分布于全身，主要在肝脏代谢。大多数毒物进入体内经肝脏代谢转化后毒性减弱或消失，但少数毒物代谢后毒性增强，如敌百虫转化为敌敌畏，毒性明显增加。体内毒物主要由肾脏排泄，一些毒物亦可为原型经肾脏排泄。少数毒物可由皮肤汗腺、乳腺、泪液、呼吸道、胆道或肠道排泄。各毒物间的排泄速度差异很大，主要取决于毒物本身特性和患者肾脏功能，毒物排泄时间最长可达数周甚至数月。此外，毒物脂溶性高或血浆蛋白结合率高。中毒时毒物剂量较大、休克等因素亦会导致毒物排泄速度减慢。毒物代谢动力学中的体内分布特点对指导中毒治疗具有重要意义。中毒早期，毒物大部分积聚于血流中，此时促进毒物排泄的治疗效果较好；当毒物的分布在体内达到平衡时，大多数毒物仅有 5% 左右存在于血液中，此时仅采用排泄治疗效果较差。

3. **中毒机制**　毒物种类繁多，相应中毒机制不一，主要有以下六种中毒机制。

（1）局部腐蚀、刺激作用：强酸、强碱等腐蚀性毒物可吸收组织中的水分，并与蛋白质或脂肪结合，使细胞变性、坏死。

（2）缺氧：　氧化碳、硫化氢、氰化物等窒息性毒物可阻碍氧的吸收、运转或利用，使机体组织和器官缺氧，对缺氧敏感的器官脑和心肌更易发生中毒。

（3）麻醉作用：脑组织和细胞膜脂类含量高，而亲脂性强的毒物（如有机溶剂和吸入性麻醉剂）能通过血脑屏障进入脑内，抑制脑功能。

（4）抑制酶的活力：很多毒物或其代谢产物可通过抑制酶的活力而对人体产生毒性。如有机磷杀虫药抑制胆碱酯酶，氰化物抑制细胞色素氧化酶，重金属抑制含硫基的酶等。

（5）干扰细胞或细胞器的生理功能：如四氯化碳代谢生成的三氯甲烷自由基可作用于肝细胞膜中不饱和脂肪酸，产生脂质的过氧化，使线粒体、内质网变性，肝细胞坏死。酚类如棉酚等可使线粒体内氧化磷酸化作用解偶联，阻碍 ATP 的形成和贮存。

（6）受体竞争：如阿托品通过竞争阻断毒蕈碱受体，产生毒性作用。

【临床表现】

（一）急性中毒

1. **皮肤黏膜**

（1）皮肤及口腔黏膜灼伤：见于强酸、强碱、甲醛、苯酚、甲酚皂溶液等腐蚀性毒物灼伤。一般硝酸灼伤皮肤黏膜痂呈黄色，盐酸灼伤痂呈棕色，硫酸痂呈黑色。

（2）发绀：引起血红蛋白氧合不足的毒物中毒可引起发绀，如麻醉药、有机溶剂抑制呼吸中枢，刺激性气体引起肺水肿等，都可引起发绀；亚硝酸中毒能产生高铁血红蛋白血症而出现发绀，因中毒往往是由口服引起，故又称肠源性发绀。

（3）黄疸：见于四氯化碳、毒蕈、鱼胆等中毒。

（4）其他：如皮肤潮红，见于阿托品、乙醇、硝酸甘油中毒；皮肤黏膜呈樱桃红色，见于一氧化碳、氰化物中毒；皮肤湿润，见于有机磷类、阿片类、水杨酸、拟胆碱药中毒。

2. **眼部表现**

（1）瞳孔扩大：见于阿托品、颠茄、乙醇、麻黄素、氰化物等中毒。

(2) 瞳孔缩小：见于有机磷杀虫药、阿片类、镇静催眠药及氨基甲酸酯类。

(3) 复视：见于乌头碱中毒。

(4) 视神经炎：见于甲醇中毒。

3. 神经系统

(1) 昏迷：见于多种毒物中毒,如麻醉剂、安眠药、乙醇、有机磷杀虫药、阿片类、氰化物、亚硝酸盐、阿托品类、一氧化碳、二氧化碳、砷、苯、硫化氢等中毒。

(2) 抽搐：见于中枢兴奋剂(士的宁、樟脑)、氰化物、有机磷杀虫药、有机氯杀虫药、氯丙嗪、硫化氢等中毒。

(3) 惊厥：见于毒鼠强、窒息性杀虫毒物、有机氯杀虫剂及异烟肼等中毒。

(4) 肌纤维颤动：见于有机磷杀虫药、有机汞、有机氯、氨基甲酸酯杀虫剂等中毒。

(5) 谵妄：见于有机汞、抗胆碱药、醇、苯和抗组胺药中毒。

(6) 精神异常：见于二氧化碳、一氧化碳、有机溶剂、阿托品等中毒。

(7) 瘫痪：见于一氧化碳、肉毒素、河豚毒素、可溶性钡盐、蛇毒等中毒。

4. 呼吸系统

(1) 呼吸加快：见于二氧化碳、呼吸兴奋剂、水杨酸类、抗胆碱药、甲醛、马钱子、樟脑等中毒。

(2) 呼吸减弱：见于安眠药、吗啡、海洛因、白果等中毒。

(3) 肺水肿：见于刺激性气体、有机磷杀虫药、百草枯、棉籽等中毒。

(4) 呼吸异味：常见于有特殊气味的有机溶剂中毒,如氰化物中毒有苦杏仁味,有机磷杀虫药、黄磷等中毒有蒜味,乙醇中毒有酒精味。

5. 循环系统

(1) 心律失常：洋地黄、乌头、蟾蜍等兴奋迷走神经,拟肾上腺素药、三环类抗抑郁药等兴奋交感神经,均可引起心律失常(心动过速、过缓或不齐)。

(2) 心脏骤停：见于洋地黄、氨茶碱、奎尼丁、锑剂等中毒。

(3) 休克：急性中毒时,很多因素可导致休克,这与剧烈吐泻、严重化学灼伤、血管舒缩中枢受抑制、心肌损害有关,常见于磷、强酸、强碱、水合氯醛、安眠药、氯丙嗪、奎尼丁、蛇毒、一氧化碳等中毒。

6. 泌尿系统　升汞、氨基糖苷类抗生素、毒蕈、蛇毒、鱼胆、斑蝥等中毒可导致肾小管坏死,引起急性肾衰竭。砷化氢、蛇毒、磺胺等中毒可引起肾小管阻塞。

7. 血液系统

(1) 溶血性贫血：砷化氢、苯胺、硝基苯等中毒可引起溶血,出现贫血和黄疸。

(2) 再生障碍性贫血：见于氯霉素、抗肿瘤药、苯等中毒及放射病。

(3) 出血：见于阿司匹林、氯霉素、抗癌药等中毒引起血小板质和量的异常。

(4) 血液凝固障碍：见于肝素、双香豆素、敌鼠、蛇毒等中毒。

8. 消化系统　许多毒物都可以引起恶心呕吐、腹痛腹泻、流涎、腹部胀气等消化道症状,如酸、碱、砷、磷和卤素、尼古丁、洋地黄、白果等中毒可引起呕吐;毒草中毒可出现剧烈腹痛腹泻;乌头碱、毒蜘蛛、有机磷杀虫药中毒可出现大量流涎;棉籽中毒可出现腹胀、便秘。

(二) 慢性中毒

1. 神经系统表现　四乙铅或一氧化碳等中毒可见痴呆;一氧化碳、吩噻嗪或锰等中毒可见震颤麻痹。

2. 消化系统表现　砷、四氯化碳、三硝基甲苯或氯乙烯中毒可引起中毒性肝损害。

3. 泌尿系统表现　镉、汞、铅等中毒引起肾损害。

4. 血液系统表现　苯、三硝基甲苯中毒可引起再生障碍性贫血或白细胞减少。

5. 骨骼系统表现　氟中毒可引起氟骨症;黄磷中毒可引起下颌骨坏死。

【辅助检查】

1. 尿液检查　尿液外观和显微镜检查可为毒物的判断提供线索:① 肉眼血尿:可见于影响凝血功能的毒物中毒,如华法林、蛇毒、灭鼠药中毒。② 蓝色尿:可见于含亚甲蓝的药物中毒。③ 绿色尿:可见于麝香草酚中毒。④ 橘黄色尿:可见于氨基比林等中毒。⑤ 灰色尿:可见于酚或甲酚中毒。⑥ 结晶尿:见于磺胺等中毒。⑦ 镜下血尿或蛋白尿:可见于汞、鱼胆等中毒。

2. 血液检查

(1) 外观:褐色可见于高铁血红蛋白生成性毒物中毒(苯胺、硝基苯、亚硝酸盐等);粉红色可见于溶血性毒物中毒(硝基苯等)。

(2) 生化检查:四氯化碳、对乙酰氨基酚、重金属等中毒可见肝功能异常;氨基糖苷类、蛇毒、生鱼胆、重金属等中毒可见肾损害;可溶性钡盐、排钾利尿剂、氨茶碱等中毒可出现低钾血症。

(3) 凝血功能异常:多见于灭鼠药、蛇毒、毒蕈等中毒。

(4) 动脉血气:刺激性气体、窒息性气体中毒可出现低氧血症;甲醇、水杨酸等中毒可出现酸中毒。

(5) 异常血红蛋白检测:碳氧血红蛋白阳性或升高提示一氧化碳中毒;高铁血红蛋白见于亚硝酸盐、苯胺、硝基苯等中毒。

(6) 酶学检查:全血胆碱酯酶活力下降提示有机磷杀虫药、氨基甲酸酯类杀虫药中毒。

3. 毒物检测　毒物检测理论上是诊断中毒最客观的方法,其特异性强,但敏感性较低,加之技术条件的限制和毒物理化性质的差异,很多中毒患者体内并不能检测到毒物。因此,诊断中毒时不能过分依赖毒物检测。

【诊断策略】

中毒的诊断主要依据接触史和临床表现,同时还应进行相应的实验室及辅助检查或环境调查,以证实人体内或周围环境中存在毒物,并排除其他有相似症状的疾病,方可作出诊断。对于有明确接触史的患者诊断很容易,对于无明显接触史的患者,如果出现不明原因的抽搐、昏迷、休克、呼吸困难、短时间内出现器官功能障碍等,通过既往病史不能被解释的情况下都应想到中毒的可能,并应与其他有相似症状的疾病鉴别。慢性中毒如不注意病史和病因,容易误诊和漏诊。

【治疗策略】

(一) 急性中毒

1. 评估生命体征　若患者出现呼吸、循环功能不稳定,如休克、严重低氧血症和呼吸心脏骤停,应立即纠正休克及缺氧,心脏骤停时立即进行心肺复苏,复苏时间要延长,尽快采取相应的救治措施。

2. 脱离中毒现场,终止毒物接触　毒物由呼吸道吸入时,应立即将患者撤离中毒现场,移至空气新鲜的地方。毒物由皮肤侵入时,立即脱去污染的衣服,用肥皂水或温水(特殊毒物也可选用酒精、碳酸氢钠、醋酸等)清洗接触部位的皮肤和毛发。

3. 清除体内尚未吸收的毒物 对口服中毒者尤为重要。毒物清除越早、越彻底,病情改善越明显,预后越好。

(1) 催吐:适用于神清且能配合的患者,昏迷、惊厥及吞服腐蚀性毒物者禁忌催吐。可饮温水300～500 ml,用手指、棉签或者压舌板刺激咽后壁或舌根进行物理催吐,不断重复直至胃内容物完全呕出为止。或使用吐根糖浆(主要成分为瓜蒂)15～20 ml 加入 200 ml 水中分次口服进行药物催吐。

(2) 洗胃:一般在服毒后 6 h 以内洗胃效果最好。但即使超过 6 h,由于部分毒物仍残留于胃内,多数情况下仍需洗胃。对吞服腐蚀性毒物的患者,洗胃可引起消化道穿孔,一般不宜采用。对昏迷、惊厥的患者洗胃时应注意呼吸道保护,避免发生误吸。

洗胃时,患者头端稍低并偏向一侧,胃管置入胃后首先抽出全部胃液留作毒物分析,后注入适量温开水反复灌洗,直至回收液清亮、无特殊气味。一次洗胃液总量至少 2～5 L,有时可达 6～8 L,对有机磷杀虫药中毒患者应重复多次洗胃。洗胃完毕拔出胃管时,应先将胃管尾部夹住,以免拔管过程中管内液反流进气管,引起误吸。有机磷中毒时由于肠胃功能紊乱,肠道中毒物可能由于肠道逆蠕动而进入胃中,可在拔出洗胃管后留置普通胃管反复洗胃。对不明原因的中毒,一般用清水洗胃。如已知毒物种类,则应选用特殊洗胃液(表 77-1)。

表 77-1 洗胃液的选择及注意事项

洗 胃 液	常 见 毒 物	注 意 事 项
牛奶、蛋清、植物油	腐蚀性毒物	
液体石蜡	汽油、煤油、甲醇等	口服液体石蜡后用清水洗胃
10%活性炭悬液	河豚毒素、生物碱及其他多种毒物	
1:5000 高锰酸钾	镇静催眠药、有机磷杀虫药、氰化物等	对氧磷中毒禁用
2%碳酸氢钠	有机磷杀虫药、苯、汞等	敌百虫及强酸中毒禁用
10%氢氧化镁悬液	硝酸、盐酸、硫酸等	
3%～5%醋酸、食醋	氢氧化钠、氢氧化钾等	
生理盐水	砷、硝酸银等	
石灰水上清液	氟化钠、氟乙酰胺等	
5%～10%硫代硫酸钠	氰化物、汞、砷等	
0.3%过氧化氢	阿片类、氰化物、高锰酸钾等	

(3) 导泻:洗胃后灌入泻药,有利于清除肠道内毒物。一般不用油类泻药,以免促进脂溶性毒物吸收。常用盐类泻药,如 20%硫酸钠 15 g 溶于水中,口服或经胃管注入。

(4) 全肠道灌洗:采用高分子聚乙二醇等渗电解质溶液连续灌洗,速度为 2 L/h。此法可在4～6 h 快速清除肠道毒物,因效果显著已逐渐取代以前常用的温皂水连续灌肠法。主要用于中毒时间超过 6 h 或导泻无效者。

4. 促进已吸收毒物的排出

(1) 强化利尿及改变尿液酸碱度:主要用于以原型从肾脏排出的毒物中毒。方法:① 强化利尿：如无脑水肿、肺水肿和肾功能不全等情况,可快速输入葡萄糖或其他晶体溶液,然后静脉注射呋塞米,促进毒物随капиллярl液排出。② 碱化尿液：静脉滴注碳酸氢钠使尿 pH 达到 8.0,可加速弱酸性毒物排出。③ 酸化尿液：静脉应用大剂量维生素 C 或氯化铵使尿 pH<5.0,有利于弱碱性毒物排出。

(2) 血液净化治疗：是指把患者血液引出体外,通过净化装置除去其中某些致病物质,达到净化血液、治疗疾病目的的一系列技术,包括血液透析、血液灌流、血浆置换等。

血液透析可清除分子量<500 D、水溶性强、蛋白结合率低的毒物,如醇类、水杨酸类、苯巴比妥、茶碱等物质,而对短效巴比妥类、有机磷杀虫药等脂溶性毒物清除作用差。氯酸盐、重铬酸盐中毒时易引起急性肾衰竭,应首选此法。

血液灌流对分子量 500~4 000 D 的水溶性和脂溶性毒物均有清除作用,包括镇静催眠药、解热镇痛药、洋地黄、有机磷杀虫药及毒鼠强等。因其对脂溶性强、蛋白结合率高、分子量大的毒物清除能力远大于血液透析,故常作为急性中毒的首选净化方式。

血浆置换主要清除蛋白结合率高、分布容积小的大分子物质,对蛇毒、毒蕈等生物毒以及砷化氢等溶血性毒物中毒疗效较好。此外,还可清除肝功能衰竭所产生的大量内源性毒素,补充血中有益成分,如有活性的胆碱酯酶等。

(3) 高压氧治疗：高压氧对于一氧化碳的中毒,更是一种特效抢救措施,可促进碳氧血红蛋白解离,加速一氧化碳排出,还能减少迟发性脑病的发生。治疗方法：压力 2.0~2.5 ATA(绝对大气压),每日 1~2 次,每次 1~2 h,直至脑电图恢复正常为止。

5. 特殊解毒药的应用

(1) 金属中毒解毒药：① 氨羧螯合剂：依地酸钙钠是最常用的氨羧螯合剂,可与多种金属形成稳定而可溶的金属螯合物排出体外,主要治疗铅中毒。② 巯基螯合剂：常用药物有二巯丙醇、二巯丙磺钠、二巯丁二钠等。此类药物均含有活性巯基,进入人体后可与某些金属形成无毒、难解离的可溶性螯合物随尿排出。此外,还能夺取已与酶结合的重金属,使酶恢复活力。主要治疗砷、汞、铜、锑、铅等中毒。

(2) 高铁红蛋白血症解毒药：常用亚甲蓝。小剂量亚甲蓝可使高铁血红蛋白还原为正常血红蛋白,是亚硝酸盐、苯胺、硝基苯等高铁血红蛋白生成性毒物中毒的特效解毒药。用法：1%亚甲蓝 5~10 ml(1~2 mg/kg)稀释后静脉注射,2~4 h 后可重复一次,以后视病情逐步减量,直至发绀消失,24 h 总量一般不超过 600 mg。注意,大剂量(10 mg/kg)亚甲蓝的效果刚好相反,可产生高铁血红蛋白血症。

(3) 氰化物中毒解毒药：氰化物中毒一般采用亚硝酸盐-硫代硫酸钠疗法。中毒后立即给予亚硝酸盐,适量亚硝酸盐可使血红蛋白氧化,产生一定量高铁血红蛋白。高铁血红蛋白一方面能与血中氰化物结合,另一方面还能夺取已与氧化型细胞色素氧化酶结合的氰离子,形成氰化高铁血红蛋白。后者与硫代硫酸钠作用,可转化为毒性较低的硫氰酸盐排出体外,从而达到解毒的目的。方法：立即以亚硝酸异戊酯吸入,3%亚硝酸钠溶液 10~15 ml 缓慢静脉注射,随即用 50%硫代硫酸钠 20~40 ml 缓慢静脉注射。

(4) 有机磷杀虫药中毒解毒药：主要有阿托品、盐酸戊乙奎醚、碘解磷定等。详见本章急性有机磷杀虫药中毒节。

(5) 中枢神经抑制剂中毒解毒药：① 纳洛酮：为阿片受体拮抗剂,对麻醉镇痛药所致的呼吸抑制有特异性拮抗作用,对急性酒精中毒和镇静催眠中毒引起的意识障碍亦有较好疗效。用法：

0.4～0.8 mg 静脉注射,酌情重复,总量可达 10～20 mg。② 氟马西尼:为苯二氮䓬类中毒的特效解毒药。用法:0.2 mg 静脉注射,酌情重复,总量可达 2 mg。

6. 对症治疗　多数中毒并无特殊解毒疗法,只能通过积极的对症支持治疗,帮助危重患者渡过难关,为重要器官功能恢复创造条件。具体措施包括:① 保持呼吸道通畅,充分供氧。② 输液或鼻饲供给营养。③ 选用适当抗生素防治感染。④ 应用巴比妥类、地西泮等药物抗惊厥治疗。⑤ 对脑水肿、肺水肿、呼吸衰竭、休克、心律失常、肾衰竭、电解质及酸碱平衡紊乱等情况给予积极治疗。

(二) 慢性中毒的治疗

1. 解毒疗法　慢性铅、汞、砷、锰等中毒可采用金属中毒解毒药。参见前文。

2. 对症疗法　有周围神经病、震颤麻痹、中毒性肝病、中毒性肾病、白细胞减少、血小板减少、再生障碍性贫血的中毒患者参见相关章节内容进行治疗。

第二节　急性一氧化碳中毒

一氧化碳(CO)是含碳物质不完全燃烧所产生的一种无色、无味和无刺激性气味的气体,不溶于水。吸入 CO 过量即可发生急性一氧化碳中毒(acute carbon monoxide poisoning),又称为煤气中毒。在我国,CO 中毒的发病率及病死率均占职业和非职业危害前位。

【病因及发病机制】

(一) 病因

CO 是无色、无味、无臭的气体。该气体相对密度(比重)为 0.967,其性质稳定,不会自行分解,也不易被氧化。当在空气中 CO 浓度达到 12.5% 时,有爆炸的危险。在生产和生活中,产生 CO 的环境很多,如炼钢、炼焦、铸造及煤气制造等车间;石灰、砖瓦、陶瓷、玻璃及水泥等窑炉;矿井采掘、放炮作业或煤矿瓦斯爆炸时;隧道中火车排放出的废气、密闭空调车长时间开放排出的废气;合成丙酮、甲醛、甲醇及氨的过程中;冬季烧煤或烧炭取暖、家中煤气灶、燃气热水器故障导致煤气泄漏,且室内通风不良;失火现场空气中 CO 浓度可达到 10%,农村废弃的密闭沼气池及长时间不用的储物地窖;城市排水不畅的污水管道等。

(二) 发病机制

含碳物质的不全燃烧均可产生 CO,85% 的 CO 与血液红细胞中的血红蛋白结合,形成稳定的碳氧血红蛋白(COHb),CO 与血红蛋白结合的亲和力是氧与血红蛋白结合亲和力的 250～300 倍,而 COHb 的解离速度又是 HbO_2 的 1/3 600。COHb 不能携带氧气,不易解离,还能使血红蛋白氧解离曲线左移,导致血氧不易释放到组织,从而造成细胞缺氧;CO 通过与还原型细胞色素氧化酶二价铁结合,抑制细胞色素氧化酶的活性,影响细胞呼吸和氧化,阻碍氧的利用,也可致细胞缺氧。CO 中毒主要引起组织缺氧,大脑和心脏最易受到损害、缺氧可诱发脑细胞内水肿、脑细胞间质水肿、脑血栓形成,少数患者可发生迟发性脑病。

【病理及病理生理】

1. 分子水平的病理改变

(1) 能量减少、H^+增多、二氧化碳潴留：由于形成 COHb 引起全身缺氧；碳氧肌红蛋白形成后妨碍氧向线粒体弥散，影响能量代谢使机体能量产生减少、细胞内 H^+ 增多（酸中毒）。另外 COHb 还妨碍二氧化碳排出，导致二氧化碳在体内潴留。

(2) 细胞内 Na^+ 增多、K^+ 减少：由于细胞膜通透性增强，同时细胞膜上 $Na^+ - K^+$ 泵因缺乏能量不能转运 Na^+ 和 K^+，以致细胞内 Na^+ 蓄积、K^+ 减少，引起细胞内水肿，并且细胞内 K^+ 的变化会影响细胞能量代谢和电生理功能。

(3) NO 减少及内皮素（ET）增多：NO 减少、ET 增多会导致平滑肌收缩，引起血管痉挛，继发组织缺血；血小板聚集和黏附性增强，继发血栓形成；多形核细胞黏附和浸润性增强，黏附在微血管内会阻碍微循环和引发炎症反应。

(4) 细胞内钙超载：钙超载可以加重细胞内水肿，使细胞的流动性降低，红细胞变僵硬，影响微循环；钙超载也可以激活细胞生物膜上的磷脂酶和环氧合酶、脂氧合酶，促进膜磷脂的花生四烯酸分解，产生大量生物活性物质，影响线粒体内能量代谢。

(5) 自由基增多：由于中毒和救治过程中发生缺氧、再供氧，多形核细胞被激活，血小板被活化，钙超载以及抗氧化酶活性减低等变化，使得组织和细胞内氧自由基增多。自由基增多会引发细胞膜脂质过氧化，导致细胞损伤。

2. 细胞水平的损害

(1) 细胞内水肿：由于缺氧导致能量匮乏性酸中毒、细胞膜通透性增强及细胞膜上的 $Na^+ - K^+$ 泵因缺乏能量而失活，以致细胞内 Na^+、Ca^{2+} 增加，渗透压升高，造成细胞内水肿。急性 CO 中毒以脑和肺细胞内水肿最明显。

(2) 细胞间质水肿：细胞膜通透性增强以及细胞死亡、溃破，细胞内大量胶体物质渗漏，释放到细胞间隙，使细胞间胶体渗透压增高，吸引血液中的水分进入细胞间质，造成细胞外水肿。急性 CO 中毒数小时内处于细胞内水肿阶段，数小时后就会逐渐发展为细胞间质水肿。

(3) 血管痉挛：由于血管内皮细胞损坏、死亡，NO 合成减少、ET 产生增加；细胞内钙超载和氧自由基增多等因素，激活细胞生物膜上的磷脂酶、环氧合酶和脂氧合酶，促进花生四烯酸分解，产生多种具有收缩血管作用的生物活性物质，如：血栓素 A_2、白三烯等；多形核细胞、血小板黏附、浸润也可释放活性介质。上述因素均可引起血管痉挛，继发组织缺血。

(4) 微小血栓形成：由于血管内皮细胞的坏死、脱落使血管内皮粗糙，容易黏附血小板，形成微小血栓；血管痉挛管腔变狭窄；血小板活性增强都可导致血栓形成。

(5) 炎症反应增强：由于血管内皮细胞损坏，NO 减少，使多形核细胞活性增强，引发炎症反应。

(6) 细胞过度凋亡：中毒后导致的组织细胞缺血缺氧，直接活化凋亡信号级联反应，导致细胞凋亡增加。

3. 器官水平的损害

(1) 循环系统变化：① 循环血量改变：当急性 CO 中毒的病理改变尚处于分子水平和细胞水平阶段时，由于缺氧刺激主动脉体和颈动脉体化学感受器，反射性兴奋循环中枢，使心肌收缩力增强、心率加快、心输出量增加、血管扩张、各器官的血流增多。这是机体的一种代偿机制。CO 中毒早期出现剧烈的搏动性头痛就是颅内血管扩张所致。随着缺氧的加重,机体通过神经-体液调节使皮肤和某些内脏血管收缩,脑、心等重要器官的血管扩张,以保障重要器官血液供应。② 心脏的损害:缺氧时心肌纤维由于能量缺乏、酸中毒等原因以及 CO 对心肌的直接作用,使心肌及其功能遭受损害。大多数重症患者心电图出现心律失常、ST-T 改变等,个别患者可表现明显的 ST 段降低、T 波倒置。血清心肌酶活性明显增加,提示急性 CO 中毒时心肌有一定程度的损伤。

(2) 中枢神经系统变化:CO 中毒时,脑内小血管迅速麻痹、扩张。脑内 ATP 在无氧条件下迅速耗尽,钠泵转运失常,钠离子蓄积细胞内而诱发脑水肿。同时,缺氧时脑血管内皮细胞发生肿胀而脑部循环障碍,合并脑内代谢产物蓄积,脑血管通透性增加,导致脑间质水肿,导致中毒性脑病、颅内压增高、继发性脑血管病或迟发性脑病发生。

(3) 呼吸系统变化:① 肺水肿:急性 CO 中毒时可因缺氧和 CO 的毒性作用损害肺组织和心肌,造成心功能不全和肺泡上皮细胞损伤,使肺循环内压力增高,加重肺水肿。另外淋巴回流减慢也是引发肺水肿的一个因素。② 急性呼吸窘迫综合征(ARDS):由于肺泡上皮细胞的损坏,肺泡表面活性物质减少,引起肺泡萎陷,最终发生 ARDS。

【临床表现】

急性一氧化碳中毒的临床表现与 COHb 浓度有关。可表现为头痛、头晕、心悸、恶心、呕吐、乏力等,可能出现短暂的晕厥。随着中毒加重部分中毒患者的皮肤黏膜会出现樱桃红色,患者可出现意识障碍。甚至出现血压下降、呼吸急促、四肢厥冷,直至死亡。个别患者在急性期意识障碍恢复正常后,经过"假愈期",突然出现以精神和脑局灶损害症状为主的脑功能障碍,如不及时治疗,轻者会遗留神经症状,重者会危及生命。

【辅助检查】

(1) 血液 COHb 定性为阳性。

(2) 脑电图测定可见弥漫性低波幅慢波,与缺氧性脑病进展相平行。

(3) 心电图检查:重度中毒患者心肌缺氧,出现 ST 段改变及 T 波改变、心律失常等。

(4) 头部 CT、MRI 可提示有无脑水肿。

【诊断策略】

(一) 诊断标准

根据病史,生活性中毒多有同居室人发病,职业性中毒多为意外事故,集体发生。临床表现有中枢神经损害的症状、体征、皮肤呈樱桃红色。血液 COHb 定性阳性等不难诊断。

(二) 鉴别诊断

1. 脑卒中 ① 脑梗死:有原发性高血压病、糖尿病和高脂血症等危险因素,或者有心脏病和心房纤颤病史;查体除意识障碍外可见偏瘫、锥体束征阳性等定位体征;脑 CT 或 MRI 可见到病灶与定位体征一致的影像学改变;无明显的血清酶学改变。COHb 定性或定量可以帮助鉴别。② 出血性脑血管病:昏迷患者,既往有原发性高血压病史,起病急,常有剧烈头痛、呕吐及血压明显升高,也可出现眩晕,继之意识障碍等症状;临床症状可见昏迷、偏瘫、锥体束征阳性,可出现脑膜刺激征;腰穿脑脊液压力明显升高;脑 CT 见高密度病灶。

2. 糖尿病酮症酸中毒(DKA)昏迷 患者有糖尿病史,一般有严重感染、高热、呕吐史;口腔有烂苹果味,血糖、尿糖显著升高,尿酮体强阳性;血气分析可有代谢性酸中毒。血清酶学无显著性升高对鉴别诊断也有意义。

3. 糖尿病高渗性昏迷 患者糖尿病大多较轻,除少数病例外一般无酮症史,特别注意有口服噻嗪类利尿剂、糖皮质激素、苯妥英钠,腹膜透析或血液透析等诱因。发病前曾表现表情迟钝,进行性嗜睡,数日后渐入昏迷状态,并有失水、代谢性酸中毒等。血糖常>33 mmol/L,血钠常>145 mmoL/L。辅助检查对于鉴别诊断有意义。

(三)病情评估

1. 轻度中毒 接触 CO 时间短,血液中 COHb 浓度 $10\%\sim20\%$,表现为头痛、头晕、心悸、恶心、呕吐、乏力等,可能出现短暂的晕厥。上述症状一般较轻,在脱离中毒环境,吸入新鲜空气或氧气可迅速消失,一般无后遗症状。

2. 中度中毒 接触 CO 时间稍长,血液中 COHb 浓度为 $30\%\sim40\%$,部分中毒患者的皮肤黏膜会出现樱桃红色;还有部分患者可出现意识障碍。在脱离中毒环境,吸入氧气后,患者可在数日后恢复,很少有遗留后遗症。

3. 重度中毒 接触 CO 时间很长,吸入 CO 过多,血液中 COHb 浓度为在 40% 以上。患者会出现生命体征不稳定的情况,包括血压下降、呼吸急促、四肢厥冷,甚至死亡。如患者在重度中毒中被抢救成功,因脑缺氧时间长,很多患者留有痴呆、记忆力减退等神经功能障碍,更有甚者,可能进入持续植物状态。

4. 急性 CO 中毒迟发性脑病 急性 CO 中毒迟发性脑病是指部分急性 CO 中毒患者在急性期意识障碍恢复正常后,经过 $2\sim60$ d 的"假愈期",突然出现以精神和脑局灶损害症状为主的脑功能障碍,是 CO 中毒后常见的并发症,如不及时治疗,轻者会遗留神经症状,重者会危及生命。

轻中度中毒患者经积极治疗后,一般均可恢复,无明显并发症。重度中毒出现深昏迷或去大脑强直者,意识障碍虽轻但出现下列任何一项表现者:如脑水肿、心肌损害、休克、肺水肿、呼吸衰竭、应激性溃疡出血及局灶性脑软化者,多预后不良。

(四)诊断思路

一氧化碳中毒诊断流程见图(图 77-1)。

【治疗策略】

(一)院前急救

对于怀疑 CO 中毒的患者,作为到达现场的医护人员,首先最重要的是评估周围环境的安全,并使患者迅速脱离中毒环境。如在密闭的空间,尽量通风;如现场封闭又持续有 CO 排出时,要请专业人员携带氧气及面罩进行施救。患者脱离中毒环境后应再次对患者进行评估。如呼吸心跳停止,按照心肺复苏抢救,如生命体征平稳,则给予吸氧、保持呼吸道通畅。

(二)院内急救

1. 氧疗 氧疗能加速血液 COHb 解离及 CO 排出,是治疗 CO 中毒最有效的方法。

(1)面罩吸氧:神志清楚患者应用密闭面罩吸氧,氧流量 $5\sim10$ L/min。通常持续 2 d 才能使血液 COHb 降至 15% 以下,无症状患者和血液 COHb 浓度降至 5% 以下时可停止吸氧。

(2)高压氧治疗:高压氧治疗一般在中毒后 4 h 内开始效果最佳,每次 $1\sim2$ h,每日 $1\sim2$ 次。对昏迷、窒息或呼吸停止者都应及时气管插管,进行机械通气。

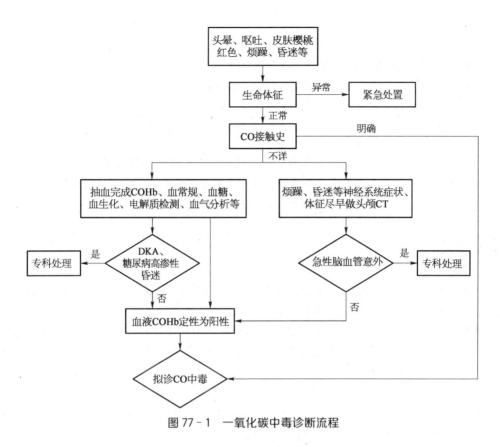

图 77-1　一氧化碳中毒诊断流程

2. **防治脑水肿**　因 CO 中毒引起组织的缺氧,神经系统对缺氧最敏感,CO 中毒后常会出现脑水肿,可适当给予以下治疗。

(1) 脱水治疗:甘露醇 6～8 h 静脉滴注 1 次,症状缓解后减量;呋塞米静脉注射,8～12 h 1 次。

(2) 糖皮质激素治疗:地塞米松 10～20 mg/d,疗程 3～5 d。

(3) 抽搐治疗:地西泮 10～20 mg 静脉注射,抽搐停止后苯妥英钠 0.5～1.0 g 静脉滴注,根据病情 4～6 h 重复应用。

3. **促进脑功能恢复**　可采用胞磷胆碱 500～1000 mg 加入 5% 葡萄糖溶液 250 ml 静脉滴注,每日 1 次,或醒脑静 2～4 ml 肌内注射,每日 2 次。

4. **防止并发症**　对于长期卧床的患者注意有无坠积性肺炎、褥疮等。

第三节 | 急性有机磷杀虫药中毒

急性有机磷杀虫药中毒在我国是急诊常见的危重症,占急诊中毒的 49.1%,占中毒死亡的 83.6%。有机磷杀虫药致使乙酰胆碱酯酶活性受到抑制引起体内乙酰胆碱蓄积,胆碱能神经受到持续冲动而导致的一系列以毒蕈碱样、烟碱样和中枢神经系统症状为主要特征的人体器官功能紊乱,严重患者可因昏迷和呼吸衰竭而死亡。

有机磷杀虫药大都呈油状或结晶状,色泽由淡黄至棕色,有蒜味。依据动物的半数致死量(LD_{50}),将国产有机磷杀虫药分为四类(表 77-2)。

表 77-2　常见有机磷杀虫药毒性

类 型	半 数 致 死 量	有机磷杀虫药
剧毒类	<10 mg/kg	甲拌磷、内吸磷、对硫磷等
高毒类	10~100 mg/kg	甲基对硫磷、甲胺磷、敌敌畏、亚砜(保棉丰)、稻瘟静、氧乐果等
中度毒类	100~1 000 mg/kg	乐果、敌百虫、除草磷、倍硫磷、杀螟松、稻丰散、亚胺硫磷、乙酰甲胺磷等
低度毒类	1 000~5 000 mg/kg	马拉硫磷、锌硫磷、四硫特普、独效磷等

【病因及发病机制】

(一)病因

1. **生产性中毒**　生产过程中操作手套破损,衣服和口罩污染,或生产设备密闭不严,化学物质泄漏,杀虫药经皮肤或者呼吸道进入人体引起中毒。

2. **使用性中毒**　喷洒杀虫药时,防护措施不当致使药液污染皮肤或吸入空气中杀虫药而引起中毒。另外,配药浓度过高或用手直接接触杀虫药原液也可引起中毒。

3. **生活性中毒**　主要由于误服或自服杀虫药,饮用被杀虫药污染的水源或食入污染的食品所致。滥用有机磷杀虫药治疗皮肤病或驱虫也可发生中毒。

有机磷杀虫药主要经胃肠道、呼吸道、皮肤和黏膜吸收。吸收后迅速分布于全身各器官,以肝脏浓度最高,其次为肾、肺、脾等,肌肉和脑内最少。

有机磷杀虫药主要在肝脏代谢,进行多种形式的生物转化。一般先经氧化反应使得毒性增强,而后经水解降低毒性。例如,对硫磷、内吸磷代谢时,首先氧化为对氧磷、亚砜,使毒性分别增加300 倍和 5 倍,然后通过水解反应降低毒性。敌百虫代谢时,先转化为敌敌畏,使毒性成倍增加,然后通过水解、脱胺、脱烷基等降解反应失去毒性。

有机磷杀虫药代谢产物主要通过肾脏排泄,少量经肺排出,48 h 后可完全排尽,体内一般无蓄积。

(二)发病机制

有机磷杀虫药中毒的机制,主要是在人体内有机磷杀虫药与乙酰胆碱酯酶结合,形成磷酰化胆碱酯酶。磷酰化胆碱酯酶不能水解乙酰胆碱,引起乙酰胆碱蓄积,出现相应的临床表现。由于有机磷杀虫药与乙酰胆碱酯酶是稳定的结合,早期尚可部分水解恢复乙酰胆碱酯酶活性,但随着中毒时间的延长最终形成老化的磷酰化胆碱酯酶,结构更加稳定,需要新的乙酰胆碱酯酶再生后,乙酰胆碱酯酶活性才会恢复,故其毒性作用较重。症状恢复较慢。

【病理及病理生理】

有机磷杀虫药能抑制多种酶,但对人畜主要的毒性主要在于抑制胆碱酯酶。体内胆碱酯酶有真性和假性两类。真性的乙酰胆酯酶分布于中枢神经系统灰质、红细胞、交感神经节和运动终板中,对乙酰胆酯水解作用较强。假性或称丁酰胆酯酶分布于中枢神经系统白质、血清、肝脏、肠黏膜下层和一些腺体中,能水解丁酰胆酯,但对乙酰胆酯几乎没有作用。

有机磷杀虫药进入体内能与乙酰胆酯酶酯解部位结合,形成磷酰化胆碱酯酶,后者化学性质稳定,无分解乙酰胆碱能力,从而造成体内乙酰胆碱酯酶蓄积,引起胆碱能神经持续冲动,产生先兴奋后抑制的一系列毒蕈碱样、烟碱样和中枢神经系统症状。

神经末梢的乙酰胆碱酯酶被有机磷杀虫药抑制后恢复较快,少部分在中毒后第2日即基本恢复;但红细胞的乙酰胆碱酯酶被抑制后一般不能自行恢复,需待数月红细胞再生后胆碱酯酶活力才能逐渐恢复正常。

长期接触有机磷杀虫药的人群,可耐受体内逐渐增高的乙酰胆碱,虽然胆碱酯酶活力显著降低,但临床症状往往较轻。

【临床表现】

1. **急性中毒**　胆碱能危象发生的时间与毒物种类、剂量和侵入途径密切相关。口服中毒者多在10 min至2 h内发病;吸入中毒者多在30 min内发病;皮肤吸收中毒者常在接触后2~6 h发病。

(1)毒蕈碱样症状:又称为M样症状,在三种表现中出现最早,主要是副交感神经末梢兴奋所致的平滑肌痉挛和腺体分泌增加。临床表现为:恶心、呕吐、腹痛、多汗、流泪、流涕、流涎、腹泻、尿频、大小便失禁、心跳减慢和瞳孔缩小、支气管痉挛和分泌物增加、咳嗽、气急,严重患者出现肺水肿。

(2)烟碱样症状:乙酰胆碱在横纹肌神经肌肉接头处过度蓄积和刺激,使面、眼睑、舌、四肢和全身横纹肌发生肌纤维颤动,甚至全身肌肉强直性痉挛。患者常有全身紧束和压迫感,而后发生肌力减退和瘫痪。严重者可有呼吸肌麻痹,造成周围性呼吸衰竭。

此外由于交感神经节受乙酰胆碱刺激,其节后交感神经纤维末梢释放儿茶酚胺,引起一过性血压增高、心跳加快和心律失常。

(3)中枢神经系统症状:中枢神经系统受乙酰胆碱刺激后有头晕、头痛、疲乏、共济失调、烦躁不安、谵妄、抽搐和昏迷等症状。

2. **反跳**　反跳是指急性有机磷杀虫药中毒,特别是乐果和马拉硫磷口服中毒者,虽经积极抢救临床症状好转,达稳定数日至1周后病情突然急剧恶化,再次出现胆碱能危象,甚至发生昏迷、肺水肿或突然死亡。这种现象可能与皮肤、毛发和胃肠道内残留的有机磷杀虫药被重新吸收以及解毒药减量过快或停用过早等因素有关。

3. **迟发性多发性神经病**　少数患者在急性重度中毒症状消失后2~3周可发生感觉型和运动型多发神经病变,主要表现为肢体末端烧灼、疼痛、麻木以及下肢无力、瘫痪、四肢肌肉萎缩等异常。目前认为此种病变不是胆碱酯酶受抑制的结果,而是因有机磷杀虫药抑制神经靶酯酶并使其老化所致。

4. **中间型综合征**　是指急性有机磷杀虫药中毒所引起的一组以肌肉无力为突出表现的综合征。因其发生时间介于胆碱能危象与迟发性多发性神经病之间,故被称为中间型综合征。常发生于急性中毒后1~4 d,个别病例可在第7日发病。主要表现为屈颈肌、四肢近端肌肉以及第Ⅲ~第Ⅶ对和第Ⅸ~第Ⅻ对脑神经支配的部分肌肉肌力减退。病变累及呼吸肌时,常引起呼吸肌麻痹,并可进展为呼吸衰竭。中间型综合征的发病机制尚不完全清楚,一般认为是因有机磷杀虫药排出延迟、在体内再分布或解毒药用量不足,使胆碱酯酶长时间受到抑制,蓄积于突触间隙内高浓度乙酰胆酯持续刺激突触后膜上烟碱受体并使之失敏,而导致冲动在神经肌肉接头处传递受阻。

5. **局部损害**　敌敌畏、敌百虫、对硫磷、内吸磷等接触皮肤后可引起过敏性皮炎,严重者甚至发生剥脱性皮炎。有机磷杀虫药溅入眼内可引起结膜充血和瞳孔缩小。

【辅助检查】

1. 血胆碱酯酶活力测定　血胆碱酯酶活力不仅是诊断有机磷杀虫药的特异性指标,还能用来判断中毒程度轻重,评估疗效及预后。红细胞的胆碱酯酶(ChE)为真性 ChE(AChE),血浆 ChE 为假性 ChE(BChE),不能水解 ACh。ChE 主要来自肝脏,受肝功能影响较大。全血 AChE(总活性中红细胞占 60%～80%,血浆占 20%～40%)和红细胞的 AchE 能较好反映神经肌肉组织中的 AChE 活性。

2. 尿中有机磷杀虫药分解产物测定　检测尿中某些有机磷杀虫药代谢产物,有助于确立诊断。如敌百虫中毒时尿中三氯乙醇含量增高,对硫磷和甲基对硫磷中毒时尿中可查出分解产物对硝基酚。

【诊断策略】

(一) 诊断标准

根据有机磷杀虫药接触史,呼出气体或呕吐物或皮肤等部位有特异性的大蒜味,有胆碱能兴奋或危象的临床表现特别是流涎、多汗、瞳孔缩小、肌纤维颤动,结合及时测定的实验室检查结果,一般不难诊断。毒物接触史不明确的,实验室检查对诊断就更加重要。

(二) 鉴别诊断

有机磷杀虫药中毒需要同中暑、急性胃肠炎、脑炎等具有相关症状的疾病相鉴别。接触史及血胆碱酯酶活力测定是重要依据。

有机磷杀虫药中毒需要其他杀虫药中毒相鉴别。拟除虫菊酯类杀虫药中毒时呼出气和胃液均无特殊气味,胆碱酯酶活力正常。杀虫脒中毒以嗜睡、发绀、出血性膀胱炎为主要特征,无瞳孔缩小、大汗淋漓、流涎等表现,胆碱酯酶活力正常。

(三) 病情评估

依据临床症状和血胆碱酯酶活力(正常人全血 ChE 的活力为 100%),有机磷杀虫药中毒程度分为: ① 轻毒中毒:以 M 样症状为主,血胆碱酯酶活力 50%～70%。② 中度中毒:M 样症状加重,出现 N 样症状,血胆碱酯酶活力 30%～50%。③ 重度中毒:除 M、N 样症状外,还合并脑水肿、肺水肿、呼吸衰竭、抽搐、昏迷等,血胆碱酯酶活力 30%以下。

(四) 诊断思路

有机磷中毒诊断流程如下(图 77 - 2)。

【治疗策略】

1. 清除毒物

(1) 立即脱离中毒现场:脱去污染的衣服,用肥皂水清洗污染的皮肤、毛发和指甲。

(2) 洗胃:口服中毒者用清水、2%碳酸氢钠或 1：5 000 高锰酸钾溶液洗胃。注意,敌百虫中毒时禁止用碳酸氢钠洗胃,对硫磷中毒时禁用高锰酸钾洗胃,因为碳酸氢钠可将敌百虫转化为敌敌畏,高锰酸钾可将对硫磷转化为对氧磷使毒性增强。

(3) 导泻:洗胃后常用硫酸镁 20～40 g,溶于 20 ml 水中,一次性口服,30 min 后可追加用药。

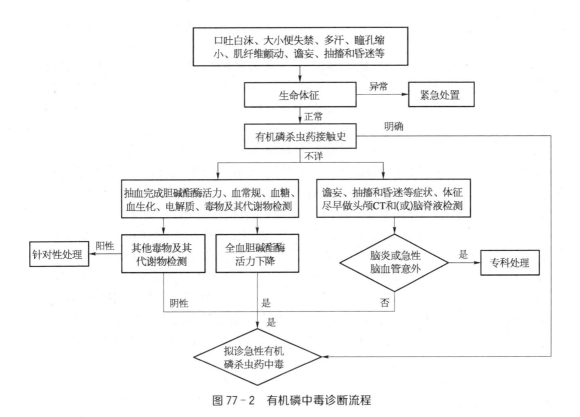

图 77 - 2 有机磷中毒诊断流程

眼部污染时用 2%碳酸氢钠或生理盐水冲洗。

(4) 血液净化治疗：血液灌流或血液灌流加血液透析等方式可有效消除血液中有机磷杀虫药。血液净化治疗应在中毒后 1～4 d 进行,每日 1 次,每次 2～3 h,以提高清除效果。

2. 应用特效解毒药　应用原则为:早期、足量、联合、重复用药。

(1) 胆碱酯酶复活剂:为肟类化合物,含有季铵基和肟基(═NOH)两个不同的功能基团。季铵基带正电荷,被磷酰化胆碱酯酶的阴离子部位所吸引,而肟基与磷原子有较强亲和力,可与磷酰化胆碱酯酶中磷结合形成复合物,使其与胆碱酯酶酯解部位分离,从而恢复胆碱酯酶活力。常用药物有氯解磷定、碘解磷定及双复磷,双解磷、甲磺磷定等也偶有应用。

胆碱酯酶复活剂能有效接触烟碱样症状,迅速控制肌纤维颤动。由于胆碱酯酶复活剂不能复活已经老化的胆碱酯酶,故必须尽早使用。胆碱酯酶复活剂常见不良反应有一过性眩晕、口苦、咽干、恶心、呕吐、视物模糊、血压升高、全身麻木和灼热感等,用量过大或注射速度过快时还可引起癫痫样发作、呼吸抑制、心律失常、中毒性肝病及胆碱酯酶抑制加重。

(2) 抗胆碱药:此类药物可与乙酰胆酯争夺胆碱受体,从而阻断乙酰胆碱的作用。

1) 阿托品:主要阻断乙酰胆碱对副交感神经和中枢神经系统毒蕈碱受体的作用,能有效解除 M 样症状及呼吸中枢抑制。因其不能阻断烟碱受体,故对 N 样症状和呼吸肌麻痹所致的周围呼吸衰竭无效,对胆碱酯酶复活也没有帮助。故临床上很少单独应用阿托品治疗有机磷杀虫药中毒,尤其针对中、重度中毒患者,必须将阿托品与胆碱酯酶复活剂联合应用。

阿托品治疗时应根据中毒程度轻重选用适当剂量、给药途径及间隔时间,同时严密观察瞳孔、神志、皮肤、心率和肺部啰音情况,及时调整用药,使患者尽快达到阿托品化并维持阿托品化,而且要避免发生阿托品中毒。阿托品化是指应用阿托品后,患者瞳孔较前扩大,出现口干、皮肤干燥、颜面潮红、心率加快、肺部啰音消失等表现,此时应逐步控制阿托品的用量。如患者瞳孔明显扩大,出现神志模糊、烦躁不安、谵妄、惊厥、昏迷及尿潴留等,则提示阿托品中毒,此时应立即停用阿托品,酌情给予毛果芸香碱对抗,必要时采取血液净化治疗。阿托品中毒是造成有机磷杀虫药患者死亡的重要因素之一。与胆碱酯酶复活剂联用时应减少阿托品用量,以避免阿托品中毒。

2) 盐酸戊乙奎醚:是一种新型抗胆碱药,能拮抗中枢和外周 M、N 受体,主要选择性作用于脑、腺体、平滑肌等部位 M_1、M_3 受体,而对心脏和神经元突触前膜 M_2 受体无明显作用,因此对心率影响小。这一点与阿托品等非选择性 M 受体拮抗剂有很大差异。后者因阻断突触前膜及心脏 M_2 受体,使乙酰胆碱释放增多,窦房结发放冲动加快,常引起心动过速和心律失常。

在抢救急性有机磷杀虫药中毒时,盐酸戊乙奎醚较阿托品具有以下优势:① 拮抗腺体分泌、平滑肌痉挛等 M 样症状的效应更强。② 除拮抗 M 受体外,还有较强的拮抗 N 受体作用,可有效解除乙酰胆碱在横纹肌神经肌肉接头处过多蓄积所致的肌纤维震颤或全身肌肉强直性痉挛。③ 具有外周和中枢的双重抗胆碱效应,且中枢作用强于外周。④ 不引起心动过速,可避免药物诱发或加重心肌缺血,这一点对合并冠心病的中毒患者尤为重要。⑤ 半衰期长,无须频繁给药。⑥ 中毒剂量较小,中毒发生率低。由于存在以上优点,目前推荐用盐酸戊乙奎醚替代阿托品作为有机磷杀虫药中毒急救的首选抗胆碱药物。

盐酸戊乙奎醚治疗有机磷杀虫药中毒也要求达到阿托品化,其判定标准与阿托品治疗时相似,但心率增快不作为判断标准之一。一般采用肌内注射,首次剂量视中毒程度而定。

3. 对症治疗　有机磷杀虫药中毒主要死因为肺水肿、呼吸衰竭、休克、脑水肿、心脏骤停等。因此,对症治疗重在维护心、肺、脑等生命器官功能,包括:① 保持呼吸道畅通,正确氧疗,必要时应用机械通气。② 发生肺水肿时应以阿托品治疗为主。③ 休克者给予血管活性药物。④ 脑水肿者应予甘露醇和糖皮质激素脱水。⑤ 根据心律失常类型选用适当抗心律失常药物。⑥ 病情危重者可用血液净化治疗。⑦ 重度中毒者留院观察至少 $3\sim7$ d 以防止复发。

第四节　镇静催眠药中毒

镇静催眠药是中枢神经系统抑制药,具有镇静、催眠作用,一次过大剂量可导致以中枢神经系统抑制为主的一系列临床急性中毒表现,严重中毒者可导致死亡,称为急性镇静催眠药中毒。长期滥用催眠药可引起耐药性和依赖性而导致慢性中毒。突然停药或减量可引起戒断综合征。

【病因及发病机制】
过量服用镇静催眠药是引起急性中毒主要病因。

【病理及病理生理】
镇静催眠药学特点是均具有脂溶性,其吸收、分布、蛋白结合、代谢、排出以及起效时间和作用时间,都与药物的脂溶性有关。脂溶性强者易通过血脑屏障,起效快,药效短。多数镇静催眠药及其代谢产物可通过胎盘屏障,也可由乳汁排泄。中毒症状的轻重与药物剂量相关。镇静催眠药长期服用后都会产生耐药性和依赖性,一旦突然停药可发生戒断综合征,其机制可能与受体的数量减少或受体的活性降低有关。

(1) 苯二氮䓬类:如地西泮、阿普唑仑等。此类药物中枢神经抑制作用与增强 γ 氨基丁酸(GABA)能神经的功能有关。在神经突触后膜表面有由苯二氮䓬类受体、GABA 受体和氯离子通道组成的大分子复合物。苯二氮䓬类与苯二氮䓬受体结合后,可加强 GABA 与 GABA 受体结合的亲和力,使与 GABA 受体耦联的氯离子通道开放而增强 GABA 对突触后的抑制功能。

(2) 巴比妥类:如苯巴比妥、戊巴比妥等。巴比妥类对 GABA 能神经有与苯二氮䓬类相似的作用,但两者的作用部位不同。苯二氮䓬类选择性作用于边缘系统,影响情绪和记忆力;巴比妥类主要抑制网状结构上行激活系统而引起意识障碍。巴比妥类药物对中枢神经系统的抑制具有剂量一效应关系,随着剂量增加,由镇静、催眠到麻醉,以致延髓中枢麻痹。

(3) 非巴比妥非苯二氮䓬类:如水合氯醛、格鲁米特(导眠能)等,此类药物对中枢神经系统有与巴比妥类相似作用。

(4) 吩噻嗪类:属于抗精神病药,如氯丙嗪、奋乃静等。主要作用于网状结构,减轻焦虑、紧张、幻想等神经精神症状。它们被认为是抑制中枢神经系统多巴胺受体,减少邻苯二酚氨生成所致;又能抑制脑干血管运动中枢和呕吐中枢,以及阻断肾上腺素能受体,具有抗组胺、抗胆碱能等效应。

【临床表现】

(一) 急性中毒

1. 苯二氮䓬类中毒　中枢神经系统抑制较轻,主要症状是嗜睡、头晕、言语不清、意识模糊、共济失调,很少出现长时间深度昏迷、休克及呼吸抑制等严重症状。如果出现,应考虑同时服用了其他镇静催眠药或酒等。

2. 巴比妥类中毒　一次服用大剂量巴比妥类,引起中枢神经系统抑制,症状与剂量有关。

(1) 轻度中毒:服药量为催眠剂量 2～5 倍,表现为嗜睡、情绪不稳定、注意力不集中、记忆力减退、共济失调、发音含糊不清、步态不稳、眼球震颤等。

(2) 中度中毒:服药量为催眠剂量 5～10 倍,表现为昏睡或浅昏迷,呼吸减慢,眼球震颤。

(3) 重度中毒:服药量为催眠剂量 10～20 倍,深昏迷。呼吸抑制由呼吸浅而慢到呼吸停止。心血管功能由低血压到休克。体温下降常见。肌张力松弛,腱反射消失。胃肠蠕动减慢。可并发肺炎、肺水肿、脑水肿、肾衰竭而威胁生命。

3. 非巴比妥、非苯二氮䓬类中毒　其症状与巴比妥类中毒相似,但也各有其特点。水合氯醛中毒可有心律失常、肝肾功能损害;格鲁米特中毒可有意识障碍有周期性波动,有抗胆碱能神经症状,如瞳孔散大等。甲喹酮中毒可有明显的呼吸抑制,出现锥体束体征如肌张力增强、膝反射亢进、抽搐等。甲丙氨酯中毒常有血压下降。

4. 吩噻嗪类中毒　最常见的为锥体外系反应,临床表现有以下三类:① 震颤麻痹综合征。② 静坐不能。③ 急性肌张力障碍反应,例如斜颈、吞咽困难、牙关紧闭等。此外,尚有直立性低血压、口干、无汗、尿潴留等发生。

对氯丙嗪类药物有过敏的患者,即便治疗剂量也有引起剥脱性皮炎、粒细胞缺乏症及胆汁淤积性肝炎而死亡者。一般认为当一次剂量达 2～4 g 时,可有急性中毒反应。由于这类药物有明显抗胆碱能作用,患者常有心动过速、高温及肠蠕动减少。由丁药物具有奎尼丁样膜稳定及心肌抑制作用,中毒患者有心律失常、P-R及QT间期延长,ST和T波变化。一次急性过量也可有锥体外系症状。大剂量中毒后有昏迷、呼吸抑制,但全身抽搐很少见。

(二) 慢性中毒

长期滥用大量催眠药的患者可发生慢性中毒,除有轻度中毒症状外,常伴有精神症状,主要有以下3点。

(1) 意识障碍和轻躁狂状态:出现一时性躁动不安或意识蒙眬状态。言语兴奋、欣快、易疲乏,伴有震颤、咬字不清和步态不稳等。

(2) 智能障碍:记忆力、计算力和理解力均有明显下降,工作学习能力减退。

(3) 人格变化:患者丧失进取心,对家庭和社会失去责任感。

(三) 戒断综合征

长期服用大剂量镇静催眠药患者,突然停药或迅速减少药量时,可发生戒断综合征。主要表现为自主神经兴奋性增高和轻重度神经和精神异常。

【辅助检查】

1. 药物浓度测定　血、尿及胃液中药物浓度检测对诊断具有参考价值。

2. 动脉血气分析　有助于鉴别引起昏迷或嗜睡的原因,如DKA引起意识障碍的患者。

3. 颅脑影像学检查或脑脊液检测　有助于明确引起意识障碍的原因是否为颅脑本身疾病所引起。

【诊断策略】

(一) 诊断依据

1. 急性中毒　有过量服用镇静、安眠类药物史;临床表现以中枢神经系统抑制为主;尿、胃内容物的药物定性试验及血药浓度测定,可以确定是何种镇静安眠药物中毒及其血药浓度。

2. 慢性中毒　长期滥用大量催眠药史,出现轻度共济失调和精神症状。

3. 戒断综合征　长期滥用催眠药突然停药或急速减量后出现焦虑、失眠、谵妄和癫痫样发作。

(二) 鉴别诊断

急性中毒应与其他昏迷疾病相鉴别,询问有无原发性高血压、癫痫、糖尿病、肝病、肾病等既往史以及CO、酒精、有机溶剂等毒物接触史。检查有无头部外伤、发热、脑膜刺激征、偏瘫等。再做必要的实验室检查,如:颅脑CT、MRI,脑脊液检测等。综合考虑,可做出鉴别诊断。

(三) 诊断思路

镇静催眠类药物中毒诊断流程如图(图77-3)。

【治疗策略】

(一) 急性中毒

1. 现场救护

(1) 保持气道通畅:深昏迷患者气管插管。保证吸入足够的氧和排出 CO_2。

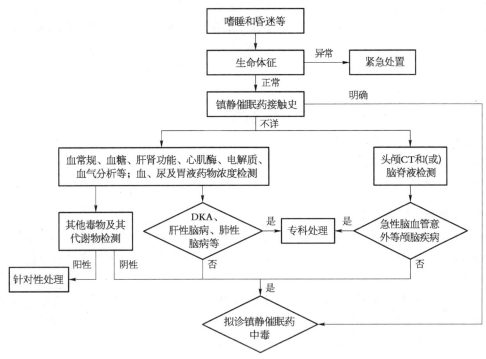

图 77‐3　镇静催眠类药物中毒诊断流程

（2）维持血压：急性中毒出现低血压多由于血管扩张所致，应输液补充血容量，如无效，可考虑给予适量多巴胺。

（3）心电监护：如出现心律失常，给予抗心律失常药。

（4）促进意识恢复：给予葡萄糖、维生素 B、纳洛酮。用纳洛酮有不定疗效，每次 0.4～0.8 mg 静脉注射，可根据病情间隔 15 min 重复 1 次。

2. 医院内救治

（1）清除毒物：① 洗胃。② 活性炭：对吸附各种镇静催眠药有效。③ 强化利尿及碱化尿液：用呋塞米和碱性液，只对长效巴比妥类有效。对吩噻嗪类中毒无效。④ 血液透析、血液灌流对苯巴比妥和吩噻嗪类中毒有效，危重患者可考虑应用，对苯二氮䓬类无效。

（2）特效解毒疗法：巴比妥类中毒、吩噻嗪类药物中毒无特效解毒剂。氟马西尼是苯二氮䓬类拮抗剂，能通过竞争抑制苯二氮䓬受体而阻断苯二氮䓬类药物的中枢神经系统作用。对苯二氮䓬类中毒昏迷者有效，但对遗忘作用无改善。剂量：0.2 mg 缓慢静脉注射，需要时重复注射，总量可达 2 mg。

（3）对症治疗：吩噻嗪类药物中毒无特效解毒剂，应用利尿和腹膜透析无效。因此，首先要彻底清洗胃肠道。治疗以对症及支持疗法为主。中枢神经系统抑制较重时可用苯丙胺、苯甲酸钠咖啡因等。如进入昏迷状态，可用盐酸哌甲酯（利他林）40～100 mg 肌内注射，必要时每 0.5～1 h 重复应用，直至苏醒。如有震颤麻痹综合征可选用盐酸苯海索（安坦）、氢溴酸东莨菪碱等。若有肌肉痉挛及肌张力障碍，可用苯海拉明 25～50 mg 口服或肌内注射 20～40 mg。应积极补充血容量，以提高血压。拟交感神经药物很少需要，必要时可考虑重酒石酸间羟胺及盐酸去氧肾上腺素（新福林）。至于异丙肾上腺素及多巴胺，即使用小剂量，也应慎重，否则可加重低血压（因周围受体激动有血管扩张作用)。用利多卡因纠正心律不齐最为适当。由于本类药物与蛋白质结合,所以应用强力利尿排出毒物的意义不大。病况急需,可考虑血液透析,但因药物在体内各组织分布较广,效果也不肯定。

(4) 治疗并发症:① 肺炎:昏迷患者可发生肺炎,应常翻身,拍背,定期吸痰。针对病原菌给予抗生素治疗。② 皮肤褥疮:防止肢体压迫,清洁皮肤,保护创面。③ 急性肾衰竭:多由休克所致,应及时纠正休克。如已进入少尿期应注意水、电解质平衡。

(二) 慢性中毒治疗原则

(1)逐步缓慢减少药量,最终停用镇静催眠药。

(2) 请精神科医生会诊,进行心理治疗。

(三) 戒断综合征的治疗

治疗原则是用足镇静催眠药控制戒断症状,稳定后,逐渐减少药量以至停药。具体方是将原用短效药换成长效药如地西泮或苯巴比妥。可用原来的一类药物,也可调换成另一类药物。地西泮 10~20 mg 或苯巴比妥 1.7 mg/kg,每小时一次,至戒断症状消失。由此计算出所需 1 d 总量,将此量分为 3~4 次口服。情况稳定 2 d 后,可逐渐减少剂量。每次给药前观察患者,如不出现眼球震颤、共济失调、言语含糊不清,即可减少 5%~10%。一般可在 10~15 d 减完,停药。如有谵妄,可静脉注射地西泮使患者安静。

第五节 | 急性乙醇中毒

急性乙醇(酒精)中毒俗称醉酒,是急诊科常见疾病之一,机体一次摄入过量乙醇或酒类饮料可引起先兴奋后抑制的神经精神症状,严重者甚至出现呼吸抑制及休克。

【病因及发病机制】

急性乙醇中毒主要是过量饮酒引起。

【病理及病理生理】

1. 抑制中枢神经系统功能　乙醇具有脂溶性,可迅速透过大脑神经细胞膜,并作用于膜上的某些酶而影响细胞功能。急性乙醇中毒时,乙醇首先作用于大脑皮质,进一步则通过边缘系统、小脑、网状结构到延髓。小剂量时出现兴奋作用,当中毒加重时,大脑皮质由兴奋转为功能抑制。重度乙醇中毒时,延脑血管运动中枢被抑制,加之乙醇对外周皮肤血管的扩张作用,使有效循环血容量减少,发生低血容量性休克。延脑呼吸中枢被抑制可出现呼吸衰竭,是乙醇中毒致死的主要原因。休克促进了这一病理过程的发展;由于脑血管扩张缺氧,重度乙醇中毒时存在脑水肿,脑膜充血水肿明显。

2. 干扰代谢　乙醇在肝细胞内代谢生成大量还原型烟酰胺腺嘌呤二核苷酸(NADH),使还原型与氧化型值增高(NADH/NAD),相继发生乳酸增高、酮体蓄积导致的代谢性酸中毒以及糖异生受阻所致低血糖。

长期大量饮酒进食减少,可使维生素缺乏导致周围神经麻痹。乙醇刺激腺体分泌,可引起食管炎、胃炎或胰腺炎。乙醇主要在肝脏代谢、降解,代谢产生大量自由基,可引起细胞膜脂质过氧化,造成肝细胞坏死,肝功能异常。

【临床表现】

1. 兴奋期 血乙醇浓度>500 mg/L,眼部充血、面部潮红或苍白,眩晕。自制力降低,不易控制感情。欣快感,啼笑无常,易感情用事,无忧无虑,有时行动天真,有时粗鲁无礼,或谈论滔滔,或静寂入睡等。

2. 共济失调期 血乙醇浓度>1 500 mg/L,皮质下中枢如基底节区与小脑功能紊乱,患者出现共济失调症状。表现为兴奋后患者的动作逐渐笨拙,身体不稳,步态蹒跚,神志错乱,语无伦次,吐词不清等,此时大脑功能转为抑制状态。

3. 昏迷期 血乙醇浓度>2 500 mg/L 患者沉睡,呼吸缓慢而有鼾声,颜面苍白、皮肤湿冷、口唇微紫、瞳孔正常或散大,心率加快,血压、体温下降,或有呕吐,大、小便失禁,偶有脑水肿。如有延髓受抑制,则可引起呼吸和血管运动中枢麻痹,因而发生呼吸衰竭和循环衰竭。甚至引起死亡。

部分酒醉醒后可有头痛、头晕、恶心、乏力、震颤等症状,如有耐受者症状可较轻。重症患者可发生并发症,如轻度电解质、酸碱平衡紊乱,低血糖、肺炎、急性肌病、急性肾衰竭等。昏迷患者可出现呼吸、循环麻痹而危及生命。

小儿摄入中毒剂量后,很快进入沉睡中,不省人事,一般无兴奋阶段。但由于严重低血糖可发生惊厥。患儿亦可出现高热、休克、颅内压升高等。在咳嗽、吞咽和呕吐时,如果吸入乙醇饮料. 可引起吸入性肺炎或急性肺水肿。

【辅助检查】

1. 血乙醇浓度测定 血乙醇浓度能判断病情和预后,但嗜酒和非嗜酒者血乙醇浓度与中毒表现差异较大。

2. 生化检查 昏迷者常见低血糖和肝功能异常。

3. 动脉血气 可出现轻度的代谢性酸中毒。

4. 头颅CT 昏迷者应行头颅CT检查,以除外头脑创伤或病变。

【诊断策略】

(一) 诊断依据

具备以下两点可以临床诊断急性酒精中毒。

(1) 明确的过量酒精或含酒精饮料摄入史。

(2) 呼出气体或呕吐物有酒精气味并有以下之一者:① 表现易激惹、多语或沉默、语无伦次,情绪不稳,行为粗鲁或攻击行为,恶心、呕吐等。② 感觉迟钝、肌肉运动不协调,躁动,步态不稳,明显共济失调,眼球震颤,复视。③ 出现较深的意识障碍如昏睡、浅昏迷、深昏迷,神经反射减弱、颜面苍白、皮肤湿冷、体温降低、血压升高或降低,呼吸节律或频率异常、心搏加快或减慢,二便失禁等。

(二) 鉴别诊断

急性乙醇中毒昏迷者应与镇静催眠药中毒、一氧化碳中毒、严重低血糖、肝性脑病、颅脑外伤和脑血管意外等鉴别。

(三) 病情评估

急性酒精中毒程度临床可分 3 度。

1. **轻度 (单纯性醉酒)** 仅有情绪、语言兴奋状态的神经系统表现,如语无伦次但不具备攻击行为,能行走,但有轻度运动不协调,嗜睡能被唤醒,简单对答基本正确,神经反射正常存在。

2. **中度** 具备下列之一者为中度酒精中毒:① 处于昏睡或昏迷状态或 Glasgow 昏迷评分大于 5 分小于等于 8 分。② 具有经语言或心理疏导不能缓解的躁狂或攻击行为。③ 意识不清伴神经反射减弱的严重共济失调状态。④ 具有错、幻觉或惊厥发作。⑤ 血液生化检测有以下代谢紊乱的表现之一者如酸中毒、低血钾、低血糖。⑥ 在轻度中毒基础上并发脏器功能明显受损表现如与酒精中毒有关的心律失常(频发期前收缩、心房纤颤或心房扑动等),心肌损伤表现(ST - T 异常、心肌酶学 2 倍以上升高)或上消化道出血、胰腺炎等。

3. **重度** 具备下列之一者为重度酒精中毒:① 处于昏迷状态 Glasgow 评分等于小于 5 分。② 出现微循环灌注不足表现,如脸色苍白,皮肤湿冷,口唇微紫,心搏加快,脉搏细弱或不能触及,血压代偿性升高或下降(低于 90/60 mmHg 或收缩压较基础血压下降 30 mmHg 以上),昏迷伴有失代偿期临床表现的休克时也称为极重度。③ 出现代谢紊乱的严重表现如酸中毒($pH \leqslant 7.2$)、低血钾 (血清钾 $\leqslant 2.5$ mmol/L)、低血糖(血糖 $\leqslant 2.5$ mmol/L)之一者。④ 出现重要脏器如心、肝、肾、肺等急性功能不全表现。

【治疗策略】

1. **一般治疗** 注意休息、保暖,一般醉酒者要密切监护,对兴奋躁动者,适当约束,共济失调者严格限制活动以免摔伤或撞伤。对饮酒量大的清醒者可在早期使用催吐、洗胃清除体内过量乙醇,但乙醇在胃肠内吸收较快,洗胃或催吐对昏迷患者有一定危险性,故应慎用,一般不推荐。呕吐严重者,可大量输液,应用葡萄糖溶液,维生素 B_1、维生素 B_6、维生素 C 等,促进乙醇氧化为醋酸,达到解毒目的。

2. **镇静** 对烦躁不安或者过度兴奋者,可用小剂量地西泮,禁用吗啡、氯丙嗪及巴比妥类镇静药以免加重呼吸抑制。

3. **特殊治疗**

(1) 促酒精代谢药物:美他多辛是乙醛脱氢酶激活剂,并能拮抗急、慢性酒精中毒引起的乙醇脱氢酶(ADH)活性下降;加速乙醇及其代谢产物乙醛和酮体经尿液排泄,属于促酒精代谢药、美他多辛能对抗急性乙醇中毒引起的 ATP 下降和细胞内还原型谷胱甘肽(GSH)水平降低,维持体内抗氧化系统的平衡,起到拮抗急慢性酒精中毒引起的氧化应激反应的作用,改善饮酒导致的肝功能损害及改善因酒精中毒而引起的心理行为异常,可以试用于中、重度中毒特别伴有攻击行为、情绪异常的患者。每次 0.9 g,静脉滴注给药,哺乳期、支气管哮喘患者禁用,尚无儿童应用的可靠资料、适当补液及补充维生素 B_1、维生素 B_6、维生素 C 有利于酒精氧化代谢。

(2) 促醒药物:纳洛酮能特异性拮抗内源性吗啡样物质介导的各种效应,国外有研究质疑其在急性酒精中毒的疗效,但我国专家认为,纳洛酮能解除酒精中毒的中枢抑制,缩短昏迷时间,疗效不同可能与种族差异及用量有关。建议中度中毒首剂 0.4~0.8 mg 加生理盐水 1020 ml,静脉推注;必要时加量重复;重度中毒时则首剂用 0.8~1.2 mg 加生理盐水 20 ml,静脉推注,用药后 30 min 神志未恢复可重复 1 次,或 2 mg 加入 5% 葡萄糖或生理盐水 500 ml 内,以 0.4 mg/h 速度静脉滴注或微量泵注入,直至神志清醒为止。盐酸纳美芬为具有高度选择性和特异性的长效阿片受体拮抗剂,理论上有更好疗效,已有应用于急性酒精中毒的报道,但尚需更多临床研究评估其在急性酒精中毒的疗效和使用方法。

4. **对症治疗**　防止呕吐物吸入,引起吸入性肺炎。酒醒后可给予无刺激性流质饮食及对症处理。胃部不适者,口服氢氧化钠铝凝胶 5～8 ml,每日 3 次;或硫糖铝片 1 g,饭前 1 h 及睡前空腹嚼服,每日 4 次;或其他胃黏膜保护剂。头痛者可口服罗通定 30 mg,每日 3 次。

(文爱珍)

第七十八章 中 暑

导学

1. 掌握：中暑的病因、临床表现、诊断依据与鉴别诊断要点、抢救措施。
2. 熟悉：中暑的发病机制、病理生理特点、辅助检查特点、病情评估、常用治疗药物种类。
3. 了解：预后和预防。

中暑(heat illness)是指人体在高温环境下，由于水和电解质丢失过多、散热功能障碍，引起的以中枢神经系统和心血管功能障碍为主要表现的热损伤疾病，是一种可威胁生命安全的急症，可因中枢神经系统和循环功能障碍而导致死亡、永久性脑损害或肾衰竭。近年来中暑的发病率逐年上升，目前在国内因中暑而导致死亡的患者占据该类患者10%左右。

【病因及发病机制】

高温环境作业，或者在室温＞32℃但湿度较大(＞60%)、通风不良的环境中长时间或强体力劳动，是某些中暑的致病因素。机体对高温环境的适应能力不足，如老年、体弱、产妇、肥胖、甲状腺功能亢进和应用某些药物(如苯丙胺、阿托品)、汗腺功能障碍(如硬皮病、先天性汗腺缺乏症、广泛皮肤烧伤后瘢痕形成)等容易发生中暑。

【病理及病理生理】

正常人的体温在下丘脑体温调节中枢控制下，产热与散热处于平衡状态，维持在37℃左右。在周围环境温度超过体表温度时，通过辐射、传导、对流等散热方式散热发生困难，人体只能借助于汗液蒸发进行散热，有时大量出汗不足以散热，或者空气中湿度太大、通风不良时出汗减少，使散热受限。机体过热或热辐射头部可导致脑膜、脑组织损伤和代谢紊乱、心血管系统功能障碍、凝血功能障碍、组织缺氧等。高温可引起机体各系统发生一系列病理变化，主要脏器如脑、心、肝、肾、肺等均有明显的病变。高温下所致机体病理改变与高温作用时间及体温均有一定关系。

【临床表现】

根据临床表现的轻重程度分为：先兆中暑、轻症中暑和重症中暑，可混合出现。

(一) 先兆中暑

患者在高温环境工作或生活一定时间后，出现口渴、乏力、多汗、头晕、目眩、耳鸣、头痛、恶心、胸闷、心悸、注意力不集中，体温正常或略高，不超过38℃。

(二) 轻症中暑

出现早期循环功能紊乱,包括面色潮红、苍白、烦躁不安、表情淡漠、恶心、呕吐、大汗淋漓、皮肤湿冷、脉搏细数、血压偏低、心率加快、体温轻度升高。

(三) 重症中暑

出现高热、痉挛、惊厥、休克、昏迷等症状。重症中暑按表现不同可分为三型。

1. **热痉挛**　突然发生的活动中或者活动后痛性肌肉痉挛,临床表现为四肢肌肉、腹部、背部肌肉的肌痉挛和收缩疼痛,尤以腓肠肌为特征,常呈对称性和阵发性。也可出现肠痉挛性剧痛。意识清楚,体温一般正常。肌肉痉挛可能与严重体钠氯缺失(大量出汗和饮用低张液体)和过度通气有关。热痉挛也可为热射病的早期表现,常发生于高温环境下强体力作业或者运动时。

2. **热衰竭**　在高温时排汗增加引起水、钠丢失,导致高渗性脱水,电解质紊乱、外周血管扩张,周围循环容量不足而引起周围循环衰竭。表现为:头晕、眩晕、头痛、恶心、呕吐、脸色苍白、皮肤湿冷、大汗淋漓、呼吸增快、脉搏细数、心律失常、晕厥、肌痉挛、血压下降甚至休克。无明显中枢神经系统损伤表现。病情轻而短暂者也称为热晕厥,热衰竭可以是热痉挛和热射病的中介过程,治疗不及时可发展为热射病。常发生于老年人、儿童和慢性疾病患者。

3. **热射病**　热射病是在高温环境下,体温调节中枢功能障碍,汗腺功能衰竭导致汗闭,使体温迅速升高,是一种致命性急症,又称为中暑高热,属于高温综合征,是中暑最严重的类型。根据发病时患者所处的状态和发病机制,临床上分为两种类型:劳力性和非劳力性热射病。劳力性者主要是在高温环境下内源性产热过多(如炎热天气中长距离的跑步者),它可以迅速发生;非劳力性主要是在高温环境下体温调节功能障碍引起散热减少(如在热浪袭击期间生活环境中没有空调的老年、体弱、慢性疾病患者),它可以在数日之内发生。热射病表现为:高热(直肠温度≥41℃)、皮肤干燥(早期可以湿润)、意识模糊、惊厥,甚至无反应,周围循环衰竭或休克。此外,劳力性者更易发生横纹肌溶解、急性肾衰竭、肝衰竭、DIC或多器官功能衰竭,病死率较高。

【辅助检查】

1. **血、尿常规**　白细胞总数和中性粒细胞升高,血小板减少,蛋白尿和管型尿。

2. **肝功能、肾功能、凝血功能、心肌酶与电解质检测**　严重病例常出现氨基转移酶升高、血肌酐和尿素氮升高、肌酸激酶(CK)和乳酸脱氢酶(LDH)升高、电解质紊乱、凝血机制异常。

3. **血气分析**　混合型酸碱平衡失调。

4. **用于鉴别诊断的检查**　需对急诊患者较快做出排除性诊断时可做头颅CT检查,对争取时间抢救患者起到重要作用。怀疑颅内出血或者感染时应做脑脊液检查。

【诊断策略】

(一) 诊断标准

根据有高温环境暴露史、过多出汗而缺乏液体的补充,临床症状和实验室检查可以作出诊断,也应注意除外其他器质性疾病。

(二) 鉴别诊断

应与暑天感染、发热性疾病鉴别,如流行性乙型脑炎、脑膜炎、脑型疟疾等;与其他原因此起的昏迷及脑血管意外鉴别;中暑痉挛引起腹痛者需与急腹症鉴别。

【治疗策略】

治疗中暑时需评估中暑的原因、损伤持续时间及开始施救时间;评估中暑的程度,体温、水、电解质紊乱和酸碱平衡失调;严密观察意识、脉搏、呼吸、血压、肌张力、尿量变化。对不同程度的中暑加以相应治疗。

(一)中暑先兆与轻症中暑

及时脱离高温环境至阴凉处、通风处静卧,观察体温、脉搏呼吸、血压变化。服用含盐清凉饮料:淡盐水、冷西瓜水、绿豆汤等可恢复。对有循环功能紊乱者,可经静脉补充 5% 葡萄糖盐水,但滴注速度不能太快,并加强观察,直至恢复。

(二)重症中暑

重症中暑患者处理原则:降低体温,纠正水、电解质紊乱、酸中毒,积极防治休克及肺水肿。

1. 热痉挛　主要为补充氯化钠,静脉滴注 5% 葡萄糖盐水或者生理盐水 1 000~2 000 ml,注意监测血电解质,纠正低钠、低氯、控制痉挛,抽搐频繁者应静脉推注 10% 葡萄糖酸钙 10 ml 或用适量的镇静剂如 10% 水合氯醛 10~15 ml 灌肠,或苯巴比妥纳 0.1~0.2 g 肌内注射。并注意安全保护、防止坠床,及时吸氧,保持呼吸道通畅。

2. 热衰竭　及时补足血容量,防治血压下降。尽快建立静脉通路,可用 5% 葡萄糖盐水或者生理盐水静脉滴注,适当补充血浆。必要时检测中心静脉压指导补液。注意输液速度不可过快,以防增加心脏负荷发生肺水肿,密切观察病情变化。

3. 热射病

(1) 将患者转移到通风良好的低温环境,使用电风扇、空调。按摩患者四肢及躯干,促进循环散热。监测体温、心电、血压、凝血功能等。

(2) 给予吸氧。

(3) 降温:降温速度与预后密切相关。体温越高,持续时间越长,组织损害越严重,预后也越差。一般应在 1 h 内使直肠温度下降至 37.8~38.9℃。

体外降温:头部降温可采用冰帽、电子冰帽,或用装满冰块的塑料袋紧贴两侧颈动脉处及双侧腹股沟区。全身降温可使用冰毯,或用冰水擦拭皮肤。

体内降温:用冰盐水 200 ml 进行胃或者直肠灌洗;也可用冰的 5% 葡萄糖盐水 1 000~2 000 ml 静脉滴注,开始时滴速控制在 30~40 滴/min;或用低温透析液(10℃)进行血液透析。

(4) 补钠和补液,维持水电解质平衡,纠正酸中毒。低血压是首先及时输液补充血容量,必要时应用升压药物(如多巴胺)。

(5) 防治脑水肿和抽搐:应用甘露醇。糖皮质激素有一定的降温、改善机体的反应性、降低颅内压的作用,可用地塞米松。可酌情使用白蛋白。有抽搐发作者,可静脉注射地西泮。

(6) 综合与对症治疗:保持呼吸道通畅,昏迷或呼吸衰竭的患者行气管插管,用人工呼吸机辅助通气;肺水肿时可予以毛花苷 C、呋塞米、糖皮质激素和镇静剂;应及时发现和治疗肾功能不全;防治肝功能不全和心功能不全;控制心律失常;给予质子泵抑制剂预防上消化道出血;适当应用抗生素预防感染等。

[拓展阅读] 窒息、电击、淹溺

参见二维码。

(文爱珍)

主要参考书目

陈灏珠,林果为,王吉耀.实用内科学[M].北京:人民卫生出版社,2013.

葛均波,徐永健.内科学[M].北京:人民卫生出版社,2013.

王辰,王建安.内科学[M].北京:人民卫生出版社,2015.

钟南山,刘又宁.呼吸病学[M].北京:人民卫生出版社,2017.

李龙芸,蔡龙蓍.协和呼吸病学[M].2版.北京:中国协和医学出版社,2011.

Robert OB, Douglas LM, Douglas PZ, et al. Braunwald 心脏病学(翻译版)[M].北京:人民卫生
出版社,2016.

廖二元.内分泌代谢病学[M].3版.北京:人民卫生出版社,2012.

Dan L. Longo.哈里森血液学与肿瘤学[M].3版.北京:北京联合出版有限公司,2018.

菲尔斯坦.凯利风湿病学[M].北京:北京大学医学出版社,2011.